CURAS alternativas

CURAS alternativas

Los más eficaces
REMEDIOS CASEROS NATURALES
para 130 problemas de salud

BILL GOTTLIEB

Autor de Nuevas alternativas para curarse naturalmente

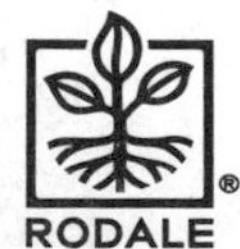

Aviso
Este libro sólo debe utilizarse como referencia y no como manual de medicina. La información que aquí se ofrece tiene el objetivo de ayudarle a tomar decisiones con conocimiento de causa acerca de su salud. No pretende sustituir ningún tratamiento que su médico le haya indicado. Si sospecha que padece algún problema de salud, le exhortamos a buscar la ayuda de un médico competente.

Las direcciones de Internet y los domicilios indicados en este libro eran precisos al momento en que se envió a la imprenta.

Título original: *Alternative Cures*. Publicado originalmente en inglés en 2000

Ilustraciones por Karen Kuchar

Fotografía de la portada por Orion Press/Black Sheep Photography

Impreso en los Estados Unidos de América

Rodale Inc. hace el máximo esfuerzo posible por usar papel reciclado 
y libre de ácidos (∞).

Diseño de la portada: Carol Angstadt
Diseño interior: Christina Gaugler

Library of Congress Cataloging-in-Publication Data

Gottlieb, Bill.
[Alternative cures Spanish]
Curas alternativas : los más eficaces remedios caseros naturales para 130 problemas de salud / Bill Gottlieb.
p. cm.
Includes index.
ISBN 1–57954–781–8 hardcover
ISBN 1–57954–785–0 paperback
1. Naturopathy. 2. Alternative medicine. I. Title
RZ440 .G6818 2003
615.8'8—dc21 2002036945

Distribuido en las librerías por St. Martin's Press

4 6 8 10 9 7 5 3 tapa dura
4 6 8 10 9 7 5 3 rústica

Nuestro Objetivo

Nosotros queremos demostrar que toda persona puede usar el poder de su cuerpo y de su mente para mejorar su vida. El mensaje en cada página de nuestros libros y revistas es: ¡Usted sí puede mejorar su vida!

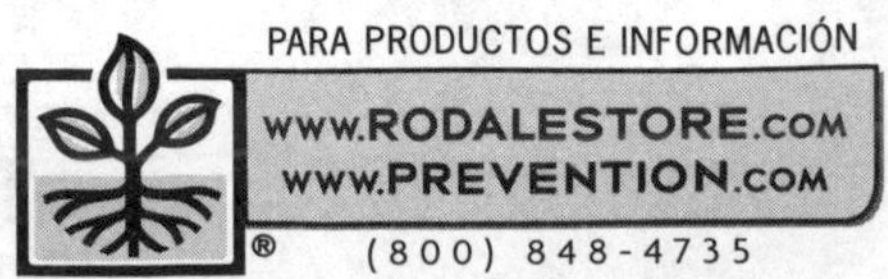

Este libro está dedicado con amor a

mi padre,
por su legado de responsabilidad, perseverancia y cariño, sin el cual no se hubiera escrito este libro

Denise,
mi más querida amiga y amante, cuya dulce alegría me envolvió y apoyó durante la realización de este enorme proyecto de principio a fin

y mi querido Maestro Espiritual,
Ruchira Avatar Adi Da Samraj, por quien siento el más profundo agradecimiento por sus constantes Regalos de Luz, Vida y Verdadero Amor Divino

Agradecimientos

No existiría *Curas alternativas* sin la gentil participación de cientos de profesionales en terapias alternativas quienes encontraron el tiempo en sus vidas agitadas para hablar conmigo y contarme los secretos de su éxito en el ejercicio de su profesión. Las conversaciones que sostuve con ellos siempre me fueron muy gratas. Son demasiados para nombrarlos a todos aquí, pero a todos y cada uno de ellos, les expreso mi más profundo y sincero agradecimiento.

Quiero agradecer desde lo más profundo de mi corazón al incondicional editor de este libro, Jack Croft, editor administrativo de Libros de Salud de *Prevention*. Jack defendió *Curas alternativas* desde su inicio e hizo todo lo necesario para asegurar que nunca se sacrificara la integridad y calidad del libro. Agradezco profundamente su inteligencia, buen juicio, habilidades profesionales y arduo trabajo. Le manifiesto mi más sincera gratitud a un querido amigo.

Mi más sincera gratitud a Mark Bricklin, mi mentor y jefe en Rodale durante 12 años, quien me enseñó a tomar en cuenta al lector en cada aspecto de la creación y redacción de un libro y por quien siento un cariño y apreciación únicos.

A Chris Tomasino, mi agente literario, por su hábil apoyo.

A mis compañeros de casa en la comunidad cooperativa religiosa de Adidam: Crane, Fiona y Connie. Gracias por su amable apoyo y amor práctico para mantener un entorno físico y emocional dentro del cual este libro pudo ser escrito.

A Michael Wood, mi compañero de anexo. Gracias por tus sabios consejos y tu gran amistad.

Al Dr. Kenneth Bock y al Dr. Steven Bock, por sus puntos de vista y revisión cabal del texto.

A Shawn M. Talbott, Ph.D., por compartir sus conocimientos sobre suplementos nutricionales.

A Doug y el amable personal de Indian Springs Spa en Calistoga por mantener mis "extremidades superiores" en buena forma mientras transcribía cientos de entrevistas y redactaba docenas de capítulos.

A mi "experta en computadoras", Bonnie Grasse, quien me rescató cuando mi disco duro dejó de funcionar alrededor de seis meses antes de llegar a la meta.

Y, por último, quiero darles las gracias a todos los integrantes del equipo editorial de Rodale, quienes trabajaron en este proyecto para ayudar a convertirlo en un éxito, incluyendo las investigadoras Leah Flickinger, Sandi Lloyd, Kathryn Piff, Jennifer Kushnier, Nancy Zelko, Holly Swanson, Rebecca Kleinwaks, Christine Dreisbach, Debbie Pedron, Jan McLeod, Jennifer Kaas, Lois Hazel, Lucille Uhlman, Staci Sander, Mary Mesaros, Lori Davis y Sally Reith; la correctora de estilo Jane Sherman; la diseñadora de la portada Carol Angstadt; la diseñadora del interior Christina Gaugler y la tipógrafa Jennifer Holgate.

Índice

Primera Parte:

Remedios alternativos caseros

Segunda Parte:

Resumen de terapias alternativas

Tercera Parte:
Recursos

El nuevo camino de la curación natural

Mientras redactaba la introducción de este libro, recibí una llamada de mi padre que vive en Florida. Es un hombre vigoroso, optimista, agudo de mente, que hace todo por él mismo y que ya tiene 70 y tantos años de edad. Sigue yendo a trabajar todos los días, administrando una nueva empresa pequeña. Camina por la playa que queda cerca de su casa, buscando conchas para agregarlas a su ya amplia colección (o, mejor aún, para dárselas a uno de sus 10 nietos). Le encanta comentar sobre los últimos tropiezos de los políticos, las mañas de su perro y la adorable terquedad de su esposa.

Pero mi padre, un hombre lleno de energía, también sufre de un problema de salud enigmático: el mal de Parkinson, un trastorno del sistema nervioso que de manera lenta pero segura despoja a los músculos de su capacidad para moverse. Los medicamentos mantienen sus síntomas bajo control, pero mi papá conoce los hechos científicos respecto de estos fármacos: pierden su eficacia después de años de uso. Por esto, le preocupa su salud en los años que están por venir. Y por eso me llamó para preguntarme sobre una *cura alternativa* sobre la que acababa de oír hablar: un programa de altas dosis de vitaminas y minerales que aplica un doctor en medicina en una ciudad cercana para ayudar a controlar los síntomas del mal de Parkinson sin medicamentos.

Apuesto a que esta historia sobre mi padre le recuerda a alguien que conoce, ya sea su mamá o papá, su hijo o hija, su tío o tía, su amigo o compañero de trabajo. Alguien que ha recurrido a las terapias alternativas para conseguir ayuda, incluso mientras tomaba medicamentos o recibía otro tipo de cuidados "convencionales". Hoy en día, se está dando una revolución de raíz en los Estados Unidos. Es una declaración de independencia a nivel nacional frente a los tratamientos que ofrece la medicina convencional, en donde millones de personas se están dando cuenta de que estos tratamientos no son la única y última solución a los problemas de salud.

En pocas palabras, existe una nueva disposición a averiguar más sobre los remedios naturales, remedios alternativos caseros o lo que en este libro llamamos curas alternativas, y emplearlos para mejorar la salud. Pero no tiene que dar mi palabra por sentado. Considere los siguientes hechos sobre nuestro uso de estos tratamientos alternativos.

EL 42 POR CIENTO DE NOSOTROS EMPLEAMOS REMEDIOS ALTERNATIVOS

En 1993, un estudio de investigación mostró que el 34 por ciento de todos los estadounidenses, es decir, una de cada tres personas que viven en los Estados Unidos, había usado una terapia alternativa (lo cual significa remedios como vitaminas, hierbas, alimentos curativos, masaje, homeopatía, técnicas de relajación y otros tratamientos naturales, que son exactamente los tipos de remedios que se describen en este libro) el año anterior.

En ese mismo año, los estadounidenses consultaron a médicos de atención primaria un total de 388 millones de veces, mientras que las consultas a profesionales en terapias alternativas (el tipo de profesionales que entrevistamos para la realización de este libro) sumaron *425 millones*.

Unos cuantos años más tarde, en 1997, los investigadores llevaron a cabo un estudio similar y encontraron que el 42 por ciento de las personas entrevistadas habían usado una terapia alternativa durante el año anterior. Y calculo que cuando los investigadores realicen otra encuesta de este tipo a gran escala en un par de años, encontrarán que la estadística ha crecido otro 10 por ciento, o incluso más.

¿Por qué son tan populares los tratamientos alternativos? ¿Por qué millones de nosotros estamos recurriendo a las vitaminas, las hierbas y otros remedios naturales para combatir problemas de la salud?

MEDICAMENTOS RECETADOS: UNA DE LAS 10 PRINCIPALES CAUSAS DE MUERTE

Bueno, para responder a esa pregunta, no tuve más que leer el periódico de esta mañana, cuyo encabezado decía: *La Dirección de Alimentación y Fármacos advierte que un medicamento para la acidez puede causar daños al corazón.* Un medicamento popular para la acidez (agruras, acedía) que ha sido usado por más de 30 millones de personas desde 1993 ha causado 70 muertes y 200 otros incidentes de problemas cardíacos y, según el gobierno, debe ser empleado "sólo como última opción". (¡Y nos lo dicen *ahora*!).

Por supuesto, dado que millones de personas han tomado este fármaco, 70 muertes no parecen ser gran cosa si miramos el panorama global. A menos, claro está, que usted o uno de sus familiares o amigos sea una de las personas que murieron. Entonces, una muerte evitable relacionada con un fármaco se convierte en algo monumental. Y todavía peor cuando uno lee el capítulo sobre acidez en este libro (página 3), donde el Dr. Richard Leigh, un doctor en medicina que incorpora la las terapias alternativas en su consulta, dice: "Tomar antiácidos que se venden con o sin receta durante meses y meses para aliviar la acidez es una locura". Él y otros profesionales de la salud recomiendan remedios naturales y seguros para este problema.

En otras palabras, los doctores en medicina que incorporan las terapias alternativas en sus consultas ya sabían que los fármacos que se emplean para tratar la acidez eran peligrosos y que los remedios alternativos a menudo son más seguros y más eficaces. Y los antiácidos distan mucho de ser los únicos protagonistas de esta historia.

Un estudio de investigación dice que en un solo año, *2 millones de pacientes hospitalizados* tuvieron una reacción seria a un fármaco y alrededor de 100,000 murieron a causa de su tratamiento farmacológico, convirtiendo a los fármacos que se venden con receta en una de las 10 principales causas de muerte en los Estados Unidos. Y los fármacos son sólo una parte del problema. La medicina convencional también incluye cirugías potencialmente mortales y otras pruebas médicas de alto riesgo. En otro estudio de investigación, se calculó que un total de 180,000 personas que viven en los Estados Unidos "mueren cada año a causa de lesiones provocadas por tratamientos médicos".

Este hecho crucial —que los fármacos que se venden con receta y otros tratamientos convencionales son potencialmente muy peligrosos y que los remedios alternativos a veces son más seguros y eficaces— es repetido una y otra vez por los doctores en medicina que incorporan las terapias alternativas en sus consultas, los naturópatas, los herbolarios, los homeópatas y otros profesionales en medicina alternativa a quienes citamos en las páginas de *Curas alternativas*. Aquí le ofrecemos una pequeñísima muestra de lo que contiene este libro.

Del capítulo que habla acerca de la presión arterial alta (página 483):

"Enormes cantidades de estudios científicos de investigación han demostrado que ciertos cambios en la alimentación pueden eliminar la presión arterial alta (o hipertensión) en la mayoría de los pacientes —dice el Dr. Julian Whitaker—. A pesar de lo anterior, el método rutinario que siguen la mayoría de los doctores es administrarle fármacos de inmediato a su paciente... y esto generalmente lo hacen sin darles recomendación alguna en cuanto a cambios que deben hacer en su alimentación. Los efectos secundarios peligrosos de los medicamentos antihipertensivos a menudo hacen que este método sea, en mi opinión, más dañino que benéfico para el paciente".

Del capítulo que habla acerca del asma (página 78):

La tasa de mortalidad a causa del asma ha crecido más del doble desde 1978. Después de 20 años de usar medicamentos para el asma que no lograban mejorar su estado, el Dr. Richard Firshein, decidió tratar su asma por su propia cuenta, de manera natural y sin el uso excesivo de medicamentos.

E incluso en aquellos casos en los que los fármacos sí son útiles, a menudo se puede incrementar su poder curativo al combinarlos con remedios alternativos. Esta es la opinión de un doctor, tomada del capítulo que habla acerca de dolores de cabeza (página 250):

"El tratamiento de dolores de cabeza crónicos puede no ser exitoso si sólo se usan medicamentos —dice el Dr. Fred D. Sheftell—. La persona que sufre de dolores de cabeza necesita incluir

una variedad de estrategias distintas, como una alimentación adecuada, suplementos nutricionales, técnicas de manejo de estrés y muchos otros factores".

¡No es de extrañarse que otro estudio de investigación haya mostrado que el 53 por ciento de los *doctores en medicina* entrevistados usaban terapias alternativas ellos mismos!

EL PODER CURATIVO NATURAL DEL CUERPO

Casi la mitad de todas las personas que viven en los Estados Unidos están optando por los remedios alternativos en lugar de los cuidados convencionales, o bien, están combinando ambos, y una razón probable de esto es que se han dado cuenta de que los tratamientos convencionales pueden ser peligrosos. Pero estas personas también entienden otro hecho sobre los tratamientos convencionales: Estos tratamientos generalmente no curan el problema; sólo controlan los síntomas.

Cada vez más estadounidenses están adoptando la filosofía de este libro: Que el cuerpo tiene un poder curativo natural integrado. El mismo poder que de manera espontánea y milagrosa sana una herida también puede resolver una infección de los senos nasales o aliviar el dolor de espalda o eliminar las molestias de la menopausia. Y una o más curas alternativas a menudo pueden ayudar a incrementar este poder curativo natural.

Un doctor que fue entrevistado para este libro, el Dr. Elson Haas, lo expresó así: "Usar un fármaco que se vende con receta para 'curar' es como dispararle al indicador del nivel de aceite en el tablero de su automóvil cuando el nivel de aceite está bajo. Por supuesto, usted ya no sabrá que tiene un problema. Pero tarde o temprano llegará el momento en que se le queme el motor".

Cada vez más personas se están dando cuenta que la mente y el espíritu —sus pensamientos y sentimientos, sus deseos y esperanzas, su sentido del significado y el propósito de la vida— también desempeñan un papel importante en su salud física y, que por lo tanto, no pueden ser ignorados.

Patricia Kaminski, una de las más destacadas profesionales en terapia con esencias florales, la cual emplea tinturas derivadas de flores para ayudar a eliminar aquello que está bloqueando la expresión total de creatividad y felicidad de una persona, dice esto con respecto a la conexión que existe entre cuerpo, mente y espíritu: "La verdadera frontera de la nueva medicina 'tratará' pensamientos, sentimientos, percepciones y valores, en pocas palabras, el alma. Y al cambiar esas realidades, también mejorará la salud del cuerpo".

Los estadounidenses están buscando a profesionales como Kaminski. Por ejemplo, en un estudio de investigación se mostró que el 46 por ciento de las personas que habían empleado terapias alternativas dijeron que lo habían hecho porque "la salud del cuerpo, la mente y el espíritu están relacionadas entre sí y la persona que consulte para el cuidado de mi salud debe ser una persona que tome eso en cuenta". Eso es exactamente lo que hacen docenas de los profesionales que fueron entrevistados para este libro, y en las páginas de *Curas alternativas*, ellos comparten los mismos remedios para cuerpo y mente que les recomiendan a sus pacientes.

LOS MILAGROS CURATIVOS QUE ENCONTRARÁ EN ESTE LIBRO

Los estadounidenses quieren remedios alternativos.

Los estadounidenses quieren que esos remedios alternativos se los recomienden profesionales en medicina alternativa calificados.

Curas alternativas les da a los estadounidenses lo que quieren.

Para escribir este libro, entrevisté a cientos de los más destacados profesionales en medicina natural de los Estados Unidos. Doctores en medicina que incorporan las terapias alternativas en sus consultas, quienes combinan lo mejor de la medicina tanto convencional como alternativa. Naturópatas, quienes emplean alimentos terapéuticos, hierbas, hidroterapia y otros medios naturales para restaurar la salud. Nutriólogos clínicos, quienes recomiendan los mejores regímenes de vitaminas y minerales. Herbolarios, quienes usan plantas para curar. Doctores en medicina china tradicional y expertos en digitopuntura, quienes mejoran el *chi* o la energía vital del cuerpo. Sicólogos, quienes usan imaginación guiada, la visualización, la relajación y otras técnicas de cuerpo y mente para curar. Y esta es sólo una lista parcial de los tipos de profesionales en terapias alternativas que se incluyen aquí.

Yo les pedí que me dieran sus mejores remedios caseros para

cada una de las 130 afecciones de salud que aparecen en este libro, asegurándome siempre de que me dijeran en qué casos es necesario recurrir a cuidados profesionales y cómo conseguir a los mejores profesionales, ya sea en medicina alternativa o convencional. En resumen, he preparado una compilación de remedios que no podrá encontrar en ningún otro lugar —ni en otro libro, ni en la Internet, ni en revistas—. Es la mejor colección que existe de curas alternativas de vanguardia comprobadas en pacientes. He aquí una pequeña muestra de las joyas de curación natural que encontrará en las páginas de este libro.

Los aminoácidos que pueden **acabar con los antojos y ayudarle a bajar de peso. . .** Una corrección sencillísima de la postura que puede **aliviar casi todos los casos de dolor de espalda**. . . Un nutriente que puede **detener los efectos secundarios de dolor corporal que causan los fármacos más comúnmente usados para la artritis**. . . Un cóctel herbario que puede **ponerle fin a una gripe de manera rápida**. . . Un rocío de aromatoterapia que puede **evitar los mareos por movimiento**. . . Una pasta de suplementos que puede **minimizar las ampollas causadas por la hiedra venenosa o el zumaque venenoso,** para que apenas se dé cuenta que ha entrado en contacto con alguna de estas plantas.

Además: Una hierba que puede **ayudar a detener el daño a los vasos capilares que provoca la diabetes**. . . Una "liberación del cuello" mediante la digitopuntura **que puede ayudar a acelerar la curación de la bursitis**. . . Una forma especial de vitamina E que puede **ayudar a detener la causa de un ataque al corazón si usted padece angina**. . . **Cómo revertir la degeneración macular**, que es la principal causa de pérdida de la vista en los Estados Unidos. . . Un régimen de suplementos para **prevenir o ayudar a revertir la osteoporosis. . .** Por qué beber cantidades abundantes de agua puede ser **el mejor remedio para bajar la presión arterial alta**. . . Un remedio sencillo de su congelador que **le hace cortocircuito al herpes labial**. . . El suplemento para la depresión que un doctor dice que es **tan potente como los antidepresivos.**

Y aún hay más: Por qué el aditivo llamado monoglutamato de sodio (*MSG* por sus siglas en inglés) puede ser **la causa del 80 al 90 por ciento de todas las migrañas** y cómo eliminarlo de su alimentación. . . Ocho maneras naturales de **acabar con los sofocos (bochornos, calentones)**. . . Una hierba que le ayuda **a librarse permanentemente de los dolores (cólicos) menstruales**. . . Una compresa sencilla para **aliviar rápidamente el dolor por congestión de los senos nasales**. . . Dos deficiencias de nutrientes que pueden ser **la causa de la mayoría de los problemas de la próstata**. . . Los mejores suplementos nutricionales para **revertir las cataratas**. . . *Face-lifts* naturales que verdaderamente funcionan para **borrar las arrugas**.

Conforme vaya hojeando este libro, estoy seguro de que encontrará muchísimas ideas para mejorar su propia salud y la de sus amistades y familiares. Y usted sabrá que está en buena compañía, aquella de millones de estadounidenses quienes, al igual que usted, han acogido la medicina alternativa como una opción real y útil en su búsqueda de una mejor salud.

Primera Parte

Remedios alternativos caseros

Remedios más seguros para apagar el ardor de la **acidez**

Millones de estadounidenses toman antiácidos para la acidez (agruras, acedía). Según los profesionales en medicina alternativa, todos ellos están cometiendo un gran error.

"Una de las peores cosas que uno puede hacer para su salud es tomar un antiácido —dice Pamela Sky Jeanne, N.D., una naturópata de Gresham, Oregon—. Esto se debe a que para poder descomponer las proteínas en aminoácidos utilizables por el cuerpo, uno debe tener suficiente ácido clorhídrico en el estómago.

Si usted toma antiácidos, interfiere con este proceso digestivo natural. También interfiere con la digestión que se lleva a cabo en el intestino delgado y el resto del tracto digestivo. . . En resumidas cuentas, los antiácidos destruyen su capacidad de absorber nutrientes. Y eso puede acabar con su salud".

El motivo por el cual los estadounidenses toman antiácidos no es un gran misterio: la acidez duele. Los doctores le dan el nombre de reflujo gastroesofágico a este problema que se presenta cuando se debilita la válvula que se encuentra en la parte inferior del esófago, que es el conducto que va de la boca al estómago. Esto permite que haya un reflujo de ácidos estomacales, es decir, que fluyan de regreso al esófago, causando ese intenso ardor característico de la acidez.

Si usted padece reflujo gastroesofágico, quizá también presente otros síntomas como dolor de garganta, ronquera, tos persistente o dificultad para deglutir. Es probable que también presente síntomas digestivos como malestar estomacal, abotagamiento, eructos y dolor de estómago.

Aunque los antiácidos hacen que los ácidos estomacales se vuelvan menos potentes, sencillamente no son saludables, dice el Dr. Richard Leigh, un médico retirado de Fort Collins, Colorado. "Tomar antiácidos que se venden con o sin receta

GUÍA DE CUIDADOS PROFESIONALES

Debido a que la acidez (agruras, acedía) y el reflujo gastroesofágico responden bien al tratamiento en casa, sus síntomas probablemente desaparecerán con bastante rapidez. Si no desaparecen al cabo de más o menos una semana y el profesional en medicina alternativa que lo esté atendiendo ya ha descartado sensibilidades a ciertos alimentos u otras causas comunes de acidez, es mejor que consulte a un médico para asegurarse de que no exista un problema más serio.

De hecho, debe consultar de inmediato a su doctor si la acidez va acompañada de dolor en el pecho y en especial, dolor que se irradia hacia la mandíbula, el cuello o el brazo, o si va acompañada de otros síntomas como sudor frío, náusea o una sensación de compresión en el pecho, dice el Dr. James Balch, un médico de Trophy Club, Texas. Usted podría estar sufriendo un ataque al corazón y es mejor que no se arriesgue en lo absoluto, dice.

durante meses y meses para aliviar la acidez es una locura", señala.

Un método mejor es usar remedios naturales y más seguros, dice el Dr. Leigh. De hecho, él cree que en muchos casos, la "indigestión ácida" realmente es provocada porque no se generan *suficientes* ácidos estomacales para digerir adecuadamente los alimentos.

ÁCIDO CLORHÍDRICO: ***Más puede ser mejor***

"Con mucha frecuencia, las personas piensan que la acidez es causada por un exceso de ácido —dice la Dra. Jeanne—. Puede que este no sea el caso. Es posible que exista una deficiencia de ácido, particularmente en las personas mayores de 50 años de edad, dado que el nivel de ácidos estomacales disminuye con la edad".

De hecho, el malestar que uno siente cuando tiene muy poco ácido en el estómago es casi idéntico al malestar que se produce cuando uno tiene demasiado, agrega Elizabeth Lipski, una nutrióloga clínica certificada de Kauai, Hawaii. Debido a que el ácido estomacal es el que inicia el proceso de la digestión, cuando hay poco del mismo, la digestión no se lleva a cabo correctamente, causando náusea, abotagamiento, eructos y otros síntomas de la acidez.

El Dr. Leigh recomienda a las personas que sufren de acidez que prueben tomar un suplemento que contenga ácido clorhídrico *(hydrochloric acid)*, como *Gas-X Extra Strength Liquid*, justo antes de comer, siguiendo las instrucciones que aparecen en la etiqueta del producto. Si su estómago presenta una deficiencia de ácido clorhídrico, deberá sentir alivio de inmediato.

Si, por el contrario, su estómago no necesita más ácido clorhídrico, sentirá una ligera (pero no peligrosa) sensación de ardor, la cual puede remediar al instante tomándose ya sea un vaso de leche, o bien, una solución que se prepara mezclando de ¼ a ⅓ de cucharadita de bicarbonato de sodio en una taza de agua, sugiere el Dr. Leigh.

REGALIZ: ***El antiácido natural***

Si sus síntomas persisten después de haber tomado los suplementos de ácido clorhídrico, existe una muy buena probabilidad de que su problema sea un exceso de ácido.

Rita Elkins, una experta en herbolaria de Orem, Utah, recomienda usar una forma de regaliz (orozuz, *licorice*) que se conoce como regaliz desglicirricinado (*deglycyrrhizinated licorice* o *DGL* por sus siglas en inglés), que es una forma masticable de esta hierba. El regaliz desglicirricinado protege el revestimiento del esófago, el cual puede estar en riesgo en casos de acidez crónica. Se piensa que esta forma de regaliz es más eficaz que el regaliz normal y que puede no causar presión arterial alta, que es un efecto secundario posible de otras formas de esta hierba.

"El regaliz también puede servir para protegerse contra la posible formación de úlceras causadas por la hiperacidez", dice Elkins.

Cuando vaya a emplear regaliz para la acidez, tome una o dos tabletas masticables tres veces al día con el estómago vacío, dice Mark Stengler, N.D., un naturópata de San Diego.

ÁLOE VERA: ***Pare los síntomas en seco***

"Yo sufro de indigestión ácida y cuando empiezo a presentar los síntomas, estos desaparecen casi instantáneamente si me tomo una taza de gel de áloe vera (sábila, acíbar)", dice el Dr. James Balch, un médico de Trophy Club, Texas. El gel ayuda a proteger y curar el delicado revestimiento del esófago, explica. Dice que uno puede o no diluir el gel, al gusto. Asegúrese de revisar la etiqueta para verificar que esté comprando la forma de áloe vera que sí se puede ingerir.

OLMO: ***Para que mejoren las membranas mucosas***

"El olmo (olmo americano, olmedo, *slippery elm*) es una hierba maravillosa que ayuda a aliviar los síntomas de la indigestión ácida porque

Doce pasos para evitar la acidez

Los remedios naturales son muy eficaces para tratar la acidez (agruras, acedía), pero a menudo es posible prevenirla al evitar sus causas más comunes, dice el Dr. David S. Utley, instructor clínico del Centro Médico de la Universidad de Stanford. Estos son los 12 pasos que él recomienda.

1. Evite los alimentos altos en grasa. La grasa dietética hace que el cuerpo produzca una hormona que debilita la válvula esofágica, lo cual, a su vez, permite que el ácido regrese al esófago.
2. Bájele a la cantidad. Comer demasiado de una sola sentada hace que su cuerpo produzca mucho ácido. Es preferible que consuma cinco o seis comidas pequeñas al día.
3. No coma antes de irse a la cama. Recostarse poco después de comer facilita el flujo de ácidos estomacales hacia el esófago. Es mejor comer de tres a cuatro horas antes de irse a dormir, dice el Dr. Utley.
4. Córteles al té y al café, tengan o no cafeína. No es la cafeína, sino otro ingrediente desconocido que contienen estas bebidas, la que causa un aumento en la producción de ácidos estomacales.
5. Disminuya su consumo de bebidas carbonatadas (especialmente refrescos de cola y cerveza), frutas cítricas y tomates (jitomates). Estos alimentos pueden provocar que su estómago produzca más ácido.
6. Cuidado con las especias. Los alimentos muy condimentados son causas comunes de la producción excesiva de ácido.
7. Dígale adiós al chocolate. La grasa y otros ingredientes del chocolate pueden hacer que su estómago produzca ácido a borbotones, causándole una acidez dolorosa.
8. Aflójese el cinturón después de comer. La ropa apretada, por ejemplo, los cinturones, los pantalones y las medias elásticas de soporte, pueden ejercer presión adicional y hacer que la acidez sea mucho peor.
9. Sáltese la menta verde y la menta (hierbabuena). Estas hierbas, que normalmente son muy saludables y a menudo son paladeadas en forma de infusión o se emplean como ingrediente de las mentas para después de comer, relajan la válvula esofágica.
10. Olvídese de las copitas. Si usted sufre de indigestión ácida, es casi una garantía que sufrirá un episodio nocturno de acidez si toma alcohol en la noche.
11. Baje de peso. Si bien es más fácil decirlo que hacerlo, tener un sobrepeso del 10 al 20 por ciento por encima de su peso corporal ideal lo coloca en riesgo de padecer acidez.
12. Deje de fumar. El tabaquismo debilita su músculo esofágico, permitiendo así que el ácido del estómago se vierta hacia el esófago.

sana las membranas mucosas que se han irritado o lastimado a causa del reflujo de ácido", dice la Dra. Jeanne. Ella recomienda tomar una cápsula de la hierba justo antes de cada comida.

MSM: ***Protección contra el ácido***

El suplemento nutricional llamado metilsulfonilmetano (*methylsulfonylmethane* o *MSM* por sus siglas en inglés) fortalece el revestimiento del esófago, protegiéndolo contra los ácidos estomacales, dice Teresa Rispoli, Ph.D., una nutrióloga y acupunturista con licencia de Agoura Hills, California. Recomienda tomar de una a tres cápsulas dos veces al día junto con los alimentos hasta que los síntomas desaparezcan.

SUEÑO: ***Encuentre la posición correcta***

A veces, el mejor remedio es también el más sencillo.

"Recuerde que su estómago está del lado izquierdo —dice el Dr. Leigh—, de modo que si duerme recostado sobre su lado izquierdo o boca arriba, esto facilitará que el contenido del estómago fluya hacia el esófago". Por lo tanto, cuando se eche a la cama, recuéstese sobre su lado derecho, sugiere.

Suplementos nutricionales que pueden eliminar el **acné**

Pregúnteles a distintos dermatólogos si el acné es causado por una mala digestión y lo más probable es que todos le contesten lo mismo: no.

Es precisamente por esta razón por la que los dermatólogos no siempre curan el acné, dice Andrew Rubman, N.D., un naturópata y fundador de la Clínica Southbury de Medicina Tradicional en Connecticut. "El acné ha generado toda una industria de dermatólogos que cobran muy caro y una lista inverosímil de medicamentos muy potentes y costosos, incluyendo antibióticos tópicos y orales", dice.

GUÍA DE CUIDADOS PROFESIONALES

El acné puede afectar la autoestima, causando problemas en muchas áreas de la vida, pero no representa una amenaza a la salud física, dice la Dra. Esta Kronberg, una dermatóloga de Houston. Sin embargo, existe un tipo poco común de acné llamado acné fulminans, que se presenta con fiebre y furúnculos que cubren la cara, es bastante severo y requiere de atención médica inmediata.

Es cierto que estos medicamentos pueden controlar el acné, siempre y cuando los siga usando. Pero, según señala el Dr. Rubman, muchos casos de acné podrían curarse —para siempre— al mejorar la salud del tracto digestivo.

El tracto gastrointestinal (*GI* por sus siglas en inglés) es el principal órgano de eliminación del cuerpo, explica. Cuando los intestinos están cargados de "sustancias que promueven la inflamación" —es decir, toxinas bioquímicas generadas por las grasas saturadas que se encuentran en los productos de origen animal y las grasas hidrogenadas que contienen los alimentos procesados, así como el azúcar refinada, el café y el alcohol—, el Dr. Rubman cree que el cuerpo busca otra alternativa para deshacerse de estos escombros. Así, el cuerpo a menudo encuentra el tiradero de basura ideal en las glándulas sebáceas, que son glándulas que secretan grasa y que generan barros cuando se tapan de suciedad.

Cuando el tracto GI se acalla con la ayuda de las grasas antiinflamatorias, como los ácidos grasos que se encuentran en ciertos alimentos, por ejemplo, el pescado de agua fría, los frutos secos y las semillas, el Dr. Rubman cree que este puede eliminar las sustancias que promueven la inflamación sin enviarlas a la piel. Y eso puede curar el acné que se presenta en adultos.

Por esto, a todos sus pacientes adultos con acné, el Dr. Rubman les da un suplemento que les brinda una combinación equilibrada de todos los diferentes ácidos grasos. Además, dice, este suplemento es especialmente eficaz para eliminar una forma particularmente irritante de acné en adultos: las erupciones que ocurren cada mes justo antes del período menstrual de una mujer.

ÁCIDOS GRASOS: ***Para combatir las erupciones premenstruales***

"La mayoría de los pacientes adultos con acné que yo atiendo son mujeres de 25 a 35 años de edad que tienen acné cíclico, o sea, que siempre tienen erupciones de dos a tres días antes de su período", dice el Dr. Rubman.

Él les da un suplemento llamado *Perfect Oils*, fabricado por Nutritional Therapeutics. Este suplemento contiene un equilibrio terapéutico de ácidos grasos provenientes de los aceites de borraja, pescado y semilla de lino (linaza). Las pacientes por lo general toman dos o tres cápsulas de gel al día junto con los alimentos. (*Nota*: En inglés estos aceites se llaman *borrage oil*, *fish oil* y *flaxseed oil*, respectivamente).

"He obtenido resultados absolutamente sorprendentes con este suplemento —dice—. No sólo desaparece el acné, sino que a medida que el tracto GI comienza a funcionar mejor, estas mujeres empiezan a tener el cabello y las uñas más fuertes, presentan menos problemas de irregularidad, duermen mejor y aumenta su libido. Ellas obtienen todo tipo de beneficios".

VITAMINAS Y MINERALES: ***Un programa antiacné***

Según Earl Mindell, Ph.D., un farmacéutico y nutriólogo de Beverly Hills, existen muchos otros suplementos nutricionales que pueden ayudar a curar el acné y prevenir las erupciones. Estas son las vitaminas y los minerales que él recomienda.

- Betacaroteno: Esta forma de vitamina A puede ayudar a proteger la piel contra las bacterias, las cuales contribuyen al acné. Tome 15 miligramos diariamente.
- Vitaminas del complejo B: Se piensa que estas vitaminas le ayudan a lidiar con el estrés, el cual puede contribuir al problema de su piel. Tome un suplemento diario de alta potencia de vitaminas del complejo B que le suministre 100 miligramos de la mayoría de las vitaminas B.
- Vitamina C: Esta vitamina se considera esencial para la salud del colágeno, que es un componente de la piel. Tome de 1,000 a 3,000 miligramos al día.
- Vitamina E: Este nutriente puede ayudar al cuerpo a asimilar la vitamina A. Tome 400 unidades internacionales (UI) al día en forma seca, la cual se absorbe mejor, dice el Dr. Mindell.

- Cinc: Se cree que el cinc es uno de los minerales más importantes para una piel saludable. Tome 15 miligramos al día.

DIGITOPUNTURA: ***Acabe con la congestión***

En la medicina china tradicional, el acné se considera como un problema con el *chi*, que es la energía que hace que los componentes esenciales del cuerpo y la mente (como la sangre y las emociones) se muevan libremente. El acné se presenta cuando el flujo del "*chi* del hígado" se estanca o bloquea, dice Jason Elias, un profesional en medicina china tradicional de New Paltz, Nueva York.

Hay cuatro puntos de digitopuntura que son particularmente eficaces para el acné premenstrual, dice Elias. La estimulación de los puntos B6 y B9 libera la energía congestiva que provoca los problemas menstruales, dice, mientras que la estimulación de los puntos HI3 y HI4 ayuda a liberar la toxicidad en el cuerpo. (Para encontrar la ubicación exacta de estos puntos, vea "Una guía ilustrada de los puntos de digitopuntura" en la página 656). Dos veces por semana, siéntese en una silla y utilice su pulgar para hacer movimientos circulares en sentido de las manecillas del reloj sobre y alrededor de cada punto durante más o menos un minuto. Ejerza suficiente presión como para que sienta un ligero dolor, pero no tanto que prefiera dejar de hacerlo.

HIERBAS: ***Una fórmula para eliminar toxinas***

Los remedios herbarios tanto chinos como occidentales pueden ayudar a curar el acné y prevenir su recurrencia al limpiar el sistema linfático, dice Elias. Él recomienda una fórmula que combina partes iguales de las tinturas de nueve hierbas: trébol rojo, bardana (cadillo, *burdock*), lengua de vaca *(yellow dock)*, angélica china *(dang gui)*, cardo de leche (cardo de María, *milk thistle*), presera *(cleavers)*, esquizandra *(schisandra)*, equinacia *(echinacea)* y regaliz (orozuz, *licorice*).

Ponga a hervir 1 cuarto (960 ml) de agua y cuando suelte el hervor, agregue 1 onza (30 ml) de las tinturas combinadas. Retire la mezcla del fuego y déjela en infusión durante 30 minutos. Tómese dos tazas al día durante un máximo de tres meses. Puede refrigerar el sobrante hasta una semana.

Además de limpiadores linfáticos, esta fórmula contiene hierbas que se cree que apoyan al hígado, nutren la sangre y combaten las infecciones, tres factores adicionales que son decisivos para curar el acné.

HIDROTERAPIA: ***Una vaporización herbaria para su cara***

Una vaporización facial a la semana puede abrir y drenar los poros, ayudando a curar el acné y también a prevenir nuevas erupciones, señala Elias. Una vaporización a la cual se le agrega milenrama (real de oro, alcaina, *yarrow*) al agua es muy curativa para la piel, dice.

Con una cucharadita de la hierba suelta o una bolsa de té, prepare una taza de 8 onzas (240 ml) de infusión de milenrama, déjela en infusión durante 30 minutos y agréguela al recipiente que contenga el agua caliente. Inclínese sobre el recipiente durante 5 a 10 minutos, sosteniendo una toalla sobre su cabeza a modo de capucha para que el vapor llegue a su cutis. Su cara deberá estar lo suficientemente cerca del recipiente como para que sienta el vapor (a una distancia de aproximadamente 12 pulgadas o 30 cm) pero no tan cerca que el vapor le queme la piel.

Si su acné es severo, hágase esta vaporización dos o tres veces a la semana, dice Elias. Si sólo le sale acné de vez en cuando, hágasela una vez por semana para ayudar a prevenir las erupciones.

Remedios alternativos que silencian el **acúfeno**

Después de que la medicina convencional haya descartado la posibilidad de alguna causa subyacente, como efectos secundarios de algún fármaco o un tumor cerebral, esta ofrece muy poco a una persona con acúfeno *(tinnitus)*.

Es decir, muy poco para acallar ese sonido interno, o sea, el zumbido, silbido, chirrido, chasqueo o siseo que se escucha en los oídos que puede ser suave o fuerte, intermitente o constante, ligeramente irritante o tan desquiciante que algunas personas han considerado el suicidio como la única manera de obtener alivio.

GUÍA DE
CUIDADOS PROFESIONALES

Si usted padece acúfeno, debe ser evaluado por un médico para descartar la presencia de un tumor cerebral, que es la causa de este problema en menos del 1 por ciento de todos los casos.

También debe ser evaluado por un audiólogo, quien le puede realizar pruebas de audición para determinar si el problema es causado por daños a su cóclea u oído interno, los cuales en ocasiones son el resultado de ciertos medicamentos que se venden con o sin receta, o bien, de un error de la audición en el cerebro mismo.

El audiólogo puede trabajar junto con su doctor para recetarle un dispositivo parecido a un auxiliar auditivo que genera ruido de fondo con el fin de enmascarar el sonido del acúfeno y brindarle alivio.

"Un médico convencional a menudo le dirá, 'No hay nada que pueda hacer para resolver su problema' y el paciente generalmente termina enormemente frustrado e infeliz", dice el Dr. Michael D. Seidman, un otorrinolaringólogo (especialista de oídos, nariz y garganta) y director médico del centro para el acúfeno del Sistema de Salud Henry Ford en West Bloomfield, Michigan.

Pero el Dr. Seidman también es el vicepresidente de la iniciativa en medicina complementaria y alternativa del Sistema de Salud Henry Ford. En lugar de indicarles a sus pacientes dónde está la puerta de salida, él les ofrece remedios alternativos que ayudan a disminuir el sonido. Los siguientes suplementos son seguros y pueden tomarse a largo plazo, pero si el acúfeno desaparece, es posible que pueda suspender su uso.

VITAMINAS B: ***Cubra sus necesidades***

"Su deficiencia puede causar acúfeno y tomar suplementos de estas vitaminas puede hacer que mejoren los síntomas", dice el Dr. Seidman. Él recomienda un suplemento de alta potencia de vitaminas del complejo B que le suministre 50 miligramos de la mayoría de las vitaminas B.

Además del multivitamínico, el Dr. Seidman recomienda tomar suplementos adicionales de tres vitaminas B clave: la tiamina, la niacina y la vitamina B_{12}.

"Algunos pacientes han notado que los suplementos de tiamina alivian el acúfeno", dice el Dr. Seidman. Es posible que este nutriente

Aleje el acúfeno con un *Walkman*

Kevin Hogan, Ph.D., ya estaba considerando el suicidio. Él no escuchaba uno ni dos, sino tres sonidos en su cabeza: una sirena que sonaba las 24 horas del día a un volumen de 85 decibeles (más o menos el volumen de un televisor), un sonido que parecía el crujido que se oye cuando se prende una fogata y detrás de ese, un silbido constante a 60 decibeles.

"Era como vivir en un infierno", dice el Dr. Hogan, un sicólogo y doctor de hipnoterapia clínica de Burnsville, Minnesota. Y todos los doctores que consultó le dieron la misma respuesta: "No hay nada que pueda hacer por usted".

Entonces empezó a tratarse él mismo. Una de las técnicas más eficaces que encontró para ayudar a deshacerse de su afección fue la "habituación auditiva", que es un proceso lento pero seguro de enseñarle al cerebro a no escuchar los sonidos internos o los sonidos del acúfeno. Cualquiera puede realizar esta técnica en casa, dice el Dr. Hogan. Esto es lo que él aconseja.

"Cómprese un reproductor portátil de cassettes o discos compactos, algo en lo que pueda tocar música de fondo agradable, como música clásica o *New Age* o sonidos del medio ambiente. Toque la música a un volumen ligeramente inferior al de su acúfeno durante al menos 90 minutos al día. Durante este período, el cerebro tiene que escoger entre los sonidos externos y los internos en lugar de escuchar exclusivamente el acúfeno. Así, las rutas neuronales que mantienen el acúfeno se irán atrofiando lentamente".

Quizá tarde de uno a dos años antes de que esta técnica logre disminuir significativamente (o incluso eliminar) el acúfeno, dice el Dr. Hogan. Pero para él y alrededor de 2,000 pacientes a quienes les ha enseñado esta técnica, ha valido la pena invertir este tiempo.

"La habituación auditiva puede brindar un gran alivio, particularmente a largo plazo —dice—. Y para alguien que podría ser torturado el resto de su vida por el acúfeno, el alivio a largo plazo es decisivo".

funcione al "estabilizar el sistema nervioso, en particular los nervios del oído interno", dice. Él recomienda de 100 a 500 miligramos al día, tomados con la aprobación y bajo la supervisión de su médico.

Por otra parte, se piensa que la niacina funciona al mejorar la circulación hacia la cóclea u oído interno. "Muchos pacientes con acúfeno que han tomado niacina han reportado una mejoría significativa", dice el Dr. Seidman. Él recomienda tomar 50 miligramos dos veces al día. Si no hay mejoría después de un período de dos semanas, incremente la dosis por

50 miligramos cada dos semanas hasta que llegue a 500 miligramos dos veces al día.

La deficiencia de vitamina B_{12}, la cual se calcula que está presente en un 5 a 10 por ciento de todas las personas de más de 65 años de edad, puede ser una causa común de acúfeno en personas que pertenecen a ese grupo de edad, señala el Dr. Seidman.

"Varios de mis pacientes de más de 65 años de edad que tomaron suplementos de esta vitamina mostraron una mejoría significativa en su acúfeno", dice. Él recomienda tomar 1,000 microgramos al día durante los primeros seis meses, y luego disminuir la dosis a 100 microgramos al día.

CINC: ***Sálvese desde el principio***

Algunos pacientes con acúfeno presentan una deficiencia del mineral cinc. Para ellos, tomar una combinación de cinc y niacina a veces puede curar el acúfeno, particularmente si la aparición de los síntomas es reciente —dice—.

"Si un paciente ya lleva mucho tiempo con los síntomas, a menudo se puede lograr disminuirlos". Él recomienda combinar el tratamiento de niacina con 25 miligramos de gluconato de cinc *(zinc gluconate)* dos veces al día.

MAGNESIO: ***Para aliviar los síntomas***

Muchos pacientes con acúfeno logran disminuir sus síntomas suplementando su alimentación con el mineral magnesio, dice el Dr. Seidman. Él recomienda 400 miligramos al día.

GINKGO**:** ***Reduzca el ruido***

Puede que la hierba *ginkgo,* la cual es bien conocida por su capacidad de mejorar la memoria al incrementar la circulación hacia el cerebro, también ayude a disminuir los síntomas del acúfeno al mejorar la circulación hacia el oído interno, dice el Dr. Seidman.

Busque un extracto estandarizado de *ginkgo* que contenga un 24 por ciento de ginkgo flavoglucósidos *(ginkgo flavoglycosides).* Él recomienda tomar de 120 a 240 miligramos dos veces al día, una vez en la mañana y una vez en la noche.

ALIMENTOS: ***Silencie los ingredientes ruidosos***

La cafeína, la sal, el azúcar y el alcohol pueden causar o empeorar el acúfeno, comenta el Dr. Seidman. "Cuando renuncian a la cafeína, al azúcar o al alcohol, algunas personas se dan cuenta que su acúfeno desaparece", dice.

Un plan nutricional que acaba con las **adicciones**

Las adicciones tienen una causa de raíz —un trastorno en la química del cerebro y del cuerpo— que hace que algunas personas tengan una mayor probabilidad de volverse dependientes del alcohol, las drogas, las apuestas en juegos de azar, el trabajo o alguna otra sustancia o conducta adictiva. Algunos profesionales en medicina alternativa creen que existe una cosa que puede ser peligrosa para estas personas, pues actúa como una droga y activa la respuesta adictiva que ellos quieren suprimir. Esta cosa es el azúcar.

"Yo creo que las personas con personalidades adictivas son sensibles al azúcar", dice Kathleen DesMaisons, Ph.D., presidenta y directora general de Radiant Recovery, un programa de tratamiento para alcoholismo, drogadicción y otro tipo de comportamientos compulsivos en Albuquerque, Nuevo México.

Para estas personas, un exceso de azúcar en cualquiera de sus formas, ya sea dulces, carbohidratos refinados o alcohol, puede afectar su bioquímica de dos maneras clave.

En primer lugar, el exceso de azúcar inicialmente provoca un aumento en los niveles de serotonina, que es una sustancia química del cerebro o neurotransmisor que le ayuda a controlar el humor y las emociones, pero cuyo efecto es de corta duración. Cuando este efecto de la serotonina desaparece, estas persones se sienten aún peor, cayendo en una depresión y sufriendo de una baja autoestima.

En segundo lugar, el exceso de azúcar aumenta los niveles de los neurotransmisores del "placer", llamados betaendorfinas, lo cual fomenta la conducta compulsiva y hace que las personas sientan un antojo casi incontrolable de ingerir más azúcar.

Dicho de otro modo, el azúcar ayuda a generar el ambiente bioquímico ideal para toda una vida de adicción. Al hacer

GUÍA DE CUIDADOS PROFESIONALES

Una persona que tiene una adicción al alcohol, las drogas, las apuestas en juegos de azar o cualquier otra conducta autodestructiva, necesita ayuda. Esta ayuda puede provenir de un profesional en salud mental, ya sea en la forma de terapia individual o de grupo. También puede venir de un amigo o asesor a quien le tenga confianza o de un grupo de autoayuda como Alcóholicos Anónimos.

Cualquiera que sea la ruta que usted decida seguir, una buena fuente de ayuda es alguien que ya se ha recuperado de una adicción, dice Kathleen DesMaisons, Ph.D., presidenta y directora general de Radiant Recovery, un programa de tratamiento para personas que sufren de alcoholismo, drogadicción y otro tipo de comportamientos compulsivos en Albuquerque, Nuevo México.

"Lo importante es trabajar con alguien que entienda los problemas de la adicción y que tenga la profundidad espiritual, la madurez, el compromiso y la seriedad necesarios para guiarle en su recuperación", dice la Dra. DesMaisons.

Asegúrese de preguntar si el consejero o doctor que usted ha elegido cree que la alimentación juega un papel en cómo se siente usted. De esta forma, tendrá lo mejor de dos mundos, dice la Dra. DesMaisons. Buscar ayuda profesional y usar remedios alimenticios y naturales puede servirle de apoyo para los cambios que vaya haciendo. No trate de curar su adicción sin ayuda.

cambios en su alimentación, podrá iniciar el proceso hacia una verdadera recuperación y podrá a empezar a enmendar su vida.

ALIMENTOS: ***Libérese de la trampa del azúcar***

Las recomendaciones dietéticas de la Dra. DesMaisons pueden ayudar a las personas de tipo adictivo a normalizar sus niveles de azúcar en la sangre, serotonina y betaendorfinas. Usted puede implementarlas paso a paso, dominando primero una para luego pasar a la siguiente. Y como podrá ver, son recomendaciones muy sencillas.

1. Desayune a diario. Si no come algo a primera hora de la mañana, sus niveles de azúcar en la sangre, serotonina y betaendorfinas estarán fuera de control.

2. También es necesario que almuerce y cene. "Cuando uno hace sus comidas con regularidad y no come meriendas (refrigerios, tentempiés), le enseña a su cuerpo adictivo una nueva conducta de comenzar y parar", dice la Dra. DesMaisons.

3. Interésese por los integrales. Este es un paso muy importante para hacer el cambio de alimentos dulces que crean adicción a alimentos más saludables. Vaya haciendo el cambio gradualmente, sugiere la Dra. DesMaisons. Los alimentos refinados incluyen el pan, los pasteles (bizcochos, tortas, *cakes*), los cereales y la pasta hechos con harina blanca. Los alimentos integrales incluyen las versiones integrales del pan, los cereales, la pasta y demás, así como el amaranto, los frijoles (habichuelas) negros, el arroz integral, las lentejas, el frijol de soya, las papas con cáscara, las semillas de girasol, la *polenta*, las batatas dulces (camotes) y las palomitas (rositas) de maíz.

4. Reduzca o elimine el azúcar. Una vez que haya eliminado muchas fuentes obvias de azúcar, es hora de eliminar las fuentes ocultas leyendo las etiquetas de los productos alimenticios. Además de buscar la palabra *sugar* (azúcar), revise las etiquetas para ver si contienen los siguientes ingredientes: *barley malt* (malta de cebada), *brown rice syrup* (jarabe de arroz integral), *cane juice* (jugo de caña), *fruit juice concentrate* (jugo de fruta concentrado), *galactose* (galactosa), *glucose* (glucosa), *high-fructose corn syrup* (jarabe de maíz de alta fructosa), *honey* (miel), *lactose* (lactosa), *corn sweetener* (edulcorante de maíz), *corn syrup* (jarabe de maíz), *malted barley* (cebada malteada), *maltodextrin* (maltodextrina), *maltose* (maltosa), *mannitol* (manitol), sorbitol, *xylitol* (xilitol), maltitol, *microcrystalline cellulose* (celulosa microcristalina), *molasses* (melaza), *polydextrose* (polidextrosa), *dextrin* (dextrina), *dextrose* (dextrosa), *fructose* (fructosa), *fructo-oligosaccharides* (fructooligosacáridos), *raisin juice* (jugo de uva pasa), *raisin syrup* (jarabe de uva pasa), *Sucanat* y *sucrose* (sucrosa).

"No se agobie pensando que ya nunca más podrá volver a consumir azúcar —dice la Dra. DesMaisons—. Simplemente comience por eliminar un alimento a la vez".

Esencias florales que le ayudarán a recobrar la fuerza de voluntad

Las esencias florales son tinturas especialmente preparadas que le pueden ayudar a sobreponerse a su adicción al hacer que esté consciente de los patrones emocionales y de pensamiento que están bloqueando la expresión natural de creatividad, fuerza y amor de su alma, dice Patricia Kaminski, cofundadora y codirectora de la Sociedad de Esencias Florales, con sede en Nevada City, California. La dosis en la que debe tomar los siguientes remedios es de cuatro gotas, cuatro veces al día durante varios meses o hasta que resuelva su adicción.

JOVINOVA: ***Para adictos en negación***

Para la persona adicta que se niega a admitir que tiene un problema, esta esencia floral puede ayudar a revelar la realidad de la adicción, dice Kaminski. (*Nota*: En inglés se llama *Black-eyed Susan* y su nombre botánico es *Rudbeckia hirta*).

REMEDIO DE RESCATE: ***Ayuda para la desintoxicación***

El remedio de rescate o *Rescue Remedy* (que también se conoce como la fórmula de cinco flores) puede ayudar a una persona a sobrellevar el difícil período de desintoxicación cuando existe una adicción al alcohol o a las drogas. Durante el período inicial de desintoxicación, tome cuatro gotas una vez por hora en vez de cuatro veces al día para que este remedio le ayude a sentirse calmado y estable.

ROSA DE CALIFORNIA: ***Un nuevo compromiso ante la vida***

Un adicto a menudo está desconectado del compromiso que tiene ante la vida, dice Kaminski. Este compromiso es "ese sentimiento de que la vida hay que vivirla y que la persona tiene voz y voto para decidir cómo quiere que transcurra su propia vida". Esta esencia ayuda a crear un nuevo compromiso ante la vida y a que la fuerza de voluntad cobre nuevos bríos. (*Nota*: Esta esencia también se conoce como *California Wild Rose* y su nombre científico es *Rosa californica*).

NICOTIANA: ***Por si quiere dejar de fumar***

Cuando uno deja de fumar, se siente cansado, tenso y negativo y tiene que enfrentar emociones que había estado tratando de evitar. (¡Razones suficientes para volver a querer prender otro cigarrillo!) La esencia llamada nicotiana puede ayudarle a estar consciente de su propia energía vital y a aceptar sus emociones, dice Kaminski, lo cual le ayuda a evitar el impulso a prender otro cigarro.

CAMPANILLA: ***Para la adicción a la cafeína***

Esta esencial floral ayuda a las personas a sobreponerse a los ritmos erráticos y los patrones de sueño trastornados, como quedarse despierto hasta muy tarde y sentirse muy aletargado a la mañana siguiente, reduciendo así la necesidad de consumir cafeína en la mañana, dice Kaminski. (*Nota*: Esta esencia también se conoce como *Morning Glory* y su nombre científico es *Ipomea spp.*).

Alternativas refrescantes para combatir el **agotamiento por calor**

¡Nunca se había sentido tan acalorado y molesto! Cuando uno tiene agotamiento por calor, el cuerpo está demasiado caliente porque no se han bebido suficientes líquidos para mantenerlo fresco. Y además, uno se siente extremadamente molesto. Es probable que esté pálido, mareado, sienta náuseas y tenga sed y un dolor de cabeza del tamaño del mundo.

Si usted está al aire libre y empieza a presentar estos síntomas, vaya a un lugar que esté bajo techo, de preferencia con aire acondicionado. Y empiece a beber muchos líquidos, ya sea agua o alguna bebida isotónica para deportistas. Si no empieza a sentir algo de mejoría en un lapso de 30 minutos, consulte a un doctor.

Para prevenir el agotamiento por calor, sólo se necesita un poco de sentido común. Esto incluye beber abundantes líquidos, hacer ejercicio durante las horas del día en que haga menos calor y usar ropa holgada que le permita mantenerse fresco, incluyendo un sombrero. Además, los profesionales en medicina alternativa cuentan con unos cuantos truquitos más que se pueden sacar de la manga, tanto para prevenir como para tratar el agotamiento por calor.

MINERAL LÍQUIDO: ***Pura prevención***

Una de las causas del agotamiento por calor es que el cuerpo se queda sin electrolitos, que son los minerales que ayudan a prevenir los calambres musculares, dice Beverly Yates, N.D., una naturópata y directora del Grupo de Cuidado Natural de la Salud en Seattle. Para evitar el problema, especialmente si tiene planeado realizar algún tipo de actividad física en clima caluroso y soleado, tome suplementos líquidos de minerales durante las épocas más calurosas del año.

La Dra. Yates dice que debe buscar suplementos que contengan

GUÍA DE

CUIDADOS PROFESIONALES

El agotamiento por calor significa que sus órganos vitales no están recibiendo suficiente sangre. Debido a que hay menos sangre disponible, se sentirá mareado y débil. Otros síntomas incluyen piel fría, pálida y pegajosa, sed, dolor de cabeza, náusea, pulso acelerado y débil, fatiga, confusión y ansiedad. Si ha tomado medidas para aliviar su agotamiento por calor pero sus síntomas empeoran o no mejoran al cabo de 30 minutos, consiga atención médica de inmediato.

El agotamiento por calor puede conducir a la insolación, que es una afección en la que la temperatura corporal se eleva a niveles peligrosos e incluso potencialmente mortales. Las señales que indican una insolación son estado mental alterado, que puede variar desde confusión hasta pérdida de la conciencia, trastornos en el habla, piel muy caliente y enrojecida, pulso acelerado, dolor de cabeza, pupilas dilatadas y espasmos musculares. La insolación es una emergencia médica.

magnesio, calcio y manganeso y recomienda aquellos que estén hechos a base de agua para que también sirvan para la rehidratación. Ella prefiere la forma líquida porque dice que se absorbe mejor. La dosis es de ½ cucharadita en 4 onzas (120 ml) de agua, tres veces al día.

TORONJIL: ***Mantenga una temperatura interna baja***

Algunas personas son más sensibles a los climas calurosos que otras, dice Pamela Fischer, fundadora y directora del Centro Ohlone de Estudios Herbarios en Concord, California. Si el clima de verano le hace sentirse tan pegajoso, sudoroso y estrujado como una toalla de playa usada, pruebe tomar unos cuantos vasos al día de una infusión herbaria helada preparada con toronjil (melisa, *lemon balm*), que es muy refrescante para el cuerpo.

Para preparar la infusión, agregue ¼ de taza de la hierba seca a 1 cuarto (960 ml) de agua hervida. Deje la mezcla en infusión de 30 minutos a una hora, cuélela y refrigérela hasta que esté bien fría.

ESENCIAS FLORALES: ***'Desensibilícese' con corazoncillo***

Si usted parece ser extremadamente sensible al sol o propenso a los síntomas de agotamiento por calor, tome cuatro gotas de la esencia floral de corazoncillo (hipérico, *St. John's wort*) al día durante al menos un mes. La esencia floral de esta hierba que se emplea para tratar la depresión, puede tratar todas las afecciones relacionadas con la oscuridad y la luz, dice Patricia Kaminski, directora de la Sociedad de Esencias Florales en Nevada City, California. Puede tomar esta esencia durante varios meses hasta que su sensibilidad mejore.

ALIMENTOS: ***Coma como si estuviera de vacaciones***

Si viaja a climas tropicales durante el verano, es más probable que le dé agotamiento por calor porque su cuerpo tendrá que enfrentar diversos factores significativamente estresantes además del clima más caluroso, incluyendo cambios de horario, otro idioma y alimentos diferentes. Para minimizar el estrés, la Dra. Yates sugiere que cambie su alimentación antes de su viaje, comiendo más de los alimentos que se consumen en ese clima.

"Muchas frutas tropicales son muy sabrosas y están repletas de electrolitos y agua", dice. Estas incluyen mangos, papayas (frutas bomba, lechosas), guayabas, plátanos amarillos (guineos) y piña (ananá).

HOMEOPATÍA: ***Enfríe sus síntomas con* Glonoinum**

Este remedio refrescante es para las personas que tienen agotamiento por calor acompañado de un "dolor de cabeza que punza y les hace sentir como si les fuera a estallar la cabeza" y "la cara de color rojo brillante", dice la Dra. Yates. Ella recomienda disolver dos chochitos de *Glonoinum* de potencia 12C debajo de la lengua cada 15 minutos. Si no siente mejoría después de dos dosis, consulte a un médico. En caso de que sí sienta mejoría, tome dos chochitos cada tres a cuatro horas durante el resto del día.

Alivio rápido, eficaz y sin medicinas para las **alergias**

Su sistema inmunitario ha decidido que una sustancia común y corriente, quizá el polen de un árbol, la caspa de un gato o el polvo que se deposita en una repisa, es su enemigo: un

GUÍA DE CUIDADOS PROFESIONALES

El aspecto más grave de una alergia causada por una sustancia inhalada es la probabilidad de que provoque un ataque de asma, el cual podría llegar a ser mortal. Si no puede controlar sus alergias usted mismo, entonces busque la ayuda de un alergólogo.

Algunos profesionales en medicina alternativa creen que los alergólogos tradicionales podrían no ser los mejores médicos para ayudarle a controlar o curar sus alergias causadas por sustancias inhaladas, dice la Dra. Jacqueline Krohn, una doctora de Nuevo México. "Las inyecciones y los medicamentos tradicionales para combatir las alergias brindan un control limitado y puede que no proporcionen la dosis óptima", dice.

En vez, ella pide a los pacientes con alergias que encuentren a un alergólogo que les ofrezca la gama más amplia posible de pruebas y tratamientos. Ella recomienda que busquen a un alergólogo que incluya muchos de los siguientes métodos en su consulta.

- Pruebas en ayunas y pruebas de alimentos para detectar alergias alimentarias, dado que estas pueden hacer que empeoren las alergias causadas por sustancias inhaladas.
- Pruebas de provocación de inhalación bronquial (*bronchial inhalation challenge testing*), las cuales detectan sensibilidades a sustancias químicas y otros factores ambientales.
- Pruebas de cinesiología (*kinesiology testing*), en las que un doctor mide su fuerza muscular mientras usted sostiene diversas sustancias. La debilidad indica que usted es alérgico o sensible a la sustancia.
- Prueba citotóxica (*cytotoxic testing*), que es una prueba de sangre que sirve para detectar alergias a sustancias químicas y alimentos.

alergeno. Cuando usted inhala esta sustancia hacia el interior de su cuerpo, se crea un anticuerpo. Esta proteína especializada primero detecta al adversario y luego le envía una señal al sistema inmunitario para que lo desarme y destruya.

Para poder neutralizar el alergeno, sus células deben liberar histamina y otras sustancias químicas, causando alguna combinación de los síntomas clásicos de una alergia, entre los cuales encontramos goteo nasal, ojos rojos y con comezón, estornudos, dolor de cabeza causado por congestión de los senos nasales y garganta rasposa. Pero si usted acude a la farmacia a comprar un antihistamínico que se venda sin receta para conseguir alivio, es

• Prueba radioalergoabsorbente (*radioallergosorbent test* o *RAST* por sus siglas en inglés), que es una prueba de sangre que sirve para detectar alergias a alimentos, polen, moho, polvo, ácaros de polvo y caspa de animales.
• Prueba de antígeno de anticuerpo celular leucocitario (*antigen leucocyte cellular antibody test* o ALCAT por sus siglas en inglés), que mide las reacciones al moho, los alimentos o las sustancias químicas.
• Pruebas de parche (*patch testing*) para diagnosticar alergias por contacto, que son reacciones a sustancias que entran en contacto con la piel.
• Prueba de electroacupuntura según el Dr. Voll (*EAV testing*). Esta prueba comúnmente usada en Europa emplea la electroacupuntura para detectar una amplia variedad de alergias. "Es un método rápido, indoloro y no invasivo para detectar alergias", dice la Dra. Krohn.
• Titulación de punto final de diluciones en serie (*serial dilution endpoint titration*), que es una de las mejores pruebas, y también de las más precisas, para detectar alergias a sustancias inhaladas y alimentos, dice la Dra. Krohn.
• Terapia provocativa de neutralización (*provocative neutralization testing*), que es una prueba además de una terapia que "previene, bloquea o neutraliza las reacciones a la sustancia problemática", dice la Dra. Krohn.
• Técnica de eliminación de alergias de Nambudripad (*NAET testing*), que es una combinación de cinesiología, acupuntura y técnicas quiroprácticas para lograr que los alergenos dejen de provocar síntomas.
• Desensibilización potenciada por enzimas (*enzyme potentiated desensitization*), la cual utiliza enzimas y pequeñas dosis de alergenos para desensibilizarlo a las alergias.
• Inmunoterapia (*immunotherapy*), que consiste de en serie de inyecciones o ingestión de niveles diluidos de un alergeno para que la persona se desensibilice a dicho alergeno.

probable que esto le haga más daño que beneficio, dicen los doctores en medicina alternativa.

"Tomar medicamentos antihistamínicos puede ocultar la sensibilidad a los alergenos", dice la Dra. Jacqueline Krohn, una doctora de Nuevo México. Esto se debe a que los antihistamínicos tratan los síntomas pero no la causa. Además, comúnmente producen efectos secundarios como somnolencia, o bien, con los productos más nuevos que "no producen somnolencia", está la posibilidad de que uno presente arritmias cardíacas, señala la Dra. Krohn.

Si a usted le preocupa que los remedios alternativos caseros quizá no funcionen tan bien como los medicamentos, no tiene motivo para hacerlo. "Yo creo que los remedios naturales son tan fuertes que no necesitará tomar fármacos. Usted obtendrá el alivio que necesita", dice Mark Stengler, N.D., un naturópata de San Diego.

HIDROTERAPIA: ***Un baño que limpia su sistema inmunitario***

Visualice a su sistema inmunitario como si fuera un barril para recolectar agua de lluvia, dice la Dra. Krohn. Muchos factores, como infecciones, toxinas ambientales y estrés, pueden llenar su barril. Cuando el barril se llena, una gota más, en este caso, un alergeno, puede hacer que su sistema inmunitario se sobrecargue de tal modo que no pueda lidiar con el invasor. Entonces usted presenta los síntomas de una alergia.

Algunos profesionales en medicina alternativa creen que una de las mejores formas de disminuir el nivel de agua en su barril recolector de agua de lluvia para que su cuerpo pueda lidiar con los alergenos es con baños desintoxicantes, dice la Dra. Krohn. Ella cree que el calor del baño libera hacia la sangre las toxinas almacenadas en las células adiposas. Luego, estas toxinas viajan hacia la piel y son liberadas.

"Yo les receto estos baños con frecuencia a mis pacientes alérgicos —dice—. Pueden ser muy eficaces para disminuir e incluso prevenir los síntomas alérgicos, especialmente en aquellas personas que están sobrecargadas de sustancias químicas". A continuación se explica cómo debe darse un baño desintoxicante, según la Dra. Krohn.

Primero, dése un baño o dúchese para eliminar toda la grasa y la mugre excedente de su piel. Frótese con una toallita o esponja áspera y luego enjuáguese bien.

Después, llene la bañadera (bañera, tina) con agua que esté lo más caliente que pueda tolerar sin sentir dolor y lo suficientemente profunda como para que pueda sumergir su cuerpo hasta su cuello. (Quizá sea una buena idea que compre una tapa para el drenaje que tienen las bañaderas para prevenir desbordes de modo que pueda llenar la bañadera hasta el tope). Siéntese en la bañadera dejando que el agua cubra su cuerpo entero, incluyendo sus manos y brazos (por supuesto, no tiene que sumergir la cabeza). Quédese en la bañadera durante cinco minutos y luego dúchese bien con agua tibia para eliminar las toxinas de su piel de modo que no se vuelvan a absorber.

Dése no más de tres baños desintoxicantes a la semana, incrementando gradualmente su duración hasta que sean de 30 minutos. Es posible que durante el baño, se sienta ligeramente débil a medida que las toxinas vayan entrando a su torrente sanguíneo, dice la Dra. Krohn. Si se siente débil, drene el agua y quédese sentado en la bañadera hasta que ya no se sienta débil.

No aumente la duración de los baños hasta que pueda bañarse cómodamente sin sentirse débil; es decir, si empieza a sentirse débil después de estar en la bañadera durante cinco minutos, dése baños de cinco minutos. Conforme se vaya dando baños desintoxicantes con regularidad y su cuerpo se vaya purificando, podrá darse baños cada vez más largos. Cuando pueda tomar un baño durante 30 minutos sin sentir debilidad alguna, disminuya la frecuencia a un solo baño por semana, dice la Dra. Krohn. Las personas con esclerosis múltiple o enfermedades cardíacas severas no deben usar este remedio.

ORTIGA: ***El mejor antihistamínico herbario***

"El 70 por ciento de mis pacientes alérgicos que toman ortiga no necesitan tomar ningún otro suplemento o medicamento para aliviar sus síntomas", dice el Dr. Stengler.

Para maximizar la eficacia de esta hierba, comience a tomarla un par de semanas antes de que empiece la temporada de alergias. Tome dos cápsulas de 300 miligramos de ortiga liofilizada *(freeze-dried nettle)* tres veces al día.

"La forma liofilizada es más concentrada y tiende a funcionar mucho mejor", dice el Dr. Stengler. Aun si la toma a la mitad de la temporada de la fiebre del heno, la ortiga funcionará para disminuir los síntomas, pero tardará de tres a cuatro días en surtir efecto, dice.

QUERCETINA: ***Un nutriente potente***

"El bioflavonoide llamado quercetina puede ser un inhibidor potente de la liberación de histamina", dice Skye Weintraub, N.D., una naturópata de Eugene, Oregon.

Tomar 250 miligramos dos veces al día generalmente es suficiente para controlar la mayoría de las alergias, dice. Pero no espere sentirse mejor de un día para otro. "La quercetina puede tardar de tres a cuatro semanas en volverse eficaz".

BROMELINA: ***La mejor amiga de la quercetina***

Esta enzima antiinflamatoria que proviene de la piña (ananá) ayuda a incrementar la absorción, y por ende, la eficacia de la quercetina, dice la Dra. Weintraub. Tome 250 miligramos de bromelina *(bromelain)* dos veces al día junto con la quercetina.

Hipoglucemia: ¿La causa secreta de las alergias?

Tratar los síntomas de las alergias puede brindar un alivio temporal. Pero Skye Weintraub, N.D., una naturópata de Eugene, Oregon, cree que es posible curar completamente el problema haciendo cambios en su alimentación.

"Los alergenos son los que provocan la respuesta alérgica, pero no son la causa real del problema", dice. Ella cree que una alimentación poco sana puede hacer que su cuerpo se debilite a tal grado que ya no pueda lidiar con sustancias comunes como polen y caspa de gato.

"Cada vez que uno de mis pacientes ha hecho cambios para empezar a seguir de manera consistente una alimentación verdaderamente curativa, la fiebre del heno u otras alergias respiratorias han disminuido significativamente o incluso han desaparecido", dice la Dra. Weintraub.

Ella ha encontrado que muchos pacientes con alergias también padecen hipoglucemia, es decir, un nivel bajo de azúcar en sangre. "A menudo, al tratar y controlar eficazmente la hipoglucemia, también se resuelve la alergia original", dice.

Y no es difícil tratar la hipoglucemia. "Si todas las afecciones fueran tan fáciles de tratar como la hipoglucemia, el mundo sería un Edén de bienestar", dice la Dra. Weintraub.

Según la Dra. Weintraub, las siguientes tácticas pueden ayudarlo a llegar a su propio paraíso libre de alergias.

Primero, olvídese del azúcar refinada. Al comer grandes cantidades de azúcar en pasteles (tortas, bizcochos, *cakes*), dulces, galletitas, refrescos y otros alimentos dulces, el torrente sanguíneo se inunda de glucosa o la forma de azúcar que se encuentra en la sangre. Entonces, el cuerpo bombea la hormona insulina para que esta transporte a la glucosa hacia el interior del cerebro y los músculos.

El azúcar refinada, que es un carbohidrato simple, provoca tal inundación de insulina que los niveles de azúcar en sangre caen drásticamente en un lapso de alrededor de 30 minutos después de consumir los alimentos dulces. Sólo existe una manera de

MASAJE: ***Para un alivio manual***

Un masaje facial usando la técnica de *qigong*, que es una de las vertientes de la medicina china tradicional, puede ayudar a aliviar los síntomas de las alergias causadas por sustancias inhaladas, dice el Dr. Glenn S. Rothfeld, director médico regional de American WholeHealth en Arlington, Massachusetts. A continuación explicamos cómo se hace.

evitar estos subibajas de azúcar: "Debe dejar de consumir azúcar refinada por completo", dice la Dra. Weintraub. Esto incluye jugos de fruta y frutas secas, los cuales proporcionan altos niveles de azúcar concentrada.

¿Le preocupa que su antojo por comer algo dulce le hará rendirse? No se dé por vencido. "Dejar de consumir azúcar durante una a dos semanas generalmente es suficiente para que desaparezca el antojo por comer azúcar", dice la Dra. Weintraub.

Segundo, opte por los carbohidratos complejos. Estos alimentos, que incluyen verduras, cereales integrales y frijoles (habichuelas), se digieren lentamente y permiten que el azúcar en la sangre se mantenga estable.

"Para evitar la hipoglucemia, la mayoría de los alimentos que forman parte de su dieta deben ser carbohidratos complejos", señala la Dra. Weintraub. Debido a que las frutas tienen una gran cantidad de azúcares que se digieren rápidamente, ella recomienda que se elimine toda la fruta al inicio de este programa. La mayoría de las personas usualmente pueden agregar algunas frutas frescas a su alimentación más adelante, dice.

Tercero, acuérdese de las proteínas, que también brindan un suministro lento y constante de energía. "Para aliviar la hipoglucemia, su alimentación también debe incluir una cantidad adecuada de proteína", dice la Dra. Weintraub. La meta es que los alimentos proteínicos, como por ejemplo pescado, cordero, pavo, pollo, levadura de cerveza, *tofu*, frutos secos y semillas, representen alrededor del 20 al 30 por ciento de su alimentación, aconseja.

Por último, coma temprano y con frecuencia. Hacer dos o tres comidas grandes al día puede causar las mismas variaciones ascendentes y descendentes en sus niveles de azúcar en sangre que comer azúcares refinadas, señala la Dra. Weintraub. Lo mejor es "hacer cinco o seis comidas más pequeñas, comiendo muchos alimentos frescos", dice. Ella recomienda un desayuno pequeño, una buena merienda (refrigerio, tentempié) a media mañana, un almuerzo ligero, una merienda a media tarde, la cena y una pequeña merienda antes de irse a la cama.

Con las partes acojinadas de los pulgares, frótese haciendo pequeños movimientos circulares comenzando entre sus cejas y moviéndose hacia abajo por los lados de su nariz y por encima de sus pómulos debajo de sus ojos. Luego, comience de nuevo entre sus cejas, usando las partes planas de sus pulgares para frotarse las cejas hacia las sienes y luego dése un masaje en las sienes.

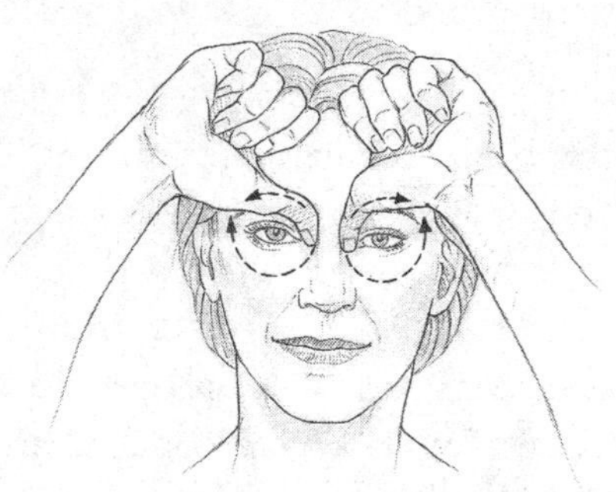

"En este masaje, lo importante es que cubra las áreas de las sienes así como las áreas que están por encima y por debajo de los ojos y a los lados de la nariz", dice el Dr. Rothfeld. Esto ayuda a mejorar la circulación hacia los tejidos y alivia la inflamación que resulta de las alergias. Hágase este masaje durante cinco minutos, dos o tres veces al día, cada vez que esté padeciendo síntomas alérgicos.

EXTRACTOS DE GLÁNDULAS SUPRARRENALES: ***Para fortalecer sus defensas***

Las glándulas suprarrenales son conocidas porque producen adrenalina, que es la hormona que se libera en grandes cantidades cuando el cuerpo se somete a algún tipo de estrés. Pero debido a que también producen hormonas que mantienen al sistema inmunitario en buenas condiciones de funcionamiento, las glándulas suprarrenales débiles pueden hacer que se vuelva más vulnerable a las alergias. La Dra. Weintraub ha notado que cuando las glándulas suprarrenales están funcionando bien, las alergias mejoran.

Una manera de fortalecer sus glándulas suprarrenales y ayudar a prevenir los síntomas alérgicos es tomando un extracto de glándulas suprarrenales de animales (*adrenal glandulars* en inglés).

"Estos extractos fortalecen la inmunidad y ayudan a defender al cuerpo de las alergias", dice la Dra. Weintraub. Recomienda tomar una tableta de 180 a 200 miligramos dos o tres veces al día.

ÁCIDO PANTOTÉNICO: ***Otro auxiliar adrenal***

El ácido pantoténico *(pantothenic acid)*, que es una vitamina B, también ayuda a mejorar el funcionamiento de las glándulas suprarrenales, dice el Dr. Rothfeld. Él recomienda tomar de 200 a 500 miligramos al día.

Cómo identificar y aliviar las **alergias alimentarias**

La mayoría de los alergólogos convencionales le dirán que las alergias a los alimentos son relativamente poco comunes, presentándose en menos del 1 por ciento de la población y principalmente en niños.

Además, ellos piensan que la mayoría de las personas que tienen alergias a los alimentos son alérgicos a un alimento o quizá dos o tres a lo mucho. Los síntomas de la alergia, que en su mayoría son problemas de la piel, respiratorios y digestivos, son obvios, según dicen ellos, y a menudo comienzan una o dos horas después de haber ingerido el alimento culpable. El sistema inmunitario reacciona al alergeno alimenticio de la misma forma en que reaccionaría ante otros alergenos como polen o moho, produciendo inmediatamente un anticuerpo que provoca la liberación de histamina, la cual es una de las muchas sustancias químicas que causan los síntomas clásicos de una alergia.

Hay un problema con esta descripción, dice el Dr. James Braly, un especialista en alergias de Boca Raton, Florida. Simple y sencillamente, es incorrecta.

"Yo creo que la línea de pensamiento que siguen la mayoría de los alergólogos en lo que respecta a las alergias alimentarias está atrasada unos 20 a 30 años —dice el Dr. Braly—. Existen muchísimas investigaciones científicas que demuestran que estas creencias ampliamente aceptadas sobre las alergias están distorsionadas".

Si bien es cierto que algunas personas sí padecen el tipo clásico de alergia alimentaria descrita anteriormente, el Dr. Braly cree que ese es sólo un tipo de alergia alimentaria, representando tan sólo alrededor del 5 al 10 por ciento de todos los casos. Esto es lo que necesita saber sobre el 90 al 95 por ciento restante.

Las alergias a los alimentos no son poco comunes y tampoco ocurren principalmente en niños. De hecho, la mayoría de las personas que viven en los Estados Unidos, tanto adultos como niños, son alérgicas a ciertos alimentos, dice el Dr. Braly.

GUÍA DE CUIDADOS PROFESIONALES

Debe buscar atención médica inmediata si presenta síntomas serios de alergia después de comer. Estos incluyen síntomas severos como ronchas, comezón, hinchazón, mareo, jadeo, falta de aliento y dificultad para deglutir.

También debe consultar a su médico si padece cualquier enfermedad crónica o si presenta cualquier síntoma inexplicable; si proviene de una familia de personas que sufren de alergias (la genética es un factor de fuerte influencia en las alergias); si algún miembro de su familia es sensible al gluten o padece la enfermedad celiaca; o si sufre de diabetes tipo I (insulinodependiente), enfermedad autoinmune de la tiroides u osteoporosis y no está respondiendo a la terapia convencional.

Si no puede identificar los alimentos que están causando sus síntomas o si ni siquiera está seguro de que los alimentos sean los responsables de sus alergias, consulte a un alergólogo que incorpore la medicina alternativa en su consulta y que entienda la verdadera naturaleza de las alergias alimenticias, dice el Dr. James Braly, un especialista en alergias de Boca Raton, Florida. Debido a que las alergias alimentarias pueden ser muy complicadas, la mayoría de las personas encuentran que necesitan buscar atención profesional, explica.

Puede que su doctor le mande a hacer un análisis de sangre muy preciso capaz de detectar reacciones retardadas a más de 100 alimentos. Después de la prueba, es posible que su médico le haga una prueba de eliminación y reto (*elimination-and-challenge test*) que consiste en eliminar los alimentos de su dieta y luego volverlos a introducir uno a la vez. Una vez que hayan concluido las pruebas, usted y su doctor podrán crear un plan alimenticio para que usted pueda evitar los alimentos que le provoquen reacciones alérgicas.

Nadie sabe por qué tantas personas son alérgicas, pero el Dr. Braly tiene la teoría de que las causas principales son el exceso de estrés, reposo inadecuado, un medio ambiente tóxico y una alimentación poco natural.

Además, las alergias a los alimentos no sólo afectan la piel o los sistemas respiratorio o digestivo. Pueden afectar cualquier sistema, tejido u órgano del cuerpo, comenta el Dr. Braly, y a menudo, lo hacen.

Muchos problemas de salud son causados o complicados por las alergias a los alimentos, dice la Dra. Jacqueline Krohn, una doctora de Nuevo México. Estos incluyen anemia, presión arterial alta, fatiga, eczema, asma, migrañas, infecciones de oído, sinusitis, pérdida de la audición, enfermedades de la tiroides, fiebre del heno, enfermedad fibroquística de los senos, enfermedades renales, diabetes, artritis, enfermedades de la vesícula biliar, síndrome del intestino irritable y acidez (agruras, acedía), así como muchos otros, dice.

Además, las reacciones alérgicas a los alimentos no siempre ocurren de manera inmediata. Sus síntomas pueden aparecer de dos horas hasta tres días después de ingerir el alimento, de modo que es posible que usted nunca sospeche que la causa de su malestar tenga algo que ver con la comida. Y es posible que sea alérgico a muchos alimentos, no sólo a uno o dos, dice el Dr. Braly (de 3 a 10 no es poco común y a veces pueden llegar a ser hasta 20).

El sistema inmunitario reacciona ante los alergenos alimenticios (usualmente proteínas no digeridas que pasan al torrente sanguíneo a través de las paredes del intestino que se han vuelto permeables o que tienen "fugas" a causa de muchos factores relativos al estilo de vida o factores bioquímicos) produciendo muchos tipos diferentes de anticuerpos que se adhieren a los alergenos. Estos complejos de alimentos y anticuerpos provocan toda una gama de reacciones inflamatorias que crean diversos síntomas y enfermedades, dice el Dr. Braly.

Hay una cosa más que necesita saber: "Las alergias a los alimentos se pueden minimizar, corregir o eliminar", dice.

Qué hacer para descubrir la causa

Puede ser complicado averiguar a cuáles alimentos o proteínas alimenticias es alérgico. Muchas personas necesitan la ayuda de un médico para identificar sus alergias alimentarias y así poder evitar los alimentos que los están enfermando. Pero aquí le enseñamos algunos pasos que puede dar por su propia cuenta para comenzar a identificar el origen —u orígenes— de sus problemas.

DIARIO ALIMENTICIO: ***Su guía personal***

Necesita saber qué tipos de alimentos está comiendo todo el tiempo, es decir, todos o casi todos los días. Uno (o más) de estos alimentos es el que con mayor probabilidad le está causando la alergia.

"Cuando continuamente bombardea al cuerpo con los mismos alimentos que contienen los mismos nutrientes, especialmente si uno tiene

Cómo combatir las alergias con vitamina C

La vitamina C es buena para todos, pero las personas con alergias a los alimentos podrían necesitarla en mayores cantidades. Esto se debe a que este nutriente esencial ayuda a detener las reacciones alérgicas a los alimentos, dice la Dra. Jacqueline Krohn, una doctora de Nuevo México.

La vitamina C alivia los síntomas y previene la inflamación. Ayuda en la síntesis de hormonas adrenales, que son necesarias para combatir el estrés que se da a nivel del cuerpo entero cuando se presenta una reacción alérgica. Y también ayuda a rejuvenecer a un sistema inmunitario que ya se ha desgastado por tener que responder a los alergenos.

"Las personas con alergias deben tomar vitamina C a diario", dice la Dra. Krohn. La idea es tomar la mayor cantidad que pueda soportar su cuerpo. Este nivel difiere de una persona a otra, por lo que siga tomando más hasta que presente diarrea y luego reduzca ligeramente la cantidad hasta que este efecto secundario desaparezca.

Comience con 1,000 miligramos al día, tomados junto con alguna de las comidas. Incremente esta cantidad por 1,000 miligramos al día, dividiendo la dosis total en partes iguales durante el día, aconseja la Dra. Krohn. Cuando presente diarrea, reduzca la dosis por 1,000 miligramos. Este será su nivel apropiado, dice.

Emplee el ácido ascórbico o cualquiera de las formas de ascorbato, pero revise la etiqueta para asegurarse que sean hipoalergénicos. No use vitaminas de liberación prolongada ni masticables, advierte la Dra. Krohn. Es posible que usted no tenga suficiente ácido en el estómago para digerir la forma de liberación prolongada y las vitaminas masticables a menudo contienen sustancias alergénicas. Si presenta una ligera irritación de la vejiga o ardor en el estómago, utilice otra forma de ascorbato.

fugas en el intestino, el cuerpo acaba por darse por vencido", dice el Dr. Braly.

Mark Stengler, N.D., un naturópata de San Diego, recomienda llevar un diario alimenticio. Anote todo lo que coma (incluyendo los ingredientes que contengan los alimentos procesados) durante una semana.

Si nota que está comiendo cualquier alimento o ingrediente tres, cuatro o más veces a la semana, elimínelo de su dieta durante 10 días y vea si se siente mejor. Luego, vuelva a comerlo y vea si se siente peor. Si al dejar de comer ese alimento mejoran sus síntomas y si al comerlo empeoran, es muy probable que usted sea alérgico a ese alimento, dice el Dr. Stengler.

DIETA DE ELIMINACIÓN: ***Reúna a los sospechosos más comunes***

La mayoría de las personas que tienen alergias alimentarias reaccionan ante uno de un reducido número de alimentos que comúnmente forman parte de la alimentación. Los sospechosos más comunes incluyen los productos lácteos, el huevo, los cereales (en particular el trigo, el centeno, la cebada, la avena y el maíz, que también se conoce como elote o choclo), el frijol (habichuela) de soya en cualquiera de sus formas (desde *tofu* hasta leche de soya), las frutas cítricas y el cacahuate (maní).

Por lo tanto, otra estrategia es eliminar todos estos alimentos de su dieta durante 10 días y luego introducirlos nuevamente uno a la vez para ver si algo ocurre, dice el Dr. Stengler. Introduzca sólo un alimento cada cuatro días, dado que este es el tiempo que su cuerpo necesita para eliminar un alergeno alimenticio.

Cómo vivir sin alergias

Una vez que haya identificado el o los alimentos que le están causando su alergia, obviamente necesitará evitar comerlos. Además, existe una variedad de cambios sencillos que harán que su cuerpo se vuelva menos sensible.

DIETA DE ROTACIÓN: ***Para ayudar a prevenir las alergias***

Las personas que comen los mismos alimentos todo el tiempo presentan una mayor probabilidad de presentar alergias alimentarias que aquellas que comen una gran variedad de alimentos. El Dr. Braly recomienda seguir una dieta de rotación, que significa comer el mismo alimentos no más de una vez cada cuatro días.

Esto puede ayudar a evitar que empiecen las sensibilidades a los alimentos, explica. Y por supuesto, será necesario que evite comer alimentos procesados, simplemente porque están repletos de alergenos comunes y aditivos químicos. "La mayoría de las personas que son alérgicas a los alimentos también son sensibles a las sustancias químicas", agrega.

ALIMENTOS FRESCOS Y ORGÁNICOS: ***Aliviánele la carga al cuerpo***

Las personas que sufren de alergias a los alimentos deben incluir cantidades abundantes de verduras frescas orgánicamente cultivadas, frutas no cítricas, fuentes no lácteas de proteína magra de origen animal y pescado grasoso en su alimentación. Estos son algunos de los alimentos más "seguros" porque son los que comían nuestros ancestros primitivos. Son los alimentos a los que se han adaptado nuestros cuerpos, dice el Dr. Braly.

MSM: ***Alíviese con azufre***

El suplemento nutritivo llamado metilsulfonilmetano (*methylsulfonylmethane* o *MSM* por sus siglas en inglés), que es una forma de azufre, no cura las alergias a los alimentos. Sin embargo, es posible que alivie los síntomas, quizá al prevenir o disminuir las reacciones inflamatorias en el cuerpo, dice el Dr. Stanley W. Jacob, profesor de Cirugía de la Universidad de Ciencias de la Salud de Oregon en Portland.

Si toma este suplemento con regularidad, dice el Dr. Jacob, quizá pueda comer un alimento que de otro modo le causaría problemas. Él recomienda tomar MSM en polvo dos veces al día, siguiendo las instrucciones que aparezcan en la etiqueta del producto.

CLORHIDRATO DE BETAÍNA: ***Para ayudar a prevenir que se formen los alergenos***

"Cuando su sistema digestivo no descompone adecuadamente los alimentos, el cuerpo no puede reconocerlos como tal y puede tratar a las partículas alimenticias como si fueran invasores o alergenos en lugar de nutrientes", dice la Dra. Krohn.

¿Usted siente como si la comida se le queda estancada en el estómago después de comer? En ese caso, es posible que usted tenga este problema, el cual podría ser causado por una falta de ácido clorhídrico en el estómago, dice.

Si bien lo mejor es que un médico le diagnostique un nivel bajo de ácidos estomacales, la Dra. Krohn dice que puede poner a prueba su digestión exprimiendo medio limón en una taza de agua tibia y bebiéndola junto con los alimentos. Si eso mejora su digestión, entonces es una señal de que usted tiene una deficiencia de ácido. Deje de tomar el jugo de limón y tome un suplemento de clorhidrato de betaína *(betaine hydrochloride)* antes de comer. Comience con una dosis de 300 miligramos y vea si le ayuda. Si es necesario, puede incrementar la dosis por 50 miligramos. Si sus síntomas persisten, consulte a un médico.

Si usted siente un ligero ardor inofensivo en el estómago después de tomar el suplemento, quizá no necesite el ácido adicional, dice la Dra. Krohn. Tome de 12 a 16 onzas (360 a 480 ml) de agua para dejar de sentir este ardor.

ENZIMAS DIGESTIVAS: ***Ayuda para el páncreas***

La deficiencia de ácidos estomacales no es la única causa por la cual los alimentos pueden convertirse en alergenos. También es posible que tenga una deficiencia de las enzimas digestivas que se producen en el páncreas, dice la Dra. Krohn. Puede reemplazar estas enzimas con suplementos. Ella recomienda seleccionar uno que contenga amilasa *(amylase)*, celulasa *(cellulase)*, proteasa *(protease)*, papaína *(papain)* o bromelina *(bromelain)*. Tome el suplemento junto con los alimentos, siguiendo las instrucciones que aparezcan en la etiqueta del producto, sugiere.

SUPLEMENTO MULTIVITAMÍNICO Y DE MINERALES: ***Protección completa***

Casi todas las personas deberían tomar suplementos multivitamínicos y de minerales dado que nuestra alimentación contiene una cantidad muy grande de alimentos sobreprocesados que han sido despojados de sus nutrientes.

"Las personas con alergias alimentarias podrían necesitar tomar bastantes suplementos", dice la Dra. Krohn, porque el proceso alérgico interfiere con la digestión y puede provocar deficiencias de nutrientes. Ella recomienda buscar un suplemento que esté libre de ingredientes que comúnmente provocan alergia, como *milk* (leche), *corn* (maíz, elote, choclo), *wheat* (trigo), *egg* (huevo), *soy* (soya), *sugar* (azúcar) y *yeast* (levadura).

Disminuya el dolor y acelere la curación de las **ampollas**

Estuvo excavando en el jardín toda la tarde. Sus zapatos nuevos le quedan demasiado apretados. Tocó un sartén caliente.

Ahora tiene una ampolla, que es una pequeña área de células rotas donde se ha encharcado líquido que se ha fugado, separando la capa externa de la piel del tejido subyacente. Lo mejor que puede hacer es dejarla intacta, porque una ampolla

GUÍA DE CUIDADOS PROFESIONALES

Los remedios que aparecen en este capítulo son para tratar ampollas causadas por fricción, o bien, ampollas menores por quemaduras localizadas de segundo grado y no otro tipo de ampollas como las del herpes genital, el herpes zoster o las causadas por contacto con la hiedra venenosa o el zumaque venenoso.

La mayoría de las ampollas causadas por fricción o las ampollas que resultan de quemaduras menores pueden ser tratadas en casa. Sin embargo, si usted tiene una ampolla abierta que está roja, sensible y de la cual sale un líquido amarillento, lo más probable es que se le haya infectado, por lo que será necesario que consulte a un médico de inmediato.

reventada tiene más posibilidades de infectarse. Simplemente deje que se cure en forma natural. Pero si quiere darle un empujoncito a la naturaleza, puede probar estos remedios que le recomiendan los profesionales en medicina alternativa.

ACEITE ESENCIAL DE LAVANDA: ***Repare las células de su piel***

Se piensa que el aceite esencial de lavanda (alhucema, espliego, *lavender*) regenera las células de la piel, acelerando la curación de una ampolla, dice Brigitte Mars, una asesora en nutrición y herbolaria de Boulder, Colorado.

El aceite esencial de lavanda es uno de los pocos aceites esenciales que se puede aplicar directamente sobre la piel sin antes diluirlo en un vehículo de aceite. Simplemente aplíquese unas cuantas gotas del aceite puro —no de fragancia ni perfume— sobre la ampolla y luego cúbrala con una venda adhesiva. Aplíquese el aceite dos o tres veces al día hasta que se haya curado la ampolla.

CASTAÑO DE LA INDIA: ***Disminuya la hinchazón***

Esta hierba puede ayudar a aliviar la recolección de líquido dentro de una ampolla, dice Bradley Bongiovanni, N.D., un naturópata de Cambridge, Massachusetts. Agregue una cucharadita de tintura de castaño de la India *(horse chestnut)* a una taza de agua fría, luego remoje un trapo limpio en la solución y coloque el trapo sobre la ampolla durante 20 minutos. Haga esto dos o tres veces al día hasta que todo el líquido se haya drenado de la ampolla.

HIDROTERAPIA: ***Enfríela***

Colocarse una toallita para la cara fría sobre el área de la ampolla puede ayudar a aliviar el dolor, la comezón o la molestia general de una ampolla, dice el Dr. Bongiovanni. Utilice este remedio con la frecuencia que sea necesaria.

DIENTE DE LEÓN: ***Tallos frescos para curarla más rápido***

La "savia" de los tallos de diente de león (amargón, *dandelion*) está cargada de vitamina A, la cual puede acelerar la curación de una ampolla, dice Norma Pasekoff Weinberg, una educadora en herbolaria de Cape Cod, Massachusetts. Si los dientes de león que están en su jardín aún no han sido rociados con pesticidas, corte unos cuantos tallos, pártalos, coloque el jugo blanco y lechoso sobre la ampolla y cúbrala con una venda. Vuelva a aplicarse la savia una vez al día hasta que sane su ampolla. Sin embargo, algunas personas son sensibles a esta savia, de modo que si siente cualquier tipo de comezón o molestia, lávese la ampolla de inmediato.

CALÉNDULA: ***Al rescate***

Si una ampolla se revienta, la aplicación de la hierba conocida como caléndula sobre el área puede ayudar a que la piel sane con mayor rapidez, dice Weinberg. Puede comprar aceite de caléndula en una tienda de productos naturales o conseguir tintura de caléndula y mezclar una parte de la tintura con 10 partes de agua destilada. Aplíquese cualquiera de ambas formas una o dos veces al día, cubriendo la ampolla con una venda hasta que haya sanado.

Una nueva manera de combatir la **anemia**

Si no fuera por la amenaza que representa a la salud de millones de mujeres estadounidenses, uno podría decir que esta situación es hasta un poco irónica. Resulta que algunos profesionales en medicina alternativa creen que el tipo de suplemento de hierro que de manera rutinaria recetan los médicos convencionales para tratar la anemia por deficiencia de hierro (un problema que afecta a una de cada cinco mujeres que viven en los Estados Unidos), no es la mejor fuente de hierro.

"El tratamiento convencional consiste en administrar hierro en la forma de sulfato ferroso *(ferrous sulfate)* —dice la Dra. Jesse Lynn Hanley, una doctora de Malibu, California—. Esta forma de hierro puede llegar a irritar el estómago, el sistema linfático y el hígado de una mujer y no se absorbe tan bien como otras formas de hierro".

El cuerpo necesita hierro para producir glóbulos rojos. Las mujeres que no obtienen suficiente hierro a partir de su alimentación o que tienen flujos menstruales abundantes pueden tener niveles insuficientes ya sea de glóbulos rojos, o bien, de hemoglobina, que es la proteína que se encuentra en los glóbulos rojos que se encarga de transportar el oxígeno. Debido a esta función de transportar el oxígeno que tiene la hemoglobina, las mujeres con un nivel bajo de la misma se sienten cansadas y débiles.

La anemia por deficiencia de hierro también puede causar mareos, pérdida del apetito, diarrea o dolor abdominal. Consumir más hierro es esencial para aliviar esta afección, dice la Dra. Hanley.

El problema es que los médicos convencionales a veces empiezan y terminan su tratamiento dándoles a las mujeres la recomendación de que ingieran más hierro. Esto no es suficiente, dice la Dra. Hanley. No sólo están recomendando una forma de

GUÍA DE CUIDADOS PROFESIONALES

La anemia causada por deficiencia de hierro es fácil de tratar, pero sólo cuando uno sabe con qué está lidiando. Debido a que esta afección puede ser debilitante, y dado que otros problemas más serios pueden causar los mismos síntomas, lo mejor es que consulte a un médico cada vez que su nivel de energía baje y no parezca querer regresar a la normalidad después de un lapso de cuatro a seis semanas. Otras señales de este tipo de anemia son palidez y sensación de frío gran parte del tiempo.

Si su flujo menstrual empapa un tampón o una toalla sanitaria cada hora o si su período menstrual dura más de siete días, puede que usted esté padeciendo lo que los doctores llaman menorragia, es decir, un flujo menstrual excesivamente abundante o prolongado. Usted debe reportarle cualquier flujo abundante a su médico.

Si presenta hemorragia rectal, también necesita ir a consultar a un médico de inmediato, dice la Dra. Jesse Lynn Hanley, una doctora de Malibu, California. Sin embargo, ella recomienda que consulte a un médico que tenga cierta tendencia hacia la medicina alternativa. Esto le permitirá tener lo mejor de dos mundos, dado que por una parte podrá darle consejos sobre la mejor manera de corregir la deficiencia de hierro y, por la otra, podrá darle consejos para que mejore su alimentación y estilo de vida, dice.

hierro que dista de ser la ideal, sino que simplemente no es suficiente por sí sola.

¿Por qué los médicos convencionales de manera rutinaria tratan la anemia tan sólo con sulfato ferroso? Porque eso es lo que tradicionalmente se enseña en las escuelas de medicina y la mayoría de los doctores no lo cuestionan, dice la Dra. Hanley. Por otro lado, los doctores en medicina alternativa sí se han hecho preguntas y han podido encontrar algunas mejores soluciones.

SUPLEMENTOS DE HIERRO: *El tipo correcto*

A diferencia del sulfato ferroso, las formas de hierro llamadas gluconato ferroso *(ferrous gluconate)*, gluconato de hierro *(iron gluconate)* y picolinato de hierro *(iron picolinate)* se digieren y absorben con mayor facilidad en el cuerpo, dice la Dra. Hanley. Otra ventaja es que es menos probable que irriten el estómago. Las mujeres en edad fértil que pierden sangre cada mes durante la menstruación, deben consumir 15 miligramos al día. Después de la menopausia, la mayoría de las mujeres no necesitan tomar suplementos de hierro, agrega la Dra. Hanley. Los hombres necesitan 10 miligramos al día.

ALIMENTOS RICOS EN HIERRO: ***Las mejores fuentes***

El hierro que se encuentra en los alimentos de origen vegetal se conoce como hierro no hemo. Este tipo de hierro no se absorbe con tanta facilidad como el hierro que se encuentra en las carnes, pero una alimentación rica en alimentos de origen vegetal es mucho mejor para su salud en otros aspectos. Y si come cantidades suficientes de estos alimentos, puede que también obtenga suficiente hierro, dice la Dra. Susan Lark, una doctora de Los Altos, California.

Algunas buenas fuentes de hierro incluyen los cereales integrales como la cebada y la avena; los frijoles (habichuelas) y los chícharos (guisantes, arvejas); las semillas y los frutos secos, en especial las semillas de sésamo (ajonjolí), las semillas de girasol, los pistachos, las pecanas y las almendras y las verduras como las acelgas *(Swiss chard)* y la col rizada *(kale)*.

Hágase una prueba en casa

Los doctores a veces no detectan la anemia porque confunden los síntomas con los de otra afección.

"Todos los síntomas de anemia pueden relacionarse erróneamente con otras afecciones, incluyendo los problemas emocionales y la tensión nerviosa", dice la Dra. Susan Lark, una doctora de Los Altos, California. En vez de depender exclusivamente de su médico, a continuación se indican dos maneras en que usted puede verificar si existe la posibilidad de que padezca anemia.

- Presione una de sus uñas (sin barnizar) durante dos segundos de modo que esté ejerciendo presión contra la matriz de la uña. El área se pondrá blanca. Luego, deje de presionar y observe cuanto tiempo tarda el área en volverse a poner de color rosado. Esto debe ocurrir en uno o dos segundos. Entre más tarde en volverse de color rosado, mayor será la probabilidad de que usted padezca anemia, dice la Dra. Jesse Lynn Hanley, una doctora de Malibu, California.
- Suavemente jale hacia abajo sus párpados inferiores y vea el color de los vasos sanguíneos que están debajo de sus ojos. Si están muy pálidos, puede que padezca anemia, dice la Dra. Hanley.

VITAMINA C: ***Para mejorar la absorción***

La vitamina C es ácida, lo cual ayuda al cuerpo a absorber el hierro no hemo que contienen los alimentos de origen vegetal, dice Beverly Yates, N.D., una naturópata de Seattle. Ella recomienda exprimir el jugo de medio limón en un vaso de agua y beberlo antes de cada comida.

Otra opción es tomar un suplemento de 1,000 a 2,000 miligramos de vitamina C junto con cada comida, dice la Dra. Hanley.

ALIMENTOS RICOS EN CALCIO: ***Si limita su consumo de lácteos***

Al igual que algunos alimentos le dan más hierro a su cuerpo, otros hacen difícil que obtenga suficiente del mismo. Por ejemplo, los alimentos lácteos disminuyen la absorción de hierro en las mujeres con anemia, dice la Dra. Lark.

Para asegurarse de que esté obteniendo suficiente calcio cuando esté disminuyendo su consumo de productos lácteos, ella recomienda que coma más frijoles (habichuelas), chícharos (guisantes, arvejas), frijol de soya, semillas de sésamo (ajonjolí), caldos hechos con huesos de pollo o pescado y verduras de hojas verdes.

ALCOHOL Y AZÚCAR: ***Recórtelos para retener sus nutrientes***

La cerveza, el vino y otras bebidas alcohólicas acaban con las reservas de vitaminas del complejo B y algunos minerales del cuerpo, lo cual puede hacer que empeore la anemia, dice la Dra. Lark. Ella recomienda tomar no más de 4 onzas (120 ml) de vino, 10 onzas (300 ml) de cerveza o 1 onza (30 ml) de licor una o dos veces a la semana. También es una buena idea que disminuya su consumo de azúcar, dado que esto también acaba con las vitaminas del complejo B que hay en su cuerpo.

CAFEÍNA: ***Menos para tener más hierro***

Tendrá que irse leve con el café, el té negro, los refrescos, el chocolate y otros alimentos que contengan cafeína cuando esté tratando de recuperarse de una anemia, dado que la cafeína inhibe la absorción de hierro, explica la Dra. Lark.

HIERBAS: ***Alivio para el flujo abundante***

La pérdida de sangre ocasionada por el flujo menstrual abundante es una causa común de anemia por deficiencia de hierro, dice la Dra. Lark. Existen diversas hierbas que pueden ayudar a controlar esta afección.

Si padece anemia y además tiene flujo abundante durante su menstruación, asegúrese de que su alimentación y los suplementos de vitaminas, minerales y hierbas que tome, le brinden los nutrientes adicionales que su cuerpo necesita. Puede tomar estos suplementos indefinidamente como parte de su alimentación alta en nutrientes, pero nunca los use como excusa para seguir con malos hábitos alimenticios, dice la Dra. Lark.

Tenga presente que los tratamientos herbarios deben ser usados por mujeres que tienen un flujo menstrual un poco más abundante de lo usual, dice la Dra. Lark. Las mujeres que presentan un flujo excesivo necesitan consultar a un médico.

La Dra. Lark recomienda las siguientes hierbas en forma de tintura. Comience con un cuarto a medio gotero y lentamente vaya incrementando la dosis hasta que llegue a un gotero completo, si es que lo necesita. Puede que descubra que usted se siente mejor con un poco más o un poco menos de ciertas hierbas, dice.

La hierba llamada hidraste (sello dorado, acónito americano, *goldenseal)* contiene berberina, un compuesto que puede ayudar a calmar los músculos del útero. Otra hierba llamada bolsa de pastor *(shepherd's purse)* sirve de auxiliar para la coagulación de la sangre. Si se toman juntas, estas hierbas puede ayudar a disminuir el flujo menstrual excesivo, dice la Dra. Lark.

La lengua de vaca *(yellow dock)*, la cúrcuma (azafrán de las Indias, *turmeric*) y el cardo de leche (cardo de María, *milk thistle*) son buenas opciones para fortalecer el hígado. Un hígado saludable descompone el estrógeno con más facilidad y este es un factor importante en el tratamiento de la anemia porque el estrógeno excedente puede causar flujo abundante.

AROMATOTERAPIA: ***Alivie los síntomas***

Puede usar aceites esenciales para aliviar las molestias mientras esté intentando que sus niveles de hierro regresen a la normalidad, dice DeAnna Batdorff, una aromatoterapeuta clínica y profesional en medicina ayurvédica de Forestville, California.

Si, por ejemplo, su médico le dice que está estreñida a causa de la anemia, puede usar los aceites esenciales de ciprés azul *(blue cypress oil)* y jengibre *(ginger)*. Una vez al día, aplíquese dos gotas de aceite de ciprés y una gota de aceite de jengibre en la membrana que se encuentra entre el dedo gordo y el segundo dedo del pie, sugiere Batdorff.

Si su piel está fría y pegajosa, aplique una gota de aceite de geranio *(geranium oil)* en su vientre una vez al día.

Suplementos eficaces para aliviar la **angina**

Las enfermedades cardíacas se han apoderado de usted... y lo están oprimiendo.

Durante un episodio de angina, uno generalmente siente lo siguiente: un dolor que le oprime el pecho y que quizá se irradia hacia su omóplato y brazo izquierdos, o también al cuello, la quijada o la espalda. El dolor tiende a ser más constante en los hombres, mientras que las mujeres pueden sentir un malestar en el pecho que va y viene, o bien, presentar falta de aliento.

La angina se presenta cuando el músculo de corazón temporalmente no recibe suficiente sangre y oxígeno. Generalmente es provocada por estrés emocional, temperaturas extremas, comer en exceso, beber alcohol, fumar cigarrillos o hacer esfuerzo físico, todos los cuales son factores que hacen que aumente la demanda de oxígeno del corazón.

Sin embargo, el suministro de oxígeno es limitado cuando las arterias que conducen al corazón se han estrechado por la acumulación de depósitos grasientos en las arterias o placa arterial, que es una sustancia que indica la presencia de enfermedades cardíacas. El resultado es un dolor aterrador que dura de 1 a 20 minutos, como si un ataque al corazón le estuviera enviando un telegrama desde el futuro.

La angina es el borde de un acantilado y usted necesita una barrera de contención. En otras palabras, es absolutamente indispensable que esté bajo tratamiento médico. Probablemente tendrá que tomar algún fármaco que se venda con receta como nitroglicerina *(Nitrolingual)* para mantener sus ataques de angina bajo control. Pero los doctores en medicina alternativa dicen que también puede usar algunos remedios nutricionales que pueden disminuir gradualmente los ataques de angina al mejorar el flujo de sangre hacia el corazón y al infundir al músculo cardíaco con energía adicional, explica el Dr. Julian Whitaker,

GUÍA DE CUIDADOS PROFESIONALES

Precaución: *Debe usar los remedios alternativos presentados en este capítulo sólo como parte de un plan de tratamiento guiado y supervisado por un doctor en medicina calificado que esté trabajando en asociación con un profesional en terapias alternativas calificado, los cuales deberán tener experiencia en el cuidado de su afección. Hable con su médico convencional antes de cambiar o suspender cualquier tratamiento médico o medicamento convencional y mantenga informados a todos sus médicos y/o profesionales en terapias alternativas de todos los tratamientos que esté recibiendo.*

La angina es una afección que potencialmente puede poner en peligro su vida y siempre necesita ser tratada por un médico. Cuando menos, es posible que necesite tomar nitroglicerina (*Nitrolingual*) u otros fármacos que se vendan con receta. Para un ataque de angina, la recomendación usual es que coloque una tableta de nitroglicerina debajo de la lengua cada cinco minutos hasta que haya desaparecido el dolor, sin exceder un máximo de tres tabletas. Si el dolor es severo al inicio, o bien, si continúa después de tomar tres tabletas (o durante más de 15 minutos), pídale a alguien que lo lleve al hospital más cercano.

Sin embargo, los doctores que se especializan en medicina natural creen que los remedios naturales a menudo hacen posible que pueda disminuir gradualmente su dependencia de los medicamentos o, en algunos casos, que la angina desaparezca por completo. Por eso, ellos recomiendan que vea a un médico que incorpore la medicina natural en su consulta para tratar la angina.

Cuando la angina persiste, muchos doctores en medicina alternativa recomiendan un tratamiento llamado terapia de quelación con ácido etilendiaminotetracético (*EDTA chelation therapy*), pues dicen que es más seguro, menos costoso y mucho más eficaz (porque puede curar el problema) que la cirugía de derivación de las arterias coronarias (*bypass*) u otros procedimientos cardíacos invasivos.

La terapia de quelación con EDTA consiste de una serie de tratamientos intravenosos con ácido etilendiaminotetracético, que es una molécula parecida a un aminoácido que se liga a, y elimina, los metales excedentes que están en las arterias. Esto puede ser importante, dice el Dr. Michael Janson, un médico que da consulta en Camino hacia la Salud en Burlington, Massachusetts, porque se cree que estos metales provocan la formación de radicales libres, que son moléculas de oxígeno inestables que desempeñan un papel en las enfermedades de las arterias coronarias. Los tratamientos de quelación se administran dos o tres veces a la semana y generalmente duran tres horas; la mayoría de los pacientes reciben un total de 25 a 40 tratamientos. Asegúrese de que el doctor que elija tenga experiencia en el uso de la terapia de quelación.

fundador y director del Instituto Whitaker para el Bienestar en Newport Beach, California.

COENZIMA Q_{10}: *Un suplemento que rejuvenece al corazón*

Los profesionales en medicina alternativa creen que el primer remedio natural que debe tomar para la angina, y también el más importante, es la coenzima Q_{10} (la forma abreviada de esta sustancia es *coQ_{10}*). Esta sustancia está presente en todas y cada una de las células y es tan esencial como el oxígeno. Sin esta coenzima, usted moriría rápidamente, porque ayuda al cuerpo a sintetizar adenosín trifosfato, que es la sustancia química que genera la mayor parte de la energía que utilizan las células del cuerpo, incluyendo aquellas del músculo cardíaco.

El Dr. Stephen T. Sinatra, un cardiólogo y director del Centro del Corazón de Nueva Inglaterra en Manchester, Connecticut, también recomienda ampliamente la coQ_{10}. Él cita un estudio de investigación en el que este suplemento permitió que las personas con angina disminuyeran su consumo de nitroglicerina. El Dr. Sinatra trata a las personas con angina con una dosis diaria de 90 a 180 miligramos de coQ_{10}, junto con los alimentos o después de las comidas.

"La coQ_{10} no produce efectos secundarios significativos —agrega —. Es una gran estrategia complementaria para los pacientes con angina, la cual deberían utilizar indefinidamente".

CARNITINA: *Para incrementar la potencia de la coQ_{10}*

Las personas con angina que toman carnitina (un aminoácido parecido a una vitamina) junto con coQ_{10} tienen una mayor probabilidad de que disminuya el dolor de la angina y la frecuencia de los ataques que aquellos que sólo toman coQ_{10}, dice el Dr. Michael Janson, un médico que da consulta en Camino hacia la Salud en Burlington, Massachusetts.

Los profesionales en medicina alternativa creen que si no tienen suficiente coQ_{10} y carnitina, las células del corazón no pueden obtener energía a partir de las grasas. En vez, queman azúcar o glucosa para obtener energía. Esto, en combinación con vasos sanguíneos estrechos que privan al corazón de oxígeno, conduce a la acumulación de ácido láctico, que a su vez causa el dolor de la angina.

Por lo tanto, junto con la coQ_{10}, el Dr. Janson recomienda a sus pacientes con angina que tomen desde 500 miligramos de carnitina dos veces al día hasta 1,000 miligramos de tres a cuatro veces al día, dependiendo de la severidad y frecuencia de sus ataques de angina.

TOCOTRIENOL: ***Protéjase contra los ataques al corazón***

El tocotrienol es una forma muy potente de vitamina E. En estudio tras estudio de investigación, se ha demostrado que la vitamina E puede ayudar a prevenir o revertir las enfermedades cardíacas, dice el Dr. Donald Carrow, fundador y director del Instituto de Salud de Florida en Tampa.

El término *vitamina E* en realidad se refiere a una variedad de nutrientes químicamente similares, a saber, los tocoferoles y los tocotrienoles. Los científicos solían pensar que los tocotrienoles eran los más débiles de estos dos grupos. Ahora han empezado a darse cuenta que son más potentes.

De hecho, basándose en su experiencia, el Dr. Carrow cree que los tocotrienoles son de 30 a 60 veces más potentes que la vitamina E que contiene tocoferoles, convirtiendo a estos nutrientes en uno de los mejores para tratar y revertir la angina.

Se piensa que los tocotrienoles actúan como medicamentos anticoagulantes, explica. Ayudan a impedir la formación de coágulos sanguíne-

Dúchese para que desaparezca el dolor

Ducharse o bañarse con agua muy caliente hace que se dilaten los vasos sanguíneos de todo su cuerpo, incluyendo las arterias que conducen al corazón. Esto puede ayudar a detener el dolor que causan los episodios menores repetidos de angina, dice el Dr. Donald Carrow, fundador y director del Instituto de Salud de Florida en Tampa.

"Yo les digo a todos mis pacientes con angina que se duchen o se den un baño con agua muy caliente cuando estén teniendo ataques menores y muchos de ellos consiguen un alivio instantáneo", dice.

Sin embargo, es preciso que tome la siguiente precaución: asegúrese de que el baño tenga un buen ventilador de escape y enciéndalo antes de meterse a la ducha (regadera) o a la bañadera (bañera, tina). El vapor puede disminuir la cantidad de oxígeno que hay en un cuarto, haciendo que empeore la angina.

Si el dolor de la angina persiste durante más de 5 a 10 minutos después de probar este remedio, vaya al hospital más cercano de inmediato. Si bien este tratamiento puede aliviar temporalmente el dolor de la angina, nunca debe ser empleado para reemplazar el uso de medicamentos que le hayan recetado.

os en el lugar donde se encuentra obstruida una arteria, que es lo que usualmente causa ataques al corazón en las personas que sufren de angina.

El Dr. Carrow aconseja a sus pacientes con angina que tomen 50 miligramos de tocotrienoles mixtos (o sea, un producto que incluya las formas alfa, beta, delta y gama del tocotrienol) tres veces al día. (*Nota*: En inglés estos se llaman *mixed tocotrienols*).

CITRATO DE MAGNESIO: ***Mejora el flujo de sangre al instante***

El citrato de magnesio *(magnesium citrate)* es un producto líquido barato que a menudo se emplea como laxante. También sirve para la angina porque el magnesio abre las arterias del corazón y fortalece el músculo cardíaco, dice el Dr. Carrow. Él recomienda que las personas con angina tomen 1 onza (30 ml) de citrato de magnesio (una dosis no laxante) una vez al día con el estómago vacío.

Las personas que están a la mitad de un ataque de angina menor incluso pueden hacer que se detenga el ataque tomando 1 onza (30 ml) más de citrato de magnesio, dice el Dr. Carrow. Sin embargo, hable con su médico antes de usar citrato de magnesio para la angina y nunca lo use como sustituto de tratamiento farmacológico alguno que le hayan recetado.

HOMEOPATÍA: ***Detenga el dolor con* Cactus**

Este remedio homeopático funciona bien para detener el dolor de un ataque de angina, dice Mark Stengler, N.D., un naturópata de San Diego.

Pero, agrega, el *Cactus* homeopático debe tomarse junto con —y no en lugar de— cualquier medicamento que le haya recetado su médico para tratar la angina. Tome la potencia 30C de este remedio, disolviendo dos chochitos en su boca cada cinco minutos hasta que el dolor haya desaparecido.

Técnicas que ayudan a controlar la **ansiedad y los ataques de pánico**

Los tranquilizantes benzodiazepínicos que se venden con receta como el alprazolam *(Xanax)* y el diazepam *(Valium)* no son completamente malos. Le pueden ayudar a lidiar con la ansiedad aguda abrumadora, como la que puede presentarse cuando hay una muerte repentina en la familia.

Sin embargo, cuando toma tranquilizantes día tras día para controlar la ansiedad crónica, como hacen muchas personas que viven en los Estados Unidos, en realidad pueden causar el mismo problema que se supone que deben tratar.

Esto se debe a que los tranquilizantes causan adicción, dice el Dr. Edward Drummond, director médico adjunto del Centro de Salud Mental Seacoast en Portsmouth, New Hampshire. Su cerebro y su cuerpo pueden llegar a depender físicamente de los tranquilizantes al cabo de cuatro semanas de usarlos a diario. Luego, si trata de suspender el uso del medicamento, el inevitable período de abstención física produce, como usted ya habrá adivinado, ansiedad.

Los tranquilizantes tienen otra desventaja. Lo convencen de que necesita un medicamento para controlar la ansiedad en lugar de permitirle ser capaz de emplear sus propios recursos internos para lidiar con el problema a través de remedios alternativos caseros como respiración profunda y técnicas de relajación.

"El uso de tranquilizantes interfiere con la búsqueda de un tratamiento verdaderamente eficaz", dice el Dr. Drummond.

Pero antes de que empiece a usar estos métodos, es importante que sepa que no es anormal ser una persona con un nivel alto de ansiedad. "Las personas con un alto nivel de ansiedad tienden a ser más intuitivas, muy buenas para escuchar y muy

GUÍA DE CUIDADOS PROFESIONALES

La ansiedad que a nivel médico se puede considerar un trastorno requiere de cuidados profesionales, dice el Dr. Edward Drummond, director médico adjunto del Centro de Salud Mental Seacoast en Portsmouth, New Hampshire. Es posible que padezca un trastorno de ansiedad si su ansiedad parece estar fuera de toda proporción respecto de la situación real que la provocó o si ha persistido durante meses después de ocurrido el evento.

Busque un terapeuta que se especialice en trastornos de ansiedad, dice Elke Zuercher-White, Ph.D., una sicóloga de Kaiser-Permanente en el área de San Francisco. Además, dice, su terapeuta debe ser uno que utilice el tratamiento cognitivo-conductual, con respecto al cual se ha comprobado científicamente que es el método más útil para tratar la ansiedad crónica y los ataques de pánico.

Además, si diariamente ha estado tomando tranquilizantes que se venden con receta durante más de cuatro semanas, necesita un programa para ayudarle a dejar de tomar estos medicamentos, dice el Dr. Drummond, dado que los síntomas de la abstención repentina pueden ser abrumadores.

empáticas —dice Reneau Z. Peurifoy, una terapeuta conyugal y familiar y especialista en ansiedad del área de Sacramento—. Sólo necesitan aprender una mejor forma de manejar su ansiedad".

RELAJACIÓN: ***Una respuesta para calmarse***

Las técnicas que crean una respuesta de relajación, es decir, una mente más calmada y un cuerpo más relajado, son excelentes para las personas con un alto nivel de ansiedad, dice Peurifoy. Una técnica común y eficaz es la técnica del punto focal.

Siéntese callada y cómodamente en un lugar donde no hayan interrupciones y repita una palabra, como *cálmate* o *relájate*, cada vez que exhale. Cuando su mente divague (algo que inevitablemente sucederá), no se preocupe; sólo vuelva a concentrarse en su respiración y en la palabra. Realice esta técnica durante 10 a 20 minutos cada día.

RELAJACIÓN: ***Invéntese una señal***

El único problema con las técnicas de respuesta de relajación es que no le ayudan gran cosa cuando realmente las necesita, es decir, cuando está abrumado y sintiéndose ansioso. Por esto, Peurifoy recomienda la relajación controlada mediante una señal, que significa practicar la técnica de relajación de tal manera que pueda producir los mismos resultados incluso cuando no pueda realizar la técnica. A continuación explicamos cómo funciona.

Mientras esté practicando la técnica del punto focal, también haga su señal. Esta podría ser tan sencilla como juntar su pulgar y su dedo índice. Luego, cuando sienta ansiedad durante el día, haga su señal. Con el tiempo, notará que su cuerpo y su mente se comenzarán a relajar cuando haga su señal.

KAVA KAVA: Ahuyenta su ansiedad

Esta hierba del Pacífico Sur llamada *kava kava* puede ser tan eficaz como un tranquilizante que se vende con receta para disminuir la ansiedad, dice la Dra. Hyla Cass, profesora auxiliar de Siquiatría de la Facultad de Medicina de la Universidad de California en Los Ángeles.

Acentúe y afirme lo positivo

Sus sentimientos de ansiedad con respecto a cualquier situación usualmente encuentran su fundamento en patrones de pensamiento habituales y automáticos, dice Reneau Z. Peurifoy, una terapeuta conyugal y familiar y especialista en ansiedad del área de Sacramento. Estos pensamientos pueden sonar más o menos así: "esto es terrible", "no puedo lidiar ni siquiera con esta cosa tan simple", o "nunca voy a mejorar".

Al cambiar deliberadamente estos pensamientos por lo que Peurifoy llama autoafirmaciones para lidiar con la ansiedad, usted podrá manejar cualquier situación.

Puede que las afirmaciones no disminuyan su ansiedad de inmediato, pero con la práctica, dice Peurifoy, creará un conjunto de mensajes positivos que reemplazarán los viejos mensajes negativos, reduciendo así su ansiedad crónica.

Estos son algunos ejemplos de autoafirmaciones para lidiar con la ansiedad. Memorícelas y úselas según las necesite.

- He sobrevivido sentimientos como este (y peores) en el pasado.
- No tengo que hacer esto a la perfección.
- Siempre tengo opciones. Soy libre para ir y venir según mi propia comodidad.
- Esto sólo tardará un tiempo corto. Pronto habrá terminado y estaré muy complacido conmigo mismo.
- No importa lo que otros piensen.

De hecho, según la Dra. Cass, puede ser hasta más eficaz, dado que con pequeñas dosis, esta hierba hace que una persona esté más alerta en lugar de hacerla sentirse sedada como a menudo ocurre cuando se toma un tranquilizante.

La Dra. Cass recomienda tomar de 135 a 250 miligramos de la hierba en forma de cápsula o tableta. Busque un producto estandarizado que contenga un 30 por ciento (de 40 a 75 miligramos) de kavalactonas *(kavalactones)*, el principio activo, y tómelo dos o tres veces al día durante el tiempo que lo considere útil. Para dormir bien, tómese dos dosis cuando sea hora de irse a la cama.

YOGA: ***Una visualización que revitaliza***

"Las poses de yoga alivian eficazmente la ansiedad", dice la Dra. Susan Lark, una doctora de Los Altos, California. Estas poses funcionan, dice, al relajar los músculos tensos y al oxigenar su cuerpo entero, lo cual acalla y calma su humor.

La siguiente pose se conoce como la esponja. Hágala tres veces a la semana o incluso a diario si nota que sus síntomas de ansiedad responden particularmente bien a ella.

Primero, dice la Dra. Lark, recuéstese boca arriba, coloque una toalla enrollada debajo de sus rodillas y ponga sus brazos a sus lados con las palmas de las manos hacia arriba. Cierre sus ojos y relaje todo su cuerpo. Inhale lentamente, respirando desde su diafragma.

Mientras inhala, dice la Dra. Lark, visualice que la energía que hay en el aire que le rodea está siendo absorbida a través de todo su cuerpo. Imagine que su cuerpo es poroso y abierto como una esponja para que pueda absorber toda esta energía para revitalizar cada una de sus células.

Exhale lenta y profundamente, permitiendo que cada gramo de tensión se drene de su cuerpo. Manténgase en esta pose todo el tiempo que quiera, siempre y cuando esté cómodo.

RESPIRACIÓN: ***Alto a los ataques de pánico***

Las personas con un alto nivel de ansiedad pueden empezar a preocuparse de que perderán el control, porque no entienden la causa de sus síntomas de ansiedad. Cuando esos síntomas se presentan, estas personas se pueden agitar, poner nerviosas y estar físicamente molestas a tal grado que precipitan un ataque de pánico en toda su expresión. Al cabo de poco tiempo, la mera expectativa de un ataque de pánico puede provocar uno.

Muchas personas que tienen ataques de pánico hiperventilan, lo que significa que su respiración se vuelve corta y rápida, provocando síntomas clásicos como mareos o desmayos; dificultad para tragar; temblores o espasmos musculares; entumecimiento y cosquilleo en la boca, manos o pies; palpitaciones cardíacas y una sensación de que simplemente no pueden obtener suficiente aire.

"En estas situaciones, es particularmente útil hacer respiraciones profundas desde el diafragma —dice Elke Zuercher-White, Ph.D., una sicóloga de Kaiser-Permanente en el área de San Francisco—. Es una técnica eficaz para controlar los síntomas de la ansiedad. Sin embargo, para superar el trastorno de pánico, también debe trabajar para hacer cambios en su proceso de pensamiento de modo que ya no les tenga miedo a los síntomas de la ansiedad y a los ataques de pánico".

La Dra. Zuercher-White recomienda un método muy sistemático para aprender a respirar de esta forma, el cual denomina "reentrenamiento respiratorio". Practique cada fase durante cinco minutos, dos veces al día, hasta que la domine. Luego, pase a la fase siguiente.

- Primera fase: Recuéstese boca arriba sobre una cama o alfombra. Coloque una o dos almohadas sobre su estómago. Observe la parte superior de las almohadas desde la esquina de sus ojos. Mientras esté inhalando, su diafragma debe expandirse, levantando las almohadas. Cuando exhale, las almohadas deben moverse hacia abajo de nuevo.
- Segunda fase: Recuéstese boca arriba sin las almohadas y coloque una mano sobre su ombligo. Mire el techo o cierre los ojos. Respire profundamente. Con su mano, sienta cómo su estómago se mueve hacia arriba y hacia abajo.
- Tercera fase: Repita la segunda fase, pero enfoque su atención en su diafragma y sienta cómo se mueve hacia arriba y hacia abajo. "Hágase uno con su respiración", dice la Dra. Zuercher-White.
- Cuarta fase: Siéntese en un sofá reclinando su cuerpo hacia atrás para que pueda observar el área de su vientre. Observe cómo su diafragma se mueve hacia arriba cuando inhala y cómo se mueve hacia abajo cuando exhala.
- Quinta fase: Siéntese con la espalda recta y repita la fase cuatro. Asegúrese de que la parte superior de su pecho y sus hombros estén perfectamente quietos; eso indica que está haciendo el ejercicio correctamente.
- Sexta fase: Póngase de pie y repita la quinta fase.

Recupere su ritmo con estos tratamientos alternativos para la **arritmia cardíaca**

El estrés puede hacer que se le pare el corazón por un momento. Literalmente. En los círculos médicos, esto se conoce como arritmia cardíaca, que es un término muy rimbombante que significa latidos irregulares del corazón.

Si usted tiene una arritmia cardíaca benigna, o sea, que no es un problema del corazón que pone en peligro su vida, puede que su doctor le sugiera algún medicamento para calmar su corazón como algún betabloqueador o algún bloqueador de los canales de calcio. Si bien estos fármacos pueden ayudar a detener una arritmia cardíaca benigna, también pueden causarle impotencia, estreñimiento y fatiga, por nombrar sólo unos cuantos de sus efectos secundarios posibles.

"Yo creo que el enfoque alopático que se basa en la administración de medicamentos para curar la arritmia cardíaca benigna a menudo es ineficaz", dice el Dr. Seth Baum, un cardiólogo y fundador del Centro Baum de Cuidados Integrales del Corazón en Boca Raton, Florida. Aparte de emplear fármacos potencialmente nocivos, existen otras maneras de lidiar con las arritmias benignas, dicen él y otros profesionales en terapias alternativas.

MAGNESIO: ***El mineral que relaja a su corazón***

"Un tratamiento natural e importante para las arritmias cardíacas, ya sea que pongan en peligro la vida o que sean benignas, es el mineral magnesio", dice el Dr. Julian Whitaker, fundador y director del Instituto Whitaker para el Bienestar en Newport Beach, California.

Cuando hay una deficiencia de magnesio en el organismo, se ve alterada la electricidad que controla los músculos y los nervios, lo cual puede conducir a una arritmia cardíaca. Consumir suficiente magnesio

GUÍA DE CUIDADOS PROFESIONALES

Precaución: *Debe usar los remedios alternativos presentados en este capítulo sólo como parte de un plan de tratamiento guiado y supervisado por un doctor en medicina calificado que esté trabajando en asociación con un profesional en terapias alternativas calificado, los cuales deberán tener experiencia en el cuidado de su afección. Hable con su médico convencional antes de cambiar o suspender cualquier tratamiento médico o medicamento convencional y mantenga informados a todos sus médicos y/o profesionales en terapias alternativas de todos los tratamientos que esté recibiendo.*

Si sufre de la enfermedad de las arterias coronarias (la cual a menudo no produce síntoma alguno), una arritmia cardíaca o palpitación del corazón le puede matar. Si usted nota cualquier tipo de arritmia —un latido saltado, un corazón muy acelerado, palpitaciones en el pecho— debe ir a ver a un doctor en medicina lo antes posible, dice el Dr. Glenn S. Rothfeld, director médico regional de American WholeHealth en Arlington, Massachusetts.

Sin embargo, la mayoría de las arritmias cardíacas son lo que los doctores llaman benignas. Son casi tan inofensivas como el hipo, aunque sí son más molestas tanto física como emocionalmente.

No obstante, el hecho de que sean inofensivas no quiere decir que las personas con arritmias cardíacas benignas no quieran deshacerse de ellas. Sí quieren. El Dr. Seth Baum, un cardiólogo y fundador del Centro Baum de Cuidados Integrales del Corazón en Boca Raton, Florida, las trata con remedios naturales, por ejemplo, suplementos nutricionales, en vez de tratarlas con fármacos, los cuales dice que pueden producir muchos efectos secundarios desagradables. Él aconseja a las personas con arritmias cardíacas que consulten a un médico que tienda a usar remedios basados en la nutrición.

Una prueba médica útil que emplean algunos profesionales en terapias alternativas para las personas con arritmias cardíacas benignas es el índice salival de estrés adrenal (*Salivary Adrenal Stress Index*), dice el Dr. Rothfeld. Este índice ayuda al médico a determinar si las arritmias están siendo provocadas por las hormonas que se generan en las glándulas suprarrenales en respuesta al estrés. Si se detecta que se deben al estrés, pueden ser tratadas con técnicas para disminuir el estrés.

puede ayudar a mantener estable la electricidad y calmado a su corazón.

Para la arritmia cardíaca benigna, el Dr. Whitaker recomienda 250 miligramos de magnesio cuatro veces al día o 500 miligramos dos veces al día junto con los alimentos. Continúe tomando esta dosis durante alrededor de dos meses para incrementar sus reservas, aconseja, y luego disminuya la dosis a un nivel de 500 a 800 miligramos al día. Cualquiera que sea el producto que compre, asegúrese de que la etiqueta diga que contiene magnesio elemental, señala el Dr. Whitaker.

Debe tomar este suplemento sólo si le han diagnosticado una arritmia cardíaca benigna. Si padece cualquier otro problema del corazón o de los riñones, consulte a su médico antes de tomarlo.

YOGA: ***Hágase el "muertito"***

"Yo siento que el estrés es una de las principales causas de la arritmia cardíaca benigna y la disminución del estrés es el tratamiento clave", dice el Dr. Virender Sodhi, N.D., un médico ayurvédico, naturópata y director de la Escuela de Ciencias Ayurvédicas de los Estados Unidos en Bellevue, Washington.

Una de las maneras más fáciles de disminuir el estrés es con una pose de yoga llamada la pose de muerto. "En un estudio científico, los estudiantes de medicina que practicaban la pose de muerto antes y después de sus exámenes no tenían ansiedad ni palpitaciones cardíacas durante los exámenes", dice el Dr. Sodhi.

Para hacer la pose de muerto, recuéstese boca arriba sobre la cama, una alfombra u otra superficie plana cómoda. Ponga los brazos a los lados con las palmas de las manos hacia arriba. Respire con facilidad y normalidad y enfoque su atención en su respiración. Si su mente divaga, vuelva a enfocarla sin esfuerzo en su respiración. Practique esta pose durante cinco minutos al día, dice el Dr. Sodhi, o en cualquier momento en que se sienta invadido por el estrés.

ESPINO: ***Busque el tipo correcto***

Los estudios científicos han mostrado que la hierba llamada espino *(hawthorn)* puede ayudar a controlar la arritmia cardíaca benigna, dice el Dr. Baum. Estos estudios emplearon las flores y las hojas de la planta de espino en vez de sus bayas, las cuales no han sido investigadas de manera tan extensa. Por lo tanto, asegúrese de que el producto herbario que vaya a emplear contenga las flores y las hojas de esta planta.

El Dr. Baum aconseja a sus pacientes con arritmia cardíaca benigna que tomen de 80 a 300 miligramos de espino dos veces al día. Sin embargo, si usted padece alguna afección cardiovascular, no tome espino con regularidad durante más de unas cuantas semanas sin la supervisión de un médico.

TAURINA: ***Calme sus nervios***

Este aminoácido puede ayudar a impedir que sus nervios sobreestimulen a su corazón, lo cual es indispensable para controlar la arritmia cardíaca benigna, dice el Dr. Glenn S. Rothfeld, director médico regional de American WholeHealth en Arlington, Massachusetts. Él recomienda de 500 a 1,000 miligramos de taurino *(taurine)* dos veces al día entre comidas.

KAVA KAVA O PASIONARIA: ***Hierbas que calman***

Se cree que tanto la *kava kava* como la pasionaria (pasiflora, pasiflorina,

Frótese para 'desestresarse'

Algunos profesionales en terapias alternativas creen que el origen de la mayoría de las arritmias cardíacas comunes o benignas (el tipo de palpitaciones cardíacas que no ponen en peligro su vida) no es el corazón. Son sus glándulas suprarrenales, dice el Dr. Glenn S. Rothfeld, director médico regional de American WholeHealth en Arlington, Massachusetts.

Cuando se está sintiendo estresado, estas glándulas bombean hormonas que pueden irritar y sobreestimular su corazón, de modo que empiece a acelerarse, a palpitar o a saltarse latidos. Pero usted puede calmar sus glándulas suprarrenales y ayudar a prevenir las arritmias cardíacas benignas con el *qigong*, que es un tipo de medicina china que le enseña a enviar energía curativa (*chi*) a cualquier parte de su cuerpo.

Para enviar *chi* a sus glándulas suprarrenales, haga puños con ambas manos y doble los brazos detrás de su espalda. Coloque la parte plana del puño (el dorso de la mano) sobre cada glándula suprarrenal, las cuales se encuentran a cada lado de su espalda cerca de sus riñones, justo por encima de su cintura y debajo de sus costillas. Frótese lenta y suavemente moviendo las manos hacia arriba y hacia abajo, sintiendo cómo van calentando esa área de su espalda. Haga esto todos los días durante dos o tres minutos, dice el Dr. Rothfeld.

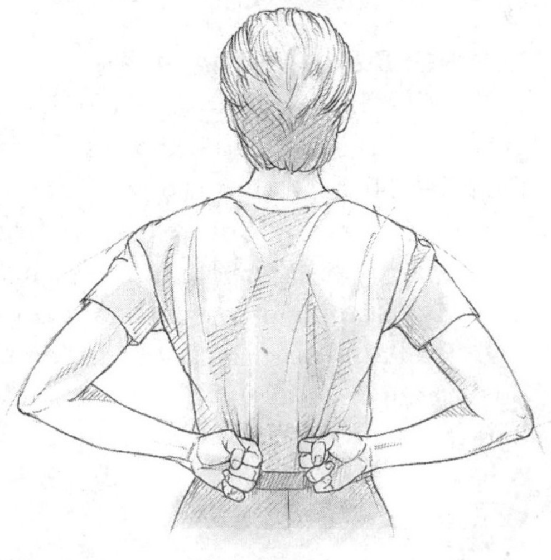

hierba de la parchita, *passionflower*) ayudan a calmar al sistema nervioso simpático, que es la parte de su sistema nervioso que inicia la respuesta de "luchar o huir".

En el caso de la *kava kava*, tome ya sea una cápsula estandarizada de 200 miligramos que contenga un 30 por ciento de kavalactonas *(kavalactones)*, o bien, 40 gotas de tintura tres veces al día, dice Mark Stengler, N.D., un naturópata de San Diego. En el caso de la pasionaria, tome de 250 a 500 miligramos en forma de cápsula o 40 gotas de tintura tres veces al día. Continúe tomando cualquiera de estos dos remedios hasta que desaparezcan sus síntomas.

COENZIMA Q_{10}: ***Para que el corazón no se salte latidos***

También conocido como coQ_{10}, este compuesto se encuentra en todas las células del cuerpo, donde ayuda a producir energía. Puede que también ayude a estabilizar el sistema eléctrico del cuerpo y que ayude a prevenir las arritmias cardíacas, dice el Dr. Stephen T. Sinatra, un cardiólogo y director del Centro del Corazón de Nueva Inglaterra en Manchester, Connecticut.

El Dr. Sinatra cree que la coQ_{10} es particularmente eficaz para prevenir un tipo común de arritmia cardíaca benigna que se conoce como contracciones ventriculares prematuras (*PVC* por sus siglas en inglés), las cuales generalmente se sienten como latidos saltados. Las PVC tienen muchas causas posibles, incluyendo la ingestión excesiva de café o alcohol y una deficiencia del mineral potasio.

La deficiencia de coQ_{10} es otra causa posible; el suplemento cura el problema en un 20 a 25 por ciento de sus pacientes con PVC, dice el Dr. Sinatra. Él recomienda que las personas que han sido diagnosticadas con PVC tomen una dosis diaria de 120 a 240 miligramos de coQ_{10}, o bien, que usen *Q-Gel*, una marca que, según él, es el producto que mejor se absorbe (y por lo tanto, el más eficaz) de todos los que hay en el mercado. Siga las instrucciones que aparezcan en la etiqueta.

Remedios naturales rejuvenecedores que pueden disminuir las **arrugas**

La medicina convencional cuenta con muchas maneras de "arreglar" un cutis arrugado. Inyecciones de colágeno para rellenar las pequeñas arrugas. Cirugía con rayo láser para "volver a crear una superficie lisa" en las áreas arrugadas. Un *lift* de cejas para su frente.

Sin embargo, puede que la cirugía cosmética no sea algo que le llame la atención. Si ese es el caso, los expertos en belleza que emplean remedios alternativos tienen una serie de opciones naturales para borrar las arrugas e "implantar" más juventud en su piel.

AROMATOTERAPIA: ***Una mascarilla rejuvenecedora***

"Una mascarilla facial puede tener un efecto maravillosamente rejuvenecedor en el cutis que ya empieza a mostrar señales de envejecimiento", dice Joni Loughran, una estilista, cosmetóloga y aromatoterapeuta de Petaluma, California. Ella recomienda la siguiente mascarilla hecha en casa, la cual contiene aceites esenciales que se cree que estimulan la producción de células nuevas de piel, ayudando así a disminuir las líneas finas y las arrugas. En un tazón (recipiente), mezcle una cucharadita de barro facial, una cucharadita de avena instantánea o harina de avena, ½ cucharada de leche en polvo, dos cucharadas de miel, una cucharada de aguacate (palta) o aceite de oliva y suficiente agua para hacer una pasta. Agregue dos gotas de aceite esencial de olíbano *(frankincense)* y dos gotas de aceite esencial de *neroli*, lavanda (alhucema, espliego, *lavender*) o rosa.

Aplíquese una capa uniforme de pasta sobre la cara limpia, evitando el área de los ojos y déjesela durante 10 minutos. Si se le empieza a secar antes de 10 minutos, rocíela con agua para mantenerla húmeda. Mientras tenga puesta la mascarilla, recuéstese con los pies ligeramente

GUÍA DE CUIDADOS PROFESIONALES

Si bien las arrugas no son un problema que pone en peligro la vida, se pueden considerar como una forma de cicatrización causada por los estragos que causan diversos factores del medio ambiente, como la radiación y otras toxinas, dice el Dr. Lawrence Green, profesor auxiliar de Dermatología de la Universidad George Washington en Washington, D.C. La piel arrugada también puede significar que las condiciones son las adecuadas para el desarrollo de tumores precancerosos y cancerosos.

Para cuidar de su cutis de manera natural, quizá quiera contratar los servicios de una cosmetóloga con licencia. "Si bien una cosmetóloga no puede retrasar las manecillas del reloj, ella sí puede rehidratar y hacerle una limpieza profunda de cutis, dejándolo más suave y terso que cuando recién llegó a verla", dice Stephanie Tourles, una cosmetóloga con licencia, reflexóloga y herbolaria de West Hyannisport, Massachusetts.

elevados y cubra sus ojos con almohadillas de algodón humedecidas con agua.

Al cabo de 10 minutos, enjuáguese la cara con agua tibia y luego échese agua fría abundante. Utilice la mascarilla de dos a cuatro veces al mes.

ROCÍO: ***Para disminuir las arrugas finas***

Además de la exposición al sol, la razón principal por la cual la piel se arruga es porque pierde humedad, dice Loughran. "Los componentes de la piel que tienen la capacidad de retener la humedad disminuyen con la edad", dice. Pero rociarse el cutis con un rocío muy fino de agua, puede ayudar a humectar su cutis y disminuir las arrugas finas.

"Esta técnica funciona extremadamente bien —dice—. Al igual que la fruta seca se rellena y suaviza cuando se remoja, rociarse el cutis puede ayudar a suavizar y rellenar la superficie de la piel seca y arrugada, reduciendo así las arrugas finas". Para rociarse, necesitará un frasco de 8 onzas (240 ml) con un rociador que emita un aerosol muy fino para que no le estropee el maquillaje. El elemento humectante que elija colocar en el frasco puede ser agua simple, 10 gotas de algún aceite esencial (o mezcla de los mismos) en agua o un hidrosol aromatoterapéutico (el agua que queda después de que una planta ha sido destilada para eliminar sus aceites esenciales). Si usted le agrega aceites esenciales como los de *neroli*, lavanda (alhucema, espliego) o rosa, agite vigorosamente la mezcla antes de usarla y tenga cuidado de no rociarse los ojos, dado que los aceites esenciales pueden irritarlos. Para sacarle el mayor provecho posible, debe rociarse mientras esté usando una crema que contenga humectantes. "Los humectantes atraen y retienen el agua —dice Loughran—, de modo que si usted se rocía cuando estos humectantes todavía están sobre su cutis, su piel seguirá humectándose a lo largo del día". Rocíese un mínimo de tres veces al día: en la mañana, a medio día y en la noche. Pero dado que rociarse es tan bueno para la piel arrugada que ya está envejeciendo, siéntase en libertad de rociarse con la frecuencia que guste, dice.

AROMATOTERAPIA: ***Una loción tonificante para la piel colgada***

Si quiere una loción tonificante que reafirme y avive la piel colgada, combine una gota del aceite esencial de *neroli* y una gota del aceite esencial de siempreviva *(everlasting)* en 1 onza (30 ml) de aceite de prímula (primavera) nocturna *(evening primrose oil)* o aceite de borraja *(borrage oil)*, dice Barbara Close, una aromatoterapeuta y herbolaria de East Hampton, Nueva York. Humedezca una almohadilla de algodón con la mezcla y límpiese el cutis con la misma después de su rutina de limpieza facial.

Se cree que estos aceites esenciales ayudan a que se regenere la piel y los aceites de prímula nocturna y borraja son ricos en ácido gamma-linolénico (*GLA* por sus siglas en inglés), uno de los ácidos grasos que intervienen en la producción de colágeno.

MASAJE: ***Para suavizar las arrugas de la frente***

Usted puede ayudar a disminuir las arrugas de su frente con un suave masaje de la Ayurveda, que es un sistema ancestral de curación natural de la India, dice Pratima Raichur, N.D., una naturópata de la ciudad de Nueva York. Use un aceite para masaje que contenga cuatro aceites esenciales que nutren, calman, alivian y vigorizan la piel, dice.

A una base de 1 onza (30 ml) de aceite de sésamo (ajonjolí, *sesame*) o almendra *(almond)*, agregue dos gotas de cada uno de los aceites esenciales de sándalo *(sandalwood)* y geranio *(geranium)* y una gota de cada uno de los aceites de limón y cardamomo *(cardomom)*.

"Con sus dedos, dése un masaje suave sobre la frente, haciendo movimientos horizontales", dice. Haga esto una vez al día durante tres a cuatro minutos.

MASAJE: ***Disminuya las patas de gallo***

La siguiente es una técnica de la medicina china tradicional que toni-

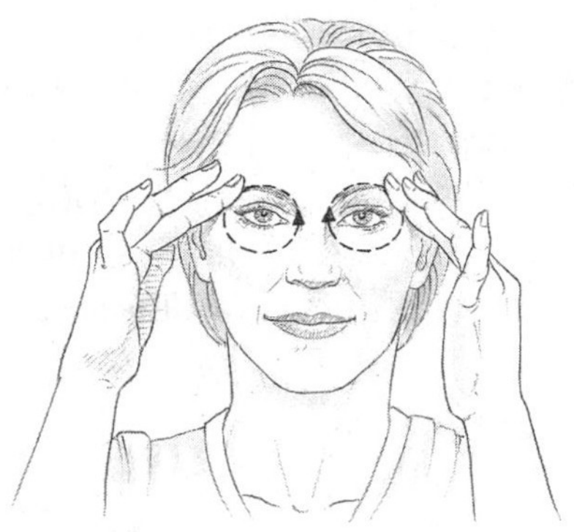

fica toda el área del ojo y ayuda a prevenir y eliminar las patas de gallos, dice Loughran.

Aplíquese una pequeña cantidad de crema humectante o aceite para masaje sobre el área que rodea a sus ojos de modo que las puntas de sus dedos puedan deslizarse fácilmente sin jalarle la piel. Luego, usando el dedo medio de cada mano, dése un masaje alrededor de ambos ojos al mismo tiempo. Comience desde la parte interna de sus cejas, ejerciendo una ligera presión a medida que se desliza sobre las cejas hacia las sienes y debajo de los ojos siguiendo la línea de los huesos. Haga círculos alrededor de sus ojos 30 veces. Hágase este masaje una vez al día.

ESTILO DE VIDA: ***Marca toda la diferencia***

El estilo de vida es uno de los principales factores que determinan cómo se va a arrugar conforme vaya envejeciendo, dice Loughran. "Lo que usted haga día con día para mejorar su salud en general prevendrá o disminuirá las arrugas más que cualquier otra cosa que le haga directamente a su cutis", dice. Estos son seis factores clave:

- Evite la sobreexposición a la luz del Sol. "El sol descompone el colágeno y la elastina de su piel, causando la aparición de arrugas", dice Loughran. Cuando esté afuera, use un sombrero y un filtro solar libre de sustancias químicas (hecho con dióxido de titanio u óxido de cinc) que tenga un factor de protección solar (*SPF* por sus siglas en inglés) de 15 como mínimo. Luego lávese la cara para quitarse el filtro solar cuando ya no esté bajo el sol. (*Nota*: En inglés estos ingredientes se llaman *titanium dioxide* y *zinc oxide*, respectivamente).
- No fume, ya que el tabaquismo priva a su piel de oxígeno y nutrientes. Incluso el acto de fumar puede hacer que le salgan arrugas alrededor de las esquinas de su boca y arrugas verticales en su labio superior.
- Use lociones limpiadoras en vez de jabón. El jabón o cualquier otro producto que haga espuma y le deje el cutis sintiéndose como si "rechinara de limpio" despoja a su piel de sus aceites naturales y hace que envejezca prematuramente, dice Loughran.
- Limite su consumo de café y alcohol a una taza o copa al día. Más de eso puede robarle agua y nutrientes a su cuerpo, lo cual, a su vez, puede

hacer que su piel envejezca y se arrugue. Para algunas personas, incluso esas cantidades tan pequeñas pueden ser demasiado.

• Coma al natural. "Yo creo que entre más se aleje su alimentación de los alimentos naturales, peor es para su piel", dice Loughran. Coma principalmente alimentos nutritivos como verduras, frutas, cereales, frijoles (habichuelas), frutos secos, semillas, pescado y productos lácteos bajos en grasas.

MASAJE: ***El "gran masaje para lavarse la cara"***

Esta técnica le puede ayudar a prevenir las arrugas, dice Loughran. Primero, lávese y séquese las manos. Luego, junte sus manos y frótelas rápidamente 36 veces para que sus palmas se llenen de *chi* (energía).

Mueva sus manos sobre su cara haciendo un movimiento ascendente y cubriendo toda su cara, incluyendo sus oídos. Sus manos deberán tocar ligeramente su piel, sin jalarla. Mueva cada mano en un círculo, comenzando desde la barbilla y moviéndose hacia arriba a los lados de la nariz, encima de los ojos hacia la frente, a lo largo de la línea del pelo, encima de los oídos y de regreso a la barbilla. Haga este movimiento circular 36 veces. Realice esta técnica cada día como parte de su rutina para el cuidado del cutis.

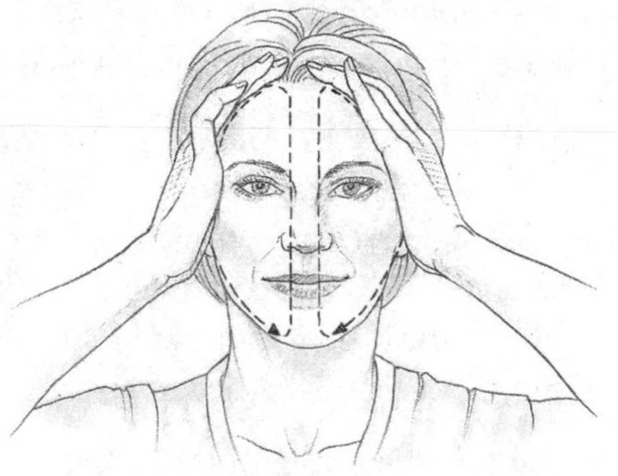

Cuidado con los tratamientos que aceleran la **artritis**

Aunque los perezosos quizá hayan servido de modelo para uno de los Siete Pecados Capitales, al menos han logrado evitar una de las enfermedades más debilitantes: la artritis.

Y el Dr. James Braly, un especialista en alergias de Boca Raton, Florida, cree saber por qué. Estas criaturas que viven en los árboles duermen de cabeza, aliviando la presión que se ejerce sobre sus huesos durante varias horas a la vez, dice.

Sin embargo, muchas de las demás criaturas del reino animal, incluyendo los seres humanos, casi inevitablemente desarrollan algún grado de esta enfermedad desgastante si llegan a vivir lo suficiente.

Una de las numerosas razones de esto es que moverse durante toda una vida descompone el cartílago que sirve de cojín entre los extremos de los huesos. Con el tiempo, los huesos se empiezan a frotar entre sí, lo que resulta en un dolor que puede ser desde leve hasta incapacitante. Dolor y rigidez en las rodillas. En las caderas. En los dedos. En los hombros. En los dedos de los pies. En la columna. En millones y millones de estadounidenses (alrededor de 20 millones la última vez que contaron).

De hecho, para el año 2020, cuando los miembros de la generación del *Baby Boom* (los norteamericanos que nacieron entre los años 1945 y 1960) tengan al menos 60 años de edad, los Centros para el Control y la Prevención de Enfermedades en Atlanta calculan que casi 60 millones de estadounidenses padecerán artritis.

Para ser más específicos, sufrirán de osteoartritis, el tipo más común de esta enfermedad (existen más de 100 tipos diferentes). La artritis reumatoide es otro tipo muy común.

A diferencia de la destrucción mecánica que causa la osteoartritis, los daños a la articulación que produce la artritis reumatoide ocurren debido a un proceso inflamatorio que la medicina convencional atribuye a una respuesta autoinmune.

Ayude a detener los efectos secundarios nocivos de los analgésicos

Aunque la aspirina, el ibuprofén y el naproxeno pueden brindar un rápido alivio del dolor de la artritis, también pueden "golpear" al tracto digestivo, causando hemorragia o perforación del mismo.

Estos fármacos antiinflamatorios no esteroídicos (*NSAID* por sus siglas en inglés) son los medicamentos más comúnmente usados para la artritis. (Además de los NSAID que se venden sin receta, las versiones que sólo se venden con receta incluyen una forma más potente de naproxeno, así como la indometacina, la nabumetona, el diclofenaco, el piroxicam y la oxaprozina).

Lo que es peor, al menos para las personas con artritis, es que con el tiempo, los NSAID aceleran la destrucción del tejido de las articulaciones, advierte el Dr. James Braly, un especialista en alergias de Boca Raton, Florida. En otras palabras, en realidad pueden agravar la enfermedad que supuestamente deberían tratar.

Quizá usted sienta que no tiene otra opción más que tomar un NSAID porque el dolor es demasiado fuerte si no lo toma. Si este es su caso, hay una manera de proteger su tracto gastrointestinal, dice el Dr. Braly. Pruebe la glutamina (*glutamine*), que es un aminoácido. Este nutriente es uno de los combustibles primarios del revestimiento del intestino delgado, donde los NSAID hacen la mayor parte de los daños.

Si usted toma algún NSAID con regularidad, dice, debe mezclar de dos a cuatro gramos de glutamina en polvo (alrededor de media cucharadita colmada o copeteada) en 6 a 8 onzas (280 a 240 ml) de agua filtrada y tomarse la mezcla más o menos 30 minutos antes de tomarse cada dosis de un NSAID. Tome esta dosis terapéutica de glutamina durante el tiempo que tome un NSAID, aconseja. La glutamina no produce toxicidad alguna en cantidades de hasta 60 gramos al día, agrega.

Esto significa que el sistema inmunitario identifica equivocadamente a una parte del cuerpo como un invasor extraño y la ataca. (Como verá más adelante, algunos profesionales en terapias alternativas tienen otras opiniones con respecto a las causas verdaderas de la artritis reumatoide).

La artritis reumatoide afecta a cerca de 2 millones de estadounidenses, de los cuales alrededor del 70 por ciento son mujeres. Y debido a que es una inflamación, la artritis reumatoide no sólo produce dolor y rigidez, sino que también hace que las articulaciones se hinchen y se pongan rojas y calientes. Además, esta enfermedad no sólo daña a las articulaciones. También puede dañar los ojos, los pulmones, el corazón, los riñones y otras partes del cuerpo.

Existen muchos tratamientos médicos diferentes para la inflamación de la osteoartritis y la artritis reumatoide, pero el más común emplea fármacos antiinflamatorios no esteroídicos (*NSAID* por sus siglas en inglés). Estos incluyen aspirina, ibuprofén, indometacina *(Indocin)*, naproxeno *(Aleve)* y muchos otros. Y si bien los NSAID pueden disminuir los síntomas hoy, a largo plazo todos hacen que empeore la artritis, dice el Dr. Braly.

"El mensaje más importante que podría darles a las personas con artritis es que el tipo de fármaco que más comúnmente se emplea para tratar a más de 20 millones de personas que sufren de artritis en los Estados Unidos en realidad está acelerando la destrucción del tejido de sus articulaciones", dice el Dr. Braly.

Por fortuna, existen muchos tratamientos alternativos para la artritis, algunos de los cuales los profesionales en terapias alternativas dicen que tienen el poder no sólo de aliviar los síntomas de la artritis sino incluso de revertirlos.

SULFATO DE GLUCOSAMINA: *Detenga el dolor de la osteoartritis*

"Algunos fármacos antiinflamatorios no esteroídicos, como el ibuprofén, la aspirina y la indometacina, pueden empeorar o acelerar la destrucción de las articulaciones al prevenir que se forme nuevo tejido conectivo sano en las articulaciones", comenta el Dr. Braly.

Sin embargo, algunos estudios de investigación sugieren que el sulfato de glucosamina *(glucosamine sulfate)*, un suplemento nutricional, puede hacer crecer el cartílago y detener el avance de la enfermedad en lugar de tan sólo enmascarar sus síntomas.

Según Walter Crinnion, N.D., un naturópata y director de Curando Naturalmente en Kirkland, Washington, tomar 500 miligramos de sulfato de glucosamina tres veces al día antes de las comidas, "funciona de maravilla" en sus pacientes con osteoartritis. Pero no espere que desaparezca el dolor de la noche a la de mañana; este es un proceso lento y natural de reconstrucción de una parte del cuerpo que se ha dañado.

El Dr. Crinnion aconseja a sus pacientes que tomen 1,500 miligramos al día de este suplemento durante más o menos seis meses y luego que disminuyan la dosis a una cantidad entre 500 y 1,000 miligramos al día, según cómo sienta su cuerpo. Si no siente alivio a la dosis de mantenimiento de 500 miligramos, vuelva a tomar 1,000 miligramos, sugiere.

Y aquí le damos un *tip* para consumidores que nos ofrece el Dr. Crinnion: Asegúrese de que la etiqueta diga *glucosamine sulfate*. "Se venden otras formas de glucosamina que no funcionan tan bien", dice.

CÚRCUMA: ***Aumente el poder curativo de la glucosamina***

A dosis terapéuticas, la cúrcuma (azafrán de las Indias, *turmeric*), esa especia amarilla de la India, funciona tan bien como los NSAID para disminuir el dolor y la inflamación de la artritis, dice el Dr. Braly. Y, a diferencia de los NSAID, no produce efecto secundario alguno.

Una de las sustancias antiinflamatorias que contiene la cúrcuma es la curcumina, la cual está disponible en cápsulas. Si se toman al mismo tiempo, la curcumina y el sulfato de glucosamina disminuyen el dolor y la inflamación mucho mejor que por sí solos, dice el Dr. Braly. (Y además tiene una ventaja adicional: Algunos estudios de investigación muestran que la curcumina puede bloquear la formación de algunos tipos de tumores).

Siga la dosis recomendada en la etiqueta, dice el Dr. Braly, y tome este suplemento hasta que los síntomas de la artritis desaparezcan.

JENGIBRE: ***Fresco o de un frasco***

El jengibre *(ginger)* es otra especia con poderes antiinflamatorios científicamente comprobados, dice el Dr. Braly. Uno de sus principios activos es el gingerol. Las personas con artritis deben comer mucho jengibre fresco (crudo es mejor); él sugiere picarlo y agregar la mayor cantidad que pueda comer a sus ensaladas y otros alimentos.

Otra alternativa es tomar un suplemento de jengibre. Busque un producto estandarizado de jengibre y siga la dosis recomendada en la etiqueta, dice el Dr. Braly. Tómelo hasta que los síntomas de la artritis desaparezcan por completo, aconseja.

ACEITE ***MAHANARAYAN: Un analgésico instantáneo***

"Yo traté a una mujer que ya tenía más de 80 años de edad y que padecía osteoartritis severa —dice Swami Sada Shiva Tirtha, director del Centro Holístico Ayurveda en Bayville, Nueva York—. Ella se frotó el aceite *mahanarayan* sobre la piel en el área que sentía dolor y por primera vez en 30 años, su dolor desapareció. Por supuesto, el dolor regresó al cabo de unas cuantas horas, pero cuando se volvió a aplicar el aceite, desapareció de nuevo".

El aceite penetra la piel y suaviza inmediatamente los depósitos que hay en los huesos que causan dolor, dice Swami Tirtha. Y es completamente seguro, por lo que puede usarlo en la cantidad que desee para aliviar el dolor, dice. Debido a que no es grasoso, puede aplicarse una ligera capa del aceite sobre su piel de la misma forma que se aplicaría un aceite para masaje.

GUGGULU: Para un alivio prolongado

"Esta hierba puede aliviar el dolor de la artritis en un lapso de uno a dos días", dice Swami Tirtha. Tome un ¼ de cucharadita de tintura de *guggulu* con ½ cucharadita de agua 30 minutos antes de comer, tres veces al día, dice. Puede tomar *guggulu* durante muchos meses, agrega. Si el dolor desaparece, él sugiere que deje de tomar la hierba durante un mes para permitir que su cuerpo se ajuste. Luego puede tomarla de nuevo a modo de prevención o en caso de que vuelva a tener dolor.

"La hierba viaja al hueso artrítico y elimina los desequilibrios que están causando la rigidez, la hinchazón y la inflamación", dice.

Lubrique sus articulaciones con aceites dietéticos

La deficiencia de ácidos grasos, que son componentes de las grasas, es uno de los principales factores que contribuyen a la artritis y al dolor que produce, dice el Dr. Gus Prosch, un médico de Birmingham, Alabama.

Existen casi tantos ácidos grasos como vitaminas. Y, al igual que las vitaminas, cada uno desempeña un papel diferente en el cuerpo. Hay cuatro ácidos grasos —el ácido alfa-linolénico (*LNA* por sus siglas en inglés), el ácido eicosapentaenoico (*EPA* por sus siglas en inglés), el ácido docosahexaenoico (*DHA* por sus siglas en inglés) y el ácido gamma-linolénico (*GLA* por sus siglas en inglés)— que ayudan a revertir algunos de los síntomas y complicaciones tanto de la osteoartritis como de la artritis reumatoide, incluyendo inflamación, dolor, un sistema inmunitario debilitado y una baja resistencia a todo tipo de estrés. Por esto, el Dr. Prosch hace que todos sus pacientes con artritis sigan un régimen dietético (que incluye suplementos de ácidos grasos) que garantice que no vayan a tener una deficiencia de los mismos.

"Es casi increíble lo importantes que son estas recomendaciones para aliviar la artritis —dice—. Si los pacientes no las siguen, no van a mejorar". Aquí le decimos cómo maximizar su consumo de ácidos grasos antiartríticos. (*Nota*: Puede buscar estos aceites en las tiendas de productos naturales bajo las siglas en inglés dadas aquí).

ACEITE DE PESCADO: ***Del mar o de un frasco***

En su alimentación, incluya pescados de agua fría, como sardinas, salmón, caballa (escombro), halibut (hipogloso), arenque, trucha y atún tres veces a la semana, recomienda el Dr. Prosch. Estos pescados son ricos en EPA y DHA, los cuales forman parte de un grupo de ácidos grasos comúnmente conocidos como ácidos grasos omega-3.

Si el pescado no es uno de sus platillos favoritos, puede tomar aceite de pescado en cápsulas. Los estudios de investigación han mostrado que los suplementos de aceite de pescado a veces puede disminuir el dolor, la hinchazón y la rigidez que causa la artritis reumatoide, dice el Dr. Prosch.

Tome 6 gramos o seis cápsulas de 1,000 miligramos al día durante cuatro a seis meses, recomienda. Las cápsulas le proporcionan 1,080 miligramos de EPA y 720 miligramos de DHA, que es la cantidad promedio que necesitan la mayoría de los pacientes, dice. Según el Dr. Prosch, puede tomarlas toda de una sola vez o en dosis divididas.

Al igual que con la mayoría de los tratamientos naturales para enfermedades crónicas, no espere que el dolor se esfume de la noche a la mañana. Para la mayoría de las personas, este tratamiento tarda de tres a cuatro meses en comenzar a aliviar las articulaciones adoloridas. Después de aproximadamente cinco meses, el Dr. Prosch recomienda disminuir la dosis a tres cápsulas o 3,000 miligramos al día. Puede tomar esta dosis indefinidamente, dice.

Un ligero problema con las cápsulas de aceite de pescado es que le producen eructos con olor a pescado. Para evitar este problema, el Dr. Crinnion aconseja guardar las cápsulas en el congelador y tomarlas congeladas.

El Dr. Prosch dice que si toma su dosis completa a la hora de irse a acostar, no notará el "aroma" durante la noche.

ACEITE DE SEMILLA DE LINO: ***Con la comida o en cápsula***

Tome una cucharada de aceite de semilla de lino (linaza, *flaxseed*) al día, sugiere Lauri Aesoph, N.D., una naturópata de Sioux Falls, Dakota del Sur. Es una buena fuente de LNA, otro ácido graso omega-3. Inclúyalo en su alimentación diaria al igual que lo haría con cualquier otro aceite, por ejemplo, en aliños (aderezos) para ensalada o como ingrediente en

GUÍA DE
CUIDADOS PROFESIONALES

Precaución: *Debe usar los remedios alternativos presentados en este capítulo sólo como parte de un plan de tratamiento guiado y supervisado por un doctor en medicina calificado que esté trabajando en asociación con un profesional en terapias alternativas calificado, los cuales deberán tener experiencia en el cuidado de su afección. Hable con su médico convencional antes de cambiar o suspender cualquier tratamiento médico o medicamento convencional y mantenga informados a todos sus médicos y/o profesionales en terapias alternativas de todos los tratamientos que esté recibiendo.*

Los síntomas primarios de la artritis son dolor, rigidez, hinchazón en y alrededor de las articulaciones y movimiento limitado que dura más de dos semanas. Si usted tiene estos síntomas, consulte a un médico.

Existen muchos tratamientos médicos que pueden ayudar a controlar el dolor que produce la artritis, como medicamentos y cirugía. Pero estos tratamientos pueden ser "ineficaces e incluso dañinos", dice el Dr. Gus Prosch, un médico de Birmingham, Alabama.

El Dr. Prosch ha tratado a miles de pacientes artríticos con terapias alternativas y dice que tiene una tasa de éxito del 80 por ciento, eliminando el dolor y revirtiendo el proceso de la enfermedad.

"Los tratamientos médicos convencionales sólo les dan atención a los síntomas de la enfermedad y no a su causa", dice. Estos son los pasos que él recomienda para el cuidado profesional y alivio de la artritis.

- Controlar el estrés a través de técnicas de relajación y cambios en el estilo de vida
- Un programa completo de dieta y suplementos nutricionales diseñado para aliviar el dolor de la artritis y también para bajar de peso, si es necesario
- Detectar y eliminar las alergias alimentarias que puedan estar causando o complicando la enfermedad
- Hacer pruebas para detectar e indicar un tratamiento para eliminar microorganismos fúngicos, bacterianos y virales, como el hongo llamado *Candida*, que puedan estar causando o complicando la enfermedad
- Eliminar la sobrecarga de sustancias tóxicas en el cuerpo, incluyendo los metales pesados

recetas que no se necesiten cocinar al fuego. Guárdelo en el refrigerador. El aceite de semilla de lino también está disponible en forma de suplemento. Siga la dosis recomendada en la etiqueta, dice.

Puede tomar estos suplementos indefinidamente, dice el Dr. Braly. Estos suplementos contienen "nutrientes esenciales de los cuales hay una profunda deficiencia en la alimentación occidental". Procure tomar alrededor de 5,000 miligramos de LNA en forma de suplementos.

PRÍMULA NOCTURNA: ***Otra alternativa aceitosa***

Este suplemento, que se hace de las semillas de la planta de la prímula (primavera) nocturna, es rico en GLA, el ácido graso del cual las personas tienen la mayor deficiencia, dice el Dr. Prosch. Él sugiere tomar seis cápsulas (que contengan de 240 a 270 miligramos de GLA) de aceite de prímula nocturna *(evening primrose oil)* al día.

Puede disminuir esta dosis a la mitad después de cuatro a seis meses, dice. Agrega que hay formas más baratas de GLA en el mercado pero advierte que no producen los mismos resultados que el GLA que se obtiene del aceite de prímula nocturna.

ACEITES HIDROGENADOS: ***Es indispensable evitarlos***

Los aceites hidrogenados interfieren con el metabolismo de los ácidos grasos, dice el Dr. Prosch. Estos aceites se encuentran en la margarina, la mantequilla de cacahuate (maní), la mayoría de los aceites para cocinar y muchos otros productos procesados, como las frituras *(chips)*, los productos horneados y los aliños (aderezos) para ensaladas. (Puede comer la mantequilla de cacahuate natural molida en fresco que venden en las tiendas de productos naturales sin problemas, dice). Evite los alimentos cuya etiqueta incluya la palabra *"hydrogenated"*, aconseja.

Digitopuntura para aliviar el dolor... articulación por articulación

Puede usar algunas técnicas sencillas que consisten en hacer presión en puntos específicos para aliviar rápidamente el dolor en las articulaciones. Los remedios de la digitopuntura cuerpomente *Jin Shin Do* combinan la digitopuntura tradicional con la respiración y la visualización, dice Deborah Valentine Smith, una terapeuta de masaje con licencia e instructora sénior de *Jin Shin Do* de West Stockbridge, Massachusetts.

"Estas técnicas poderosas pueden brindar alivio a corto y largo plazo al llevar *chi* o energía vital al área de la articulación —dice Smith—. Esto promueve el flujo de sangre, la cual lubrica las articulaciones, arrastra las toxinas y disminuye el dolor, la hinchazón y la inflamación". (Para encontrar la ubicación exacta de los puntos, vea "Una guía ilustrada de los puntos de digitopuntura" en la página 656).

Si tiene problemas para encontrar cualquiera de los puntos en estos ejercicios, dice, no se preocupe. Sólo coloque la palma de su mano sobre el área. Hacer presión sobre el punto exacto produce un efecto más poderoso, pero el cuerpo también responde a dónde y cómo enfoca su atención y su respiración.

Aunque estas técnicas pueden ayudar a aliviar el dolor a medida que se va presentando, son más benéficas cuando las agrega a su rutina diaria, aconseja Smith.

RESPIRACIÓN DESDE EL HARA: ***Para incrementar su chi***

En la medicina china, que es la fuente de la filosofía y la práctica de la digitopuntura, el *hara* es un área que está debajo del ombligo que actúa como un depósito para el *chi* del cuerpo.

"La artritis a menudo es causada por una combinación de factores que incluyen el agotamiento o bloqueo del *chi*, generalmente provocado por lo que en Occidente llamamos tensión o estrés —dice Smith—. La respiración desde el *hara* crea reservas de *chi* en su cuerpo".

Primero, coloque su mano con la palma hacia abajo, justo debajo de su ombligo. Luego, inhale, expandiendo su vientre hacia su mano. Imagine que con cada respiración, está depositando vitalidad o una fuerza de vida en su vientre y concéntrela ahí mientras exhala, sintiendo cómo se aplana su vientre.

"Realizar esta técnica sencilla durante unos cuantos minutos al día puede incrementar su *chi*, logrando que esté disponible en su cuerpo para que circule y calme el dolor de las articulaciones", dice Smith.

ID3: ***Para dejar que fluya su chi***

En la digitopuntura, la columna es un cruce importante de los meridianos, que son los caminos o líneas a lo largo de los cuales circula el *chi* en el cuerpo.

"Si usted aumenta el flujo de *chi* en la columna, incrementa el flujo de *chi* en el cuerpo entero y por lo tanto, puede aliviar el dolor de la artritis por todo el cuerpo", dice Smith.

Enrolle una toalla de mano a lo largo para formar un tubo (Smith dice que debe ser lo suficientemente larga como para abarcar la longitud de su columna). Acuéstese sobre una cama colocando la toalla debajo de su espalda al lado derecho de su columna, de modo que quede paralela a su columna y directamente por debajo del borde del músculo que corre a lo largo de la misma.

Mientras esté recostado, respire profundamente y presione un punto

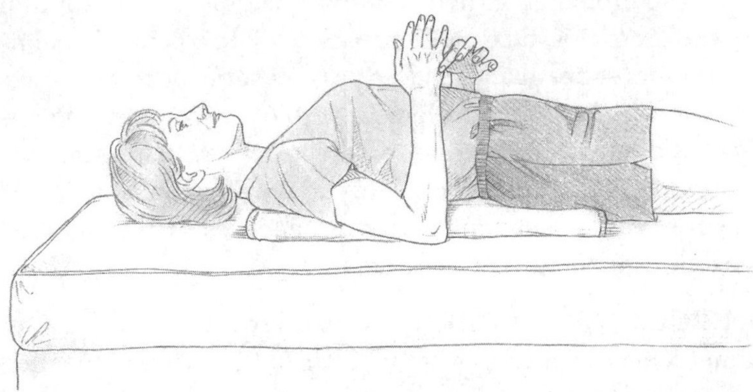

que está en el borde externo de su mano derecha (el lado que usaría para dar un golpe de karate). Este punto, que se conoce como ID3, se encuentra debajo del nudillo que está debajo del dedo meñique; presione hacia arriba hacia el nudillo y a un ligero ángulo hacia su cuarto dedo. Los puntos de digitopuntura son más sensibles que las áreas que los rodean, dice Smith. Presione hasta que sienta una sensibilidad muy clara.

Mantenga la presión durante cuatro o cinco respiraciones o el tiempo que usted quiera, dice Smith. (Sólo debe usar la toalla si puede respirar cómodamente hacia el área). Luego mueva la toalla al lado izquierdo de su columna y presione el punto en su mano izquierda.

R6 Y V62: ***Para aliviar el dolor y la tensión en la columna o las caderas***

La siguiente técnica sencilla circula *chi* medular y es particularmente buena para la artritis en la columna o las caderas, aunque también mejorará el flujo de *chi* hacia todo el cuerpo. Dado que usted mismo determina su propio nivel de comodidad, asegura Smith, puede usar esta técnica incluso si la artritis limita sus movimientos.

Siéntese en cualquier silla cómoda y deje caer su cabeza hacia adelante. La meta que debe perseguir es que con el tiempo pueda doblarse desde las caderas hasta que su pecho toque la parte superior de sus muslos y pueda hacer presión sobre unos puntos de digitopuntura que están en sus tobillos. Haga sólo lo que le sea cómodo, aconseja Smith, incluso si sólo puede inclinar la cabeza al principio. (Si se siente mareado en cualquier momento mientras hace este ejercicio, siéntese derecho y espere a que le pase).

Respire hacia el área del *hara* que está justo por debajo de su ombligo, enviando la respiración desde ahí hacia cualquier área de rigidez o dolor

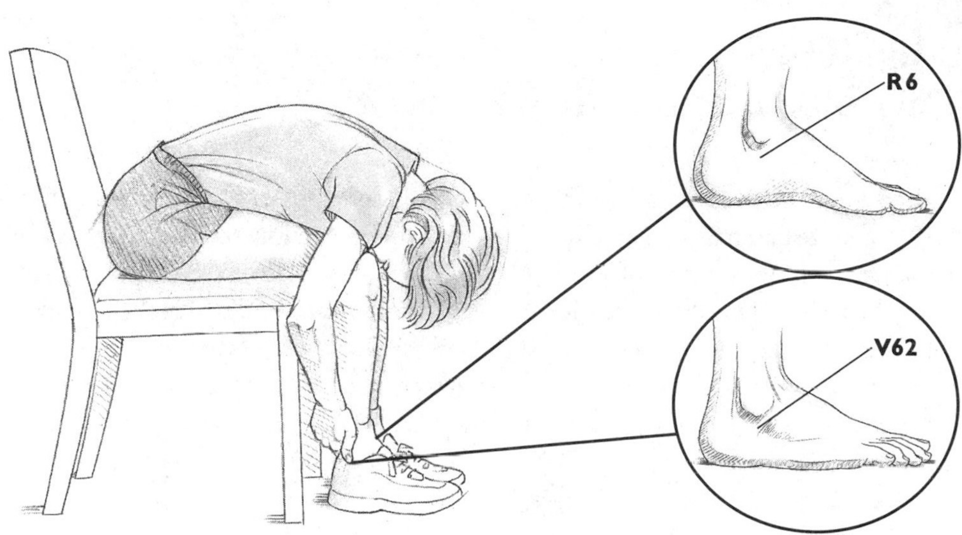

en su columna. Conforme exhale, gradualmente inclínese más, estirando y alargando su columna e imagine que está enviando la respiración a los dedos de sus pies, dice Smith. (También puede comenzar descansando sus brazos sobre sus muslos para darle apoyo a su torso. Gradualmente, deje caer sus brazos a los lados de sus muslos y luego hacia abajo por sus piernas).

Cuando ya pueda inclinarse lo suficiente como para tocar sus tobillos, use la punta de un dedo o su pulgar para presionar un punto de digitopuntura (llamado R6) que está 1 pulgada (2.5 cm) por debajo del pico del huesito interno del tobillo. Smith sugiere que haga esto en ambos tobillos al mismo tiempo. Mientras esté haciendo presión, sentirá mayor sensibilidad en el punto sobre el cual está haciendo presión y eventualmente sentirá calor en su columna o en los dedos de los pies, agrega.

Mantenga una presión constante sobre estos puntos durante cuatro o cinco respiraciones profundas o durante el tiempo que le sea cómodo, dice Smith.

Luego, ubique los puntos que están en la parte externa de sus tobillos (llamados V62), alrededor de media pulgada (1.3 cm) por debajo de los picos de los huesos del tobillo y justo por debajo del borde de los huesos. De nuevo, haga presión sobre ambos puntos al mismo tiempo y durante el mismo período, dice Smith.

Si es posible, rodee sus tobillos por detrás o por delante con las manos de modo que pueda aplicar presión sobre todos los cuatro puntos

Use la relajación para aliviar el estrés... y el dolor que produce la artritis

El estrés, que es sentirse tenso en respuesta a un problema o dificultades, aumenta el dolor que provoca la artritis al tensar los músculos, dice Hope Gillerman, una instructora certificada de la Técnica Alexander (un tipo de reeducación de la postura y los movimientos) en la ciudad de Nueva York.

Sin embargo, no es necesario que le den un masaje para relajar sus músculos y romper con el ciclo de estrés y dolor. Aquí le enseñamos una técnica muy sencilla para ayudarle a relajarse y conseguir ese alivio tan necesario a cualquier hora del día o de la noche, dice Gillerman.

Recuéstese boca arriba sobre una colchoneta, una cobija o una alfombra. Doble sus rodillas de modo que sus pies estén planos sobre el piso, separados de manera que queden alineados con sus caderas y más o menos a una distancia de 12 pulgadas (30 cm) de sus caderas. Mantenga sus hombros sobre el piso pero eleve ligeramente su cabeza ya sea con una almohada firme o con dos o tres libros de bolsillo. Descanse cómodamente sus manos sobre sus costillas, con los codos hacia los lados.

Esta postura permite que su espalda inferior caiga sobre el piso y la espalda inferior es un lugar donde la mayoría de la gente guarda mucha tensión. Esta

---

a la vez, como se muestra en la ilustración en la página anterior. (Si hace este ejercicio con alguien más, puede pedirle a su compañero que haga presión sobre los cuatro puntos mientras usted se sienta en la silla y se inclina hacia adelante, dice Smith).

CT5: ***Para calmar el dolor en sus dedos, muñecas y brazos***

Uno de los mejores puntos para aliviar esta área del cuerpo es el CT5, dice Smith. Para ubicarlo, use lo que ella llama una pulgada corporal, que equivale al ancho de su pulgar a la altura del nudillo.

El punto se encuentra en la parte externa de su brazo superior, a dos pulgadas corporales del pliegue de la muñeca y justo a la mitad de su brazo, entre los dos huesos. Mantenga presionado este punto durante uno a dos minutos o más tiempo si todavía se sigue sintiendo cómodo, dice Smith.

Presione con la suficiente fuerza como para sentir la presión pero no tan duro que sienta tensión en su mano. "Es posible que las personas con artritis no puedan ejercer mucha presión —dice—. Pero no importa;

posición también ayuda a relajar los músculos del cuello, que es otra área que generalmente está tensa. Mientras esté recostado sobre el piso, enfoque su atención en su cuello y espalda inferior e imagine cómo se van tornando cada vez más suaves.

"Este ejercicio es muy bueno para cualquier tipo de dolor causado por la artritis, particularmente para la artritis en la columna, los hombros, los brazos o las manos", dice Gillerman. Ella recomienda hacerlo durante 15 minutos cada mañana como parte de una rutina de estiramiento o en la noche para 'desestresarse' al final del día. "No espere a que se acumule la tensión", dice. Puede hacerlo durante la noche si el dolor lo despierta (sólo sálgase de la cama y recuéstese en el piso) o en cualquier momento que estén adoloridas sus articulaciones.

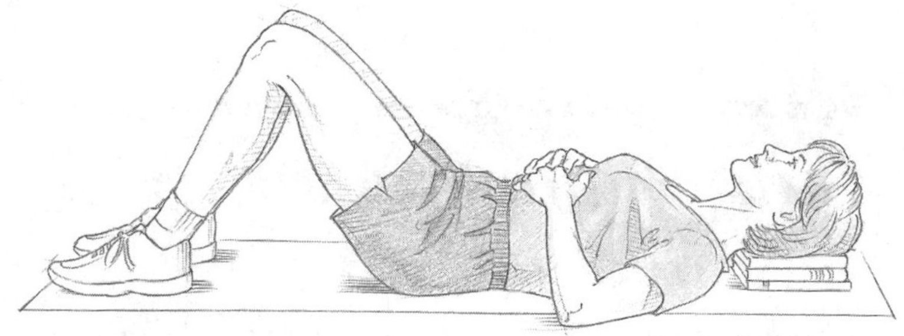

pueden tan sólo sostener el área con suavidad". Si también tiene dolor en el otro brazo, repita la técnica en ese brazo.

VB41: ***Para aliviar el dolor en sus pies o en los dedos de los pies***

El punto VB41 se encuentra en la parte superior de su pie entre el cuarto y el quinto dedo (su pulgar es su primer dedo del pie).

Comenzando en la membrana que está entre los dedos de los pies, deslice los dedos de su mano entre los huesos (los metatarsos) hacia su tobillo. Encontrará una saliente en el lugar donde se unen esos huesos; el punto se encuentra en esa saliente y generalmente estará muy sensible. Presione durante uno a dos minutos, dice Smith. De nuevo, si le duelen los dos pies, repita estos pasos en el otro pie.

CT5 O VB41: ***Para aliviar el dolor en sus articulaciones grandes***

Si usted tiene dolor en los hombros, codos, rodillas o caderas, comience sosteniendo la palma de su mano sobre el área que le duela. Luego, presione cualquiera de los dos "puntos distales" —CT5 o VB41—

antes descritos, dice Smith. Si puede presionar el área específica de dolor y el punto distal al mismo tiempo, hágalo. Si no, puede presionar uno y luego el otro, respirando hacia cada uno cuatro o cinco veces.

Si no puede alcanzar un área o punto con sus manos, siempre podrá llegar a ellos con su respiración. Imagine que respira espacio, facilidad, luz, alegría, calidez o frialdad hacia el área que le molesta, expulsando cualquier dolor o tensión. A medida que exhale, imagine que envía la respiración al punto distal relevante o hacia afuera por los dedos de sus manos o de sus pies.

"Esta técnica es como dibujar conectando los puntos —dice Smith—. Al estar consciente tanto del sitio del dolor como del punto de digitopuntura, el *chi* analgésico se mueve a lo largo de los meridianos y a través de las articulaciones".

Antiinflamatorios naturales para el **asma**

Si usted recurre a la medicina convencional para curar su asma, el remedio puede ser peor que la enfermedad, dice Richard Firshein, D.O., un osteópata de la ciudad de Nueva York.

"Yo creo que el enfoque que la medicina moderna ha seguido para tratar esta afección ha sido lamentablemente inadecuado y ha estado mal encaminado —dice el Dr. Firshein—. Los medicamentos para el asma a menudo hacen que empeore la enfermedad en el largo plazo, debido a que tratan los síntomas y no el problema, y pocos doctores han desarrollado el tipo de programa completo de tratamiento que pone énfasis en curar y prevenir".

El método que emplea el Dr. Firshein es un programa completo y algunos aspectos del mismo requieren de pruebas médicas y la supervisión de un doctor. Pero muchos de sus métodos potentes para controlar el asma son remedios alternativos caseros

GUÍA DE CUIDADOS PROFESIONALES

Precaución: *Debe usar los remedios alternativos presentados en este capítulo sólo como parte de un plan de tratamiento guiado y supervisado por un doctor en medicina calificado que esté trabajando en asociación con un profesional en terapias alternativas calificado, los cuales deberán tener experiencia en el cuidado de su afección. Hable con su médico convencional antes de cambiar o suspender cualquier tratamiento médico o medicamento convencional y mantenga informados a todos sus médicos y/o profesionales en terapias alternativas de todos los tratamientos que esté recibiendo.*

El asma es una afección crónica y complicada que requiere cuidados profesionales de un médico que tenga experiencia en su tratamiento, dice Richard Firshein, D.O., un osteópata de la ciudad de Nueva York. Esto es particularmente importante porque las personas con asma necesitan llevar un registro de muchas cosas al mismo tiempo: los efectos de los medicamentos, los factores que provocan ataques como las alergias y una alimentación adecuada para asegurarse de que estén obteniendo todos los nutrientes que necesitan.

Si usted presenta falta de aliento, accesos severos de tos, jadeo, compresión en el pecho, bostezos excesivos o fatiga extrema, póngase en contacto con su médico en seguida, dice el Dr. Firshein. Si está sufriendo un ataque de asma, use de inmediato el inhalador que le haya recetado su doctor y luego, si es posible, aléjese de lo que haya provocado el ataque. Si todavía no puede respirar con facilidad, llame al servicio de emergencia 911 o pídale a alguien que lo lleve a una sala de urgencias de inmediato.

que casi cualquier persona con asma puede usar de manera segura y eficaz.

MAGNESIO: *Le abre paso al aire*

"Si yo tuviera que recomendar un solo nutriente para las personas con asma, sería magnesio", dice Dr. Firshein. Este mineral actúa como un broncodilatador natural, lo que significa que relaja y abre el conducto bronquial, que es la vía aérea que va hacia los pulmones que se constriñe durante los ataques de asma. Recomienda tomar un suplemento diario de 500 miligramos ya sea de aspartato de magnesio *(magnesium aspartate)* o de citrato de magnesio *(magnesium citrate)*. Usted puede tomar este suplemento cada día durante seis meses, sugiere.

ÁCIDOS GRASOS: *Disminuya la inflamación pulmonar*

Los pulmones se inflaman durante los ataques de asma, lo cual dificulta la respiración. Para bajar la inflamación naturalmente, opte por los ácidos grasos omega-3 que se encuentran en el pescado y el aceite de semilla de lino.

"El asma consiste tanto de una respuesta inflamatoria aguda como de una reacción inflamatoria secundaria de fase tardía que puede ocurrir hasta 24 horas después y puede durar semanas —explica el Dr. Firshein—. Actualmente se cree que la respuesta de fase tardía es la causa del asma crónico y de los daños que sufren los tejidos, pero esta respuesta puede ser impedida por los ácidos grasos omega-3".

Él recomienda comer pescados de agua fría que sean ricos en ácidos grasos omega-3, como salmón, atún y caballa (escombro), tres o cuatro veces a la semana. También es una buena idea tomar seis cápsulas de aceite de pescado (las cápsulas generalmente son de 1,000 miligramos cada una) al día.

Si no come pescado, incremente la dosis a 12 cápsulas de aceite de pes-

El médico que se curó a sí mismo

El doctor casi muere de asma.

Richard Firshein, D.O., acababa de salir de la sala de urgencias, donde fue a parar después de que su aerosol medicinal no pudo detener un ataque de asma. Los doctores lo estabilizaron y le dieron de alta. Estaba parado en la esquina afuera del hospital, cuando un camión se detuvo frente a él y le echó humo del escape en su cara. Él respiró el humo... y otra vez dejó de respirar.

De regreso en la sala de urgencias, lo conectaron a una solución intravenosa llena de esteroides y otros fármacos potentes. Su respiración estaba tan limitada que ni siquiera estaba jadeando; prácticamente no había aire en sus pulmones.

El Dr. Firshein, un osteópata de la ciudad de Nueva York, sobrevivió este ataque de asma casi mortal, pero pasó a formar parte de una estadística aterradora. La tasa de mortalidad a causa del asma ha crecido más del doble desde 1978.

Después de 20 años de usar medicamentos para el asma que no lograban mejorar su estado, el Dr. Firshein decidió tratar su asma por su propia cuenta, de manera natural y sin el uso excesivo de medicamentos.

Funcionó. Pudo controlar su asma usando suplementos nutricionales, alimentos integrales nutritivos, hierbas, ejercicio y técnicas de respiración y de cuerpo-mente, así como evitando los alergenos que podrían provocarle ataques. Luego comenzó a ofrecer su programa alternativo (parte del cual ha sido descrito en este capítulo) a sus pacientes con asma, un grupo de personas que ya suman los miles.

cado al día. Si usted es vegetariano o simplemente no quiere consumir aceite de pescado (a muchas personas les desagradan los eructos con olor a pescado que a veces ocurren después de tomar las cápsulas), puede probar el aceite de semilla de lino (linaza, *flaxseed*), que también es rico en ácidos grasos omega-3. Tome tres cucharadas al día. Puede continuar con este régimen durante un año como máximo, sugiere el Dr. Firshein.

Sin embargo, debe tomar un par de precauciones. Alrededor del 10 por ciento de las personas con asma (aquellas que son sensibles a la aspirina) empeoran después de tomar aceite de pescado. Si usted es sensible a la aspirina, tome aceite de pescado sólo con la autorización y bajo la supervisión de su médico. Asimismo, si usted presenta un alto riesgo de sufrir un derrame cerebral además de padecer asma, hable con su médico antes de tomar aceite de pescado, dice el Dr. Firshein, ya que el aceite de pescado puede incrementar el riesgo de sufrir un derrame cerebral en algunas personas.

ANTIOXIDANTES: ***Combata a los radicales libres que dañan su cuerpo***

Su cuerpo naturalmente produce moléculas inestables llamadas radicales libres que dañan a las células y el nivel de radicales libres aumenta cuando hay una inflamación en el cuerpo. Debido a que el asma es una enfermedad inflamatoria, el Dr. Firshein tiene la teoría de que los radicales libres son los que causan gran parte del daño.

Una manera de controlar los radicales libres y limitar los daños que puedan causar es tomando suplementos que contengan antioxidantes como betacaroteno y vitaminas C y E. El Dr. Firshein recomienda tomar suplementos diarios que contengan 400 unidades internacionales (UI) de vitamina E, 3,000 miligramos de vitamina C (divididos en tres dosis) y 15 miligramos de betacaroteno. Puede tomar estos suplementos durante un año y puede hablar con su doctor sobre disminuir la dosis dependiendo de su propio avance.

N-ACETILCISTEÍNA: ***Para recoger los radicales libres***

El aminoácido llamado n-acetilcisteína (n-acetylcisteine o *NAC* por sus siglas en inglés) es un poderoso cazador de radicales libres, dice el Dr. Firshein. "También es un aminoácido que interviene en la síntesis del glutatión, que es uno de los extintores de radicales libres más potentes que le están disponibles al cuerpo", dice. La NAC incluso ayuda a prevenir que la mucosidad se acumule en los pulmones. Él recomienda tomar 500 miligramos de NAC dos veces al día.

La dieta antiasma

"Siendo un asmático yo mismo y como un doctor que trata a personas con asma, he encontrado que ciertos alimentos pueden producir beneficios significativos", dice el Dr. Richard Firshein, D.O., un osteópata de la ciudad de Nueva York. Estas son sus recomendaciones.

• Pescado, el cual contiene aceites que disminuyen la inflamación de las vías aéreas que produce el asma.
• Cebolla, jengibre y ajo, los cuales fortalecen al sistema inmunitario y cayena, que hace menos espesa la mucosidad.
• Frutas y verduras, que contienen dosis abundantes de fitoquímicos. Estos componentes curativos que contienen los alimentos ayudan a controlar los radicales libres dañinos. Trate de comer al menos seis raciones de cada una todos los días.
• Verduras del mar, que brindan grandes cantidades de proteína y minerales. Estos incluyen *arame*, *dulse*, *hijiki*, *kombu* y *nori* y están disponibles en las tiendas de productos naturales, las tiendas de productos *gourmet* y los supermercados de comida asiática.
• Alimentos integrales nutritivos, que a diferencia de los alimentos refinados y procesados, suministran la mejor variedad de nutrientes, azúcares complejos, almidones y fibra, dice el Dr. Firshein.
• El té verde asiático, que contiene sustancias que dilatan los conductos bronquiales. Sin embargo, evite el té verde si es sensible al moho.
• Alimentos ricos en magnesio, como *tofu*, germen de trigo, acelga, espinacas, amaranto, remolacha (betabel), quimbombó (quingombó, calalú) y brotes (germinados) de frijol (habichuela). El magnesio relaja los conductos bronquiales.
• Alimentos ricos en vitamina C y betacaroteno, como verduras de hojas color verde oscuro, cantaloup (melón chino) y *squash*. Estas dos vitaminas ayudan a combatir la inflamación.
• Condimentos saludables, como *gomasio* (semillas de sésamo tostadas y sal de mar), jugo de limón, especias frescas, mostaza *Dijón* y *tamari* bajo en sodio y libre de conservantes, el cual es similar a la salsa de soya. Los condimentos altos en grasas y altos en sal no son saludables para las personas con asma (¡y tampoco para las personas sin asma!).

QUERCETINA: ***Ayuda para las alergias***

Las alergias a menudo empeoran el asma, dice el Dr. Firshein. Si usted tiene alergias, él recomienda tomar quercetina, un compuesto de la familia de los bioflavonoides. "Las propiedades antialérgicas y antihistamínicas de la quercetina están científicamente bien documentadas", dice. Él aconseja tomar 100 miligramos de quercetina tres veces al día. Recomienda que tome quercetina durante un máximo de seis meses, especialmente durante la temporada de alergias.

COLEO: ***Relaja los músculos bronquiales***

La hierba coleo *(coleus)* ha sido empleada durante siglos por los profesionales de la medicina ayurvédica, que es un sistema ancestral de curación natural de la India, para relajar las vías aéreas. El Dr. Firshein recomienda comprar un producto estandarizado que contenga un 18 por ciento de forscolina *(forskoline)*, que es el principio activo del coleo. Tome 50 miligramos dos o tres veces al día durante un período de un año como máximo, dice. Debido a que el coleo puede aumentar los efectos de algunos medicamentos para el asma, debe hablar con su doctor antes de tomar esta hierba.

REGALIZ: ***Similar a los esteroides***

En su forma pura, el regaliz (orozuz, *licorice*) es un antiinflamatorio, brindando un "efecto parecido al del cortisol", dice el Dr. Firshein. (El cortisol es un fármaco comúnmente usado para controlar la inflamación del asma). Él aconseja usar la forma desglicirricinada de regaliz (llamado *DGL* por sus siglas en inglés), ya que esta forma no eleva la presión arterial de la manera en que otras formas de regaliz lo hacen. Tres veces al día, agregue de 20 a 40 gotas dc tintura de regaliz a una taza de agua caliente y déjela que se enfríe a temperatura ambiente antes de tomársela, aconseja.

ORTIGA: ***Para aliviar las alergias***

"Yo uso ortiga en los pacientes con asma que también tienen problemas en los senos nasales o alergias nasales", dice el Dr. Firshein. Esta hierba contiene una forma de histamina que ayuda a controlar las reacciones alérgicas. Él recomienda tomar dos cápsulas de 400 miligramos tres veces al día.

"Tiene que tener cuidado de comprar una buena marca de ortiga *(nettle)*, idealmente una que haya sido adecuadamente cosechada en la primavera —agrega—. En la primavera es cuando están presentes los compuestos potentes de las hojas de la ortiga".

RESPIRACIÓN: ***Para parar una ataque***

Concentrarse en respirar correctamente puede ayudar a detener un ataque de asma. Esto funciona de varias maneras. Al aspirar más aire hacia sus pulmones, relajar su cuerpo y controlar la ansiedad y el pánico, puede disminuir significativamente la severidad de los ataques. Esto es lo que el Dr. Firshein recomienda.

Siéntese tan pronto como le empiece a dar un ataque. Ponga una mano sobre su estómago, con la palma abierta y plana contra su estómago. Use el pulgar y el dedo índice de su otra mano para sentir el punto del pulso en la muñeca opuesta. Permita que su cuerpo se relaje. Luego, sincronice su respiración con su frecuencia cardíaca. Cada siete latidos del corazón, inhale. Después de nueve latidos, exhale. Expulse el aire con los labios fruncidos hasta que todo el aire haya salido. Deje que su cuerpo sienta el ritmo de su respiración y de su corazón. Siga respirando de esta manera durante 10 a 15 minutos. Este ejercicio es muy calmante y puede ayudar a evitar que un ataque empeore, dice el Dr. Firshein.

EJERCICIO: ***De lo bueno, poco***

Las personas con asma casi siempre obtienen beneficios de hacer algún tipo de ejercicio aeróbico con regularidad. Pero el Dr. Firshein cree que el mejor método es hacer ejercicio durante períodos breves pero intensos. "Yo he encontrado que los ciclos breves e intensos de ejercicio y relajación a menudo son benéficos para las personas asmáticas, cuya capacidad pulmonar puede no ser excelente y quienes pueden tener miedo a hacer ejercicio durante períodos prolongados", dice.

- Primero, use su medidor de flujo respiratorio pico (un dispositivo que mide la capacidad respiratoria) para verificar sus niveles. Su doctor puede ayudarle a decidir qué tipo y tamaño de medidor es mejor para usted y cuáles son las lecturas que debe tratar de lograr, dice el Dr. Firshein.
- Haga ejercicio durante cinco minutos, ya sea caminar, correr, andar en una bicicleta estacionaria, saltar la cuerda o cualquier ejercicio aeróbico que usted prefiera y luego vuelva a tomarse una lectura. Relájese hasta que su nivel vuelva a la normalidad. Esto cuenta como un ciclo.
- Luego comience otro ciclo. Puede hacer tantos ciclos como quiera durante cualquier sesión de ejercicio, pero trate de llegar a un mínimo de cuatro ciclos de cinco minutos cada uno, dice el Dr. Firshein. Eso le brindará el máximo beneficio aeróbico, dice.

Algunas personas con asma quizá encuentren necesario usar un inhalador antes de hacer ejercicio. Puede que otras necesitan tomar intal *(Cromolyn)* o tilade *(Nedocromil)*, que son fármacos que se usan para controlar el asma inducido por el ejercicio, dice el Dr. Firshein. Hable con su doctor para ver qué es lo mejor para usted, aconseja.

MEDICAMENTOS: ***Aprenda a administrarlos***

Muchas personas con asma eventualmente tendrán que tomar esteroides, ya sea inhalados o por la vía oral, para controlar la inflamación en los pulmones. Estos medicamentos se conocen como la principal opción en fármacos para tratar el asma. ¡Pero qué opción!

"Los esteroides, cuando se toman a largo plazo, pueden dañar, destruir o afectar de manera irreversible prácticamente a todos los órganos del cuerpo", dice el Dr. Firshein. Como parte de ese daño, despojan al cuerpo de una variedad de nutrientes.

Las personas que hacen cambios en su estilo de vida para tratar el asma pueden llegar a dejar de tomar esteroides por completo (por supuesto, con la autorización de sus médicos). Sin embargo, antes de que esto ocurra, necesita reponer los nutrientes que los esteroides se roban. "No puedo hacer suficiente énfasis en la importancia de este paso", dice el Dr. Firshein.

- Potasio: Tome tres cápsulas de 100 miligramos al día (bajo la supervisión de su médico) y coma frutas ricas en potasio, como plátanos amarillos (guineos).
- Proteína: Coma más pescado, leche y soya y considere tomar diariamente una bebida hecha con proteína en polvo, siguiendo las instrucciones que aparezcan en la etiqueta del producto.
- Calcio y magnesio: Tome 500 miligramos de citrato de calcio y 500 miligramos de citrato de magnesio o aspartato de magnesio al día.

También debe asegurarse de tomar algunos de los demás suplementos recomendados en este capítulo, particularmente aceite de pescado o aceite de semilla de lino, vitaminas C y E y betacaroteno.

Remedios que hacen agua la boca para aliviar la **boca reseca**

Un episodio temporal de resequedad bucal no es para preocuparse. De hecho, eso es lo que probablemente está causando su problema en primer lugar: la preocupación. El estrés y el nerviosismo pueden hacer que su boca termine sintiéndose como el desierto del Sahara. Si este es el caso, aquí le damos unas cuantas sugerencias de los profesionales en terapias alternativas para ayudar a aliviar la resequedad bucal ocasional.

RESPIRACIÓN: ***La solución de Darth Vader***

Usted puede solucionar la resequedad de boca causada por el estrés respirando por la nariz, dice John Douillard, D.C., un quiropráctico, experto en Ayurveda (que es un sistema ancestral de curación natural de la India) y director de LifeSpa en Boulder, Colorado.

"Sólo inhale y exhale profundamente por la nariz durante aproximadamente 10 minutos", dice. Según los principios ayurvédicos, este método de respiración llena la parte baja de sus pulmones, lo que a su vez activa al sistema nervioso parasimpático, que es la parte de su sistema nervioso que lo tranquiliza.

También dice que se debe constreñir un poco la parte trasera de la garganta mientras respira, para que las inhalaciones suenen como las del famoso personaje de la película *La guerra de las galaxias* llamado Darth Vader. "Esto tensa los músculos abdominales inferiores y le da masaje al nervio vago, lo cual también disminuye el estrés físico", dice el Dr. Douillard.

Alivio para la resequedad bucal crónica

Muchos casos de resequedad bucal crónica tienen un origen médico, son el resultado de una enfermedad, son causados por los efectos secundarios de algún fármaco o son provocados por

GUÍA DE CUIDADOS PROFESIONALES

La resequedad de boca, que en esencia es una falta de saliva, puede ser un síntoma de muchas enfermedades serias, como diabetes, leucemia, anemia perniciosa, síndrome de Sjögren, enfermedad de Hodgkin y SIDA. También es un efecto secundario común de cientos de medicamentos que se venden con y sin receta, dice Flora Parsa Stay, D.D.S., una dentista de Oxnard, California.

La resequedad de boca es un desastre oral. La lengua le arde. Tiene mal aliento. Las esquinas de su boca se agrietan. Debido a que el ácido que producen las bacterias hace que se carien los dientes y se erosionen las encías, las caries se multiplican y las enfermedades de las encías se esparcen por todos lados. Y esos son sólo algunos de los síntomas posibles.

Obviamente, la resequedad bucal crónica es un problema médico que requiere de atención médica profesional. Si usted ha notado una disminución constante en su saliva durante varias semanas, especialmente después de haber probado los remedios que se ofrecen en este capítulo, consulte a un médico de inmediato para que le haga un diagnóstico y le indique los cuidados pertinentes, recomienda la Dra. Stay.

la radioterapia que se administra para tratar el cáncer. Si su boca está crónicamente reseca, necesita buscar atención médica profesional. Pero los profesionales en terapias alternativas sugieren diversas maneras de ayudar a prevenir y aliviar los síntomas de la resequedad bucal que funcionan tan bien como los humectantes y sustitutos de saliva que están disponibles en las farmacias.

COENZIMA Q_{10}: ***Para que nuevamente entre en circulación***

En muchas personas, esta sustancia mejora la circulación hacia todas las áreas del cuerpo, incluyendo la boca, cree Flora Parsa Stay, D.D.S., una dentista de Oxnard, California. Para aquellas personas con resequedad bucal crónica, mejorar la circulación puede ayudar a impedir el mal aliento, las caries, y las enfermedades de las encías, que son tres síntomas comunes de este problema. Ella recomienda 60 miligramos al día si ya presenta estos síntomas y de 10 a 30 miligramos al día como dosis preventiva.

VITAMINA C: ***Para reparar los tejidos***

Todos los tejidos que hay en la boca, incluyendo la lengua, las encías, la parte interna de los cachetes y los labios, se dañan cuando uno padece resequedad bucal crónica. Para ayudar a prevenir y reparar esos daños, necesita tomar cantidades adicionales de vitamina C, dice la Dra. Stay. Ella recomienda un consumo diario de 2,000 miligramos.

VITAMINAS B: ***Bote las bacterias***

La mayoría de los síntomas que produce la resequedad de boca son causados por bacterias. Para combatirlas, necesita aumentar la fortaleza de su sistema inmunitario y eso es justo lo que hacen las vitaminas del complejo B. La Dra. Stay sugiere hablar con su doctor sobre tomar un suplemento diario que contenga 100 miligramos de las principales vitaminas del complejo B, como tiamina, niacina, riboflavina y vitamina B_6.

HIDRASTE: ***Un humectante natural***

Para mantener su boca húmeda y aliviar las encías inflamadas, enjuáguese la boca con un enjuague bucal de hidraste (sello dorado, acónito americano, *goldenseal*) antes de irse a acostar, dice la Dra. Stay. Prepare una taza de infusión de hidraste, déjela enfriar y mézclele una cucharadita de bicarbonato de sodio, el cual también ayuda a bajar la inflamación. Utilice esta solución como enjuague bucal cada noche, haciendo buches en su boca durante el mayor tiempo posible antes de escupirla, aconseja la Dra. Stay.

HOMEOPATÍA: ***Un auxiliar útil***

El remedio homeopático llamado *Natrum muriaticum* es particularmente eficaz cuando hay grietas en las esquinas de la boca y cuando se ha perdido el sentido del gusto, que es un síntoma común de la resequedad de boca, dice la Dra. Stay. Tome la potencia 30C de este remedio, disolviendo una tableta debajo de su lengua al día.

ÁLOE VERA: ***Para aliviar las encías inflamadas***

El gel de áloe vera (sábila, acíbar) puede aliviar las encías sensibles, inflamadas y que arden, dice la Dra. Stay. Coloque un poco de

Homeopatía para la boca reseca a causa de la radiación

La radioterapia para pacientes con cáncer puede lisiar las glándulas salivales, causando una resequedad de boca severa. Para ayudar a aliviar el problema, tome la potencia 200X de un remedio homeopático llamado *X-Ray*, dice Flora Parsa Stay, D.D.S., una dentista de Oxnard, California. Disuelva una tableta debajo de su lengua durante la radioterapia y tome una tableta tres veces al día entre cada tratamiento.

gel de áloe vera 100 por ciento puro en un hisopo (escobilla) de algodón y aplíqueselo suavemente sobre las áreas inflamadas de sus encías. No coma ni beba nada durante al menos una hora después de aplicárselo. Quizá tenga dificultades para encontrar gel puro de áloe vera. El gel de una hoja recién cortada también funciona, dice la Dra. Stay.

AGUA: ***Una solución para personas de edad avanzada***

Entre las personas de más de 60 años de edad, una causa común de la resequedad de boca es que sencillamente no toman suficiente agua.

Si usted padece resequedad bucal crónica, necesita tomar cuando menos 12 vasos de agua al día (un total de 96 onzas o casi 3 litros), dice la Dra. Stay. Cómprese una botella de agua, téngala llena, llévela consigo y déle sorbos a lo largo del día.

Remedios naturales para acortar un episodio de **bronquitis**

Tiene la nariz congestionada y el dolor de garganta de un resfriado (catarro). Pero los virus que han invadido su cuerpo han decidido que les gustaría seguir con su viajecito y disfrutar un poco más de su tracto respiratorio. Entonces siguen avanzando por el camino del revestimiento mucoso de los bronquios, que son los conductos que llevan el aire desde la tráquea hasta los pulmones.

Ahora padece bronquitis aguda... y tiene esa tos dolorosa y persistente que la acompaña.

Los doctores convencionales dicen que no tiene otra opción más que esperar pacientemente los 7 a 10 días que dura un caso típico de bronquitis aguda, quizá tomando medicamentos que se venden sin receta para silenciar sus síntomas y permitirle estar un poco más cómodo.

Pero según Nedra Downing, D.O., una doctora en medicina

GUÍA DE
CUIDADOS PROFESIONALES

Si persisten sus síntomas durante más de 7 a 10 días y empieza a presentar fiebre, consulte a un médico de inmediato. Puede que padezca neumonía.

Asimismo, si empieza a presentar falta de aliento, empieza a expulsar cantidades mayores de mucosidad al toser o si nota un cambio de color en esta de transparente a amarilla, verde o negra, vaya a ver a su médico. Puede que padezca bronquitis bacteriana, la cual requiere tratamiento.

Por último, si padece alguna enfermedad pulmonar crónica como bronquitis crónica o enfisema o alguna enfermedad cardíaca y contrae bronquitis aguda, necesitará estar bajo la supervisión de un médico. Esta afección puede poner en peligro su vida.

alternativa de Clarkston, Michigan, uno puede acortar un episodio de bronquitis aguda sin tomar fármacos. Existen remedios caseros que hacen menos espesa la mucosidad para que pueda expulsarla con mayor facilidad al toser, además de otros que aumentan el poder antiviral de su sistema inmunitario.

N-ACETILCISTEÍNA: ***Para hacer menos espeso el moco***

El nutriente llamado n-acetilcisteína (*n-aceytlcisteine* o *NAC* por sus siglas en inglés) puede hacer menos espesa la mucosidad que está en sus bronquios para que sea más acuosa y así facilitar su expulsión al toser. Esta es la meta principal que se debe perseguir en un caso de bronquitis aguda. La Dra. Downing sugiere tomar dos dosis de 600 miligramos al día, una cuando despierte y una antes de irse a acostar, hasta que desaparezcan sus síntomas. Ella sugiere que siga tomando NAC durante varias semanas después para asegurar que haya desaparecido toda la mucosidad.

HOMEOPATÍA: ***Use Engystol antiviral***

El remedio homeopático llamado *Engystol-N*, fabricado por BHI y disponible sólo a través del profesional en el cuidado de la salud que le esté atendiendo, es un antiviral muy potente.

"Yo lo recomiendo a mis pacientes para todo tipo de problemas virales, desde resfriados y dolor garganta, hasta la bronquitis aguda viral", dice la Dra. Downing. (La bronquitis aguda también es ocasionalmente causada por bacterias). Siga la dosis que le recomiende su médico y continúe tomándolo hasta se hayan desaparecido los síntomas. La Dra. Downing normalmente recomienda disolver una pastilla debajo de la lengua tres veces al día o hasta seis veces al día durante episodios agudos.

ASTRÁGALO: ***Un expectorante excepcional***

El astrágalo es lo que los herbolarios llaman un expectorante, es decir, algo que le ayuda a expulsar la mucosidad al toser. Use de seis a ocho gotas de tintura de raíz de astrágalo *(astragalus)* disuelta en agua o tome una cápsula de 500 a 600 miligramos de la raíz pura tres veces al día, dice la Dra. Downing.

GRAVEDAD: ***Inclínese para mejorarse***

Pasar tiempo sobre una plancha inclinada y acojinada con los pies hacia arriba y la cabeza hacia abajo, puede ayudar a que suban las secreciones bronquiales. Coloque la plancha a un ángulo de 30 grados y acuéstese sobre ella durante 30 a 40 minutos dos veces al día.

"Tome astrágalo, luego recuéstese sobre la plancha inclinada y al cabo de 30 a 60 minutos, deberá estar expulsando grandes cantidades de flemas al toser", dice la Dra. Downing. Haga esto durante el tiempo que persistan sus síntomas.

ACEITE ESENCIAL DE TOMILLO: ***Un remedio vaporoso***

El aceite esencial de tomillo *(thyme essential oil)* también es útil para ayudar a sacar la mucosidad bronquial, dice la Dra. Downing. Vierta agua hasta la raya de llenado del pozo de un vaporizador que genere vapor caliente (no frío). Agregue unas cuantas gotas del aceite y encienda el vaporizador mientras usted esté en el cuarto.

HIDROTERAPIA: ***Mejórese más rápido con mostaza***

Otra buena manera de hacer menos espesa la mucosidad que hay en sus bronquios es cubriendo su pecho con un emplasto de mostaza, que se hace aplicando pasta de mostaza a una toalla húmeda y caliente, dice la Dra. Downing. Estas son las instrucciones que ella da.

- Mezcle ½ cucharadita de mostaza seca en polvo (disponible en los supermercados) con 3 a 4 cucharadas de harina blanca.
- Agregue suficiente agua para hacer una pasta no muy espesa.
- Unte la pasta sobre una toalla de cocina (no una toallita para la cara) y doble la toalla en un rectángulo que mida aproximadamente 3 por 6 pulgadas (7.5 por 15 cm), de modo que la toalla cubra la pasta. Nunca ponga la pasta directamente sobre su pecho; puede arderle, advierte la Dra. Downing.

• Coloque la toalla sobre su esternón (los bronquios están directamente por debajo de esa área).
• Llene una bolsa de agua caliente con agua caliente (pero no ardiendo) y colóquela directamente sobre la toalla.
• Déjese el emplasto durante al menos una hora, pero quíteselo si llega a estar demasiado caliente. Repita esto cada 3 a 4 horas hasta que se sienta mejor.

ALIMENTOS: ***Cuatro sugerencias útiles***

Lo que uno come y bebe durante un caso de bronquitis aguda puede actuar en beneficio o perjuicio suyo, señala la Dra. Downing. Esto es lo que ella recomienda.

• Aléjese de la leche, ya que muchas personas encuentran que la ingestión de leche u otros productos lácteos hace que produzcan más mucosidad. Si usted se encuentra dentro de esta categoría, elimine todos los productos lácteos de su dieta durante un episodio de bronquitis aguda, dice. Podrá reanudar sus hábitos alimenticios normales cuando ya esté bien.
• Beba cantidades abundantes de agua, o sea, ocho vasos de 8 onzas (240 ml) o más al día, para ayudar a hacer menos espesa la mucosidad.
• Evite el azúcar refinada, la cual debilita al sistema inmunitario.
• Aumente su consumo de alimentos picantes, como raíz fuerte (rábano picante), ajo, cebolla y chiles al primer indicio de una bronquitis aguda. "Estos alimentos picantes pueden ayudar a romper los tapones de mucosidad que hay en sus bronquios para que pueda expulsarlos al toser", comenta la Dra. Downing.

Alivio rápido para el dolor y la molestia de la **bursitis y tendonitis**

Estas dos afecciones son las medallas de honor de los guerreros de fin de semana.

La bursitis es la inflamación de una bursa, que es un saco lleno de líquido que sirve de cojín entre un músculo y la saliente ósea de una articulación, por ejemplo, el hombro, la cadera o la rodilla.

La tendonitis es la inflamación de un tendón, el cual conecta el músculo con el hueso. (Piense en el tendón de Aquiles, que conecta el músculo de su pantorrilla con el hueso de su talón).

La causa más común de ambos problemas es un uso excesivo repentino: Usted pasa todo el domingo pintando el estudio, jugando un partido extra de golf o limpiando el ático y cargando cajas de un lado para otro sin parar. Al día siguiente, despierta con un nuevo dolor. Los profesionales en terapias alternativas recomiendan que pruebe estos remedios suaves y naturales en lugar de ir corriendo por un analgésico que se venda sin receta.

HIELO: ***Masaje para un alivio agradable***

El hielo, o para ser más específicos, el masaje con hielo, es uno de los mejores tratamientos que puede darse durante las primeras 24 horas de que haya comenzado el dolor. Este masaje baja la inflamación, que es la verdadera fuente de su dolor, dice Rich Rieger, un terapeuta de masaje con licencia de Morgantown, West Virginia.

Rieger recomienda una bolsa de chícharos (guisantes, arvejas) congelados como la mejor herramienta para este trabajo. "Los chícharos son como un montón de pequeños cubos de hielo dentro de una bolsa y se pueden conformar al contorno exacto de su cuerpo", dice.

Cubra la bolsa con una capa delgada de algún material aislante, por ejemplo, la envoltura plástica que sirve para conservar alimentos. El truco está en evitar que la bolsa entre en contacto directo con su piel y al mismo tiempo lograr que el contacto real se mantenga lo suficientemente frío como para funcionar. Luego empiece a darse el masaje.

GUÍA DE CUIDADOS PROFESIONALES

Si usted tiene un caso de bursitis o tendonitis —quizá por habérsela pasado escribiendo a máquina durante horas todos los días o tal vez por una infección o lesión— que le dure más de cuatro días, necesita ir a ver a un doctor en medicina o a un osteópata, dice el Dr. David Edwards, un médico que incorpora la nutrición en su consulta en Fresno, California. El doctor encontrará la causa y colaborará con usted para diseñar un plan de tratamiento a largo plazo.

Una deficiencia dietética del mineral llamado manganeso puede conducir a la tendonitis crónica al causar que sus tendones se estiren anormalmente, dice el Dr. Edwards. Él sugiere que consulte a un doctor que esté familiarizado con la terapia nutricional y que pueda hacerle pruebas de sangre para medir el nivel que hay de este mineral en su sangre. Si los niveles son muy bajos, el doctor le puede recetar una dosis terapéutica de manganeso para fortalecer sus tendones.

Debe recibir una dosis alta hasta que sus niveles de sangre se normalicen, un proceso que puede tardar unas cuantas semanas. Después de eso, deberá recibir una dosis de mantenimiento para prevenir que se vuelva a presentar el problema. Sin embargo, el Dr. Edwards advierte que nadie debe tomar dosis altas de manganeso a menos que sea con la autorización y bajo la supervisión de un médico.

Si le duele la rodilla, frote suavemente los lados de la articulación con la bolsa de chícharos; ahí es donde encontrará los tendones, dice Rieger. Evite la rótula y la parte trasera de la rodilla. Si le duele el codo, concéntrese en la parte trasera y los lados de la articulación y evite la parte interna sensible del codo. Si el dolor está en su hombro, dése masaje alrededor de la articulación, es decir, en la parte superior, la parte trasera, el frente y los lados.

La mejor técnica es frotar suave y consistentemente justo el tiempo necesario para que el área se entumezca, o sea, aproximadamente de 5 a 10 minutos. Hágase este masaje cada dos horas durante las primeras 24 horas, excepto, por supuesto, mientras duerme, dice Rieger. Después de las primeras 24 horas, dése un masaje con hielo tres veces al día.

JIN SHIN DO: Para aliviar —y prevenir— el problema

La tensión en los hombros y el cuello es la causa más común de bursitis o tendonitis en el hombro, el brazo y las muñecas porque esas áreas son algunas de las más tensas en el cuerpo, dice Deborah Valentine Smith, una terapeuta de masaje con licencia e instructora sénior de digitopuntura cuerpo-mente *Jin Shin Do* (una combinación única de digitopuntura, respiración profunda y visualización) de West Stockbridge, Massachusetts.

Ella cree que la tensión en estas áreas impide la circulación de la sangre hacia las extremidades superiores. Con una menor circulación de sangre, el cuerpo no puede reparar fácilmente el desgaste que provoca un período inusual de actividad extenuante (el cual puede causar la forma aguda de estos problemas) o el desgaste normal de la vida cotidiana (el cual puede causar la forma crónica).

Smith cree que la mejor manera de prevenir o ayudar a acelerar la curación de la bursitis o tendonitis es aliviar regularmente la tensión en sus hombros y cuello. Y la mejor forma de lograr esto, dice, es con la liberación de hombros y cuello del *Jin Shin Do*.

Esta técnica no sólo le ayudará a prevenir o resolver la bursitis en su hombro, dice Smith, sino que también puede ayudar a prevenir o curar la bursitis o tendonitis en el codo o la tendonitis en las muñecas, porque también hace que aumente la circulación de sangre hacia esas áreas.

Si bien un digitopunturista haría presión sobre puntos específicos en el cuello y los hombros, usted puede ubicar los puntos "*ashi*" ("donde duele") sin conocer los puntos de digitopuntura específicos. A continuación indicamos cómo Smith recomienda que se haga este ejercicio.

Acuéstese sobre el piso o descanse su cabeza contra el respaldo de una silla o sofá. Cierre sus ojos y respire profundamente para relajarse. Comenzando detrás de sus oídos y moviéndose hacia su columna, use las yemas de los dedos para hacer presión en los músculos que corren a lo largo de la base de su cráneo. Sin dejar de respirar profundamente, encuentre los puntos más tensos o sensibles y luego presione y mantenga la presión sobre esos puntos hasta que sienta que se ha suavizado el músculo o que ha bajado la tensión.

Posteriormente, encuentre los lugares donde hay más tensión en la

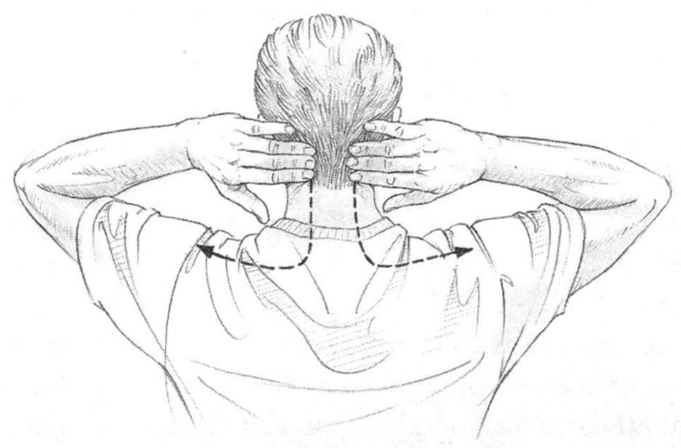

parte trasera de su cuello al frotar los músculos, haciendo movimientos horizontales que comienzan debajo de su cráneo y se mueven hacia sus hombros, como se muestra en la ilustración en la página anterior. Cuando encuentre un punto tenso o sensible, presiónelo y mantenga la presión mientras sigue respirando profundamente, hasta que sienta que se han suavizado los músculos o que la tensión ha disminuido.

Cruce su brazo derecho sobre su pecho y apriete los músculos grandes que corren a lo largo de la parte superior de su hombro izquierdo. De nuevo, use todos sus dedos para encontrar los puntos más tensos o sensibles. Luego, respirando profundamente hacia el área, haga presión y manténgala hasta que sienta una liberación. Repita lo mismo del lado derecho.

Para hacer el penúltimo paso, deje caer ambos brazos a sus lados, deje que su cabeza descanse contra el respaldo de una silla o contra el piso, respire profundamente e imagine que su cráneo es tan pesado como una bola de boliche pero que está acunado en la superficie sobre la cual descansa. Recuérdeles a su cuello y hombros que debido a que su cabeza tiene otro apoyo por el momento, pueden tomarse un descanso y dejarse ir.

Por último, si va a levantarse y regresar a alguna actividad, imagine que su cabeza es tan ligera como un globo, mueva su cuello y sus hombros un poco y deje que el globo "se vaya por el aire".

ÁCIDOS GRASOS: ***Un milagro para el dolor***

Los ácidos grasos omega-3 que se encuentran en el pescado y el aceite de semilla de lino disminuyen la inflamación, dice el Dr. David Edwards, un médico que incorpora la nutrición en su consulta en Fresno, California. Por otra parte, dice, los ácidos grasos que se encuentran en la mayoría de los aceites vegetales poliinsaturados, como los de maíz (elote, choclo) y alazor (cártamo, *safflower*), así como en los aceites hidrogenados que se encuentran en la margarina y en muchos productos horneados, aumentan la inflamación. "Una persona que consume ácidos grasos omega-3 en cantidades adecuadas no presentará bursitis o tendonitis con tanta facilidad", dice.

Para aumentar su consumo de estos ácidos grasos, coma pescado dos veces a la semana, particularmente salmón, arenque, atún de aleta azul y caballa (escombro), los cuales son especialmente ricos en ácidos grasos omega-3, dice el Dr. Edwards. También podría considerar tomar un suplemento de aceite de semilla de lino (linaza, *flaxseed*), siguiendo la dosis recomendada en la etiqueta del producto, dice.

Tratamientos naturales para ganarle al **cabello graso**

Los expertos en salud ya le han dicho que tenga una alimentación baja en grasas por muchas razones, pero lo más probable es que nunca le hayan dicho que lo haga para resolver el problema de cabello graso.

"El cabello graso es causado por un cuero cabelludo excesivamente grasoso —dice Mary Beth Janssen, una consultora en belleza y bienestar y aromatoterapeuta de Chicago—. Una causa común del cuero cabelludo grasoso es una alimentación alta en grasa".

Al igual que el bulbo de un tulipán alimenta a la flor, el cabello es alimentado a través de los bulbos pilosos que se encuentran en el cuero cabelludo. Estos bulbos están entrelazados con glándulas sebáceas, las cuales producen sebo o grasa. Una alimentación cargada de alimentos fritos y grasas saturadas como las que se encuentran en la carne roja y los productos lácteos pueden provocar una sobreproducción de sebo, explica Janssen, conduciendo a un cuero cabelludo grasoso y al cabello graso.

"Para disminuir la producción de grasa en el cuero cabelludo y lograr que su cabello no sea tan graso, pienso que debe reducir su consumo de alimentos fritos y grasas saturadas", dice Janssen. Y una vez que esté tratando su cabello graso internamente, cree que la mejor manera de disminuir la grasa es con un enjuague natural.

ENJUAGUE DE LIMÓN: ***Para un cabello más brillante y manejable***

Enjuagarse después de lavarse el cabello con champú cierra la cutícula o capa externa del cabello, dejándolo brillante y sedoso, con más volumen, más manejable y menos grasoso, dice Janssen. Uno de sus enjuagues favoritos para lograr que el cabello no quede tan grasoso es el que ella llama enjuague resaltador de jugo de limón. A continuación están sus instrucciones.

Exprima el jugo de dos limones en 2 tazas de agua destilada y vierta la mezcla a una botella de plástico con pico (como el tipo que se emplea para dispensar mostaza o catsup). Luego, después de ducharse, séquese ligeramente el cabello con una toalla y aplíquese el líquido de manera uniforme en todo el cabello y el cuero cabelludo, dándose un masaje para distribuirlo por todo su cabello. Déjeselo durante 5 minutos y luego enjuáguese con agua fría a tibia.

COLA DE CABALLO: ***Un tratamiento herbario***

Un enjuague preparado con la hierba llamada cola de caballo (*horsetail*) también es otro remedio eficaz para el cabello graso, dice Janssen. "La cola de caballo fortalece las ligaduras internas a lo largo del cabello y es excelente para reducir la grasa".

Primero, hierva 1 taza de agua destilada. Luego, ponga 2 cucharadas de la hierba seca en un sartén de acero inoxidable o de vidrio, vierta el agua sobre la hierba y deje la mezcla en infusión durante 10 a 15 minutos. Cuele el líquido, déjelo enfriar, viértalo en una botella con pico y úselo como enjuague siguiendo las misma instrucciones que se dieron anteriormente para el enjuague de limón.

AROMATOTERAPIA: ***Enjuáguese con aceites esenciales***

Los aceites esenciales pueden ayudar a cortar la grasa del cabello, dice Barbara Close, una aromatoterapeuta y herbolaria de East Hampton, Nueva York. Ella recomienda agregar a su enjuague tres o cuatro gotas de aceite esencial de romero (*rosemary*), lavanda (alhucema, espliego, *lavender*), eucalipto, ciprés o limón en una base de 1 onza (30 ml) de aceite de semilla de borraja (*borrage*) o de prímula (primavera) nocturna (*evening primrose*). Todos estos aceites son astringentes, lo que significa que limpian y tonifican las glándulas sebáceas.

No exagere

Muchas personas con cabello graso exageran al tratar de resolver su problema usando un champú con detergentes demasiado fuertes que en realidad sólo resecan el cuero cabelludo, lo que puede causar descamación, dice Mary Beth Janssen, una consultora en belleza y bienestar y aromatoterapeuta de Chicago.

Para evitar que esto ocurra, asegúrese de que su champú no contenga laurilsulfato de sodio (*sodium lauryl sulfate*) ni nitrosodietanolamina (*nitrosodiethanolamine*). Dos marcas de champúes que no contienen estos detergentes son *Earth Science* y *Aubrey Organics*.

Alivio práctico para los **calambres y espasmos musculares**

Hizo ejercicio con demasiada intensidad. Hizo ejercicio demasiado rápido, sin antes hacer un calentamiento. Usó excesivamente un músculo en particular mientras escribía a máquina, pintaba, recogía las hojas caídas en su jardín o hacía alguna otra actividad repetitiva. Su alimentación no contiene suficientes electrolitos, que son los minerales que ayudan a los músculos a relajarse. No bebe suficiente agua. Se lesionó un músculo, ya sea hoy o hace 10 años, y para protegerse de una lesión más grave, el músculo se ha contraído tanto que se ha convertido en una masa tensa y dolorosa.

Todas estas son causas posibles de un calambre, que es la contracción repentina de un músculo, o bien, un espasmo, que es una contracción que simplemente no se relaja. Los terapeutas de masaje dicen que lo único que hacen los músculos acalambrados o en espasmo es tratar de hacerle saber que necesitan ayuda —de inmediato— y ellos le ofrecen muchas maneras para que usted consiga alivio.

DIGITOPUNTURA: ***Alivio en menos de 12 segundos***

Con sus manos, encuentre el centro del calambre, que es el área de máximo dolor y tensión. Use su puño (pero sin apretarlo), el talón de su mano o su pulgar para hacer presión hacia el centro del calambre, ejerciendo suficiente presión como para que sienta dolor pero no tanto que el dolor se vuelva intolerable. "El dolor debe ser de 5 a 7 en una escala de 10", dice Ralph R. Stephens, un terapeuta de masaje con licencia e instructor de terapia neuromuscular y masaje para deportistas de los Seminarios de Ralph Stephens en Cedar Rapids, Iowa.

Mantenga la presión durante 8 a 12 segundos. "El calambre a menudo se desvanecerá haciendo nada más que este ejercicio", dice.

ESTIRAMIENTO: ***Alivio instantáneo para los calambres***

Cuando uno flexiona suavemente un músculo y luego deja que se relaje, es más fácil estirar el músculo para quitarle el calambre, lo cual le brinda un alivio instantáneo.

Los terapeutas de masaje le dan el nombre de facilitación neuromuscular propioceptiva (*PNF* por sus siglas en inglés) a este tipo de estiramiento, dice James Clay, un terapeuta de masaje clínico certificado de Winston-Salem, Carolina del Norte. A continuación le enseñamos a aliviar un calambre en la pantorrilla (el tipo más común de calambre) con un estiramiento de PNF.

Siéntese en su cama (la mayoría de los calambres ocurren en la noche). Doble su pierna e inclínese hacia adelante para agarrar la planta de su pie, entre la bola del pie y el lugar donde empiezan los dedos del pie. Coloque su pulgar en el punto correspondiente que está en el empeine de su pie.

Use sus dedos para hacer resistencia mientras presiona suavemente su pie hacia abajo, usando más o menos una cuarta parte de su fuerza. Cuente hasta cinco y deténgase, y luego relájese hasta que termine de contar a cinco de nuevo. Enderece la pierna y doble su tobillo hacia usted, estirando su pantorrilla hasta que termine de contar a cinco.

Regrese a la posición inicial. Luego, usando su pulgar para hacer resistencia, jale hacia arriba. Cuente hasta cinco y deténgase. Enderece su pierna y doble su tobillo hacia usted, estirando su pantorrilla hasta que termine de contar a cinco. Espere cinco segundos y repita el ejercicio y siga repitiéndolo hasta que desaparezca el calambre.

ESTIRAMIENTO: ***Detenga un calambre en el tendón de la corva***

Stephens recomienda este estiramiento para los calambres en el tendón de la corva, que es el músculo que se encuentra en la parte posterior de su muslo.

Siéntese y mantenga el pie de la pierna acalambrada sobre el piso. Coloque su otro pie encima de ese pie y luego haga que el pie inferior levante al otro pie usando alrededor del 10 por ciento de su fuerza. Luego, enderece lentamente la pierna, levántese y camine un poco. El calambre deberá desaparecer.

PELOTA DE TENIS: ***Para aliviar el dolor de espalda o de glúteos***

Con una pelota de tenis se puede lograr el equilibrio adecuado entre suavidad y firmeza que ayuda a aliviar un calambre o espasmo en su espalda o trasero, dice Clay.

Coloque la pelota de tenis en el piso y cúbrala con una toalla. Recuéstese boca arriba sobre la pelota y muévase un poco hasta que puede aislar

GUÍA DE CUIDADOS PROFESIONALES

Los calambres y espasmos musculares generalmente son un problema médico molesto pero no grave. Pero si un calambre o espasmo persiste durante más de unos cuantos días y se convierte en algo debilitante; si hay hinchazón, amoratamiento o hemorragia alrededor del área o si un calambre o espasmo persistente va acompañado de fiebre, consulte a su médico.

Los calambres en la pantorrilla que ocurren mientras camina son síntomas de claudicación intermitente, que es un tipo de enfermedad circulatoria. Si está sufriendo de este tipo de calambres, vea a su doctor para que le haga un diagnóstico y le indique algún tratamiento.

Uno de los mejores cuidados profesionales para los calambres o espasmos crónicos es la terapia de masaje hecha con regularidad, dice Ralph R. Stephens, un terapeuta de masaje con licencia e instructor de terapia neuromuscular y masaje para deportistas de los Seminarios de Ralph Stephens en Cedar Rapids, Iowa.

"La terapia de masaje a menudo puede resolver los calambres persistentes o los espasmos crónicos al trabajar en y liberar la tensión muscular crónica que los causa", dice.

el punto que más le duela. Deje que la pelota se hunda en el músculo y luego quédese ahí acostado y espere a que se calme el calambre o espasmo, lo cual sí sucederá. "Puede conseguir un gran alivio de esta manera", dice Clay.

HIELO: ***Cuando un calambre no quiera darse por vencido***

Cuando un músculo está acalambrado, los nervios del músculo están al máximo de su actividad. El hielo los vuelve un poco menos violentos y esto calma el calambre.

Si usted tiene un calambre que sencillamente no quiere darse por vencido, dice Stephens, póngase una compresa fría o de hielo sobre el área. Envuelva la compresa en una toallita para la cara o toalla de cocina seca, aplíquesela directamente sobre el área acalambrada y déjela ahí durante 20 minutos.

MAGNESIO: ***Un suplemento para evitar los calambres nocturnos en las piernas***

El mineral llamado magnesio es un relajante muscular natural. A menudo, los calambres crónicos y recurrentes, como los calambres nocturnos en las piernas, son causados por un nivel bajo de magnesio en el organisimo, dice Barry L. Beaty, D.O., un médico ortopedista y director del Centro para el Tratamiento del Dolor y Clínica del Bienestar DFW en Fort Worth, Texas.

"Los suplementos de magnesio pueden ayudar a disminuir o incluso eliminar los calambres", dice. Él recomienda tomar 100 miligramos de magnesio en tabletas de liberación prolongada, dos veces al día. Continúe el tratamiento durante dos a tres semanas.

POTASIO: ***Coma para aliviarse***

Los niveles bajos de otro mineral llamado potasio también pueden causar calambres, dice el Dr. Beaty. Si a usted le dan muchos calambres, como más alimentos ricos en potasio, como plátanos amarillos (guineos), papas, espinacas y cantaloup (melón chino). Si elige tomar suplementos de potasio, hágalo sólo bajo la supervisión de su médico.

Remedios no quirúrgicos para acabar con los **cálculos biliares**

Si usted es una de las personas que le interesa la salud natural, las estadísticas que vamos a presentarle son, bueno, apabullantes.

Cada año, se diagnostica a 1 millón de estadounidenses con cálculos biliares, para que se unan a los 20 millones más que ya tienen el problema. Alrededor de 500,000 personas al año se someten a cirugía de la vesícula biliar, en la que se extirpa el órgano. Esta es la "solución" más eficaz que tiene para ofrecer la medicina convencional.

Sin embargo, según los doctores en medicina alternativa, la mayoría de estas cirugías —posiblemente hasta un 85 por ciento de las mismas— son innecesarias. Las personas podrían lograr los mismos resultados (eliminar el dolor y el riesgo de que se causen daños a la vesícula biliar, el hígado y el páncreas) con remedios alternativos, dice Mark Stengler, N.D., un naturópata de San Diego.

GUÍA DE CUIDADOS PROFESIONALES

Muchas veces, los cálculos biliares son silenciosos, lo que significa que están ahí, pero no causan síntomas ni dan problemas. Pero los ataques causados por los cálculos biliares son harina de otro costal. Si usted siente un dolor constante y severo en la parte superior de su abdomen —especialmente de su lado derecho por debajo de sus costillas— que aumenta rápidamente y dura de 30 minutos a varias horas, necesita ir a ver a un médico de inmediato. (Algunas personas que tienen ataques causados por cálculos biliares sienten dolor entre los omóplatos o debajo del hombro derecho y pueden presentar náusea o vómito).

Los cálculos biliares que son lo suficientemente grandes como para causar síntomas pueden ser peligrosos si no son tratados por un doctor. Probablemente le harán una prueba de ultrasonido para diagnosticar los cálculos y quizá necesite someterse a una intervención quirúrgica para que le extirpen la vesícula biliar.

Si ya le han diagnosticado una enfermedad de la vesícula biliar, vea a un médico de inmediato si presenta sudación, escalofríos, temperatura baja, náusea y vómito, heces color barro o ictericia (coloración amarillenta de la piel o de la parte blanca de los ojos). Estas son señales que indican que los conductos biliares están bloqueados y esto constituye una emergencia médica.

"Alrededor del 15 por ciento de las personas que reciben un diagnóstico de cálculos biliares necesitan ser intervenidos quirúrgicamente porque sus cálculos son grandes y peligrosos —dice el Dr. Stengler—. Pero el otro 85 por ciento, es decir, aquellos que tienen cálculos biliares de pequeños a medianos, pueden prevenir los ataques o complicaciones causados por los cálculos biliares haciendo cambios en su alimentación y tomando hierbas y suplementos nutricionales".

Para entender cómo funcionan los remedios alternativos caseros, necesita saber unas cuantas cosas sobre la vesícula biliar. Este órgano pequeño, de forma parecida a la de una pera, almacena bilis, que es un líquido que produce el hígado para digerir las grasas. Cuando la bilis se concentra demasiado mientras está almacenada en la vesícula biliar, se pueden llegar a formar cálculos duros que parecen cristales. (El 80 por ciento de los cálculos biliares están hechos de colesterol; el otro 20 por ciento están hechos de sales de calcio y un pigmento llamado bilirrubina). Las personas con sobrepeso tienen una probabilidad mayor de formar cálculos biliares que las personas delgadas. De hecho, por cada libra de grasa que tiene en su cuerpo, usted produce 10 miligramos de colesterol.

Los cálculos pueden ser tan pequeños como granos de arena o tan grandes como una pelota de golf y puede haber un solo cálculo o miles. Los cálculos pueden irritar e inflamar los conductos biliares (que son los tubos que conectan a la vesícula biliar con el intestino delgado), causando el dolor intenso de un ataque provocado por cálculos biliares.

"Los remedios alternativos no pueden disolver los cálculos biliares, pero sí pueden evitar que se hagan más grandes y también pueden prevenir que se inflamen los conductos biliares —dice el Dr. Stengler—. Con remedios alternativos, es muy probable que no presente síntoma alguno y que no necesite cirugía".

ALIMENTACIÓN BAJA EN GRASA: ***Cierre la válvula del conducto biliar***

Las grasas saturadas que contienen los lácteos, las carnes, la manteca vegetal, el aceite de coco, el aceite de palma y los aceites hidrogenados

Un lavado de vesícula biliar

Es posible que las personas con cálculos biliares pequeños puedan eliminarlos con un lavado de vesícula biliar, dice Teresa Rispoli, Ph.D., una nutrióloga y acupunturista con licencia de Agoura Hills, California. Esta es la manera de hacérselo.

- Más o menos una hora antes de irse a acostar, mezcle ¼ de taza de aceite de oliva y ¼ de taza de jugo de limón recién exprimido y tómese la mezcla. Luego tome cáscara sagrada, un laxante herbario, siguiendo las instrucciones que aparezcan en la etiqueta del producto.
- Recuéstese sobre su lado derecho durante 30 minutos y luego métase a la cama.
- En la mañana, vea si sus heces contienen diminutos cálculos verdes (puede que vea docenas). Si encuentra algunos, sabrá que el lavado fue eficaz.
- Repita este lavado dos o tres días más.

Para estar seguro, sólo debe hacerse los lavados de la vesícula biliar con la aprobación y bajo la supervisión de un profesional en el cuidado de la salud, dice la Dra. Rispoli.

hacen que la bilis se vuelva más concentrada, dice Elizabeth Lipski, una nutrióloga clínica certificada de Kauai, Hawaii.

Las personas que disminuyen la cantidad de grasa y azúcar en su alimentación y que al mismo tiempo incrementan su consumo de fibra pueden lograr detener los ataques causados por cálculos biliares gracias a que la bilis estará menos concentrada, lo cual reduce la probabilidad de que se formen cálculos.

ÁCIDOS GRASOS: ***Para que los cálculos no crezcan***

Si bien las personas con cálculos biliares necesariamente deben disminuir su consumo de grasa, se recomienda también que aumenten su consumo de ácidos grasos omega-3, que son el tipo de grasas que se encuentran en abundancia en el pescado, el aceite de semilla de lino y el aceite de oliva.

Los aceites de alta calidad ayudan a mejorar la solubilidad de la bilis, impidiendo así el crecimiento de los cálculos, dice Lipski. Ella recomienda tomar de una a dos cucharadas al día de aceite de semilla de lino, oliva, *canola*, alazor (cártamo, *safflower*), soya, semilla de girasol o nuez.

ALIMENTOS RICOS EN FIBRA: ***Protección contra el exceso de colesterol***

Debido a que la mayoría de los cálculos biliares están hechos de colesterol, es esencial que consuma más fibra dietética. Esta parte no digerible de las verduras, frutas, cereales, frijoles (habichuelas), frutos secos y semillas ayuda a eliminar el colesterol excedente del cuerpo, dice el Dr. Stengler.

Él recomienda comer cinco raciones de frutas y verduras cada día, además de grandes cantidades de alimentos hechos con cereales integrales, por ejemplo, cereales para desayunar ricos en fibra, así como frijoles (habichuelas).

AGUA: ***Haga un esfuercito y beba más***

La bilis tiende a concentrarse cuando las personas están un poco deshidratadas, dice Lipski. Para prevenir esto, ella recomienda beber mucha agua. Una guía útil es beber ½ onza (15 ml) de agua por cada libra (454 gramos) de peso corporal. Por ejemplo, si usted pesa 150 libras (68 kg), debe tomar 75 onzas (2,250 ml o 2.25 l) de agua.

AZÚCAR: ***Menos es mejor***

Comer demasiada azúcar puede hacer que se inflamen los conductos biliares, dice el Dr. Stengler. Él recomienda evitar el azúcar de mesa, así como los alimentos azucarados como las galletitas, los pasteles (bizcochos, tortas, *cakes*) y los dulces.

CARDO DE LECHE: ***Estimulación para el hígado***

Se cree que el cardo de leche (cardo de María, *milk thistle*) estimula al hígado y que también puede ayudar a disminuir los niveles de colesterol en la bilis, dice el Dr. Stengler. Él recomienda tomar 600 miligramos al día de un extracto estandarizado de cardo de leche que contenga de un 70 a 80 por ciento de silimarina (*silymarine*), que es el principio activo de esta hierba.

Remedios nutricionales para evitar los **cálculos renales**

Si usted ha tenido un cálculo renal, pregúntele a su doctor si existen remedios nutricionales que puedan prevenir una recurrencia. Si le contesta que no, búsquese a otro doctor.

Esto es lo que aconseja Wynne A. Steinsnyder, D.O., un osteópata y urólogo de North Miami Beach. "Existen terapias alternativas ampliamente disponibles y eficaces para prevenir la recurrencia de cálculos renales", dice.

Una vez que ha tenido una experiencia intolerablemente dolorosa con un cálculo renal —o sea, un agrupamiento denso de cristales diminutos y filosos que pueden rasgar los tejidos delicados de sus vías urinarias conforme van saliendo de su cuerpo— usted sabe a ciencia cierta que no quiere que le vuelva a ocurrir, nunca más.

Aproximadamente del 70 a 80 por ciento de los cálculos renales están compuestos de cristales de oxalato de calcio, mientras que alrededor del 10 por ciento de los mismos están hechos de cristales de ácido úrico. (También existen otros cuantos tipos de cálculos relativamente raros). Usted necesita saber qué tipo de cálculo tuvo, porque cada tipo requiere un enfoque preventivo ligeramente diferente, dice el Dr. Steinsnyder.

Si recuperaron su primer cálculo, es posible que su doctor lo haya analizado. Otra manera de averiguar esto es pedirle a su doctor que analice los sedimentos en su orina para ver si contiene rastros de cristales de oxalato de calcio, o bien, de cristales de ácido úrico. Una vez que conozca la composición de su cálculo, puede elegir los remedios adecuados para usted.

Para cálculos de calcio

"No hay duda que la causa de los cálculos de calcio es la típica alimentación occidental alta en grasa y baja en fibra", dice el Dr. Steinsnyder. Este tipo de alimentación hace que aumenten tanto los cristales de oxalato de calcio en su orina como los factores que provocan que estos cristales formen un cálculo. A continuación ofrecemos los remedios nutricionales que él sugiere.

GUÍA DE CUIDADOS PROFESIONALES

Precaución: *Debe usar los remedios alternativos presentados en este capítulo sólo como parte de un plan de tratamiento guiado y supervisado por un doctor en medicina calificado que esté trabajando en asociación con un profesional en terapias alternativas calificado, los cuales deberán tener experiencia en el cuidado de su afección. Hable con su médico convencional antes de cambiar o suspender cualquier tratamiento médico o medicamento convencional y mantenga informados a todos sus médicos y/o profesionales en terapias alternativas de todos los tratamientos que esté recibiendo.*

Los cálculos renales pueden ser causados por diversas enfermedades serias, por lo que si usted ha sufrido un ataque causado por cálculos renales, consulte a un médico para que le haga una evaluación exhaustiva, dice Wynne A. Steinsnyder, D.O., un osteópata y urólogo de North Miami Beach.

Además, debe ver a un doctor de inmediato si sufre un ataque causado por cálculos renales, especialmente si va acompañado de un dolor que no se le quita tomando cantidades abundantes de líquido y analgésicos que se venden sin receta, sangre en la orina o incapacidad para orinar, fiebre o dolor cerca de los riñones (los cuales se encuentran en su espalda inferior cerca de la parte inferior del tórax).

ALIMENTOS: ***Para que la probabilidad de formar cálculos no sea tan alta***

Muchísima grasa. No mucha fibra. Cantidades abundantes de azúcar refinada y harina blanca. Porciones generosísimas de carne roja. Esta es la receta para contraer muchas enfermedades degenerativas, incluyendo las enfermedades cardíacas y el cáncer. También es la manera de crear las condiciones necesarias para que le salgan cálculos renales, dice el Dr. Steinsnyder. Una alimentación opuesta —rica en fibra, baja en grasa, que incluya pocas cantidades de carbohidratos refinados y carne roja— es la opción a elegir, dice.

También existen algunos alimentos saludables que debe evitar si ha formado cálculos de calcio. Ciertas verduras de hojas verdes, como las espinacas, las acelgas y las hojas verdes de la remolacha (betabel), son ricas en oxalatos, que son ácidos que el cuerpo no puede procesar y que son excretados a través de la orina. En personas sensibles a los oxalatos, un consumo excesivo de estas verduras de hojas verdes puede causar la formación de cálculos renales.

AGUA: ***Beba mucha***

Mientras esté comiendo todos esos alimentos saludables, también beba muchísima agua. "Un consumo inadecuado de líquidos es uno de los principales factores que permiten que los cristales se acumulen en la orina", dice el Dr. Steinsnyder. Él les dice a sus pacientes que beban seis vasos de 8 onzas (240 ml) de agua al día.

VITAMINAS Y MINERALES: ***Un programa de suplementos anticálculos***

Las siguientes vitaminas y minerales pueden ayudar a prevenir la formación de cálculos de calcio, dice el Dr. Steinsnyder.

- Calcio: Sorprendentemente, este es el suplemento más importante de todos. Al ligarse con el oxalato que hay en su cuerpo, el calcio puede ayudar a evitar que se formen cálculos. Tome 600 miligramos al día.
- Magnesio y vitamina D: Use un suplemento de calcio que también contenga 300 miligramos de magnesio y 400 unidades internacionales (UI) de vitamina D. Estos dos nutrientes ayudan a mejorar la absorción de calcio y el magnesio en sí puede ayudar a impedir la formación de cálculos.
- Vitamina B_6: Esta vitamina puede disminuir la producción y excreción de oxalatos. El Dr. Steinsnyder recomienda tomar 100 miligramos al día como parte de un suplemento de alta potencia de vitaminas del complejo B.

Una compresa de jengibre: justo lo que indicó el doctor

Cuando el Dr. Guillermo Asis, director de la clínica Path to Health en Burlington, Massachusetts, tuvo un episodio insoportablemente doloroso de cálculos renales, él supo exactamente qué hacer para aliviar su dolor. Él se hizo una compresa, es decir, una aplicación tópica calmante hecha con agua caliente y la hierba llamada jengibre (*ginger*). Estas son sus instrucciones para que usted pueda hacer lo mismo en caso de que necesite aliviar su dolor.

Necesitará que alguien le ayude con este procedimiento y también deberá tener cuidado de que ninguno de los dos se queme mientras estén preparando la compresa.

- Llene una olla de 8 cuartos de galón (casi 8 litros) o más grande de agua y póngala a calentar hasta que hierva.
- Use un trozo de jengibre fresco, más o menos del tamaño de la palma de su mano. Envuélvalo en una manta de cielo (bambula, estopilla, *cheesecloth*) y amárrelo con un hilo para que parezca una bolsa de té grande. Luego, meta el jengibre al agua hirviendo durante dos a tres minutos.
- Bájele un poco al fuego para que el agua siga caliente pero ya sin hervir. Use el hilo para sacar la bolsa de manta de cielo, exprímala sobre la olla para que el jugo del jengibre ablandado caiga dentro del agua y luego vuelva a meter la bolsa hasta que llegue al fondo de la olla.
- Después, retire la olla del fuego y remoje una toallita para la cara en el agua de jengibre caliente. Saque la toallita y exprímala bien de modo que quede mojada pero sin gotear y verifique su temperatura. Deberá estar caliente pero no tanto que le queme.
- Póngase la toallita sobre la espalda inferior de modo que cubra el área del riñón afectado, colóquese un plástico (por ejemplo, una pequeña bolsa de basura) directamente sobre la compresa y luego cubra la bolsa de plástico con una toalla seca.
- Repita la aplicación de estas tres capas cada 5 a 10 minutos durante 30 a 45 minutos para que el área se mantenga caliente. Si le sigue doliendo después de 12 horas, pruebe una segunda aplicación.

"Cuando tuve el ataque e hice esto, no tuve que tomar analgésicos y mis cálculos pasaron sin hacer esfuerzo", dice el Dr. Asis. El calor y la humedad abren las vías urinarias conectadas al riñón y permiten una penetración máxima de jengibre, el cual tiene propiedades analgésicas, dice.

ABROJO: ***Impide la formación de cálculos***

El abrojo (espigón, *puncture vine, Tribulus terrestris*), que es una hierba ayurvédica que también se conoce como *gokshura*, disminuye la producción de oxalato de calcio en el cuerpo y puede ayudar a prevenir los cálculos de calcio, dice el Dr. Steinsnyder. Siga la dosis recomendada en la etiqueta del producto.

EJERCICIO: ***Hágalo sin sudar***

El ejercicio ayuda a evitar que el calcio se drene de los huesos y termine en la orina, donde podría contribuir a la formación de cálculos, dice el Dr. Steinsnyder. Su recomendación es que camine aprisa durante 20 a 30 minutos un par de veces a la semana.

Él también les dice a sus pacientes con cálculos renales que no es recomendable que vayan a un gimnasio y se deshidraten haciendo un tipo de ejercicio que los haga sudar mucho, dado que la deshidratación es uno de los principales factores de riesgo para el desarrollo de cálculos nuevos.

Para cálculos de ácido úrico

Hay dos maneras de prevenir la recurrencia de cálculos de ácido úrico, dice el Dr. Steinsnyder. Una es equilibrar la química o pH de su orina, manteniéndola lo más alcalina (lo opuesto de ácido) posible. Otra es limitar su consumo de purinas, que son compuestos que contienen los alimentos que incrementan el nivel de ácido úrico. Los siguientes son consejos dietéticos que le ayudarán a alcanzar ambas metas.

ALIMENTOS: ***Lo que sí y lo que no se vale***

Beba más jugo de naranja (china), toronja (pomelo) y tomate (jitomate) para mantener el pH correcto. Procure tomar de dos a tres vasos al día.

Para disminuir su consumo de purinas, evite comer anchoas, sardinas, extractos de carne, salsas espesas (como *gravy*), hígado, riñones, pan dulce y alimentos fritos; no coma más de 3 onzas (84 gramos) de carne magra ni más de una ración de copos de avena, ostiones, cangrejo, atún, jamón, habas blancas, espárragos, coliflor, hongos, chícharos (guisantes, arvejas) o espinacas al día.

Pero no se preocupe si ocasionalmente viola cualquiera de estas restricciones, dice el Dr. Steinsnyder. "Sólo beba más agua de lo normal y tómese un *Alka-Seltzer*, el cual alcaliniza su orina", dice. Siga las instrucciones que aparezcan en el empaque.

AGUA: ***Siga bebiendo***

Fíjese la meta de tomar cuando menos ocho vasos de 8 onzas (240 ml) de agua al día para prevenir la formación de cálculos de ácido úrico, dice el Dr. Steinsnyder.

Para pasar los cálculos

Si está sufriendo un ataque causado por cálculos renales, debe ver a un médico de inmediato. Además, existe una hierba que le ayuda a pasar cálculos con más facilidad, disminuyendo drásticamente el dolor.

BARBA DE MAÍZ: ***Reduce la fricción***

La barba (pelusa) de maíz (*cornsilk*) disminuye la fricción conforme el cálculo se va moviendo, dice el Dr. Steinsnyder. Puede tomar esta hierba en forma de cápsulas, líquido o bolsas de té, siguiendo la dosis recomendada en la etiqueta del producto.

Suaves alternativas para aliviar los **callos y callosidades**

Receta para callos: Tome un par de zapatos que le queden apretados. Úselos todo el día, todos los días.

Un exceso de presión, frotación o compresión sobre la piel delicada de sus pies puede causar un callo o callosidad, es decir, una bola o capa de piel gruesa, dura y muerta, que produce mucho dolor. Los callos generalmente aparecen en los dedos de los pies y las callosidades en la planta de los pies.

Usted encontrará muchos productos en las repisas de su farmacia local que supuestamente suavizan los callos y las callosidades. Y ahí es justo donde deben quedarse: en las repisas. Los podiatras y otros profesionales en el cuidado de los pies

GUÍA DE CUIDADOS PROFESIONALES

Si tiene un callo o callosidad crónico que le duele y que no haya respondido al autocuidado natural, consulte a un podiatra. El doctor podrá hacerle un dispositivo ortótico a la medida (el cual se usa dentro del zapato para proteger el pie de la presión) o recomendarle zapatos moldeados a la medida. También podrá recortarle el callo o callosidad, un procedimiento que nunca deberá hacer en casa.

Un juanete puede hacer que la piel de los dedos de sus pies roce contra el interior del zapato, causando que le salgan callos o callosidades dolorosos. Existe un tratamiento para juanetes que consiste en un procedimiento quirúrgico de incisión mínima, en el que el doctor inserta cuidadosamente una fresa diminuta a través de una incisión muy pequeña en la piel. Al girar, la fresa disuelve la parte saliente del hueso y luego se exprime la incisión para sacar el hueso disuelto.

"Esta clase de cirugía es muy exitosa para algunos juanetes y para callos y callosidades causados por juanetes", dice Gregory Spencer, D.P.M., un podiatra de Renton, Washington. Para los juanetes severos, la cirugía tradicional para juanetes es una mejor opción, porque la cirugía de incisión mínima no es tan correctiva, agrega.

dicen que estas gotas pueden resecar y dañar su piel.

También dicen que nunca debe cortar estas áreas endurecidas con un rastrillo u otro objeto filoso. Este consejo es particularmente importante para las personas con diabetes, porque la mala circulación hacia sus pies puede hacer que una simple cortada se convierta en una verdadera catástrofe. Pídale al profesional en el cuidado de la salud que le esté atendiendo que le corte sus callosidades. La Asociación de la Diabetes de los Estados Unidos recomienda usar una piedra pómez todos los días para ayudar a rebajar las callosidades. Use la piedra cuando su piel esté húmeda.

Sin embargo, también debe comprarse unos zapatos que tengan más espacio para sus pies, dice Gregory Spencer, D.P.M., un podiatra de Renton, Washington. También existen muchos productos acojinados para los pies que se venden con y sin receta que pueden brindarle mucha comodidad a las personas que tienen callos o callosidades.

En lugar de usar productos ásperos que se venden sin receta para eliminar los callos o callosidades, usted puede usar remedios alternativos caseros que suavizan y regeneran la piel de manera natural, ayudando a curar el problema y prevenir su reaparición.

CALÉNDULA: ***El humectante natural***

"Un callo o callosidad es piel dura y seca, por lo que humectar esa piel con regularidad es la clave de la curación", dice Andrea Murray, una reflexóloga y herbolaria certificada de Portland, Maine.

Un buen humectante para suavizar y sanar la piel dura, dice, es caléndula. Ella recomienda aplicarse aceite o ungüento de caléndula en el área afectada dos veces al día y cubrirla con una venda. Es posible que tenga que volver a aplicar el humectante y la venda una tercera vez después de hacer ejercicio. Mantenga el área continuamente humectada hasta que el callo o la callosidad haya sanado. Los ungüentos herbarios funcionan mejor cuando se aplican después de remojar los pies en agua tibia.

ACEITE DE RICINO: ***Para hacerse una compresa***

Los potentes ácidos que contienen las almohadillas medicadas para callos pueden irritar o incluso quemar la piel, dice el Dr. Spencer. Por eso, él sugiere que emplee una almohadilla para callos no medicada con forma de *donut* que rodee el callo y quede ligeramente más alta que el mismo, protegiéndolo de la presión que ejerce el zapato.

Cuando use la almohadilla (que debe ser todos los días), póngasela y luego aplique aceite de ricino (higuerilla) sobre el callo, ya que este aceite es un excelente humectante para la piel muy seca. (El aceite de caléndula y el aceite de vitamina E también funcionan bien, dice el Dr. Spencer). Quizá necesite usar un hisopo (escobilla) de algodón para poder aplicar el aceite al hoyo de la almohadilla.

Una vez que haya humectado el callo, ponga un pequeño pedazo de cinta adhesiva sobre el mismo para que el aceite no se salga.

"Este método humecta el callo todo el día", dice el Dr. Spencer. Siga usando las almohadillas para callos y el aceite humectante hasta que el callo desaparezca. (*Nota*: En inglés el aceite de ricino se llama *castor oil*).

HOMEOPATÍA: ***La cura correcta***

Los remedios homeopáticos a veces pueden ayudar a curar los callos o las callosidades, dice Steven Subotnick, D.P.M., N.D., un podiatra y

Un limpiador especial para suavizar callosidades

Stephanie Tourles ha tenido que lidiar con callosidades gruesas y duras durante gran parte de su vida. "Mis pies requieren de mucho mantenimiento", dice la cosmetóloga, reflexóloga y herbolaria con licencia de West Hyannisport, Massachusetts.

Pero ahora los tiene bajo control; sus pies están tersos y prácticamente libres de callosidades. Su secreto es un limpiador especial que utiliza para suavizar y remover las callosidades. Estos son los cinco pasos de su estrategia.

1. Comience preparando su limpiador suavizante de callosidades. Necesitará una cucharada de sal de mar, una cucharada de aceite de caléndula y tres gotas de aceite esencial de naranja (china), lavanda (alhucema, espliego), geranio, menta (hierbabuena) o menta verde.

Combine la sal, el aceite de caléndula y cualquier aceite esencial que haya escogido en un tazón (recipiente) pequeño hasta que los aceites hayan cubierto toda la sal.

El aceite de caléndula humecta la piel y la ayuda a sanar más rápido, dice Tourles. Los aceites de menta, menta verde y naranja son muy estimulantes. Son una manera increíble de empezar el día si va a utilizar el limpiador en la mañana. Si lo va a utilizar antes de irse a acostar, pruebe el aceite esencial de lavanda o de geranio, ya que ambos son muy relajantes.

2. Tres veces por semana, llene una palangana con suficiente agua caliente como para que le cubra los pies hasta los tobillos, agréguele una taza de vinagre de manzana y remoje sus pies en el agua durante 10 a 15 minutos. Los ácidos frutales naturales que contiene el vinagre ablandarán de inmediato cualquier tipo de piel dura, dice Tourles.

3. Después de remojarse los pies, hágase un masaje en las callosidades de los pies, usando el limpiador y haciendo presión de manera firme y uniforme. Dése el masaje durante un mínimo de 2 a 3 minutos en cada pie, pero siéntase en libertad de darse un masaje con el limpiador durante el tiempo que guste.

4. Enjuáguese los pies con agua tibia y séquelos frotándolos con una toalla áspera.

5. Dése un masaje con aceite de ricino (higuerilla, *castor oil*) en cada callosidad y póngase un par de calcetines (medias). "El aceite de ricino realmente ayuda a curar la piel reseca —dice Tourles—, porque es muy espeso y se queda mucho tiempo después de aplicado".

naturópata de Berkeley y San Leandro, California. La clave de la homeopatía es escoger el remedio correcto. Estas son las recomendaciones del Dr. Subotnick para tratar los callos.

- Si usted tiene callos duros, talones adoloridos y uñas quebradizas; si frecuentemente se siente irritable y tiene antojo por comer pepinillos y si la luz directa del Sol hace que se sienta peor, pruebe *Antimonium crudum*.
- Si sus callosidades son extremadamente gruesas; si su piel tiene un aspecto sucio y agrietado y si también tiene callos, pruebe *Graphites*.
- Si sus callosidades están duras y firmes y tiene los pies fríos, pruebe *Silicea*.
- Si su piel está seca, áspera y escamosa; si tiene dolor y una sensación de ardor en el área afectada; si típicamente es una persona miedosa y si sus callosidades se sienten peor cuando las rasca, pruebe *Arsenicum album*.
- Si sus callosidades están muy gruesas y le arden, pruebe *Sulphur*.
- Si sus callosidades se sienten peor cuando sus pies están colgando, pruebe *Ranunculus bulbosus*.

Los remedios homeopáticos también pueden ayudar a sanar los callos suaves, es decir, el tipo de callo que se ablanda con el sudor y que generalmente sale entre los dedos de los pies, dice el Dr. Subotnick. Estas son sus recomendaciones.

- Si sus pies sudan mucho, huelen mal y están irritados o tienen áreas en carne viva, pruebe el remedio *Silicea*.
- Si le dan mucha comezón, pruebe *Natrum muriaticum* o *Zinc*.
- Si tiene grietas parecidas a las del pie de atleta en sus pies, pero no hay enrojecimiento ni comezón, y también tiene callos blandos entre los dedos de los pies, pruebe *Baryta carbonicum*.

Tome el remedio apropiado a la potencia 6C, siguiendo la dosis recomendada en la etiqueta del producto. Tome un remedio homeopático a la vez y deje de tomarlo tan pronto como se sienta mejor. Si no mejora su estado en un período breve, consulte a un homeópata.

Remedios herbarios y nutricionales para combatir la **calvicie**

Tratándose de la calvicie de patrón masculino, Spencer David Kobren, un defensor de los derechos de los consumidores de la ciudad de Nueva York, ya ha escuchado muchas promesas falsas.

"Casi todos los remedios para la calvicie que no han sido aprobados por la Dirección de Alimentación y Fármacos (*FDA* por sus siglas en inglés) son una estafa y existen muy pocas fuentes que proporcionen información precisa y objetiva", dice Kobren.

Además, dice, algunos dermatólogos no muestran interés alguno con respecto a la caída del cabello y a menudo no trabajan con un paciente para crear un programa que sirva para revertir el problema.

Pero Kobren —quien tiene calvicie de patrón masculino y alguna vez pasó años tratando de corregir el problema— dice que existe una solución médica científicamente comprobada que verdaderamente puede revertir el problema en un 66 por ciento de los hombres que la emplean: el fármaco llamado finasterida (*Propecia*), que también se usa para los problemas de la próstata.

Asimismo, dice, existen remedios alternativos, como hierbas y suplementos nutricionales, que funcionan de manera muy similar a la *Propecia* y pueden marcar una verdadera diferencia para los hombres que están perdiendo su cabello.

En cuanto a la caída del cabello en mujeres, que es un problema más complejo que a menudo requiere de un diagnóstico y tratamiento profesionales, muchos expertos en belleza alternativa creen que los remedios naturales pueden ayudar a solucionar el problema.

GUÍA DE CUIDADOS PROFESIONALES

La calvicie en los hombres rara vez es una afección que ponga en peligro su salud, salvo que sea repentina y se presente sólo en parches del cuero cabelludo (una enfermedad de los folículos pilosos que se conoce como alopecia areata).

Normalmente, la caída del cabello en los hombres es causada por la calvicie genética de patrón masculino. Si usted tiene este problema, también cuenta con muchas opciones médicas, desde los medicamentos como la finasterida (*Propecia*) hasta los transplantes de cabello. Si decide buscar un tratamiento médico profesional para la calvicie de patrón masculino, encuentre a un dermatólogo que esté dispuesto a colaborar con usted para ayudarlo a explorar sus opciones y a resolver el problema, en vez de uno que use el mismo tratamiento para la caída del cabello con todos sus pacientes, dice Spencer David Kobren, un defensor de los derechos de los consumidores con calvicie de la ciudad de Nueva York.

La calvicie en mujeres a menudo es difícil de diagnosticar y puede ser causada por muchos factores, incluyendo alopecia areata, desequilibrios hormonales, menopausia, deficiencias de proteína y aminoácidos dietéticos, parásitos intestinales, daños por tratamientos del cabello y estrés.

"Una mujer que presenta caída del cabello debe discutir el tratamiento apropiado con un doctor en medicina que incorpore la medicina natural en su consulta, o bien, con un naturópata. Él le podrá ayudar a averiguar la causa de la caída del cabello e indicarle el tratamiento adecuado", dice el Dr. Elson Haas, director del Centro de Medicina Preventiva de Marin en San Rafael, California.

Primero, le damos las recomendaciones de autocuidado de Kobren para hombres, basadas en su estudio de las investigaciones científicas y los hallazgos clínicos y que han sido revisadas y avaladas por doctores.

PALMERA ENANA: *Un tratamiento natural*

La ciencia médica ya sabe que la causa de la calvicie de patrón masculino es una hormona llamada dihidrotestosterona (*DHT* por sus siglas en inglés), que es un derivado de la testosterona que encoge y eventualmente mata a los folículos pilosos. Entre menos DHT llegue a los folículos, más cabello tendrá. La finasterida funciona al inhibir la producción de una enzima llamada 5-alfa-reductasa, la cual convierte a la testosterona en DHT.

La hierba llamada palmera enana (palmita de juncia, *saw palmetto*) hace casi lo mismo; impide que la DHT se ligue a los sitios receptores que se encuentran en los folículos pilosos. En pocas palabras, dice Kobren, puede ayudar a detener e incluso revertir la calvicie.

Con base en estudios de investigación que se han realizado con esta hierba, Kobren aconseja a los hombres que ya presentan caída del cabello que tomen una dosis de 160 miligramos de palmera enana cada mañana y otra dosis igual cada noche. Busque un producto "concentrado y purificado" que contenga de 85 a 95 por ciento de ácidos grasos y esteroles, los cuales aseguran su potencia.

ORTIGA Y *PYGEUM*: *Otras dos hierbas útiles*

La hierba llamada *pygeum* también inhibe a la 5-alfa-reductasa y la ortiga es famosa por su capacidad de potenciar los efectos del *pygeum*. Tome diariamente de 50 a 100 miligramos de ortiga (*nettle*) y de 60 a 500 miligramos de *pygeum* (*Prunus africana*) estandarizado que contenga un 13 por ciento de betaesteroles (*beta sterols*), dice Kobren.

CINC: *Para proteger los folículos*

El cinc disminuye la actividad de la 5-alfa-reductasa y ayuda a impedir que la DHT llegue a los folículos pilosos. "Este mineral ayuda a prevenir y tratar la calvicie de patrón masculino", dice Kobren. Para detener la caída del cabello, él aconseja a los hombres que tomen 60 miligramos al día durante seis meses.

ÁCIDOS GRASOS: *Para mejorar la textura y la densidad*

"Los ácidos grasos que se encuentran en el aceite de semilla de lino (linaza, *flaxseed*), el aceite de girasol (*sunflower*), el aceite de casis (*black currant*), el aceite de prímula (primavera) nocturna (*evening primrose oil*) y el aceite de soya son eficaces contra los procesos que contribuyen a la calvicie de patrón masculino", Kobren dice. Él aconseja a los hombres que tomen una cucharadita al día de cualquiera de estos aceites.

También les recomienda tomar una cápsula de 500 miligramos de aceite de casis dos veces al día, dado que este aceite es particularmente rico en ácido gamma-linolénico, el cual es absolutamente indispensable para tener un cabello saludable. "Si toma aceite de casis, probablemente notará una mejoría en la textura, densidad y calidad de su cabello en un lapso de seis a ocho semanas", dice.

TÉ VERDE: *Inhibe a la enzima "matacabello"*

Al igual que algunas hierbas auxiliares que se pueden tomar para cuidarse el cabello y protegerse contra la calvicie, el té verde inhibe la producción de 5-alfa-reductasa, que es la enzima que permite que la DHT encoja y mate a sus folículos pilosos. Tome de una a tres tazas cada día, dice Kobren. El té verde se puede conseguir en las tiendas de productos naturales.

Aromatoterapia: A ella le funcionó

Melanie von Zabuesnig sabe bien lo que significa que se le caiga el cabello. A los siete años de edad, esta aromatoterapeuta de Murrieta, California, fue diagnosticada con alopecia areata, una enfermedad de los folículos pilosos que provoca que se caigan mechones de cabello. Para cuando cumplió los 32 años de edad, la enfermedad había avanzado a alopecia universalis, o sea, la caída total del cabello, incluyendo el vello del cuerpo.

Von Zabuesnig descubrió que muchos aceites esenciales promovían el crecimiento del cabello al regular la cantidad de grasa en el cuero cabelludo, limpiar completamente el cuero cabelludo, mejorar la circulación de sangre hacia el cuero cabelludo y nutrir la raíz del cabello. Con el tiempo, ella creó su propia fórmula restauradora de cabello y con esta fórmula se daba un masaje del cuero cabelludo todas las noches y luego se lavaba el cabello a la mañana siguiente con un champú natural.

Al cabo de tres meses, ella cuenta que todo su cuero cabelludo estaba cubierto con cabello nuevo y suave que pronto se engrosó y oscureció a tal grado que ya no necesitó usar una peluca. A continuación ofrecemos su receta original.

Con un utensilio de madera o plástico (no de aluminio), mezcle los siguientes aceites esenciales en un tazón (recipiente) de vidrio: una cucharada de aceite de jojoba, tres gotas de aceite de romero (*rosemary*), tres gotas de aceite de lavanda (alhucema, espliego, *lavender*), una gota de aceite de toronjil (melisa, *lemon balm*) y una gota de aceite de cedro del Atlas (*Atlas cedarwood*). (Todos estos aceites se consiguen en tiendas de productos naturales).

Dése un masaje del cuero cabelludo con esta mezcla, usando las yemas de los dedos. Déjese la mezcla durante 30 minutos o toda la noche y luego lávese el cabello con champú, agregando una gota de aceite de romero a cada aplicación de champú. Como un enjuague final, agregue una gota de aceite de lavanda y una gota de aceite de romero a 1 cuarto de galón (960 ml) de agua fría y viértala sobre su cabeza.

Cómo combatir la caída del cabello en mujeres

En la Ayurveda, que es un sistema ancestral de curación de la India, la pérdida de cabello se considera como un síntoma de un desequilibrio a nivel del cuerpo entero causado por factores como demasiado estrés, mala nutrición o hábitos poco saludables como fumar o beber en exceso, dice Pratima Raichur, N.D., una naturópata y cosmetóloga de la ciudad de Nueva York.

La Dra. Raichur sugiere que una mujer que presenta caída del cabello se relaje con más frecuencia, por ejemplo, meditando con regularidad o recibiendo algún tratamiento relajante, por ejemplo, un masaje de pies.

"Disminuir el estrés es el factor más importante para combatir la caída del cabello", dice. Los siguientes remedios ayurvédicos también pueden ayudar a detener o revertir el problema.

GOTU KOLA: Para calmar el sistema nervioso

La hierba llamada *gotu kola* es calmante y puede ayudar a retardar o detener la caída del cabello relacionada con el estrés, dice la Dra. Raichur. Siga la dosis recomendada en la etiqueta del producto.

FENOGRECO: ***Para que le salga cabello nuevo***

Una pasta hecha con ½ cucharadita de fenogreco (alholva, *fenugreek*) en polvo y ¾ de taza de leche de coco no endulzada puede vigorizar su cuero cabelludo y fomentar el crecimiento de cabello, dice la Dra. Raichur. Aplíquese la pasta rápidamente sobre el cuero cabelludo, dice, cúbrase el cuero cabelludo con una gorra de plástico durante 30 minutos y luego lávese el cabello con un champú suave. "Hágase este tratamiento dos veces a la semana durante alrededor de dos meses", dice. Puede encontrar fenogreco en polvo en la sección de especias del supermercado.

MASAJE: ***Consienta a su cuero cabelludo con aceite de semilla de sésamo***

El estrés se acumula en la cabeza en la forma de calor, o lo que en la Ayurveda se conoce como *pitta*, dice Melanie Sachs, cofundadora de Diamond Way Ayurveda en San Luis Obispo, California. "Cuando la cabeza está caliente, las raíces del cabello se vuelven inestables y esto puede resultar en la caída del cabello", dice.

Para enfriar la cabeza, Sachs recomienda un masaje del cuero cabelludo con aceite de semilla de sésamo (ajonjolí), el cual penetra la piel para lubricar no sólo el cuero cabelludo, sino también todo el cuerpo. "Es como hacer que crezca pasto —dice—. Si usted mantiene humectado su cuerpo y su cabello, yo creo que el cabello crecerá". Este masaje también libera tensión e incrementa la circulación de sangre a través del cuero cabelludo, lo cual es útil para que crezca cabello nuevo.

Con dos a cuatro cucharaditas de aceite, use cuatro yemas de los dedos de cada mano para comenzar el masaje en el occipucio, que es el borde huesudo que está en la parte trasera de la cabeza, arriba del cuello. Dése el masaje hacia adelante haciendo círculos y zigzags con firmeza. Cubra todo su cuero cabelludo y si su cuero cabelludo está tenso, hágalo suavemente en vez de vigorosamente.

"Haga que su cuero cabelludo se mueva encima de su cráneo", dice Sachs. Entre más le dé masaje a su cuero cabelludo, más se aflojará. Puede hacerse este masaje durante el tiempo y con la frecuencia que desee.

Cambios en el estilo de vida que prolongan la vida de las mujeres con **cáncer de mama**

Le han diagnosticado cáncer de mama, una enfermedad potencialmente mortal. Y como si esa noticia no fuera lo suficientemente inquietante, ahora también tiene que considerar todas las opciones de tratamiento para extirpar el tumor y prevenir una recurrencia: mastectomía, tumorectomía y disección axilar; radioterapia, quimioterapia y terapia hormonal.

Sin embargo, junto con estas opciones, existe otra alternativa que puede ayudarle a vivir más tiempo que la persona común diagnosticada con cáncer de mama.

"El único factor científicamente comprobado que prolonga

la vida promedio de mujeres con cáncer de mama es un cambio de estilo de vida", dice el Dr. Charles Simone, director del Centro Protectivo Simone para el Cáncer en Lawrenceville, Nueva Jersey.

¿Por qué es tan importante el estilo de vida? "El cambio en el estilo de vida deja de 'alimentar' al tumor y fortalece al sistema inmunitario para que pueda combatir el cáncer con mayor eficacia", dice el Dr. Simone. El cambio más importante, dice, es eliminar los alimentos que, según lo que él cree, contribuyen al 40 a 60 por ciento de todos los casos de cáncer de mama.

ALIMENTOS: ***Deje de comer carne roja y productos lácteos***

Según el Dr. Simone, más de 100 estudios científicos han demostrado que las grasas saturadas, es decir, el tipo de grasas que se encuentran en la carne roja y los productos lácteos, pueden incrementar el riesgo de contraer cáncer.

"Las grasas saturadas que se encuentran en la carne roja y los productos lácteos alimentan al tumor —cree él—. Si usted elimina esas grasas de su dieta, lo cual logrará en buena medida al eliminar la carne de res, puerco, cordero y ternera y los productos lácteos, el tumor crecerá más lento o incluso dejará de crecer".

Todos los productos lácteos, incluso aquellos como la leche descremada, contienen hormonas de crecimiento con las que se alimenta al ganado para mejorar la producción de leche, que potencialmente podrían fomentar el crecimiento de los tumores, cree Elizabeth Ann Lowenthal, D.O., una osteópata y especialista en cáncer de Alabaster, Alabama. "La industria de la leche utiliza muchas hormonas que promueven el crecimiento de células de cáncer de mama en pruebas de laboratorio", dice.

Además, es al menos teóricamente posible que el papilomavirus bovino que se desprende de la ubre de las vacas lecheras pudiera causar el efecto de promover la formación de tumores en el tejido mamario humano. Este virus se encuentra comúnmente en las vacas y está estrechamente relacionado con el papilomavirus humano que se ha vinculado con el cáncer cervical en humanos.

De hecho, la Dra. Lowenthal tiene la teoría de que la razón por la cual la tasa de cáncer de mama en países occidentales ha crecido a una velocidad tan acelerada podría ser el creciente consumo de productos lácteos. Por este motivo, ella les aconseja a todas sus pacientes con cáncer

GUÍA DE
CUIDADOS PROFESIONALES

Precaución: *El cáncer es una enfermedad compleja y potencialmente mortal que requiere atención médica profesional. Algunos remedios alternativos pueden hacer que el cáncer empeore si no se usan correctamente. Por lo tanto, use los remedios alternativos descritos en este capítulo sólo como parte de un plan de tratamiento contra el cáncer guiado y supervisado por un médico calificado que tenga experiencia en el tratamiento del cáncer y en medicina alternativa. Si la está atendiendo un doctor convencional, hable con él antes de cambiar o suspender cualquier tratamiento médico o medicamento convencional y mantenga informados a todos sus médicos y/o profesionales en terapias alternativas sobre todos los tratamientos que esté recibiendo.*

El "tratamiento médico estándar" que se usa con frecuencia para el cáncer de mama en etapa I o etapa II (las dos primeras etapas de la enfermedad) es la tumorectomía, o sea, la extirpación quirúrgica del tumor, seguida de radiación y quimioterapia, dice el Dr. Michael Schachter, director del Centro Schachter de Medicina Complementaria en Suffern, Nueva York.

El Dr. Schachter está de acuerdo en que la cirugía generalmente es una buena alternativa para las mujeres a quienes se les ha diagnosticado cáncer de mama en etapa I o etapa II, "pero mi opinión, después de haber tratado a muchas pacientes con cáncer de mama, es que aquellas que sólo usan terapias alternativas después de la cirugía, en vez de combinar terapias alternativas con radiación y quimioterapia, pueden tener un período de supervivencia más largo".

Obviamente, la elección de recibir tratamientos convencionales o alternativos (o ambos) después de la cirugía es una que cada mujer con cáncer de mama tendrá que evaluar por ella misma.

El programa alternativo del Dr. Schachter incluye cambios en el estilo de vida; recomendaciones dietéticas individualizadas según el tipo metabólico de cada persona; suplementos nutricionales orales como vitaminas, minerales, enzimas, aminoácidos, ácidos grasos, hierbas y alimentos concentrados; un programa de inyecciones de sustancias anticancerígenas naturales como dosis elevadas de vitamina C; procedimientos de desintoxicación; un programa de ejercicio; manejo del estrés; técnicas de energía corporal como acupuntura; terapias de manipulación del cuerpo; homeopatía y otros.

de mama que eliminen los productos lácteos de su alimentación y que tomen diariamente un suplemento de 1,500 miligramos de calcio que contenga vitamina D.

ALIMENTOS: ***Mejor guarde las golosinas***

Independientemente de que el azúcar que usted consuma sea sucrosa

¿Hay un vínculo entre los sostenes y el cáncer de mama?

Un estudio de investigación ha revelado un factor causante de cáncer de mama que puede aumentar 100 veces su riesgo de contraer esta enfermedad: usar un sostén durante más de 12 horas al día.

Este es un hallazgo asombroso de Sydney Ross Singer, un experto en medicina aplicada a la antropología quien, junto con su asistente científica (su esposa, Soma Grismaijer), escribió *Dressed to Kill: The Link between Breast Cancer and Bras* (Vestida para matar: El vínculo entre el cáncer de mama y los sostenes). Singer y Grismaijer entrevistaron a más de 2,000 mujeres con cáncer de mama y otras 2,000 mujeres sin cáncer de mama, haciéndoles una serie de preguntas sobre el uso del sostén. Esto es lo que encontraron.

- Una mujer que usa un sostén las 24 horas al día presenta una probabilidad 113 veces mayor de contraer cáncer de mama que una mujer que usa un sostén menos de 12 horas al día. (El vínculo estadístico es más significativo que el vínculo que existe entre el tabaquismo y el cáncer de pulmón, dice Singer).
- Una mujer que nunca usa un sostén presenta una probabilidad 21 veces menor de contraer cáncer de mama que una mujer de la población en general.

Singer ha formulado la hipótesis de que los tirantes, los paños laterales, las varillas y demás estructuras de esta prenda impiden el drenaje del sistema linfático, el cual ayuda a eliminar toxinas y productos de desecho de las células. Entre más tiempo usa un sostén, más horas se quedan esas toxinas atrapadas en sus senos. El resultado final, después de muchos años de usar un sostén, puede ser un tumor en el seno, dice Singer.

Está por demás decir que la institución médica no ha aceptado esta teoría. "El modelo médico actual de la causa del cáncer de mama es bioquí-

(azúcar blanca refinada) o la fructosa, la maltosa o la dextrosa (azúcares naturales que también se usan como edulcorantes comerciales), todas se convierten en glucosa, que es el azúcar que hay en la sangre. Algunos profesionales en terapias alternativas creen que las células cancerosas dependen de un proceso metabólico que emplea la glucosa como combustible, dice la Dra. Lowenthal.

"Una de las primeras cosas que les pido a mis pacientes con cáncer de mama es que dejen de consumir azúcar", dice. Esto se puede lograr dejando de comer postres azucarados, dejando de agregarle azúcar a los

mico y genético e ignora el simple hecho mecánico de lo que la constricción causada por las prendas de vestir puede hacerle al cuerpo", dice Singer.

Sin embargo, hay algunos doctores en medicina alternativa que piensan que la teoría de Singer podría ser cierta. "Los sostenes y otras prendas de vestir entalladas pueden impedir el flujo del líquido linfático hacia afuera del seno —dice el Dr. Michael Schachter, director del Centro Schachter de Medicina Complementaria en Suffern, Nueva York—. Por lo tanto, el uso de un sostén podría contribuir al desarrollo de cáncer de mama al impedir el drenaje linfático y permitir que las sustancias químicas tóxicas se queden atrapadas en los senos. La moraleja de las investigaciones de Singer es: use el sostén lo menos posible".

Para prevenir la enfermedad, Singer aconseja que las mujeres prueben este experimento, el cual no representa riesgo alguno y es gratuito, ya sea dejando de usar un sostén, o bien, usándolo menos de 12 horas al día (lo que definitivamente significa dormir sin sostén).

También recomienda evitar los sostenes con varillas y otros componentes tiesos que amoldan el seno, así como sostenes que levanten el seno. Cuando esté seleccionando un sostén, asegúrese de que sea de la talla correcta. Una sugerencia de Singer y Grismaijer para seleccionar un sostén que no le quede demasiado apretado: cuando se lo pruebe, deslice dos dedos debajo de los tirantes y los paños laterales. Si el sostén le queda bien, deberá poder deslizar sus dedos con facilidad. También es importante que el sostén no le deje marcas ni hendiduras en la piel. Si lo hace, esto significa que le queda demasiado apretado. "Las mujeres necesitan comprender que el uso del sostén es un fenómeno cultural, no uno natural", dice Singer.

alimentos, comiendo una cantidad limitada de fruta y bebiendo jugos de frutas sólo una o dos veces a la semana.

AGUA: ***Que sea destilada***

El Dr. Simone les pide a sus pacientes que compren un destilador de agua casero, que cuesta alrededor de $200 dólares. Él argumenta que el proceso de destilación elimina todos los carcinógenos posibles del agua potable, lo cual es indispensable para cualquiera a quien se le haya diagnosticado cáncer, dice.

ALCOHOL: ***Es imprescindible evitarlo***

El alcohol es cancerígeno. Tomar dos o tres bebidas alcohólicas a la semana (una bebida alcohólica equivale a una copa de licor fuerte destilado, 4 onzas/120 ml de vino o 12 onzas/360 ml de cerveza) aumenta su riesgo de contraer cáncer de mama, dice el Dr. Simone. La misma cantidad de alcohol puede hacer que la tasa de crecimiento del tumor aumente al doble, dice. Por lo tanto, si le han diagnosticado cáncer de mama, no tome bebidas alcohólicas.

TABACO: ***Húyale al humo. . . al propio y al ajeno***

Aproximadamente el 30 por ciento de todos los tipos de cáncer son causados por inhalar humo de tabaco, el cual está cargado de sustancias carcinógenas, dice el Dr. Simone. Este humo genera radicales libres, que son moléculas inestables que pueden dañar el ADN y provocar cáncer. También acaba con las vitaminas antioxidantes como la vitamina C, que protegen contra el cáncer. Y además, deteriora al sistema inmunitario, que es su principal defensa contra el cáncer.

Si usted fuma y le han diagnosticado cáncer de mama, deje de fumar. Si fuma, es más fácil que el cáncer se difunda a otras partes de su cuerpo. También evite inhalar el humo de otros fumadores.

EJERCICIO: ***Camine cuatro veces a la semana***

El cáncer florece en un ambiente deficiente en oxígeno. El ejercicio aeróbico leve combate el cáncer al estimular el sistema inmunitario y oxigenar el cuerpo, dice el Dr. Simone.

Caminar es el tipo más barato y conveniente de ejercicio aeróbico, dice. Si sus pacientes con cáncer de mama tienen más de 40 años de edad o no hacen ejercicio con regularidad, él les pide que se hagan pruebas para detectar factores de riesgo cardiovascular. Si su sistema circulatorio está en condiciones normales, él les pide que comiencen con un programa de caminatas, incrementando gradualmente la velocidad y la distancia hasta que puedan recorrer 2 millas (3 km) caminando aprisa, cuatro veces a la semana.

REDUCCIÓN DEL ESTRÉS: ***Acalle su mente***

El estrés mental (una mente preocupada y sobrecargada) debilita al sistema inmunitario. La tranquilidad mental (una mente callada y calmada) lo fortalece y un sistema inmunitario más fuerte puede brindar una mayor resistencia frente al cáncer. El Dr. Simone sugiere cuatro maneras fáciles para que sus pacientes con cáncer de mama disminuyan el estrés mental.

• Dúchese con agua caliente.
• Escuche música calmante.
• Rece o medite, repitiendo un solo pensamiento o proceso (como observar su respiración) una y otra vez.
• Busque la intimidad sexual, ya sea teniendo relaciones sexuales o sólo abrazando y acurrucando a su pareja.

Gánele al cáncer con suplementos nutricionales

"Existen nutrientes específicos que han demostrado su capacidad para ayudar a retardar el avance del cáncer de mama", dice Patrick Quillin, R.D., Ph.D., director de nutrición de los Centros de Tratamiento del Cáncer de los Estados Unidos en Tulsa, Oklahoma. Estas son sus recomendaciones para las pacientes con cáncer de mama. Él hace énfasis en que sólo debe tomar estos suplementos con la autorización y bajo la supervisión de su doctor.

ÁCIDO LINOLEICO CONJUGADO: ***Auxilio para su sistema inmunitario***

El ácido linoleico conjugado (*CLA* por sus siglas en inglés) es un componente de la grasa que se encuentra en abundancia en los animales criados a campo abierto como el ganado, las ovejas, los puercos o los pollos que se les permite ir y venir y alimentarse libremente. Los científicos tienen la teoría de que el CLA es parte de un receptor que se encuentra en la superficie de las células que le dice al sistema inmunitario si la célula es una célula normal o cancerosa. Si ese receptor no tiene CLA y no funciona correctamente, el sistema inmunitario no reconoce a las células cancerosas y por lo tanto, no las mata.

El Dr. Quillin recomienda que las pacientes con cáncer de mama tomen 3,000 miligramos al día de un suplemento de CLA.

GENISTEÍNA: ***El potente anticancerígeno de la soya***

Los estudios de investigación han mostrado que comer más productos de soya como el *tofu* (cuajado de soya) puede disminuir su riesgo de contraer cáncer. Y la sustancia anticancerígena más potente que contienen los productos de soya podría ser la sustancia química alimenticia llamada genisteína, dice el Dr. Quillin.

Los estudios de investigación han mostrado que la genisteína puede ayudar a matar las células cancerosas, impedir que un tumor se propague por todo el cuerpo y evitar que los vasos sanguíneos penetren el tumor.

Algunos doctores les han dicho a las mujeres con cáncer de mama que no coman más soya y que tampoco tomen suplementos de soya como la genisteína, porque la soya contiene fitoestrógenos, que son estrógenos naturales que tienen más o menos la mitad de la potencia de la hormona que se sintetiza en el cuerpo. Pero en un estudio de investigación tras otro, se ha comprobado que los fitoestrógenos no incrementan el riesgo de contraer cáncer de mama ni aceleran el avance de la enfermedad. De hecho, la genisteína hace justo lo opuesto al retardar el desarrollo del cáncer, dice el Dr. Quillin. Él recomienda que las mujeres con cáncer de mama tomen un suplemento de 6 miligramos de genisteína al día, o bien, que coman más soya.

COENZIMA Q_{10}: ***Para ayudar a detener el crecimiento del tumor***

Este suplemento ayuda a generar la energía celular que hace que su cuerpo funcione. En una persona joven y saludable, el cuerpo normalmente sintetiza la coenzima Q_{10} (que se abrevia como coQ_{10}) que necesita. Pero el envejecimiento o una enfermedad pueden causar una falta de coQ_{10} que puede resultar en un ambiente celular que favorece el crecimiento de tumores, dice el Dr. Quillin.

En un estudio de la potencia de la coQ_{10} para combatir el cáncer, los científicos le administraron 90 miligramos al día de este suplemento a 32 pacientes de alto riesgo con cáncer de mama. Seis pacientes —es decir, casi el 20 por ciento de las que tomaron el suplemento— presentaron una regresión parcial de sus tumores. Cuando los investigadores aumentaron la dosis a 390 miligramos en una de estas seis mujeres, ella entró en remisión total.

"Si estos resultados se hubieran obtenido por tomar un medicamento, la gente hubiera salido a bailar a las calles y el precio de las acciones de la compañía farmacéutica se hubiera ido al cielo —dice el Dr. Quillin—. Pero como este estudio fue de un nutriente, se prestó muy poca atención a los resultados".

El Dr. Quillin recomienda que las mujeres con cáncer de mama tomen 100 miligramos de coQ_{10} al día. Puede tomar este suplemento durante períodos prolongados con seguridad.

Los remedios alternativos pueden ser armas poderosas contra el **cáncer de próstata**

Cada año, se diagnostica cáncer de la próstata en alrededor de 185,000 hombres. La próstata es una glándula del tamaño de una nuez que se encuentra debajo de la vejiga y que suministra el líquido que transporta a los espermas durante la eyaculación.

"Yo creo que cada uno de estos hombres debería usar tratamientos alternativos contra el cáncer", dice el Dr. Michael Schachter, director del Centro Schachter de Medicina Complementaria en Suffern, Nueva York.

Las terapias alternativas contra el cáncer incluyen tratamientos que se salen del contexto de los tratamientos convencionales actuales (cirugía, radiación, quimioterapia y terapias antihormonales). Mientras que el enfoque de la terapia convencional es eliminar el cáncer a toda costa, los tratamientos alternativos hacen énfasis en fortalecer las defensas del cuerpo para controlar la propagación del cáncer.

Los tratamientos alternativos se basan en el supuesto de que, bajo las circunstancias apropiadas, el cuerpo tiene la capacidad de curarse a sí mismo, dice el Dr. Schachter.

Las terapias alternativas contra el cáncer pueden disminuir su riesgo de morir a causa de otras afecciones como enfermedades cardíacas o diabetes y al mismo tiempo darle la posibilidad de prolongar su período de sobrevivencia, aunque no existen estudios de investigación definitivos que comprueben esto.

El Dr. Schachter también recomienda terapias alternativas para aquellos que ya estén recibiendo tratamientos convencionales para el cáncer de la próstata, como cirugía, radiación o terapia hormonal. La adición de tratamientos alternativos puede disminuir algunos de los efectos secundarios que se relacionan con los tratamientos convencionales.

GUÍA DE CUIDADOS PROFESIONALES

Precaución: *El cáncer es una enfermedad compleja y potencialmente mortal que requiere atención médica profesional. Algunos remedios alternativos pueden hacer que el cáncer empeore si no se usan correctamente. Por lo tanto, use los remedios alternativos descritos en este capítulo sólo como parte de un plan de tratamiento contra el cáncer guiado y supervisado por un médico calificado que tenga experiencia en el tratamiento del cáncer y en medicina alternativa. Si le está atendiendo un doctor convencional, hable con él antes de cambiar o suspender cualquier tratamiento médico o medicamento convencional y mantenga informados a todos sus médicos y/o profesionales en terapias alternativas de todos los tratamientos que esté recibiendo.*

El tratamiento convencional para el cáncer de la próstata varía según la severidad de la enfermedad y la edad y el estado general del paciente, dice el Dr. Michael Schachter, director del Centro Schachter de Medicina Complementaria en Suffern, Nueva York.

Una recomendación típica para un hombre de 65 años de edad o menor cuyo cáncer se encuentra confinado a la glándula prostática es la prostatectomía radical (extirpación de la glándula completa), la cual conlleva un riesgo moderado de sufrir incontinencia urinaria y un riesgo elevado de desarrollar impotencia permanente. Otro tratamiento posible, especialmente para hombres mayores con cáncer confinado al área de la próstata, es la radioterapia externa, la cual también produce efectos secundarios severos que incluyen la impotencia.

Si el cáncer se ha propagado más allá de la glándula prostática, los pacientes a menudo se someten a una terapia antihormonal, la cual disminuye la

El Dr. Schachter ha encontrado que las terapias alternativas ayudan a que funcionen mejor los tratamientos convencionales y aceleran la recuperación del paciente después de estos tratamientos. En general, la mayoría de los suplementos son más seguros que los fármacos convencionales, incluso cuando se toman durante períodos prolongados, dice. Sin embargo, para obtener los mejores resultados, es necesario que un profesional con experiencia le desarrolle un programa dietético y de suplementos individualizado.

COENZIMA Q_{10}: *Un "combatecáncer" en potencia*

La coenzima Q_{10} (que se abrevia como coQ_{10}), es una bujía química que ayuda a todas las células de su cuerpo a generar energía. En un estudio, los investigadores le dieron 600 miligramos al día de coQ_{10} en

cantidad disponible de testosterona (la principal hormona sexual masculina) y puede ayudar a detener o revertir el crecimiento del tumor durante un año o más. Por desgracia, el tumor generalmente regresa, dice el Dr. Schachter.

Debido a que estos tratamientos son extremadamente agresivos y también a que los mejores métodos de diagnóstico actuales detectan muchos casos de cáncer prostático a etapas muy tempranas, algunos médicos prefieren "esperar y vigilar", dando tratamientos sólo si hay síntomas o si el cáncer empieza a invadir otras áreas del cuerpo. Este método generalmente se reserva para los hombres de edad avanzada o debilitados con cáncer de la próstata relativamente poco severo.

Sin embargo, el Dr. Schachter recomienda un tipo diferente de tratamiento profesional para los hombres a quienes se les diagnostica cáncer prostático en una etapa temprana. Este consiste en comenzar inmediatamente un programa de terapias alternativas contra el cáncer con un médico que tenga experiencia en el tratamiento alternativo de pacientes con cáncer. Estos pacientes deben ser vigilados de cerca para poder ofrecerles otras terapias alternativas o convencionales en caso de que un tratamiento en particular no les esté funcionando.

Sus tratamientos alternativos incluyen cambios en el estilo de vida; evitar sustancias ambientales tóxicas en el agua, los alimentos y el aire; recomendaciones dietéticas individualizadas según el tipo metabólico de cada persona; suplementos nutricionales orales como vitaminas, minerales, enzimas, aminoácidos, ácidos grasos, hierbas, fitonutrientes y alimentos concentrados; un programa de desintoxicación; un programa de ejercicio; manejo del estrés; técnicas de energía corporal como acupuntura; terapias de manipulación corporal como masajes; equilibrio hormonal natural y homeopatía.

una base de aceite a 15 pacientes con cáncer prostático avanzado y vigilaron el avance de su enfermedad. Después de un año, la coQ_{10} había detenido el cáncer de la próstata en cuatro de estos hombres y lo había revertido en 10 más.

Aunque otros investigadores están tratando de replicar este estudio, el Dr. Schachter piensa que debido a que la coQ_{10} es relativamente segura y potencialmente benéfica, todos los pacientes con cáncer de la próstata deberían estar enterados de estos beneficios. Sus pacientes con cáncer de la próstata generalmente toman 200 miligramos tres veces al día.

SELENIO: *Un antioxidante potente*

"El selenio es un mineral crucial en la batalla contra el cáncer de la próstata", dice el Dr. Schachter. En un estudio de investigación que incluyó a cientos de hombres, el consumo diario de 200 microgramos de selenio redujo la incidencia de cáncer prostático en un 60 por ciento.

El selenio es un antioxidante potente, es decir, un nutriente que ayuda a controlar los radicales libres, que son esas moléculas rebeldes que dañan a las células y al ADN, provocando cáncer y otras enfermedades.

Aunque se necesitan hacer más estudios de investigación para corroborar estos resultados, el Dr. Schachter dice que el selenio es muy seguro y que también es barato. Sus pacientes con cáncer prostático toman de 400 a 600 microgramos de selenio al día, que es una dosis terapéutica elevada que sólo debe tomarse con la aprobación y bajo la supervisión de un doctor.

VITAMINAS C Y E: ***Más auxilio antioxidante***

El Dr. Schachter también dice que los pacientes con cáncer prostático generalmente se ven beneficiados al tomar una variedad de antioxidantes, incluyendo 1,000 miligramos de vitamina C tres veces al día y de 400 a 800 unidades internacionales (UI) de vitamina E al día.

PICOLINATO DE CINC: ***Para reabastecer la glándula***

"Siempre y cuando cuenten con la aprobación y estén bajo la supervisión de sus médicos, los pacientes con cáncer de la próstata deberían considerar tomar un suplemento diario de 30 a 50 miligramos de picolinato de cinc (*zinc picolinate*), que es la forma de este mineral que mejor se absorbe", dice Patrick Quillin, R.D., Ph.D., director de nutrición de los Centros de Tratamiento del Cáncer de los Estados Unidos en Tulsa, Oklahoma. La glándula prostática presenta la mayor concentración de cinc en el cuerpo, dice, y las cantidades adicionales de este mineral ayudan a este órgano a combatir las células cancerosas y a sanarse.

PALMERA ENANA: ***Una hierba que encoge el tejido prostático***

"Yo he atendido a muchos pacientes con cáncer de la próstata que han iniciado tratamientos alternativos desde el momento en que los diagnosticaron y cuyos tumores han dejado de crecer", dice el Dr. James Forsythe, director médico del Centro para el Cuidado del Cáncer en Reno. Una de las maneras en que el Dr. Forsythe ayuda a detener el cáncer de la próstata es con palmera enana (palmita de juncia, *saw palmetto*).

"Se sabe que esta hierba ayuda a encoger el tejido de la próstata —dice—. También bloquea el efecto de las hormonas masculinas como la testosterona, las cuales pueden 'alimentar' al cáncer prostático".

El Dr. Forsythe recomienda a sus pacientes con cáncer de la próstata

Cinco formas de prevenir el cáncer de la próstata

¿Cuál es el mejor "remedio" para el cáncer de la próstata? Para empezar, que no le dé. Aquí le mostramos cinco pasos sencillos que pueden prevenir esta enfermedad, dice Dan Labriola, N.D., un naturópata de Seattle.

1. Disminuya su consumo de grasas saturadas, las cuales debilitan al sistema inmunitario y aumentan su riesgo de contraer cáncer prostático. Esto significa comer menos carne roja y productos lácteos, los cuales suministran grandes dosis de grasas saturadas.
2. Lo mismo aplica en el caso del café, el té y el alcohol, los cuales irritan a la próstata y pueden colocarlo en riesgo de contraer esta enfermedad.
3. Tome un suplemento antioxidante. Los hombres que consumen más antioxidantes como vitamina C, vitamina E y el mineral llamado selenio presentan menores niveles de cáncer prostático.
4. Use su próstata regularmente. Esta glándula suministra el líquido (llamado semen) para la eyaculación. Algunos estudios de investigación sugieren que la eyaculación frecuente disminuye el riesgo de contraer cáncer de la próstata.
5. Piénselo dos veces antes de hacerse la vasectomía, ya que los estudios de investigación han mostrado que esta operación puede incrementar su riesgo. Esto no significa que no deba hacerse una vasectomía, dice el Dr. Labriola, pero si decide hacérsela, tenga especial cuidado en minimizar sus otros factores de riesgo.

que tomen 80 miligramos de palmera enana dos veces al día, junto con 25 miligramos al día de *pygeum* (*Prunus africana*), otra hierba que puede disminuir la hinchazón de la próstata.

ACEITE DE PESCADO: ***Recurra a su poder anticancerígeno***

El aceite de pescado contiene altos niveles de ácidos grasos, que son componentes de la grasa que ayudan a combatir el cáncer, dice el Dr. Quillin. También es rico en vitaminas A y D, que son nutrientes que ayudan a controlar el desarrollo de las células y el cáncer es una enfermedad en que el desarrollo celular está fuera de control.

El Dr. Quillin recomienda que los pacientes con cáncer prostático (y cualquiera que esté interesado en tener una salud óptima) tomen el tradicional aceite de hígado de bacalao (abadejo). "Este aceite no viene filtrado ni refinado, por lo que contiene niveles óptimos de ácidos grasos y vitaminas A y D", dice. Para un mejor sabor, él usa una versión emulsificada que también contiene un saborizante. Tome dos cucharaditas al día, pero úselo sólo bajo la supervisión de su doctor.

Para aquellos que prefieran no tomar aceite de hígado de bacalao, él sugiere una dosis diaria de dos cucharadas o cuatro cápsulas de 1,000 miligramos de aceite de semilla de lino (linaza), el cual es rico en ácidos grasos. Él también aconseja a sus pacientes con cáncer de la próstata que tomen de 1,000 a 2,000 miligramos al día de aceite de semilla de calabaza (pepita), el cual ayuda a suministrar los nutrientes, como cinc y magnesio, que necesita la glándula prostática para curarse. (*Nota*: En inglés estos aceites se llaman *cod-liver oil*, *flaxseed oil* y *pumpkin seed oil*, respectivamente).

LICOPENO: ***Un pigmento protector***

En un estudio de investigación, se demostró que los hombres que comían más *pizza* mostraban una menor incidencia de cáncer de la próstata, dice el Dr. Quillin. El factor protector de la pizza podría ser un pigmento que contiene el tomate (jitomate) llamado licopeno, el cual bloquea a los radicales libres, fortalece al sistema inmunitario y quizá ayude a regular a los genes del cáncer.

El licopeno es un tipo de sustancia fitoquímica, que es un compuesto antienfermedades que se encuentra en los alimentos. También se encuentra en la toronja (pomelo) roja.

El Dr. Robert Rountree, cofundador del Centro de Salud Helios en Boulder, Colorado, "receta" una cucharadita al día de pasta de tomate a sus pacientes con cáncer de la próstata. "El licopeno tiene propiedades antioxidantes más potentes que el betacaroteno y además tiene propiedades anticancerígenas", dice.

ISOFLAVONAS: ***Evite que las células cancerígenas se multipliquen***

Las isoflavonas, que son sustancias fitoquímicas anticancerígenas que se encuentran en los productos de soya, "inhiben un proceso bioquímico que puede provocar la proliferación de células cancerosas", dice Elizabeth Ann Lowenthal, D.O., una osteópata y especialista en cáncer de Alabaster, Alabama. Ella aconseja a sus pacientes con cáncer de la próstata que tomen dos tabletas de 70 miligramos junto con cada comida.

Remedios naturales que ayudan a prevenir la recurrencia del **cáncer del colon**

Los doctores alternativos y convencionales a menudo son como los demócratas y los republicanos: simplemente parecen no poder ponerse de acuerdo en nada. Pero independientemente de que usen quimioterapia o vitamina C, los doctores que tratan a los pacientes con cáncer rara vez están en desacuerdo en cuanto al mejor tratamiento para los casi 96,000 estadounidenses a quienes se les diagnostica cáncer del colon cada año.

Extirpar el cáncer.

"Un hecho universalmente aceptado es que el tratamiento más eficaz para la mayor parte de los casos nuevos de cáncer del colon es la cirugía temprana", dice Ralph Moss, Ph.D., de la ciudad de Nueva York, quien es el director de *The Moss Reports*, una serie de guías completas sobre el tratamiento del cáncer.

Sin embargo, lo que debería pasar después de la cirugía ya es otra historia. La mayoría de los doctores convencionales están a favor de indicar alguna combinación de radiación y quimioterapia. Pero los profesionales en terapias alternativas dicen que para ayudar a prevenir la recurrencia de esta enfermedad, es importante cambiar el ambiente del colon en sí.

YOGUR: *Regenere su colon*

El colon, ese segmento grande del tracto digestivo donde los residuos son preparados para su desecho, es el área del cuerpo que más expuesta está a sustancias cancerígenas, dice Patrick Quillin, R.D., Ph.D., director de nutrición de los Cancer Treatment Centers of America en Tulsa, Oklahoma.

"Al digerir la alimentación típica de los estadounidenses —baja en fibra, alta en grasas y repleta de azúcar— se genera tal cantidad de moléculas cancerígenas llamadas radicales libres, que es como si el colon fuera radiografiado dos veces al día", dice.

GUÍA DE
CUIDADOS PROFESIONALES

Precaución: *El cáncer es una enfermedad compleja y potencialmente mortal que requiere atención médica profesional. Algunos remedios alternativos pueden hacer que el cáncer empeore si no se usan correctamente. Por lo tanto, use los remedios alternativos descritos en este capítulo sólo como parte de un plan de tratamiento contra el cáncer guiado y supervisado por un médico calificado que tenga experiencia en el tratamiento del cáncer y en medicina alternativa. Si le está atendiendo un doctor convencional, hable con él antes de cambiar o suspender cualquier tratamiento médico o medicamento convencional y mantenga informados a todos sus médicos y/o profesionales en terapias alternativas de todos los tratamientos que esté recibiendo.*

En todos los casos de cáncer del colon recién diagnosticados, se debe extirpar quirúrgicamente el tumor, dice el Dr. Michael Schachter, director del Centro Schachter de Medicina Complementaria en Suffern, Nueva York. "Si se deja el cáncer ahí, existe una muy buena probabilidad de que la persona muera a causa de esta enfermedad", dice.

Después de la cirugía, el Dr. Schachter recomienda tratamientos alternativos profesionales para el cáncer del colon, ya sea por sí solos o combinados con la radioterapia y quimioterapia convencionales. Los tratamientos alternativos profesionales podrían consistir en las siguientes estrategias.

- Una dieta adecuada al tipo metabólico de la persona que haga énfasis en los alimentos orgánicos y donde se evite por completo el alcohol, el azúcar, la harina blanca, la cafeína y los aditivos alimenticios
- Un régimen de suplementos, incluyendo vitaminas, minerales, aminoácidos, ácidos grasos esenciales, enzimas digestivas, hierbas y fitonutrientes
- Suplementos concentrados de alimentos terapéuticos como ajo, hongos *maitake* y cartílago de tiburón
- Suplementos antioxidantes especiales, como la coenzima Q_{10}
- Tratamiento intravenoso con vitamina C y glutatión, posiblemente alternándolo con bajas dosis de peróxido de hidrógeno, que es un tratamiento biooxidativo que estimula las defensas del cuerpo
- Un programa de desintoxicación para reconstruir el tracto gastrointestinal y eliminar los metales pesados cancerígenos del organismo
- Posibles suplementos hormonales, como dihidroepiandrosterona (*DHEA* por sus siglas en inglés) y melatonina
- Dependiendo de la persona, otras modalidades alternativas, como homeopatía, acupuntura y terapia magnética.

Por fortuna, el colon cuenta con una defensa natural contra los radicales libres: sus propias bacterias "amigables" que crean un ambiente químico en el colon que no favorece el crecimiento de tumores. "Establecer una flora bacteriana saludable en el colon es un factor crítico para prevenir la recurrencia del cáncer del colon", dice el Dr. Quillin. La mejor forma, y también la más sencilla de hacer esto, dice, es consumir las bacterias amigables que convierten a la leche en yogur.

El Dr. Quillin dice que hay que comer ½ taza de yogur natural sin sabor cada día. Busque alguna marca que contenga cultivos "activos" o "vivos", lo que significa que contiene las bacterias necesarias.

CALOSTRO: ***Leche materna inmunoestimulante***

El calostro, que es una sustancia parecida a la leche que producen los mamíferos femeninos poco después de dar a luz, está lleno de factores inmunoestimulantes potentes que le dan un fuerte empujón al sistema inmunitario del recién nacido. También se piensa que puede ayudar a una persona con cáncer del colon a combatir una recurrencia de esta enfermedad, dice el Dr. Robert Rountree, cofundador del Centro de Salud Helios en Boulder, Colorado.

Encuentre una forma concentrada, purificada y no alergénica de calostro bovino (de vaca) y siga la dosis recomendada en la etiqueta del producto, dice el Dr. Rountree. Puede tomarlo indefinidamente con seguridad.

BROMELINA: ***Una enzima anticancerígena***

La piña (ananá) tiene un alto contenido de la enzima digestiva llamada bromelina, la cual puede ayudar a descomponer el revestimiento proteínico de un tumor, permitiendo así que las células inmunitarias ataquen al cáncer. "Yo creo que la terapia con enzimas es muy útil ya sea para prevenir la recurrencia del cáncer, o bien, para controlar el crecimiento de un tumor en el colon", dice el Dr. James Forsythe, director médico del Centro para el Cuidado del Cáncer en Reno. Él recomienda tomar suplementos de bromelina (*bromelain*), siguiendo la dosis recomendada en la etiqueta del producto. Puede tomar este suplemento indefinidamente con seguridad.

ANTIOXIDANTES: ***La combinación correcta***

Las vitaminas y minerales antioxidantes combaten la formación de radicales libres que causan cáncer. También ayudan a fortalecer el sistema inmunitario y pueden proteger su cuerpo contra el estrés, lo cual es indispensable cuando se está luchando contra el cáncer. Ciertos antioxidantes específicos, como el betacaroteno, ayudan a sanar el revestimiento del tracto digestivo, donde el cáncer del colon echa raíz.

El Dr. Forsythe recomienda la siguiente combinación de suplementos.

Cómo prevenir el cáncer del colon

La mayoría de los casos de cáncer del colon son causados por un estilo de vida que promueve la formación de tumores, dice Dan Labriola, N.D., un naturópata de Seattle. Esto lo convierte en uno de los tipos de cáncer más fáciles de prevenir. Aquí le decimos cómo lograrlo.

- Siga una alimentación rica en fibra para que esta ayude a que las sustancias carcinógenas pasen rápidamente a través de su colon antes de que tengan la oportunidad de hacerle daño. Los frijoles (habichuelas), los cereales integrales, las frutas y las verduras son las mejores fuentes de fibra. ¿Cómo sabe si está consumiendo suficiente fibra? "Debe evacuar cuando menos una vez cada día", dice el Dr. Labriola.
- Beba mucha agua. La deshidratación hace que las heces se detengan en su colon, posiblemente exponiéndolo a más sustancias carcinógenas. Usted sabrá que está tomando suficiente agua si tiene que orinar cada dos a tres horas, dice el Dr. Labriola.
- Evite comer carne roja, debido a que un consumo elevado de carne de res, puerco, cordero y otras carnes rojas se ha vinculado con el cáncer del colon. Un pequeño pedazo de carne roja (más o menos del tamaño de un juego de barajas) una o dos veces por semana debe ser su límite, dice el Dr. Labriola.
- Váyase leve con el alcohol. Los estudios de investigación han mostrado que entre más alcohol tome, mayor será su probabilidad de contraer cáncer del colon. Limite su consumo de bebidas alcohólicas a una o dos bebidas a la semana.
- Consuma suficiente calcio y magnesio, que son minerales que ayudan a proteger el colon contra las sustancias carcinógenas, señala el Dr. Labriola. Tome un suplemento de calcio y magnesio, siguiendo la dosis recomendada en la etiqueta del producto, dice.

Puede tomarlos indefinidamente con seguridad.

- Selenio: 200 microgramos al día
- Cinc: 50 miligramos al día
- Vitamina E: 400 unidades internacionales (UI) dos veces al día
- Vitamina C: 1,000 miligramos cuatro veces al día
- Betacaroteno: 30 miligramos al día

HIERBAS: ***Cuatro que combaten el cáncer del colon***

Se piensa que los siguientes suplementos herbarios son los más eficaces para combatir el cáncer del colon. No obstante, es importante que recuerde que sólo debe tomarlos con la aprobación y bajo la supervisión de su doctor, dice el Dr. Quillin.

- Equinacia. En un estudio de investigación realizado en Europa, la equinacia (*echinacea*) retardó el crecimiento del tumor e incrementó el período de sobrevivencia en algunos pacientes con cáncer del colon inoperable. Tome una dosis diaria de 80 miligramos.
- *Ginkgo*. El *ginkgo* puede ayudar al mejorar la circulación hacia el colon, limitando uno de los combustibles celulares que fomenta la propagación de un tumor y fortaleciendo al sistema inmunitario. El Dr. Quillin recomienda tomar 40 miligramos al día de un producto de *ginkgo* que contenga un 24 por ciento de heterósidos (*heterosides*).
- Astrágalo. Para ayudar a prevenir la pérdida de peso durante la quimioterapia, fortalecer el sistema inmunitario y detener la propagación de tumores, el Dr. Quillin aconseja a los pacientes con cáncer del colon que tomen 200 miligramos de astrágalo (*astragalus*) al día.
- Uña de gato *(cat's claw)*. Esta hierba promueve la proliferación de bacterias anticancerígenas amigables en el colon. Tome 250 miligramos al día, dice el Dr. Quillin.

Cómo conquistar las **caries dentales**

¿Existe algo sobre las caries dentales que no haya aprendido en el primer grado de primaria? Uno come alimentos azucarados. Las bacterias que viven en su boca se comen las sobras. Las bacterias proliferan y producen una película pegajosa llamada placa dentobacteriana que se deposita sobre sus dientes. La placa dentobacteriana cubre sus dientes de ácido, robando minerales del esmalte, que es la superficie del diente. Usted ya se sabe el resto de esta historia.

Por lo tanto, para prevenir las caries, lo único que tiene que hacer es limitar su consumo de alimentos azucarados y cepillarse los dientes y usar el hilo dental con regularidad para controlar la placa dentobacteriana. Aparte de esto, debe consultar a su dentista con regularidad para un control profesional de la placa dentobacteriana, aconseja Michael Olmsted, D.D.S., un dentista biocompatible de Del Mar, California. Bueno, estos hábitos definitivamente son indispensables para tener una dentadura saludable. Pero un descubrimiento que está siendo investigado por los dentistas alternativos parece mostrar que disminuir el consumo de azúcar podría ahora ser más importante que nunca, porque puede que el azúcar pudra sus dientes de adentro para afuera.

AZÚCAR: ***Es indispensable evitarla***

Un diente no es un pequeño monolito de minerales, sino una unidad compleja de tejido viviente. Por ejemplo, en el interior de un diente hay miles de microtúbulos, que son pequeños tubitos que van desde el nervio que está en la parte más interna del diente hasta el esmalte que recubre la superficie del mismo. (Si todos los tubitos de un solo diente se juntaran por los extremos, medirían 7 millas/11 km de largo).

Los estudios de investigación han mostrado que estos túbulos son el "sistema circulatorio" del diente, dice Burton Miller, D.D.S., director de Odontología Centrada en la Salud en Anchorage. Estos túbulos contienen un líquido acuoso nutritivo y limpiador que fluye desde la parte más interna del diente hasta su superficie en un proceso similar a la sudación.

Pero, dice el Dr. Miller, los dentistas alternativos creen que si uno consume grandes cantidades de azúcar (que él llama un nutriente negativo), la química de su cuerpo se desequilibra y el flujo se revierte. En ausencia de este flujo normal que va de adentro hacia afuera, los ácidos que generan las bacterias en la parte externa del diente comienzan a carcomer el esmalte. El flujo invertido anormal también hace que las bacterias penetren a lugares más profundos del diente, causando caries grandes.

Es por este motivo que el Dr. Miller cree que la buena higiene dental no puede prevenir las caries en las personas que siguen una alimentación repleta de azúcar. Para protegerse de las caries, recomienda eliminar el azúcar de su dieta. Esto incluye no sólo sucrosa (azúcar de mesa), sino también todas las formas de azúcar refinada, como fructosa (*fructose*), dextrosa (*dextrose*), maltosa (*maltose*) y glucosa (*glucose*), todos los cuales son ingredientes comunes en muchos alimentos empacados.

REFRESCOS: ***Ni siquiera los de dieta***

Por desgracia, hasta los refrescos sin azúcar tienen un ingrediente que destruye a los dientes: el ácido fosfórico. Este ácido, que también

GUÍA DE CUIDADOS PROFESIONALES

"Debe consultar a un profesional cuando menos una vez al año para que le revise los dientes y verifique si hay indicios de caries", recomienda David Kennedy, D.D.S., un dentista de San Diego.

Esto se debe a que las caries generalmente no producen dolor sino hasta que están muy avanzadas, explica. Una caries comienza como un pequeño desperfecto ligeramente blanquecino que se siente suave cuando el dentista lo pica con su instrumento dental; casi siempre es completamente indolora. Luego se irá expandiendo hacia la parte interna más blanda del diente y hará un hueco en el interior del diente, para terminar invadiendo el nervio y matando el diente. Con frecuencia, es en este momento que el diente empieza a doler y se pone sensible; entonces necesitará ir al dentista lo antes posible, aconseja el Dr. Kennedy.

¿Pero qué está causando la caries? Esa es la pregunta que hace Burton Miller, D.D.S., director de Odontología Centrada en la Salud en Anchorage.

"La boca es el barómetro de la salud total del cuerpo", dice. Él cree que las caries son una señal de que el cuerpo está padeciendo alguna afección degenerativa crónica que sólo puede revertirse mediante métodos naturales, como una alimentación que genere una bioquímica óptima. El Dr. Miller recomienda que consulte a un naturópata, un quiropráctico o un nutriólogo con licencia que tenga experiencia en dietas alternativas y en el uso de suplementos, o bien, un doctor en medicina que incorpore la medicina alternativa en su consulta, para que le puedan guiar hacia la mejor dieta para restaurar la salud, una que le ayude a prevenir no sólo las caries, sino también otras enfermedades degenerativas.

"Usted puede cepillarse los dientes y usar hilo dental hasta que se le caigan los brazos de cansancio —dice—. Pero si tiene caries, existe un problema más profundo en todo su cuerpo, un desequilibrio en la bioquímica del cuerpo que las está causando. Debe lidiar con ese problema, no sólo taparse las caries y recibir otro tipo de cuidados dentales".

se encuentra en los refrescos no dietéticos, puede carcomer el esmalte de sus dientes de la misma forma en que lo hace el ácido que producen las bacterias que causan las caries, dice el Dr. Olmsted. Si no puede vivir sin los refrescos, acábeselos rápido, recomienda. Tomar pequeños sorbos durante un período prolongado es lo peor que puede hacer para sus dientes.

MINERALES LÍQUIDOS: ***Fortalezca sus dientes***

Los dientes están hechos de minerales; por lo tanto, si sus dientes

¿Son venenosas las tapaduras de mercurio?

Usted probablemente ya sabe que el mercurio es un veneno. Quizá ha leído reportajes en el periódico donde se le aconseja a la gente que no coma pescado que haya sido sacado de un lago contaminado de mercurio.

Sin embargo, a pesar de esto, usted cree que las tapaduras hechas con una amalgama de plata y mercurio que hay en su boca son seguras. (Las tapaduras de "plata", llamadas amalgamas dentales, contienen alrededor de un 50 por ciento de mercurio, además de cobre, cinc, plata y a veces estaño). Después de todo, su dentista sería incapaz de envenenarlo, ¿verdad? Pues bueno, esto es lo que probablemente no sabe acerca de las amalgamas de mercurio, por cortesía de David Kennedy, D.D.S., un dentista de San Diego.

- Masticar chicle produce fricción sobre las amalgamas de mercurio, causando que se eleve el nivel de vapor de mercurio en su boca.
- En experimentos hechos en ratas de laboratorio, las ratas que inhalaban el mismo nivel de mercurio presente en la boca de algunas personas con muchas amalgamas desarrollaron lesiones similares a las encontradas en pacientes con la enfermedad de Alzheimer. Y algunos estudios de investigación han llegado a la conclusión de que el "mercurio debe considerarse como una fuente potencial de la [causa] de la enfermedad de Alzheimer".
- El uso de amalgamas que contienen mercurio ahora se ha restringido en diversos países, incluyendo Suecia, Alemania, Austria e Inglaterra. ¿Por qué? Porque los gobiernos de esos países declararon que las amalgamas pueden ser peligrosas para algunos sectores de la población, especialmente las mujeres embarazadas.

son propensos a las caries, es posible que necesite más minerales en su organismo, dice Beverly Yates, N.D., una naturópata y directora del Grupo de Cuidado Natural de la Salud en Seattle.

La Dra. Yates cree que los minerales líquidos se absorben mejor que las tabletas. "El líquido cruza fácilmente el revestimiento del intestino y se torna disponible a las células del cuerpo, incluyendo los dientes, con mucha rapidez", dice.

Asegúrese de que el suplemento contenga calcio, magnesio, boro, manganeso y sílice. Todos estos minerales contribuyen a fortalecer los dientes. La Dra. Yates recomienda tomar 20 gotas al día. Sin embargo, evite los productos coloidales de minerales, porque contienen aluminio, el cual es tóxico.

• Los síntomas de envenenamiento por mercurio incluyen fatiga, dolores de cabeza, depresión, latidos irregulares del corazón, insomnio, presión arterial alta y alergias, entre otros.

Si usted tiene amalgamas de mercurio, ¿qué puede hacer para proteger su salud? Debido a que el mineral selenio desplaza al mercurio en su cuerpo y ayuda a sacarlo de su organismo, el Dr. Kennedy sugiere que tome 200 microgramos de este mineral al día.

Una dosis diaria de 1,000 miligramos de vitamina C también puede ayudar a proteger su cuerpo contra el envenenamiento de mercurio causado por las amalgamas, dice James Hardy, D.M.D., un dentista holístico de Winter Park, Florida.

También recomienda comer mucho cilantro. "Yo creo que es la mejor hierba para eliminar metales pesados como el mercurio del organismo", dice. Todos los días, agregue alrededor de 1 onza (28 gramos) de esta hierba a sus ensaladas, burritos o a cualquier platillo donde use hojas verdes comestibles. (Asegúrese de que la hierba esté fresca, dice el Dr. Hardy). También agréguele un poco de ajo a esas recetas. Él cree que el azufre que contiene el ajo se liga a los metales pesados y los saca de su organismo. Recomienda comer dos dientes de ajo al día. Otras fuentes alimenticias importantes de azufre incluyen la leche, el huevo y todos los alimentos proteínicos.

Para ayudar a minimizar los problemas que puede causar el mercurio, pídale a su dentista que le ponga tapaduras que no contengan mercurio en cualquier caries que necesite tapar, dice el Dr. Kennedy.

AGUA: ***Si no se puede cepillar, enjuáguese***

Claro que se supone que todos nos debemos cepillar los dientes después de cada comida. ¿Pero realmente cuántas personas lo hacen?

Una alternativa sencilla es enjuagarse la boca con agua de tres a cinco minutos después de comer o beber cualquier cosa y luego escupir el agua. "Esto hará que no se queden en la boca tantas partículas que sirven de alimento a las bacterias que causan las caries —dice el Dr. Olmsted—. Este hábito, si se practica de manera consistente, definitivamente disminuirá la incidencia de caries dentales".

Evite la cirugía con remedios naturales para las **cataratas**

El procedimiento quirúrgico para corregir las cataratas dura siete minutos y es seguro, indoloro y eficaz. Mediante este procedimiento, se extirpa el lente nublado del ojo, se inserta un lente artificial y al cabo de pocos días, usted puede ver claramente otra vez.

El único problema con esta operación es que lo más probable es que no la necesite.

"Yo calculo que 9 de cada 10 pacientes que están en las etapas tempranas de las cataratas podrían revertirlas con remedios naturales", dice el Dr. John D. Huff, un oftalmólogo y codirector del Centro para el Bienestar Prather-Huff en Sugarland, Texas.

El mejor momento para usar remedios naturales para detener o revertir las cataratas es cuando se diagnostican, dice Edward L. Paul Jr., O.D., Ph.D., un optometrista, nutriólogo holístico y director de Atlantic Eye Associates en Hampstead, Carolina del Norte. Una vez que las cataratas están demasiados avanzadas para la intervención nutricional, es indispensable hacerse la cirugía.

Incluso en estos casos, los profesionales en terapias alternativas creen que el uso de nutrientes tiene su lugar. "Aunque las cataratas se corrijan con cirugía, las deficiencias nutricionales que las causaron siguen estando presentes —dice Marc Grossman, O.D., un optometrista, acupunturista con licencia y codirector del Centro de Salud Integral en Rye y New Paltz, Nueva York—. A menos que se corrijan esas deficiencias, sólo es cuestión de tiempo antes de que se vuelvan a manifestar en la forma de una catarata en su otro ojo o alguna otra enfermedad".

Los remedios nutricionales funcionan porque la mayoría de las cataratas son causadas por oxidación. Las proteínas que se encuentran en el lente del ojo se oxidan por la acción de moléculas destructoras llamadas radicales libres, de manera muy similar a la manera en que la proteína transparente (albúmina) de una clara de huevo se vuelve opaca cuando se fríe.

Pero los profesionales en terapias alternativas dicen que uno puede detener o incluso revertir dicha oxidación con los siguientes nutrientes antioxidantes.

SUPLEMENTO MULTIVITAMÍNICO Y DE MINERALES: ***Un sólido cimiento***

"Yo pienso que un buen suplemento multivitamínico y de minerales de alta potencia es un cimiento importante para cualquier programa de tratamiento de cataratas", dice el Dr. Grossman. Un suplemento de alta potencia debe suministrar una dosis diaria de cuando menos 50 miligramos de la mayoría de las vitaminas del complejo B, 15 miligramos de betacaroteno, 30 miligramos de cinc y 200 microgramos de selenio.

VITAMINA C: ***Indispensable para los lentes saludables***

"La vitamina C es el rey de los antioxidantes y puede tanto prevenir como curar las cataratas", dice el Dr. Grossman. Señala que el lente del ojo contiene más vitamina C que cualquier otra parte del cuerpo, a excepción de las glándulas suprarrenales, y que los niveles de vitamina C que hay en el lente pueden ser "muy bajos o a veces nulos" cuando una catarata está creciendo. Él aconseja a sus pacientes con cataratas que tomen 1,500 miligramos de vitamina C al día.

GUÍA DE CUIDADOS PROFESIONALES

Las cataratas típicamente se diagnostican cuando uno va con el oftalmólogo por alguna otra razón. Para cuidar sus ojos de manera óptima, pídale a su oftalmólogo que le diga si encuentra una catarata (muchos no lo hacen).

Si una catarata se diagnostica en sus etapas tempranas, usted deberá colaborar con un oftalmólogo que esté dispuesto a diseñarle un programa nutricional que incluya cambios en su estilo de vida y que sirva para revertir el problema, dice Edward L. Paul Jr., O.D., Ph.D., un optometrista, nutriólogo holístico y director de Atlantic Eye Associates en Hampstead, Carolina del Norte. Si su oftalmólogo no está interesado en la intervención nutricional, encuentre a un doctor que sí lo esté, dice el Dr. Paul.

GLUTATIÓN Y N-ACETILCISTEÍNA: ***Un antioxidante potente y su ayudante***

"La mayoría de las personas con cataratas que yo he atendido presentan un nivel bajo del antioxidante conocido como glutatión", dice el Dr. Grossman. Pero el cuerpo necesita los nutrientes llamados n-acetilcisteína (*n-acetylcysteine* o *NAC* por sus siglas en inglés) y ácido alfalipoico (*alpha-lipoic acid* o *ALA* por sus siglas en inglés) para metabolizar el glutatión. Él recomienda tomar 50 miligramos al día de glutatión (*glutathione*), 500 miligramos al día de NAC y 100 miligramos al día de ALA.

ANTIOXIDANTES: ***Los que recomiendan los oftalmólogos***

Estos son algunos otros antioxidantes que son necesarios para detener o revertir una catarata.

- Bioflavonoides: Estos antioxidantes ayudan a que la vitamina C funcione. El Dr. Grossman recomienda 500 miligramos al día.
- Betacaroteno: Un bajo consumo de este nutriente puede incrementar el riesgo de desarrollar una catarata. El Dr. Paul recomienda 12 miligramos al día.
- Vitamina E: Los bajos niveles de esta vitamina pueden incrementar el riesgo de desarrollar una catarata. El Dr. Paul les aconseja a sus pacientes que tomen 400 unidades internacionales (UI) al día.
- Selenio: Este elemento le da un empujón a la vitamina E para que se ponga a trabajar, dice el Dr. Grossman. Él recomienda 200 microgramos dos veces al día.
- Cinc: "Las personas con cataratas casi siempre presentan una deficiencia de cinc, el cual funciona en el tratamiento de las cataratas", dice el Dr. Grossman. Él recomienda 30 miligramos de cinc al día junto con 2 miligramos de cobre, "el cual puede trabajar en conjunto con el cinc en el tratamiento de las cataratas".

MSM: ***Suministra el azufre que sus ojos necesitan***

"El nutriente azufre se considera como uno de los elementos más importantes para la buena vista", dice el Dr. Grossman. Recomienda obtener el azufre que necesita a partir del suplemento llamado metilsulfonilmetano (*metylsulfonylmethane* o *MSM* por sus siglas en inglés), tomando ½ cucharadita de MSM en polvo por cada 100 libras (45 kg) de peso corporal una vez al día.

PAPAÍNA: ***Detenga la acumulación de proteínas***

Si usted no digiere correctamente las proteínas, estas pueden terminar por concentrarse en el lente del ojo y posiblemente contribuir a las cataratas, dice el Dr. Grossman. El suplemento enzimático llamado papaína, que se obtiene de la papaya (fruta bomba, lechosa), ayuda a digerir las proteínas. Siga la dosis recomendada en la etiqueta del producto.

ESTILO DE VIDA: ***Cambios que son necesarios***

Es indispensable que haga algunos cambios en su estilo de vida si quiere que un programa nutricional retarde, detenga o revierta las cataratas con eficacia.

- Deje de fumar. "Fumar genera más radicales libres, los cuales demandan más antioxidantes y suplementos para revertir el daño causado a las células", dice el Dr. Paul.
- Use lentes de sol cuando salga. "La radiación ultravioleta del Sol es un factor importante que puede causar o empeorar las cataratas", dice el Dr. Paul.
- Procure no cocer tanto las verduras. Las verduras tienen un alto contenido de antioxidantes que protegen a los ojos y sólo se conservan si se cuecen ligeramente. "Las verduras de hojas verdes, como la col rizada (*kale*), las espinacas, el perejil y la berza (bretón, posarno, *collards*), así como las verduras con mucho pigmento, como el tomate (jitomate) y las zanahorias, son particularmente buenas para sus ojos", dice el Dr. Paul.
- Consuma menos grasas saturadas y alimentos fritos. Estos aumentan la producción de radicales libres, "y la consecuencia de esto es una mayor incidencia de cataratas que crecen a una tasa más acelerada", dice el Dr. Paul.
- Emplee alguna técnica de relajación. Independientemente de que elija respirar profundamente o meditar, el uso diario de alguna técnica de relajación es indispensable para tener ojos saludables, dice el Dr. Huff.

Aléjese del dolor de la **claudicación intermitente**

Cuando una persona padece claudicación intermitente, las arterias que llevan sangre a los músculos de sus piernas están bloqueadas. La molestia resultante que se siente en la pantorrilla puede ser desde dolorosa hasta debilitante.

El tratamiento farmacológico típico para la claudicación intermitente consiste en dos medicamentos que mejoran la circulación al hacer menos espesa la sangre: la pentoxifilina (*Trental*) y la aspirina.

Algunos pacientes con este problema terminan sometiéndose a una cirugía que es similar a la cirugía de derivación cardíaca (*bypass*). Esta cirugía consiste en sacar arterias de otra parte del cuerpo e implantarlas en las piernas. Otros pacientes se someten a una angioplastia, en la que se inserta un dispositivo parecido a un globo en las arterias y luego se infla para desbloquearlas. Otra alternativa es un procedimiento que en inglés se conoce como *stenting*, en el que se usa un dispositivo parecido a un globo junto con una malla de alambre que se deja adentro de la arteria para mantenerla abierta.

Pero el Dr. Seth Baum, un cardiólogo y fundador del Centro Baum de Cuidados Integrales del Corazón en Boca Raton, Florida, ha encontrado que a menos que los síntomas sean extremadamente debilitantes o que los pacientes puedan estar en riesgo de que se les tenga que hacer una amputación, los métodos naturales para la claudicación intermitente en realidad son mejores que los métodos convencionales.

CARNITINA: ***Un combustible alterno para los músculos***

Este suplemento es similar a un aminoácido, que es un componente de las proteínas. Muchos profesionales creen que ayuda a las células musculares a funcionar, incluso cuando no están recibiendo suficiente

GUÍA DE CUIDADOS PROFESIONALES

La claudicación intermitente puede ser una verdadera molestia, pues casi siempre provoca una sensación de ardor parecida a la de un calambre que típicamente se presenta después de haber caminado distancias cortas. Si usted padece claudicación intermitente, es casi seguro que usted sufra de enfermedad arterial severa en otras partes de su cuerpo y que esté en riesgo de sufrir un ataque al corazón y derrames cerebrales. Por lo tanto, es necesario que esté bajo la supervisión de un doctor en medicina, quien le dará tratamiento para las arterias tapadas, dice el Dr. Glenn S. Rothfeld, director médico regional de American WholeHealth en Arlington, Massachusetts.

Pero, según el Dr. Julian Whitaker, fundador y director del Instituto Whitaker para el Bienestar en Newport Beach, California, debe considerar elegir a un doctor en medicina alternativa que use la quelación con ácido etilendiaminotetracético (*EDTA chelation*), que es un tratamiento intravenoso de las arterias que, según piensa el Dr. Whitaker, puede desbloquear las arterias tapadas.

"Esta es una terapia muy controvertida entre los doctores convencionales, pero yo creo que es una de las mejores terapias para la claudicación intermitente —dice—. Todo cardiólogo e internista ha atendido a pacientes con claudicación intermitente que han sido programados para una amputación. Bueno, yo he visto a muchos de tales pacientes, a quienes les iban a amputar las extremidades inferiores y que se salvaron gracias a esta terapia de quelación".

Para controlar los síntomas dolorosos de la claudicación intermitente, quizá también sea una buena idea que pruebe la acupuntura. "La acupuntura se basa en la circulación de la energía vital llamada *chi*. Una mejor circulación puede aminorar el dolor y mejorar el funcionamiento", dice el Dr. Rothfeld.

oxígeno, al suministrarles mayores niveles de ácidos grasos, que son un combustible nutricional.

Para alguien con claudicación intermitente —alguien cuyas células musculares de las piernas no pueden recibir suficiente oxígeno, por lo que necesitan desesperadamente otro tipo de combustible— la carnitina bien podría ser como una bendición del cielo.

"El 80 por ciento de mis pacientes con claudicación intermitente que toman carnitina exhiben una resolución completa de sus síntomas o pueden caminar distancias significativamente mayores sin dolor", dice el Dr. Baum.

El factor clave en el uso de este nutriente es asegurar que se tome en cantidades suficientes. El Dr. Baum ha encontrado que el mejor nivel es de 2,000 miligramos dos veces al día. La carnitina no produce efectos secundarios significativos, dice, y puede usarse indefinidamente con seguridad.

GINKGO: Funciona mejor que los fármacos que se venden con receta

Diversos estudios de investigación han mostrado que la hierba *ginkgo* permite que las personas con claudicación intermitente caminen distancias mayores sin dolor, dice el Dr. Glenn S. Rothfeld, director médico regional de American WholeHealth en Arlington, Massachusetts.

De hecho, numerosos estudios compararon esta hierba contra placebos (sustancias inactivas) o medicinas farmacéuticas comúnmente usadas para tratar esta enfermedad. Estos estudios confirman que el *ginkgo* puede incrementar la capacidad de caminar y muchos han demostrado que el *ginkgo* mejora la circulación.

El Dr. Rothfeld les da a sus pacientes un extracto al 24 por ciento de 40 miligramos de *ginkgo* tres veces al día. Puede tomar esta dosis durante tres meses con seguridad, pero luego deberá suspenderla durante un mes. Sin embargo, si está tomando algún medicamento anticoagulante como la warfarina (*Coumadin*), no tome *ginkgo*.

VITAMINA E: *Mejora la circulación*

El Dr. Rothfeld hace que todos sus pacientes con claudicación intermitente tomen 400 unidades internacionales (UI) de vitamina E al día. Él dice que los estudios de investigación han demostrado que las personas con claudicación intermitente que tomaban esa dosis de vitamina E cada día podían caminar una mayor distancia sin dolor. "Probablemente funciona al hacer que la sangre se vuelva menos 'pegajosa', mejorando así la circulación", dice. Puede tomarla a largo plazo con seguridad.

NIACINA: *Ayuda arterial*

Se piensa que la vitamina B llamada niacina ayuda a ensanchar las arterias, lo cual permite que llegue más oxígeno a los músculos de las piernas. Los estudios de investigación han mostrado que la niacina puede ayudar a las personas con claudicación intermitente a incrementar la distancia que pueden recorrer caminando, dice el Dr. Rothfeld.

Él recomienda una forma especial de niacina llamada hexaniacinato de inositol (*inositol hexanicotinate*), ya que él cree que es la forma de niacina más eficaz para las personas con claudicación intermitente. También es la más segura. No causa problemas hepáticos (un efecto secundario posible de la niacina), ni provoca el "rubor causado por la niacina", que es esa reacción de acaloramiento, comezón y enrojecimiento de la cara que algunas personas desarrollan después de tomar niacina, dice.

Él sugiere tomar 500 miligramos dos veces al día. Pruébela durante tres meses y luego suspéndala durante un mes.

ÁCIDOS GRASOS OMEGA-3: ***Para la entrega eficiente de oxígeno***

Se cree que el tipo de grasas que se encuentran en el aceite de pescado, llamadas ácidos grasos omega-3, suavizan las membranas de los glóbulos rojos de modo que puedan entregar el oxígeno a las células musculares con más facilidad.

Jill Stansbury, N.D., presidenta del departamento de medicina botánica de la Universidad Nacional de Medicina Naturopática en Portland, Oregon, recomienda que las personas con claudicación intermitente tomen un suplemento de 500 a 1,000 miligramos de ácidos grasos omega-3 al día, siguiendo la dosis recomendada en la etiqueta del producto. Puede tomar este suplemento a largo plazo con seguridad.

Una advertencia: Debido a que los aceites de pescado posiblemente pueden contribuir a la hemorragia nasal y a la propensión al amoratamiento, además de que pueden causar malestar estomacal, no los tome si toma medicamentos anticoagulantes o aspirina con regularidad.

YOGA: ***Párese de hombros***

Pararse de hombros es una postura de yoga que puede ayudar a mejorar la circulación en las piernas de las personas con claudicación intermitente, dice el Dr. Rothfeld. A continuación indicamos cómo hacerla. Favor de remitirse a las dos ilustraciones en la página siguiente, indicadas por las letras (*a*) y (*b*).

Recuéstese boca arriba con las rodillas dobladas, los pies planos sobre el piso y los brazos a sus lados con las palmas de las manos hacia abajo. Al exhalar, empuje sus palmas hacia abajo y jale las rodillas hacia su pecho y hacia arriba. Luego enderece las piernas al mismo tiempo que eleva las caderas (*a*).

Doble sus codos, ponga sus manos en la parte trasera de su pelvis y deslice sus manos hacia arriba hasta su espalda inferior mientras sigue elevando sus caderas. Mantenga las piernas rectas, pero no permita que se le atoren las rodillas. Sus pies deberán estar directamente por encima

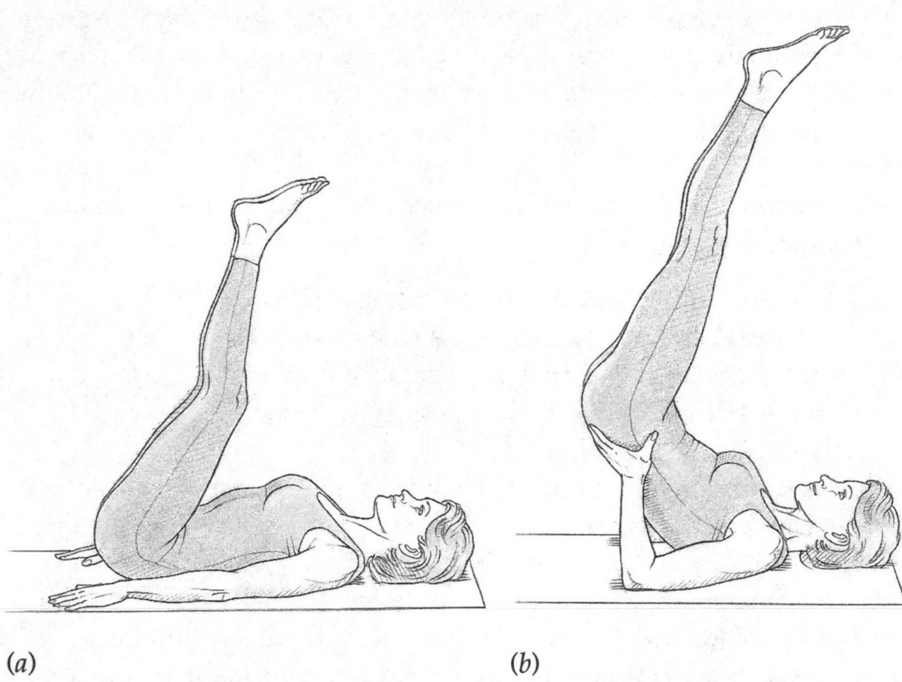

(*a*) (*b*)

de su cabeza (*b*). Quédese en esa posición el tiempo que le sea cómodo, hasta un máximo de cinco minutos.

Luego, baje lentamente sus caderas hasta el piso, usando sus manos para apoyarse y luego doble sus rodillas y baje los pies hasta el piso. El Dr. Rothfeld dice que debe hacer esta pose una o dos veces al día.

HIDROTERAPIA: ***Vuelva a circular con baños de pies***

Un baño caliente y frío de pies primero dilata y luego contrae las arterias de sus piernas, creando una acción de bombeo que estimula la circulación, dice Mark Stengler, N.D., un naturópata de San Diego.

Necesitará dos palanganas que sean lo suficientemente grandes como para que quepan sus dos pies. Llene una palangana con agua fría y otra con agua caliente (asegúrese de que no esté tan caliente que le duela). Sumerja sus pies en el agua caliente durante 1 minuto y luego métalos al agua fría durante 20 segundos. Repita esta secuencia tres veces. Para obtener los mejores resultados, hágase estos baños de pies tres o cuatro veces al día, dice el Dr. Stengler.

Antioxidantes que pueden ayudarle a ganar la guerra contra el **colesterol alto**

Quizá usted piense que el colesterol es un tipo de tapón malvado. El cuento generalmente va así: usted consume demasiado colesterol o grasa de origen animal, la cual se convierte en colesterol en su cuerpo, el colesterol tapa sus arterias coronarias y la sangre y el oxígeno no pueden llegar hasta su corazón, provocándole un ataque al corazón. La idea es que si usted logra bajar su colesterol, todo estará bien.

Pero si el colesterol es tan malo, ¿entonces por qué el cuerpo sintetiza hasta 1,500 miligramos (casi la cantidad que contienen 10 huevos) al día y lo usa para todo tipo de funciones cruciales, incluyendo la síntesis de hormonas?

¿Por qué los esquimales, quienes normalmente tienen una alimentación repleta de grasa de origen animal, presentan tasas muy bajas de enfermedades cardíacas?

La respuesta es que el colesterol alto en sí no es la causa de las enfermedades cardíacas; el colesterol *oxidado* sí lo es.

Esa es la opinión que comparten muchos doctores en medicina alternativa, incluyendo al Dr. Philip Lee Miller, fundador y director del Instituto Los Gatos para la Longevidad en California. "Yo soy una de esas personas que ha estado diciendo durante 30 años que el colesterol no causa enfermedades cardíacas —dice—. Sólo se le recluta en el proceso, de la misma forma que se recluta a un soldado para ir a la guerra, aunque él no sea quien cause la guerra".

El Dr. Miller cree que bajar el nivel de lipoproteínas de baja densidad (*LDL por sus siglas en inglés)* es un factor crítico en la prevención del endurecimiento de las arterias. El colesterol tipo LDL es fabricado y secretado por el hígado y luego es llevado a las arterias del corazón de la misma forma en que los muebles se

GUÍA DE CUIDADOS PROFESIONALES

Debido a que el colesterol alto no controlado puede ser una amenaza seria a la salud, es importante que se haga pruebas para revisar sus niveles cada seis meses. Si su nivel de colesterol total es de 200 o mayor, es probable que su doctor le pida que se haga la prueba cada tres meses y que trabaje agresivamente para lograr que esté bajo control. En la mayoría de los casos, podrá alcanzar el éxito con una combinación de dieta, suplementos nutricionales y cambios en su estilo de vida. Su doctor decidirá el mejor tratamiento para usted, basándose principalmente en su nivel de lipoproteínas de baja densidad (*LDL* por sus siglas en inglés) y quizá le recomiende que tome fármacos para bajar el colesterol de modo que sus niveles alcancen un rango más saludable.

Ciertamente sería una buena idea que también hablara con un doctor en medicina alternativa sobre los diversos factores que pudieran estar contribuyendo al problema, como deficiencias dietéticas y de minerales, desequilibrios hormonales o incluso envenenamiento por metales pesados como el mercurio, agrega la Dra. Sandra Denton, una doctora en medicina que incorpora la medicina natural en su consulta en Anchorage.

transportan en un camión de mudanzas. Una vez que llega ahí, el colesterol puede ser oxidado por el mismo proceso destructor de células iniciado por el oxígeno que aquel que oxida el hierro o que hace que una manzana se ponga café después de cortarla.

Este proceso destructivo de oxidación es literalmente inflamatorio; es como un incendio en el cuerpo. El sistema inmunitario, o sea, el departamento de bomberos de su cuerpo, envía urgentemente "células extintoras" al área para que apaguen el incendio. Pero al igual que los bomberos a veces tienen que romper una puerta con un hacha para entrar a un edificio que se está incendiando, este proceso antiinflamatorio puede dañar el revestimiento de las arterias. Esta área áspera y lesionada es el cimiento perfecto para que se empiecen a acumular depósitos grasientos o placa arterial, que es el verdadero tapón malvado que bloquea las arterias y provoca ataques al corazón.

"Las LDL oxidadas inician una reacción inflamatoria que el cuerpo trata de curar, pero la curación causa más problemas de los que resuelve", dice el Dr. Miller. La mejor manera de prevenir este proceso que daña al corazón, dice, es previniendo la oxidación del colesterol tipo LDL. Y la mejor manera de lograr eso, dice el Dr. Miller, es asegurándose de consumir cantidades suficientes de los antioxidantes llamados vitamina E, vitamina C y glutatión.

Los antioxidantes funcionan al calmar las moléculas inestables de oxígeno llamadas radicales libres, que son las responsables de oxidar las células. Cuando los antioxidantes neutralizan a los radicales libres, están cumpliendo con un tipo de misión suicida. Los propios antioxidantes acaban por oxidarse, o en términos químicos, se reducen.

Por fortuna, el cuerpo cuenta con un sistema que ayuda a asegurar que siempre haya grandes cantidades de antioxidantes disponibles, dice el Dr. Miller. Cuando la vitamina C se oxida, la vitamina E viene al rescate, donando algunas de sus moléculas para restaurar a la vitamina C a su estado antioxidante normal. En este proceso, la vitamina E se reduce, pero el glutatión la reabastece. Es por este motivo que necesita los tres nutrientes, dice el Dr. Miller.

VITAMINA C: ***La primera línea de defensa contra las enfermedades cardíacas***

La vitamina C es un antioxidante muy potente. El Dr. Miller recomienda tomar de 1,000 a 4,000 miligramos al día para disminuir la oxidación de las LDL y prevenir las enfermedades cardíacas. Cualquier tipo de vitamina C es eficaz, pero su favorita es una forma llamada éster-C, que no es ácida y quizá sea una poco menos irritante al tracto digestivo que otras formas de esta vitamina.

VITAMINA E: ***Una mezcla protectora***

Al igual que la vitamina C, la vitamina E es un antioxidante potente. El Dr. Miller dice que 800 unidades internacionales (UI) al día es la dosis ideal para evitar que se oxide el colesterol. Él recomienda usar suplementos de vitamina E natural en lugar de sintética. Para una potencia máxima, el suplemento que elija también deberá contener una mezcla de tocoferoles (*mixed tocopherols*); en la etiqueta se especificarán los ingredientes llamados alfa-tocoferol, beta-tocoferol y gamma-tocoferol.

"Esta mezcla de tocoferoles, en lugar de sólo uno, es la forma en que la vitamina E se encuentra en la naturaleza", explica él.

N-ACETILCISTEÍNA: ***Para crear glutatión***

Las vitaminas C y E son más eficaces cuando en su cuerpo hay niveles elevados de glutatión, dice el Dr. Miller. Un doctor puede medir su nivel de glutatión y si está bajo, el Dr. Miller recomienda tomar un suplemento llamado n-acetilcisteína (*n-acetylcysteine* o *NAC* por sus siglas en inglés), el cual ayuda a acumular y conservar las reservas de glutatión de su cuerpo.

El cuerpo no absorbe bien la mayoría de los suplementos de glutatión, dice el Dr. Miller. Pero la NAC, que es una forma del aminoácido llamado cisteína, le suministra los precursores químicos correctos para que su cuerpo sintetice glutatión, dice. Él recomienda tomar 3,000 miligramos al día.

Cómo mejorar su equilibrio de colesterol

Es vital detener la oxidación del colesterol tipo LDL para prevenir las enfermedades cardíacas, dice el Dr. Miller. Pero si hay menos colesterol tipo LDL en su cuerpo, entonces hay menos para oxidar, por lo que también es importante disminuir las LDL.

También es importante aumentar el colesterol conformado por lipoproteínas de alta densidad (*HDL* por sus siglas en inglés), el cual arrastra a las LDL lejos de las arterias y de regreso al hígado. Existen diversos suplementos y hierbas que ayudan a disminuir las LDL, elevar las HDL o hacer ambas cosas al mismo tiempo.

NIACINA: ***Una medicina natural potente***

La niacina es una vitamina B que funciona muy bien para bajar el nivel de colesterol tipo LDL, dice Mark Stengler, N.D., un naturópata de San Diego.

Él recomienda tomar 1,500 miligramos de niacina al día en la forma de hexanicotinato de inositol (*inositol hexanicotinate*). Esta forma no causa ese rubor (un torrente de sangre caliente hacia la cara y la parte superior del cuerpo que da cosquilleo y comezón) que puede presentarse con otras formas de niacina.

"En mi experiencia, esta vitamina es tan eficaz como cualquier otro fármaco que hay en el mercado para bajar el colesterol", dice el Dr. Stengler. Él recomienda empezar con 500 miligramos y aumentar la dosis por 500 miligramos cada semana hasta que llegue a la dosis completa. Debido a que las dosis elevadas de niacina pueden causar problemas hepáticos, sólo debe tomar hexanicotinato de inositol, o cualquier otra forma de niacina, con la aprobación y bajo la supervisión de su doctor.

SELENIO: ***Tres auxilios en uno***

El mineral selenio es muy útil para controlar el colesterol. En primer lugar, aumenta los niveles de glutatión. En segundo lugar, trabaja por su propia cuenta para bajar las LDL. En tercer lugar, aumenta las HDL saludables, dice el Dr. Miller. "El selenio es absolutamente esencial en cualquier programa para bajar el nivel de colesterol", dice. Él recomienda el uso a largo plazo de un multivitamínico diario que contenga cuando menos 200 microgramos de selenio.

CINC Y COBRE: ***Más minerales al rescate***

El cinc y el cobre aumentan las HDL y disminuyen las LDL, dice Amy Rothenberg, N.D., una naturópata de Enfield, Connecticut. Ella recomienda tomar 30 miligramos de cinc y de 1 a 2 miligramos de cobre al día, de preferencia como parte de un suplemento multivitamínico y de minerales.

GUGGULU: Una hierba que baja el colesterol

"Yo he reducido drásticamente el colesterol tipo LDL y he incrementado el colesterol tipo HDL tan sólo con esta hierba", dice el Dr. Virender Sodhi, N.D., un médico ayurvédico y naturópata y director de la Escuela de Ciencias Ayurvédicas de los Estados Unidos en Bellevue, Washington.

El Dr. Sodhi recomienda usar un producto estandarizado que contenga un 10 por ciento de gugguluesteronas (*guggulsterones*), que son los principios activos de la hierba. Tome tres dosis que sumen un total de 900 miligramos al día, aconseja, pero sólo bajo la supervisión de un médico ayurvédico. Una vez que sus niveles de colesterol regresen a la normalidad, el Dr. Sodhi recomienda disminuir la dosis a 300 miligramos al día.

Alimentos para controlar el colesterol

Muchos tipos diferentes de alimentos y de componentes de los alimentos pueden ayudar a disminuir las LDL y aumentar las HDL. Estos son los que más recomiendan los profesionales en terapias alternativas.

SALVADO DE AVENA: ***Atrapa al colesterol***

El salvado de avena (*oat bran*) es rico en fibra soluble, que es una sustancia que se liga al colesterol dentro de los intestinos y lo acompaña hasta que sale del cuerpo. "Comer ¾ de taza de cereal cocido de salvado de avena al día puede bajar el colesterol en un 10 por ciento —dice la Dra. Rothenberg—. Sin embargo, si es más probable que se coma un *muffin* de salvado de avena, eso también funciona".

CEBOLLA Y AJO: ***Protección picante***

"Cocine con ajo y cebolla siempre que le sea posible", dice el Dr. Stengler. Ambos han comprobado su capacidad para disminuir el colesterol. O bien, dice, puede tomar suplementos de ajo, siguiendo la dosis recomendada en la etiqueta del producto.

NUECES: ***Los frutos secos más saludables que existen***

Las nueces contienen ácido alfa-linolénico, el cual puede ayudar a bajar el colesterol, dice Kitty Gurkin Rosati, R.D., una dietista registrada y directora de nutrición del Programa de la Dieta de Rice en la Universidad Duke University en Durham, Carolina del Norte. Otras buenas fuentes de esta grasa benéfica incluyen el aceite de oliva, el aceite de semilla de lino (linaza, *flaxseed*), el aceite de *canola*, el aceite de frijol (habichuela) de soya y la verdolaga (una verdura de hojas verdes que se usa para ensaladas, llamada *purslane* en inglés). Para obtener una doble dosis, saltée verdolagas en una cucharadita de aceite de oliva, dice Rosati.

LECITINA: ***Disuelve el colesterol***

Los gránulos de lecitina contienen fosfatidilcolina, la cual ayuda a licuar el colesterol en su cuerpo para que no termine quedándose en los depósitos grasientos en las arterias, dice la Dra. Rothenberg. Ella recomienda espolvorear su cereal con 1 cucharada de gránulos cada día. O agréguelos a la licuadora (batidora) con un poco de fruta y yogur sin grasa.

SOYA: ***Cualquier tipo es bueno***

El *tofu*, el *tempeh* y otros alimentos de soya contienen compuestos llamados isoflavonas, que pueden ayudar a bajar el colesterol, dice el Dr. Stengler. Una manera fácil de incorporar isoflavonas en su alimentación es agregando proteína de soya en polvo a sus malteadas. O coma más *tofu* y *miso*, dos alimentos de soya populares que son versátiles y que pueden agregarse fácilmente a muchos platillos.

Remedios prácticos que acortan la duración de un episodio de **conjuntivitis**

De un momento a otro —casi sin que se dé cuenta— uno (o ambos) de sus ojos está rojo, hinchado y lagrimea; quizá también tiene comezón y una secreción amarillenta. Estos síntomas significan que usted sufre conjuntivitis, que es una inflamación de la membrana mucosa llamada conjuntiva, que reviste el párpado interno y el ojo.

Existen tres tipos de conjuntivitis: viral, alérgica y bacteriana. Debe ir al doctor para que le dé un diagnóstico correcto del tipo del que padezca, porque la conjuntivitis bacteriana debe ser tratada con antibióticos. Sin embargo, la mayoría de los casos de conjuntivitis viral y alérgica pueden tratarse sin fármacos, usando remedios alternativos caseros, dice Edward L. Paul Jr., O.D., Ph.D., un optometrista, nutriólogo holístico y director de Atlantic Eye Associates en Hampstead, Carolina del Norte.

MEDICINA CHINA TRADICIONAL: ***Una fórmula herbaria***

La fórmula herbaria china llamada *Ming Mu Di Huang Wan* (que significa abrillantar los ojos) "es un tónico clásico para los problemas de los ojos que producen comezón o enrojecimiento de los ojos, como la conjuntivitis", dice Marc Grossman, O.D., un optometrista, acupunturista con licencia y codirector del Centro de Salud Integral en Rye y New Paltz, Nueva York. Siga la dosis recomendada en la etiqueta del producto.

MANZANILLA: ***Úsela como compresa***

Puede usar una bolsa de té de manzanilla (*chamomile*) como una compresa para bajar la inflamación que produce la conjuntivitis, dice el Dr. Grossman. Sumerja la bolsa de té en agua tibia (no caliente) durante dos a tres minutos, exprima el agua excedente y luego póngase la bolsa de té

Use la digitopuntura para maximizar los medicamentos

A veces, cuando los medicamentos no están funcionando para aliviar un caso de conjuntivitis, la digitopuntura puede aumentar la potencia del fármaco y ayudar a curar la infección, dice Marc Grossman, O.D., un optometrista, acupunturista y codirector del Centro de Salud Integral en Rye y New Paltz, Nueva York.

Estos son los puntos que debe usar. (Para encontrar la ubicación exacta de los puntos, vea "Una guía ilustrada de los puntos de digitopuntura" en la página 656). Presiónelos en secuencia dos veces al día, usando la yema de su pulgar para hacer presión firme sobre cada punto durante 30 segundos. No olvide hacer presión sobre los puntos a ambos lados de su cuerpo.

- VB1 es la esquina interna del ojo, justo por encima del conducto lacrimal.
- VB1 es el extremo lateral de cada ojo (el extremo más cercano al oído).
- IG4 es la membrana que está entre el pulgar y el dedo índice, en el punto más alto del músculo que se proyecta cuando el pulgar y el índice están juntos.
- HI2 está en la membrana que se encuentra entre el primer y segundo dedo del pie.
- ES44 está entre el segundo y tercer dedo del pie, más o menos ½ pulgada (1.25 cm) por encima de donde los dedos se unen con el pie.
- QT23 está en la depresión que está en el extremo lateral de la ceja.
- V10 está ½ pulgada (1.25 cm) por debajo de la base del cráneo en la parte trasera del cuello, al mismo nivel que el espacio que hay entre la primera y segunda vértebra cervical y aproximadamente a ¾ de pulgada (2 cm) de cualquiera de ambos lados de la columna.

sobre el ojo inflamado durante dos a tres minutos. Utilice este tratamiento tres o cuatro veces al día, dice.

REFLEXOLOGÍA: ***Haga que la conjuntivitis avance por el camino recto***

Se piensa que al hacer presión sobre puntos reflejos que hay en sus pies para enviar energía a sus ojos, se puede ayudar a aliviar la conjuntivitis, dice Douglas Klappich, un reflexólogo y director del Centro Wellth de Salud Alternativa en Columbus, Ohio.

Simplemente use su dedo pulgar para presionar con firmeza la parte inferior, superior y los lados del dedo gordo y del segundo y tercer dedo de cada uno de sus pies. Concéntrese en la base del dedo, es decir, el área alrededor del dedo donde se conecta con el pie.

Si encuentra un punto particularmente sensible —y lo más probable es que lo encuentre, ya que tiene una inflamación en los ojos y estos puntos reflejos corresponden a los ojos— pase de uno a dos minutos haciendo presión sobre esa área.

"A veces se puede resolver el problema con una sola sesión de reflexología", dice Klappich, pero él recomienda repetir las sesiones un par de veces cada día durante un máximo de 10 días o hasta que los síntomas desaparezcan.

Cómo curar la conjuntivitis alérgica

Cualquier cosa que puede causar una alergia también puede causar una conjuntivitis alérgica, dice el Dr. Paul, pero los remedios naturales a menudo pueden hacer que desaparezcan los síntomas.

QUERCETINA: ***Más potente que las gotas oftálmicas antialérgicas***

"La quercetina, que forma parte de una clase de nutrientes llamados bioflavonoides, es más eficaz para detener los síntomas de la conjuntivitis que las gotas oftálmicas antialérgicas", dice Dr. Paul. Él recomienda comenzar con 1,000 miligramos y luego aumentar la dosis por 1,000 miligramos al día (a un máximo de 5,000 miligramos) hasta que sus síntomas estén bajo control.

HIDROTERAPIA: ***Controle la comezón con una compresa fría***

Una compresa fría puede ayudar a "hacer un cortocircuito en la res-

GUÍA DE CUIDADOS PROFESIONALES

La conjuntivitis generalmente es una infección viral que a menudo responde a los remedios caseros o se cura sola, dice Edward L. Paul Jr., O.D., Ph.D., un optometrista, nutriólogo holístico y director de Atlantic Eye Associates en Hampstead, Carolina del Norte. Sin embargo, si el enrojecimiento, irritación o dolor en los ojos no mejora en el transcurso de una semana con remedios caseros, si la luz hace que le duelan los ojos o si nota cambios en su visión, debe ir a ver a un médico.

Si sus ojos tienen una secreción de pus o moco que es más espeso en la mañana al despertar (puede ser tan espeso que sus párpados se queden pegados), entonces probablemente padece conjuntivitis bacteriana. Necesita ir a ver a un médico u oftalmólogo de inmediato para que le recete antibióticos.

puesta alérgica de comezón e irritación que produce la conjuntivitis", dice Daniel John Dieterichs, O.D., un optometrista de Belén, Nuevo México. Estas son sus instrucciones.

Llene un plato con cubos de hielo y agua y remoje una toallita para la cara en el agua. Saque la toalla del plato y exprima el agua excedente. Doble la toallita para la cara y póngasela sobre los ojos, dejándola ahí hasta que se caliente. Repita este procedimiento hasta que desaparezca la comezón.

"Con esta técnica, es fácil controlar el enrojecimiento, el dolor y la comezón de los ojos que comúnmente se presenta durante la temporada de alergias", dice el Dr. Dieterichs.

VITAMINA C: ***Baja la inflamación***

La vitamina C ayuda a bajar la inflamación que se produce en un caso de conjuntivitis alérgica, dice el Dr. Paul. Él recomienda tomar 1,000 miligramos al día.

Impida la infección y acelere la curación de las **cortadas y raspones**

¡Alerta roja!

Ver sangre siempre es alarmante, especialmente cuando es la propia. Cuando nos rebanamos el dedo junto con las zanahorias o nos caemos de la bicicleta y nos raspamos la rodilla, lo primero que queremos es que pare la hemorragia (y el dolor).

Si accidentalmente se ha hecho una herida que necesite de cuidados y cariño, puede probar cualquier combinación de estos remedios alternativos caseros.

CALÉNDULA: ***Alivio en aerosol***

Después de lavarse la herida, use un aerosol de caléndula que no contenga alcohol, dice Beverly Yates, N.D., una naturópata y directora del Grupo de Cuidado Natural de la Salud en Seattle. "Ayuda a impedir que

GUÍA DE CUIDADOS PROFESIONALES

Si se ha cortado, necesitará ir con un médico si la hemorragia es severa y no se detiene dentro de un lapso de más o menos 10 minutos; si la cortada es tan profunda que puede ver músculo o hueso; si mide más de 1 pulgada (2.5 cm) de longitud; si tiene cortadas y raspones múltiples o si la lesión está en su cara u otra área visible. Si algún tipo de suciedad, como cenizas o grava, se queda incrustada en la herida, es posible que su doctor tenga que anestesiar el área y limpiar la herida. Además, si no se ha vacunado contra el tétano en los últimos 10 años, quizá necesite que lo vacunen.

Vaya con un médico lo antes posible si presenta fiebre o ganglios linfáticos hinchados y también si el sitio de la lesión se enrojece, hincha o se pone sensible o si empieza a secretar pus uno o dos días después de haberse herido. Estas son señales de una infección. Y si usted tiene prolapso de la válvula mitral, una válvula artificial en el corazón o si le han hecho una cirugía de reemplazo de cadera artificial y se hace una cortada profunda, necesitará atención médica.

Las cortadas de todo tipo generalmente sanan más rápido si agrega vitamina E, cinc y betacaroteno a su plan nutricional, dice Beverly Yates, N.D., una naturópata y directora del Grupo de Cuidado Natural de la Salud en Seattle. Sin embargo, debido a que es posible que necesite dosis más elevadas de estos nutrientes de las que generalmente se recomiendan, sólo haga esto conforme a las indicaciones de un médico, dice.

se infecte y también ayuda a que sane", dice. Aplíquese caléndula tres o cuatro veces al día y siempre véndese ligeramente la herida cuando termine. "Es recomendable que proteja la herida pero también es una buena idea que permita que le llegue la mayor cantidad de aire posible", dice la Dra. Yates.

MASAJE: ***Para calmarse***

Una cortada puede hacer que su organismo entre en choque, particularmente si es algo profunda y sangrienta. Para calmarse (o para calmar a otra persona que se haya cortado), coloque la palma de una mano en su frente y la palma de la otra mano en la parte trasera de su cabeza de modo que ambas palmas estén al mismo nivel y una frente a la otra. Deje las manos en este lugar durante 30 a 60 segundos mientras respira profundamente.

"Hay puntos en la cabeza que se llaman puntos de estrés emocional y esta técnica los estimula suavemente, calmando a las personas", dice Kate Montgomery, una terapeuta de masaje con licencia de San Diego.

Una crema herbaria curativa

Esta crema herbaria hecha en casa es "mágica" para los rasguños, raspones, cortadas poco profundas, mordeduras pequeñas, moretones (cardenales) o quemaduras pequeñas de primer o segundo grado, dice Pamela Fischer, fundadora y directora del Centro Ohlone de Estudios Herbarios en Concord, California.

Se piensa que sus tres ingredientes herbarios ayudan a calmar el dolor, disminuir la hinchazón y acelerar la curación. Una crema funciona mejor que otros medios curativos, dice Fischer, porque permite que la medicina herbaria se quede cerca de la herida.

Estas son las instrucciones paso a paso para que prepare su propia cremita mágica. Aplíquesela tres o cuatro veces al día o según sea necesario para irritaciones y abrasiones menores.

1. Combine partes iguales de raíz seca de consuelda (*comfrey*), flor de caléndula y llantén (*plantain*).
2. Muela las hierbas en una moledora de café limpia. (Fischer recomienda que invierta en una moledora de café que pueda usar exclusivamente para moler hierbas).
3. Vierta la mezcla en un frasco.
4. Agregue suficiente aceite de oliva extra virgen para que las hierbas queden cubiertas, midiendo el número de onzas (mililitros) que use para que pueda referirse a este dato más adelante. El material vegetal puede flotar a la superficie, por lo que quizá tenga que poner algo encima de la mezcla de hierbas para que se queden abajo. Fischer sugiere usar unas cuantas piedras limpias.
5. Tape el frasco y deje reposar la mezcla durante una semana.
6. Al cabo de una semana, cuele la mezcla a través de un pedazo de manta de cielo (bambula, estopilla, *cheesecloth*) o una camiseta vieja limpia y vaya recolectando el líquido filtrado en otro frasco. No deberá haber material vegetal en el frasco nuevo.
7. Caliente una cacerola en la estufa a fuego lento y ralle cera de abeja hacia el interior de la cacerola hasta que la cera esté completamente derretida. Use de ¼ a ½ onza (7 a 14 gramos) de cera por cada onza (30 ml) de aceite de oliva que haya usado para cubrir las hierbas.
8. Vierta la cera derretida al frasco de aceite.
9. Vierta esa mezcla en un pequeño pomo para ungüento y deje que "cuaje" o se endurezca durante una hora, dice Fischer. Una vez que haya endurecido, cierre bien el pomo. "Guarde la crema en su botiquín de primeros auxilios", dice.

Puede usar esta técnica no sólo cuando se corte, dice, sino también en cualquier momento en que haya sufrido un choque físico y necesite tranquilizarse.

HOMEOPATÍA: Arnica *para acelerar la curación*

Disuelva dos chochitos de *Arnica montana* a la potencia 6C debajo de su lengua hasta cuatro veces al día durante un máximo de cuatro días, dice la Dra. Yates. "Este es el mejor remedio homeopático para cualquier tipo de traumatismo menor en la piel, como cortadas, raspones o moretones (cardenales) —dice la Dra. Yates—. Baja la hinchazón y acelera la curación". Ella aconseja que todas las personas físicamente activas siempre lleven *Arnica* consigo a donde vayan.

AROMATOTERAPIA: *Para combatir infecciones*

Agregue tres gotas de los aceites esenciales de bergamota (*bergamot*), lavanda (alhucema, espliego, (*lavender*), olíbano (*frankincense*) y limón y una gota de aceite esencial de mirra (*myrrh*) a 1 onza (30 ml) de algún vehículo de aceite, por ejemplo, aceite de almendra dulce o de jojoba, dice Kal Kotecha, un aromatoterapeuta de Waterloo, Ontario. Aplíquese la mezcla sobre la cortada o el raspón.

Se cree que todos los aceites que contiene esta fórmula combaten las infecciones, dice Kotecha. El aceite de limón ayuda a detener la hemorragia, la bergamota ayuda a aliviar el dolor y a regenerar la piel, la lavanda también ayuda a parar el dolor y acelera la curación y el olíbano y la mirra calman al organismo.

CALÉNDULA: *Suavice las cicatrices con un ungüento*

Si usted es propenso a desarrollar cicatrices grandes y abultadas llamadas cicatrices queloides, compre un ungüento de caléndula y póngaselo sobre la herida. Este ungüento ayudará a suavizar o quizá hasta hacer más chica la cicatriz, dice la Dra. Yates. Aplíquese el ungüento dos veces al día sobre la cicatriz durante dos a cuatro semanas después de que la herida haya sanado y ya se le haya formado una costra.

Cambios alimenticios que pueden ayudar a mejorar el **cutis graso**

Si usted tiene el cutis graso, con poros medianos a grandes, una apariencia brillante y una tendencia a tener espinillas e imperfecciones, quizá su alimentación necesite incluir más grasa del tipo que contiene ácidos grasos.

"Hay dos maneras de lidiar con el cutis graso, externa e internamente", dice Joni Loughran, una estilista, cosmetóloga y aromatoterapeuta de Petaluma, California. Estos son algunos tratamientos que recomiendan los profesionales en terapias alternativas.

ACEITE DE SEMILLA DE LINO: ***Imprescindible para un cutis sano***

"Todos mis clientes toman un suplemento de cuando menos una a tres cucharaditas al día de aceite de semilla de lino (linaza, *flaxseed*), que es un aceite rico en ácidos grasos", dice Loughran. Estos ácidos grasos, que se encuentran en los aceites vegetales y aceites de semillas, son indispensables para que las células de la piel estén saludables, sin importar qué tipo de cutis tenga.

ALIMENTOS: ***Reduzca las grasas saturadas***

"Las personas que comen grandes cantidades de carne roja y productos lácteos, los cuales están repletos de grasas saturadas, pueden terminar con un cutis más graso, poros tapados y más imperfecciones", dice Loughran. Entonces, para tener un cutis más sano, coma más frutas y verduras frescas, cereales integrales, frijoles (habichuelas), frutos secos, semillas y pescado y coma menos alimentos con grasa saturada.

LECITINA: ***Descomponga las grasas en su cuerpo***

El suplemento alimenticio llamado lecitina (*lecithin*) puede ayudar a emulsificar o descomponer las grasas saturadas en su cuerpo para que no hagan que su cutis se vuelva más grasoso, dice Loughran. Siga la dosis recomendada en la etiqueta del producto.

AROMATOTERAPIA: ***Un limpiador natural***

Un tratamiento excelente para el cutis graso e hiperactivo consiste en

GUÍA DE CUIDADOS PROFESIONALES

El mejor profesional para tratar el cutis graso es un cosmetólogo, es decir, una persona que se ha entrenado en el cuidado profesional del cutis, dice Stephanie Tourles, una cosmetóloga con licencia, reflexóloga y herbolaria de West Hyannisport, Massachusetts. Si también padece acné moderado a severo, debe consultar a un dermatólogo, quien deberá trabajar junto con un cosmetólogo para que sus poros se mantengan profundamente limpios, dice Tourles.

Quizá también quiera considerar consultar a un aromatoterapeuta profesional que se especialice en el cuidado del cutis, dice Joni Loughran, una estilista, cosmetóloga y aromatoterapeuta de Petaluma, California. "Los tratamientos de aromatoterapia pueden ser muy benéficos para el cutis graso, pues ayudan a equilibrar la actividad glandular, mejoran la circulación y desintoxican", dice.

agregar una gota de aceite esencial de *neroli* a un poco de agua floral de lavanda (alhucema, espliego, *lavender*) y rociarse el cutis con esta mezcla varias veces al día, dice Barbara Close, una aromatoterapeuta y herbolaria de East Hampton, Nueva York.

"La lavanda tonifica y limpia el cutis —explica—, y el *neroli* se considera un tónico para la piel. Penetra la piel y ayuda a regular la producción de sebo o grasa. Si hay demasiado sebo, el *neroli* puede ayudar a normalizar su producción".

HIERBAS: ***La infusión tonificante perfecta***

"Yo recomiendo usar una infusión herbaria suave y astringente (que cierra los poros), como la de milenrama (real de oro, alcaina, *yarrow*), salvia (*sage*) o menta (hierbabuena, *peppermint*), para eliminar los remanentes de limpiador y suciedad que hayan quedado sobre el cutis", dice Stephanie Tourles, una cosmetóloga con licencia, reflexóloga y herbolaria de West Hyannisport, Massachusetts. Estas son sus instrucciones.

Hierva una taza de agua y retire la cacerola del fuego. Agregue una cucharada de hierba seca o dos cucharadas de hierba fresca, tape la cacerola y deje la mezcla en infusión durante 30 minutos. Cuele la infusión, déjela enfriar y luego úsela de inmediato. Guarde la infusión que le haya sobrado en una botella exprimible, la cual podrá guardar en su baño durante tres días o en su refrigerador durante un máximo de cinco días.

"Aplíquese esta infusión tonificante con una bolita o cuadrito de algodón cada vez que su cutis se vea excesivamente grasoso o brille —

dice Tourles—. Este remedio herbario no resecará su piel; puede usarlo hasta 10 veces al día". Pero es importante que tome una precaución: no deje que entre en contacto con sus ojos.

AROMATOTERAPIA: ***Pruebe esta loción tonificante dos veces por semana***

Los aceites esenciales astringentes son maravillosos para el cutis graso, dice Close. Ella recomienda usar esta loción tonificante una o dos veces por semana.

Diluya cinco gotas de aceite esencial de romero (*rosemary*), geranio (*geranium*) o enebro (nebrina, tascate, *juniper*) en una cucharada de algún aceite astringente, como el aceite semilla de albaricoque (chabacano, damasco, *apricot*) o el aceite de avellana (*hazelnut*). Ponga tres o cuatro gotas del aceite en una almohadilla de algodón limpia y úselo para remover suavemente la grasa excedente de su cutis.

Estos aceites que se usan de base para la mezcla son muy ligeros y no taparán sus poros ni harán que su cutis se vuelva más grasoso ni que le brille más la piel.

HIDROTERAPIA: ***Apacigüe sus glándulas sebáceas con agua fría***

"El agua caliente activa a las glándulas sebáceas, mientras que el agua más fría las tranquiliza", dice Loughran. Después de limpiarse la cara (una vez en la mañana y otra en la noche, siempre con suavidad y nunca con jabón), échese mucha agua fría en la cara.

HIDROTERAPIA: ***Vaporice sus poros***

"La vaporización ayuda a limpiar profundamente el cutis graso", dice Loughran, quien sugiere que lo haga una o dos veces por semana durante 8 a 10 minutos. Ella prefiere el uso de un pequeño vaporizador facial en vez del método en que se coloca el rostro sobre una olla con agua caliente.

"Este método de la olla no produce un vapor suave, continuo y a una temperatura constante —dice—. Los pequeños vaporizadores faciales son más seguros y eficaces".

Empiece limpiándose la cara y luego aplicándose crema para los ojos y pomada para los labios para proteger esas áreas delicadas. Siga las instrucciones para usar el vaporizador que haya comprado. Después de hacerse la vaporización facial, échese agua fría abundante en la cara y séquese el rostro dándose ligeros golpecitos con una toalla.

Nútrase para mejorar la **degeneración macular**

Las células que están en el centro de su retina, en un área que se conoce como la mácula, son las responsables de la vista más aguda o visión central. Si estas células se degeneran lentamente, su visión se vuelve cada vez más borrosa. Con el tiempo, puede llegar a haber un hoyo negro en el centro de todo lo que ve y, por último, casi toda su visión puede caer en ese hoyo negro.

La mayoría de los doctores convencionales probablemente le dirán que no hay nada que hacer para curar esta enfermedad. Nada que retarde la degeneración de las células. Nada para prevenir la posibilidad de quedarse ciego. Y ciertamente nada para revertir el problema.

Están equivocados, dicen los profesionales en terapias alternativas.

"La degeneración macular puede estabilizarse o revertirse mediante la intervención nutricional", dice Marc Grossman, O.D., un optometrista, acupunturista con licencia y codirector del Centro de Salud Integral en Rye y New Paltz, Nueva York. Y el nutriente más importante para prevenirla o tratarla es la luteína.

LUTEÍNA: ***El mejor tratamiento nutricional***

"Todas las personas de más de 50 años de edad deberían tomar un suplemento de luteína *(luteine)*", dice el Dr. Grossman. Esto se debe a que muchos estudios científicos han demostrado que la ingestión cotidiana de este nutriente, que es un pigmento que se encuentra en las verduras de hojas verdes como la col rizada *(kale)*, las hojas de berza (bretón, posarno, *collard greens*) y las espinacas, puede prevenir la degeneración macular, dice.

Además de prevenir esta afección, puede que la luteína sea capaz de detener o incluso revertir la degeneración macular existente al incrementar la densidad del pigmento de la mácula. "Por mucho, es el principal tratamiento nutricional para esta enfermedad", dice el Dr. Grossman.

GUÍA DE CUIDADOS PROFESIONALES

Precaución: *Debe usar los remedios alternativos presentados en este capítulo sólo como parte de un plan de tratamiento guiado y supervisado por un doctor en medicina calificado que esté trabajando en asociación con un profesional en terapias alternativas calificado, los cuales deberán tener experiencia en el cuidado de su afección. Hable con su médico convencional antes de cambiar o suspender cualquier tratamiento médico o medicamento convencional y mantenga informados a todos sus médicos y/o profesionales en terapias alternativas de todos los tratamientos que esté recibiendo.*

Cualquiera que haya sido diagnosticado con degeneración macular necesita estar bajo el cuidado ya sea de un oftalmólogo, o bien, de un optometrista, dice Edward L. Paul Jr., O.D., Ph.D., un optometrista, nutriólogo holístico y director de Atlantic Eye Associates en Hampstead, Carolina del Norte. Sin embargo, él hace hincapié en que los cuidados profesionales que requiere esta enfermedad deben incluir el tipo de intervenciones nutricionales descritas en este capítulo.

Usted puede consumir toda la luteína que necesita comiendo cinco raciones de verduras de hojas verdes a la semana. Si no come esa cantidad (pocas personas lo hacen), entonces su mejor opción es tomar un suplemento. El Dr. Grossman recomienda un suplemento de luteína que le suministre 6 miligramos de este nutriente al día.

MIRTILLO: ***Una hierba para fortalecer los ojos***

Se cree que el mirtillo *(bilberry)*, que es un pariente del arándano, mejora la circulación hacia la retina, ayudando así a detener o revertir la degeneración macular, dice el Dr. Grossman. Él recomienda tomar la hierba en una presentación que combina luteína con mirtillo, la cual se vende en forma de aerosol sublingual (debajo de la lengua) que ayuda a que los ingredientes se asimilen fácilmente. Esta es una ventaja adicional para las personas mayores que pudieran tener problemas digestivos.

Si prefiere tomar una pastilla, el Dr. Grossman recomienda una que le suministre 6 miligramos de luteína y 180 miligramos de mirtillo.

TAURINA: ***Regenere su retina***

Este aminoácido puede ayudar a regenerar los tejidos de la retina, dice el Dr. Grossman. Él recomienda una presentación líquida o sublingual para que se asimile mejor, pero también puede tomar 500 miligramos al día en forma de pastilla.

ANTIOXIDANTES: ***Para que no se oxide la retina***

Los antioxidantes como la vitamina C, la vitamina E, el selenio y el cinc pueden ayudar a detener la formación de radicales libres. Estas moléculas inestables causan daños oxidativos (un tipo de óxido interno) en las células, incluyendo las de la mácula.

Un suplemento nutricional que suministre dosis elevadas de antioxidantes puede ayudar a revertir la degeneración macular, dice John D. Huff, un oftalmólogo y codirector del Centro para el Bienestar Prather-Huff en Sugarland, Texas.

El Dr. Huff recomienda un suplemento multivitamínico y de minerales que esté formulado específicamente para la salud de los ojos y que contenga un alto nivel de antioxidantes. Uno que él usa con sus pacientes es *OcuDyne*, fabricado por NutriCology. Tómelo según las instrucciones que aparezcan en la etiqueta del producto.

ESTILO DE VIDA: ***Haga algunos cambios***

Los profesionales en terapias alternativas dicen que existen muchos factores relativos al estilo de vida que son cruciales para detener o revertir la degeneración macular.

- Asegúrese de que su alimentación sea baja en grasa y que incluya alimentos integrales. Los niveles altos de colesterol se han vinculado con la degeneración macular, dice el Dr. Grossman. Además, debido a que la salud de sus ojos depende de la salud de su cuerpo entero, una alimentación que minimice el consume de alimentos procesados es la mejor opción.
- Deje de fumar. Los suplementos nutricionales no funcionarán muy bien si fuma, dice el Dr. Grossman.
- Lo mismo aplica en el caso de la cafeína. La cafeína en cualquiera de sus formas en el café, los refrescos de cola o el chocolate puede hacer que empeore esta enfermedad.
- Si padece degeneración macular, no tome bebidas alcohólicas. El alcohol puede dañar la mácula.
- Use lentes de sol. Cuando está afuera, los lentes de sol protegen a la retina de más daños a causa de la radiación ultravioleta.

Métodos naturales que levantan el ánimo y alivian la **depresión**

Tenemos buenas noticias para la mayoría de las personas que sufren de depresión —ese sentimiento constante de tristeza y vacío, la incapacidad para derivar placer de las actividades ordinarias de la vida, los trastornos en el apetito y el sueño—. Ya no tienen que tomar antidepresivos para empezar a sentirse mejor.

"Si las personas hacen cambios en su estilo de vida, particularmente en lo que se refiere a la nutrición y el ejercicio, a menudo pueden resolver la depresión sin tener que recurrir a los fármacos", dice Joel Robertson, Pharm.D., presidente del Instituto Robertson en Saginaw, Michigan.

Por supuesto, las personas que sufren de una depresión severa, especialmente las que ya están considerando el suicidio, deben consultar a un médico de inmediato y puede que necesiten tomar medicamentos durante un tiempo para controlar su problema. Sin embargo, en la mayoría de los casos, los remedios alternativos son una buena manera de lidiar con la depresión, dice el Dr. Robertson.

5-HIDROXITRIPTOFANO: ***Actúa como el Prozac***

¿Sufre de depresión leve? Tome el suplemento llamado 5-hidroxitriptofano (*5-HTP* por sus siglas en inglés) antes de probar un antidepresivo que se venda con receta, dice el Dr. Othniel Seiden, un médico de Denver.

Esto se recomienda porque se piensa que este suplemento funciona de la misma manera que la fluoxetina *(Prozac)* y otros antidepresivos similares como la paroxetina *(Paxil)* y la sertralina *(Zoloft)*, elevando los niveles de serotonina, que es una sustancia química del cerebro que combate la depresión.

Comience tomando 100 miligramos de 5-HTP a la hora de irse a acostar, dice el Dr. Seiden. Si no observa resultados positivos al cabo de tres

GUÍA DE CUIDADOS PROFESIONALES

Existe una diferencia entre una respuesta deprimida, que podría considerarse como un resfriado (catarro) del alma y que puede resolverse con autotratamiento, y la depresión clínica, la cual se asemejaría a una infección viral seria y continua que necesita de cuidados profesionales, dice el Dr. Jonathan Zuess, un siquiatra del Centro Médico Regional del Buen Samaritano en Phoenix.

Si su depresión ha durado más de dos semanas e incluye una mezcla de síntomas como ánimo deprimido durante la mayor parte del día, pérdida de interés y placer en la vida, pérdida del apetito, trastornos del sueño, fatiga y mala concentración, entonces se trata de una depresión clínica y necesita buscar ayuda profesional. Si en cualquier momento ha considerado el suicidio, esta es otra señal que indica que usted necesita buscar ayuda de inmediato.

Para tratar la depresión, algunos profesionales hacen poco más que recetarle un medicamento antidepresivo, dice el Dr. Zuess. Si bien los antidepresivos pueden ser herramientas útiles bajo ciertas circunstancias, él dice que para que verdaderamente se pueda curar una depresión clínica, estos medicamentos deben ser empleados como parte de un programa de tratamiento que haga énfasis en la medicina natural y en algún tipo de terapia sicológica. Él recomienda encontrar un doctor en medicina que incorpore la medicina natural en su consulta o bien, a un naturópata.

días, es decir, si no se está sintiendo menos deprimido ni está durmiendo mejor, aumente la dosis a 200 miligramos, tomando 100 miligramos al despertar y 100 miligramos antes de irse a la cama.

Si su estado de ánimo todavía sigue igual después de tomar una dosis de 200 miligramos durante tres días, aumente la dosis a 400 miligramos, tomando la mitad en la mañana y la otra mitad en la noche. Si a esta dosis sigue deprimido, suspenda el uso de este nutriente. Es poco probable que le vaya a ayudar. (Aunque el 5-HTP es muy seguro, el Dr. Seiden dice que no debe tomar dosis de más de 400 miligramos).

Es seguro tomar hasta 400 miligramos durante varias semanas después de que ya se esté sintiendo mejor, pero luego trate de disminuir la dosis. Si sus síntomas no reaparecen, vaya disminuyendo la dosis gradualmente hasta que pueda dejar de tomar este suplemento por completo.

S-ADENOSILMETIONINA: ***Un antidepresivo eficaz***

El suplemento llamado s-adenosilmetionina (*SAM-e* por sus siglas en inglés) puede ser tan eficaz en el tratamiento de la depresión como los antidepresivos tricíclicos, por ejemplo, la imipramina *(Tofranil)* y la amitriptilina *(Elavil)*, dice el Dr. Jonathan Zuess, un siquiatra del Centro Médico Regional del Buen Samaritano en Phoenix.

Este suplemento se sintetiza a partir del aminoácido llamado metionina y se cree que mejora la "metilación" en el cuerpo, que es un proceso que aumenta los efectos de los neurotransmisores, incluyendo la serotonina. El Dr. Zuess recomienda 1,600 miligramos de SAM-e al día. (*Nota*: Puede pedir este suplemento en las tiendas de productos naturales usando las siglas que mencionamos aquí).

ÁCIDOS GRASOS: ***Pésquese una mejor salud***

Los estudios de investigación han mostrado que las personas que comen cantidades abundantes de pescado presentan una décima parte de la tasa de depresión que presentan las personas que no lo hacen y esto probablemente se debe al ácido eicosapentaenoico (*EPA* por sus siglas en inglés) y al ácido docosahexaenoico (*DHA* por sus siglas en inglés), que son dos formas de grasa (o, para ser más específicos, ácidos grasos omega-3) que están presentes en el pescado, dice el Dr. Zuess.

Los científicos no saben exactamente cómo es que los ácidos grasos omega-3 ofrecen protección contra la depresión, pero sí saben que las grasas son importantes para la salud de las neuronas o células del cerebro. Para consumir suficientes ácidos grasos omega-3 como para combatir la depresión, el Dr. Zuess recomienda tomar aproximadamente 10 gramos al día de DHA y EPA, lo cual generalmente equivale a alrededor de 30 cápsulas de aceite de pescado al día. Tómelas en dosis divididas junto con los alimentos. Puede usar este remedio a largo plazo con seguridad. (*Nota*: Puede pedir estos suplementos en las tiendas de productos naturales usando las siglas que mencionamos aquí).

CORAZONCILLO: ***La hierba "levantaánimos"***

La depresión leve y moderada responde bien a la hierba llamada corazoncillo (hipérico, *St. John's wort*), dice la Dra. Hyla Cass, profesora auxiliar de Siquiatría de la Facultad de Medicina de la Universidad de California en Los Ángeles.

¿Qué puede esperar al tomar esta hierba? "Al cabo de un período de 7 a 10 días, muchas personas notaron que dormían mejor y también observaron mejoría en su apetito, nivel de energía y bienestar físico —dice la Dra. Cass—. Para la segunda o tercera semana, puede haber una disminución en los síntomas emocionales, menos ansiedad, un estado de ánimo más positivo y una mayor sensación de paz".

"Si bien puede funcionar con bastante rapidez en algunas personas, no espere resultados instantáneos —dice—. Puede tardar hasta seis semanas en producir su efecto completo".

¿Cuánto debe tomar? "La mejor dosis es la dosis más baja que le funcione", dice la Dra. Cass. Comience con 300 miligramos al día y aumente la dosis por 300 miligramos cada par de días hasta que llegue a la dosis completa de 900 miligramos.

Divida su dosis completa diaria en tres dosis separadas y tome una dosis junto con cada comida. Puede seguir tomando corazoncillo durante varios meses, dado que parece que esta hierba se puede tomar a largo plazo con seguridad, dice la Dra. Cass.

El corazoncillo se vende en forma de cápsulas, tabletas o tintura, estandarizadas a un contenido de 0.3 por ciento de hipericina *(hypericin)*. Aunque el extracto contiene muchos otros compuestos, este es el que se usa como marcador para asegurar la consistencia.

TERAPIA CON IMANES: ***Un remedio chino ancestral***

Se piensa que diversos puntos de acupuntura ayudan a remediar la depresión, dice Rosa Schnyer, una acupunturista de Tucson. Puede darse un tratamiento más duradero pegando imanes con cinta adhesiva sobre los puntos y usándolos de cuatro a ocho horas a la vez, dice Schnyer.

Para ayudar a contrarrestar la depresión, coloque un imán en el punto llamado IG4, que se ubica en la parte superior de la mano entre el dedo pulgar y el dedo índice, en el punto más alto del músculo que salta cuando junta el pulgar y el índice, dice Schnyer.

El segundo punto, que se conoce como HI3, está en la parte superior del pie entre el primer y segundo dedo y más o menos a 2 pulgadas (5 cm) de la membrana, hacia el cuerpo. Las mujeres deben usar el punto de la mano en la mano derecha y el punto del pie en el pie izquierdo; los hombres deben usar el punto de la mano izquierda y el punto del pie derecho. (Para encontrar la ubicación exacta de los puntos, vea "Una guía ilustrada de los puntos de digitopuntura" en la página 656).

"Estos puntos calman la mente y tranquilizan el espíritu", dice Schnyer. Ella recomienda usar imanes de 400 a 800 gauss (la unidad de medición para imanes), pegarlos al cuerpo con cinta adhesiva para primeros auxilios y dejarlos ahí durante el tiempo que guste. (Los imanes de refrigerador no son lo suficientemente fuertes).

ESENCIAS FLORALES: ***Sienta la luz***

Las esencias florales no son lo mismo que los remedios herbarios, dice

Patricia Kaminski, cofundadora y codirectora de la Sociedad de Esencias Florales en Nevada City, California. Son "la medicina del alma", ya que permiten que la persona se percate de, y supere, los pensamientos y sentimientos negativos que pueden bloquear la expresión total de creatividad y amor del alma.

"Muchos de nosotros somos incapaces de sentir la luz como nuestra esencia espiritual, entonces el alma se siente oscura y pesada —dice Kaminski—. La esencia floral de corazoncillo nos ayuda a sentir la luz que hay en nuestro interior, a sentirnos conectados con una fuente superior de identidad espiritual". Tome cuatro gotas de esencia de corazoncillo debajo de la lengua cuatro veces al día. La mayoría de las esencias florales se toman durante alrededor de un mes a la vez, comenta Kaminski.

Aquí le presentamos algunas otras esencias florales que ella recomienda y que pueden ayudar a aliviar la depresión. Al igual que en el caso del corazoncillo, tome cuatro gotas cuatro veces al día. Puede usar más de un remedio a la vez.

- Retama escocesa *(Scotch broom)*, para el pesimismo severo, es decir, esa sensación de "¿para qué me molesto?" o que el mundo entero de algún modo está en su contra
- Genciana *(gencian)*, para las personas que se desaniman o se consideran derrotadas con facilidad, como un estudiante que después de sacar una nota baja encuentra difícil volver a ponerse a estudiar
- Escaramujo oloroso (agavanzo, *wild rose*), para ayudar a las personas deprimidas a recuperar sus ideales y ambición, así como su entusiasmo y espíritu de dar

Lista de cosas por hacer. . . hoy mismo

Además de los remedios alternativos anteriores, hay cosas que usted hace todos los días, como la cantidad de tiempo que pasa al aire libre, la cantidad de ejercicio que hace o la música que escucha, que juegan un papel importante en la lucha contra la depresión.

LUZ: ***Aproveche los rayos antidepresivos***

Su cuerpo necesita luz solar, pues cuando la exposición a la luz del Sol es insuficiente, se ve trastornada la producción de hormonas y sustancias químicas del cerebro que son esenciales, provocando depresión. La solución: "Ilumine su vida", dice el Dr. Zuess.

La mejor forma de lograrlo es pasar 30 minutos al aire libre cada mañana antes del mediodía, cuando la luz es más brillante. Si no puede hacer eso, al menos salga al aire libre durante el día y quédese ahí durante un mínimo de 15 minutos.

EJERCICIO: ***La receta universal***

Los cambios en la química del cerebro que provoca el ejercicio parecen ser muy similares a aquellos que producen los principales medicamentos antidepresivos, dice Keith W. Johnsgard, Ph.D., profesor emérito de Sicología de la Universidad Estatal de San José en California.

"Una hora de ejercicio al día, siete días a la semana, es mi receta universal para las personas que están deprimidas", dice.

Para lograr el mayor efecto antidepresivo, camine al aire libre durante una hora al día, tempranito por la mañana, dice el Dr. Zuess.

MÚSICA: ***Bájele el volumen a la infelicidad***

"La música quita la depresión", dice el Dr. Zuess. Basándose en investigaciones científicas, recomienda valses vieneses y los conciertos para piano de Mozart, o cualquier música suave y melódica con letras alegres.

La deficiencia de un mineral puede provocar muchos casos de **dermatitis**

Existen muchos tipos diferentes de dermatitis, que es un sarpullido en la piel que puede producir síntomas como enrojecimiento, comezón, hinchazón, supuración, encostramiento, descamación o cualquier combinación de los mismos. Existe la dermatitis por contacto con irritantes. Por contacto con un alergeno. Por fotocontacto. Atópica (también conocida como eczema). Numular. Seborreica. En las manos. Peribucal.

GUÍA DE CUIDADOS PROFESIONALES

Si tiene cualquiera de los síntomas de la dermatitis —piel reseca, agrietada o engrosada o comezón persistente— durante más de unas cuantas semanas, necesita consultar a un dermatólogo para que determine la causa exacta del sarpullido. Podría ser una alergia o sensibilidad similar en lugar de dermatitis. En caso de que sí sea dermatitis, un dermatólogo sólo puede controlarla, no curarla.

Es por esto que Andrew Rubman, N.D., un naturópata y fundador de la Clínica Southbury de Medicina Tradicional en Connecticut, recomienda que vaya a ver a un profesional en el cuidado de la salud que incorpore la medicina natural en su consulta, por ejemplo, un naturópata, para que le pueda ayudar a diseñar un programa que no sólo alivie los síntomas del sarpullido, sino que también le ayude a mejorar su salud en general y a fortalecer su sistema inmunitario para evitar que le reaparezca en el futuro.

Aunque un dermatólogo puede averiguar el tipo de dermatitis que usted padece, es posible que no haya mucho que él pueda hacer para eliminarla.

"Los dermatólogos a menudo pueden diagnosticar la dermatitis con bastante precisión, pero algo que sucede con mucha frecuencia es que sus terapias son terriblemente ineficaces", dice Andrew Rubman, N.D., un naturópata y fundador de la Clínica Southbury de Medicina Tradicional en Connecticut.

La mayoría de los tratamientos convencionales pertenecen a una de dos categorías. Un tipo de tratamiento es tópico, en el que se usa una crema, un ungüento u otra aplicación que alivia los síntomas hasta cierto grado. El otro tipo es oral, en el que un fármaco que se vende con receta suprime a la bacteria o virus que pueda estar relacionado con el problema.

Sin embargo, según el Dr. Rubman, la mayoría de los organismos relacionados con la dermatitis habían estado viviendo en paz en su piel antes de que comenzara el problema. De algún modo, la salud de la piel se deterioró, permitiendo que los organismos se multiplicaran y que usted presentara el sarpullido. La causa no reconocida de este debilitamiento de la piel, dice, a menudo es una deficiencia del oligoelemento llamado selenio.

SELENIO: ***Impida la proliferación de organismos***

En su cuerpo, el selenio se liga con otras sustancias para formar un compuesto llamado glutatión peroxidasa, el cual permite que el sistema inmunitario "tome muestras" de los organismos que habitan en la capa externa de la piel pero que aún no están creciendo de manera desmedida.

Si los organismos son dañinos, ya sea por el tipo de organismos o por la cantidad de los mismos, se envía una señal de alerta a los guerreros inmunitarios y ellos disminuyen o eliminan a la población que lo está amenazando. "El glutatión es el Rambo de la piel", dice el Dr. Rubman.

Sin embargo, si usted tiene una deficiencia de selenio, la piel no cuenta con ese poderoso sistema de advertencia anticipada. "Si una persona no obtiene suficiente selenio a partir de su alimentación y régimen de suplementos, pienso que es imposible mejorar la resistencia del cuerpo ante muchos tipos diferentes de dermatitis más allá de ciertos niveles", dice el Dr. Rubman.

Para empeorar las cosas, no es fácil obtener suficiente selenio a partir de los alimentos o los suplementos. Las prácticas intensivas de cultivo han agotado las reservas de este mineral en los suelos, mientras que el procesamiento de los alimentos lo elimina aún más. Y si trata de consumir el selenio que le falta tomándose un suplemento, puede que se la haya acabado la suerte. Muchos suplementos contienen una forma de este mineral que no se absorbe bien y que, por lo tanto, no se puede utilizar bien, dice el Dr. Rubman.

Para asegurarse de consumir suficiente selenio, él recomienda una forma líquida de este mineral, la cual se absorbe bien. Su producto favorito es *Aqua Sel*, fabricado por T. E. Neesby, que son unas gotas inodoras, incoloras e insípidas que contienen una forma extremadamente biodisponible de este mineral. El Dr. Rubman recomienda tomar alrededor de 190 microgramos de selenio al día mientras dure el problema. Si sus síntomas no mejoran al cabo de seis semanas, entonces será necesario que vaya a ver a un médico.

ANTIOXIDANTES: ***Para ayudar a curar la piel lesionada***

Los antioxidantes pueden ayudar a reparar la piel dañada al desarmar a los radicales libres, que son moléculas inestables que oxidan o destruyen a las células saludables. Los radicales libres pueden ser generados como productos derivados de la lucha del cuerpo contra la inflamación que provoca la dermatitis, así como por la exposición al sol, el tabaquismo, consumir alimentos grasosos y muchos otros factores relativos al estilo de vida. Al silenciar a los radicales libres, los antioxidantes no sólo ayudan a curar la dermatitis, sino que también pueden evitar que reaparezca en el futuro.

Estos son los antioxidantes que el Dr. Rubman considera como los más importantes para la salud de su piel. De nuevo, si el problema no desaparece al cabo de seis semanas, consulte a un médico.

- Betacaroteno: de 12 a 18 miligramos al día
- Vitamina C: 3,000 miligramos al día en tres dosis divididas (al menos de media a una y media horas antes de las comidas, dado que los ácidos estomacales y el contenido de los alimentos pueden destruir la vitamina C)
- Vitamina E: de 600 a 800 unidades internacionales (UI) al día
- Cinc: 20 miligramos al día para mujeres; 30 miligramos al día para hombres (los hombres necesitan más porque la próstata concentra el cinc en la glándula y en el líquido seminal)

ÁCIDOS GRASOS: ***Disminuya la inflamación***

Ciertos componentes de las grasas, llamados ácidos grasos, pueden ayudar a disminuir la inflamación y aliviar la dermatitis, dice el Dr. Rubman. Para obtener la mejor combinación de la gama completa de ácidos grasos antiinflamatorios, busque un suplemento que contenga aceites de semilla de lino (linaza, *flaxseed*) y semilla de borraja *(borage)*, así como ácidos grasos omega-3, omega-6 y omega-9 del pescado. Él prefiere un producto llamado *Perfect Oils*, fabricado por Nutritional Therapeutics. Si no puede encontrar esa marca, busque un producto que le proporcione los ingredientes antes mencionados. Siga la dosis recomendada en la etiqueta del producto.

ALIMENTOS: ***Evite estas causas de dermatitis***

La sensibilidad a ciertos alimentos en su dieta puede causar dermatitis, dice Bradley Bongiovanni, N.D., un naturópata de Cambridge, Massachusetts. Una prueba de sangre que detecta sensibilidades a los alimentos, llamada inmunoglobulina G *(IgG test)*, es una manera muy precisa de averiguar cuáles son los alimentos que podrían causar una reacción alérgica. También puede hacerse una autoprueba, eliminando uno por uno los alimentos que comúnmente causan dermatitis para ver si así consigue algo de alivio.

Los culpables más comunes son los productos lácteos. Para comenzar

Calme sus emociones con meditación para ayudar a controlar el eczema

El estrés puede causar o contribuir a los episodios de eczema, pero el ancestral sistema de curación de la India llamado Ayurveda ofrece un antídoto: siéntese cómodamente en un cuarto silencioso donde no vaya a ser molestado, cierre sus ojos y medite durante alrededor de 15 minutos.

"La meditación puede ayudar a una persona con eczema a liberar el estrés que ha acumulado durante el día", dice Pratima Raichur, N.D., una naturópata de la ciudad de Nueva York.

Durante su meditación, la Dra. Raichur recomienda usar el mantra "*vam*".

"Deje que su atención se enfoque fácilmente en el mantra —dice—. Repítalo suavemente en voz alta y a un ritmo natural que no sea demasiado rápido ni demasiado lento. Conforme lo esté repitiendo, deje que su voz se vaya haciendo gradualmente más suave, hasta que el mantra se convierta en un pensamiento no hablado".

Si usted nota que ha olvidado el mantra o que de algún modo se ha distraído, suavemente vuelva a introducirlo a su mente. "No haga un esfuerzo por enfocarse en el sonido ni trate de controlar su pensamiento —dice—. Esto crearía aún más estrés. Sólo deje que lo que ocurra, ocurra. Simplemente trate de mantenerse en el estado de ánimo adecuado".

su experimento de salud, deje de comer productos lácteos durante 30 días. Si sus síntomas mejoran, entonces ya tiene pruebas sólidas de que los productos lácteos son la causa de su dermatitis. Luego, vuelva a introducir los productos lácteos a su alimentación durante una semana. Si sus síntomas regresan, entonces ya sabrá que estos alimentos son los responsables de su problema. Sin embargo, si deja de comer productos lácteos por completo, es muy importante que reemplace el calcio que estará dejando de consumir. Puede hacer esto tomando un suplemento de calcio o incrementando su consumo de otros alimentos ricos en calcio, como frutos secos, semillas y verduras de hojas verdes.

Si la eliminación de productos lácteos no produce resultados o no resuelve completamente el problema, entonces haga la misma prueba de eliminación con cada uno de los siguientes alimentos, uno por uno: trigo, azúcar, frutas cítricas, maíz (elote, choclo), soya, mantequilla de cacahuate (maní), chocolate, café y alcohol. De esta manera, puede ir eliminando a un sospechoso cada mes, hasta que encuentre a los culpables.

Otra manera de hacer esto es eliminando a todos los presuntos sospechosos de su alimentación durante 30 días y luego volviéndolos a introducir uno a la vez para encontrar al culpable. Esto acelera el proceso de detección, pero asegúrese de tomar un suplemento multivitamínico mientras esté realizando esta prueba para que siga fuerte (y saludable).

Alivio tópico natural

Muchos tipos diferentes de remedios naturales, incluyendo aceites esenciales, hierbas y fórmulas de la medicina china, pueden ayudar a aliviar los síntomas de la dermatitis.

AROMATOTERAPIA: ***Alivio de primerísima calidad***

La combinación de los aceites esenciales antiinflamatorios de manzanilla alemana *(German chamomile)* y lavanda (alhucema, espliego) alpina se considera como una de las mejores terapias para aliviar la dermatitis, dice Barbara Close, una aromatoterapeuta y herbolaria de East Hampton, Nueva York. (En inglés, la lavanda alpina se llama *Alpine lavander*).

Agregue de tres a cuatro gotas de cada aceite esencial a 1 onza (30 ml) de aceite de borraja *(borage oil)* o aceite de prímula (primavera) nocturna *(evening primrose oil)*, ambos de los cuales contienen factores nutricionales que se piensa que sirven para bajar la inflamación. Aplique la mezcla a las áreas afectadas hasta que desaparezca la irritación. Si la irritación empeora o no disminuye al cabo de tres días, suspenda su uso y consulte a su médico para que le indique un tratamiento.

COLA DE CABALLO: ***Alivio para el eczema***

La cola de caballo *(horsetail)* es una antigua hierba emoliente que puede ser muy útil para aliviar las molestias del eczema, dice Norma Pasekoff Weinberg, una educadora en herbolaria de Cape Cod, Massachusetts.

Para hacer una compresa de cola de caballo, agregue una cucharadita de tallos de cola de caballo secos o frescos triturados a una taza de agua y póngala a hervir durante 10 a 15 minutos. Retírela del fuego y déjela enfriar hasta que el líquido se sienta cómodamente caliente contra su piel. Sumerja una toalla de cocina limpia, suave y de algodón en el agua hervida y luego exprímala. Envuelva el área inflamada con la toalla y cúbrala con otra toalla gruesa y seca. "Mantenga el área envuelta con la compresa durante al menos 10 minutos", dice Weinberg.

Hágase este tratamiento cuando menos dos veces al día hasta que los síntomas desaparezcan. Después de cada tratamiento, aplíquese unas cuantas gotas de aceite puro de aguacate (palta). Si el problema persiste al cabo de una semana, consulte a su médico.

HIERBAS CHINAS: ***Reduzca el enrojecimiento y la hinchazón***

El remedio *Hua Tuo* es una crema que contiene diversas hierbas chinas que pueden disminuir el enrojecimiento y la hinchazón que provoca la dermatitis, dice David E. Molony, Ph.D., un acupunturista con licencia y director del Centro de Acupuntura Lehigh Valley en Catasauqua, Pensilvania. Aplíqueselo según sea necesario hasta que los síntomas desaparezcan.

Use nutrientes y la mente para recuperarse de un **derrame cerebral**

Usted ya sabe mucho sobre los ataques al corazón. Pues bueno, piense en un derrame cerebral como si fuera un ataque al cerebro.

En un derrame cerebral, las arterias que van hacia el cerebro se obstruyen o pequeños vasos capilares dentro del cerebro estallan. Ambos escenarios suenan mortales, y lo son. Sólo las enfermedades cardíacas y el cáncer provocan más muertes en los Estados Unidos que los derrames cerebrales.

Además, aquellos que sobreviven un derrame cerebral muchas veces desean no haberlo sobrevivido. De los más de 4 millones de estadounidenses que han sobrevivido a un derrame cerebral, muchos sufren de problemas de lenguaje, parálisis y capacidad mental disminuida, todos causados por la muerte de tejido cerebral que se vio privado de oxígeno durante el derrame cerebral. Además, es muy común que las personas que han tenido un derrame cerebral sufran otro.

GUÍA DE
CUIDADOS PROFESIONALES

Precaución: *Debe usar los remedios alternativos presentados en este capítulo sólo como parte de un plan de tratamiento guiado y supervisado por un doctor en medicina calificado que esté trabajando en asociación con un profesional en terapias alternativas calificado, los cuales deberán tener experiencia en el cuidado de su afección. Hable con su médico convencional antes de cambiar o suspender cualquier tratamiento médico o medicamento convencional y mantenga informados a todos sus médicos y/o profesionales en terapias alternativas de todos los tratamientos que esté recibiendo.*

La hospitalización inmediata y los medicamentos alopáticos que pueden ayudar a disolver los coágulos, algunos de los cuales incluso pueden hacer que aborte un derrame cerebral mientras está ocurriendo, son las mejores formas de lidiar con un derrame cerebral, según explica el Dr. Glen P. Wilcoxson, director del Grupo Médico New Beginnings, con sede en Gulf Shores, Alabama.

Llame al servicio de emergencia marcando 911 o pídale a alguien que lo lleve a la sala de urgencias del hospital más cercano si repentinamente presenta los siguientes síntomas: entumecimiento o debilidad en un lado de su cuerpo (cara, brazo o pierna), confusión o dificultad para hablar, problemas de la vista, mareos o pérdida del equilibrio o dolor de cabeza severo que se presente sin causa aparente.

Algunos tratamientos alternativos profesionales pueden ayudar durante el proceso de recuperación. Una modalidad alternativa para la recuperación de un derrame cerebral es un tipo especializado de acupuntura llamado acupuntura del cuero cabelludo. "Este es el principal tratamiento para derrames cerebrales en China", dice Mark Stengler, N.D., un naturópata de San Diego.

La mejor manera de prevenir un derrame cerebral es bajando la presión arterial alta, que es el principal factor de riesgo. Pero si ya es muy tarde para la prevención —es decir, si usted se está recuperando de un derrame cerebral— los profesionales en terapias alternativas le ofrecen muchas maneras de ayudar a acelerar su recuperación y disminuir la probabilidad de que le dé un segundo derrame cerebral.

Hable con su médico antes de tomar cualquiera de estos suplementos o vitaminas, en especial si el derrame cerebral ha afectado su capacidad para deglutir o si ha causado que se atragante o tosa excesivamente al comer.

BROMELINA: ***Para disolver los coágulos sanguíneos***

La bromelina es una enzima digestiva que puede ayudar a disolver

Funciona al incrementar el flujo de sangre hacia los pequeños vasos capilares del cerebro.

Una cámara hiperbárica de oxígeno, en la que se eleva artificialmente la presión atmosférica mientras usted respira oxígeno puro, también puede ser útil para las personas que se están recuperando de un derrame cerebral, dice el Dr. Wilcoxson.

"Después de un derrame cerebral, hay áreas del cerebro que no están realmente muertas, sino que se piensa que están en una especie de hibernación —dice—. El oxígeno hiperbárico permite que esas áreas vuelvan a funcionar. También acelera la reparación de todas las células cerebrales dañadas, al provocar un aumento en el suministro total de oxígeno, lo que permite la recuperación celular y el crecimiento de nuevos vasos sanguíneos hacia las áreas que se han privado de sangre".

Si un derrame cerebral causa que una persona permanezca inactiva durante un período prolongado, esta inactividad eleva el riesgo de que desarrolle osteoporosis. "La mayoría de los doctores que tratan a pacientes que han sufrido un derrame cerebral no recuerdan que la falta de uso y la falta de alguna actividad en la que uno tenga que soportar su propio peso resultan en la pérdida de calcio, lo cual conduce a la osteoporosis", dice David Steenblock, D.O., un osteópata en Mission Viejo, California. La pérdida de calcio no sólo afecta a los huesos, sino también a los músculos, causando dolor, espasmos y malestar.

Para prevenir la osteoporosis, el Dr. Steenblock dice que debe pedirle a su médico que le recete calcitonina (*Miacalcin* es una marca de este medicamento), el cual es un aerosol nasal que contiene calcio. "La calcitonina puede ayudar a prevenir la osteoporosis y también ayuda con los procesos de reparación cerebral", señala.

un coágulo sanguíneo, previniendo así un segundo derrame cerebral, dice el Dr. Glen P. Wilcoxson, director New Beginnings Medical Group en Gulf Shores, Alabama. Tome 1,500 miligramos de bromelina tres veces al día (un total de 4,500 miligramos) entre comidas, comenzando por lo menos un día después de que le haya dado un derrame cerebral.

"Si lo empieza a tomar antes, podría causar sangrados ligeros en el cerebro y empeorar la situación", dice el Dr. Wilcoxson. Una vez que comience a tomar bromelina, puede seguir usándola continuamente como medida preventiva.

FOSFATIDILSERINA: ***Un estimulante de las células cerebrales***

"Ciertos suplementos nutricionales pueden proteger y estimular las células del cerebro, para sacarle el mayor provecho a lo que no se haya muerto o dañado a causa del derrame cerebral", dice el Dr. Phillip Minton, un homeópata de Reno. La fosfatidilserina *(phosphatidylserine)*, que es un componente de las membranas celulares, es uno de estos nutrientes. Tome 100 miligramos tres veces al día durante al menos un año después de un derrame cerebral.

DIMETILAMINOETANOL: ***Ayuda a la química del cerebro***

El nutriente llamado dimetilaminoetanol (*DMAE* por sus siglas en inglés) es un precursor de sustancias químicas que son esenciales para el funcionamiento del cerebro, dice el Dr. Minton. Tome un suplemento de este nutriente durante un período prolongado, siguiendo la dosis recomendada en la etiqueta del producto. (*Nota*: Puede pedirlo en las tiendas de productos naturales bajo las siglas que mencionamos aquí y probablemente diga "DMAE" en la etiqueta).

ACETILCARNITINA: ***Vigorice sus células cerebrales***

Este es otro nutriente que ayuda a vigorizar las células del cerebro, comenta el Dr. Minton. Tome un suplemento de 500 miligramos tres veces al día durante al menos un año después de un derrame cerebral. (*Nota*: En inglés este suplemento se llama *acetylcarnitine* y se consigue en las tiendas de productos naturales).

GINKGO: ***Mejora el flujo de sangre hacia el cerebro***

El *ginkgo* puede ayudarle a recuperarse de un derrame cerebral y prevenir un segundo derrame cerebral al mejorar el flujo de sangre hacia el cerebro, dice Mark Stengler, N.D., un naturópata de San Diego. Él recomienda tomar de 180 a 240 miligramos al día de un extracto estandarizado al 24 por ciento.

SUPLEMENTOS: ***Un régimen para prevenir un segundo derrame cerebral***

"En mi consulta, he encontrado que estos nutrientes pueden disminuir la probabilidad de que una persona sufra un segundo derrame cerebral al ayudar a abrir y reparar las arterias y al fortalecer al corazón", dice Emily Kane, N.D., una naturópata y acupunturista de Juneau, Alaska.

- Vitamina E: de 400 a 600 unidades internacionales (UI) al día
- Ácidos grasos omega-3: una cucharada de aceite de semilla de lino (linaza, *flaxseed*) al día
- Coenzima Q_{10}: de 30 a 100 miligramos al día
- Vitamina C: 3,000 miligramos al día

Curación de cuerpo/mente a través de la hipnosis médica

La autohipnosis es una técnica de rehabilitación que las víctimas de derrames cerebrales pueden usar sin la asistencia de un terapeuta. No sólo puede ayudarle a recobrar una actitud mental positiva, sino que también puede acelerar la curación al ayudarle a devolverle sensación y fuerza a las partes afectadas de su cuerpo. Así es cómo se hace.

RESPIRACIÓN: ***Entre en un trance terapéutico***

Comience con lo que se conoce como trance terapéutico. "Este es un estado mental especial en que uno está completamente consciente y que se caracteriza por sentimientos de paz y libertad y una sensación de estar en comunicación con su cuerpo y su fuerza vital", dice el Dr. Gerard Sunnen, profesor clínico adjunto de Siquiatría del Centro Médico de la Universidad de Nueva York-Bellevue en la ciudad de Nueva York y un experto en hipnosis médica.

Para entrar en este trance, siéntese cómodamente en una silla, dejando que su cuerpo se relaje lo más posible. El cuerpo tarda alrededor de un minuto en calmarse después de realizar alguna actividad normal. Cierre sus ojos en algún momento mientras su cuerpo se esté desacelerando.

Luego, empiece a contar con mucha lentitud del uno al siete. Con cada número, sienta cómo se va sumergiendo cada vez más profundamente a un estado de conciencia especial, donde no hay futuro ni pasado sino sólo la conciencia del presente.

Al llegar a siete, respire profunda y lentamente tres veces consecutivas. Esto le impulsará a sumergirse aún más profundamente en el trance. Después de estas tres respiraciones, deje que su respiración vuelva a tomar su propio ritmo, pero siga meditando en su respiración durante aproximadamente tres a cinco minutos. Mientras esté respirando, envíe su conciencia a la parte inferior de sus pulmones; debe sentir cómo el aire llena la parte inferior de sus pulmones y experimentar la sensación de sus pulmones entrando en contacto con sus órganos abdominales.

Cuando esté en trance, sentirá como si estuviera en un estado de relajación profunda y comunicación serena con su cuerpo. Debe tener muy pocos pensamientos a pesar de que su mente permanecerá activa. Al mismo tiempo, tendrá la sensación de que está entrando en contacto con sus fuerzas de energía vital y quizá sienta un resplandor interno, una luz difusa o un sonido melódico.

AFIRMACIONES: ***Una perspectiva positiva***

Quédese en trance durante 5 a 10 minutos. Mientras esté en trance, medite en afirmaciones positivas, visualizaciones o sensaciones energizantes para activar la curación. De ser posible, haga estos ejercicios una o dos veces al día para asegurar un avance continuo, dice el Dr. Sunnen.

"Le está pidiendo a su mente y a su sistema nervioso que sigan un camino hacia la salud y el bienestar —dice—. Y estas afirmaciones funcionarán automáticamente, porque su mente y su cuerpo necesitan ese tipo de guía". Estos son algunos ejemplos de afirmaciones positivas.

- Estoy hablando con más y más claridad cada día.
- Mis músculos se están sintiendo más fuertes cada día.
- Me siento más y más motivado a hacer mis ejercicios.

Invente sus propias afirmaciones, dice el Dr. Sunnen. De esta forma, habrá un sentimiento verdadero detrás de las palabras, lo cual es crucial para activar su sistema nervioso. Siempre use palabras positivas al crear sus afirmaciones, diciendo lo que quiere lograr y no lo que quiere evitar.

VISUALIZACIÓN: ***Asómese al futuro***

Puede usar la visualización además de o en lugar de las afirmaciones mientras esté en trance. Por ejemplo, en lugar de decir, "Yo caminaré mejor cada día", debe visualizarse caminando mejor.

"En el ojo de su mente, visualícese como un actor o actriz en una película realizando este tipo de acciones con mayor eficiencia cada día", dice el Dr. Sunnen.

SENTIMIENTOS: ***Entre en contacto con sus emociones***

Experimentar sentimientos correctivos durante el trance tiene un valor terapéutico tremendo, dice el Dr. Sunnen. Imagine cómo se sentiría si nuevamente hablara con normalidad o caminara sin cojear. Desarrolle y mantenga estos sentimientos durante el mayor tiempo posible mientras esté en trance.

Cualquiera que sea el método que usted decida que es mejor para usted, siga desarrollando su poder de entrar en trance. Dedíquele 10 minutos o más una o dos veces al día. "Una vez que empiece a desarrollar sus capacidades de autohipnosis, su mente subconsciente trabajará para convertir sus intenciones curativas en realidad", dice.

Ejercicios íntimos para parejas con **deseo sexual inhibido**

En una relación, son muchas las razones por las que se puede ir perdiendo el interés en el sexo.

"El estrés, una carga excesiva de trabajo o las responsabilidades de ser padres, son algunas de las razones que pueden crear barreras para una vida sexual normal y satisfactoria", dice Seth Prosterman, Ph.D., un terapeuta sexual y terapeuta conyugal y familiar con licencia de San Francisco.

Sin embargo, según el Dr. Prosterman la razón principal es la misma que a menudo conduce a que una pareja se divorcie: la falta de comunicación. Cuando los sentimientos y pensamientos no se comparten, la intimidad se va muriendo, al igual que la sexualidad.

Para lograr que su relación —y también su vida sexual— vuelva a ser fresca y apasionada, los dos tienen primero que decidir que verdaderamente quieren tener intimidad. Aun así, no existe una receta mágica y milagrosa para lograrlo, pero sí hay pasos que recomiendan los profesionales en terapias alternativas que pueden tomar para ayudarse a pasar por el delicado proceso de incrementar la intimidad y restaurar su conexión sexual.

YOGA: ***Dos corazones que laten al mismo ritmo***

Paul y Marilena Silbey de American Tantra en Fairfax, California, quienes son los creadores del video titulado *"Intimate Secrets of Sex and Spirit"* (Secretos íntimos del sexo y el espíritu), recomiendan un ejercicio de yoga que lleva más energía al "*chakra* del corazón", que es un área en el pecho que, según las enseñanzas del yoga, corresponde al centro energético del amor y la intimidad.

Siéntense en la cama con las piernas cruzadas, uno frente al otro, quizá con la mujer sentándose en las piernas del hombre y envolviéndolo con sus piernas y él también envolviéndola con sus piernas, como si fueran a

GUÍA DE CUIDADOS PROFESIONALES

El deseo sexual inhibido puede ser un problema complejo que requiera de ayuda profesional. Si la frecuencia de las relaciones sexuales se ha convertido en un asunto problemático en su relación, deben ir juntos a consultar a un terapeuta sexual.

Si su propio nivel de deseo repentinamente ha descendido de manera drástica, particularmente si tiene más de 40 años de edad, consulte a un doctor en medicina que entienda de desequilibrios hormonales y sepa tratarlos, ya que esto podría ser la causa del problema, dice el Dr. Eugene Shippen, un médico de Shillington, Pensilvania.

El Dr. Shippen también aconseja a hombres y mujeres que les pidan a sus médicos de cabecera y farmacéuticos que evalúen sus medicamentos, ya que muchos fármacos (particularmente los que sirven para tratar la presión arterial alta) pueden disminuir el deseo sexual.

hacer el amor sentados. Si esta posición no les resulta cómoda, pueden ponerse de pie uno frente al otro. Luego, cada uno debe colocar su mano izquierda sobre el corazón de su pareja y su mano derecha con la palma hacia abajo sobre la mano izquierda del otro.

Después, mírense a los ojos y sincronicen su respiración, inhalando y exhalando al mismo tiempo. Sientan que toda esa energía que emana de sus ojos está fluyendo hacia el interior de la otra persona y que esta energía luego sale de sus manos y brazos hacia ustedes. También sientan que su propia energía está fluyendo hacia sus manos y hacia el interior de la otra persona.

Hagan esto con la frecuencia y durante el tiempo que les sea placentero, dice la pareja Silbey. "Este ejercicio crea un flujo circular de energía entre ambos, uniéndolos al nivel del *chakra* del corazón", dice Paul Silbey.

Deben hacer este ejercicio, con o sin ropa, en un ambiente privado que promueva la intimidad. Si este ejercicio los lleva a expresar su intimidad de manera sexual, fantástico, dice la pareja Silbey.

RESPIRACIÓN: ***Alimenten su corazón***

"Pónganse de frente y mírense a los ojos —dice Paul Silbey—. No lean el periódico, no vean las cuentas, no miren por la ventana, sino realmente enfóquense en los ojos de su pareja".

Luego, comiencen a respirar juntos, lenta y profundamente. En cada exhalación, cada uno de ustedes debe suspirar de manera que se escuche un suspiro, emitiendo el sonido "a. . . a. . . h. . . h".

"Este sonido alimenta el corazón de la misma manera en que el agua alimenta a una planta", dice Marilena Silbey. También genera un campo de energía alrededor de la pareja, incrementando así la intimidad, explica. Hagan este ejercicio en un ambiente privado que promueva la intimidad durante 1, 5 ó 10 minutos, o durante el tiempo que quieran quedarse dentro de ese campo de energía placentero que están creando entre ustedes.

CARICIAS: ***Investiguen sus zonas erógenas***

Si ha pasado mucho tiempo desde la última vez en que ustedes tuvieron relaciones sexuales placenteras o si han tenido relaciones con poca frecuencia durante muchos meses, quizá sea el momento de hacer un ejercicio que se llama "la búsqueda de zonas erógenas", dice el Dr. Prosterman.

"El propósito de este ejercicio no es que 'se pongan *sexy*' con la pareja sino que descubran cosas nuevas sobre la sensualidad del otro para que puedan introducir esa sensación de novedad a su vida sexual", dice.

Toquen todas las áreas del cuerpo de su pareja —los pies, las piernas, el trasero, las caderas, el vientre, el pecho, la espalda, los brazos, las manos, el cuello, el rostro y los oídos— con caricias ligeras y cortas. Cuando uno termine, el otro comienza. Mientras estén haciendo este ejercicio, quien esté siendo acariciado le da una calificación al nivel de placer que le produce cada área acariciada en una escala de más 3 a menos 3, donde el cero es neutral.

Quizá también quieran hacer un ejercicio similar llamado "caricias guiadas", en el que cada uno le dice a su pareja qué tipo de caricias genitales encuentra sexualmente estimulantes.

"Sean muy específicos", dice el Dr. Prosterman. Por ejemplo, la mujer podría decir, "Me gusta cuando tocas mi clítoris del lado izquierdo", o el hombre podría decir, "El glande de mi pene es demasiado sensible para esas caricias tan firmes".

Tengan presente que este tipo de comunicación durante un encuentro sexual a menudo conduce a la frustración. "Es mucho mejor tomarse un tiempo mientras no estén teniendo relaciones sexuales para descubrir cómo les gusta ser acariciados y tocados", dice el Dr. Prosterman.

MEDICINA CHINA TRADICIONAL: ***Hierbas que aumentan el deseo***

Se cree que diversas hierbas chinas ayudan a estimular el deseo sexual, dice Christopher Hobbs, un herbolario y experto en medicina china tradicional de Santa Cruz, California.

Él recomienda tomar un suplemento de una o más de las siguientes hierbas y fórmulas herbarias chinas: *ginseng* coreano *(Asian ginseng, panax ginseng)*, aligustre *(ligustrum)*, denodrobium o la fórmula china llamada pastillas de té de ocho sabores *(8-Flavor Tea Pills)*. Sigan la dosis recomendada en la etiqueta del producto.

ESENCIAS FLORALES: ***Mejoren su motivación***

Los remedios florales de Bach, que son tinturas derivadas de las flores que ayudan a equilibrar las emociones, pueden activar el deseo sexual de una mujer, dice Judy Howard, una enfermera y directora de entrenamiento del Bach Centre en Sotwell, Inglaterra.

Si siente una falta absoluta de interés cada vez que su pareja se le acerca, entonces pruebe el remedio de hojarazo *(hornbean)*, dice.

Si siente que su vida sexual ha caído en una rutina y quiere enfocarse en hacer más emocionante su juego sexual, pruebe el escaramujo oloroso (agavanzo, rosa silvestre, *wild rose*). "Este remedio le ayudará a sentirse motivado a volver a introducir el sexo a su vida", dice.

Si su falta de deseo sexual es causada por la fatiga, pruebe el olivo *(olive)*, sugiere Howard.

Opte por lo natural para evitar el **desfase horario**

Acaba de volar a través de cuatro zonas horarias y ahora lo único que desea es tumbarse en la cama a dormir. Pero su cuerpo no puede creer el "11:45 p.m." que brilla en el reloj digital de su cuarto de hotel. Está convencido que en realidad son las 7:45 p.m.

No sólo eso, sino que se está empezando a dar cuenta que mañana, después del estrés del viaje y de muchas horas de ha-

GUÍA DE CUIDADOS PROFESIONALES

Casi todas las personas pueden tratar los síntomas del desfase horario por sí mismas, dice el Dr. Martin Moore-Ede, Ph.D., antiguo profesor de Fisiología de la Universidad de Harvard y presidente de Circadian Technologies en Cambridge, Massachusetts. Las raras excepciones son aquellas personas que sufren de afecciones como el trastorno maníaco depresivo, que son propensas a eventos sicóticos y para quienes viajar a través de zonas horarias pudiera provocar un episodio de la enfermedad que llegara a requerir de cuidados profesionales.

berse privado de sueño, probablemente tendrá dolor de cabeza y se sentirá agotado y malhumorado, además de que tendrá la misma capacidad para fijar la atención que un niño de dos años de edad.

En resumen, usted padece desfase horario *(jet lag)*.

Lo mejor será que se tome una pastilla para dormir ahora que todavía tiene tiempo, ¿correcto? Quizá no, dice el Dr. Martin Moore-Ede, Ph.D., antiguo profesor de Fisiología de la Universidad de Harvard y presidente de Circadian Technologies en Cambridge, Massachusetts. "Esto probablemente sólo empeorará las cosas", dice.

Esto se debe a que las pastillas para dormir pueden causarle una resaca (cruda), es decir, una dosis sobrante de somnolencia al día siguiente causada por el medicamento sedante. Dado que aún no ha lidiado con una de las causas principales del desfase horario, es decir, un desajuste en el reloj interno de su cuerpo que regula su ciclo de vigilia y sueño, tomar una pastilla para dormir puede provocar que le sea aun más difícil conciliar el sueño mañana en la noche. En vez de tomar una pastilla para dormir, dice el Dr. Moore-Ede, quizá quiera considerar otros métodos no farmacológicos para prevenir o resolver los síntomas del desfase horario.

LUZ: ***Deje que el sol reajuste su reloj interno***

El "reloj" que hay en su cerebro es un diminuto grupo de células llamado núcleo supraquiasmático. Este "reloj" se ajusta al estar expuesto a la luz brillante, dice el Dr. Moore-Ede. Por lo tanto, si viaja del este al oeste, trate de exponerse a la luz brillante en la noche. La forma más sencilla de hacer esto es saliendo a caminar durante alrededor de una hora. Eso le ayudará a retardar su ciclo de vigilia y sueño, permitiéndole dormirse y despertarse más tarde.

Si viaja de oeste a este, salga a caminar durante una o dos horas en la mañana, lo cual ayudará a que su cuerpo se reajuste, permitiéndole conciliar el sueño más temprano.

MELATONINA: ***Tome un poco a la hora de irse a acostar***

La hormona natural llamada melatonina *(melatonin)* también puede ayudar a reajustar el ciclo de vigilia y sueño, dice Beverly Yates, N.D., una naturópata y directora del Natural Health Care Group en Seattle.

Pero la dosis típica por pastilla que contienen la mayoría de los productos, o sea, de 3 a 5 miligramos, es demasiado alta, dice. Ella recomienda buscar un suplemento de 500 microgramos (0.5 miligramos) y empezar a tomarlo un día antes de su viaje.

"Cuando está viajando, la melatonina puede ayudarle a conciliar el sueño más rápido y a dormir más profundamente", dice la Dra. Yates. Tome este suplemento sólo bajo la supervisión de un doctor en medicina con experiencia en el uso de la melatonina.

ALIMENTOS: ***Pruebe la "dieta del destino"***

"De una semana a tres días antes de que vayan a viajar de un clima frío a uno caluroso, yo les aconsejo a mis pacientes que comiencen a comer más de los alimentos que vayan a encontrar en su destino, como mangos y papayas (fruta bomba, lechosa)", dice la Dra. Yates.

Esto le ayuda al cuerpo a adaptarse con mayor rapidez al nuevo clima y disminuye los síntomas del desfase horario, dice.

"Cambiar su alimentación de modo que se asemeje más a lo que estará comiendo una vez que llegue a su destino le dice a su cuerpo que está por experimentar un cambio. Si va haciendo estos cambios poco a poco y no todos a la vez, puede aligerar el choque que producen los cambios significativos en sus hábitos alimenticios, sus patrones de sueño y en su bienestar en general. Esta técnica facilita la transición y ayuda a aliviar el estrés del viaje", dice la Dra. Yates.

También será una buena idea que se prepare para su viaje de regreso. "Uno o dos días antes de su regreso, empiece a consumir lo que normalmente come cuando está en casa", dice la Dra. Yates.

AGUA: ***Manténgase hidratado***

Muchos de los síntomas del desfase horario son causados por el "desfase acuoso", o sea, la deshidratación. "El aire en los aviones es extremadamente seco, por lo que es necesario que beba mucha agua para evitar la deshidratación", dice el Dr. Moore-Ede. Él recomienda 1 litro (alrededor de 34 onzas) de agua por cada 6 horas de vuelo.

Asimismo, no beba café ni alcohol mientras esté en ruta, dice. Estas bebidas son diuréticas y hacen que su cuerpo elimine agua.

HOMEOPATÍA: ***Tome* Arnica *para no terminar tan adolorido***

Permanecer sentado durante horas en el espacio encerrado de un avión puede causar estragos en su cuerpo. Para que no se sienta tan adolorido, tieso y golpeado después de un vuelo largo, tome el remedio homeopático llamado *Arnica*, dice la Dra. Yates. Tome tres tabletas a la potencia 30C tres veces al día, comenzando el día antes de su vuelo, durante el día de su viaje y también el día después.

Descubrimientos importantes para el tratamiento y prevención de la **diabetes tipo I**

Para los médicos convencionales, la diabetes tipo I es un ejemplo clásico de una enfermedad autoinmune. Esto significa que el sistema inmunitario erróneamente identifica alguna parte del cuerpo como si fuera un invasor extraño y la ataca con sustancias llamadas anticuerpos.

Según la medicina convencional, la diabetes tipo I (o diabetes insulinodependiente) ocurre porque el sistema inmunitario ataca y mata a las células del páncreas, que es el órgano que produce la hormona insulina, la cual transporta al azúcar de la sangre (glucosa) fuera del torrente sanguíneo y hacia el interior de las células del cuerpo. Para compensar esta falta de insulina, las personas con diabetes tipo I tienen que ponerse inyecciones de insulina. Y, debido a que la diabetes tipo I típicamente comienza en la niñez, esto se traduce en toda una vida de dependencia de la insulina.

Sin embargo, hay algunos doctores de medicina alternativa que creen que la causa —y el tratamiento— de la diabetes tipo I es radicalmente diferente de lo que dice la medicina convencional. Estos son tres pasos relativos a la alimentación que algunos profesionales en terapias alternativas creen que pueden ayudar a prevenir o tratar esta enfermedad.

LECHE DE VACA: ***Es indispensable evitarla***

"Si los genes de la diabetes tipo I están en su familia, es decir, si cualquiera de sus familiares ha padecido esta enfermedad, usted está colocando a sus hijos en riesgo de contraer diabetes tipo I al alimentarlos con leche de vaca en lugar de amamantarlos", dice el Dr. Jonathan Wright, un médico que incorpora la nutrición en su consulta y director de la Tahoma Clinic en Kent, Washington.

Algunos doctores y científicos internacionales que se dedican a la investigación de la diabetes dicen que la leche de vaca es la causa de la dia-

GUÍA DE CUIDADOS PROFESIONALES

Precaución: *Debe usar los remedios alternativos presentados en este capítulo sólo como parte de un plan de tratamiento guiado y supervisado por un doctor en medicina calificado que esté trabajando en asociación con un profesional en terapias alternativas calificado, los cuales deberán tener experiencia en el cuidado de su afección. Hable con su médico convencional antes de cambiar o suspender cualquier tratamiento médico o medicamento convencional y mantenga informados a todos sus médicos y/o profesionales en terapias alternativas de todos los tratamientos que esté recibiendo.*

Alrededor del 5 al 10 por ciento de las personas con diabetes padecen diabetes tipo I. A veces se conoce como diabetes juvenil, porque generalmente se diagnostica antes de los 20 años de edad, pero puede contraerse a cualquier edad. Cualquier persona que presente micción frecuente, mayor apetito y sed, fatiga, pérdida de peso sin razón aparente y un estado de conciencia disminuido (que posiblemente pudiera conducir a un estado de coma), debe hacer los arreglos necesarios para ir a ver a un médico, o bien, debe ir a una sala de urgencias si los síntomas son severos.

betes tipo I, dice el Dr. Wright. Aquí le decimos por qué.

En un estudio de investigación que se realizó en Finlandia, los investigadores analizaron muestras de sangre de más de 100 niños con un diagnóstico reciente de diabetes tipo I. En todos los niños, encontraron "niveles excepcionalmente altos" de un anticuerpo para una parte de la proteína que contiene la leche de vaca. Luego, estos investigadores descubrieron que la secuencia de aminoácidos (que son las unidades químicas a partir de las cuales se sintetizan las proteínas) de la proteína de la leche de vaca era idéntica a la secuencia de aminoácidos que tienen las células de los islotes del páncreas que se encargan de producir insulina.

"En otras palabras —dice el Dr. Wright—, ellos han formulado la teoría de que la diabetes no es una enfermedad autoinmune, como comúnmente se piensa. Podría ser una reacción alérgica intensa a la leche de vaca y los anticuerpos que se generan durante dicha reacción alérgica tienen además una 'reacción cruzada' con las células de los islotes del páncreas, destruyéndolas".

Un grupo de científicos italianos que revisaron este estudio finlandés decidieron realizar otra investigación para encontrar la correlación que existía entre los diferentes niveles de consumo de leche y la prevalencia de diabetes tipo I en su país. (El consumo de leche es elevado en el norte de Italia y bajo en el sur). Ellos encontraron lo que los científicos llaman una correlación directa: es decir, entre más elevado era el consumo de leche, mayor era la incidencia de la enfermedad.

Si los productos lácteos son la causa, la solución es eliminarlos, cree el Dr. Wright. "Lo primero que le decimos a los padres de un niño a quien recientemente le han diagnosticado diabetes tipo I es que 'viertan la leche de vaca por el drenaje y que tiren los productos lácteos a la basura'", dice. Esto, según cree él, detiene la destrucción de las células de los islotes del páncreas que producen insulina y ayuda a evitar que los niños se vuelvan dependientes de las inyecciones de insulina, o bien, hace que disminuya drásticamente la cantidad de insulina que necesitan inyectarse cada día.

Pero eliminar el consumo de alimentos lácteos también puede prevenir la diabetes tipo I, cree él. "Si hay antecedentes de diabetes tipo I en su familia pero sus hijos no han contraído la enfermedad, mi consejo es que nunca permita que consuman leche de vaca ni otros productos lácteos", dice el Dr. Wright.

GLUTEN: ***Un sospechoso probable***

El gluten es una proteína que se encuentra en el trigo, el centeno, la avena, la cebada y otros cereales (excepto el alforjón o trigo sarraceno, el

Bájele a la insulina con ejercicio

Es posible que las personas con diabetes tipo I que hacen ejercicio durante 35 a 40 minutos, 3 ó 4 días a la semana, puedan disminuir su requerimiento de insulina en un 20 a 25 por ciento, dice Eric P. Durak, director de Medical Health and Fitness en Santa Bárbara, California, y un experto en diabetes y ejercicio. Reducir el requerimiento de insulina por ese porcentaje significa que es posible que estas personas necesiten menos inyecciones de insulina en total, desgastando mucho menos las áreas del cuerpo donde normalmente se administran estas inyecciones.

Durak sugiere que para elevar al máximo el disfrute y la condición física, las personas con diabetes tipo I deben incluir diferentes tipos de ejercicio en sus sesiones: un poco de ejercicio aeróbico (como caminar aprisa o correr), un poco de entrenamiento de fuerza (levantar pesas) y unos cuantos estiramientos.

arroz y el maíz, también llamado elote o choclo). Aunque el Dr. Wright dice que el gluten no es una causa comprobada de la diabetes tipo I, él cree que definitivamente es uno de los principales sospechosos. Esto se debe a que el gluten puede provocar otra afección alérgica hereditaria llamada la enfermedad celiaca, que es una enfermedad intestinal severa. Ciertos antígenos leucocitarios humanos (*HLA* por sus siglas en inglés) relacionados con la enfermedad celiaca también se vinculan con el desarrollo de la diabetes tipo I.

"Si el gluten provoca una enfermedad alérgica, podría tener algo que ver con otra [enfermedad alérgica] y lo que queremos es tratar de eliminar de nuestra alimentación todas las causas posibles de la diabetes tipo I", dice el Dr. Wright.

Para eliminar el gluten de la alimentación de su hijo, tendrá que evitar todos los alimentos que contengan los cereales antes mencionados. También tendrá que evitar una amplia variedad de alimentos e ingredientes comunes que contienen gluten, como vinagre blanco destilado, proteína vegetal hidrolizada y extracto de malta. Por fortuna, dice el Dr. Wright, hay muchos recetarios disponibles que le ayudarán a comprar y preparar alimentos libres de gluten.

NIACINAMIDA: ***Al rescate***

La niacinamida *(niacinamide)*, que es una de las vitaminas del complejo B, es el principal nutriente para tratar la diabetes tipo I, dice el Dr. Wright. Él describe un estudio científico en animales experimentales a los que se les administraron sustancias químicas que matan a las células de los islotes del páncreas, causándoles diabetes instantáneamente. Sin embargo, ninguno del grupo de los animales a que se les dio niacinamida antes de ingerir dichas sustancias químicas contrajo diabetes; este nutriente protegió a las células de los islotes.

"Si administramos suficiente niacinamida en una etapa suficientemente temprana de la enfermedad, es posible 'rescatar' las células de los islotes del páncreas y restaurar una mayor parte de la función del páncreas, eliminando o disminuyendo la necesidad de administrar inyecciones de insulina", dice.

Para pacientes jóvenes, el Dr. Wright receta 1 gramo (1,000 miligramos) de niacinamida dos veces al día o 0.5 gramos (500 miligramos) tres veces al día. A los adultos que contraen diabetes tipo I, él les receta 1 gramo tres veces al día.

En la gran mayoría de los pacientes, esta dosis de niacinamida no provoca efectos secundarios, dice el Dr. Wright. Sin embargo, esta vitamina ocasionalmente puede sobrecargar ligeramente el hígado, provocando náusea. En estos casos, se deberá disminuir la dosis. Él agrega que nadie debe tomar este nutriente sin la aprobación y supervisión de un doctor u otro profesional en el cuidado de la salud que tenga experiencia en el uso terapéutico de suplementos.

Coma bien y haga ejercicio para controlar la **diabetes tipo II**

Si usted es un estadounidense típico, también es adicto al azúcar. Esto quiere decir que una de cada cinco calorías que consume proviene del azúcar (en la forma de sucrosa, fructosa y otros edulcorantes), lo que suma un total de 140 libras (64 kg) de azúcar al año.

Para muchos de nosotros, esta enorme cantidad de azúcar no representa un enorme problema. Cuando saborea un gran cono de helado o se bebe una refresco azucarado, su páncreas, un

GUÍA DE
CUIDADOS PROFESIONALES

Precaución: *Debe usar los remedios alternativos presentados en este capítulo sólo como parte de un plan de tratamiento guiado y supervisado por un doctor en medicina calificado que esté trabajando en asociación con un profesional en terapias alternativas calificado, los cuales deberán tener experiencia en el cuidado de su afección. Hable con su médico convencional antes de cambiar o suspender cualquier tratamiento médico o medicamento convencional y mantenga informados a todos sus médicos y/o profesionales en terapias alternativas de todos los tratamientos que esté recibiendo.*

La diabetes es una enfermedad seria que siempre debe ser monitoreada por un doctor. Sus síntomas incluyen mayor sed, micción o apetito; resequedad de boca; vómito; diarrea; visión borrosa; latidos rápidos o irregulares del corazón; mareos; pérdida de peso no intencional e infecciones vaginales o del tracto urinario recurrentes. Si presenta cualquiera de estos síntomas durante más de una semana, consulte a su médico para que le haga una diagnóstico.

Una vez que lo haya hablado con su médico, es posible que pueda controlar la diabetes tipo II con las sugerencias dietéticas que se describen en este capítulo. Un médico que incorpore la nutrición en su consulta también podrá ayudarle a desarrollar un programa dietético que incluya dosis elevadas de ciertos suplementos. Por ejemplo, muchos estudios científicos han demostrado que el mineral cromo (*chromium*) tiene el poder de ayudar a normalizar los niveles de azúcar en la sangre. La mayoría de estos estudios han empleado 200 microgra-

órgano digestivo, empieza a trabajar a todo vapor, secretando grandes cantidades de la hormona insulina. La insulina rápidamente transporta al azúcar (en la forma de glucosa) hacia afuera de su torrente sanguíneo y hacia el interior de sus células para su uso o almacenamiento.

Sin embargo, alrededor del 6 por ciento de nosotros no contamos con la conformación genética necesaria para lidiar con toda una vida de sobrecargas de azúcar. Si usted pertenece a ese grupo (y no hay una manera definitiva de saber quién sí y quién no pertenece al mismo), con el tiempo —generalmente para cuando tenga más de 40 ó 50 años de edad— algunos de los receptores de insulina de sus células entrarán en huelga y se rehusarán a aceptar más entregas de azúcar, haciendo que el azúcar excedente se quede atorada en el torrente sanguíneo. Además, también disminuirá la cantidad de insulina que produce su cuerpo.

mos al día de una forma llamada picolinato de cromo *(chromium picolinate)*.

Sin embargo, en su clínica, el Dr. Jonathan Wright, un médico que incorpora la nutrición en su consulta y director de la Tahoma Clinic en Kent, Washington, ha encontrado que, como parte de un programa global, las dosis más elevadas de cromo en la forma de polinicotinato de cromo *(chromium polynicotinate)* funcionan con mucho mayor rapidez para disminuir los síntomas de la diabetes tipo II.

"Al recetar una dosis elevada, he encontrado que el antojo que tienen mis pacientes por comer azúcar desaparece con más rapidez, de tal modo que logran cambiarse a una alimentación más saludable con mayor facilidad y rapidez —dice el Dr. Wright—. También he encontrado que sus síntomas más severos desaparecen más rápido".

El Dr. Wright receta el polinicotinato de cromo porque "parece ser la forma más parecido al cromo que se encuentra en el factor de tolerancia a la glucosa, que es el regulador interno del azúcar en la sangre del cuerpo".

También dice que existen algunos estudios de investigación preliminares que indican que el picolinato de cromo de uso más común puede causar daños genéticos, pero eso todavía está en debate. No obstante, por este motivo, él cree que el polinicotinato de cromo es más seguro.

Sin embargo, el Dr. Wright hace hincapié en que estas dosis de suplementos de cromo sólo deben tomarse con la aprobación y bajo la supervisión de un doctor o algún otro profesional en el cuidado de la salud que tenga experiencia en el uso terapéutico de suplementos.

El resultado es la diabetes tipo II (o diabetes no insulinodependiente) o un nivel elevado de azúcar en la sangre.

Casi 15 millones de estadounidenses tienen que lidiar con esta afección. El azúcar excedente en la sangre daña las arterias y las venas y puede conducir a enfermedades cardíacas y derrames cerebrales mortales. (La tasa de mortalidad en personas de edad madura con diabetes tipo II es dos veces mayor que en personas de la misma edad que no padecen esta enfermedad).

Esta inundación de azúcar también puede provocar enfermedades renales, problemas en los ojos y daños severos a los nervios de las extremidades inferiores y otras partes del cuerpo. (Las personas con diabetes representan más del 50 por ciento de todas las amputaciones de extremidades inferiores que se realizan en los Estados Unidos cada año).

Detenga los daños con mirtillo

Los componentes más pequeños de su sistema circulatorio son los capilares, que son vasos sanguíneos microscópicos que transfieren nutrientes y oxígeno del torrente sanguíneo hacia las células. El Dr. Jonathan Wright, un médico que incorpora la nutrición en su consulta y director de la Tahoma Clinic en Kent, Washington, cree que en las personas con diabetes tipo II, las membranas que rodean a cada capilar se van engrosando lentamente.

El resultado puede ser, y a menudo es, un desastre de salud: de dos a cuatro veces más enfermedades cardíacas y derrame cerebrales que el promedio nacional para las personas sin diabetes. La retinopatía diabética, que es una enfermedad de los ojos que causa ceguera hasta en 24,000 personas con diabetes cada año. Las enfermedades renales, que provocan la pérdida del funcionamiento renal en casi 100,000 personas con diabetes al año. Y el 60 por ciento de los diabéticos sufren daños al sistema nervioso que frecuentemente se manifiestan como entumecimiento y dolor en los pies y las manos, que conducen a la muerte del tejido y a la amputación en decenas de miles de casos.

El Dr. Wright cree que existe una hierba que puede ayudar a detener los daños a los capilares: el mirtillo (*bilberry*). "Todas las personas con diabetes tipo II que yo trato toman mirtillo", dice.

En ensayos realizados en su clínica, él ha encontrado que las membranas capilares engrosadas se encogen a su tamaño normal al cabo de aproximadamente 10 meses de tratamiento con 80 miligramos diarios de esta hierba.

"Cuando la membrana regresa a su tamaño normal, existe una probabilidad menor de que la persona diabética presente insuficiencia cardíaca, retinopatía diabética, enfermedades renales y todas las demás complicaciones típicas de la diabetes", dice el Dr. Wright.

Para asegurarse de que esté tomando una hierba de primera calidad, el Dr. Wright dice que debe buscar alguna marca en cuya etiqueta se indique que se trata de un producto estandarizado que contiene un 24 por ciento de antocianósidos (*anthocyanosides*). Esto asegura que el producto tenga una alta concentración de ciertas sustancias del mirtillo llamadas flavonoides (*flavonoids*) que ayudan a sanar los capilares.

Sin embargo, él advierte que las personas con diabetes tipo II no deben tomar mirtillo por su propia cuenta, sino hacerlo sólo con la aprobación y bajo la supervisión de un médico o algún otro profesional certificado en el cuidado de la salud que tenga experiencia en el uso terapéutico de hierbas.

Si usted padece diabetes tipo II, ciertos cambios en sus hábitos alimenticios (y hacer ejercicio, por supuesto) pueden representar su boleto de regreso hacia una mejor salud, dice el Dr. Jonathan Wright, un médico que incorpora la nutrición en su consulta y director de la Tahoma Clinic en Kent, Washington. Esto es lo que él sugiere.

AZÚCAR Y ALIMENTOS REFINADOS: ***Disminúyalos***

Según cree el Dr. Wright, lo primero que debe hacer es disminuir su consumo de azúcar, así como minimizar su consumo de los parientes cercanos del azúcar, es decir, los alimentos refinados como pan blanco y frituras *(chips)* que contengan harina blanca y otros cereales altamente procesados. Los cereales procesados vacían una gran carga de glucosa al torrente sanguíneo.

ALIMENTOS INTEGRALES NUTRITIVOS: ***Coma según el color***

Agregue más alimentos integrales nutritivos, como frutas, verduras, cereales, frijoles (habichuelas), frutos secos y semillas, a su alimentación. Son ricos en fibra y otros factores nutricionales que ayudan a estabilizar el azúcar en sangre.

La manera más sencilla de consumir una variedad de alimentos integrales nutritivos es tratar de comer todos los colores cada día, dice el Dr. Wright. Tomates (jitomates) rojos. Zanahorias naranjas. *Squash* amarillo. Ensalada verde. Arándanos azules *(blueberries)*. Arroz integral de color café. Frijoles (habichuelas) negros.

"Si usted se asegura de comer el espectro nutricional de alimentos de colores cada día y si se concentra en obtener esos colores a partir de alimentos integrales nutritivos, usted comenzará a controlar su nivel elevado de azúcar en la sangre mediante su alimentación", dice.

ÁCIDOS GRASOS: ***Para controlar los daños***

"Yo creo que los suplementos que contienen ácidos grasos esenciales, como el aceite de semilla de lino *(flaxseed oil)*, pueden ayudar a reparar el daño celular provocado por toda una vida de consumir cantidades excesivas de azúcar", dice el Dr. Wright.

Cuando vaya a comprar un suplemento, busque las palabras "alto contenido de lignanos" *(high lignan)* en la etiqueta. Esto indica que el producto es rico en ácidos grasos omega-3, omega-6 y omega-9, todos los cuales son necesarios para la reparación celular.

Asimismo, dice el Dr. Wright, si quiere comprar aceite de semilla de lino en forma líquida en vez de cápsulas, busque un producto que haya sido especialmente preparado usando nitrógeno. Si no se usa este método de preparación, el aceite se vuelve menos saludable durante su procesamiento, dice. "En la etiqueta de un buen producto se indicará si este fue el método de preparación que se empleó", dice. O busque la fecha de caducidad en el frasco. Siga la dosis recomendada en la etiqueta del producto.

EJERCICIO: ***Dos veces al día, todos los días***

Los estudios de investigación han demostrado que las personas que hacen ejercicio disminuyen su riesgo de contraer diabetes tipo II en un 24 por ciento. Esto es porque el ejercicio es el mejor amigo de la insulina, pues le echa una mano para sacar al azúcar fuera del torrente sanguíneo y llevarla al interior de las células.

Cuando los músculos están en buena forma física, se necesita una menor cantidad de esta hormona para transportar el azúcar hacia el interior de las células musculares, dice Eric P. Durak, director de Medical Health and Fitness en Santa Bárbara, California, y un experto en diabetes y ejercicio.

Diga "ah-h-h-h-h"

Cuando está bajo estrés, sus glándulas suprarrenales liberan grandes cantidades de la hormona llamada cortisol, la cual deteriora la capacidad de la insulina para depurar el azúcar que hay en su sangre. Para las personas con diabetes, esta es una situación en la que todos salen perdiendo.

Hay una manera fácil de contrarrestar el estrés y ayudar a normalizar su nivel de azúcar en la sangre, dice el Dr. Virender Sodhi, (Ayurveda), N.D., un médico ayurvédico y naturópata y director de la Escuela de Ciencias Ayurvédicas de los Estados Unidos en Bellevue, Washington.

"Respire profundamente a través de su nariz, llenando sus pulmones al máximo de su capacidad —dice el Dr. Sodhi—. Luego, exhale lentamente, suspirando el sonido 'ah-h-h-h-h-h-h' ".

Esta técnica de respiración es muy útil para ayudar a que el cuerpo se deshaga de las toxinas emocionales que se acumulan en situaciones estresantes, dice el Dr. Sodhi. "Por ejemplo, en un funeral, todas las personas espontáneamente respiran profundamente y suspiran emitiendo el sonido 'ah-h-h-h-h'. Es una manera natural de liberar la pena y otras emociones negativas estresantes".

Si le han diagnosticado diabetes tipo II, quizá necesite recurrir al poder del ejercicio para regular la insulina, dice Durak. La clave de usar el ejercicio para normalizar los niveles de azúcar en la sangre, cree él, es hacer ejercicio dos veces al día, todos los días, o sea, una vez en la mañana y una vez en la noche, durante 15 a 20 minutos cada vez. Si usted tiene que comer tres o más veces al día para mantener un nivel estable de azúcar en la sangre, ¿qué le hace pensar que puede hacer ejercicio al nivel frecuentemente recomendado de tres veces a la semana y aun así controlar sus niveles de azúcar? No se puede, dice Durak.

Para diseñar una rutina de ejercicio que pueda disfrutar y que pueda hacer el resto de su vida, Durak sugiere que haga un tipo de ejercicio en la mañana y otro en la noche.

Para la rutina de la mañana, él recomienda hacer cualquier cosa que usted disfrute, ya sea un tipo de ejercicio más suave como yoga o *tai chi* (una rutina de ejercicios china de movimientos fluidos) o alguna actividad ligeramente más extenuante como levantar pesas ligeras. Para su rutina nocturna, él sugiere caminar, ya que es la forma más fácil de salir y echarse a andar. (Sin embargo, debe tomar una precaución. Si va a levantar pesas, sólo hágalo cada tercer día para evitar esguinces musculares).

Recobre su energía y su salud con medicina china tradicional

La diabetes tipo II es "un síndrome de agotamiento causado por el consumo excesivo de alimentos azucarados y grasosos que desgasta al cuerpo", dice Maoshing Ni, O.M.D., Ph.D., un doctor en medicina oriental y director del Tao of Wellness Center en Santa Mónica, California.

Los remedios alternativos caseros de la medicina china tradicional (*TCM* por sus siglas en inglés) se enfocan en curar este agotamiento estimulando los puntos de su cuerpo que restauran la energía, consumiendo alimentos que aumentan el nivel de energía y tomando hierbas que brindan energía.

Sin embargo, antes de usar remedios de la TCM, "debe informar a su médico alópata (un doctor que emplea medicina occidental o no alternativa) sobre lo que va a hacer", dice el Dr. Ni. Y, si está tomando insulina, "debe vigilar cuidadosamente sus niveles de azúcar en la sangre junto con su doctor antes de ajustar sus medicamentos", dice.

DIGITOPUNTURA: ***Un plan de 10 puntos***

En la TCM, se dice que la energía del cuerpo o *chi* fluye a través del cuerpo en corrientes llamadas meridianos. Al estimular puntos específicos que se encuentran a lo largo de estas corrientes (puntos de digitopuntura), usted puede mover el *chi*, enviando energía curativa a cualquier parte de su cuerpo.

Los siguientes puntos sirven para llevar energía no sólo a su páncreas, sino también a todas las demás partes de su cuerpo que pueden sufrir daños a causa de la diabetes, como sus riñones, ojos y pies. (Para encontrar la ubicación exacta de los puntos, vea "Una guía ilustrada de los puntos de digitopuntura" en la página 656).

- B6 se encuentra a una distancia del ancho de cuatro dedos, directamente por encima de la saliente del hueso del tobillo en la parte interna de la pierna.
- R3 se encuentra en un área hueca que se ubica en el punto medio entre el hueso del tobillo y la parte trasera del tobillo.
- R6 se encuentra a una distancia del ancho de su pulgar, directamente por debajo del hueso interno del tobillo.
- VC4 se encuentra a una distancia del ancho de cuatro dedos debajo de su ombligo, siguiendo una línea vertical imaginaria que corre a lo largo del centro de su cuerpo y pasa directamente a través de su ombligo.
- VC12 se encuentra sobre la misma línea pero arriba de su ombligo, exactamente entre su obligo y el borde inferior de su esternón.
- IG11 se encuentra al final del pliegue de piel que está en la parte externa de su codo cuando el codo está ligeramente doblado.
- PU5 está en la parte interna de su codo, sobre el borde externo del reborde de los tendones que son una extensión de su bíceps.
- IG4 se encuentra en la membrana que está entre sus dedos pulgar e índice, en la parte más alta del músculo que se salta cuando el pulgar y el índice se juntan.
- PU9 está en el pliegue de la muñeca que se encuentra más cercano a la palma de su mano, sobre la parte interna de la arteria radial. (Para encontrar esta arteria, presione su muñeca directamente debajo de la base de su pulgar; usted podrá sentir su pulso en la arteria radial).
- ES44 se encuentra en la parte superior de su pie, entre el segundo y

tercer dedo de su pie, alrededor de ½ pulgada (1.25 cm) por encima del punto en que los dedos del pie se conectan con el resto del pie.

En cada caso, a excepción de los puntos CV, deberá hacer presión al mismo tiempo sobre los puntos correspondientes a ambos lados de su cuerpo. Para activar un punto, ejerza presión constante durante 2 minutos con su pulgar o algún otro dedo. Para ayudar a revertir la diabetes tipo II, haga presión sobre un conjunto de tres a cinco puntos cada día. Por ejemplo, haga presión sobre los puntos B6, R3 y R6 el lunes, luego en los puntos VC4, VC12 y IG11 el martes y así sucesivamente, rotando los puntos que aparecen en la lista.

Suspenda esta rutina cuando su azúcar en la sangre se haya estabilizado en un nivel normal: un resultado que, según el Dr. Ni, es "enteramente posible", basándose en su experiencia con muchos pacientes diabéticos.

CALABAZAS: ***Cómalas todos los días***

Esta categoría incluye todo tipo de calabazas (calabazas de Castilla), así como toda la familia del *squash*, como el cidrayote *(winter squash)*, el *summer squash*, el *spaghetti squash* y el *yellow squash*, además de los pepinos. Ciertos estudios de investigación realizados en China han demostrado que estos alimentos ayudan a bajar el nivel de azúcar en la sangre, dice el Dr. Ni.

BARBASCO: ***Un auxiliar herbario***

Las personas con diabetes tipo II deben usar esta hierba a diario para ayudar a mantener su nivel de azúcar en la sangre dentro de un rango normal, dice el Dr. Ni. Puede tomar barbasco *(wild yam)* todos los días durante el resto de su vida sin que le haga daño, dice. Siga la dosis recomendada en la etiqueta del producto. La dosis típica equivale a una dosis de 1,500 a 3,000 miligramos al día, dice Dr. Ni.

HE SHOU WU: Otro auxiliar herbario

He shou wu, también conocida como *fo-ti*, es una hierba "muy útil para bajar el nivel de azúcar en la sangre y dar energía al cuerpo", dice el Dr. Ni. Él dice que, al igual que el barbasco, puede tomarlo con seguridad todos los días, durante el tiempo que guste. Siga la dosis recomendada en la etiqueta del producto.

Soluciones sencillas y suaves para aliviar la **diarrea**

Aunque no lo crea, un episodio repentino de diarrea probablemente sea bueno para usted.

Esto es porque probablemente ingirió algo que le podría hacer daño, como una cepa nociva de alguna bacteria o parásitos y su cuerpo está tratando de deshacerse de ellos. Por este motivo, lo mejor es que no tome fármacos antidiarreicos que se vendan con o sin receta, pues estos detienen el proceso de limpieza, dice Mark Stengler, N.D., un naturópata de San Diego. En vez, agrega, quizá quiera usar un remedio casero alternativo, uno que no le pare la diarrea sino que alivie su tracto digestivo y permita que la experiencia sea un poco más fácil de sobrellevar.

OLMO: ***Alivio calmante***

Se cree que la hierba llamada olmo (olmo americano, olmedo, *slippery elm*) ayuda a calmar el revestimiento inflamado e irritado del colon, lo cual puede ayudar a aliviar un caso de diarrea, dice Rita Elkins, una experta en herbolaria de Orem, Utah. Necesitará tomar cantidades bastante grandes de esta hierba para que funcione, pero esto no es un problema porque el olmo es una hierba muy segura, dice Elkins.

La mejor manera de tomar olmo para la diarrea es abrir dos o tres cápsulas de 370 miligramos y mezclar el polvo con agua para formar una pasta que parezca gel. Luego, tome alrededor de una cucharada de la pasta, dice. También puede mezclar el polvo con un plátano amarillo (guineo) machacado o con compota de manzana *(applesauce)*, ya que ambos también ayudan a calmar la diarrea, dice Elkins. Para un caso de diarrea aguda que se presente repentinamente, deberá triplicar la dosis de una cápsula por día indicada en la etiqueta, agrega.

PROBIÓTICOS: ***Equilibran la flora intestinal***

Su colon está lleno de bacterias útiles que le ayudan al cuerpo a hacer la digestión. Tomar un suplemento de estas bacterias que se conocen como probióticos *(probiotics)*, puede ayudar a normalizar el ambiente dentro

GUÍA DE CUIDADOS PROFESIONALES

En caso de una diarrea repentina, es necesario que llame a su doctor si las heces son negras o tienen sangre o moco verde, si tiene dolor abdominal severo o fiebre de 102°F (38.8°C) o mayor o si está presentando señales de deshidratación (como piel seca, resequedad de boca, latidos acelerados, confusión, debilidad, sed o ausencia de o poca micción).

También deberá llamar a su doctor si un episodio de diarrea le dura más de 3 días (o antes si sus síntomas empeoran). Tenga especial cuidado con las personas enfermas, los niños y los ancianos, ya que en ellos, la diarrea puede provocar deshidratación con bastante rapidez.

La diarrea crónica que dura más de 3 meses requiere de un diagnóstico profesional. Podría deberse a efectos secundarios de algún fármaco, sensibilidad a ciertos alimentos, una infección parasitaria o bacteriana, la enfermedad inflamatoria del intestino o incluso cáncer.

del colon y a aliviar la diarrea, dice Elizabeth Lipski, una nutrióloga clínica certificada de Kauai, Hawaii.

Para una potencia y eficacia máximas, busque un suplemento que se haya almacenado en refrigeración en la tienda y que contenga al menos 4 mil millones de bacterias *acidophilus*.

Los probióticos también pueden ayudar a prevenir la diarrea del viajero. Lipski recomienda tomar suplementos una semana antes y durante su viaje en el extranjero.

CALOSTRO: ***Un auxiliar materno***

El calostro *(colostrum)* es una sustancia parecida a la leche que producen los mamíferos femeninos durante las primeras horas después de haber dado a luz. Es rico en sustancias que apoyan al sistema inmunitario y algunos profesionales en terapias alternativas creen que puede ayudar a controlar tanto la diarrea aguda como la crónica, dice Andrew Gaeddert, un miembro profesional del Gremio de Herbolarios de los Estados Unidos y director de la Get Well Clinic en Oakland, California. Busque una forma concentrada, purificada y no alergénica de calostro bovino (de las vacas) y siga la dosis recomendada en la etiqueta del producto, aconseja.

HOMEOPATÍA: ***Para remediar la peor diarrea***

Para la diarrea severa, existen dos remedios homeopáticos que pueden ser de utilidad hasta que pueda ir a ver a un médico, dice el Dr. Stengler.

Pruebe *Phosphorus* si siente ardor al evacuar, si sus heces son líquidas y si tiene mucha sed. Use *Veratrum* si tiene una diarrea violenta y sus heces están muy sueltas, con moco verde.

En el caso de cualquiera de ambos remedios, disuelva dos tabletas de la potencia 6C del remedio debajo de su lengua cada 15 minutos hasta que la diarrea se calme.

CARBÓN ACTIVADO: ***Elimina las toxinas***

"El carbón activado *(activated charcoal)* es un remedio excelente que ayuda a aliviar la diarrea provocada por una intoxicación por alimentos", dice Teresa Rispoli, Ph.D., una nutrióloga y acupunturista con licencia de Agoura Hills, California. Funciona al arrastrar hacia afuera de su organismo a las toxinas causantes de la diarrea que producen las bacterias. Tome de cuatro a seis cápsulas de 250 miligramos cada 2 horas hasta que se alivien sus síntomas, aconseja.

También debe llevar consigo algunos suplementos de carbón la próxima vez que salga de viaje, dice la Dra. Rispoli, para que pueda tomarlos si le da diarrea del viajero.

Si se toma regularmente durante un cierto período, el carbón puede interferir con la absorción de nutrientes o incrementar el riesgo de que sufra una obstrucción gastrointestinal. Si está tomando otros medicamentos orales o suplementos al mismo tiempo que el carbón, el carbón puede interferir con su absorción, de modo que deberá tomárselos con al menos 2 horas de diferencia. A dosis elevadas, el carbón puede causar malestar estomacal, diarrea, estreñimiento o vómito.

Alivio duradero

Si usted tiene diarrea crónica, o sea, el tipo que dura meses y meses, necesita consultar a un médico para averiguar la causa. Pero quizá también quiera experimentar con algunos remedios alternativos caseros, los cuales pueden ser empleados bajo la supervisión de un doctor, dice el Dr. William B. Salt II, un profesor clínico adjunto de Medicina de la Facultad de Medicina y Salud Pública de la Universidad Estatal de Ohio en Columbus.

SUPLEMENTOS DE FIBRA: ***Para que las heces ya no estén tan sueltas***

Tomar suplementos de fibra *(fiber)* con las comidas puede ser muy útil para la diarrea crónica, dice el Dr. Salt, porque ayudan a que las heces sean más firmes. Busque un producto que contenga semillas de *psyllium*, sin colorantes ni rellenos *(fillers)*. Con cada comida, tome 2 cucharaditas colmadas (copeteadas) en un vaso de 8 onzas (240 ml) de leche descremada, agua o jugo de fruta, aconseja.

CARBOHIDRATOS SIMPLES Y COMPLEJOS: ***Identifique su sensibilidad***

Con frecuencia, las personas que tienen diarrea no tienen las enzimas que descomponen los disacáridos, que son azúcares dobles que también se conocen como carbohidratos simples, dice Dana Laake, una nutrióloga con licencia de Rockville, Maryland.

Para la diarrea crónica, ella recomienda una alimentación baja en disacáridos, en la que se eliminen o se limiten los alimentos que contengan lactosa (la cual se encuentra en los productos de leche), sucrosa (azúcar de mesa que se encuentra en los alimentos procesados) y la maltosa (que se encuentra en la leche malteada, los dulces y el jarabe de maíz/elote/choclo). También debe evitar los alcoholes que se emplean como edulcorantes artificiales, como el sorbitol, ya que pueden contribuir a los gases y la diarrea, además de los almidones como el maíz, el pan, la pasta y otros productos hechos con harina.

Si evita todos estos o disminuye significativamente su consumo de los mismos durante 1 a 2 semanas o más y su diarrea disminuye o se resuelve por completo, es probable que haya identificado los alimentos que le están causando diarrea y ya sabrá cuáles deberá evitar en el futuro, dice.

Una cura fibrosa para la **diverticulosis**

Quizá se sorprenda al saber que los profesionales convencionales y alternativos están en absoluto acuerdo con respecto al tratamiento de la diverticulosis, que es una enfermedad del colon o intestino grueso.

La diverticulosis se presenta cuando pequeñas áreas de la pared del colon se salen entre las bandas de músculo que rodean

GUÍA DE CUIDADOS PROFESIONALES

A cualquiera que le hayan diagnosticado diverticulosis y tenga síntomas recurrentes debe ponerse bajo el cuidado de un gastroenterólogo, que es un médico que se especializa en trastornos digestivos, dice Dr. William B. Salt II, profesor clínico adjunto de Medicina de la Facultad de Medicina y Salud Pública de la Universidad Estatal de Ohio en Columbus.

En caso de dolor abdominal, fiebre y estreñimiento (que son síntomas de una infección) o si presenta hemorragia rectal o heces de color rojo oscuro o color uva (una señal de que los divertículos pudieran haber roto algún vaso sanguíneo en su colon), vaya a ver a un médico de inmediato. Ambas situaciones pueden llegar a requerir hospitalización.

En el peor de los casos, los divertículos se han infectado, lo que se conoce como diverticulitis. La infección puede provocar toda una gama de síntomas posibles, como dolor, fiebre, náusea, vómito, escalofríos, cólicos y estreñimiento.

Si estos ataques infecciosos son frecuentes o si presenta otras complicaciones, como obstrucción intestinal a causa de las cicatrices causadas por infecciones repetidas, es posible que necesite someterse a una cirugía para que le extirpen una sección del colon.

a este órgano, formando bolsitas del tamaño de un chícharo (guisante, arveja) llamadas divertículos. ¿La única solución? Aumentar su consumo de fibra dietética.

La fibra es el material no digerible de los alimentos de origen vegetal, como los cereales, los frijoles (habichuelas), las frutas y las verduras, que ayuda al colon a formar heces grandes y blandas. Si no hay suficiente fibra que les agregue masa, las heces son tan pequeñas que los músculos que rodean al colon tienen que apretar más duro para expulsarlas del cuerpo. Esto produce niveles anormalmente altos de presión interna que, con el paso de los años, provocan la formación de divertículos.

La mayoría de las personas con diverticulosis (aproximadamente el 50 por ciento de todas las personas que viven en los Estados Unidos y que tienen de 60 a 80 años de edad padecen diverticulosis) nunca presentarán síntomas. Sin embargo, algunas personas pueden llegar a tener retortijones (cólicos) dolorosos en la parte izquierda inferior de su abdomen, junto con abotagamiento y estreñimiento.

Agregar más fibra a su alimentación hace que disminuya la

presión interna, reduciendo o eliminando los síntomas. Es así de sencillo.

SUPLEMENTOS DE FIBRA: ***La forma más fácil de obtener suficiente***

Usted necesita de 20 a 35 gramos de fibra al día para ayudar a prevenir los problemas de la diverticulosis. Una manera confiable de obtener esta cantidad, día tras día, es tomando un suplemento de fibra, dice Elizabeth Lipski, una nutrióloga clínica certificada de Kauai, Hawaii.

Ella recomienda usar un suplemento de *psyllium* puro, como *Konsyl*, al cual no se le haya agregado azúcar o saborizantes. El suplemento que elija debe brindarle un mínimo de 5 gramos de fibra por cucharadita.

Debido a que incrementar su consumo de fibra de golpe puede provocar gases o abotagamiento, comience tomando 1 cucharadita del suplemento de *psyllium* al día. Mézclela con un vaso de 8 onzas (240 ml) de agua, jugo o leche descremada y tómela junto con alguna de las comidas, dice Lipski.

Siga tomando esta dosis durante 2 días. Si no tiene gases, aumente la dosis a 2 cucharaditas al día, tomando 1 cucharadita con el desayuno y 1 con el almuerzo, por ejemplo. De nuevo, espérese 2 días. Si no presenta molestias, aumente la dosis a 1 cucharadita junto con cada comida. Siempre tome este suplemento con al menos 8 onzas (240 ml) de líquido.

Si experimenta cualquier tipo de malestar, regrese a la dosis anterior durante una semana y luego vuelva a intentar aumentarla. Con el tiempo, podrá llegar a la dosis de 3 cucharaditas al día y entonces deberá continuar tomando esta cantidad indefinidamente, dice Lipski.

Sin embargo, es importante que tome en cuenta esta advertencia: durante o justo después de un ataque de diverticulitis, la fibra puede agravar el problema. Por lo tanto, si le han diagnosticado diverticulitis, use suplementos de fibra sólo con la aprobación y bajo la supervisión de su doctor.

ALIMENTOS RICOS EN FIBRA: ***Protección natural para el colon***

Si usted come por lo menos de cinco a nueve raciones de frutas y verduras al día, estará obteniendo grandes cantidades de fibra dietética, con la ventaja adicional de que estará consumiendo docenas de fitonutrientes, como vitamina C y betacaroteno, los cuales previenen enfermedades, dice Lipski. Ella también recomienda agregar cereales integrales y frijoles (habichuelas) a su alimentación, ya que estos son ricos en fibra.

Para verdaderamente incrementar su consumo de fibra, lea las etiquetas de los cereales para desayunar y elija aquellos que le aporten alrededor de 12 gramos de fibra por ración. "De esta forma, puede obtener más

Benefíciese de las bacterias buenas

Cuando las bolsitas en su intestino se infectan, provocándole una diverticulitis, es posible que necesite tomar un tratamiento con antibióticos. Los profesionales en terapias alternativas creen que puede incrementar la eficacia de este tratamiento tomando un suplemento probiótico (*probiotic*) de bacterias amigables del colon, las cuales pueden ayudar a combatir la infección y protegerle de infecciones en el futuro, dice Elizabeth Lipski, una nutrióloga clínica certificada de Kauai, Hawaii.

Ella recomienda usar un suplemento probiótico que contenga cuando menos mil millones de unidades de bacterias *acidophilus* u otras bacterias benéficas, como *bifidum*, *bulgaricus*, *casei*, *plantarum*, *reuteri*, *salivarius*, *faecium* o *thermophilus*. Estas bacterias son perecederas, por lo que será mejor que compre suplementos congelados en seco y/o que se almacenen en refrigeración en la tienda. Siempre deberá refrigerarlos en casa.

Durante un ataque, ella recomienda tomar dos cápsulas tres veces al día. Después, tome una cápsula dos o tres veces al día hasta que todos sus síntomas desaparezcan.

o menos la mitad de su consumo diario de fibra en una sola comida", dice.

MSM: ***Agente que ayuda la pared intestinal a recobrar su elasticidad***

Si bien la fibra es el agente curativo más importante para las personas con diverticulosis, no es el único. Es más probable que una persona desarrolle divertículos cuando las paredes del colon pierden su elasticidad natural, dice Teresa Rispoli, Ph.D., una nutrióloga y acupunturista con licencia de Agoura Hills, California.

Para restaurar la elasticidad de los intestinos y prevenir así la formación de divertículos nuevos, además de ayudar a asegurar que los que ya existen no empeoren, la Dra. Rispoli recomienda una dosis diaria de 1,000 miligramos de un suplemento de metilsulfonilmetano (*methylsulfonylmethane* o *MSM* por sus siglas en inglés). El MSM tiene un alto contenido de azufre, el cual ayuda a reparar y curar el tejido intestinal dañado. Cualquier persona que sea propensa a la inflamación de los divertículos debe tomar MSM indefinidamente, dice.

Ella también aconseja tomar cuando menos 100 miligramos de vitamina C al día porque esta vitamina aumenta la eficacia del MSM.

OLMO: ***Para calmar el tracto digestivo***

El olmo (olmo americano, olmedo, *slippery elm*) fortalece y calma el sistema digestivo, ayudando a evitar que la diverticulosis provoque síntomas, dice Andrew Gaeddert, un miembro profesional del Gremio de Herbolarios de los Estados Unidos y director de la Get Well Clinic en Oakland, California. Él recomienda tomar 3,000 miligramos de olmo al día, ya sea en cápsula o en polvo, hasta que los síntomas desaparezcan.

En vez de fármacos dañinos, pruebe los suplementos para controlar el **dolor crónico**

Los remedios alternativos y no los medicamentos que se venden con o sin receta, deben ser su primera elección para el control del dolor crónico, dice el Dr. James Braly, un especialista en alergias de Boca Raton, Florida.

"Salvo en el caso de dolor extremo, como el dolor agudo que producen las fracturas múltiples de hueso o el dolor crónico del cáncer terminal, rara vez existe una buena razón para usar analgésicos convencionales en lugar de métodos alternativos para controlar el dolor crónico", señala el Dr. Braly.

Pero, ¿qué hay de malo en usar medicamentos para aliviar el dolor crónico? Los efectos secundarios de los fármacos antiinflamatorios no esteroídicos (*NSAID* por sus siglas en inglés) matan a más de 7,000 personas cada año y dañan a miles de personas más, según un estudio nacional comisionado por la Asociación de Gastroenterología de los Estados Unidos y GD Searle and Company.

Además, dice el Dr. Braly, existen remedios alternativos que pueden ser igualmente eficaces para controlar el dolor crónico que los medicamentos que se venden con o sin receta. (Sin

GUÍA DE CUIDADOS PROFESIONALES

Existen docenas de afecciones diversas que pueden causar dolor crónico, incluyendo la artritis, los dolores de cabeza crónicos, el dolor de espalda, la fibromialgia y las lesiones por esfuerzo repetitivo. Según el Dr. James Braly, un especialista en alergias de Boca Raton, Florida, usted debe consultar a un médico si tiene un dolor que no responde a terapias convencionales o alternativas; un dolor que se asocia con sangre en las heces, pérdida de peso inexplicable, ataques convulsivos, fiebre o tortícolis; un dolor que lo despierta frecuentemente mientras duerme o un dolor que cambia de calidad, frecuencia o severidad. (Para mayores detalles, vea "Guía de cuidados profesionales" en el capítulo que hable de su problema específico).

embargo, debe hablar con su médico antes de suspender cualesquiera fármacos que se vendan con receta).

5-HTP: ***Dígale a su cerebro que sienta menos dolor***

Esta sustancia natural llamada 5-hidroxitriptofano (*5-hydroxytryptophan* o *5-HTP* por sus siglas en inglés) aumenta los niveles de un neurotransmisor (una sustancia química del cerebro) llamado serotonina. Cuando su nivel de serotonina es bajo, usted tiene un menor umbral al dolor. Usted siente dolor con mayor rapidez y severidad y durante más tiempo que las personas que tienen un nivel normal de esta sustancia, dice el Dr. Braly.

Además, los niveles altos de serotonina le ayudan a dormir más profundamente. "El sueño profundo es un fenómeno antidolor —dice el Dr. Braly—. Las personas que duermen mal son más propensas al dolor crónico".

Los doctores han empleado 5-HTP para acabar con el dolor de la fibromialgia, la migraña y otros síntomas parecidos a los de la artritis. "Al elevar su nivel de serotonina con 5-HTP, puede lograr reducir o incluso eliminar el dolor crónico", dice el Dr. Braly. Él recomienda tomar 200 miligramos o menos al día. Pero debido a que esta sustancia todavía es experimental y a que se desconocen sus efectos a largo plazo, no tome este suplemento sin la supervisión de un doctor.

VITAMINA B_6: ***Para que aumente más la serotonina***

La vitamina B_6 es un "cofactor" para la producción de serotonina, dice el Dr. Braly. "Los estudios científicos han demostrado que la vitamina B_6 ayuda a remediar el dolor crónico y los síndromes de dolor crónico", dice.

Él recomienda tomar un suplemento de alta potencia de vitaminas del complejo B que le suministre una dosis diaria de 50 miligramos de la mayoría de las vitaminas B.

MSM: *Obtenga el azufre analgésico que su cuerpo necesita*

¿Come muchos alimentos procesados? ¿Está constantemente bajo estrés? Entonces usted es un estadounidense típico. Estos dos factores relativos al estilo de vida despojan a su cuerpo de azufre, que es un nutriente crucial por sus propiedades antiinflamatorias y analgésicas y también porque ayuda a curar los tejidos, dice el Dr. Braly.

"En mi opinión, el azufre es un nutriente esencial que la medicina convencional ha pasado por alto", dice. El metilsulfonilmetano (*methylsulfonylmethane* o *MSM* por sus siglas en inglés) ayuda a sanar el tejido conectivo, asiste en la producción de aminoácidos analgésicos y desintoxicantes que contienen azufre y disminuye drásticamente la inflamación.

Diversos suplementos que contienen azufre pueden ayudar a aliviar el dolor de la artritis, "pero el MSM es el mejor donador de azufre de todos los suplementos y tiene la mayor capacidad para aliviar el dolor —dice el Dr. Braly—. El MSM debe formar parte de la terapia curativa de cualquier persona que sufra de dolor crónico". Como dosis inicial, él recomienda 500 miligramos tres veces al día.

BOSWELLIA: *Un antiinflamatorio potente*

La hierba *boswellia* bloquea la producción de sustancias inflamatorias llamadas leucotrienos, disminuyendo así la inflamación y el dolor, dice el Dr. Braly. "Y, a diferencia de los NSAID, no lo pone en riesgo de presentar sangrado gastrointestinal, ulceraciones o insuficiencia renal". Él recomienda tomar 250 miligramos tres o cuatro veces al día durante el tiempo que tenga dolor. Busque un producto estandarizado que contenga de 37.5 a 65 por ciento de ácidos boswéllicos *(boswellic acids)*, que son los principios activos de esta hierba.

CÚRCUMA: *Una especia calmante*

La cúrcuma (azafrán de las Indias, *turmeric*), una especia de la India que se usa como ingrediente en algunos tipos de mostaza, es rica en una sustancia llamada curcumina *(curcumin)*, la cual puede disminuir la hinchazón y rigidez de las articulaciones y el dolor crónico de la artritis, de igual forma o incluso mejor que los NSAID, pero sin causar los efectos secundarios de estos últimos, dice el Dr. Braly.

Para el dolor postoperatorio, pruebe la glutamina

Es una historia triste que les es muy familiar a los cirujanos. Un paciente (generalmente de más de 60 años de edad) se somete a una cirugía mayor y no sana bien, tal vez padezca una infección crónica, puede tener desgaste muscular y siempre tiene dolor. Este problema se conoce como síndrome de dolor crónico postoperatorio y actualmente hay algunos cirujanos que lo están previniendo con un nutriente que las personas pueden tomar con seguridad y con facilidad por su propia cuenta.

Es un aminoácido llamado glutamina (*glutamine*), que es el combustible primario del revestimiento del intestino delgado. A causa del estrés de una cirugía, este revestimiento se puede volver permeable, es decir, puede presentar fugas, provocando todo tipo de problemas que conducen al dolor crónico postoperatorio, dice el Dr. James Braly, un especialista en alergias de Boca Raton, Florida.

"Agregar suplementos de glutamina a la alimentación protege el revestimiento intestinal al incrementar la producción de proteínas (lo que ayuda a prevenir el desgaste muscular), mejorar la absorción de nutrientes, incrementar el nivel de hormona del crecimiento

La curcumina alivia el dolor al bloquear diversos procesos inflamatorios que ocurren en el cuerpo y también al mejorar la circulación hacia el área adolorida. El Dr. Braly recomienda tomar un suplemento de 200 miligramos dos o tres veces al día hasta que desaparezca el dolor.

BROMELINA: ***Acelere el flujo de sangre hacia el tejido lesionado***

La bromelina *(bromelain)* es una enzima proteolítica, o sea, una sustancia que digiere proteínas. También puede "digerir" los pequeños coágulos de sangre en el cuerpo, mejorando así el flujo de sangre hacia el área lesionada donde tiene dolor crónico, dice el Dr. Braly. Y como ventaja adicional, también es una sustancia antiinflamatoria.

Para el dolor crónico, él recomienda 500 miligramos al día. Busque un producto que contenga al menos 1,200 unidades de cuajado de la leche (*mcu* por sus siglas en inglés), que es la unidad con la que se mide científicamente la potencia de la bromelina.

CINC: ***El dolor causado por la deficiencia de este mineral es común***

Los niveles inadecuados de cinc en el cuerpo pueden causar dolor

(una sustancia analgésica natural que fabrica el cuerpo), estimular el sistema inmunitario y acelerar el proceso de curación y desintoxicación, entre otras cosas", dice.

Dos semanas antes de someterse a una intervención quirúrgica, los pacientes deben agregar una cucharadita copeteada o colmada (alrededor de 4 gramos) de glutamina en polvo a un vaso de 8 onzas (240 ml) de agua. Esta mezcla se debe tomar de tres a cinco veces al día, de modo que su consumo total diario sea de 12 a 20 gramos del suplemento. Deben continuar con esta dosis después de la cirugía hasta que el dolor y la inflamación hayan desaparecido por completo. Después de esto, el Dr. Braly recomienda tomar de glutamina una dosis de mantenimiento de 4 a 8 gramos al día para aquellos que beban alcohol, tomen medicamentos antiinflamatorios no esteroídicos (*NSAIDs* por sus siglas en inglés) por alguna razón, hagan ejercicio vigoroso, estén bajo mucho estrés o sean VIH-positivos.

La glutamina no produce efectos secundarios, pero las personas que tienen insuficiencia hepática o renal en etapa terminal no deben tomarla, dice el Dr. Braly.

crónico e inflamación, una tendencia a presentar infecciones de las vías respiratorias altas y curación retardada, dice el Dr. Braly. Dicha deficiencia es bastante común, particularmente en las personas de más de 50 años de edad (los niveles de cinc decrecen con la edad) y en las personas que comen muchos cereales con gluten, como los que se encuentran en los productos horneados, las galletas, las frituras *(chips)*, el pan y la pasta. Para el dolor crónico, él recomienda tomar un suplemento diario que le suministre de 25 a 50 miligramos de cinc. Disminuya la dosis diaria a alrededor de 15 miligramos (que es más o menos lo que contiene un suplemento multivitamínico diario) cuando haya desaparecido el dolor.

Ejercicios sencillos que alivian el **dolor de cuello y hombros**

Está ahí sentado, de lo más tranquilo, cuando de repente, alguien se le acerca por la espalda y le grita "¡¡¡Uuuuh!!!" Por supuesto, usted por poco se queda pegado al techo del susto. De hecho, los científicos dirían que usted presentó una "respuesta de sobresalto": los músculos de su cuello se tensaron, sus hombros se levantaron y respiró (o más bien, tomó una bocanada de aire) desde la parte alta de su pecho.

Gracias a la vida moderna, en la que de vez en cuando nos despertamos al sonido de reportajes de homicidios y pánico que provienen de nuestro radio despertador, muchas personas se quedan atoradas en la respuesta de sobresalto, dice Hope Gillerman, una instructora certificada de la Técnica Alexander (un tipo de reeducación de la postura y los movimientos) de la ciudad de Nueva York.

"La acción de tensar el cuello y los hombros en la respuesta de sobresalto es la manera más fundamental en la que hacemos un mal uso de nuestro cuerpo todos los días —dice Gillerman—. Y debido a que la respuesta de sobresalto hace que crónicamente respiremos desde la parte alta del pecho, los músculos del cuello y los hombros se tensan aun más para ayudar a realizar el movimiento ascendente de la caja torácica en lugar de permanecer relajados y permitir que la respiración se vaya hacia el abdomen".

Y este no es todo el problema. Debido a que su respiración es poco profunda, los músculos tensos y adoloridos del cuello y los hombros se ven privados de oxígeno, lo cual provoca aun más tensión y dolor. No cabe duda por qué el dolor de cuello y hombros es una queja casi tan común como, bueno, los cuellos y los hombros.

GUÍA DE CUIDADOS PROFESIONALES

Si tiene un dolor agudo y repentino en el cuello, particularmente después de un accidente o una caída, consulte a un doctor en medicina lo antes posible para que le haga una diagnóstico.

Las terapias de movimiento son algunas de las maneras más eficaces de cambiar los patrones musculares que pueden causar dolores crónicos en el cuello y los hombros, dice Hope Gillerman, una instructora certificada de la Técnica Alexander (un tipo de reeducación de la postura y los movimientos) de la ciudad de Nueva York. Otros métodos ampliamente disponibles de educación de la postura y los movimientos incluyen Hellerwork y Feldenkrais.

Los tratamientos quiroprácticos en los que se ajustan las vértebras para que la columna quede en su configuración normal, también pueden ser eficaces para aliviar el dolor crónico de cuello y hombros, dice Michael D. Pedigo, D.C., un quiropráctico de San Leandro, California, y antiguo presidente de la Asociación de Quiroprácticos de los Estados Unidos.

Otras terapias alternativas que pueden ayudar a aliviar el dolor crónico de cuello y hombros son la acupuntura, la terapia de masaje y la terapia craneosacra, que es una técnica osteopática que se enfoca en los músculos y huesos que están en el área de la cabeza y el cuello.

Sin embargo, no hay motivo para que se quede atorado en la modalidad de sobresalto, dice Gillerman. Aquí le damos algunos pasos sencillos para aliviar la tensión y el dolor.

RESPIRACIÓN: ***Aprenda a exhalar***

"La mejor forma de usar la respiración para disminuir el dolor en su cuello y hombros —de hecho, en cualquier lugar de su cuerpo— es enfocándose completamente en la exhalación en lugar de ayudar a su cuerpo durante la inhalación", dice Gillerman.

Al exhalar completamente, usted disminuye el dióxido de carbono residual en sus pulmones, dejando espacio para que entre más oxígeno analgésico y desestresante. Además, no generará más tensión en su cuello y hombros al exagerar sus intentos por inhalar más profundamente.

"Alargar la exhalación es natural —dice Gillerman—. Es exactamente lo que hacemos cuando hablamos". De hecho, una manera sencilla de completar la exhalación es hablando en voz muy baja y contar hasta diez una y otra vez hasta que se le acabe el aire y luego dejar que entre el aire por su boca o nariz.

Tenga cuidado de no hacer esfuerzo para empujar el aire hacia afuera cuando esté a punto de terminar su exhalación, dice Gillerman. Sólo cuente hasta que la exhalación termine naturalmente, sin apretar ni forzar el aire hacia afuera de sus pulmones. Repita esto cinco veces consecutivas, recomienda. Puede hacer este ejercicio con la frecuencia que guste, "especialmente en cualquier momento en que su cuello y hombros se sientan tensos", dice.

LIBERACIÓN Y AFIRMACIÓN: ***Aprenda a dejarse ir***

Respirar con exhalaciones completas le ayuda a liberar la tensión dolorosa que se ha acumulado en los músculos de su cuello y hombros, pero sólo es el primer paso, dice Gillerman. El segundo paso es descubrir exactamente dónde se encuentra la tensión. "No puede dejar ir los músculos tensos a menos que sienta la tensión", dice.

Coloque la palma de una mano en la parte trasera de su cuello. Tense los músculos del cuello sacando la barbilla hacia adelante. Mantenga esta posición durante 2 segundos y luego regrese la cabeza y la barbilla a su posición normal, mientras se concentra en los músculos que acaba de tensar. Luego, levante la parte trasera de su cabeza de modo que se aleje lo más posible de sus hombros.

"Centre su atención en el área tensa (músculos del cuello) y luego dígase, 'Yo permito que mi cuello esté suave y libre'. Los músculos del cuello se pondrán menos tensos de inmediato", dice Gillerman.

Repita este proceso cada mañana y cada noche antes de irse a acostar.

RELAJACIÓN: ***Derrita la tensión y el dolor***

Uno pensaría que recostarse de espalda sobre una superficie plana es una forma estupenda de relajar el cuello y los hombros. Pues no lo es, dice Gillerman.

"Cuando uno se recuesta boca arriba, el cuello se arquea, la barbilla se eleva y la frente se cae hacia atrás y esta posición hace que se contraigan los músculos del cuello y los hombros", señala.

En vez, recuéstese sobre un piso bien alfombrado, un tapete o una colchoneta y ponga algún tipo de apoyo debajo de su cabeza (es decir, debajo de su cráneo y no debajo de su cuello) que tenga entre 1 y 3 pulgadas (2.5 y 7.5 cm) de espesor. Esto equivale al grosor de uno o dos libros de bolsillo.

"Esto hace que la barbilla y la frente queden alineadas —en otras palabras, que la barbilla no quede más arriba que la frente— debido a

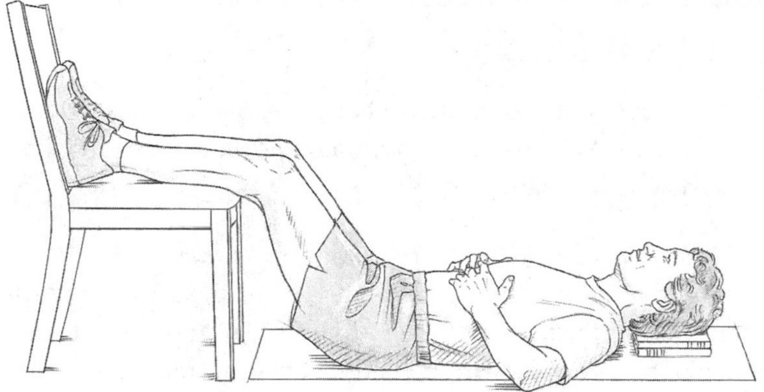

que esta posición relaja el cuello y los hombros", explica Gillerman.

Doble sus rodillas y ponga sus pantorrillas sobre el asiento de una silla o sillón, o bien, coloque un par de almohadas debajo de cada rodilla. Luego doble sus codos y coloque sus manos sobre sus costillas. (Recostarse con las manos a ambos lados de su cuerpo provoca que sus hombros se hagan hacia adelante, lo cual le dificultará dejar ir la tensión de los hombros, dice Gillerman). Una variante de este ejercicio para las personas que tienen mucha tensión entre los omóplatos es recostarse con los brazos cruzados encima del pecho.

"Esta es una posición maravillosa para dejar ir la tensión y aliviar el dolor", dice Gillerman. Ella recomienda recostarse de esta manera durante 10 a 15 minutos al día (después del trabajo es un muy buen momento para hacerlo), centrando su atención en los músculos tensos de su cuello y hombros y repitiendo afirmaciones como "Yo permito que mi cuello esté suave y libre. Yo permito que mis hombros y mi pecho estén suaves y anchos". Gillerman sugiere que imagine que tiene hombreras grandes que son más anchas que sus hombros para ayudarse a visualizar un pecho y hombros anchos.

ENCOJA LOS HOMBROS: ***Para sacudirse la tensión***

Encoger los hombros es un ejercicio maravilloso para las personas que tienen dolor de cuello y hombros, dice Gillerman. Levante sus hombros con facilidad y deje que caigan solos un par de veces. "No los empuje hacia abajo —dice—. Este movimiento debe involucrar muy poco esfuerzo muscular". Ella recomienda hacer este ejercicio siempre que haya permanecido sentado durante mucho tiempo.

Estrategias para aliviar la tensión en su vida cotidiana

Hay muchas cosas que puede hacer —o no hacer— todos los días para ayudar a prevenir y aliviar el dolor de cuello y hombros, dice Gillerman.

CÓMO MIRAR HACIA ABAJO: ***Hágalo correctamente***

"Cuando la mayoría de la gente ve hacia abajo, se doblan desde la mitad de su espalda superior, haciendo que se redondeen sus hombros", dice Gillerman. Esto coloca mucho peso corporal frente a su columna, haciendo que su cuello y hombros "lo agarren" para que no se caiga hacia adelante, dice.

En vez, mantenga el cuello derecho y mire hacia abajo dejando que su nariz y barbilla caigan hacia adelante y que se relajen los músculos de su cuello. Use las afirmaciones anteriores para suavizar su cuello y ensanchar sus hombros, dice Gillerman. "Esto es verdaderamente crucial para eliminar el dolor de cuello y hombros. Cuando las personas se dan cuenta que eso es lo único que tienen que hacer para mirar hacia abajo, dicen, '¡Guau! Eso no hace que se tense mi cuello y mis hombros'".

CÓMO HABLAR POR TELÉFONO: ***Procure que el auricular vaya hacia usted***

"Hablar por teléfono es una actividad en la que muchas personas desarrollan mucha tensión en el cuello", dice Gillerman. El motivo de esto es que inclinan la cabeza hacia el auricular en vez de mantenerla equilibrada y derecha y llevar el auricular hasta su oído.

CÓMO CEPILLARSE EL CABELLO: ***No doble su cuello***

Cuando se cepille el cabello, comenta Gillerman, mantenga su cabeza equilibrada y mueva sus brazos y el cepillo hacia su cabeza.

CÓMO TRABAJAR EN SU ESCRITORIO: ***Dése un descansito***

Esta es una manera fabulosa de darle un descanso a su cuello (y cabeza) mientras trabaja, dice Gillerman: Doble sus brazos de modo que queden uno encima del otro (como hacía la protagonista de *Mi bella genio*) y póngalos sobre el escritorio. Descanse su frente sobre la parte superior de su muñeca; sólo deje que se hunda en sus brazos y luego sienta cómo se relajan los músculos de su cuello mientras repite sus afirmaciones.

CUANDO ENCORVA LOS HOMBROS: ***Quíteselo encogiéndolos***

Quizá le hayan dicho que su dolor de hombros es provocado por encorvarlos. Bueno, eso puede empeorar el dolor, dice Gillerman, pero no trate de corregir su postura echando los hombros hacia atrás. Eso hace que se tensen los músculos trapecios que están en su espalda, causándole aun más dolor muscular y tensión en el cuello, los hombros y la espalda superior.

¿Dónde debe mantener sus hombros para lograr el máximo nivel de comodidad? Primero, encoja los hombros hacia arriba y deje que caigan hacia adelante, luego encójalos hacia arriba y deje que caigan hacia atrás. Por último, encójalos y deje que caigan en un punto intermedio.

"Ahí es donde debe dejarlos —dice Gillerman—, ahí sentados encima de su cuerpo. Imagine que son hombreras grandes".

Alternativas suaves y no quirúrgicas para aliviar el **dolor de espalda**

El 80 por ciento de las personas que viven en los Estados Unidos tienen dolor de espalda —generalmente en la espalda inferior— en algún momento de su vida. Y el 45 por ciento de estas personas tienen "ataques de dolor de espalda" repetidos, dice Jerome F. McAndrews, D.C., un quiropráctico de Claremore, Oklahoma, y vocero nacional de la Asociación de Quiroprácticos de los Estados Unidos.

Si actualmente tiene dolor de espalda y está pensando someterse a una cirugía para resolver el problema, un cirujano que ha realizado miles de cirugías de la columna dice, "Piénselo dos veces".

"Si puede recuperarse de un dolor de espalda sin cirugía, es mucho mejor para usted", dice el Dr. Stephen Hochschuler, un cirujano ortopedista de Plano, Texas. La cirugía, dice, puede tener complicaciones imprevistas, desde infecciones hasta daños

GUÍA DE
CUIDADOS PROFESIONALES

Debe consultar a un doctor en medicina de inmediato si tiene un dolor intenso que recorre su pierna o que se irradia desde su columna, una debilidad repentina en su pierna o pie o pérdida de control de esfínteres.

Estos síntomas son indicativos de un disco roto u otro problema de la columna, dice el Dr. Stephen Hochschuler, un cirujano ortopedista de Plano, Texas.

Una vez que su problema haya sido diagnosticado por un doctor en medicina, existen muchas opciones para el cuidado profesional no quirúrgico del dolor de espalda, dice el Dr. Hochschuler, incluyendo clínicas especializadas en dolores de espalda, quiropraxia, fisioterapia, masaje terapéutico, terapias de movimiento como la Técnica Alexander, acupuntura (incluyendo técnicas que usan estimulación eléctrica, como la electroacupuntura y la acupuntura *Craig PENS*), terapias de ejercicios suaves como *tai chi* y el *qigong* y sistemas de medicina natural como la medicina china tradicional y la medicina ayurvédica.

"Vaya con varios profesionales para ver qué es lo que le ofrecen y asegúrese de que el profesional que lo vaya a atender le dé un tratamiento completo que tome en consideración su estilo de vida, su postura, sus hábitos, su condición física, su capacidad para relajarse, su capacidad para manejar el estrés y su alimentación", dice Pamela Adams, D.C., una quiropráctica e instructora de yoga de Larkspur, California. "Independientemente de que elija una ruta alopática o alternativa para aliviar su dolor de espalda, consulte a un profesional que no tenga un enfoque unilateral".

a los nervios. La cirugía puede fallar, dejándolo con más dolor del que tenía antes. Y, sobre todo, la cirugía generalmente no es necesaria.

La mayoría de las personas con dolor de espalda tienen el problema de que sus músculos de la espalda son cortos y están tensos y rígidos, dice el Dr. Hochschuler, y esto se puede aliviar mejorando la postura mientras está sentado, parado y trabajando; haciendo ejercicio aeróbico con regularidad; haciendo estiramientos y haciendo ejercicios que sirven para fortalecer los músculos de la espalda.

El 20 por ciento de las personas con dolor de espalda presentan lesiones de la columna que generalmente involucran la ruptura de uno o más discos, que son los "amortiguadores" llenos de gel que se encuentran entre las vértebras o huesos de la columna vertebral. Antes de optar por someterse a una cirugía, las personas con este tipo de lesión deben esperar al menos 3 meses después de haber sido diagnosticadas por un médico y usar remedios alternativos durante este período, dice el Dr. Hochschuler, a menos que sea una situación de emergencia. "Muchas veces —dice—, los discos se componen con los mismos tipos de tratamientos no médicos que reparan los músculos de la espalda".

¿Quiere empezar a aliviar su dolor hoy mismo con remedios alternativos caseros? Entonces, siéntese y observe cómo está sentado.

Sepa cómo sentarse para sanarlo

"Uno de los principales culpables en el dolor crónico no causado por traumatismo de la espalda inferior es sentarse y reclinarse hacia atrás", dice Pamela Adams, D.C., una quiropráctica e instructora de yoga de Larkspur, California.

Reclinarse hacia atrás hace que se aplane el área inferior o lumbar de su espalda, privándola de su curvatura natural. "Entonces, el peso de su cuerpo jala hacia abajo a las vértebras lumbares inferiores de su columna, sometiendo a los ligamentos y discos a un esfuerzo innecesario —dice la Dra. Adams—. Después de muchos años de sentarse así, puede desarrollar dolor en la espalda inferior".

Reclinarse hacia atrás mientras está sentado también coloca su peso a la mitad de sus glúteos, justo donde el nervio ciático pasa hacia sus piernas. "Si usted se sienta así año tras año, puede comprimir el nervio ciático y comenzará a desarrollar dolores que le recorren una o ambas piernas", advierte la Dra. Adams.

Practicar la postura correcta, dice, es una manera eficaz de prevenir y aliviar el dolor muscular de espalda. Y esto es muy fácil de hacer en cualquier situación.

CÓMO SENTARSE: ***Levante su esternón***

La posición adecuada para sentarse es colocando su peso "un poquito" más adelante de los huesos de las asentaderas, es decir, los huesos del

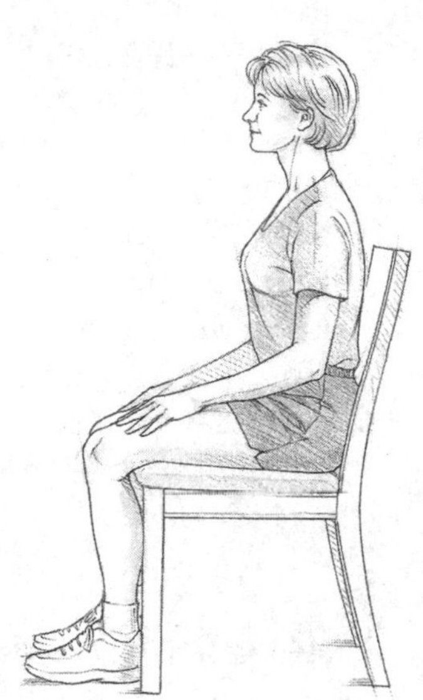

isquión de la pelvis, dice la Dra. Adams. Estos son los huesos grandes que puede sentir contra la silla en el lugar donde terminan sus muslos y comienzan sus glúteos. Es decir, puede sentirlos cuando está correctamente sentado. Inclínese ligeramente hacia adelante desde las caderas y luego, manteniendo la pelvis en su lugar, mueva su espalda superior ligeramente hacia atrás. Esto significa que no debe encorvar hacia adelante, redondear ni jorobar su espalda y hombros, y también que debe mantener sus pies planos sobre el piso. "Debe estar consciente de la curvatura que tiene la parte inferior de su espalda", dice.

La clave de esta postura para sentarse que alivia y previene el dolor es levantar su esternón mientras permanezca sentado, dice la Dra. Adams. "Haga de cuenta que hay un hilo a la mitad de su pecho y que este hilo hace que su esternón se mueva ligeramente hacia arriba —dice—. Lo que debe lograr es alargar el espacio que hay entre su ombligo y su esternón. Sin embargo, cuando adopte esta postura 'corregida' para sentarse, se sentirá un poco incómodo durante unos días, porque haberse sentado incorrectamente durante tanto tiempo puede haber causado cambios en la configuración y tono de sus músculos", dice la Dra. Adams.

Haga este ejercicio de levantar el esternón siempre que note que se está reclinando hacia atrás o encorvando hacia adelante. La postura resultante no sólo hará que su cuerpo se posicione correctamente sobre los huesos de las asentaderas, dice la Dra. Adams, sino que también su cabeza se posicionará correctamente encima de su columna, colocando a su columna en una alineación natural que soporta su musculatura y le brinda ese alivio tan necesario a los músculos sobreejercitados de su espalda inferior.

CÓMO CONDUCIR: ***Siga el camino hacia la salud***

"Muchas personas que conducen un vehículo para ganarse la vida tienen dolores de espalda terribles", dice la Dra. Adams. Esto se debe a que los asientos de los vehículos parecen haber sido diseñados para lastimar la espalda, dice. Sus rodillas quedan más arriba que sus caderas, colocando el peso de su cuerpo sobre su nervio ciático. Y además, se reclina hacia atrás, con la cabeza hacia adelante y sus brazos extendidos, lo cual somete a su espalda inferior (y su cuello) a un esfuerzo innecesario.

Para minimizar los daños, el asiento de su automóvil debe ser lo más plano posible, de modo que sus rodillas y caderas estén al mismo nivel, dice la Dra. Adams. "Lo que debe lograr es la misma postura al conducir que cuando se sienta".

Si el asiento de su carro no se ajusta automáticamente, puede lograr esta inclinación en el asiento sentándose en una toalla doblada, una cuña de hule espuma o una almohada pequeña. También coloque una pequeña almohada detrás de su espalda inferior.

Luego, ajuste la distancia entre el asiento y el volante de modo que no tenga que estirarse ni inclinarse hacia adelante para llegar al volante. El volante deberá estar lo suficientemente cerca para que sus brazos puedan caer naturalmente desde sus hombros y para que sus hombros se sientan relajados.

Un médico que se curó a sí mismo con terapia magnética

El Dr. Julian Whitaker *solía* tener dolor en la espalda inferior.

"Antes, cuando me despertaba en la mañana, dejaba caer mis piernas de la cama y luego caminaba cojeando durante bastante tiempo", recuerda. Ahora, él dice que ya no siente dolor alguno en la espalda. ¿Qué fue lo que marcó la diferencia? Un corsé con imanes insertados.

Un campo magnético puede ayudar a aliviar el dolor al aumentar el flujo de sangre hacia el área lesionada o al alterar la transmisión de dolor a través de las fibras nerviosas, dice el Dr. Whitaker, quien es el fundador y director del Whitaker Wellness Institute en Newport Beach, California.

"Yo uso mi corsé debajo de mi ropa, duermo con él, en fin, lo uso siempre excepto cuando me meto a la ducha (regadera)", dice.

Él recomienda usar imanes de 3,000 a 4,000 gauss, aunque se ha mostrado que incluso los imanes de tan sólo 500 gauss también alivian el dolor de espalda. (Un gauss es la medida de la fuerza de un imán; un imán para el refrigerador es de poco menos de 300 gauss).

Dado que los imanes pueden irritar la piel, lo mejor es darle un descanso a su piel, quizá mientras duerma o mientras se esté duchando. Si llega a observar cualquier tipo de irritación, quítese los imanes desde un par de horas hasta un día completo y luego vuelva a ponérselos.

Sólo asegúrese de que su esternón esté a una distancia de alrededor de 10 pulgadas (25 cm) del centro del volante. De esta forma, disminuirá la posibilidad de sufrir lesiones a causa del cinturón de seguridad o bolsa de aire en caso de que sufra un accidente.

CÓMO ESTAR DE PIE: ***Pida una segunda opinión***

Para lograr una postura que no le produzca dolor mientras permanece de pie, haga el ejercicio de levantar el esternón, dice la Dra. Adams, y luego pídale a un amigo que lo vea de lado. Si está correctamente parado —es decir, en una postura que pueda prevenir o aliviar el dolor de espalda— podría pasar una línea vertical directamente a través de su oído, la mitad de su hombro, la mitad del hueso de su cadera y por fuera del hueso de su tobillo.

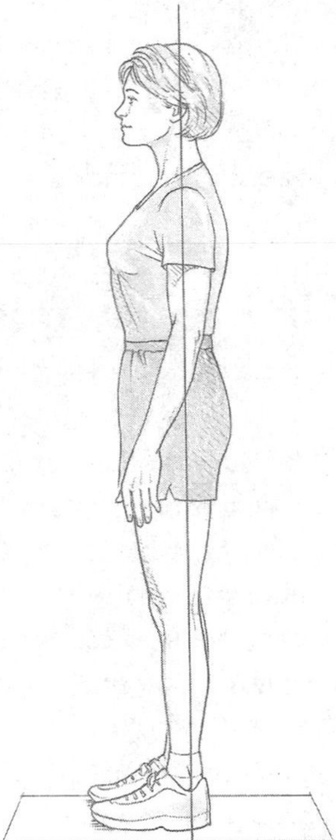

"Corregir el dolor de espalda inducido por la postura es algo lógico y sencillo —dice la Dra. Adams—, pero las personas lo convierten en algo difícil. El cuerpo es un mecanismo perfecto. Todo lo que tenemos que hacer es eliminar los desequilibrios que interfieren con el funcionamiento natural del cuerpo y eso es justamente lo que hace este ejercicio sencillo".

CÓMO LEVANTAR COSAS: ***Asegúrese de agacharse***

Probablemente ya sabe cómo no se debe levantar algo, es decir, doblándose desde la cintura. Y, dice el Dr. Hochschuler, quizá también ya haya aprendido el método comúnmente indicado para levantar cosas correctamente de modo que pueda prevenir el dolor de espalda: agáchese con las rodillas separadas, de modo que el objeto que vaya a levantar quede entre sus rodillas y lo más cerca posible de su cuerpo. Usando sus piernas, párese y levante el objeto, llevando el objeto más cerca de su cuerpo a medida que se va parando. Asegúrese de mantener la espalda recta.

Sin embargo, para las personas que no pueden agacharse, también hay otra forma de levantar objetos. Ponga una rodilla en el piso, dice el Dr. Hochschuler. Luego, usando sus brazos, coloque el objeto sobre su muslo opuesto y después de asegurar que lo tenga bien agarrado, simplemente póngase de pie.

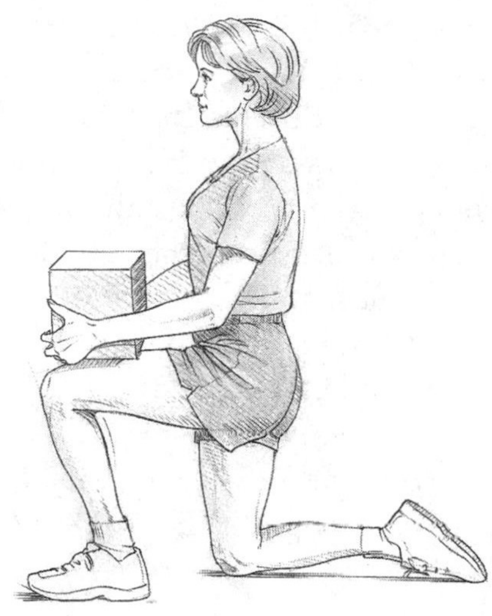

TOME CONCIENCIA DE SU CUERPO: ***Hágale caso***

Su cuerpo siempre le está enviando mensajes, dice la Dra. Adams: "Esta posición duele", "Levántate y estírate", "Es hora de parar y descansar". Si usted ignora estos mensajes, o como ella dice, "si pasa el día consciente sólo de lo que pasa entre la punta de su cabeza y su barbilla", no se dará cuenta de su dolor de espalda hasta que sea agudo, con síntomas mucho más severos y mucho más difícil de solucionar. Esto es lo que ella aconseja.

Si tiene un reloj de muñeca con alarma, ponga la alarma para que suene cada hora mientras esté despierto. Durante 15 a 30 segundos después de que suene la alarma, haga una revisión a conciencia de cómo se siente su cuerpo. (Si ya tiene dolor, programe esta "cita con su cuerpo" cada 15 minutos).

¿Está bien sentado? Si no, levante su esternón. ¿Sus hombros están levantados hacia sus oídos? Bájelos. "Al cabo de poco tiempo, esta revisión de su cuerpo a lo largo del día se convertirá en algo automático y ya no necesitará usar la alarma", dice la Dra. Adams.

Recurra al sueño

El tiempo que pasa dormido puede ser una buena oportunidad de volver a alinear una espalda que ha estado bajo estrés todo el día, dice la Dra. Adams. Aquí le damos dos sugerencias para ayudarle a lograr justamente esto.

BOCA ARRIBA: ***La manera indolora de dormir***

No duerma recostado de lado. "Dormir de lado hace que su cabeza se vaya hacia adelante, que sus hombros se encorven hacia adelante y que el área de su pecho se colapse, lo cual significa que su espalda no podrá extenderse y arquearse", dice la Dra. Adams. En vez, dice, recuéstese sobre su espalda. "El cuerpo se abre y usted estira, extiende y alarga su espalda", dice.

También duerma con una almohada delgada, aconseja la Dra. Adams, para que su cabeza no se incline mucho hacia adelante. Ella recomienda comprar una almohada de plumas barata (si no es alérgico a las plumas), descoserla de un lado y sacarle alrededor de un tercio de las plumas.

Déle forma a la almohada de modo que se ajuste cómodamente debajo de su cuello, haciéndola más delgada debajo de su cabeza y más gruesa debajo de cuello para que le sirva de apoyo. También debe colocar una toalla doblada o enrollada en la pequeña curvatura de su espalda para darle soporte, dice la Dra. Adams. El grosor que deba tener la toalla depende de su cuerpo. "Debe sentirse un poco incómodo, pero no demasiado", dice.

Sin embargo, si está embarazada, no duerma boca arriba después del primer trimestre de embarazo. Como alternativa, la Dra. Adams sugiere que duerma de lado, pero no en la posición fetal. Alinee su columna lo mejor que pueda y luego use una almohada que tenga la misma altura que hay entre su hombro y su cuello para que pueda servirle de soporte para su cabeza sin que tenga que levantarla demasiado ni dejarla caer.

BOCA ABAJO: ***La postura perfecta para aliviar la ciática***

"Durante años, se les ha dicho a las personas que nunca deben dormir boca abajo si tienen dolor en la espalda inferior", dice la Dra. Adams. Pero si usted padece ciática, este podría ser un mal consejo. La ciática generalmente es provocada por un sobreestiramiento de los ligamentos y músculos de la espalda de tal modo que llegan a hacer presión sobre el nervio ciático. Esta afección normalmente se caracteriza por un dolor agudo que recorre una o ambas piernas y es una afección que debe ser revisada por un doctor.

Si duerme boca abajo cuando padece ciática, dice la Dra. Adams, la gravedad puede restaurar la curvatura natural de su espalda, relajando esos ligamentos y músculos para que el nervio se pueda curar por sí solo.

Estírese y evite el dolor de espalda

Estos tres ejercicios de estiramiento sencillos pueden mantener la flexibilidad de su columna y ayudar a prevenir el dolor de espalda, dice Michael D. Pedigo, D.C., un quiropráctico de San

Leandro, California, y presidente de la Asociación de Quiroprácticos de los Estados Unidos.

"Es muy importante hacer estos ejercicios con regularidad —incluso cuando ya no tenga dolor— para contrarrestar el estrés y el esfuerzo al que se someten los músculos de la espalda y prevenir episodios recurrentes de dolor de espalda", dice el Dr. Pedigo.

Hágalos tres veces al día, en la mañana, a medio día y en la tarde. No se preocupe si escucha algún ruido seco mientras mueve sus articulaciones a través de todas las fases de cada movimiento, "siempre y cuando no le cause un dolor agudo. En este caso, deje de hacer el ejercicio y consulte a un quiropráctico", dice.

ARQUEAR Y DOBLAR: ***Para aflojarse***

Siéntese en una silla, en la posición normal para sentarse derecho, separe sus piernas de modo que queden alineadas con sus caderas y ponga sus manos sobre sus rodillas. Primero, baje lentamente su cabeza hacia su pecho lo más que pueda sin forzarla *(a)*. Luego, en un solo movimiento continuo, doble lentamente su cuello hacia atrás lo más que pueda con comodidad *(b)*. Repita este movimiento lento hacia adelante y hacia atrás 10 veces en cada dirección, dice el Dr. Pedigo, pero no fuerce ninguno de ambos movimientos.

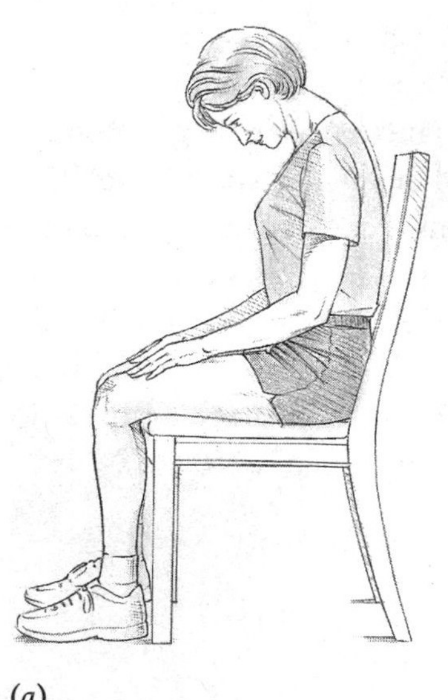

(a)

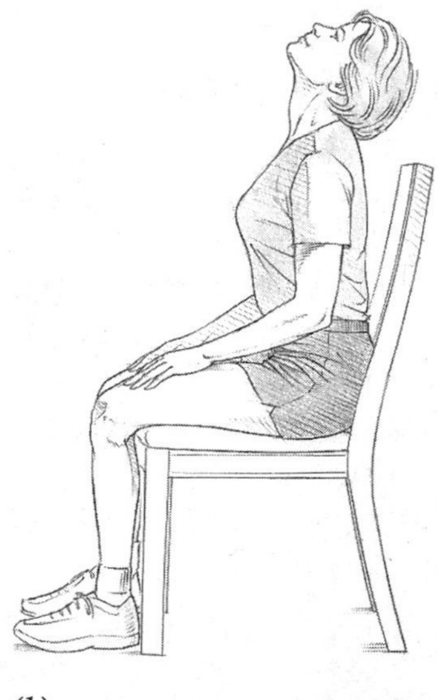

(b)

(continúa en la pagina 234)

Ejercicios fáciles que alivian rápidamente el dolor

Estos ejercicios sencillos "pueden ser remedios caseros eficaces para un ataque sencillo de dolor de espalda", dice el Dr. Stephen Hochschuler, un cirujano ortopedista de Plano, Texas. Puede hacer estos ejercicios cuantas veces guste durante el día, según sea necesario. Aquí le damos algunas pautas.

No aguante la respiración; estírese lentamente, haciendo movimientos constantes y continuos; no rebote ni haga movimientos rápidos y repentinos y cuente la duración de cada ejercicio diciendo "un elefante, dos elefantes", y así sucesivamente, aconseja el Dr. Hochschuler. Por último, si cualquiera de estos ejercicios le produce más dolor, consulte a un médico o a un fisioterapeuta.

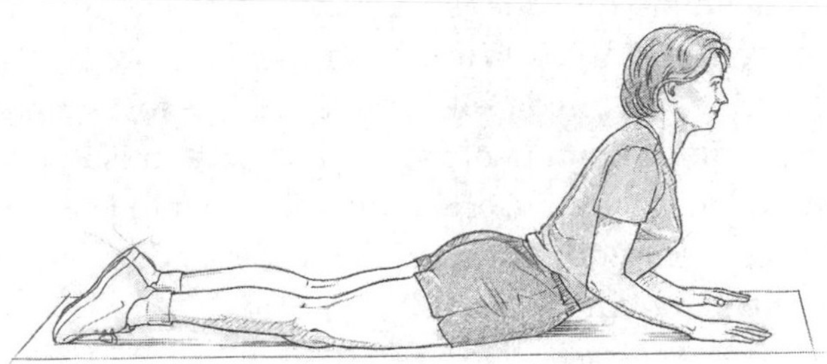

Plancha modificada

Recuéstese boca abajo sobre una colchoneta o un piso alfombrado con los codos doblados y las manos sobre el piso a lado de sus hombros. Haga presión contra el piso para elevar ligeramente su cuerpo, estirando un poco sus brazos. Levante su cabeza para que pueda mirar hacia el frente pero manténgala alineada con su columna. Mantenga su pelvis en contacto con el piso y no tense la espalda inferior ni arquee su cuello. La intención de este ejercicio no es hacer una plancha (lagartija) con la espalda recta. Mantenga esta posición durante 10 segundos y luego regrese a la posición inicial. Repita el ejercicio de 5 a 10 veces.

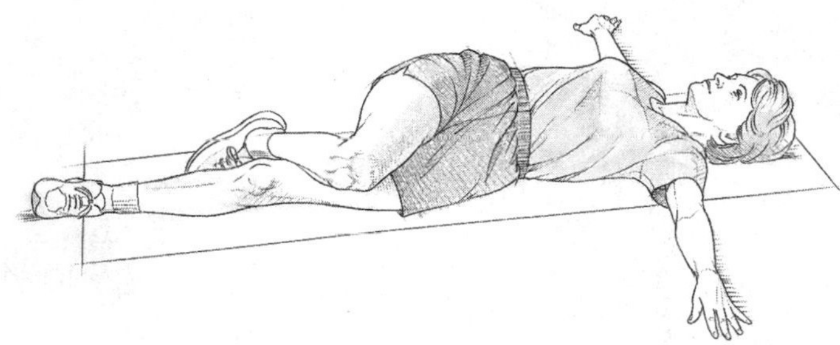

Giro lumbar

Recuéstese boca arriba sobre una superficie plana y extienda los brazos hacia sus lados, formando una letra "T" con su cuerpo. Levante su pierna izquierda y crúcela lentamente por encima de su cuerpo, tratando de tocar el piso del lado opuesto con su rodilla, pero bajando la pierna sólo hasta donde le sea cómodo. Trate de mantener los hombros planos sobre el piso. Mantenga esta posición durante 10 segundos, regrese a la posición inicial y repita el ejercicio con la otra pierna. Haga este ejercicio 10 veces con cada pierna.

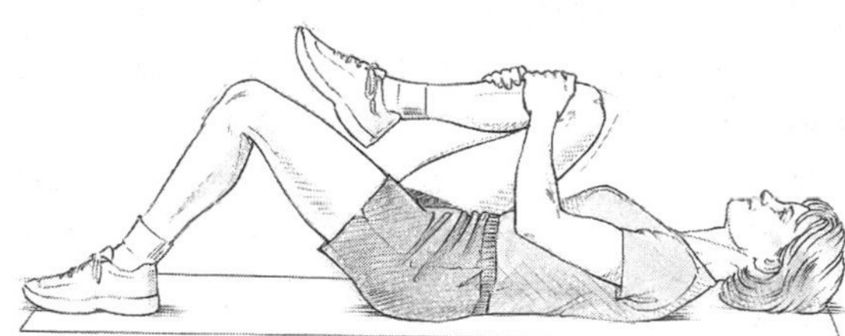

Levantamiento de rodillas

Recuéstese boca arriba, doble ambas rodillas y coloque los pies planos sobre el piso. Con las manos en su espinilla, levante su rodilla derecha hacia su pecho, teniendo cuidado de no forzarla hasta un punto donde ya no le sea cómodo. Mantenga esta posición durante 10 segundos y luego regrese a la posición inicial. Repita el ejercicio con la otra pierna.

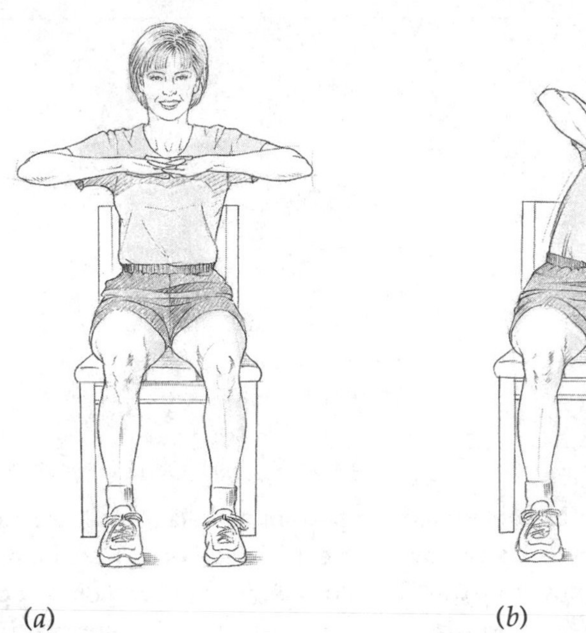

(*a*) (*b*)

DE LADO A LADO: ***Para aumentar la flexibilidad***

En la misma posición para sentarse, ponga las palmas de las manos frente a usted y entrelace sus dedos. Apunte sus codos hacia los lados, para que queden paralelos al piso *(a)*. Lentamente dóblese hacia la izquierda desde la cintura, inclinándose de modo que su codo izquierdo apunte hacia el piso y doblando su columna lo más que pueda con comodidad *(b)*. Regrese a la posición inicial y repita el mismo movimiento hacia el lado derecho. Haga este ejercicio 10 veces en cada dirección. "Su columna deberá moverse como si fuera un sauce", dice el Dr. Pedigo.

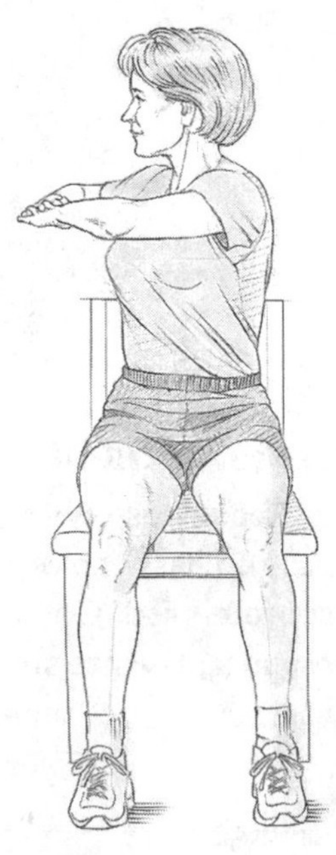

GIRO COMPLETO: ***Para toda su columna***

En la misma posición, con sus dedos entrelazados y los codos hacia afuera, voltee su cabeza y hombros hacia la derecha, dejando que su columna gire lo más que pueda. Repita lo mismo hacia la izquierda. Haga 10 giros a cada lado, dice el Dr. Pedigo.

YOGA: ***Para fortalecer los músculos de la espalda***

Para prevenir o aliviar el dolor de espalda, necesita fortalecer los músculos de su espalda. Una de las mejores maneras de lograr esto es nadando con regularidad, dice la Dra. Adams, usando la brazada de crol o estilo libre y la patada normal de tijera. Pero también hay una pose de yoga llamada la media cobra que, si se hace todos los días, es una manera excelente de fortalecer la espalda, dice.

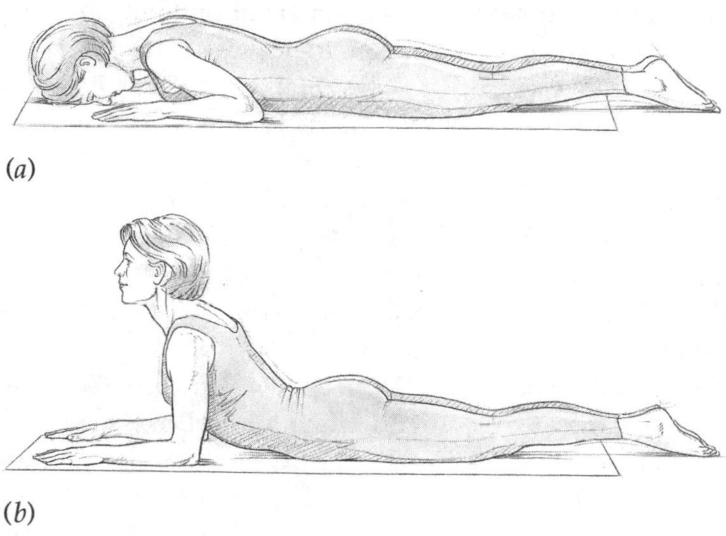

(*a*)

(*b*)

Recuéstese boca abajo sobre un piso alfombrado o una colchoneta, con los músculos de las piernas completamente relajados y la frente descansando sobre el piso *(a)*. Respire profundamente mientras empuja lentamente su cabeza y su torso hacia arriba para que se levanten del piso manteniendo las caderas en su lugar y luego descanse sobre sus codos *(b)*, dice la Dra. Adams. (Probablemente usó esta posición de niño mientras veía la televisión). Mantenga su espalda relajada y mantenga esta posición durante alrededor de un minuto. Si le empieza a doler el cuello, puede recargar su barbilla sobre sus manos, dice. Luego exhale, baje los brazos, la cabeza y el pecho hacia el piso y relájese. Repita esta pose dos veces más.

La Dra. Adams sugiere hacer la media cobra varias veces al día. Entre más la haga, mayor será el tiempo que pueda mantener la pose, la cual puede mantener tanto tiempo como le sea cómodo.

Alivio sin medicamentos

Sí, en efecto puede usar medicamentos antiinflamatorios para aliviar el dolor. Pero si prefiere no tener que lidiar con los efectos secundarios que producen, incluyendo malestar estomacal, existe una "medicina" natural que puede funcionar igual de bien.

MSM: ***De la farmacia de la Madre Naturaleza***

El suplemento nutricional llamado metilsulfonilmetano (*methylsulfonylmethane* o *MSM* por sus siglas en inglés) es muy eficaz para tratar el dolor de espalda crónico, dice el Dr. Stanley W. Jacob, profesor de Cirugía de la Universidad de Ciencias de la Salud de Oregon en Portland.

"Yo he atendido a cientos de pacientes con dolor de espalda secundario a algún otro problema, como artritis, degeneración de discos y accidentes —dice—. Para dichas afecciones relacionadas con dolor, el MSM generalmente es benéfico. De hecho, puede que no exista terapia farmacológica alguna que sea mejor".

Para el dolor de espalda, el Dr. Jacob recomienda tomar hasta 8 gramos de MSM al día en dosis divididas junto con las comidas. Debido a que este suplemento puede causar diarrea, comience con 2 gramos al día y aumente la dosis por 2 gramos cada 7 días, en caso necesario, hasta que llegue a 8 gramos. (Aumente la dosis sólo si no siente mejoría con la dosis menor). Esto deberá ayudarle a evitar problemas intestinales, dice el Dr. Jacob.

Asimismo, si está siendo tratado con algún fármaco anticoagulante, deberá tomar MSM sólo con la aprobación y bajo la supervisión de su médico, ya que este suplemento puede hacer menos espesa la sangre a nivel ligero. Fuera de eso, dice el Dr. Jacob, el MSM es un suplemento seguro que no produce efectos secundarios graves.

Cómo derrotar el **dolor de muelas**

La caries es profunda. La grieta es ancha. La encía está infectada. Cualquiera que sea la razón, a usted le duele una muela y este es el motivo por el cual los dentistas dejan grabado un teléfono de emergencia en su máquina contestadora. Sin embargo, hasta que pueda ir al dentista para que le haga un diagnóstico y le dé tratamiento, aquí le damos algunos remedios alternativos caseros para que las punzadas no sean tan dolorosas.

PERÓXIDO DE HIDRÓGENO: ***Mata a las bacterias que causan dolor***

Este es el mejor remedio alternativo casero para eliminar el dolor de una infección de la encía o en un nervio de un diente, dice James Hardy, D.M.D., un dentista holístico de Winter Park, Florida. El agua oxigenada (peróxido de hidrógeno, *hydrogen peroxide*), siempre y cuando sea usado con seguridad, puede ser de gran ayuda para aliviar la molestia y el dolor, ya que mata a las bacterias.

Primero límpiese los dientes con hilo dental y luego haga buches con una solución al 3 por ciento de peróxido de hidrógeno durante unos cuantos segundos. Deje que la solución se quede en su boca durante más o menos un minuto y luego escúpala y enjuáguese bien la boca con agua. Haga esto una vez al día durante 2 ó 3 días consecutivos.

Sin embargo, hay algunas precauciones que debe tomar. En primer lugar, no se trague el agua oxigenada ya que puede quemarle el esófago y causarle dolores (cólicos) estomacales, dice el Dr. Hardy. En segundo lugar, no use este tratamiento durante más de 3 días; si se usa con demasiada frecuencia, el agua oxigenada puede quemar el tejido blando de las encías.

HOMEOPATÍA: ***Elija el remedio correcto***

Si su dolor de muelas empeora en la noche, disuelva una tableta de *Arnica* homeopática a la potencia 30X debajo de su lengua cada 15 minutos, dice Flora Parsa Stay, D.D.S., una dentista de Oxnard, California.

Si siente más punzadas en el diente cuando está expuesto a líquidos calientes como café, disuelva una tableta de *Chamomilla* a la potencia 30X

GUÍA DE CUIDADOS PROFESIONALES

Si tiene episodios aislados de dolor de muelas, por ejemplo, por morder sin querer el hueso de un melocotón (durazno), puede que estos no representen un problema. Pero si su dolor sigue cierto patrón es decir, si va y viene o es constante, necesita ir al dentista lo antes posible. Él diagnosticará la causa, ya sea una caries, un diente roto, una infección de encías, un problema en los senos nasales o algún otro factor, y le recomendará un tratamiento para resolver el problema y eliminar el dolor.

Asimismo, si le duele una muela y presenta hinchazón desde la cara hasta el cuello, vaya al dentista de inmediato o a la sala de urgencias de algún hospital. Este tipo de hinchazón puede poner en peligro su vida, dice James Hardy, D.M.D., un dentista holístico de Winter Park, Florida.

debajo de su lengua según sea necesario hasta que la sensibilidad disminuya. Si el dolor no disminuye o empeora, consulte a su dentista. Puede usar este remedio durante su visita al dentista para mejorar la curación.

Si su dolor de muelas es más sensible a bebidas frías como los refrescos, use el remedio *Plantago major* a la potencia 6X, disolviendo una tableta debajo de su lengua tres veces al día hasta que el dolor desaparezca. Debe ir al dentista, pero puede seguir tomando este remedio mientras esté siendo tratado por su dentista.

Para un diente que duele después de que le han tapado una caries, disuelva una tableta de *Hypericum* a la potencia 30X debajo de su lengua tres veces al día hasta que el dolor desaparezca.

EQUINACIA Y ÁLOE VERA: ***Dos hierbas potentes para aliviar el dolor***

Compre cápsulas de equinacia (equiseto, *echinacea*) en polvo y un frasco de gel puro de áloe vera (sábila, acíbar, *aloe*) en la tienda de productos naturales (revise la etiqueta para asegurarse de comprar un gel que pueda ingerirse). El áloe vera disminuye el dolor y la inflamación y la equinacia combate la infección que pudiera estar causando el dolor, dice Edward M. Arana, D.D.S., un dentista retirado de Carmel Valley, California, y antiguo presidente de la Academia de Odontología Biológica de los Estados Unidos.

Abra dos cápsulas de equinacia y mezcle el polvo con suficiente gel de áloe vera como para formar una pasta que tenga más o menos la consistencia de la pasta dental. Ponga un poco de pasta sobre la encía que está junto al diente que le duele y deje que se disuelva. Utilice esta cataplasma (emplasto) tantas veces como sea necesario para conseguir alivio.

EQUINACIA: ***Ayuda en cápsula***

Si el remedio anterior le parece demasiado complicado, el Dr. Arana recomienda tomar una cápsula de gelatina cerrada de equinacia (equiseto, *echinacea*) y colocarla entre su cachete y la encía, junto al diente que le duele y luego dejar que se disuelva. Sin embargo, sólo utilice este remedio antes de irse a acostar, porque puede hacer que temporalmente se le ponga verde la boca.

MANZANILLA O CALÉNDULA: ***Hierbas "sacatoxinas"***

La aplicación de manzanilla *(chamomile)* o caléndula puede ayudar a sacar las toxinas de un diente infectado y disminuir el dolor, dice el Dr. Hardy. Una vez al día, humedezca una pequeña cantidad o una bolsa de té de cualquier de ambas hierbas y póngasela sobre el área que le duela durante 15 minutos; puede usar este tratamiento durante un máximo de 3 días.

CARBÓN ACTIVADO: ***Otro remedio sacatoxinas***

El carbón activado *(activated charcoal)* también puede ayudar a sacar las toxinas, dice el Dr. Hardy. Mezcle una cucharadita de carbón activado en polvo con suficiente agua para hacer una pasta. Coloque un

Ingredientes que dañan su dientes

Aparentemente mamá tenía razon al controlar su consumo de dulces. Cuando come alimentos que contienen harina blanca o azúcar blanca, incluyendo refrescos, las bacterias que viven en sus dientes se comen las partículas sobrantes y las convierten en toxinas, explica Flora Parsa Stay, D.D.S., una dentista de Oxnard, California. Estas toxinas son muy ácidas y pueden causar caries si los residuos de los alimentos no se eliminan a diario con el cepillo de dientes y el hilo dental.

Además, una vez que se forma una caries, comer alimentos que forman ácidos pueden irritar el nervio del diente y provocar un dolor de muelas. Si usted sospecha que tiene una caries o si su dentista se lo confirma, no comer alimentos hechos con azúcar blanca y harina blanca puede ayudar a evitar el dolor mientras le arreglan el diente, dice la Dra. Stay.

poco de esta pasta en un pequeño pedazo de gasa, luego póngase la gasa sobre el área que le duela y muérdala para que la pasta rodee a su diente. Déjese la gasa durante un máximo de cinco 5 minutos, luego retire la gasa y la pasta excedente y enjuague su boca con agua. Puede usar este remedio tres o cuatro veces al día, según sea necesario.

TÉ NEGRO: ***Otro más para sacar toxinas***

El dolor es intenso y no tiene tiempo para ir a la tienda de productos naturales para comprar manzanilla, caléndula o carbón activado. Pero si tiene bolsas de té en su casa (té negro, el tipo que contiene la marca *Lipton* y no té verde o de hierbas), podrá conseguir alivio pronto. Los taninos que contiene el té negro pueden ayudar a sacar las toxinas del diente o de la encía, dice el Dr. Hardy.

ACEITE DE CLAVO DE OLOR: ***Para aliviar las caries***

Si tiene un hoyo en su diente —una caries que puede ver— tome un pedacito de una bolita de algodón o de una gasa y póngale una o dos gotas de aceite de botón de clavo de olor *(clove bud oil)*. Luego coloque el algodón o la gasa en el hoyo. El pedacito de algodón o gasa debe ser lo suficientemente grande como para entrar ajustado en el hoyo y que no se salga.

Esto calmará el nervio y disminuirá el dolor de muela, dice James Kennedy, D.D.S., un dentista de Littleton, Colorado. Use una bolita nueva cada vez que vuelva a aplicar el aceite de clavo de olor.

ÁRNICA: ***Un remedio fabuloso para la hinchazón***

Use una tintura de la hierba árnica para ayudar a disminuir la hinchazón. Tome un pequeño pedazo de una bolita de algodón y póngale un gotero de la tintura, dice el Dr. Arana. Luego póngase el algodón junto a la encía hinchada. Puede usar este remedio según sea necesario para conseguir alivio.

Camine para alejarse del **dolor de rodilla**

La rodilla está compuesta de dos huesos (el fémur y la tibia) que se equilibran uno sobre el otro y se mantienen en su lugar mediante músculos y tejido conectivo. Es la única articulación que soporta peso del cuerpo que cuenta con este diseño. Y eso hace que la rodilla sea propensa a la artritis, las lesiones y el dolor.

Aunque es importante que consulte a su doctor si sospecha que se ha lesionado la rodilla o si tiene un dolor en la rodilla desde hace mucho tiempo, para que él pueda descartar que se haya hecho daños serios a esta articulación, el tratamiento eficaz no necesariamente tiene que centrarse en la articulación de la rodilla.

"A menudo, el método que sigue la medicina convencional para tratar el dolor de rodilla es centrar la atención exclusivamente en el área que duele, es decir, la rodilla en sí— dice Sharon Butler, una profesional certificada en Hellerwork (trabajo corporal estructural y terapia de movimiento) de Paoli, Pensilvania—. El funcionamiento adecuado y sin dolor de la rodilla depende del equilibrio que exista entre todos los músculos, tendones y ligamentos que envuelven a la articulación de la rodilla. Cuando uno o más de estos elementos está más tenso o restringido que los demás, el resultado frecuentemente es dolor en la rodilla".

Lo primero que Butler evalúa es la alineación y el equilibrio de las articulaciones de los tobillos. "Si las articulaciones de los tobillos no brindan un soporte uniforme del peso corporal, ya sea porque se giran hacia adentro (pronación) o hacia afuera (supinación), el hueso de la parte inferior de la pierna también gira, sometiendo a los tejidos blandos de la articulación de la rodilla a un esfuerzo innecesario. Esto hace que la rodilla tenga un riesgo elevado de sufrir lesiones, especialmente cuando se realizan actividades deportivas que someten

GUÍA DE CUIDADOS PROFESIONALES

Según la Dra. Rosemary Agostini, una doctora del Virginia Mason Sports Medicine Center y profesora clínica adjunta de Ortopedia de la Universidad de Washington, ambos en Seattle, debe consultar a un ortopedista o doctor en medicina para que le haga un diagnóstico y le indique un tratamiento si tiene rigidez y dolor en una o ambas rodillas, especialmente si le dura más de 6 semanas; dolor, hinchazón o sensibilidad en la rodilla que se presente antes de transcurridas 24 horas después de haber sufrido una lesión o cualquier otro dolor que interfiera con su movilidad o actividades cotidianas.

Un tratamiento médico alternativo particularmente eficaz para el dolor de rodilla es la terapia reconstructiva o neurofascial, dice William Faber, D.O., un osteópata y director de la Milwaukee Pain Clinic. Esta terapia consiste en una serie de inyecciones de anestesia en la articulación, lo cual ayuda a estabilizar el tejido y fortalece la articulación, el cartílago, los ligamentos y los tendones.

"Con cada tratamiento, el dolor se va haciendo cada vez menos intenso y en la mayoría de los casos, desaparece", dice el Dr. Faber.

a las rodillas a esfuerzos exagerados, como el tenis, el baloncesto y correr".

Cuando existen problemas evidentes de alineación en los tobillos, Butler a menudo escoge los siguientes ejercicios para enseñarles a sus pacientes a caminar correctamente y ayudarles a restaurar el equilibrio en los tejidos blandos de la rodilla.

EJERCICIO: ***Camine por una cuerda floja, pero en el piso***

"Este ejercicio ayuda a alinear el tobillo encima del pie y la rodilla encima del tobillo, eliminando un tipo de desalineación estructural que puede causar dolor en la rodilla", dice Butler.

Encuentre un lugar en su casa donde haya un área grande, sin obstrucciones ni vueltas, por ejemplo, un pasillo largo o un cuarto grande. Con cinta adhesiva *(masking tape)*, "pinte" dos líneas paralelas en el piso, a una distancia de 6 pulgadas (15 cm) entre sí.

Con los pies descalzos, camine sobre las líneas de cinta adhesiva. A medida que vaya dando cada paso, alinee el centro de cada talón y el segundo dedo de cada pie con el borde interno de la cinta. Simplemente camine de un lado a otro durante 5 minutos, dos o tres veces al día, recomienda Butler.

"Este ejercicio corrige suavemente el dolor de rodilla al enseñarle a caminar de modo que el peso se transfiera de manera más adecuada a través de la articulación de la rodilla", dice.

CAMINAR: ***Vigile sus pasos***

Cuando salga a caminar, voltee para abajo de vez en cuando para ver las "huellas" que van dejando sus pies, dice Butler. ¿Los dedos de sus pies están apuntando hacia afuera (un hábito común)? Conscientemente use la misma posición de los pies que emplea para "caminar por la cuerda floja", dice.

REFLEXOLOGÍA: ***Trate el punto reflejo de la rodilla***

Sus pies tienen muchos puntos reflejos, cada uno de los cuales corresponde a una parte específica del cuerpo. "Estimular un punto reflejo con algún aceite esencial de calidad terapéutica puede aliviar el dolor en la parte correspondiente del cuerpo", dice Terri Moon, una técnica certificada en masajes y directora del centro holístico de salud Touched by the Moon en Santa Rosa, California.

Para encontrar el punto reflejo de la rodilla, recorra el borde externo de su pie con el dedo de su mano. A la mitad entre su talón y su dedo meñique del pie, encontrará un hueso saliente; el punto reflejo está justo por debajo de este punto en la planta del pie.

Si tiene dolor en los ligamentos, mezcle una gota de aceite esencial de limoncillo (hierba luisa, *lemongrass*) con cuatro a cinco gotas de aceite vegetal. O para regenerar el tejido nervioso, Moon sugiere usar aceite de geranio *(geranium)* en vez de aceite de limoncillo.

En el pie que esté del mismo lado que la rodilla que le duele, coloque una gota de la mezcla de aceites sobre el punto reflejo de la rodilla y frótese suavemente haciendo pequeños círculos con las yemas de los dedos sobre el aceite, aconseja Moon. Si le cuesta trabajo encontrar el punto reflejo, puede aplicar el aceite diluido en todo su pie.

Use el aceite una o dos veces al día hasta que el dolor desaparezca. Después de unos cuantos días, el dolor deberá haber desaparecido para siempre.

DIGITOPUNTURA: ***Mantenga su rodilla libre de dolor***

Un punto de digitopuntura que está a la mitad del pliegue trasero de la rodilla, llamado el punto medio dominante o V54, hace que se libere mucha de la inflamación que provocan las lesiones de rodilla, acelera su curación y ayuda a prevenir lesiones subsecuentes en las personas que ya tienen una rodilla lastimada, dice Alexander Majewski, un terapeuta de masaje con licencia y director del Acupressure Institute of Alaska en Juneau.

"He estado obteniendo unos resultados maravillosos con este punto —dice—. Yo atiendo a muchas personas que practican *snowboarding*, quienes giran y se voltean más que la mayoría de las personas y generalmente se topan con problemas en las rodillas. Cuando usan este punto, sus lesiones sanan más rápido y después presentan una menor probabilidad de volverse a lastimar".

Para encontrar el punto, doble su rodilla y coloque su pulgar en el pliegue que se ubica exactamente a la mitad entre ambos lados de la rodilla. (Vea "Una guía ilustrada de los puntos de digitopuntura" en la página 656). Aplique presión firme y constante sobre este punto, pero no tan duro que le duela ni tan suave que no lo sienta, durante 30 a 60 segundos. También puede usar las yemas de los dedos para frotarse suavemente haciendo pequeños círculos alrededor del área de este punto. Debe tratar los puntos en ambas rodillas. Majewski recomienda hacer esto a lo largo del día, según sea necesario para aliviar la molestia.

Alivio natural para el **dolor en los talones**

Todos hemos oído hablar del "talón de Aquiles", que se refiere a una debilidad en nuestra personalidad, o bien, el "punto de donde cojeamos".

Pero cuando se trata de pies, muchos talones se convierten en verdaderos talones de Aquiles, porque aunque dependemos de ellos para que constantemente nos den soporte, de repente, nos empiezan a causar dolor.

¿Cómo puede hacer que su talón de Aquiles ya no le haga cojear? En la mayoría de los casos, necesitará buscar la ayuda de un médico, pero los especialistas alternativos en pies sugieren unos cuantos remedios caseros para disminuir el dolor

GUÍA DE CUIDADOS PROFESIONALES

Si su dolor en los talones fue causado por una lesión o no se resuelve al cabo de unos cuantos días, consulte a un podiatra. Los cirujanos ortopedistas tratan huesos y articulaciones, por lo que también pueden diagnosticar la causa del dolor en los talones.

Cuidarse a sí mismo para resolver completamente un dolor en los talones puede no funcionar por dos razones. Primero, el problema podría ser complejo. Existen muchos tipos de dolor en los talones y sólo un profesional puede averiguar la causa. Segundo, el mejor tratamiento generalmente es una plantilla hecha a la medida (o dispositivo ortótico), diseñada por su podiatra según la forma de su pie, su modo de andar y la causa exacta y el sitio del dolor.

Entre los muchos tipos de dolor en los talones que un podiatra puede diagnosticar, los más comunes son causados por el uso excesivo al hacer deporte o ejercicio o por caminar o permanecer de pie sobre superficies duras. Estos son algunos de los tipos de dolores que se pueden presentar en los talones, explicados por Steven Subotnick, D.P.M., N.D., un podiatra y naturópata de Berkeley y San Leandro, California.

- El tipo más común de dolor en los talones es la fascitis plantar, que es una inflamación de la banda de tejido (fascia) que va desde el hueso del talón hasta los metatarsos que están en la base de los dedos de los pies. Esta afección causa dolor en la planta del pie cerca del talón y el dolor es más intenso al despertar y va disminuyendo a lo largo del día.
- Espolones calcáneos, que son crecimientos óseos a veces dolorosos en el talón, que se presentan cuando la fascia se desliza y deja de cubrir el hueso del talón.
- Bolitas dolorosas en la parte trasera del talón, que son causadas por la irritación que provoca la parte trasera del zapato.
- Fracturas de estrés o fisuras microscópicas en el hueso, que duelen en la mañana y empeoran durante el día.
- Si el talón le duele sólo cuando se apoya en él o cuando lo presiona con sus dedos, puede que esté amoratado.
- La artritis, la gota, una infección o, rara vez, un tumor benigno, también pueden causar dolor en los talones.

mientras su talón se esté curando o mientras esté esperando a que le hagan un dispositivo ortótico a la medida.

CÚRCUMA: ***Ayuda herbaria***

La cúrcuma (azafrán de las Indias, *turmeric*) puede ayudar a aliviar la rigidez y el dolor en los talones, dice Steven Subotnick, D.P.M., N.D., un podiatra y naturópata de Berkeley y San Leandro, California. Tome cápsulas de cúrcuma siguiendo la dosis recomendada en la etiqueta del producto, dice.

BOSWELLIA:* *Una cura ayurvédica

Esta hierba de la Ayurveda, que es un sistema ancestral de curación natural de la India, puede ayudar a aliviar la inflamación y el dolor, dice el Dr. Subotnick.

Él recomienda a producto llamado *Inflavonoid Intensive Care*, fabricado por Metagenics, que contiene *boswellia*, cúrcuma y otras hierbas y nutrientes antiinflamatorios. O busque cualquier otro producto que contenga cúrcuma y *boswellia* y que sirva para disminuir el dolor en las articulaciones, dice. Siga las instrucciones en la etiqueta para tomar la dosis correcta.

ESTIRAMIENTOS: *Para prevenir el dolor*

Los músculos tensos de las pantorrillas pueden ser la causa oculta del dolor en los talones. Si los músculos no pueden absorber los golpes constantes que uno se da al correr o al hacer otro tipo de ejercicios de alto impacto, la fuerza entera del golpe se va a los talones.

El ejercicio sencillo mostrado en las ilustraciones en la página siguiente puede ayudar a mantener estirados los músculos de sus pantorrillas y que puede ayudar a prevenir o incluso curar el dolor en los talones, dice Stephanie L. Tourles, una cosmetóloga con licencia, reflexóloga y herbolaria de West Hyannisport, Massachusetts. Lo mejor es hacer este ejercicio después de caminar un poco o de darse un baño con agua tibia o de trabajar un poco en el jardín. Necesita calentar los músculos de la pantorrilla antes de estirarlos para prevenir lesiones.

Párese en el último peldaño de una escalera o en un banquillo para hacer *step aerobics* y deténgase del barandal o algún otro objeto estacionario para que no pierda el equilibrio. Dé un paso hacia atrás y baje los talones por el borde del peldaño lo más que pueda con comodidad, para que se estiren bien sus pantorrillas y sus talones. *(a)*. Luego, párese de puntas *(b)*, y después vuelva a bajar los talones; repita esto 20 ó 30 veces.

Haga este ejercicio una vez al día. Si los músculos de sus pantorrillas están débiles, empiece con 5 repeticiones y vaya incrementando gradualmente el número de repeticiones a 10, 20 y 30.

HOMEOPATÍA: *Empiece en buen pie*

Los remedios homeopáticos pueden brindar alivio y acelerar la curación de la fascitis plantar, que es la causa más común de dolor en los talones, dice el Dr. Subotnick. Estas son sus recomendaciones para ayudarle a elegir el mejor remedio para usted.

- Si en la mañana la planta de su pie se siente rígida después de haber dormido bien, si mejora con movimientos continuos y empeora cuando permanece sentado y cuando está inquieto, pruebe *Rhus toxicodendron* o *Valerian*.
- Si el movimiento hace que se sienta cansado y malhumorado, si está deprimido y si el dolor empeora cuando da un paso, pruebe *Ruta graveolens*.
- Si se siente mejor cuando eleva su pie y peor cuando su pie cuelga hacia abajo, si el dolor se siente como un choque eléctrico y si se siente mejor cuando usted está calientito y descansando y cuando se mueve, pruebe *Phytolacca decandra*.
- Si le cuesta trabajo distinguir si el dolor mejora o empeora cuando se mueve, si el dolor es punzante, si su piel se siente mejor cuando hace calor y peor cuando hace frío, pruebe *Stellaria media*.

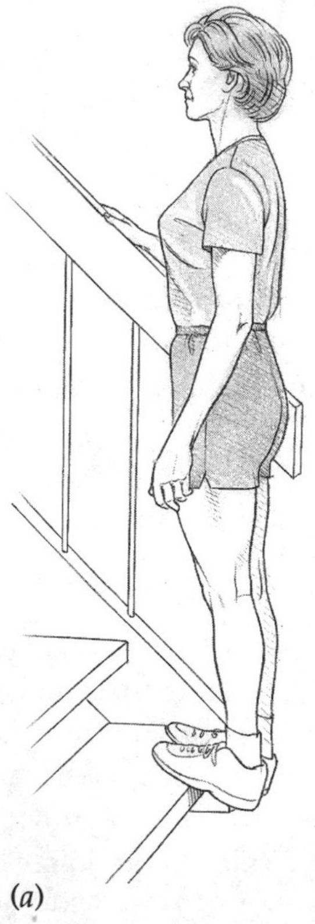

(*a*)

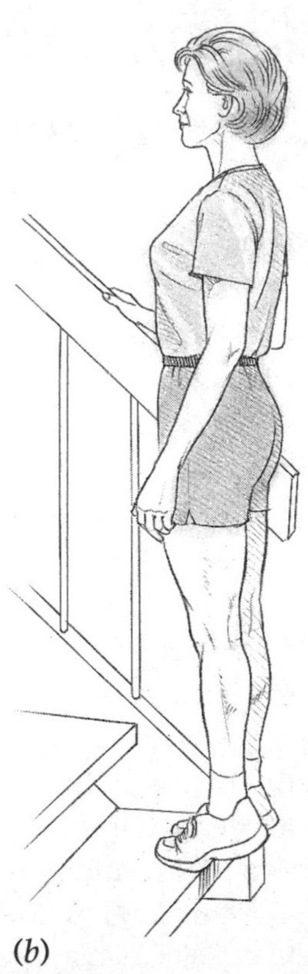

(*b*)

- Si su dolor empeora cuando se avecina una tormenta, pruebe *Rhododendron chrysanthum*.
- Si el dolor empeora durante una tormenta, pruebe *Phosphorus*.
- Si siente un dolor pulsante en la planta de sus pies, pruebe *Natrum carbonicum*.
- Si el dolor mejora en un día lluvioso y usted es un "tipo de persona rebelde", pruebe *Causticum*.

Para cada uno de estos remedios, tome dos tabletas al día de la potencia 6X o 12X, sugiere el Dr. Subotnick. Tome sólo un remedio homeopático a la vez, a menos que su homeópata le indique lo contrario y tómelo sólo durante el tiempo que siga teniendo dolor.

Formas rápidas y naturales de calmar los **dolores de cabeza**

Si usted es uno de los 45 a 50 millones de estadounidenses que sufren de dolores de cabeza crónicos, empecemos por aclarar algo que podría ser el peor "dolor de cabeza" de todos: la noción (que aún tienen muchos doctores) que los dolores de cabeza crónicos tienen un origen sicológico y que nunca mejoran.

"La mayoría de los doctores no comprenden que los dolores de cabeza crónicos tienen un origen *biológico*", dice el Dr. Fred D. Sheftell, director y cofundador del New England Center for Headache en Stamford, Connecticut.

La causa biológica o física de los dolores de cabeza es una deficiencia genética de la sustancia química del cerebro llamada serotonina. Según el Dr. Lawrence Robbins, director de la Robbins Headache Clinic en Northbrook, Illinois, esta deficiencia altera la fisiología de los vasos sanguíneos, los receptores del dolor y otros elementos en el cerebro, produciendo dolores de

GUÍA DE CUIDADOS PROFESIONALES

Los dolores de cabeza crónicos pueden ser un síntoma de muchos problemas de salud diferentes; si tiene dolores de cabeza severos o frecuentes, consulte a un doctor en medicina para que lo revise y le haga un diagnóstico, dice el Dr. Lawrence Robbins, director de la Robbins Headache Clinic en Northbrook, Illinois.

Consulte a un médico lo antes posible, dice el Dr. Robbins, si los dolores de cabeza son progresivamente más intensos a lo largo de días o semanas; si nunca había sufrido de dolores de cabeza y han aparecido repentinamente; si su dolor de cabeza empezó después de toser o hacer un esfuerzo; si su dolor de cabeza va acompañado de cambios en la memoria, personalidad o conducta; si su dolor de cabeza va acompañado de cambios en la visión, en su capacidad para caminar o debilidad o entumecimiento generalizados; si su dolor de cabeza va acompañado de tortícolis, fiebre y sarpullido o problemas para respirar; o si presenta dolor de cabeza después de sufrir una lesión o accidente.

Si repentinamente le da un dolor de cabeza intolerable que es mucho más fuerte que cualquier otro dolor de cabeza que haya tenido antes, vaya con un médico de inmediato.

Para los dolores de cabeza, lo mejor es que consulte a un profesional que se especialice en dolores de cabeza, "alguien que no le diga que su problema es sicológico y alguien que conozca los tratamientos más recientes y eficaces, tanto convencionales como alternativos", dice el Dr. Robbins.

Quizá también quiera considerar consultar a un sicoterapeuta después de haber ido con un doctor en medicina para que le ayude a aprender a manejar las situaciones difíciles en su vida, dice. "Las personas que han recurrido a la terapia generalmente toman menos medicamentos, tienen dolores de cabeza menos severos y sienten menos ansiedad en general".

cabeza. Él dice que el 90 por ciento de las personas con dolores de cabeza crónicos que atiende en su consulta tienen antecedentes familiares de dolores de cabeza crónicos.

Esta única causa produce diversos tipos de dolores de cabeza. Los dos tipos más comunes son las migrañas (dolor palpitante o persistente en un lado de la cabeza, que frecuentemente va acompañado de náusea, trastornos visuales y mareos) y dolores de cabeza causados por tensión (palpitaciones en la frente, un dolor sordo en ambos lados de la cabeza y una sensación de que le están exprimiendo, apretando o presionando la cabeza). Son muchas las cosas que pueden disparar un dolor de cabeza, desde alimentos, estrés y hormonas, hasta cambios en el clima, pero lo más probable es que usted tenga que tener una predisposición genética a los dolores de cabeza crónicos para que estos factores le afecten una y otra vez, dice el Dr. Robbins.

¿Qué es lo que generalmente hacen las personas para parar un dolor de cabeza? Por supuesto, abrir el frasquito de analgésicos que tienen en su botiquín. Y estos medicamentos funcionan, al menos durante un tiempo.

Por desgracia, las personas que sufren de dolores de cabeza crónicos pueden desarrollar rápidamente una tolerancia a los analgésicos, lo que hace que necesiten cada vez más medicamentos para detener el dolor. Con el tiempo, esto llega a tal grado que *no* tomar medicamentos puede provocarles dolores de cabeza, ya que el cuerpo empieza a presentar síntomas de abstinencia. Este fenómeno, conocido como el dolor de cabeza de rebote, afecta a millones de personas que sufren de dolores de cabeza crónicos, dice el Dr. Robbins.

Es cierto que existen muchos medicamentos que se venden con o sin receta que, cuando se usan razonable e inteligentemente, pueden ayudar a controlar los dolores de cabeza crónicos. Sin embargo, según el Dr. Robbins, los remedios alternativos a menudo son mejores opciones, o bien, se pueden combinar con los medicamentos para que no tenga que tomar tantos analgésicos.

"El tratamiento de dolores de cabeza crónicos puede no ser exitoso si sólo se usan medicamentos —dice el Dr. Sheftell—. La persona que sufre de dolores de cabeza necesita incluir una variedad de estrategias distintas, como una alimentación adecuada, suplementos nutricionales, técnicas de manejo de estrés y muchos otros factores".

De hecho, después de ir con el médico para descartar que la causa de sus dolores de cabeza sea algo más serio como un tumor o una infección, existen muchas formas de conseguir un alivio inmediato para su dolor de cabeza que incluso pueden ser más eficaces que los fármacos. Comience con el alivio frío del hielo.

HIELO: ***El mejor amigo de las personas que sufren de dolores de cabeza***

"La mayoría de los pacientes encontrarán que durante episodios agudos, el hielo es lo mejor para aliviar el dolor", dice el Dr. Sheftell.

"Muchos de mis pacientes con dolores de cabeza dicen que el hielo es su mejor amigo", concuerda el Dr. Robbins. El hielo detiene el dolor al encoger los vasos sanguíneos hinchados que están haciendo presión sobre los nervios, al anular los mensajes de dolor que se están enviando al cerebro y al bajar el metabolismo, lo cual disminuye la contracción muscular.

Puede usar una compresa de hielo de las que se pueden volver a utilizar, o bien, hielo envuelto o incluso una caja o bolsa de alimentos congelados. Cubra el hielo u objeto frío con una toalla de papel o un pedazo de tela delgada para proteger su piel. Luego coloque el hielo sobre el área que le duela, pero sólo durante 20 minutos a la vez para disminuir la probabilidad de que el hielo le provoque daños en la piel.

Entre más pronto se aplique el hielo después de que le haya comenzado el dolor de cabeza, más rápido y más completo será el alivio, dice el Dr. Robbins. Él recomienda probar *Migraine Ice,* que es un producto nuevo que brinda alivio frío sin necesidad de refrigerarlo.

DIGITOPUNTURA: ***Alivio de mano en mano***

Hacer presión sobre el punto de digitopuntura (llamado IG4) que se encuentra en la parte carnosa y gruesa de la membrana que está entre el dedo pulgar y el dedo índice de su mano puede ayudar a aliviar el dolor de cabeza, dice el Dr. Alexander Mauskop, director del New York Headache Center en la ciudad de Nueva York. (Para encontrar la ubicación exacta de este punto, vea "Una guía ilustrada de los puntos de digitopuntura" en la página 656).

Con la mano opuesta, encuentre los puntos más sensibles en la membrana y luego presiónelos y frótelos, apretando con su pulgar desde el dorso de su mano y con uno o más dedos desde la palma de su mano. Aplique presión con una acción rítmica de bombeo.

La cantidad correcta de presión, dice el Dr. Mauskop, producirá una punzada que no es dolorosa, pero que tampoco produce placer. Puede hacer presión durante el tiempo que sea necesario para disminuir o eliminar su dolor de cabeza, trabajando con cada mano durante más o menos un minuto a la vez.

La verdad acerca del MSG y su relación con las migrañas

Es un hecho científicamente aceptado que el aditivo alimentario llamado glutamato monosódico (*MSG* por sus siglas en inglés), puede provocar migrañas en las personas que son sensibles a esta sustancia. Pero un hecho que no es tan bien conocido es que el MSG puede ser un ingrediente de los alimentos sin aparecer como MSG en la etiqueta.

En vez, puede estar disfrazado como "proteína hidrolizada" *(hydrolyzed protein)* o "nutriente de levadura" *(yeast nutrient)* o "saborizante natural" *(natural flavoring)* o cualquiera de más de una docena de ingredientes que contienen MSG. En pocas palabras, este supuesto potenciador de sabor, que hace que cada bocado le sepa un poquito más sabroso, se encuentra prácticamente en todos los alimentos empacados y procesados.

Y les está provocando migrañas a muchas personas.

"Yo diría que el 80 al 90 por ciento de mis pacientes con migraña pueden evitar sus dolores de cabeza por completo si eliminan todas las fuentes de MSG de su alimentación", dice el Dr. Gerard L. Guillory, un internista de Aurora, Colorado.

Si usted padece migrañas, use la siguiente lista de ingredientes que contienen MSG cuando vaya al supermercado y no compre alimentos cuya etiqueta indique que contienen uno o más de estos ingredientes. Si usted elimina todas las fuentes de MSG de su alimentación y desaparecen sus migrañas (algo, que según el Dr. Guillory, es muy probable que suceda), usted sabrá que probablemente es sensible a este aditivo y que tendrá que evitarlo en el futuro.

Una nota importante: El aspartame (ácido aspártico) que es el compuesto

Sin embargo, hay una precaución que debe tomar en cuenta: las mujeres embarazadas no deben usar este punto, porque puede provocar contracciones prematuras del útero.

AROMATOTERAPIA: ***Tan eficaz como el ibuprofén***

Frotar un poco de aceite de menta (hierbabuena, *peppermint*) en sus sienes justo al inicio de un dolor de cabeza causado por tensión puede aliviar el dolor con la misma eficacia que el ibuprofén, que es un analgésico popular que se vende sin receta, dice el Dr. Robbins. Si se lo quiere aplicar en las sienes, diluya una gota de aceite esencial de menta en una a dos gotas de aceite de almendra o algún otro vehículo de aceite, o bien, agregue

que contiene *NutraSweet*, *Equal* y otros edulcorantes artificiales, produce los mismos efectos que el MSG. De modo que si usted es sensible al MSG y quiere prevenir las migrañas, también deberá evitar los edulcorantes artificiales hechos a base de aspartame, dice el Dr. Guillory.

Los siguientes ingredientes siempre contienen MSG.

- Glutamato monosódico (*monosodium glutamate*)
- Proteína hidrolizada (*hydrolyzed protein*)
- Caseinato de sodio (*sodium caseinate*)
- Extracto de levaduras (*yeast extract*)
- Nutriente de levaduras (*yeast nutrient*)
- Maltodextrinas (*maltodextrins*)
- Levadura autolizada (*autolyzed yeast*)
- Proteína texturizada (*textured protein*)
- Caseinato de calcio (*calcium caseinate*)
- Levadura alimentaria (*yeast food*)
- Harina de avena hidrolizada (*hydrolyzed oat flour*)

Los siguientes ingredientes a menudo contienen MSG.

- Extracto de malta (*malt extract*)
- Saborizante de malta (*malt flavoring*)
- Consomé (*bouillon*)
- Malta de cebada (*barley malt*)
- Caldo (*broth*)
- Caldo concentrado (*stock*)
- Saborizante(s) (*flavorings*)
- Saborizante(s) natural(es) (*natural flavorings*)
- Saborizante natural a carne de res (*natural beef flavoring*)
- Saborizante natural a pollo (*natural chicken flavoring*)
- Saborizante natural a puerco (*natural pork flavoring*)
- Condimentos alimentarios (*food seasonings*)

tres gotas de aceite esencial de menta a un baño de agua caliente.

También hay otros aceites esenciales, como el de lavanda (alhucema, espliego, *lavender*) o de manzanilla romana *(Roman chamomile)*, que pueden ayudar a aliviar un dolor de cabeza causado por tensión, dice el Dr. Mauskop. Ponga una gota del aceite de su elección en un pañuelo desechable e inhale profundamente. O dése un baño en agua caliente, a la cual le haya agregado de cinco a seis gotas de aceite.

VITAMINA B_6: *Estabilice la serotonina*

La vitamina B_6 puede ayudar a estabilizar los niveles de serotonina en el cerebro, previniendo así los dolores de cabeza, dice el Dr. Sheftell. Él recomienda 50 miligramos al día para las personas que sufren de dolores de cabeza crónicos.

MATRICARIA: ***Similar a la aspirina***

La matricaria (margaza, *feverfew*) puede ayudar a disminuir la frecuencia de las migrañas, dice el Dr. Mauskop. Contiene compuestos llamados lactonas sesquiterpénicas *(sesquiterpene lactones)*, que podrían tener propiedades antiinflamatorias similares a las de la aspirina.

Tome 125 miligramos al día de matricaria seca preparada, disponible en tabletas, que haya sido estandarizada para tener un contenido del 0.2 por ciento de partenólido *(parthenolide)*, dice el Dr. Mauskop. Y revise el nombre científico en la etiqueta *(Tanacetum parthenium)* para asegurarse de que el producto contenga matricaria auténtica.

Descubra cuáles son los alimentos que provocan dolores de cabeza

Los alimentos que contienen una sustancia química llamada tiramina están fuertemente vinculados con los dolores de cabeza crónicos en muchas personas, dice el Dr. Lawrence Robbins, director de la Robbins Headache Clinic en Northbrook, Illinois.

La única manera certera de descubrir cuál de los siguientes alimentos es el que le está provocando dolores de cabeza es eliminándolos todos y luego reintroduciéndolos uno a la vez en su alimentación, observando si le produce o no un dolor de cabeza, dice.

- Carne ahumada y curada, añejada y empacada
- Arenque, caviar y pescado ahumado
- Vinagre
- Alimentos en escabeche y fermentados
- Quesos añejados (como *Cheddar*, *Brie* y *Gruyère*)
- Productos con un alto contenido de levadura, incluyendo las *donuts*, *coffee cakes* y los panes, en particular el pan caliente y fresco
- Chocolate
- Azúcar y todos los productos hechos con azúcar procesada o jarabe de maíz (elote, choclo)
- Grandes cantidades de frutas cítricas
- Higos
- Crema agria y yogur
- La vaina de las habas blancas, los frijoles (habichuelas) blancos y los chícharos (guisantes, arvejas)
- Glutamato monosódico (*MSG* por sus siglas en inglés)
- Cafeína (más de 200 miligramos; en pequeñas cantidades, la cafeína ayuda a aliviar los dolores de cabeza)
- Bebidas alcohólicas, en especial el vino tinto

O, dice, puede tomar una tableta de *Migra-Lieve* dos veces al día, ya que este producto le suministra magnesio, riboflavina y matricaria, todos los cuales han demostrado ser eficaces para aliviar las migrañas. Tendrá que tomarlo con regularidad durante 1 a 3 meses antes de que sienta alivio. Si tiene planeado tomarlo durante más de 4 meses, hágalo sólo con la aprobación y bajo la supervisión de un médico que tenga experiencia en el uso terapéutico de hierbas, dice el Dr. Mauskop.

JENGIBRE: ***Perfecto para dolores de cabeza tipo "vata"***

Su mente va a mil por hora, empieza muchas cosas nuevas pero nunca las termina, tiene hábitos irregulares y constantemente necesita cambios en su vida. Si usted se identifica con esta descripción, pruebe la hierba "que lo hará aterrizar" llamada jengibre para sus dolores de cabeza, dice el Dr. David Simon, un neurólogo y director médico del Chopra Center for Well-Being en La Jolla, California.

Ponga 1 cucharadita de jengibre fresco rallado en un termo con 16 a 24 onzas (480 a 720 ml) de agua caliente y déle pequeños sorbos a lo largo del día, sugiere el Dr. Simon.

Este remedio proviene de la Ayurveda, que es un sistema ancestral de curación natural de la India, en el cual se divide a las personas en tres tipos constitucionales: *vata*, *pitta* y *kapha*. Las personas tipo *vata* son, por naturaleza, personas que están en constante movimiento, dice el Dr. Simon.

ÁLOE VERA: ***Maravilloso para los dolores de cabeza tipo "pitta"***

¿Siempre está apurado tratando de cumplir con alguna u otra fecha límite? ¿Trata de hacer una gran cantidad de cosas en un tiempo muy corto? ¿Es irritable y crítico? ¿Padece de insomnio? ¿Tiende a sufrir de acidez (agruras, acedía) y sarpullidos en la piel?

Pruebe el jugo "refrescante" de áloe vera (sábila, acíbar, *aloe*) para sus dolores de cabeza, dice el Dr. Simon. Tome 2 cucharadas dos veces al día. Este remedio funciona para las personas que en la Ayurveda se describen como tipo "*pitta*".

FIBRA Y AGUA: ***Si no hay estreñimiento, no hay dolores de cabeza***

"A mí me ha sorprendido ver que un porcentaje muy elevado de mis pacientes con migrañas también sufren de estreñimiento y que mejorar su regularidad puede ayudar a disminuir sus dolores de cabeza", dice el Dr. Simon.

Para aliviar el estreñimiento, el Dr. Simon recomienda una alimentación principalmente vegetariana que incluya al menos cinco o seis raciones al día de frutas, verduras o cereales, además de legumbres, frutos secos, semillas y mucha agua, y que también contenga un mínimo de grasa de origen animal. Si usted cambia sus hábitos alimenticios y sigue estreñido, dice el Dr. Simon, pruebe un suplemento de fibra como el *Metamucil*; siga las instrucciones que aparezcan en la etiqueta del producto.

Si esto tampoco funciona, él recomienda la hierba *triphala*, que es un tónico intestinal de la medicina ayurvédica. Esta hierba está disponible en forma de tabletas; siga la dosis recomendada en la etiqueta del producto.

ALIMENTOS: ***Siga un horario***

Muchas personas con dolores de cabeza crónicos creen que las sensibilidades a los alimentos son la causa principal de su problema. Pero los alimentos afectan sólo a una de cada tres personas que sufren de dolores de cabeza, dice el Dr. Robbins. De hecho, él cree que para prevenir un dolor de cabeza, la hora en que come es mucho más importante que lo que come.

"Los niveles bajos de azúcar en la sangre son una causa común de dolores de cabeza —dice—. Comer al menos tres veces al día, todos los días, le ayudará a mantener equilibrado su nivel de azúcar en sangre".

La curación de cuerpo y mente hace que el estrés ya no sea un dolor de cabeza

Si bien el estrés no es la causa de los dolores de cabeza crónicos, sí puede provocar un episodio. Y las técnicas de cuerpo y mente, como la respiración, la meditación, la visualización, el yoga y similares, pueden ayudar a disminuir el estrés y prevenir los dolores de cabeza.

"Muchos de mis pacientes que usan técnicas de cuerpo y mente para reducir el estrés presentan un número mucho menor de dolores de cabeza", dice el Dr. Robbins.

MEDITACIÓN: ***Para suspirar de alivio***

Una mujer con migrañas para quien todos los demás tratamientos habían fallado, encontró alivio haciendo regularmente la siguiente técnica de toma de conciencia de la respiración y bebiendo una infusión de jengibre, dice el Dr. Simon. Esta meditación fue tomada del libro titulado *The Wisdom of Healing* (La sabiduría de la curación).

Cierre sus ojos y hágase consciente de su respiración. Mientras inhale y exhale, simplemente observe su respiración. Permanezca consciente de su respiración sin tratar de alterarla de forma alguna.

Mientras esté observando su respiración, esta podrá variar en rapidez, ritmo o profundidad. Incluso pudiera parecer como si se detuviera durante un momento. Sin resistirse, observe calmadamente estos cambios.

A veces, puede que su atención se centre en un pensamiento que le esté cruzando por la cabeza, en una sensación física en su cuerpo o en alguna otra distracción que haya en el ambiente. Siempre que note que ha dejado de observar su respiración, suavemente vuelva a enfocar su atención en ella. Abandone cualquier expectativa que pudiera tener durante este ejercicio. Si se siente atraído hacia un sentimiento, estado de ánimo o expectativa en particular, trátelos como si fueran cualquier otro pensamiento. Suavemente vuelva a enfocar su atención en su respiración.

Cuando haya terminado de meditar, abra muy lentamente sus ojos y ponga su atención en los objetos y los sonidos que le rodean.

Realice esta meditación una vez al día durante 20 minutos, dice el Dr. Simon. Las primeras veces que lo haga, ponga un reloj cerca y voltee a verlo a cada rato. Después de unos días, le sorprenderá ver lo hábil que se vuelve su cuerpo para saber cuándo se ha terminado el tiempo.

VISUALIZACIÓN: ***Ayúdese a ver bien***

Este ejercicio de visualización puede ayudar a aliviar la tensión muscular en la frente, aliviando así el dolor que produce un dolor de cabeza causado por tensión, dice el Dr. Sheftell.

Primero, siéntese en una silla cómoda, aflójese la ropa que le apriete y cierre sus ojos. Inhale profunda y lentàmente mientras cuenta hasta tres. Asegúrese de que su abdomen se mueva más que su pecho, dado que la respiración abdominal hace que aumente la entrada de oxígeno. Mantenga la respiración durante un segundo y luego exhale mientras cuenta hasta tres.

Siga respirando profundamente y empiece a visualizar los músculos de su frente como líneas arrugadas. Imagine que esas líneas se van enderezando y haciendo paralelas. Siga respirando profundamente y visualizando esto durante 5 a 10 minutos.

CURACIÓN CON ENERGÍA: ***Aterrice su cuerpo y cure su dolor de cabeza***

Usted puede aliviar un simple dolor de cabeza (pero no un dolor de cabeza crónico causado por tensión ni una migraña) con un ejercicio básico que libera los bloqueos de energía en la mitad inferior del cuerpo, permitiendo que la energía fluya hacia afuera desde la cabeza, dice Catherine Karas, una fisioterapeuta y experta en curación con energía de Tiburon, California. A continuación explicamos cómo se hace.

Párese separando sus pies de modo que queden alineados con sus hombros, doblando ligeramente las rodillas, fijando la mirada en el piso frente a usted y manteniendo derecha la cabeza para que esté bien alineada con su columna. Coloque su atención en su pelvis y permita que la energía que hay ahí (quizá llegue a sentir una sensación de bloqueo o estancamiento) viaje a través de sus muslos, sus rodillas, sus pantorrillas, sus tobillos y sus pies, para que finalmente se drene hacia el piso. Luego, deje que energía fresca fluya desde la Tierra hacia el interior de su cuerpo, recorriendo todo su cuerpo hasta que llegue a su cabeza.

Siempre que sienta que le va a dar un dolor de cabeza, haga este ejercicio durante 5 minutos. Repita el primer ejercicio para expulsar la energía, seguido del ejercicio para recibir energía, tantas veces como guste, dice Karas. "Funciona especialmente bien para los dolores de cabeza causados por estar trabajando horas frente a una computadora", dice.

Alivio para dolores de cabeza menstruales

Las vitaminas y minerales correctos pueden aliviar los dolores de cabeza relacionados con su ciclo menstrual. A continuación indicamos lo que recomiendan los expertos.

VITAMINA E: ***Tómela antes de su período***

La vitamina E puede ayudar a estabilizar los niveles de estrógeno y prevenir las migrañas que ocurren alrededor de la fecha de la menstruación, dice el Dr. Sheftell. Él recomienda tomar una dosis de 400 unidades internacionales (UI) al día, y luego incrementarla a dos dosis al día durante la menstruación, comenzando unos cuantos días antes de su período y suspendiendo uno o dos días después de la fecha en que haya comenzado a menstruar.

MAGNESIO: ***¿Su migraña será causada por una deficiencia?***

Según el Dr. Mauskop, el 40 por ciento de las mujeres con migrañas (particularmente aquellas causadas por los cambios hormonales de la menstruación) tienen niveles más bajos del mineral magnesio en la sangre. Y el 85 por ciento de estas mujeres presentan un menor número de migrañas cuando toman un suplemento de magnesio, dice.

Él recomienda 400 miligramos al día en la forma de magnesio quelado *(chelated magnesium)* u óxido de magnesio *(magnesium oxide)*, los cuales se absorben mejor. Para evitar la diarrea, que es un efecto secundario posible de los suplementos de magnesio, comience con 200 miligramos al día y aumente la dosis a 400 miligramos después de 7 días.

CALCIO: ***Otra medicina natural para las migrañas menstruales***

Los suplementos de calcio pueden ayudar a disminuir la frecuencia de las migrañas causadas por la menstruación, dice el Dr. Robbins. Él recomienda tomar dos *Extra-Strength Tums* al día, las cuales suministran 750 miligramos de calcio.

RIBOFLAVINA: ***Menos migrañas***

Tomar 400 miligramos de riboflavina al día puede ayudar a disminuir significativamente la frecuencia de las migrañas menstruales y de otro tipo en un lapso de 6 a 8 semanas, dice el Dr. Robbins.

Aunque la probabilidad de que produzca efectos secundarios es muy baja, él recomienda que cualquier persona que esté tomando esta dosis de riboflavina, la cual es cientos de veces mayor que la Cantidad Diaria Recomendada por el gobierno, lo haga sólo con la aprobación y bajo la supervisión de un médico.

Remedios naturales pueden calmar los **dolores menstruales**

Los doctores convencionales conocen la causa bioquímica de los dolores (cólicos) menstruales. Son sustancias químicas parecidas a las hormonas que se llaman prostaglandinas de la serie 2, las cuales provocan contracciones en la pared muscular del útero o matriz.

También saben cómo aliviar el problema con fármacos antiinflamatorios no esteroídicos (*NSAIDs* por sus siglas en inglés) que se venden con y sin receta, que hacen que disminuya la síntesis de dichas prostaglandinas.

Sin embargo, según los doctores en medicina alternativa, existen ciertos factores nutricionales que estimulan la producción de prostaglandinas de la serie 2. Al eliminar estos factores, dice la Dra. Susan Lark, una doctora de Los Altos, California, una mujer puede reducir la severidad de los dolores menstruales en un 30 a 50 por ciento, además de que puede lograr aumentar significativamente la eficacia de los analgésicos (en caso de que todavía los necesite).

Aquí le damos algunos de los remedios no farmacológicos que recomiendan los curadores naturales para el alivio de síntomas y también para el alivio a largo plazo.

ALIMENTOS: ***Córtele a la grasa***

"Los tipos de grasas que consume determinan, en gran medida, su susceptibilidad a los dolores menstruales —dice la Dra. Lark—. Si toma fármacos para reducir la severidad de los dolores menstruales, pero alimenta las rutas bioquímicas que causan dichos dolores, estará trabajando hacia dos metas opuestas".

El factor nutricional de las grasas que hace todo el trabajo sucio es el ácido araquidónico, el cual se encuentra en la carne roja, los productos lácteos y el aceite de almendra de palma *(palm kernel oil)*, un ingrediente

GUÍA DE CUIDADOS PROFESIONALES

Si tiene dolores (cólicos) menstruales crónicos que no mejoran después de 3 a 4 meses de seguir un programa de autocuidado, consulte a un doctor en medicina o naturópata para que le haga un diagnóstico. Sus dolores menstruales podrían ser causados por fibromas uterinos o endometriosis, dice la Dra. Susan Lark, una doctora de Los Altos, California.

Si ha estado menstruando durante años sin sentir dolores y repentinamente empieza a tenerlos, consulte a un médico de inmediato. Puede ser que usted padezca la enfermedad pélvica inflamatoria, la cual requiere un diagnóstico y tratamiento temprano para evitar que se formen cicatrices en sus órganos reproductores, dice la Dra. Lark.

común de los alimentos procesados. Eliminar el consumo de estas grasas y seguir una alimentación que se componga principalmente de cereales integrales, legumbres, verduras, frutas, semillas, frutos secos, ciertos aceites y pescado son dos estrategias clave para aliviar los dolores menstruales, dice.

HIERBAS: ***Una fórmula que relaja y equilibra***

Una fórmula herbaria que contiene tinturas de viburno *(black haw)*, jengibre *(ginger)*, valeriana *(valerian)* y agripalma *(motherwort)* es muy eficaz para aliviar los dolores menstruales, dice Jason Elias, un profesional en medicina china tradicional (*TCM* por sus siglas en inglés) de New Paltz, Nueva York.

"La valeriana es un relajante general, el viburno es un relajante específico para el útero y el jengibre hace que fluya la energía vital o lo que en la TCM se conoce como *chi*. La agripalma ayuda a restaurar la salud en casi cualquier situación de desequilibrio ginecológico", dice Elias. Él recomienda combinar partes iguales de estas cuatro tinturas y tomar una cucharadita de la fórmula dos veces al día, cada día que tenga dolores menstruales.

AGRIPALMA: ***Eficaz contra los dolores menstruales***

La tintura de agripalma *(motherwort)* por sí sola también puede parar en seco los dolores menstruales, dice Susun Weed, una herbolaria y fundadora del Wise Woman Center en Woodstock, Nueva York.

"A mí me gusta comenzar con una dosis pequeña, digamos, de cinco gotas —explica—. Si eso no alivia los dolores menstruales en 10 minutos, tomo otras cinco gotas. Luego sigo tomando la tintura hasta que ya no tengo los dolores menstruales y llevo un registro del número total de gotas que tuve que tomar para pararlos".

Si usted sigue esta rutina, tome su dosis total una o dos veces más el mismo día y al menos una o dos veces más durante cada día subsecuente que tenga dolores menstruales. En sus menstruaciones siguientes, comience con la dosis total tan pronto como empiece a sentir dolores menstruales y siga tomando agripalma varias veces al día durante su período. "Al cabo de tres meses, muchas mujeres dejan de tener dolores menstruales", dice Weed.

ÁCIDOS GRASOS OMEGA-3: ***Atrapan los causantes***

Si bien el ácido araquidónico que se encuentra en la carne roja y los productos lácteos estimula a las prostaglandinas de la serie 2 y causa dolores menstruales, unos componentes de otro tipo de grasa, es decir, los ácidos grasos omega-3, que se encuentran en ciertos pescados grasosos y aceites, ayudan a que estas prostaglandinas se queden atrapadas en las células de modo que no puedan entrar al tejido muscular y provocar espasmos.

El aceite de semilla de lino *(flaxseed oil)* es rico en ácidos grasos omega-3 y la Dra. Lark dice que es su fuente favorita de estos ácidos grados. Ella recomienda tomar 2 cucharadas al día junto con los alimentos.

VITAMINA B_6: ***Para disminuir el dolor***

La vitamina B_6 ayuda al cuerpo a convertir los ácidos grasos en una forma que contribuye a producir sustancias químicas analgésicas, dice la Dra. Lark. Ella recomienda tomar una dosis diaria de 50 a 100 miligramos como parte de un suplemento de vitaminas del complejo B, el cual también puede ayudar a disminuir los dolores menstruales. Empiece a tomar el suplemento de 7 a 10 días antes de su menstruación y continúe tomándolo mientras le dure su período, dice.

NIACINA: ***Alivie sus dolores menstruales***

Esta vitamina B llamada niacina es muy eficaz para aliviar los dolores menstruales, dice la Dra. Lark. Funciona al dilatar los vasos sanguíneos, llevando más sangre y oxígeno a la pared del útero. Ella recomienda que las mujeres tomen de 25 a 200 miligramos al día, empezando de 7 a 10 días antes de que inicie su menstruación.

VITAMINA C: ***Reduce la fatiga***

La vitamina C ayuda a llevarle nutrientes al músculo uterino y a llevarse los productos de desecho, dice la Dra. Lark. También puede aminorar la fatiga y el letargo que a menudo acompañan a los dolores menstruales. Ella recomienda de 500 a 3,000 miligramos al día, especialmente cuando esté teniendo estos síntomas.

VITAMINA E: ***Crucial para el equilibrio hormonal***

Las mujeres que sufren de dolores menstruales deben tomar una dosis diaria de 400 a 800 unidades internacionales (UI) de vitamina E, la cual ayuda a equilibrar el sistema hormonal, dice la Dra. Lark.

CALCIO: ***Tonifica los músculos***

El calcio ayuda a que los músculos se mantengan relajados y tonificados, previniendo todo tipo de dolores (cólicos), incluyendo los cólicos

Chicago Public Library
McKinley Park
12/16/2014 3:43:21 PM
-Patron Receipt-

EMS BORROWED:

tle: Psicologil a para dummies /
em #: R0427414355
ue Date: 1/6/2015

tle: Curas altemativas: los mai s eficace
em #: R0302949106
ue Date: 1/6/2015

-Please retain for your records-

uterinos. Si bien la Dra. Lark sugiere que aumente su consumo de alimentos ricos en calcio, como las verduras de hojas verdes, algunos frijoles (habichuelas) y chícharos (guisantes, arvejas), semillas, frutos secos, melaza *(blackstrap molasses)* y mariscos, también recomienda tomar un suplemento de 800 miligramos de calcio al día.

MAGNESIO: ***Échele una mano al calcio***

El magnesio ayuda a que el cuerpo absorba el calcio y también produce sus propios efectos calmantes en los músculos. La Dra. Lark recomienda tomar un suplemento de 400 miligramos de magnesio al día.

Fortalezca su sistema inmunitario para vencer la endometriosis

La endometriosis es una enfermedad devastadora en la que las células del revestimiento uterino o endometrio crecen en alguna otra parte del área pélvica, como los ovarios, el cuello del útero, el intestino o la vejiga.

Estas células escurridizas se agrupan en pequeños puntos, capas o quistes y siguen respondiendo a las hormonas. Sangran cada menstruación, inflamando, cicatrizando e incluso destruyendo el tejido circundante. Pueden formar un tipo de pegamento o adherencia que pega a los órganos entre sí, creando un dolor crónico en la pelvis y dolores (cólicos) menstruales severos. También pueden provocar infertilidad.

Los doctores convencionales a menudo ignoran los dolores menstruales severos, diciendo que son "normales", o bien, recetan fármacos potentes para detener la menstruación que también provocan encogimiento de los senos, engrosamiento de la voz, sequedad vaginal y subibajas emocionales. Algunas mujeres pasan por varias cirugías, sólo para terminar con el mismo dolor.

Pero la Dra. Deborah Metzger, Ph.D., directora médica de Helena Women's Health en San Francisco y Palo Alto, California, dice que ella ha tenido éxito en el tratamiento de mujeres con endometriosis "intratable" usando un método alternativo.

Según cree, la endometriosis es causada por una alergia a sus propias hormonas. Además, un sistema inmunitario agobiado por tener que lidiar con alergias a menudo permite un crecimiento exagerado de un hongo que comúnmente se encuentra en nuestro cuerpo llamado *Candida albicans*.

"Después de recibir tratamientos para las alergias y el hongo, mis pacientes con endometriosis se convierten en personas nuevas —dice—. Se alivian muchos de sus síntomas crónicos, como fatiga y depresión, y adquieren una nueva energía y gusto por la vida".

La Dra. Metzger dice que hay muchas cosas que una mujer puede hacer por su propia cuenta para fortalecer su sistema inmunitario y disminuir así los síntomas y acelerar la curación de la endometriosis.

ALIMENTOS: ***Tire la basura***

La Dra. Metzger les dice a sus pacientes que las dietas que incluyen grandes cantidades de alimentos procesados repletos de aditivos y conservantes artificiales "envenenan" al cuerpo y hacen que empeoren los síntomas de la endometriosis. "No comer basura puede ayudar a disminuir significativamente la severidad de la enfermedad", dice.

Esta basura también incluye los alimentos de "alto estrés", dice la Dra. Susan Lark de Los Altos, California. Ella les pide a sus pacientes que minimicen su consumo de aliños (aderezos) comerciales para ensalada, salsa catsup, refrescos, café y alcohol, así como carne roja y productos lácteos.

CARBOHIDRATOS REFINADOS: ***Conserve su energía***

Tanto la Dra. Lark como la Dra. Metzger hacen hincapié en que se deben eliminar los carbohidratos refinados como el azúcar y la harina blanca.

"El azúcar y la harina blanca debilitan al sistema inmunitario y despojan al cuerpo de su energía", dice la Dra. Metzger. Ella cree que al eliminar estos alimentos, una mujer con endometriosis funcionará mucho mejor.

GUÍA DE
CUIDADOS PROFESIONALES

Si tiene cualquier de los siguientes síntomas, los cuales pueden ser indicativos de endometriosis, es necesario que consulte a un doctor en medicina. Estos incluyen dolores menstruales con flujo abundante e irregular; dolor antes y después de su período, a menudo acompañado de dolor en la espalda inferior; dolor pélvico; diarrea; evacuaciones dolorosas durante la menstruación; dolor durante el coito; incapacidad para concebir; fatiga y bajo nivel de energía.

"Los médicos tradicionales han sido entrenados para creer que la endometriosis sólo se puede tratar con cirugía o terapia hormonal", dice la Dra. Deborah Metzger, Ph.D., directora médica de Helena Women's Health en San Francisco y Palo Alto, California.

Si bien a menudo es necesario someterse a una intervención quirúrgica para eliminar o destruir las lesiones y aunque también es cierto que la terapia hormonal ayuda a detener el avance de esta afección, la Dra. Metzger sugiere tratamientos adicionales para prevenir la recurrencia del dolor y tratar la fatiga relacionada con esta enfermedad.

Debido a que en su consulta ella ha encontrado que las pacientes con endometriosis son alérgicas a sus propias hormonas, la Dra. Metzger las trata con un método inmunoterapéutico de neutralización, en el que se administra por vía oral una forma especialmente preparada y diluida de las hormonas. Además, ya que alrededor de la mitad de las mujeres con endometriosis que ella atiende también presentan un sobrecrecimiento de un hongo común llamado *Candida albicans*, ella puede llegar a recetarles el fármaco antifúngico llamado nistatina (*Mycostatin*).

Por último, la Dra. Metzger ha descubierto que muchas mujeres con dolor pélvico crónico causado por la endometriosis también padecen otras afecciones no diagnosticadas, como hernias, congestión pélvica, nódulos profundos de endometriosis, cistitis intersticial (infección crónica de la vejiga) y retroversión uterina (útero inclinado), que actúan de forma independiente para causar dolor. Mediante la corrección quirúrgica de estos problemas que anteriormente no habían sido diagnosticados, ella a menudo logra eliminar el dolor en las mujeres que han pasado por muchas cirugías para corregir su endometriosis pero que siguen teniendo dolor crónico.

VITAMINAS Y MINERALES: ***Para fortalecer la inmunidad***

"Una mujer con endometriosis tiene mayores requerimientos de ciertas vitaminas porque necesita reparar y fortalecer su sistema inmunitario para que le ayude a combatir la enfermedad", dice la Dra. Metzger.

Cuando uno toma la dosis exacta de los nutrientes correctos, se revitalizan los glóbulos blancos de la sangre y otros componentes del sistema inmunitario. Ella recomienda tomar un suplemento multivitamínico y de minerales diario junto con los siguientes nutrientes adicionales todos los días.

- Vitamina C: de 1,000 a 2,000 miligramos al día en tres dosis
- Vitamina E: de 400 a 800 unidades internacionales (UI) al día
- Vitaminas del complejo B: un suplemento que le suministre al menos 50 miligramos al día de las principales vitaminas del complejo B, como tiamina y niacina

ÁCIDOS GRASOS: ***Para aliviar el dolor***

Los ácidos grasos omega-3 y omega-6 que se encuentran principalmente en los frutos secos crudos, las semillas, los aceites y los pescados grasosos, ayudan a que se creen en el cuerpo unas sustancias químicas parecidas a las hormonas que se llaman prostaglandinas de la serie 1, las cuales relajan los músculos y los vasos sanguíneos, reduciendo así los dolores menstruales, dice la Dra. Metzger. También pueden ayudar a bajar la inflamación que produce la endometriosis, ayudando así a disminuir el dolor pélvico.

La Dra. Lark recomienda el aceite fresco de semilla de lino *(flaxseed oil)* como la mejor fuente de ácidos grasos omega-3 y omega-6; ella sugiere tomar de 3 a 4 cucharadas al día. Puede agregarlo a sus alimentos como sustituto de la mantequilla, pero no puede calentarlo porque el calor destruye a los ácidos grasos. Otra buena fuente de ácidos grasos omega-3 y omega-6 es el aceite de semilla de calabaza *(pumpkin seed oil)*.

Lo mejor es usar aceites frescos, dado que los ácidos grasos omega tienden a descomponerse con el tiempo. Además, como estos aceites pueden ser difíciles de conseguir, quizá necesite hacer un pedido especial en la tienda de productos naturales. La Dra. Lark dice que también son eficaces en forma de cápsulas, las cuales pueden ser más fáciles de encontrar.

Combata la *Candida*

"La gran mayoría de los doctores convencionales no creen en la posibilidad de un sobrecrecimiento sistémico del hongo común llamado *C. albicans* y tampoco conocen los tratamientos de autocuidado para este problema", dice la Dra. Metzger.

Ella ha encontrado que la mitad de las mujeres con endometriosis que acuden a su consulta presentan este sobrecrecimiento de hongos y que al tratar los hongos, a menudo se puede aliviar la intensa fatiga que afecta a la mayoría de las mujeres que padecen esta enfermedad.

Por lo tanto, además de evitar los carbohidratos refinados y el azúcar, los cuales alimentan al hongo, aquí le damos algunos remedios caseros que pueden ayudar a eliminar la infección.

EXTRACTO DE SEMILLA DE UVA: ***Para que el hongo salga huyendo***

El extracto de semilla de uva *(grape seed extract)* es un antifúngico muy potente que puede ayudar a matar la *Candida*, dice la Dra. Metzger. Pero debido a que es extremadamente potente, ella advierte a las mujeres que no usen más de la dosis recomendada en la etiqueta del producto. Continúe el tratamiento con cápsulas durante 3 a 6 meses, aconseja.

AJO: ***El "matacándida"***

Tomar cápsulas de ajo, que también es antifúngico, es muy eficaz para matar la *Candida*, dice la Dra. Metzger. Tome 500 miligramos tres o cuatro veces al día durante 4 a 6 semanas.

PROBIÓTICOS: ***Normalice su flora intestinal***

Un suplemento probiótico *(probiotic supplement)* que contenga las bacterias intestinales "amigables" llamadas *Lactobacillus acidophilus* y *Bifidobacterium bifidum* puede ayudar a limitar el crecimiento de la *Candida*, dice la Dra. Metzger. El suplemento que probablemente encontrará en la tienda se llama *L. acidophilus*, *B. bifidum* también vendrá listado en la etiqueta.

Busque un suplemento refrigerado que contenga ambas bacterias y siga la dosis recomendada en la etiqueta del producto.

Tratamientos naturales que pueden retardar el avance de la **enfermedad de Alzheimer**

Cuando a una persona le diagnostican la enfermedad de Alzheimer —una enfermedad del cerebro que lenta pero seguramente destruye las funciones mentales, emocionales y, por último, incluso las físicas— la mayoría de los neurólogos convencionales le ofrecen dos tratamientos.

Uno es un fármaco que se vende con receta llamado donepezilo *(Aricept)*, el cual aumenta los niveles de acetilcolina, que es la sustancia química del cerebro responsable de la memoria. El otro es con vitamina E, que es un antioxidante que retarda la destrucción de las células del cerebro. Aunque los neurólogos convencionales solían pensar que era absurdo tratar la enfermedad de Alzheimer con vitamina E, los estudios de investigación han comprobado la eficacia de este nutriente para ayudar a retardar el avance de esta enfermedad.

Ambos tratamientos son útiles, pero hay muchas cosas más que puede hacer para tratar la enfermedad de Alzheimer. Los tratamientos naturales potencialmente pueden retardar el avance de la enfermedad y quizá hasta prevenir sus etapas tardías, en las que la memoria se deteriora por completo.

"Al igual que el corazón, el cerebro es un órgano que está hecho de carne y sangre —dice el Dr. Dharma Singh Khalsa, presidente y director médico de la Alzheimer's Prevention Foundation en Tucson—. Y así como existen muchas maneras de retardar el avance de las enfermedades cardíacas, por ejemplo, cambios en la alimentación, suplementos nutricionales, reducción del estrés y ejercicio, también existen muchas maneras de retardar el avance de la enfermedad cerebral de Alzheimer

GUÍA DE CUIDADOS PROFESIONALES

Precaución: *Debe usar los remedios alternativos presentados en este capítulo sólo como parte de un plan de tratamiento guiado y supervisado por un doctor en medicina calificado que esté trabajando en asociación con un profesional en terapias alternativas calificado, los cuales deberán tener experiencia en el cuidado de su afección. Hable con su médico convencional antes de cambiar o suspender cualquier tratamiento médico o medicamento convencional y mantenga informados a todos sus médicos y/o profesionales en terapias alternativas de todos los tratamientos que esté recibiendo.*

El Dr. Dharma Singh Khalsa, presidente y director médico de la Alzheimer's Prevention Foundation en Tucson, sugiere que consulte a un médico para que le dé un posible diagnóstico si nota un cambio en la personalidad, pérdida reciente de la memoria, problemas de lenguaje o desorientación en general en usted mismo o en algún ser querido.

La siguiente es una lista de los componentes que, a juicio del Dr. Khalsa, necesariamente deben formar parte de un plan de tratamiento eficaz para las personas con la enfermedad de Alzheimer: asesoramiento nutricional, suplementos nutricionales y herbarios que apoyen al cerebro, ejercicio físico, ejercicios cognitivos, técnicas de cuerpo y mente para controlar el estrés como meditación, terapia sicológica, medicinas farmacéuticas y pruebas para conocer los niveles en la sangre de diversas hormonas, como testosterona, hormona del crecimiento y dihidroepiandrosterona (*DHEA* por sus siglas en inglés), así como terapias de reposición hormonal en caso de que se detecten deficiencias.

y no sólo los dos tratamientos que recomiendan la mayoría de los neurólogos".

Si le han diagnosticado la enfermedad de Alzheimer, necesita admitir que tiene un problema serio y aceptar el hecho que tendrá que dedicar el resto de su vida a cuidarse, dice el Dr. Khalsa.

"No puede simplemente tomarse unas cuantas pastillas al día, ya sean fármacos que se vendan con receta o suplementos naturales y seguir con su vida —dice—. Tiene que enfocarse en la realidad de que su cerebro tiene una enfermedad degenerativa —posiblemente una enfermedad progresiva, similar al cáncer— y que tendrá que dedicar un tiempo considerable a retardar su avance".

Los remedios que se ofrecen aquí son parte del programa

completo del Dr. Khalsa para retardar el avance de la enfermedad de Alzheimer. Sin embargo, debido a la gravedad de esta enfermedad, sólo deberá emplearlos con la aprobación y bajo la supervisión de un médico y junto con la gama completa de pruebas y tratamientos médicos que son necesarios para diagnosticar y tratar la enfermedad de Alzheimer.

HUPERZINA A: ***Retarde la pérdida de la memoria sin efectos secundarios***

La huperzina A *(huperzine A)*, que es el principio activo de la hierba china llamada licopodio *(club moss)*, tiene un efecto en el cerebro que es similar al efecto del fármaco que se vende con receta llamado donepezilo, aunque a diferencia de este último, no cuesta tanto ni produce los efectos secundarios de este medicamento, los cuales puede incluir malestar gastrointestinal y daños hepáticos, dice el Dr. Khalsa. "Este ingrediente purificado del licopodio bloquea la descomposición de la acetilcolina, que es un neurotransmisor importante para la memoria", dice.

FOSFATIDILSERINA: ***Mejore su capacidad mental***

En su consulta, el Dr. Khalsa ha encontrado que el nutriente llamado fosfatidilserina *(phosphatidylserine)* ayuda a regenerar la capa externa de neuronas, revirtiendo la edad cronológica de estas células hasta por 12 años y mejorando la capacidad mental de sus pacientes con la enfermedad de Alzheimer. Él recomienda 300 miligramos al día en tres dosis divididas junto con las comidas.

VITAMINA E: ***Regenere las células de su cerebro***

La vitamina E ayuda a proteger a las neuronas de los radicales libres, los cuales son moléculas inestables que dañan a las células. Pero, dice el Dr. Khalsa, también puede regenerar las áreas de las neuronas por donde entran los neurotransmisores, o sea, las sustancias químicas que transmiten mensajes de una neurona a otra. Para sus pacientes con la enfermedad de Alzheimer, él recomienda 2,000 unidades internacionales (UI) al día de d-alfatocoferol, que es la forma más eficaz de este nutriente.

COENZIMA Q_{10}: ***Proteja su energía mental***

A medida que va avanzando la enfermedad, los pacientes con Alzheimer se vuelven cada vez menos energéticos mentalmente. El nutriente llamado coenzima Q_{10} es vital para producir energía en las neuronas (y en todo el cuerpo), dice el Dr. Khalsa. También es un "neuroprotector" que ayuda a impedir que los radicales libres destruyan a las neuronas. Él recomienda 200 miligramos al día.

GINKGO: Una hierba subestimada

Los doctores convencionales han subestimado el poder que tiene el *ginkgo* para proteger al cerebro de la enfermedad de Alzheimer, dice el Dr. Khalsa. El *ginkgo* maximiza el flujo de sangre hacia el cerebro y ayuda a proteger a las neuronas de los radicales libres. Él recomienda 240 miligramos al día.

DHA: ***La grasa que su cerebro necesita***

El ácido docosahexaenoico (*docosahexaenoic acid* o *DHA* por sus siglas en inglés) es una grasa que forma parte integral del cerebro y que puede ayudar a las personas con la enfermedad de Alzheimer a retener las funciones del cerebro, dice el Dr. Khalsa. (No confunda este suplemento con la dihidroepiandrosterona o *DHEA* por sus siglas en inglés, la cual es una hormona). Él recomienda tomar 100 miligramos al día de DHA sintetizado a partir de microalgas.

Manténgase activo

Hacer ejercicio físico con regularidad puede ayudar a los pacientes con la enfermedad de Alzheimer a formar células nuevas en el cerebro, dice el Dr. Dharma Singh Khalsa, presidente y director médico de la Alzheimer's Prevention Foundation en Tucson. Aquí es cómo él sugiere que lo haga. Si padece la enfermedad de Alzheimer y puede hacer ejercicio por su propia cuenta, debe caminar todos los días o realizar algún otro tipo de ejercicio que disfrute. Si la enfermedad ya está más avanzada, un cuidador deberá llevar al paciente con enfermedad de Alzheimer a caminar, aunque sólo sea alrededor del patio de su casa.

PESCADO: ***Bueno para las neuronas***

Coma cantidades abundantes de pescados de agua fría, como atún, trucha, caballa (escombro) y salmón, sugiere el Dr. Khalsa. Estos pescados son ricos en ácidos grasos omega-3, que son nutrientes que ayudan a proteger a las células del cerebro.

Las verdaderas causas y curas de la **enfermedad de las encías**

Si sus encías están rojas e hinchadas y sangran cuando se cepilla los dientes o se limpia con hilo dental, usted padece una enfermedad de las encías, llamada gingivitis, en su etapa temprana. La gingivitis es causada por la acumulación de placa dentobacteriana, la "mugre" esa que destruye sus encías y le afloja los dientes, que recubre sus dientes más aprisa de lo que uno puede decir "periodontista".

Cepillarse los dientes y limpiarse con hilo dental pueden ser dos maneras eficaces de remover la placa dentobacteriana, pero existen otras medidas que recomiendan los profesionales en terapias alternativas que pueden prevenir o revertir la enfermedad de las encías. Además, lo que quizá nunca le diga un dentista convencional es que incluso si se cepillara y se pasara el hilo dental con religiosidad, aún podría terminar con gingivitis. Más adelante le explicaremos cómo —y qué hacer al respecto—, pero antes, aquí le damos algunos *tips* para mantener sus encías saludables.

SAL: ***Acuda a este asesino de bacterias***

Incluso el cepillado y la limpieza con hilo dental no son suficientes para eliminar todas las bacterias odiosas que viven en sus encías. Para lograr eso, lo que tiene que hacer es matarlas. Una manera de hacerlo es con sal, ya que la sal deshidrata a estos gérmenes.

Aquí le damos la receta salada para la salud de las encías de David Kennedy, D.D.S., un dentista de San Diego.

Vierta ½ libra (227 gramos) de bicarbonato de sodio *(baking soda)* y ½ libra (227 gramos) de sal en un garrafón de 1 galón (4 litros) vacío y limpio. Agregue suficiente agua para llenar el garrafón, agítelo bien y déjelo reposar. En el fondo del garrafón, se deberá formar una capa delgada de sal y bicarbonato de sodio no disueltos.

GUÍA DE
CUIDADOS PROFESIONALES

Si padece gingivitis, es necesario que vaya al dentista. Si no se le da el tratamiento adecuado, la gingivitis se puede convertir en periodontitis, que es una afección que provoca la caída de los dientes a causa del encogimiento de las encías y la pérdida de hueso.

Pero la gingivitis también es una señal que indica que usted tiene un problema de salud subyacente, dice Michael Lipelt, N.D., D.D.S., un naturópata y dentista de Sebastopol, California. Si padece gingivitis, sus encías le están diciendo que hay un desequilibrio en su organismo causado por una alimentación alta en grasa y deficiente en nutrientes; demasiado estrés; contaminantes caseros o un sinfín de otras causas posibles.

Para volver a equilibrar su cuerpo, el Dr. Lipelt recomienda que consulte a un naturópata entrenado en la curación del cuerpo entero. Él recomienda elegir a un doctor que se haya graduado de la Universidad Bastyr o de la Universidad Nacional de Medicina Naturopática, ya que ambas universidades cuentan con rigurosos programas de estudios de cuatro años de duración.

Ahora tiene una solución salina concentrada, lo que significa que cada molécula de agua está rodeada de una molécula de sal. Si no se forma una capa de sal y bicarbonato de sodio no disueltos, agréguele más sal y bicarbonato de sodio hasta que aparezca esta capa. Justo antes de usar este enjuague bucal, agréguele 1 ó 2 cucharaditas de una solución al 3 por ciento de peróxido de hidrógeno *(hydrogen peroxide)* para que ayude a matar las bacterias y esterilizar las encías.

Llene un irrigador oral, por ejemplo un *WaterPik*, con esta solución. Dirija la punta del irrigador hacia cada diente y rodéelo, luego inserte suavemente la punta del irrigador debajo de la encía. No se trague la solución mientras se esté irrigando la boca.

Agregue una taza de agua al garrafón después de cada uso. Deberá tener suficiente solución para hacerse 10 irrigaciones, después de lo cual deberá prepararla nuevamente.

"Cuando mis pacientes usan el hilo dental, se cepillan los dientes y emplean esta solución "sicaria" una vez al día, sí logran eliminar muchas de las bacterias que causan enfermedades en las encías de su boca —dice el Dr. Kennedy—. Más del 50 por ciento de todos los estadounidenses padecen gingivitis. Si siguieran este procedimiento, estarían dando un paso importante hacia retardar el avance de la enfermedad".

HIERBAS Y ACEITES ESENCIALES: ***Una combinación curativa***

Para ayudar a disminuir la inflamación y la hinchazón del tejido de las encías, use una combinación de tinturas herbarias y aceites esenciales, dice Gary Verigin, D.D.S., un dentista de Escalon, California. Mezcle 2½ onzas (75 ml) de las tinturas de cada una de las hierbas equinacia *(echinacea)*, tomillo *(thyme)* y corteza de canela *(cinnamon bark)*, con cuatro a seis gotas de cada uno de los aceites de eucalipto *(eucalyptus)*, lavanda (alhucema, espliego, *lavender)*, menta (hierbabuena, *peppermint)* y glicerina vegetal *(vegetable glycerin)*.

Sumerja un *perio-aid* (que es un palillo de madera con un mango de plástico) en la solución y limpie suavemente la hendedura que rodea a cada diente insertando el palillo de manera que quede paralelo al diente, como si se estuviera limpiando las cutículas. Limpie suavemente cada diente debajo la línea de las encías, teniendo cuidado de no rasgar el tejido de las encías. Haga esto todas las noches antes de irse a acostar, recomienda el Dr. Verigin. Este tipo de limpieza no es dolorosa, pero las primeras veces que se la haga puede llegar a ser un poco molesta si sus encías están inflamadas, dice.

Si no tiene tiempo, energía ni ganas de hacer esta mezcla herbaria, considere comprar *Tooth and Gum Tonic*, fabricado por la Dental Herb Company. Este producto, que se vende a través de los dentistas, contiene todos los ingredientes anteriores y ha sido ampliamente recomendado por el Dr. Verigin, Reid Winick, D.D.S., un dentista alternativo de la ciudad de Nueva York y James Medlock, D.D.S., un dentista que no trabaja con mercurio de West Palm Beach, Florida.

Puede usar el *Tooth and Gum Tonic* con el *perio-aid* como se describió anteriormente, dice el Dr. Verigin.

Otra opción, dice el Dr. Medlock, es usarlo como enjuague bucal, en un irrigador o para cepillarse (sólo vierta un poco de la solución en la palma de su mano y sumerja su cepillo de dientes en la solución).

IRRIGADOR ORAL MAGNETIZADO: ***Hágase cargo de la placa dentobacteriana***

Los irrigadores orales normales limpian la parte más profunda de las "bolsas" que se forman en las encías enfermas donde viven las bacterias. Pero un irrigador con un imán en el mango hace más que sólo limpiar, dice el Dr. Winick. Polariza el agua para que los dientes adquieran una carga positiva y las bacterias adquieran una carga negativa. En un estudio de investigación, se encontró que los pacientes que usaban un irrigador magnetizado presentaban 64 por ciento menos cálculos, que es la capa endurecida de placa que se forma en los dientes, que aquellos que usaban un irrigador normal.

Puede conseguir un irrigador con un mango magnético en algunas tiendas de productos naturales y a través de proveedores que envían los pedidos por correo.

Descubra la verdadera causa de la enfermedad de las encías

¿Usted es una de esas personas que se cepillan los dientes y usan el hilo dental con religiosidad, pero aún así sus encías están inflamadas, rojas, hinchadas y tienden a sangrar? Bueno, es probable que el problema no esté en su boca. Puede que el problema esté en su estómago (y el resto de su tracto digestivo).

Esa es la opinión de Michael Lipelt, N.D., D.D.S., un naturópata y dentista de Sebastopol, California. "Incluso cuando las personas son muy constantes en el cuidado de sus dientes, si su alimentación es mala —alta en grasas y azúcar, baja en fibra y más alimentos procesados que alimentos integrales nutritivos— habrá poca armonía en su tracto digestivo, lo cual afectará negativamente el estado de su boca", dice.

Muchos profesionales en terapias alternativas están de acuerdo con él. Estas son las sugerencias que ellos le dan para curar sus encías mediante cambios en su alimentación.

ALIMENTOS: ***Bájele al calor***

En la medicina china tradicional, se dice que la mala digestión convierte al estómago en un tipo de caldera caliente, creando gases tóxicos que suben por el cuerpo y dañan el tejido de las encías. Para "refrescar" su estómago, el Dr. Lipelt sugiere comer más ensaladas y frutas, especialmente las de temporada, y menos alimentos grasosos, azucarados y condimentados. Los mejores alimentos refrescantes, dice, son el melón, el pepino, el berro y el *tofu*.

SOPA DE *MISO*: ***Para enfriarse un poco más***

Es mucho más fácil de preparar que la sopa de cebolla gratinada. Hierva una taza de agua y déjela enfriar hasta que pueda sumergir cómodamente su dedo en ella. Luego vierta el agua en un plato de sopa y agregue y revuelva una cucharada de *miso*, que es una pasta de frijol (habichuela) de soya, un ingrediente básico de la cocina asiática. Puede comprarlo en la mayoría de las tiendas de productos naturales y muchos supermercados. "Esta sopa es muy refrescante para el estómago", dice el Dr. Lipelt.

PROTEÍNA: ***Observe el límite***

Un exceso de proteína en su alimentación provoca cambios en su saliva, haciéndola más hospitalaria para las bacterias que destruyen las encías, dice el Dr. Verigin. Él recomienda que limite su consumo de proteína a no más de 75 gramos al día. (Esto no significa que tenga que volverse vegetariano, sino sólo un poco más precavido. Por ejemplo, una hamburguesa de 3 onzas/84 gramos le brinda alrededor de 20 gramos de proteína).

CAFEÍNA, AZÚCAR Y ALCOHOL: ***Menos es mejor***

Estos alimentos desgastan a su sistema inmunitario, facilitándoles el trabajo a las bacterias que destruyen a las encías, dice el Dr. Winick. Lo mejor que puede hacer, dice, es eliminarlos por completo.

VITAMINA C: ***Para unas encías saludables***

La mala digestión puede impedir la absorción adecuada de los mismos nutrientes que necesita para mantener sus encías saludables. Uno de estos nutrientes es la vitamina C, la cual ayuda al cuerpo a crear colágeno, que es la base celular del tejido de las encías.

Para proteger sus encías, tome 1,000 miligramos de vitamina C al día, dice el Dr. Verigin, pero no todo al mismo tiempo. En vez, tome 500 miligramos dos veces al día, en la mañana y en la noche.

COENZIMA Q_{10}: ***Mejore su circulación***

La coenzima Q_{10} ayuda a revertir la enfermedad de las encías al incrementar la circulación hacia las encías y llevarles más oxígeno, dice el Dr. Verigin. Él recomienda 100 miligramos al día.

Asegúrese de comprar las cápsulas suaves de gel que contienen una base de aceite, ya que estas se absorben mejor, dice el Dr. Winick.

PICNOGENOL: ***Un antioxidante que alivia***

El picnogenol *(pycnogenol)* es un antioxidante derivado de la corteza de pino que incrementa la circulación hacia las encías al dilatar los vasos sanguíneos. También produce un efecto antiinflamatorio, dice el Dr. Winick. Él recomienda tomar 1 miligramo por cada libra de peso corporal, tres veces al día. Por ejemplo, una persona que pesa 150 libras (68 kg) tendría que tomar 150 miligramos tres veces al día.

SULFATO DE GLUCOSAMINA: ***Para deshacer los daños***

El sulfato de glucosamina *(glucosamine sulfate)*, que es una sustancia que puede ayudar a regenerar el cartílago en las articulaciones artríticas, también puede ayudar a reconstruir las encías dañadas, cree el Dr. Verigin. Tome una cápsula de 300 miligramos tres veces al día, dice.

ÁLOE VERA: ***Enjuáguese y desinflámese***

Si a pesar de haber hecho su mejor esfuerzo, no ha logrado detener la hemorragia y la inflamación, alivie sus encías con gel puro de áloe vera (sábila, acíbar, *aloe*), dice Flora Parsa Stay, D.D.S., una dentista de Oxnard, California. Cuando esté en la tienda, revise la etiqueta para asegurarse de que esté comprando la forma de este gel que puede ingerirse. Luego, tres o cuatro veces al día, mezcle 1 cucharada del gel con ½ taza de agua tibia, enjuáguese la boca durante 30 segundos y escúpalo, dice.

Alivie las molestias de la **enfermedad fibroquística del seno**

Enfermedad fibroquística del seno. Este es el término que usan los médicos para describir una afección que se caracteriza por la aparición de bolitas, quistes o dolor en los senos, particularmente cuando se va acercando la fecha de su menstruación.

"No es una enfermedad —insiste la Dra. Dixie Mills, una especialista en senos de la clínica de salud Women to Women en Yarmouth, Maine—. Es un estado fisiológico normal que refleja los aumentos drásticos en el nivel de hormonas femeninas que ocurren durante esta época del mes".

De hecho, dice la Dra. Mills, muchas de sus pacientes sienten mucho menos dolor en los senos después de que se les

GUÍA DE
CUIDADOS PROFESIONALES

Precaución: *Debe usar los remedios alternativos presentados en este capítulo sólo como parte de un plan de tratamiento guiado y supervisado por un doctor en medicina calificado que esté trabajando en asociación con un profesional en terapias alternativas calificado, los cuales deberán tener experiencia en el cuidado de su afección. Hable con su médico convencional antes de cambiar o suspender cualquier tratamiento médico o medicamento convencional y mantenga informados a todos sus médicos y/o profesionales en terapias alternativas de todos los tratamientos que esté recibiendo.*

Aunque los cambios benignos en los senos no son un factor de riesgo para el cáncer de mama, dice la Dra. Dixie Mills, una especialista en senos de la clínica de salud Women to Women en Yarmouth, Maine, sí necesita descartar la posibilidad de que padezca cáncer.

Si cada mes tiene dolor en los senos o si nota cualquier bolita o engrosamiento en los senos, independientemente de que le cause o no dolor, haga una cita con su médico para que le haga un chequeo completo. Si la bolita sigue ahí después de su siguiente ciclo menstrual, deberá volver a ir con el médico para que la examine.

Asegúrese de ir con el médico para que le haga un examen de los senos cada año. Pídale a su doctor o enfermera que le enseñe a hacerse autoexámenes mensuales para que pueda familiarizarse con la anatomía normal de sus senos y pueda detectar cualquier cambio sutil en los mismos.

asegura que esto no es una señal de enfermedad ni un presagio de cáncer. "La simple disminución en el estrés por saber que sus senos son normales puede eliminar gran parte del dolor físico de una mujer", dice.

Sin embargo, existen muchos factores relativos al estilo de vida que pueden agravar los cambios benignos en los senos, así como también existen muchos remedios alternativos caseros que pueden ayudar a mantener el dolor y las bolitas bajo control.

ALIMENTOS: ***Menos grasa significa menos dolor***

Una alimentación alta en grasa eleva los niveles de estrógeno en el cuerpo y el estrógeno excedente provoca una acumulación de líquidos y tejido celular en los senos que conduce a la aparición de bolitas y dolor. Por esto, la Dra. Mills recomienda comer menos productos lácteos altos en grasas y menos carne roja. Además de la grasa, algunos productos lácteos y de aves contienen hormonas que pueden hacer que empeoren el dolor y las bolitas en los senos, dice.

SOYA: ***Equilibre su estrógeno***

La soya contiene estrógeno natural, el cual equilibra el estrógeno excedente en el cuerpo, ayudando así a disminuir el dolor y las bolitas en los senos, dice la Dra. Mills. "Yo aliento a las mujeres a comer más soya en la forma de *tofu*, leche de soya, nueces de soya, *miso*, *tempeh* y otras fuentes".

FIBRA: ***Elimine el estrógeno***

La fibra escolta al estrógeno excedente para que se salga del cuerpo, dice la Dra. Mills, ayudando así a reducir el dolor y las bolitas en los senos. La mayoría de las verduras y frutas, al igual que los cereales integrales y los frijoles (habichuelas), son ricos en fibra.

La Dra. Mills recomienda especialmente las verduras crucíferas altas en fibra como repollo (col), brócoli, col rizada *(kale)*, repollitos (coles) de Bruselas y nabos. Estas verduras contienen indol-3-carbinol, una sustancia química que ayuda a impedir que el estrógeno se ligue al tejido del seno.

YODO: ***Consiga alivio con vegetales del mar***

El yodo impide que el estrógeno se adhiera a los receptores de esta hormona que hay en los senos, dice la Dra. Mills. Las mejores fuentes de yodo son los vegetales de mar, como *kelp*, *wakame* y *kombu*. Puede usar *kelp* granulado como condimento. Para usar *wakame* o *kombu*, remoje el alga hasta que esté blanda, luego córtela en trozos pequeños y agréguelos a la sopa.

CAFEÍNA: ***Bájele durante una semana***

La metilxantina, que es una sustancia química que contiene el café y otras fuentes de cafeína, hace que se estiren los vasos sanguíneos, irritando los nervios e incrementando la sensibilidad de los senos, dice la Dra. Mills. "Yo recomiendo que las mujeres disminuyan su consumo de cafeína a partir de fuentes como el café, el té, los refrescos de cola, el chocolate y los analgésicos que se venden sin receta durante una semana antes de su período", dice.

VITAMINA E: ***Excrete el exceso***

Se cree que la vitamina E ayuda a regular el estrógeno excedente, dice la Dra. Mills. Ella recomienda tomar 400 unidades internacionales (UI) dos veces al día.

ACEITE DE PRÍMULA NOCTURNA: ***Para aliviar la inflamación***

El aceite de prímula nocturna (aceite de primavera nocturna, *evening primrose oil* o *EPA* por sus siglas en inglés) contiene un tipo de ácido graso que detiene la inflamación y hace que los senos se sientan menos adoloridos. La Dra. Mills recomienda tomar dos cápsulas de 500 miligramos en la mañana y dos en la noche.

PROGESTERONA: ***Para disminuir la absorción de estrógeno***

La hormona llamada progesterona puede ayudar a equilibrar los receptores en sus senos de modo que no se puedan absorber grandes cantidades de estrógeno, dice la Dra. Mills. Ella recomienda un producto llamado *Pro-Gest*, que es una crema que contiene progesterona natural en vez de la forma sintética menos eficaz de esta hormona (como la que

El alivio más calmante: Una compresa de aceite de ricino

La aplicación de compresas de aceite de ricino (higuerilla, *castor oil*) sobre sus senos tres veces durante la semana anterior a su período por uno o dos meses puede disminuir la inflamación y eliminar el dolor en los senos, dice la Dra. Dixie Mills, una especialista en senos de la clínica de salud Women to Women en Yarmouth, Maine. Estas son sus instrucciones.

- Reúna todos los materiales que vaya a necesitar: aceite de ricino prensado en frío (se puede usar aceite de ricino que no haya sido prensado en frío, pero este contiene más toxinas, dice); una trapo de franela grande y suave; una hoja de plástico de grosor mediano; una bolsa de agua caliente y una toalla de baño. (*Nota*: En inglés el aceite de ricino prensado en frío se llama *cold-pressed castor oil*).
- Doble el trapo de franela en dos o en cuatro capas para que mida alrededor de 10 x 14 pulgadas (25 x 35 cm) después de doblado.
- Ponga la hoja de plástico debajo del trapo y vierta un poco de aceite de ricino sobre el trapo; deberá quedar mojado pero no tanto que escurra.
- Acuéstese y ponga el trapo mojado sobre sus senos.
- Coloque el plástico encima del trapo y luego ponga la bolsa de agua caliente sobre el plástico.
- Doble la toalla a lo largo y envuelva toda el área con la toalla. Recuéstese sobre los extremos de la toalla para que todo se quede en su lugar.
- Déjese la compresa durante una hora. Después, limpie su piel con 1 cuarto de galón (960 ml) de agua tibia a la cual le haya agregado 2 cucharaditas de bicarbonato de sodio.

No lave la compresa de franela. En vez, guárdela en un contenedor o bolsa de plástico para volverla a usar; refrigérela entre cada uso. Hágase este tratamiento tres veces a la semana durante 2 a 3 meses. Si desaparece su dolor en los senos, puede hacérselo una vez a la semana como mantenimiento.

tienen los productos que contienen barbasco o *wild yam*), la cual puede producir efectos secundarios.

Siguiendo la dosis recomendada en la etiqueta del producto, dése un masaje diario en los senos, el abdomen o los muslos con esta crema. Pero no espere resultados instantáneos. "La progesterona tarda un par de ciclos en disminuir las bolitas y el dolor en los senos", dice la Dra. Mills.

MASAJE: ***Para mejorar suavemente la circulación***

Un masaje suave puede ayudar a mejorar la circulación hacia los senos y disminuir el dolor, dice Jason Elias, un profesional de medicina china tradicional de New Paltz, Nueva York.

"Con las yemas de los dedos, haga movimientos pequeños, circulares y suaves sobre la toda la superficie de sus senos —dice—. Cuando sienta un quiste o una bolita, dése masaje alrededor del mismo, pero nunca tan duro que irrite el tejido o se provoque dolor".

TERAPIA DE REPOSICIÓN HORMONAL: ***Háblelo con su médico***

Si está tomando una terapia de reposición hormonal (*HRT* por sus siglas en inglés), es posible que tenga los senos más sensibles, dice la Dra. Mills. Esto se debe a que la terapia de reposición hormonal le agrega estrógeno y progesterona a su cuerpo. Si sus senos están sensibles, quizá debería ajustar su dosis. Por lo tanto, hable con su médico sobre esta posibilidad.

Los fármacos no son suficientes para la **enfermedad inflamatoria del intestino**

Las paredes de un colon saludable están recubiertas por una capa protectora uniforme llamada mucosa. Visto desde el interior, este recubrimiento tiene una superficie lisa de color rosado. Sin embargo, en las personas que padecen la

GUÍA DE CUIDADOS PROFESIONALES

Precaución: *Debe usar los remedios alternativos presentados en este capítulo sólo como parte de un plan de tratamiento guiado y supervisado por un doctor en medicina calificado que esté trabajando en asociación con un profesional en terapias alternativas calificado, los cuales deberán tener experiencia en el cuidado de su afección. Hable con su médico convencional antes de cambiar o suspender cualquier tratamiento médico o medicamento convencional y mantenga informados a todos sus médicos y/o profesionales en terapias alternativas de todos los tratamientos que esté recibiendo.*

La enfermedad inflamatoria del intestino es una afección compleja que se presenta en diversos lugares dentro del tracto digestivo y que puede ser causada por diversos factores posibles. Cuando una persona recién empieza a presentar los síntomas, los cuales incluyen diarrea frecuente, hemorragia rectal y cólicos dolorosos, deben hacerle diversas pruebas médicas para asegurar un diagnóstico acertado, dice Patrick Donovan, N.D., un naturópata de Seattle. Estas incluyen pruebas en heces para detectar la presencia de infecciones bacterianas o parasitarias, una biometría hemática para evaluar el estado nutricional del paciente, una evaluación del nivel de inflamación en el intestino y una prueba para detectar la presencia de sangre u otros indicadores de enfermedad en las heces.

Es posible que su médico le indique que se haga una colonoscopía, la cual permite que el doctor examine visualmente el colon y parte del intestino delgado. Si su médico sospecha que usted padece la enfermedad de Crohn, quizá prefiera emplear un procedimiento llamado endoscopía para inspeccionar la parte superior de su tracto intestinal. Por último, el Dr. Donovan recomienda pruebas sencillas de sangre para averiguar si la enfermedad celiaca o las alergias alimentarias están agravando la inflamación.

Para tener la mejor atención posible, dice el Dr. Donovan, las personas con enfermedad inflamatoria del intestino deben ser atendidas por dos profesionales a la vez: un gastroenterólogo y un profesional que incorpore la medicina natural en su consulta y sepa de tratamientos nutricionales.

enfermedad inflamatoria del intestino, el tejido se inflama e irrita. A veces sangra, provocando diarrea con sangre.

El tratamiento convencional de la enfermedad inflamatoria del intestino, la cual se piensa que ocurre cuando el sistema inmunitario del cuerpo ataca por error al intestino, consiste en darles fármacos antiinflamatorios potentes a las personas. Si estos fármacos no ayudan, es posible que les receten medicamentos aun más fuertes que causan efectos secundarios todavía más serios. Y cuando estos tampoco funcionan, el único recurso que queda es extirpar quirúrgicamente la parte dañada del intestino.

"Puede que las personas necesiten tomar prednisona y otros medicamentos antiinflamatorios si un episodio de la enfermedad es lo suficientemente grave —dice Patrick Donovan, N.D., un naturópata de Seattle—. Pero una vez que están estables, existen tratamientos más naturales que pueden disminuir el proceso inflamatorio sin provocar los efectos secundarios de los fármacos".

La enfermedad inflamatoria del intestino, que en realidad comprende dos afecciones (la enfermedad de Crohn y la colitis ulcerativa), es una afección seria que siempre requiere de cuidados profesionales, dice el Dr. Donovan. Aun así, él cree que existen diversos tratamientos naturales caseros que, cuando se emplean bajo la supervisión de un médico, pueden ayudar a disminuir la molestia y limitar el daño causado a la pared intestinal. El Dr. Donovan sugiere que hable con su doctor para pedirle información específica, como dosis recomendada, antes de probar cualquiera de estos remedios.

GLUTAMINA: ***Nutra al intestino delgado***

Se piensa que este aminoácido llamado glutamina "alimenta" a las células que revisten el intestino delgado. Puede ayudar a corregir la mala absorción de nutrientes que puede presentarse en la enfermedad de Crohn y también puede aliviar los síntomas, dice el Dr. Donovan.

BUTIRATO: ***Bueno para el colon***

El butirato *(butyrate)* es un suplemento que contiene ácido cal-butírico *(cal-butyric acid)*. Este es un compuesto que se cree que ayuda a que las células del colon "se regeneren y mantengan saludables", dice el Dr. Donovan. Él lo recomienda para las personas que tienen colitis (inflamación del colon). Para máxima absorción, el Dr. Donovan sugiere usar un producto llamado *Cal-Mag Butyrate*.

BOSWELLIA Y CÚRCUMA: ***Más ayuda para la inflamación***

Otra forma de bajar la inflamación en el intestino es con las hierbas *boswellia* y cúrcuma (azafrán de las Indias, *turmeric*), la cual contiene el principio activo llamado curcumina *(curcumin)*. "Estas hierbas son antiinflamatorios potentes que producen efectos secundarios mínimos", Dr. Donovan dice. Él generalmente recomienda un producto llamado *Marinecare*, que también contiene extractos de pepino de mar *(sea cucumber)*.

VITAMINA E: ***Controle a los radicales libres***

La enfermedad inflamatoria del intestino da rienda suelta a torrentes de radicales libres, que son moléculas inestables de oxígeno que causan daños adicionales a las células intestinales. La vitamina E ayuda a neutralizar los radicales libres y puede ayudar a minimizar los daños, dice el Dr. Donovan.

VITAMINAS Y MINERALES: ***Prevenga la desnutrición***

Una razón por la cual la enfermedad inflamatoria del intestino (específicamente la enfermedad de Crohn) es tan grave es que el intestino delgado puede perder su capacidad para absorber nutrientes esenciales. El Dr. Donovan cree que todas las personas que padecen esta afección deben tomar un suplemento multivitamínico y de minerales de alta potencia todos los días.

Puede llegar a ser necesario tomar suplementos individuales además del multivitamínico, agrega el Dr. Donovan. Se piensa que la vitamina A ayuda a regenerar el revestimiento dañado del intestino. Lo mismo se cree del ácido fólico, y tomar un suplemento de este nutriente es todavía más importante ya que algunos fármacos que se emplean para tratar esta afección pueden disminuir la absorción de ácido fólico. El cinc puede ayudar a reparar las células del intestino y muchas personas con la enfermedad inflamatoria del intestino presentan una deficiencia de este mineral. Por último, debido a que esta enfermedad puede dañar el área del intestino donde se absorbe la vitamina B_{12}, en el caso de muchas personas es indispensable tomar un suplemento de esta vitamina.

HIERRO: ***Acabe con la anemia***

En su consulta, el Dr. Donovan ha encontrado que algunas personas con la enfermedad de Crohn y la mayoría de las personas con colitis padecen anemia causada por una deficiencia de hierro. Sin embargo, el tipo de hierro (sulfato ferroso, *ferrous sulfate*) que generalmente se recomienda para tratar la anemia puede hacer que empeore la inflamación en las personas con la enfermedad inflamatoria del intestino, dice.

A sus pacientes con anemia, el Dr. Donovan les recomienda un suplemento de ferritina *(ferritin)*, que es una forma no irritante de hierro, así como una inyección semanal de un compuesto hepático que contiene 40 miligramos de hierro orgánico. (Los suplementos de ferritina pueden comprarse sin receta, pero las inyecciones sólo se pueden conseguir a través de su médico).

DIETA LÍQUIDA: ***Lo mejor para cuando la inflamación está al máximo***

La enfermedad inflamatoria del intestino típicamente tiene períodos de actividad e inactividad. Cuando los síntomas van en aumento, el Dr.

Donovan recomienda una dieta líquida que incluya infusiones herbarias, caldos ricos en proteína (como de pescado, pollo o carne) y jugos de verduras frescas. Esto permite que el cuerpo absorba los nutrientes esenciales sin tener que trabajar de más para digerir alimentos sólidos, dice. Debe seguir una dieta líquida sólo bajo la supervisión de su doctor, agrega.

ÁCIDOS GRASOS: ***Disminuya la inflamación y el riesgo de contraer cáncer***

Las personas con enfermedad inflamatoria del intestino pueden tener un mayor riesgo de contraer cáncer del colon que aquellas que no padecen esta enfermedad. Se cree que los ácidos grasos que contiene el aceite de pescado, los cuales se encuentran en los suplementos de ácido eicosapentaenoico (*eicosapentaenoic acid* o *EPA* por sus siglas en inglés) y ácido docosahexaenoico (*docosahexaenoic acid* o *DHA* por sus siglas en inglés), ayudan a inhibir las reacciones químicas en el cuerpo que producen la inflamación y es posible que también disminuyan el riesgo de contraer cáncer del colon.

Remedios naturales para detener e incluso revertir las **enfermedades cardíacas**

La probabilidad de que usted muera de una enfermedad cardíaca es de uno en cuatro, pero leer este capítulo puede ayudarle a que esa probabilidad mejore a su favor.

Sí, leyó bien: una de cada cuatro personas que viven en los Estados Unidos muere de enfermedades cardíacas, a menudo como resultado de años de tener una alimentación alta en grasa, baja en fibra, repleta de alimentos procesados y deficiente en nutrientes; años de no hacer ejercicio con regularidad y años de ser apaleado por el estrés.

Todos estos factores (y muchos más) dañan las arterias que van hacia el corazón, permitiendo que la placa arterial estreche los vasos sanguíneos, tapándolos a tal grado que apenas dejan pasar unas gotitas de sangre portadora de oxígeno, provocando que parte o todo el músculo cardíaco se muera. En otras palabras, le da un ataque al corazón.

Este escenario es tan común como la puesta del sol. De hecho, es más común todavía, dado que aproximadamente 1,400 estadounidenses mueren cada día a causa de las enfermedades cardíacas. Y la mayoría de estos ataques pueden prevenirse.

"Si usted padece una enfermedad cardíaca, es posible revertir su avance y hacer que sus arterias recuperen un estado más saludable", dice el Dr. Julian Whitaker, fundador y director del Whitaker Wellness Center en Newport Beach, California.

El Dr. Whitaker no se refiere a cirugía o medicamentos, que son las opciones que la mayoría de los doctores convencionales recomiendan para controlar las enfermedades cardíacas. Está hablando de remedios alternativos "sencillos, suaves y naturales", como tener una alimentación más saludable, tomar los suplementos adecuados, hacer ejercicio con regularidad y aprender a manejar el estrés.

Sin embargo, es importante que recuerde que sólo debe usar los remedios que se describen en este capítulo con la aprobación y bajo la supervisión de un profesional en el cuidado de la salud calificado.

ALIMENTOS: *La mejor cura de la naturaleza*

Uno de los mejores y más sencillos remedios dietéticos para curar las enfermedades cardíacas es comer sólo alimentos cultivados en su forma integral, no procesada.

"Prevenir y curar las enfermedades cardíacas es verdaderamente así de sencillo —dice Kitty Gurkin Rosati, R.D., una dietista registrada y directora de nutrición del Programa de la Dieta de Rice en la Universidad Duke en Durham, Carolina del Norte—. Si sólo comiéramos alimentos que se tienen que cosechar, yo tendría que buscarme otra profesión".

Esto se debe a que estos alimentos, o sea, las verduras, las frutas, los cereales y los frijoles (habichuelas), tienen un bajo contenido de las grasas saturadas que dañan al corazón que se encuentran en la carne y los productos lácteos, y al mismo tiempo son ricos en fibra que curan al corazón y están repletos de vitaminas y minerales que lo nutren.

GUÍA DE

CUIDADOS PROFESIONALES

Precaución: *Debe usar los remedios alternativos presentados en este capítulo sólo como parte de un plan de tratamiento guiado y supervisado por un doctor en medicina calificado que esté trabajando en asociación con un profesional en terapias alternativas calificado, los cuales deberán tener experiencia en el cuidado de su afección. Hable con su médico convencional antes de cambiar o suspender cualquier tratamiento médico o medicamento convencional y mantenga informados a todos sus médicos y/o profesionales en terapias alternativas de todos los tratamientos que esté recibiendo.*

Es un hecho que si tiene cualquier tipo de dolor en el pecho, necesita consultar a un médico para que le haga un diagnóstico. Incluso si desaparece al cabo de unos cuantos minutos, un dolor en el pecho puede ser una señal de advertencia de un ataque al corazón inminente si va acompañado de un dolor que se difunde al cuello, los hombros o los brazos; mareos; desmayos; sudación; náusea; falta de aliento; dolor estomacal o abdominal; ansiedad inexplicable; debilidad; fatiga; palidez o palpitaciones. Si en efecto padece alguna enfermedad cardíaca, quizá necesite someterse a una cirugía, por ejemplo, una cirugía de derivación de las arterias coronarias (*bypass*), para prolongar o incluso salvar su vida, dice el Dr. Seth Baum, un cardiólogo que integra la medicina alternativa en su consulta y es fundador del Baum Center for Integrative Heart Care en Boca Raton, Florida. Sin embargo, en muchos pacientes, los remedios alternativos pueden detener o incluso revertir las enfermedades cardíacas, dice el Dr. Baum.

¿Quién le puede guiar en el uso de estos remedios? Un doctor que realmente los use en su consulta, dice el Dr. Julian Whitaker, fundador y director del Whitaker Wellness Center en Newport Beach, California.

"No puede esperar que un doctor que no emplea remedios nutricionales y otros remedios naturales para tratar a sus pacientes sepa cómo deben usarse o que incluso esté de acuerdo con que deban utilizarse —dice el Dr. Whitaker—. No trate de convertir a su doctor; sólo encuentre a un doctor que esté más de acuerdo con el camino que usted ha elegido para cuidar su salud".

Los mejores tratamientos naturales para las enfermedades cardíacas no sólo consisten en terapias nutricionales y de vitaminas, sino también incluyen el ejercicio y el control del estrés, dice el Dr. Glenn S. Rothfeld, director regional de American WholeHealth en Arlington, Massachusetts.

Quizá también quiera explorar la terapia de quelación, que consiste en una serie de tratamientos intravenosos que pueden ayudar a revertir las enfermedades cardíacas al limpiar la placa que se ha depositado en sus arterias, dice el Dr. Paul Beals, un médico con tendencia hacia la medicina natural de Laurel, Maryland.

El ejercicio es esencial para su corazón

Si su corazón pudiera rogar, le rogaría que hiciera ejercicio. Hacer ejercicio con regularidad le ayuda a controlar su peso, baja la presión arterial alta, disminuye el nivel de azúcar en la sangre, aumenta el nivel de colesterol conformado por lipoproteínas de alta densidad (*HDL* por sus siglas en inglés) o colesterol "bueno" y disminuye el estrés emocional. Y todos estos son factores importantes para la prevención o reversión de las enfermedades cardíacas, dice el Dr. Stephen T. Sinatra, un cardiólogo y director del New England Heart Center en Manchester, Connecticut.

Sólo recuerde que cualquier incremento en el nivel de actividad puede ser benéfico para su corazón, dice el Dr. Sinatra. Por ejemplo, siempre que esté en un estacionamiento, estacione su coche lo más lejos que pueda de la entrada para que tenga que caminar un poco más. Suba por las escaleras en vez de subir por el elevador. Olvídese del control remoto y camine de un lado al otro del cuarto para cambiar el canal del televisor.

Si tiene más de 40 años de edad y quiere comenzar con un programa de ejercicio más arduo, vaya con su médico para que le practique una prueba de estrés mientras hace ejercicio. Con esta prueba, su médico podrá descartar cualquier riesgo que esté amenazando a su corazón para que pueda hacer ejercicio sin preocuparse.

A continuación le enseñamos algunas maneras de sacarle el máximo provecho al ejercicio saludable que ayuda a cuidar el corazón.

• Asegúrese de hacer un calen-

A este consejo dietético, Rosati agrega la recomendación de comer no más de una taza de productos lácteos sin grasa para obtener el calcio que necesita para proteger sus huesos, además de 3 a 6 onzas (84 a 168 gramos) de pescado un par de veces a la semana para consumir esos ácidos grasos que limpian las arterias.

ACEITE DE SEMILLA DE LINO: ***Para prevenir la formación de coágulos "tapaarterias"***

Si sencillamente no le apetece comer pescado dos veces a la semana, asegúrese de tomar de una a dos cucharadas de aceite de semilla de lino *(flaxseed oil)* cada día. Este aceite es rico en ácidos grasos omega-3 y omega-6, los cuales ayudan a hacer que las plaquetas (componentes de la sangre que se pueden pegar entre sí y formar el tipo de coágulo que

tamiento breve (alrededor de 10 minutos) que incluya ejercicios de respiración profunda, estiramientos de los tendones de la corva y estiramientos de la espalda inferior para preparar su cuerpo para el ejercicio y evitar lesionarse.

- Elija el ejercicio correcto. Bailar y caminar son dos buenos tipos de ejercicio aeróbico que sirven para fortalecer el músculo cardíaco y mejorar la circulación, dice el Dr. Sinatra. Bailar es maravilloso porque le hace mover todo el cuerpo, dice, y debido a que caminar es algo que se puede disfrutar tanto, es fácil hacer este tipo de ejercicio con regularidad. Nadar, andar en bicicleta, remar, esquiar a campo traviesa, saltar la cuerda e ir de excursión también son buenos ejercicios aeróbicos.
- Planee su sesión de ejercicio de modo que dure de 15 a 30 minutos.
- Para obtener los mayores beneficios, haga ejercicio de tres a cinco veces a la semana.
- Vigile la intensidad con la que hace ejercicio. Después de su prueba de estrés, su doctor le dirá cuál es su frecuencia cardíaca máxima, por ejemplo, 150 latidos por minuto. Haga ejercicio de modo que su frecuencia cardíaca no rebase el 70 por ciento de ese nivel máximo; en este ejemplo, esto equivaldría a alrededor de 105 latidos por minuto.
- Vaya lento. Quizá ha estado caminando durante 15 minutos al día un par de veces a la semana. Ahora siente que su condición física ha mejorado y quiere caminar más tiempo. ¡No se apresure! Aumente su tiempo en no más del 10 por ciento al mes, dice el Dr. Sinatra.

se queda atorado en una arteria y provoca un ataque al corazón) sean menos "pegajosas".

Puede tomar este aceite directo de la botella, agregarlo a sus ensaladas o como sustituto de mantequilla en su pan, dice el Dr. Paul Beals, un médico que incorpora la medicina natural en su consulta, de Laurel, Maryland.

VINAGRE DE MANZANA: ***Puede que acabe con la placa arterial***

Usar vinagre de manzana *(apple-cider vinegar)* en las ensaladas parece ayudar a disolver la placa arterial o depósitos grasientos en las arterias, dice Patrick Quillin, R.D., Ph.D., director del Rational Healing Institute en Tulsa, Oklahoma. Parece que hace esto al provocar que aumente el número de bacterias amigables, con lo cual mejora tanto la reducción

Coenzima Q_{10}: Energía adicional para los corazones dañados

Cuando una persona sufre un ataque al corazón, se destruye una gran parte del músculo cardíaco y el músculo que queda trata de hacerse cargo de todo el trabajo de mantener el corazón bombeando. Con el tiempo, estas células del corazón se agotan por el esfuerzo adicional que deben hacer y el corazón empieza a fallar en su función de bombear sangre al resto del cuerpo, lo que conduce a los tobillos hinchados, la fatiga y la falta de aliento cuando uno hace un esfuerzo físico.

En términos médicos, esto se conoce como insuficiencia cardíaca por congestión venosa. En términos prácticos, su corazón necesita más energía. El suplemento llamado coenzima Q_{10} puede dársela, dice el Dr. Stephen T. Sinatra, un cardiólogo y director del New England Heart Center en Manchester, Connecticut.

Esta sustancia parecida a una vitamina estimula al cuerpo para que produzca adenosín trifosfato, que es una sustancia química clave para la producción de energía en todas las células del cuerpo. Cuando las células del miocardio se llenan de emergía, se contraen con más fuerza y todo el corazón empieza a bombear sangre con mayor vigor. El resultado frecuentemente es una mejoría en la insuficiencia cardíaca por congestión venosa.

"Yo personalmente la empleo con cada uno de mis pacientes con insuficiencia cardíaca por congestión venosa, si están dispuestos a tomarla —dice el Dr. Sinatra—. Produce un impacto considerable en su calidad de vida".

Cada paciente necesita un nivel diferente de coQ_{10}, que puede variar de 90 a 400 miligramos al día. Debido a que existe un rango tan amplio de dosis eficaces, el Dr. Sinatra dice que se debe usar sólo bajo el cuidado y la supervisión de un médico que incorpore la nutrición en su consulta.

Cualquiera que sea la dosis que vaya a tomar, busque las cápsulas amarillas de gel suave, las cuales, según el Dr. Sinatra, son los productos de coQ_{10} que mejor se absorben.

del colesterol como las funciones inmunitarias. O bien, puede agregar una cucharadita de este vinagre a una taza de sidra de manzana normal y beberla tres veces al día, dice.

VITAMINAS DEL COMPLEJO B: ***Defiéndase de la homocisteína***

Cuando su cuerpo metaboliza las proteínas, convierte al aminoácido llamado metionina en otro aminoácido llamado cistina, produciendo la sustancia química llamada homocisteína durante el proceso. Los niveles altos de homocisteína pueden tener un efecto tóxico directo en las arterias coronarias, dañándolas de tal modo que le da a la placa arterial un lugar de dónde agarrarse, dice el Dr. Seth Baum, un cardiólogo que integra la medicina alternativa en su consulta y fundador del Baum Center for Integrative Heart Care en Boca Raton, Florida.

Quizá hasta un 30 por ciento de todas las enfermedades cardíacas son directamente causadas por niveles altos de homocisteína, dice. Eso no es una buena noticia. Lo que sí es una buena noticia es que hay tres vitaminas del complejo B —el ácido fólico, la vitamina B_6 y la vitamina B_{12}— que pueden ayudar a convertir la homocisteína en metionina o cistina, protegiendo así su corazón.

El Dr. Baum recomienda tomar de 800 a 1,000 microgramos de ácido fólico, 400 microgramos de vitamina B_{12} y 50 miligramos de vitamina B_6 al día.

VITAMINA E: ***Frene los radicales libres***

La vitamina E es un antioxidante que puede ayudar a impedir que los radicales libres (que son moléculas inestables que dañan a las células al oxidar las grasas que se encuentran en las membranas celulares) dañen el revestimiento de sus arterias y contribuyan a las enfermedades cardíacas, dice el Dr. Michael Janson, un médico que da consulta en Path to Health en Burlington, Massachusetts. Él recomienda tomar de 400 a 800 unidades internacionales (UI) de vitamina E al día para proteger sus arterias.

MAGNESIO: ***Ayuda a revertir las enfermedades cardíacas***

El magnesio es un mineral de vital importancia en los esfuerzos por ayudar a revertir las enfermedades cardíacas, dice el Dr. Janson. Puede relajar los vasos sanguíneos, mejorar la circulación, disminuir la angina y ayudar a bajar la presión arterial. Él recomienda tomar un suplemento de 500 a 1,000 miligramos de magnesio al día, la mitad con el desayuno y la otra mitad con la cena.

COENZIMA Q_{10}: ***Ayuda a prevenir las enfermedades cardíacas***

Este suplemento parecido a una vitamina, puede ayudar a impedir la oxidación de colesterol conformado por lipoproteínas de baja densidad (*LDL* por sus siglas en inglés), "que es el paso más importante en el proceso de la arteriosclerosis" o endurecimiento de las arterias, dice el Dr. Stephen T. Sinatra, un cardiólogo y director del New England Heart Center en Manchester, Connecticut.

Para ayudar a prevenir las enfermedades cardíacas, él recomienda tomar de 90 a 180 miligramos de coenzima Q_{10} al día en tres dosis divididas.

QIGONG: Llévele energía curativa a su corazón

Los ejercicios de *qigong* de la medicina china tradicional pueden bañar a su corazón de energía vital o *chi*, dice el Dr. Glenn S. Rothfeld, director regional de American WholeHealth en Arlington, Massachusetts. El ejercicio siguiente es particularmente bueno para liberar el *chi* bloqueado en el área del corazón, dice.

Ponga la palma de su mano derecha sobre el lado izquierdo de su pecho y dése un masaje lentamente, haciendo movimientos circulares en el sentido de las manecillas del reloj mientras repite la palabra *ho* en voz baja. Haga este ejercicio durante el tiempo que guste, cuando menos una vez al día.

AROMATOTERAPIA: ***Calme a su corazón***

Los aceites esenciales pueden aliviar parte de la ansiedad que le provoca el saber que padece una enfermedad cardíaca, dice Jane Buckle, R.N., una enfermera y aromatoterapeuta de Albany, Nueva York.

Si padece una enfermedad cardíaca, ella recomienda usar uno de los siguientes aceites esenciales: mejorana *(sweet marjoram)*, lavanda (alhucema, espliego, *lavender*), *neroli* o rosa de Damasco *(damask rose)*. Ella cree que la rosa de Damasco es particularmente útil en ayudar a las personas a recuperarse de un ataque al corazón. Para usar un aceite esencial, pruebe las siguientes técnicas.

- Agregue unas cuantas gotas a un baño de agua caliente y quédese en el agua durante 10 a 15 minutos.
- Ponga unas cuantas gotas en una bolita de algodón y colóquela junto a su almohada mientras duerme.
- Agregue unas cuantas gotas a su aceite para masaje antes de recibir un masaje.

Las personas con enfermedades cardíacas deben evitar usar el aceite de menta (hierbabuena, *peppermint*), dice Buckle. Algunos estudios de investigación han indicado que puede causar palpitaciones en las personas que están tomando medicamentos para el corazón.

YOGA: ***Amplíe sus horizontes***

Este ejercicio de yoga, que se conoce como la pose de expansión del pecho, puede ayudar a mejorar la circulación. A continuación describimos cómo el Dr. Rothfeld recomienda hacerlo.

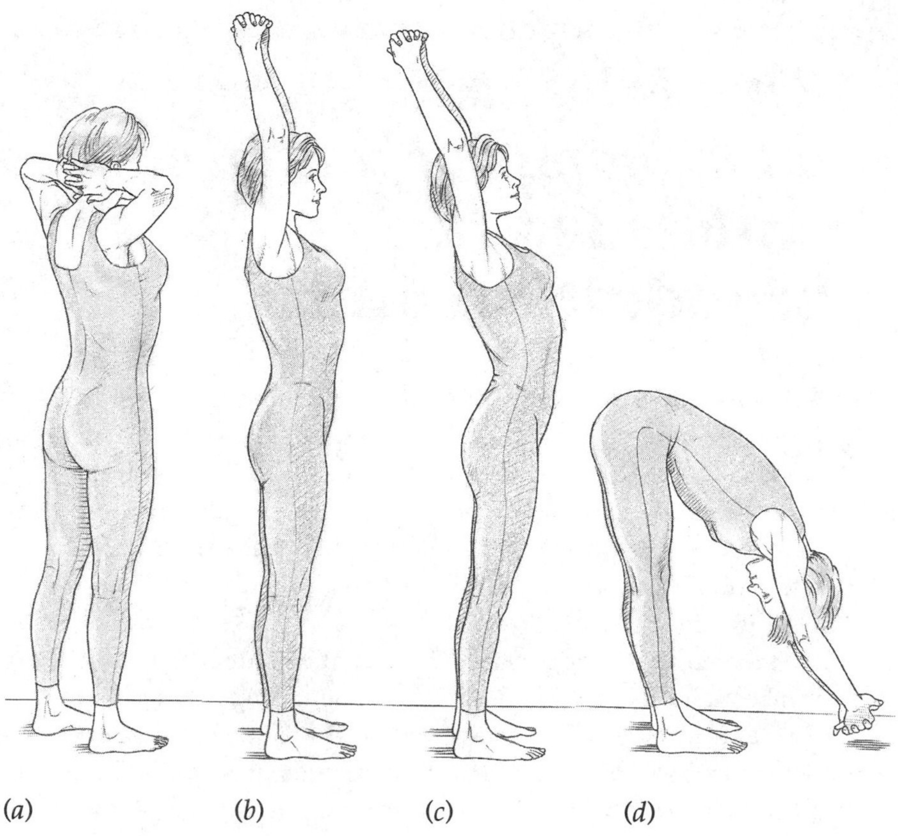

(a) *(b)* *(c)* *(d)*

Extienda los brazos hacia los lados, doble sus codos y lentamente mueva sus brazos hacia atrás hasta que puede agarrarse las manos detrás de la cabeza más o menos a la altura de los hombros *(a)*.

Sin separar las manos, lentamente estire sus brazos hacia arriba sin hacer esfuerzo, manteniendo el tronco derecho *(b)*.

Estire los brazos hacia atrás con las manos todavía entrelazadas y arquee suavemente su espalda, manteniendo este estiramiento durante alrededor de 5 segundos *(c)*.

Dóblese lentamente hacia adelante, dejando caber la cabeza y estirando sus manos entrelazadas hacia abajo, durante aproximadamente 10 segundos *(d)*.

Por último, incorpórese, deje caer los brazos a los lados y relájese. Haga esta pose una o dos veces al día, todos los días, dice el Dr. Rothfeld.

Retarde los daños pulmonares que causan el **enfisema y la bronquitis crónica**

No tiene caso que ahora empiece a lamentarse por haber fumado toda la vida; lo hecho, hecho está. Pero lo cierto es que una vida entera de fumar es la principal causa de enfisema y bronquitis crónica, dos enfermedades pulmonares similares que los doctores incluyen dentro del grupo de las enfermedades pulmonares obstructivas crónicas (*COPD* por sus siglas en inglés).

Ambas enfermedades causan falta de aliento de leve a severa y ambas son irreversibles. Pero es sumamente importante poder retardar el avance de estas enfermedades para que no tenga que tomar corticosteroides, que son fármacos potentes que facilitan la respiración pero también causan una amplia gama de efectos secundarios devastadores, como osteoporosis y diabetes.

Además, necesita disminuir su riesgo de sufrir mayores daños pulmonares a causa de una infección respiratoria, porque un problema respiratorio "menor" puede convertirse en una neumonía mortal.

Los remedios alternativos caseros pueden ayudarle a lograr esas metas, dice la Dra. JoAnne Lombardi, una especialista en pulmones de Belmont, California. "No puede recuperar el funcionamiento pulmonar que ya ha perdido —dice—. Pero los remedios nutricionales y otros remedios alternativos pueden complementar los cuidados médicos convencionales para ayudar a maximizar el funcionamiento pulmonar y prevenir las infecciones respiratorias".

PROTEÍNA EN POLVO: ***No le quitará el aliento***

Muchos pacientes con COPD están desnutridos, dice la Dra. Lombardi. "Yo creo que esta es la principal causa de la caída en el funcionamiento pulmonar en estos pacientes", dice.

GUÍA DE CUIDADOS PROFESIONALES

Precaución: *Debe usar los remedios alternativos presentados en este capítulo sólo como parte de un plan de tratamiento guiado y supervisado por un doctor en medicina calificado que esté trabajando en asociación con un profesional en terapias alternativas calificado, los cuales deberán tener experiencia en el cuidado de su afección. Hable con su médico convencional antes de cambiar o suspender cualquier tratamiento médico o medicamento convencional y mantenga informados a todos sus médicos y/o profesionales en terapias alternativas de todos los tratamientos que esté recibiendo.*

El enfisema y la bronquitis crónica son afecciones serias que requieren de cuidados médicos continuos, dice el Dr. Andrew Ries, director de rehabilitación pulmonar de la Universidad de California en San Diego. Si sus síntomas parecen estar empeorando o si tiene congestionados los pulmones, falta de aliento o las piernas hinchadas, vaya a ver a su médico lo antes posible.

En los programas de rehabilitación pulmonar que se ofrecen en muchos hospitales, se les enseña a los pacientes a maximizar la eficacia de sus medicamentos, la mejor manera de usar la oxigenoterapia, en caso de que sea necesaria, y cómo mantener un programa crucial de ejercicios aeróbicos y de entrenamiento de fuerza sencillos.

Al mismo tiempo, los tratamientos alternativos profesionales pueden ayudar a estabilizar la enfermedad, dice la Dra. JoAnne Lombardi, una especialista en pulmones de Belmont, California. Esto incluye tomar clases de *tai chi* o *qigong* y de meditación "atenta" para disminuir el pánico que produce la falta de aliento; pruebas para detectar alergias alimentarias que pudieran complicar la enfermedad; un perfil nutricional completo y asesoría sobre cómo limpiar su ambiente interior para evitar estresar más a los pulmones.

La desnutrición, que también incapacita al sistema inmunitario, es un problema para aquellas personas con COPD porque es posible que les sea incómodo comer. Comer hace que el estómago se oprima contra el diafragma, que es un músculo delgado que está debajo de los pulmones y encima de los órganos digestivos, que ayuda a las personas a respirar. Esto hace que se agrave la falta de aliento, dice la Dra. Lombardi. "Yo creo que el remedio que se emplee para resolver la desnutrición debe suministrar muchas calorías y proteínas con muy poca masa", dice.

Las bebidas proteínicas hacen exactamente eso, dice. Comience su día con proteína en polvo, mezclándola en la licuadora (batidora) con leche descremada o jugo de fruta, dice la Dra. Lombardi. Siga la dosis recomendada en la etiqueta del producto.

Un auxiliar nuevo para ayudarle a dejar de fumar

Ningún remedio alternativo casero funcionará para el enfisema o la bronquitis crónica si primero no deja de fumar, dice la Dra. JoAnne Lombardi, una especialista en pulmones de Belmont, California. Y es posible que ahora sea un poco más fácil lograrlo.

Se cree que el suplemento nutricional llamado *Sulfonil*, fabricado por Thorne Research, puede ligarse a los receptores de nicotina en el cerebro para ayudar a detener el antojo por fumar y puede que lo haga con más eficacia que los parches de nicotina, dice la Dra. Lombardi. Durante el tiempo que siga teniendo el antojo por fumar después de haber dejado el cigarro, ya sean 3 días o 3 meses, tómese dos cápsulas al despertar, una cápsula cada 4 a 6 horas durante el día y dos antes de irse a dormir, dice la Dra. Lombardi.

POLVO VERDE: ***Nutrición máxima, masa mínima***

Cuando se esté preparando su bebida de proteína en polvo, agréguele una "bebida verde" en polvo cargada de nutrientes hecha con cebada forrajera *(barley grass)*, algas verdes o algún otro alimento de origen vegetal que sea rico en clorofila. Esta combinación le brindará muchas proteínas y calorías, así como muchos otros nutrientes y enzimas, que son las chispas nutricionales que inician las reacciones bioquímicas en el cuerpo.

La Dra. Lombardi recomienda los productos *Green Magma* y *Kyogreen*. Mezcle de 1 a 3 cucharaditas con la proteína en polvo. Luego, hay un ingrediente más que debe agregarle a esta mezcla para desayunar: la semilla de lino.

SEMILLA DE LINO: ***Disminuya la inflamación***

La semilla de lino *(flaxseed)* es rica en ácidos grasos omega-3, los cuales pueden jugar un papel en disminuir la inflamación pulmonar y facilitar la respiración, dice la Dra. Lombardi. Mezcle hasta ¼ de taza de semillas de lino molidas con su bebida mañanera. Puede moler estas semillas en una moledora de café, aconseja, y evitar que las que sobren se echen a perder guardándolas en un contenedor opaco dentro del refrigerador.

ANTIOXIDANTES: ***Protección pulmonar máxima***

Los estudios de investigación han mostrado que los fumadores que consumen más vitamina E y otros nutrientes clave son menos propensos a desarrollar COPD. Esto se debe a que estos nutrientes son antioxidantes que bloquean la destrucción celular en los pulmones (similar a cuando un metal se oxida) provocada por el humo de cigarrillo.

La Dra. Lombardi piensa que los antioxidantes también pueden ayudar a proteger a un paciente con enfisema o bronquitis crónica contra una disminución posterior en el funcionamiento pulmonar. A continuación indicamos los antioxidantes que ella recomienda.

- Vitamina C: de 500 a 1,000 miligramos tres veces al día.
- Vitamina E: de 400 a 800 unidades internacionales (UI) al día. Busque un producto que contenga una mezcla de tocoferoles, ya que estos son la forma más eficaz de este nutriente.
- Selenio: 200 microgramos al día.
- Coenzima Q_{10}: de 10 a 50 miligramos tres veces al día.

TAURINA: ***Protéjase de los contaminantes***

El aminoácido llamado taurina puede ayudar a proteger los pulmones de los contaminantes como el ozono, dice la Dra. Lombardi. Siga la dosis recomendada en la etiqueta del producto. Puede tomar hasta 1,500 miligramos al día, dice la Dra. Lombardi, pero si toma más de 500 miligramos al día, divida la dosis.

MAGNESIO: ***Fortalezca los músculos que usa para respirar***

El mineral magnesio interviene en cientos de procesos bioquímicos, entre los cuales se encuentra mantener la contracción normal de los músculos.

"Puede fortalecer los músculos esqueléticos que intervienen en la respiración y relajar los bronquios, que son los conductos que llevan el aire hacia los pulmones", dice la Dra. Lombardi. Ella recomienda de 300 a 500 miligramos al día en tres dosis divididas.

CARNITINA: ***Otro empujoncito para la respiración***

Un consumo de 250 miligramos de carnitina de una a tres veces al día también puede ayudar a fortalecer los músculos esqueléticos, dice la Dra. Lombardi.

CAROTENOS: ***Saboree un arco iris***

Los carotenos que se obtienen de los alimentos pueden tener efectos antioxidantes que lo protegen de los daños pulmonares, dice la Dra. Lombardi. Coma alimentos de colores brillantes como pimientos morrones (ajíes) rojos, naranjas y amarillos; verduras de hojas color verde oscuro y una variedad de *squashes*, que son un tipo de calabaza.

Aprenda a liberarse de su **enojo**

Vienen al taller a golpear almohadas con sus puños. Retuercen y muerden toallas. Gritan lo más fuerte que pueden. ¿Por qué? Porque quieren conseguir alivio del enojo que con demasiada frecuencia sienten. Ellos obtienen este alivio al descargar su enojo, permitiéndose expresarlo físicamente de manera segura e inofensiva.

Semanas más tarde, muchos le escriben o llaman al líder del taller, para decirle lo contentos que están con los resultados: "Ya no tengo migrañas". "Mi dolor de espalda ha desaparecido". "Me siento sereno y seguro la mayor parte del tiempo, en vez de molesto y confundido".

La mayoría de los sicólogos convencionales dirían que expresar su enojo, sea cual sea la forma en que lo haga, incluyendo físicamente, sólo conduce a más enojo. Puede que agreguen que el enojo es en realidad una máscara que sólo sirve para evadir emociones más profundas, como tristeza y miedo. Desde este punto de vista, la mejor manera de lidiar con el enojo es yéndose más profundo para comprender sus verdaderos sentimientos.

Pues bueno, esos sicólogos convencionales están equivocados, dice John Lee, director de Facing the Fire Institute en Asheville, Carolina del Norte. Lee, un líder veterano de talleres, ha entrenado a más de 10,000 terapeutas y consejeros y ha recibido miles de cartas y llamadas de las personas a quienes les enseñó a usar sus técnicas sicoterapéuticas alternativas que "se centran en el cuerpo".

El enojo es una energía que entra en el cuerpo de muchas maneras diferentes, dice Lee. Por ejemplo, en el pasado se le metía en el cuerpo cuando su mamá o papá le gritaban y usted se sentía enojado pero no lo expresaba. Por ejemplo, se le mete al cuerpo en el presente cuando un carro le impide el paso o cuando recibe cuatro llamadas de telemercadeo mientras está cenando.

Si no saca ese enojo a la luz, puede envenenar sus pensa-

GUÍA DE
CUIDADOS PROFESIONALES

Algunos sicólogos pueden carecer del entrenamiento o la experiencia personal para ayudarle a lidiar con su enojo, dice John Lee, director de Facing the Fire Institute en Asheville, Carolina del Norte. Si está considerando consultar a un terapeuta, hágale unas cuantas preguntas.

- ¿Qué es lo que usted cree con respecto al enojo?
- ¿Ha sido entrenado para ayudarme a lidiar con mi enojo de otras formas que no sean simplemente hablar de él?
- ¿Usted ha trabajado su propio enojo?

Si el terapeuta no cree que el enojo sea un sentimiento en el cuerpo que necesite ser liberado, no se ha entrenado en técnicas para sacar el enojo que se basan en el cuerpo y no ha trabajado personalmente para liberarse de su propio enojo, entonces encuentre a otro terapeuta, dice Lee.

La mayoría de las personas esperan demasiado para darles atención a sus problemas de enojo. Algunas de las señales obvias que le ayudan a identificar cuándo necesita buscar ayuda profesional son gritar, vociferar o alejarse de ciertas personas con regularidad; personas que hacen hasta lo imposible por evitar estar con usted o que las personas más cercanas a usted le hagan ver su problema.

Otras señales más sutiles pero igualmente importantes son las posibles manifestaciones físicas de su enojo, las cuales incluyen indigestión, insomnio, migrañas y tensión crónica en la mandíbula.

mientos y sentimientos. Incluso puede causarle enfermedades físicas, desde dolores de cabeza hasta dolores de espalda y enfermedades cardíacas.

Sin embargo, si usted se libera de su enojo, sentirá un profundo alivio físico, mental y emocional, dice Lee. Usted consigue este alivio no gritando ni lastimando de alguna forma a otra persona o a usted mismo, sino realizando ejercicios seguros y energéticos que sacan el enojo de su cuerpo. Aquí le decimos cómo hacer estos ejercicios.

GOLPEAR UNA ALMOHADA: ***Déle una buena tunda a su enojo***

Encuentre un lugar donde pueda estar solo sin que nadie lo interrumpa. Luego, golpee una almohada o déle raquetazos una y otra vez mientras grita, dice malas palabras, gruñe y vocifera. Haga esto durante el tiempo que sienta ganas de hacerlo.

"Los sonidos que deje salir son muy importantes —dice Lee—, porque

No descargue su enojo sobre otros

Los remedios que se describen en este capítulo han sido diseñados para que usted pueda liberarse de su enojo, pero dirigir su enojo a otra persona es harina de otro costal. John Lee, director de Facing the Fire Institute en Asheville, Carolina del Norte, dice que 10 de dichas expresiones inapropiadas del enojo son avergonzar, culpar, menospreciar, insultar, menoscabar, desmoralizar, criticar, juzgar, sermonear, enseñar y analizar.

Dichas conductas inapropiadas pueden salir cuando alguien "le recuerda" algo que lo hizo enojar en el pasado lejano. Y, dice Lee, en realidad hay señales físicas que indican si su enojo está basado en experiencias emocionales del pasado: la boca reseca; un nudo en el estómago; los hombros levantados hasta los oídos; las manos frías, sudorosas y pegajosas y un nudo en la garganta. Si usted detecta una o más de estas señales, puede probar las técnicas "liberadoras" que se describen en este capítulo para sacar su enojo.

Por último, dice Lee, es de vital importancia que comprenda que la ira —o sea, un ataque verbal o físico— nunca es una manera apropiada de sacar el enojo. De hecho, la ira ni siquiera es lo mismo que el enojo.

"La ira es una acción y una conducta que se usa para ocultar y anestesiar otras emociones dolorosas —dice Lee—. El enojo es simplemente un sentimiento en el cuerpo que necesita ser expresado".

Un "adicto a la ira" que regularmente ventila su enojo a expensas de otras personas debe consultar a un profesional en vez de usar los remedios en este capítulo, dice Lee.

le ayudan a articular el enojo y el dolor preverbal que viene cargando desde lo más recóndito de su niñez".

GRITAR EN SU CARRO: ***Perfecto para un embotellamiento***

"Métase a su carro, cierre las ventanas y grite lo más fuerte que pueda", dice Lee. Siga gritando mientras le siga quedando energía para hacerlo. Lee emplea este ejercicio para sacar el enojo que almacena en su garganta y en su vientre.

"Yo grito hasta que dejo de sentir la necesidad de seguir gritando en ese momento, porque ya se ha consumido esa oleada de enojo", dice.

¿Qué debe gritar? "Cuando está gritando en su carro, es completamente apropiado decir cualquier cosa que necesite decir para liberarse de su enojo —dice Lee—. Diga palabras acusatorias, culpe a los demás, palabras que lastiman, obscenidades, groserías, maldiciones... lo que sea".

TORCER UNA TOALLA: ***Exprima su enojo***

"Tome una toalla de baño con ambas manos y retuérzala lo más que pueda —dice Lee—. Mientras la esté torciendo, deje que salgan naturalmente suspiros, gruñidos o quejidos. O repita la frase 'estoy enojado'".

Si usted guarda su enojo en su mandíbula, lo cual sucede en alrededor del 20 al 30 por ciento de las personas que asisten a sus talleres, dice Lee, muerda la toalla mientras la esté torciendo y gruña.

ROMPER PLATOS: ***Para las personas auditivas***

Algunas personas necesitan escuchar algo fuera de sí mismas para sentir que están expresando su enojo. Si usted se identifica con esta descripción, Lee sugiere que vaya a una venta de garage y gaste un par de dólares en unos 100 platos para lanzar.

Ponga una sábana al lado del garage u otra pared para protegerse de los pedacitos que reboten, párese lo suficientemente atrás como para que no haya la posibilidad de que se vaya a lastimar cuando se rompan los platos y lance esos platos lo más fuerte que pueda, uno por uno, contra la pared.

"Mientras esté haciendo esto —dice Lee—, concéntrese en su enojo y en obligarlo a subir por sus brazos y torso y boca y cara para que lo pueda expulsar con toda su fuerza".

ENOJO AERÓBICO: ***El secreto es enfocarse y hablar***

"Cualquier tipo de ejercicio le ayudará a sacar su enojo si se hace conscientemente con ese propósito en mente", dice Lee. Por ejemplo, podría pegarle a una pelota de tenis lo más duro que pueda, mientras se enfoca en lo enojado que está y dice lo que necesita decir. O podría montarse en una bicicleta estacionaria y pedalear lo más duro que pueda, mientras dice, "estoy enojado, estoy enojado".

RESPIRACIÓN: ***Haga mucho ruido***

Para usar la respiración para sacar el enojo, inhale lenta y profundamente por la nariz, llenando todo su torso desde el abdomen inferior hasta la parte superior del pecho y exhale por la boca, suspirando y gimiendo.

"La respiración es crucial cuando se está trabajando para descargar las emociones —dice Lee—. Por sí sola, la respiración a menudo es suficiente para librarse de enojos leves presentes. Si le están tocando todos los semáforos rojos o si el señor que está parado frente a usted en la caja rápida del supermercado tiene más de los 10 artículos que se permiten para formarse en esa fila, pruebe inhalar y exhalar profundamente unas cuantas veces (puede saltarse los suspiros y los gemidos cuando esté en público) y compruebe cómo su enojo se desvanece".

Tres esencias florales para tres tipos de enojo

Se cree que las esencias florales funcionan al incrementar su autoconciencia, revelando patrones mentales y emocionales que normalmente no nota para que los pueda ver, comprender y elegir superar. "Yo creo que las esencias florales tienen muchos atributos de una buena sicoterapia", dice Patricia Kaminski, cofundadora y codirectora de la Flower Essence Society, con sede en Nevada City, California. Para cada una de las siguientes esencias, tome cuatro gotas cuatro veces al día durante aproximadamente un mes.

ACEBO: ***Destruya las barreras***

Acebo (mastuerzo, *holly*) es una esencia unificante que ayuda a destruir las barreras entre usted y otra persona. Esto le permite dejar de ver al otro como si fuera su enemigo y empezar a ver e incluso apreciar su punto de vista, dice Kaminski. "Es una esencia bastante específica para el enojo, la hostilidad, la envidia, es decir, todas las maneras en que nos oponemos o separamos de otra persona", dice.

MÍMULO ROJO: ***Para quienes se tragan el enojo***

Este remedio es para las personas sensibles y amorosas que no saben cómo expresar su enojo de manera apropiada y dejan que se les vaya acumulando adentro hasta que explotan, dice Kaminski. Y después de que estallan, generalmente se sienten peor consigo mismos. Piensan, "realmente lastimé a esa persona", o "ahora sí dejé que se me saliera el demonio".

"Este tipo de persona normalmente es incapaz de comunicar sus propias necesidades", dice Kaminski. El mímulo rojo *(scarlet monkeyflower)* le ayuda a expresar por qué está enojado y luego simplemente pedir, sin hostilidad, lo que usted necesita, ya sea que un adolescente le baje al volumen de su radio o que su esposo recuerde ponerle la tapa al tubo de la pasta de dientes.

CIMIFUGA NEGRA: ***Para la persona enojada y su blanco***

Kaminski recomienda la cimifuga negra (hierba de la chinche, *black cohosh)* cuando dos personas están "enfrascadas en un patrón de víctima y victimario, en donde una persona usa su enojo para tener poder sobre la otra, para que la otra persona realmente tenga miedo de su enojo". En este caso, tanto la persona enojona como la que es típicamente una persona pasiva deben tomar el remedio.

Alivie naturalmente el **estreñimiento**

Cualquier número de evacuaciones que vaya desde tres al día hasta tres a la semana se considera normal. Eso es lo que dicen las autoridades de los Institutos Nacionales de Salud, pero los doctores alternativos le dirán que lo que generalmente se considera normal, no necesariamente es *saludable.*

"Para que se considere saludable, debe haber como mínimo una evacuación completa con heces blandas al día", dice Mark Stengler, N.D., un naturópata de San Diego.

Si usted tiene menos evacuaciones, dice, las toxinas de las heces pueden reabsorberse hacia el torrente sanguíneo, causando o complicando muchos problemas de salud diferentes.

Pero usted no necesita que un doctor (convencional o alternativo) se lo diga para saber que no tener una evacuación al día es simple y llanamente molesto, motivo por el cual los estadounidenses gastan $725 millones de dólares al año buscando conseguir alivio con laxantes.

Pero sólo porque los laxantes se pueden comprar sin una receta médica, no significa que no tengan sus riesgos. De hecho, el uso cotidiano de laxantes debilita los músculos del intestino a tal grado que una persona puede volverse a adicta a ellos, lo que significa que tendrá problemas para evacuar sin ellos. Los laxantes también pueden despojar su cuerpo de minerales y proteínas que le dan energía.

Pero lo más importante de todo es que no los necesita.

"Casi todas las personas pueden resolver un caso de estreñimiento con métodos que no emplean medicamentos", dice Dr. William B. Salt II, profesor clínico adjunto de Medicina de la Facultad de Medicina y Salud Pública de la Universidad Estatal de Ohio en Columbus.

FIBRA: ***Duplique su consumo***

La mayoría de los estadounidenses sólo consumen la mitad de la cantidad diaria de fibra que necesitan para prevenir el estreñimiento, dice Elizabeth Lipski, una nutrióloga clínica certificada de Kauai, Hawai. Para obtener la cantidad que necesita, ella recomienda que, como mínimo, coma cinco raciones de frutas y verduras, tres raciones de alimentos hechos con cereales integrales y una ración de frijoles (habichuelas) al día.

AGUA: ***Estimule los intestinos***

Cuando vaya a incrementar la cantidad de fibra que consume, debe tomar mucha agua (al menos de seis a ocho vasos de 8 onzas/240 ml al día). La razón por la cual la fibra alivia el estreñimiento, dice el Dr. Stengler, es que absorbe mucha agua, formando heces grandes y blandas.

El agua caliente funciona mejor que el agua fría porque estimula la peristalsis, que es la acción muscular estrujante que va empujando las heces a través del tracto digestivo, dice Andrew Gaeddert, un miembro profesional del Gremio de Herbolarios de los Estados Unidos y director de la Get Well Clinic en Oakland, California.

CÁSCARA DE FRUTA CRÍTICA: ***Ayude a mover el* chi *estancado***

Cuando beba agua caliente, agréguele un poco de cáscara de fruta

GUÍA DE CUIDADOS PROFESIONALES

El estreñimiento rara vez requiere de atención médica. Pero si ha sido diligente en sus esfuerzos por probar una alimentación alta en fibra y otros remedios alternativos durante 3 días o más sin éxito, si el estreñimiento apareció repentinamente o si hay sangre en sus heces, entonces necesita consultar a un doctor en medicina, dice el Dr. William B. Salt II, profesor clínico adjunto de Medicina de la Facultad de Medicina y Salud Pública de la Universidad Estatal de Ohio en Columbus.

Tenga presente que diversos medicamentos que se venden con y sin receta pueden causar estreñimiento, agrega el Dr. Salt. Estos incluyen los fármacos antiinflamatorios no esteroídicos como la aspirina y el ibuprofén, los suplementos de hierro, los antidepresivos, los antihistamínicos y los medicamentos para la presión arterial. Si recientemente empezó a tomar algún medicamento y tiene estreñimiento, hable con su médico sobre la posibilidad de cambiar de medicamento.

cítrica al vaso, dice Gaeddert. La cáscara de fruta cítrica estimula el *chi*, que es la energía vital del cuerpo. Los profesionales en medicina china tradicional creen que la acumulación de *chi* le da al cuerpo la fuerza para evacuar, dice.

También puede beneficiarse de las frutas cítricas sin cáscara. Lipski recomienda exprimir el jugo de un limón en un vaso de 8 onzas (240 ml) de agua tibia o caliente y beber la mezcla a primera hora de la mañana para ayudar a estimular la evacuación.

ACEITES SALUDABLES: ***Lubrique su tracto intestinal***

Los aceites de oliva, *canola* y otros aceites monoinsaturados y poliinsaturados actúan como lubricantes del tracto digestivo y son muy útiles para ayudar a aliviar el estreñimiento, dice Kenneth Yasny, Ph.D., un nutriólogo de Beverly Hills y fundador de la Colon Health Society. Prepárese la comida antiestreñimiento ideal agregándole una o dos cucharadas de aceite a una ensalada alta en fibra, dice.

Cuando los alimentos no son suficientes

Una alimentación alta en fibra acompañada de cantidades abundantes de agua generalmente es suficiente para vencer el estreñimiento. Pero si parece no poder consumir suficiente fibra diariamente a partir de su alimentación o si su intestino sigue lento pese a sus esfuerzos por consumir más fibra, existen muchos remedios alternativos para echarlo a andar.

Experimente con los remedios siguientes para ver cuáles le funcionan mejor, pero nunca use más de uno a la vez, advierte el Dr. Stengler.

PSYLLIUM: ***Fibra concentrada***

"Algunas personas pueden necesitar tomar suplementos de fibra para aliviar el estreñimiento", dice Teresa Rispoli, Ph.D., una nutrióloga y acupunturista con licencia de Agoura Hills, California. Ella recomienda usar un suplemento que contenga *psyllium*, como *Metamucil* o *Citrucel*, siguiendo las instrucciones que aparezcan en la etiqueta y bebiendo después un vaso de agua completo. Los suplementos de *psyllium* generalmente contienen alrededor de 5 gramos de fibra por dosis.

JUGO DE CIRUELA SECA: ***Acción química***

El jugo de ciruela seca contiene compuestos que parecen estimular la acción intestinal necesaria para que haya una evacuación. El Dr.

Stengler recomienda beber dos o tres vasos de 8 onzas (240 ml) de jugo de ciruela seca diluido a la mitad con agua una vez al día.

Una vez que empiece a evacuar, disminuya la cantidad de jugo que bebe a la mitad durante uno o dos días y luego deje de tomarlo, aconseja.

CÁSCARA SAGRADA: ***La mejor hierba para el estreñimiento***

La cáscara sagrada, un remedio tradicional para el estreñimiento, "es una de las pocas hierbas laxantes que mejoran el tono del intestino, haciendo que funcione mejor", dice Rita Elkins, una experta en herbolaria de Orem, Utah.

Otro beneficio es que no irrita el intestino como otras hierbas laxantes, como la sena, la cual puede causar retortijones (cólicos).

Para una eficacia máxima, tome la cáscara sagrada en la noche, antes de cenar o antes de irse a dormir. "Funciona mientras duerme y probablemente tendrá una evacuación en la mañana", dice Elkins.

Ella recomienda tomar una cápsula de 450 miligramos al día durante 3 a 4 semanas y al mismo tiempo aumentar su consumo de fibra dietética. Empiece siguiendo las instrucciones que aparezcan en la etiqueta del producto. Puede duplicar la dosis recomendada si parece no funcionar.

Si la dosis doble tampoco funciona al cabo de unos días, cambie de marca. Puede ser que el producto que esté usando no le esté suministrando una cantidad suficiente del compuesto activo que contiene la corteza de cáscara sagrada, o bien, que la corteza no se haya añejado lo suficiente como para ser biológicamente activa, dice.

Puede tomar cáscara sagrada con seguridad hasta que se alivie el estreñimiento, pero no la use durante más de 14 días sin supervisión médica. Además, no la use si padece alguna afección inflamatoria de los intestinos, obstrucción intestinal o dolor abdominal. Esta hierba puede causar dependencia de laxantes y diarrea.

TRIPHALA: Una hierba para rejuvenecer el tracto digestivo

La *triphala* es una de las mejores hierbas laxantes para su uso a largo plazo, dice Light Miller, N.D., una naturópata y profesional en medicina ayurvédica de Sarasota, Florida. "No causa adicción y ayuda a rejuvenecer el tracto digestivo", dice. Ella recomienda usarla durante 6 meses, tomando dos tabletas de 1,000 miligramos tres veces al día o seis tabletas en la noche con un té caliente.

ÁLOE VERA: ***Para facilitar el camino***

El gel de áloe vera (sábila, acíbar, *aloe*) lubrica los intestinos, facilitando la evacuación. También es un laxante natural, dice la Dra. Miller. Para alguien que está muy estreñido, ella recomienda tomar una o dos cucharadas de gel tres veces al día hasta que se alivie el estreñimiento. Revise la etiqueta del producto que vaya a comprar para asegurarse de que sea la forma que pueda ingerirse.

Despeje el embotellamiento con un masaje de colon

Darle un masaje a su colon, que es la sección final del tracto digestivo, donde ocurre el estreñimiento, es un "método sencillo, completamente natural y altamente eficaz para facilitar la evacuación", dice Kenneth Yasny, Ph.D., un nutriólogo de Beverly Hills y fundador de la Colon Health Society. A continuación explicamos cómo se hace.

- Recuéstese boca arriba con los pies planos sobre el piso y las rodillas dobladas.
- Comenzando en el área abdominal derecha que está justo por encima de su cadera, use las yemas de los dedos de ambas manos para hacer presión con tanta fuerza como le sea cómodo y luego dése un masaje con las yemas de sus dedos haciendo movimientos circulares.
- Vaya moviendo las manos hacia arriba hasta que llegue justo por debajo de sus costillas. Luego, usando el mismo movimiento circular y haciendo presión, váyase desplazando hacia el lado izquierdo de su abdomen, pasando justo por encima de su ombligo. Siga dándose masaje moviendo sus manos hacia abajo hasta llegar a su cadera izquierda.
- Luego, mueva sus manos alrededor de 3 pulgadas (7.5 cm) hacia la derecha y 1 pulgada (2.5 cm) hacia abajo. Repita el masaje entero.

El Dr. Yasny recomienda hacerse este masaje durante 5 a 20 minutos al día. "Estará ayudando a empujar la materia fecal que se ha quedado atorada en el colon, además de restaurar la circulación y el tono muscular", explica.

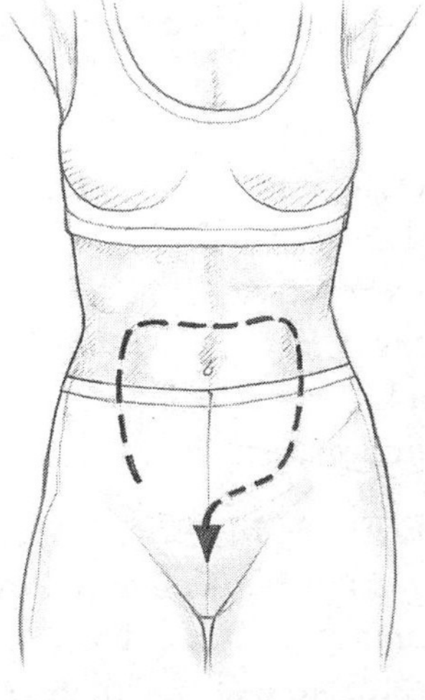

MAGNESIO: ***Tal vez necesite más***

La deficiencia de magnesio contribuye al estreñimiento porque este mineral relaja los músculos intestinales, ayudando así a mantener una peristalsis normal, dice Lipski. Ella recomienda tomar un suplemento diario de magnesio de 400 a 500 miligramos para prevenir el estreñimiento.

ACETILCOLINA: ***Órdenes del cerebro***

El neurotransmisor llamado acetilcolina afecta no sólo al cerebro sino también el funcionamiento intestinal, dice Dana Laake, una nutrióloga de Rockville, Maryland. El precursor nutricional de la acetilcolina es la colina, la cual se encuentra en la yema del huevo, las legumbres, la carne, la leche, el pescado y la lecitina (un aditivo alimentario). Tomar un suplemento de 250 a 500 miligramos de citrato de colina *(choline citrate)* o bitartrato de colina *(choline bitartrate)* dos o tres veces al día debe aliviar el estreñimiento.

Pónganse en acción

Meterle los alimentos, hierbas y nutrientes adecuados a su tracto digestivo es sólo una manera de estimular su intestino. Aquí le damos dos remedios caseros "activos" que también ayudarán a poner a su intestino en movimiento.

UNA RUTINA REGULAR: ***Habitúe su cuerpo***

Las personas que están estreñidas necesitan establecer una hora consistente para la evacuación, dice el Dr. Gerard L. Guillory, un internista de Denver.

"Fórmese el hábito de despertarse de 5 a 10 minutos más temprano en la mañana y sentarse en el inodoro, tenga o no ganas de ir al baño —dice el Dr. Guillory—. Muchas de las personas que prueban esta técnica regresan a mi consultorio sorprendidas porque ya no están estreñidas. Me dicen: 'Oiga, Doctor, al principio me pareció ridículo, pero comencé a hacerlo y luego me relajé un minuto y me dieron ganas de ir al baño. Fue maravilloso'".

EJERCICIO: ***Bueno para el intestino***

El estrés emocional puede hacer que empeore el estreñimiento de dos maneras, dice el Dr. Stengler. En primer lugar, cuando una persona está estresada, el cuerpo le quita sangre al tracto digestivo y la envía a los músculos. En segundo lugar, el estrés hace que el sistema nervioso parasimpático —que es la parte del sistema nervioso que controla la peristalsis intestinal— se vuelva menos eficaz.

Hacer ejercicio con regularidad es la mejor manera de acabar con el estrés, dice el Dr. Stengler. Él recomienda hacer algún tipo de ejercicio aeróbico que ponga a su corazón a bombear sangre, por ejemplo, caminar aprisa, andar en bicicleta, correr, saltar la cuerda o actividades similares, durante 30 a 60 minutos, de tres a cinco veces a la semana.

Ejercicios sencillos que ayudan a evitar la **eyaculación precoz**

El Dr. Alan Brauer es un siquiatra, terapeuta sexual y coautor del *bestseller* de la década de los años 80 titulado *ESO (Extended Sexual Orgasm)* (Orgasmo sexual prolongado), en el que se enseña a hombres y mujeres a tener orgasmos que duran media hora o más. Y él tiene una opinión alternativa en cuanto a los hombres que llegan rápidamente al orgasmo, que es una afección que comúnmente se conoce como eyaculación precoz: el Dr. Brauer dice que ellos no tienen un problema.

"Bajo casi cualquier contexto que se pueda uno imaginar, los reflejos rápidos son una ventaja y esto incluye a la eyaculación", dice el Dr. Brauer, fundador y director del TotalCare Medical Center en Palo Alto, California.

Por ejemplo, en términos evolutivos, los hombres que eyaculaban más rápido durante el sexo —o sea, en un momento en que estaban más expuestos y eran más vulnerables— tenían una mayor probabilidad de sobrevivir, convirtiendo a la llamada eyaculación precoz en una ventaja biológica.

De hecho, dice el Dr. Brauer, no fue sino hasta hace alrededor de 50 años atrás que se acuñó el término de eyaculación precoz, cuando las investigaciones sexuales mostraron por primera vez que las mujeres típicamente necesitan más tiempo que los hombres para llegar al orgasmo.

GUÍA DE CUIDADOS PROFESIONALES

La eyaculación precoz es natural. No es un problema médico, dice el Dr. Alan Brauer, fundador y director del TotalCare Medical Center en Palo Alto, California. Aun así, puede optar por una solución médica, aunque muchos doctores que incorporan la medicina alternativa en su consulta no lo aconsejarían.

Un método médico puede incluir una clase de antidepresivos conocidos como inhibidores de la recaptación selectiva de serotonina (*SSRI* por sus siglas en inglés). Los fármacos SSRI como la fluoxetina (*Prozac*), la paroxetina (*Paxil*), el maleato de fluvoxamina (*Luvox*) o la sertralina (*Zoloft*) pueden retrasar o retardar la eyaculación. Consulte a su médico si está interesado en hablar del uso de estos fármacos con este fin, dice el Dr. Brauer.

Sin embargo, si usted es propenso a la eyaculación precoz (que generalmente se define como eyacular en 4 minutos o menos, o antes de lo que su pareja desea o necesita para llegar al orgasmo), puede aprender a retardar su reflejo eyaculatorio natural si así lo desea, dice el Dr. Brauer. Al hacerlo, aumentará la probabilidad de que pueda ayudar a su pareja a llegar al orgasmo, que es una meta que a la mayoría de los hombres les gusta lograr.

"Considere cambiar su reflejo eyaculatorio como un reto, similar a la manera en que un atleta entrena para mejorar sus reflejos", dice. El primer paso para superar este reto es aprender algunas variaciones del ejercicio probado y comprobado para fortalecer sus músculos "sexuales": los ejercicios de Kegel.

EJERCICIOS DE KEGEL: *Una versión especial para detener la eyaculación*

Cuando hace los ejercicios de Kegel (que llevan el nombre del doctor que los inventó), usted aprieta los músculos del área anal como si estuviera tratando de detener el flujo de orina. Esto le ayuda a sentir y fortalecer el músculo pubococcígeo (*PC* por sus siglas en inglés), que es un tipo de hamaca u honda muscular donde descansan los órganos sexuales, la uretra (el conducto urinario) y el recto.

"Entre más conciencia y control tenga sobre su músculo PC y otros músculos sexuales, mayor será el control que tendrá de la eyaculación", dice el Dr. Brauer.

Existe un tipo específico de ejercicio de Kegel para controlar la eyaculación. En vez de apretar los músculos del área del ano, dice el Dr. Brauer, "puje moderadamente como si estuviera forzándose a orinar o evacuar".

Usted sabrá que está haciendo correctamente este ejercicio si siente que se abre el ano cuando puja y que se relaja después. "Este movimiento de pujar puede ayudar a detener la eyaculación durante el sexo", dice.

Aquí le decimos cómo practicar los ejercicios de Kegel de "apretar" y "pujar" para que los pueda hacer fácilmente durante el sexo.

Mientras inhala lenta y profundamente, cuente de uno a cinco y apriete firmemente su músculo PC. Luego, conforme exhala, cuente de cinco a uno y puje, abriendo su ano.

Haga ambas partes de este ejercicio cuantas veces le sea posible durante el día, por ejemplo, mientras conduce, mientras espera en fila, mientras esté haciendo casi cualquier cosa. Algunas personas aprenden a hacer 50 repeticiones dentro de un período de 10 a 15 minutos, dice el Dr. Brauer.

Al principio, puede que encuentre que su músculo PC es demasiado débil como para poder apretarlo repetidamente. Este músculo se irá fortaleciendo con el tiempo conforme vaya practicando este ejercicio.

Cuando esté teniendo relaciones sexuales, si quiere incrementar la excitación, haga el ejercicio de Kegel de apretar y manténgalo; si se siente tan excitado que cree que está a punto de eyacular, haga el ejercicio de Kegel de pujar y manténgalo, dice el Dr. Brauer.

AUTOESTIMULACIÓN: ***Una sesión de práctica para el sexo***

Los más destacados atletas practican sus movimientos una y otra vez hasta que pueden realizarlos sin esfuerzo. Usted debe hacer lo mismo.

"Entre más practique un hombre a llegar al punto donde ya no hay regreso pero sin llegar al clímax, más familiar le será esa sensación y menor será su urgencia", dice el Dr. Brauer.

Si quiere aprender a retardar su reflejo eyaculatorio, él recomienda que se masturbe tres o cuatro veces a la semana durante 30 minutos cada vez, llegando cerca del orgasmo pero no eyaculando, al menos seis veces durante cada sesión. Pero no se angustie si "se pasa de la raya" antes de llegar a la meta de seis veces. Sólo gócelo, pues siempre habrá una próxima vez, dice el Dr. Brauer.

JALAR EL ESCROTO: ***Otra manera de parar***

Durante la autoestimulación, trate de practicar lo que el Dr. Brauer llama la técnica de jalar el escroto, que consiste en jalar suavemente hacia abajo el saco escrotal (el cual se abraza a su cuerpo cuando está sexualmente excitado) antes de llegar al punto donde ya no hay marcha atrás. Mientras esté teniendo relaciones sexuales, puede hacer esto usted mismo o pedirle a su pareja que lo haga.

"Existe un punto de vista bastante común entre las mujeres de que la eyaculación precoz es problema del hombre y, por lo tanto, muchas mujeres no reconocen el valor de ayudar a un hombre a entrenarse para durar más tiempo —dice el Dr. Brauer—. Bueno, un hombre no nace sabiendo cómo durar más tiempo, pero puede aprender. Y puede aprender más rápido con la ayuda de su pareja".

PUNTO PROSTÁTICO EXTERNO: ***Presiónelo para sentir más placer y menos urgencia***

Al hacer presión sobre un área de su perineo, que es el espacio que se encuentra entre el ano y la parte trasera del escroto, se estimula la próstata, que es la glándula que suministra el líquido seminal durante la eyaculación. Hacer presión sobre este punto cuando está muy excitado ayuda a bloquear el reflejo eyaculatorio, dice el Dr. Brauer. También puede ser bastante placentero.

Este punto se localiza en un área que está a la mitad de su perineo que se hunde con más facilidad que las áreas que lo rodean. Para ayudar a retrasar la eyaculación, presione este punto firme y rítmicamente en cualquier momento de la relación sexual después de que haya logrado una erección lo más firme posible.

A menudo se lleva algo de práctica para encontrar la cantidad de presión que hace que disminuya la urgencia por eyacular y que también sea placentera. Puede que algunos hombres encuentren esto algo incómodo al principio, pero con la práctica, pueden llegar a experimentar una mayor sensación.

RESPIRACIÓN: ***Váyase lento***

Respirar lenta y profundamente cuando está excitado ayuda a "inducir una sensación de relajación en todo el cuerpo", dice el Dr. Brauer, y también disminuye la sensación de urgencia para eyacular.

Secretos energéticos para acabar con la **fatiga**

Pese a que la fatiga es la principal queja que los médicos generales escuchan de sus pacientes, no puede remediarse sólo a través de la medicina convencional, dice la Dra. Erika Schwartz, una internista de West Chester County, Nueva York.

La fatiga no es una enfermedad, explica. No aparece en las pruebas diagnósticas. No existe fármaco alguno que pueda curarla. No hay una operación que la saque del cuerpo. Algunos doctores convencionales, quienes han sido entrenados para detectar enfermedades mediante pruebas y resolverlas con fármacos o cirugía, pueden tachar la fatiga de incurable.

"Algunos doctores simplemente les dicen a sus pacientes que la fatiga es una consecuencia tan natural del envejecimiento como las canas y las arrugas —dice la Dra. Schwartz—. "Ellos les dicen a las personas que sencillamente tienen que aprender a vivir con ella. Simple y llanamente, eso no tiene sentido".

En vez, dice la Dra. Schwartz, la falta de energía es un síntoma de un estilo de vida que provoca fatiga, particularmente un estilo de alimentación que carga (y sobrecarga) los motores de nuestro cuerpo con combustible de baja calidad.

"Estamos mal alimentados y mal nutridos y somos incapaces de hacerles frente a todas las tareas y oportunidades que se nos presentan —dice Pamela Smith, R.D., una nutrióloga de Orlando, Florida—. Hacemos que nuestros cuerpos funcionen el día entero sin los alimentos correctos como si fuéramos carros que pudieran andar sin gasolina".

Pero, dice Smith, es fácil eliminar la fatiga y restaurar la energía, porque un alto nivel de energía es nuestro estado natural. "La energía se encuentra impresa en cada célula de su cuerpo —dice—. La pregunta es: ¿Está usted dejando que la energía fluya hacia adelante para que literalmente quite a la fatiga del camino?"

GUÍA DE CUIDADOS PROFESIONALES

En el mundo actual altamente estresante, la fatiga es casi una parte común de la vida para muchas personas. La presencia de fatiga generalmente no significa que exista un problema físico por el cual tenga que preocuparse, dice la Dra. Erika Schwartz, una doctora de West Chester County, Nueva York.

Sin embargo, existen muchas afecciones, incluyendo la mononucleosis, una disminución en el funcionamiento de la tiroides y la hepatitis, por nombras sólo unas cuantas, que pueden causar fatiga severa. Por lo tanto, si está comiendo bien, durmiendo lo suficiente y tomando suplementos y su nivel de estrés es bajo pero sigue arrastrando los pies durante un mes o más, debe hacer una cita con su doctor para que le haga un chequeo completo, dice la Dra. Schwartz.

Si quiere responder esa pregunta con un "sí" vehemente, pruebe estos remedios para liberar su energía.

CARNITINA: ***Un verdadero rejuvenecedor***

"Yo llamo a la carnitina la cápsula de juventud", dice la Dra. Schwartz. Este aminoácido transporta combustible nutricional al interior de las mitocondrias, que son las fábricas de energía que están en cada una de las células. También saca los desechos al exterior de las mitocondrias para que la operación de estas fábricas no sufra retrasos a causa de las toxinas.

Sin carnitina, el cuerpo no puede producir energía y la típica alimentación estadounidense no la suministra en cantidades suficientes, dice la Dra. Schwartz.

"Yo he visto los efectos positivos que producen los suplementos de carnitina en cientos de mis pacientes, quienes empiezan a lucir y a sentirse revigorizados al cabo de unos días", dice.

La Dra. Schwartz recomienda comenzar con 500 miligramos de carnitina en forma de tableta dos veces al día, a la hora del desayuno y del almuerzo. Al igual que con todos los suplementos, ella aconseja tomarlo con un vaso de 8 onzas (240 ml) de agua para que no trastorne la digestión.

La Dra. Schwartz aconseja a sus pacientes que tomen carnitina indefinidamente, recomendando un mínimo de 1,000 miligramos al día para las personas de más de 40 años de edad. Entre más edad tenga, más la necesita, agrega.

COENZIMA Q_{10}: ***El complemento perfecto de la carnitina***

Mientras que la carnitina transporta el combustible al interior de las mitocondrias, la coenzima Q_{10} ayuda a las mitocondrias a usar ese combustible para producir energía. Los científicos se han enfocado principalmente en la capacidad que tiene la coQ_{10} para revivir las células del corazón. Los estudios de investigación han mostrado que puede ayudar a revertir la insuficiencia cardíaca por congestión venosa, que es una afección que pone en peligro la vida, al restaurar la energía de las células musculares.

Sin embargo, parece que la coQ_{10} vigoriza a todas las células del cuerpo y no sólo a las del corazón. "Si no hay suficiente coenzima Q_{10}, no podrá ser capaz de producir suficiente energía para mantenerse en un estado óptimo de salud", dice la Dra. Schwartz.

Para obtener una dosis verdaderamente terapéutica a partir de su alimentación, tendría que comer enormes cantidades de comida: más de 6 libras (3 kg) de carne de res, 14 libras (6 kg) de cacahuates (maníes) y 6 libras de sardinas al día. Por lo tanto, la Dra. Schwartz recomienda un suplemento como la mejor forma de obtener suficiente. Ella sugiere tomar 30 miligramos dos veces al día, a la hora del desayuno y a la hora del almuerzo. Puede tomar este suplemento indefinidamente, dice.

MAGNESIO: ***Alivio para los cuerpos cansados***

Muchas personas que sufren de fatiga común y corriente se verían beneficiadas al tomar magnesio, que es un mineral crucial para la producción de energía. Si tiene muchas cosas que hacer pero no parece poder lograr que su cuerpo se levante y entre en acción, pruebe tomar 400 miligramos de magnesio a la hora del almuerzo, junto con carnitina y coQ_{10}, dice la Dra. Schwartz.

GLUTAMATO: ***Combata la fatiga cerebral***

Si usted tiene fatiga mental que le dificulta concentrarse o pensar con claridad, quizá quiera empezar a tomar un suplemento de glutamato.

"El glutamato es un aminoácido que ayuda a estabilizar los niveles de azúcar en sangre —dice la Dra. Schwartz—. Esto previene las caídas drásticas en el nivel de azúcar en sangre que pueden contribuir a la fatiga cerebral". Ella recomienda tomar 800 miligramos de glutamato con el desayuno y 400 miligramos con el almuerzo.

ÁCIDOS GRASOS OMEGA-3: ***Levantan su estado de ánimo***

La fatiga y la depresión a menudo van de la mano. Para ayudar a levantarse el ánimo, la Dra. Schwartz sugiere tomar 1,000 miligramos de

El fuego interior

En la Ayurveda, que es un sistema ancestral de curación natural de la India, la fatiga es un signo de un "fuego digestivo lento". Esta es una señal de que el estómago y el resto del tracto digestivo no tienen la energía para metabolizar y absorber los alimentos, dice DeAnna Batdorff, una aromatoterapeuta clínica y profesional en medicina ayurvédica de Forestville, California.

"Cuando las personas avivan su fuego digestivo, obtienen mejores resultados en términos de curar su fatiga que si sólo tratan de mejorar su energía a través de medios nutricionales", dice.

La mejor manera de avivar el fuego digestivo es mediante una técnica de respiración llamada la respiración de fuego. Esto involucra respirar lenta y profundamente de 20 a 30 veces, centrando toda su atención en su estómago. Pero la respiración de fuego no es como la típica respiración profunda en la que deja que su abdomen se suavice y expanda conforme inhala, dice Batdorff.

Cuando haga la respiración de fuego, meta el estómago mientras inhala lenta y profundamente y luego sáquelo a medida que vaya exhalando lentamente. Revise sus hombros mientras esté haciendo este ejercicio para asegurarse que estén relajados y que su columna esté recta.

Haga este ejercicio una o dos veces al día, dice Batdorff, el cual aviva el fuego al promover movimiento en el sistema circulatorio. Si hace este ejercicio correctamente, sentirá cómo sube el calor en su rostro, dice. "Entonces habrá completado el ejercicio", agrega.

ácidos grasos omega-3 *(omega-3 fatty acids),* los cuales son esenciales para el funcionamiento normal del cerebro. Tome este suplemento todos los días con el desayuno, aconseja.

Alimentos que combaten la fatiga

"Cuando se trata de tener toda la energía que quiere y necesita, comer los alimentos correctos es tan esencial como dormir lo suficiente", dice Smith. Pero, dice, no se preocupe sobre lo que no debe de comer. En vez, enfóquese en comer los alimentos y bebidas que le suministren un combustible energético de alto octanaje.

AGUA: ***Evite el principal factor causante de fatiga***

La deshidratación —o sea, no beber suficiente agua todos los días— es una de las razones principales por las cuales las personas se sienten fatigadas, dice Smith. "Si en su búsqueda por elevar su nivel de energía no hace otra cosa más que tomar agua todos los días, y tomar mucha —dice—, usted experimentará un aumento fenomenal en su nivel de energía".

¿Por qué el agua? El agua transporta los nutrientes que dan energía, crea el ambiente celular que necesitan para funcionar, ayuda a oxigenar la sangre y mantiene el tono muscular apropiado. Ella recomienda tomar entre 64 y 80 onzas (2 y 2.5 litros) de agua al día.

ALIMENTOS: ***Coma frecuentemente para incrementar su energía***

Comer cantidades pequeñas de comida a lo largo del día ayuda a evitar que los niveles de azúcar en sangre y los niveles de energía— desciendan drásticamente, dice Smith. Estas "minicomidas" deberán suministrarle carbohidratos y proteínas para que usted obtenga el máximo de energía, ya que la glucosa de los carbohidratos y los aminoácidos de las proteínas individualmente le servirán de combustible sólo durante unas cuantas horas, dice. Además, elija alimentos bajos en grasas, ya que los alimentos altos en grasas se traducen en un nivel bajo de energía. Esto es lo que podrían incluir sus "minicomidas" a lo largo de un día.

- Para desayunar, avena cocida en leche descremada o jugo, endulzada con jugo de manzana o jugo de uva blanca, condimentada con especias para pay (pastel, tarta) de calabaza (calabaza de Castilla) y vainilla, y mezclada con fruta fresca o seca.
- A media mañana, una pieza de fruta fresca o de 1 a 2 onzas (28 a 56 gramos) de queso bajo en grasas.
- Para el almuerzo, un sándwich (emparedado) de pavo en pan integral con mostaza *Dijon*, una ensalada verde grande con garbanzos y queso *feta*, o una pieza de pollo con brócoli y una batata dulce (camote). ("Siempre procure que exista un equilibrio de carbohidratos y proteínas tal que los carbohidratos puedan ser quemados para producir energía y las proteínas puedan ser empleadas para las funciones de síntesis", dice Smith). De postre, coma mango y fresas frescas.
- A media tarde, una merienda (refrigerio, tentempié) de totopos horneados con *dip* de frijoles (habichuelas) y salsa picante.
- Para cenar, pescado o pollo, arroz integral o algún otro cereal, una

ensalada verde, verduras y yogur endulzado con frutas de postre.

- En la noche, una merienda de cereal integral con leche descremada o leche de soya.

Llene su vida de energía

¿Qué preferiría ver: rayos de luz que entran por una ventana o una pared sin ventanas? ¿Qué preferiría escuchar: música calmante o el ruido molesto de un refrigerador? ¿Qué preferiría oler: aromas deliciosos o el olor a productos químicos de una máquina fotocopiadora? En cada caso, la opción placentera es obvia. Y cuando elija un ambiente placentero de bajo estrés, también estará optando por la energía.

"Puede quedar sorprendido del efecto enormemente vigorizante que puede lograr al modificar su ambiente", dice Smith.

COLORES CALIENTES: ***Cargan el cerebro***

Rodearse de colores calientes le enviará impulsos a su cerebro que pueden incrementar su nivel de energía, dice Smith. Si lo que quiere vigorizar es su lugar de trabajo, empiece por ordenar y limpiar su escritorio y guarde los papeles y periódicos que ya no esté usando. Así eliminará los colores fríos blanco, azules y negro que hacen que descienda la energía.

Luego agregue amarillo, naranja o rojo, aconseja Smith. (Las ondas electromagnéticas del amarillo son las más vigorizantes, seguidas por las del color naranja y luego el rojo). Cualquier color caliente funcionará: una planta con flores amarillas, un póster (cartel) con los colores del sol, una pintura cálida o una pieza de cerámica mexicana, por ejemplo. Una advertencia para los extrovertidos: un exceso de colores intensos puede sobreestimularlo y distraerlo. Elijan colores que calman, como el azul o el verde.

AROMAS NATURALES: ***Esté más alerta***

"Los aromas agradables estimulan un nervio en el cuerpo que hace que uno esté despierto", dice Smith. Pero no necesita comprar un popurrí elegante ni un dispensador de aromatoterapia. Sólo ponga una canasta de naranjas (chinas) o limones en su escritorio y corte uno en rebanadas cuando se esté sintiendo fatigado. (También se beneficiará del color de las frutas). O ponga una planta de menta cerca de su escritorio y arránquele una hojita para oler su aroma, sugiere.

SONIDOS: ***Energía que entra por los oídos***

"El ruido es un factor invisible que causa fatiga en el mundo actual", dice Smith. Si no le es posible eliminar los sonidos desvigorizantes de su entorno, ella sugiere usar tapones de hule espuma para los oídos. También puede comprar una máquina de "ruido blanco" que genere los sonidos de las olas, el viento o las cascadas.

Usar audífonos y escuchar la música vigorizante de su elección también es otra buena opción. "La mejor respuesta del cerebro vendrá al escuchar música con ritmos suaves, por ejemplo, piano o flauta, sin letras ni tambores ruidosos", dice.

Elimine los factores que favorecen la fatiga

Si se está sintiendo sin vida, necesita revisar su vida entera. No dormir y no hacer ejercicio lo suficiente son dos factores que comúnmente causan fatiga, dice Smith. Pero existen maneras sencillas de remediar esta situación.

SUEÑO: ***Refrésquese***

"Dormir de manera que se levante sintiéndose descansado puede pasar a formar parte de su nuevo y vigorizante estilo de vida", dice Smith. Esto es lo que ella aconseja para mejorar su sueño.

- Trate de irse a la cama y levantarse a la misma hora todos los días, dado que el cuerpo necesita tener un horario consistente.
- No beba café después del almuerzo, ya que la cafeína puede sabotear el sueño.
- Evite comer alimentos altos en grasas en la noche, porque la grasa puede hacer que le sea más difícil conciliar el sueño o quedarse dormido.
- Duerma en un cuarto fresco, oscuro y silencioso; este es el mejor ambiente para dormir en serio.
- Duerma de lado; así respirará mejor y disminuirá los ronquidos, los cuales pueden hacer que pase una noche inquieta.

EJERCICIO: ***10 minutos equivalen a 2 horas de energía***

Caminar aprisa durante 10 minutos puede darle energía durante 2 horas, dice Smith. Ella recomienda salir a caminar tres veces al día para que su energía se mantenga a un nivel constante.

"Puede caminar casi a cualquier hora y en cualquier lugar", dice. Si prefiere las sesiones más largas de ejercicio, agregue unos cuantos estiramientos y levantamiento de pesas a su programa para mantener sus músculos sueltos y tonificados, lo cual es indispensable para elevar al máximo la energía.

Sin embargo, si se siente extremadamente fatigado, quizá quiera empezar con algún tipo de ejercicio más tranquilo, como yoga o los ejercicios chinos suaves del *tai chi*, dice DeAnna Batdorff, una aromatoterapeuta clínica y profesional en medicina ayurvédica de Forestville, California.

"Si su cuerpo ya está agotado, el ejercicio aeróbico puede hacer que termine más cansado que antes —dice—. Pero si comienza con una rutina de ejercicios de yoga o *tai chi*, gradualmente incrementará su nivel de energía al cabo de más o menos un mes, y entonces podrá agregar algún ejercicio aeróbico a su rutina".

Maneras alternativas de encoger o incluso eliminar los **fibromas**

Los fibromas son masas no cancerosas que crecen en la pared del útero; pueden ser tan pequeñas como el punto de una *i* o tan grandes como una toronja (pomelo). Puede tener un solo fibroma o docenas de ellos.

Los fibromas uterinos pueden no provocar síntomas, pero también pueden causar problemas como flujo menstrual abundante, flujo entre períodos, dolor o presión constantes en el abdomen o pelvis (o ambos), micción frecuente (cuando un fibroma hace presión contra la vejiga), dolor durante el coito y dolor en la espalda inferior.

Y son muy comunes, pues del 25 al 50 por ciento de todas las mujeres eventualmente desarrollan fibromas.

¿Deberían estas mujeres hacerse una histerectomía (cirugía para extirpar el útero)? Definitivamente no debe escoger esto como primer recurso, dice Jason Elias, un profesional en medicina china tradicional de New Paltz, Nueva York.

"A menos que una mujer tenga un flujo tan abundante que su salud o su vida se vean amenazadas, yo creo que debe pedirle a su cirujano que espere 3 meses y que durante ese período use medios naturales para tratar de reducir o eliminar sus fibromas", dice.

Elias ha atendido docenas de casos de mujeres cuyos fibromas dejaron de crecer, se encogieron o desaparecieron cuando usaron remedios alternativos. A continuación indicamos algunos de los autotratamientos que él sugiere.

DIGITOPUNTURA: ***Diez minutos de curación manual***

En la medicina china tradicional (*TCM* por sus siglas en inglés), el *chi* es la fuerza vital o energía que fluye a través de corrientes o meridianos a través del cuerpo. Se cree que el "*chi* del hígado" comprende tanto a este órgano en sí como el sistema de energía que controla el movimiento de la sangre.

Y, según la TCM, la causa principal de cualquier tipo de tumor o masa, incluyendo los fibromas, es un estancamiento del *chi* del hígado, dice Elias. Estimular los siguientes puntos de digitopuntura puede ayudar a desbloquear el *chi* del hígado estancado y hacer que encojan los fibromas, dice Elias. Para encontrar la ubicación exacta de estos puntos, vea "Una guía ilustrada de los puntos de digitopuntura" en la página 656.

- HI3 se encuentra en la parte superior del pie, entre el dedo gordo y el segundo dedo, en la depresión que está entre los huesos.
- HI14 es el espacio que está entre las costillas, a dos costillas del pezón y directamente por debajo del mismo.
- VC4 está en el punto medio exacto del cuerpo, a la mitad entre el hueso púbico y el ombligo.
- B6 está aproximadamente a una distancia de tres veces el ancho del dedo pulgar por encima del hueso interno del tobillo en una depresión que está justo al lado del hueso de la espinilla.
- B10 se encuentra en el lado interno de la rodilla, 2½ pulgadas (6 cm) por encima de la rótula en la parte carnosa de la protuberancia.

Para trabajar estos puntos, siéntese en una silla y pase de un punto a otro, haciendo movimientos circulares en sentido de las manecillas del reloj con su pulgar sobre y alrededor del punto durante más o menos 1 minuto. Haga suficiente presión como para que sienta un ligero dolor pero no tanto que quiera parar.

Trabaje sobre cada punto dos veces al día durante al menos 3 meses. Si su doctor confirma que sus fibromas se han encogido o han desaparecido, siga estimulando estos puntos para evitar que vuelvan a crecer o aparecer.

ALIMENTOS: ***Evite el estrógeno***

La hormona llamada estrógeno "alimenta" a los fibromas, dice Elias, razón por la cual a menudo desaparecen cuando llega la menopausia, o sea, cuando disminuyen los niveles de estrógeno. Pero las mujeres también ingieren estrógeno al comer ciertos alimentos como la carne roja, la carne de ave, los productos lácteos y el huevo, los cuales contienen estrógeno sintético que de manera rutinaria se agrega al alimento de los animales que se crían para su comercialización.

"Yo creo que se deben evitar los alimentos con un alto contenido de estrógeno durante el período de curación de 3 meses, e idealmente, para siempre", dice Elias. Una manera de lograrlo es buscar productos lácteos, huevo, carne roja y carne de ave orgánicos y libres de hormonas.

Elias también les pide a sus pacientes con fibromas que eviten el azúcar refinada, la harina blanca, el alcohol, la cafeína y los cigarros, ya que todos estos estresan al cuerpo e interfieren con la curación porque hacen que el hígado trabaje demasiado y conducen al estancamiento y, por tanto, al crecimiento de fibromas.

ALIMENTOS: ***Consuma mucha fibra y soya***

La fibra ayuda al hígado a procesar y excretar el estrógeno excedente, por lo que Elias recomienda enfatizar los alimentos ricos en fibra como cereales integrales, frijoles (habichuelas), verduras y frutas. Además, debe concentrarse en productos hechos de frijol (habichuela) de soya, como leche de soya, *tofu*, salsa de soya y *miso* (una pasta de soya muy sabrosa). La soya es rica en estrógenos naturales llamados fitoestrógenos, que son compuestos 100 veces más débiles que el estrógeno sintético, por lo que no le harán daño a su cuerpo. Pero sí se ligan a los sitios receptores de estrógeno, previniendo que el estrógeno sintético nocivo le haga daño a su sistema, dice Elias.

MAGNESIO: ***Nutrición para los músculos***

La deficiencia del mineral magnesio es común en la población de los Estados Unidos y a menudo genera estancamiento en el tejido muscular, por ejemplo, las paredes del útero, dice Elias. Las cantidades adecuadas de este mineral relajan el tejido muscular, permitiendo que sangre fresca

GUÍA DE CUIDADOS PROFESIONALES

Si presenta un flujo menstrual anormal, siente una bolita en su abdomen inferior, tiene dificultades para orinar o siente presión o dolor crónicos en su abdomen inferior o pelvis, pídale a su ginecólogo que la revise para ver si tiene fibromas uterinos.

Sin embargo, si su doctor le diagnostica fibromas, deje pasar un tiempo antes de aceptar su recomendación de hacerse una histerectomía, una operación en la que se extirpa el útero, aconseja el Dr. Herbert Goldfarb, director del Montclair Reproductive Center en Nueva Jersey y de Minimally Invasive Gynecology en la ciudad de Nueva York.

"Cuando los ginecólogos pasan de un diagnóstico de fibromas a una recomendación de histerectomía sin hacer antes alguna otra consideración, están perjudicando a sus pacientes", dice el Dr. Goldfarb.

En vez, dice, las mujeres a quienes les diagnostican fibromas deben hacerse el rango completo de pruebas diagnósticas adicionales, incluyendo una histeroscopía, en la que el doctor inserta un lente de fibra óptica en el útero para determinar con precisión la ubicación y el tamaño de los fibromas. El Dr. Goldfarb también recomienda un ultrasonido transvaginal, el cual detecta la presencia de fibromas.

Una vez que se haya determinado con precisión la severidad del problema, su ginecólogo podrá colaborar con usted para decidir cuál es el tratamiento correcto que, nuevamente, no tiene necesariamente que ser una histerectomía. Los tratamientos disponibles incluyen no tomar medidas inmediatas sino hacerse chequeos con regularidad para vigilar el crecimiento de los fibromas; hormonas sintéticas; una miomectomía, en la que se extirpan los tumores pero se conserva el útero y la miolisis, en la que se destruyen los fibromas con rayo láser o una aguja eléctrica especial.

fluya hacia el área. Él recomienda tomar un suplemento de 1,000 a 1,500 miligramos de magnesio al día.

VITAMINA B_6 Y ACEITE DE PRÍMULA NOCTURNA: ***Para procesar el estrógeno***

Elias sugiere que las mujeres con fibromas tomen 100 miligramos al día de vitamina B_6 y 1,000 miligramos al día de aceite de prímula nocturna (aceite de primavera nocturna, *evening primrose oil*), el cual suministra el ácido graso esencial llamado ácido gamma-linolénico (*GLA* por sus siglas en inglés). Ambos suplementos ayudan al cuerpo a procesar el estrógeno, dice.

SUPLEMENTO MULTIVITAMÍNICO Y DE MINERALES: ***Ayuda a aumentar la curación***

Elias también recomienda tomar un suplemento multivitamínico y de minerales de alta potencia para asegurarse que esté obteniendo todos los nutrientes que su cuerpo necesita para curarse. Siga la dosis recomendada en la etiqueta del producto.

PROGESTERONA: ***Al rescate***

La crema de progesterona *(progesterone)* contiene progesterona natural y suministrarle al cuerpo más progesterona para que el estrógeno no domine tanto puede ayudar a curar los fibromas, dice Elias. Busque una crema cuya etiqueta especifique que contiene progesterona y no barbasco *(wild yam)* como ingrediente.

"Yo les he recomendado esta crema a mis pacientes durante 10 años y es bastante segura", dice. Use la crema dos veces al día durante alrededor de 15 días a un mes, desde la ovulación hasta que el primer día de la menstruación. En la mañana y otra vez en la noche, frótese ½ cucharadita de la crema en algún área de piel suave, como la parte interna de sus muslos o su vientre inferior. Siga este tratamiento durante al menos 3 meses. Si su doctor confirma que sus fibromas se han encogido o han desaparecido para entonces, siga usando la crema como medida preventiva.

Conquiste el dolor y la fatiga de la **fibromialgia**

¿Quiere contraer el síndrome de la fibromialgia en uno o dos días? Es muy fácil.

Sólo vaya a la clínica del sueño más cercana, pídales que lo conecten a un electroence falógrafo (una máquina que detecta y registra las ondas cerebrales) y justo antes de que se vaya a quedar dormido, pídale al técnico que lo despierte cada vez que empiece a producir ondas delta, que son las ondas que produce el cerebro durante el sueño profundo.

GUÍA DE
CUIDADOS PROFESIONALES

"Es poco probable que su doctor esté familiarizado con los estudios de investigación que se han hecho sobre el tratamiento eficaz de la fibromialgia", dice el Dr. Jacob Teitelbaum, un médico de Annapolis, Maryland. Pero *sí* existen tratamientos eficaces para esta afección. "Yo he tratado a cientos de pacientes con fibromialgia, algunos de los cuales han ido a ver a 10, 20 o incluso 30 doctores, y más del 85 por ciento han mejorado o se han curado. Es decir, sus síntomas ya no son un problema", dice el Dr. Teitelbaum. Los pacientes que siguen su programa generalmente mejoran en un lapso de alrededor de 3 meses, dice.

El Dr. Teitelbaum trata el problema como una falla en el funcionamiento del hipotálamo, que es la glándula endócrina maestra que está en el cerebro. Su protocolo de tratamiento puede incluir algunos o todos los elementos siguientes, dependiendo de los síntomas y los resultados de las pruebas de laboratorio.

- Medicamentos o suplementos hormonales para cubrir posibles deficiencias de hormonas tiroideas, adrenales, ováricas o testiculares
- Diversos fármacos y hierbas para corregir los trastornos del sueño
- Medicamentos para la presión arterial baja debida a una falla en el funcionamiento del hipotálamo
- Fármacos antiparasitarios o antifúngicos para curar este tipo de infecciones
- Un suplemento multivitamínico, glicinato de magnesio, ácido málico, vitamina B_{12}, hierro y otros suplementos para cubrir las deficiencias nutricionales

Usted o su doctor pueden averiguar más sobre los detalles del protocolo de tratamiento del Dr. Teitelbaum visitando su página de Internet en www.endfatigue.com.

"Al cabo de uno o dos días, usted desarrollará el clásico dolor de la fibromialgia", dice el Dr. Jacob Teitelbaum, un médico de Annapolis, Maryland.

Sí, tres a seis millones de personas que viven en los Estados Unidos tienen los síntomas de la fibromialgia —el patrón cambiante de músculos constantemente adoloridos y sensibles por todo el cuerpo; la fatiga casi constante; la andanada de otros problemas, incluyendo infecciones frecuentes y trastornos intestinales— y están sufriendo de un trastorno del sueño, según dicen los profesionales en terapias alternativas.

Esto es lo que típicamente sucede: usted se siente agotado

todo el día, pero cuando es hora de irse a la cama, su mente va a mil por hora. Eventualmente concilia el sueño, pero se despierta a cada rato, a veces hasta de 3 a 15 veces cada noche. Finalmente, más o menos a las 4:00 ó 5:00 a.m., se despierta de nuevo y se queda despierto hasta que suena la alarma de su reloj despertador. Luego, comienza de nuevo este ciclo poco alentador de días que transcurren a paso de tortuga.

El Dr. Teitelbaum cree que esta falta de sueño profundo, causada por una falla en el funcionamiento del hipotálamo, que es la glándula endócrina maestra del cerebro, puede afectar casi todas las partes del cuerpo. Acorta los músculos, dejándolos crónicamente tensos y sensibles. Causa estragos en su sistema hormonal, su sistema inmunitario, sus neurotransmisores cerebrales y su digestión, provocando uno o más de docenas de síntomas posibles. Triplica lo niveles que hay en su cuerpo de la sustancia P, que es la sustancia química responsable de la sensibilidad al dolor, haciendo que sus músculos le duelan... y mucho. Además, debido a que el cuerpo se repara durante el sueño profundo, nunca se le da la oportunidad para que se curen estos problemas.

Esta enfermedad puede comenzar de muchas maneras diferentes, dice el Dr. Teitelbaum. Cómo detenerla es algo que sigue intrigando a los médicos convencionales, por no mencionar a aquellos que ni siquiera reconocen que la fibromialgia existe. Pero el Dr. Teitelbaum ha tenido un éxito asombroso en la reducción e incluso la eliminación del dolor y la fatiga que provoca la fibromialgia con una combinación de remedios naturales y medicinas.

Él sugiere que cada uno de estos remedios se use durante 6 meses. Si ya está durmiendo toda la noche y sintiéndose mejor al cabo de este período, él recomienda que disminuya gradualmente su uso a lo largo de un período de 9 a 12 meses.

VALERIANA Y TORONJIL: ***Para el sueño profundo***

En la noche, la hierba valeriana *(valerian)* tomada en conjunto con toronjil (melisa, *lemon balm*), pueden ayudar a incrementar la cantidad y profundidad del sueño profundo, dice el Dr. Teitelbaum. Él recomienda tomar el producto *Valerian Rest with Lemon Balm* fabricado por To Your Health, que contiene de 160 a 480 miligramos de valeriana y de 80 a 240 miligramos de toronjil, antes de que sea la hora de irse a acostar.

Durante el día, la valeriana por sí sola puede tener un efecto calmante. El Dr. Teitelbaum recomienda 100 miligramos tres veces al día para aliviar la ansiedad.

KAVA KAVA: *Una alternativa razonable*

Esta hierba relaja los músculos, calma la mente y hace que tenga un sueño más profundo, dice el Dr. Teitelbaum. Recomienda tomar de 200 a 750 miligramos antes de irse a acostar. Busque un producto estandarizado que contenga al menos un 30 por ciento de kavalactonas, *(kavalactones)* que son los principios activos de esta hierba.

Rara vez, la *kava kava* puede causar fotosensibilidad. Si le sale un sarpullido mientras esté tomando esta hierba, el Dr. Teitelbaum señala que debe disminuir su dosis en un 50 por ciento y tomar la hierba junto con un suplemento de vitaminas del complejo B de alta potencia *(high-potency B-complex vitamin)* que contenga 50 miligramos de la mayoría de las vitaminas B. Esto a menudo elimina el sarpullido.

MELATONINA: *Reajuste su reloj interno*

La glándula pineal, que es una glándula secretora de hormonas que se encuentra en el cerebro y que produce melatonina, controla el reloj interno de su cuerpo, es decir, le hace saber cuándo es de día y cuándo es de noche. Las personas con fibromialgia tienen un desajuste terrible en su reloj interno, dice el Dr. Teitelbaum. "El cuerpo no sabe si es de día o de noche; está muy confundido". Tomar la hormona melatonina puede ayudarle a reajustar su reloj interno de modo que cuando sea hora de dormir, usted pueda conciliar el sueño.

Él recomienda que las personas con fibromialgia tomen de 200 a 300 microgramos antes de que sea la hora de irse a la cama. "En la mayoría de las personas, esta dosis es tan eficaz para mejorar el sueño como cualquier otra dosis mayor", dice. No tome este suplemento sin la supervisión de un médico que sepa cómo usarlo.

MAGNESIO: *Para relajar los músculos*

"El magnesio interviene en muchas reacciones diferentes en el cuerpo y es particularmente importante para que los músculos se relajen —dice el Dr. Teitelbaum—. "Si su consumo de magnesio es bajo, sus músculos pueden quedarse en espasmo y no se resolverá su fibromialgia".

Debido a que el procesamiento elimina gran parte del magnesio que contienen los alimentos, una persona común que vive en los Estados Unidos consume mucho menos de los 400 miligramos que el cuerpo necesita, según las normas oficiales del gobierno. "Casi todas las personas presentan una deficiencia de magnesio", dice el Dr. Teitelbaum.

También dice que es muy importante el tipo de suplemento de magnesio que se use para corregir dicha deficiencia. Hay muchos tipos de magnesio y no todos se absorben bien en el cuerpo. Él recomienda el producto *FibroCare Tablets*, fabricado por To Your Health; este producto suministra glicinato de magnesio *(magnesium glycinate)* combinado con ácido málico *(malic acid)*, el cual permite elevar al máximo la absorción del magnesio. Siga la dosis recomendada en la etiqueta del producto y siga tomando este suplemento como medida preventiva incluso después de que mejore su fibromialgia.

Sin embargo, es importante que tome en cuenta esta advertencia. Los suplementos de magnesio pueden causar diarrea. Si esto le ocurre, disminuya su consumo por 75 a 100 miligramos al día hasta que la diarrea desaparezca.

MASAJE: ***Quítese el dolor con frotación***

Uno de los mejores (y más fáciles) tipos de masaje para calmar los músculos tensos, adoloridos y sensibles es el masaje profundo de fricción, dice Ralph R. Stephens, un terapeuta de masaje con licencia e instructor de terapia neuromuscular y masajes para deportistas de los Ralph Stephens Seminars en Cedar Rapids, Iowa. A continuación explicamos cómo se hace.

Coloque los dedos medio, índice y anular de una mano sobre un área donde haya tensión o sensibilidad muscular y aplique suficiente presión para que sus dedos no se deslicen por encima de su piel o su ropa. Haga de 5 a 10 movimientos circulares, frotándose lo suficientemente fuerte para que sienta una leve molestia pero no tanto que le cause dolor.

"El movimiento de este masaje hace que la piel se mueva por encima de las capas más profundas del músculo, estirando las fibras musculares por encima de las otras, mejorando la circulación y relajando el sistema nervioso", dice Stephens. Una vez que haya terminado de darse el masaje en un área, mueva sus dedos a una distancia de alrededor del ancho de su mano y repita el masaje.

"Con esta técnica, puede darse un masaje en las piernas, los brazos, el pecho y la parte trasera de su cuello con bastante facilidad", dice Stephens. Dése masaje en un área, déjela descansar durante unos cuantos minutos y luego vuelva a darse masaje sobre la misma área. Puede hacerse este masaje diariamente, el cual le brindará inmediatamente algo de alivio. Si el masaje le causa dolor en algún área, esto quiere decir que está presionando demasiado fuerte, haciéndolo durante demasiado tiempo o ambos. Permita que el área descanse unos cuantos días y luego vuelva a darle masaje pero con menor intensidad.

VISUALIZACIÓN: ***Observe cómo se relajan sus músculos***

A través de la visualización, puede aprovechar el poder su mente para ayudar a relajar los músculos tensos y sensibles de la fibromialgia, dice Simone Ravicz, Ph.D., una sicóloga clínica de Pacific Palisades, California, que padece fibromialgia.

Primero, siéntese cómodamente en una silla. Deje que su atención se centre en el punto donde le duelen los músculos. Luego, dice la Dra. Ravicz, visualice los músculos en esa área como si estuvieran atados con un nudo. Luego, con su vista mental, vea cómo se van aflojando lentamente hasta que se desatan por completo, alargándose y estirándose por último.

Mientras esté visualizando esto, respire lenta y profundamente y deje que todo su cuerpo se relaje. Haga este ejercicio de visualización una vez al día durante 5 a 10 minutos para disminuir el dolor y ayudar a prevenir los episodios diarios de fibromialgia.

SUPLEMENTO MULTIVITAMÍNICO Y DE MINERALES: ***Nútrase bien***

La fibromialgia puede causar múltiples deficiencias nutricionales por los problemas digestivos que provoca, dice el Dr. Teitelbaum. Él recomienda que todas las personas que padezcan esta afección tomen un suplemento multivitamínico y de minerales de alta potencia.

Él recomienda *My Favorite Multiple* o *My Favorite Multiple—Take One* fabricados por Natrol, ya que él cree que son los suplementos más completos que hay en el mercado. Siga la dosis recomendada en la etiqueta del producto y tome el suplemento a largo plazo como medida preventiva, incluso después de que mejore su fibromialgia.

Mejore su digestión para frenar la **flatulencia**

Todos sabemos que los antibióticos causan muchos efectos secundarios, pero aquí le vamos a decir de uno que quizá no conozca. Los antibióticos le pueden causar gases, no sólo cuando los está tomando, sino también después, y quizá por el resto de su vida.

La flatulencia es una parte natural de la digestión, causada por bacterias que producen gases y que viven en el tracto intestinal. Pero las personas que han tomado antibióticos quizá tengan que lidiar con la flatulencia con mayor frecuencia porque los antibióticos no sólo matan a las bacterias que causan las infecciones, sino que también matan a todas las demás bacterias que viven en el cuerpo, incluyendo las millones de bacterias útiles que normalmente habitan el intestino grueso, dice Pamela Sky Jeanne, N.D., una naturópata de Gresham, Oregon.

Cuando estas bacterias se destruyen, otras bacterias poco amigables (además de otros organismos, como las levaduras) toman su lugar y empiezan a generar toxinas que pueden conducir a la flatulencia, el abotagamiento y la diarrea. Esta afección se conoce como disbiosis, lo que significa que hay demasiadas bacterias malas y muy pocas bacterias buenas.

Restaurar el equilibrio bacteriano natural del cuerpo es el primer paso esencial para controlar la flatulencia. Además, existen otras cosas que puede hacer para ayudar a que todo su sistema digestivo trabaje con mayor eficiencia, lo cual hará mucho por disminuir la molestia (y la vergüenza) que provoca la flatulencia.

PROBIÓTICOS: ***Recupere sus bacterias buenas***

Debido que los antibióticos invariablemente trastornan el equilibrio bacteriano normal del intestino, o lo que los doctores llaman flora intestinal, los profesionales en terapias alternativas creen que se puede restaurar este equilibrio tomando un probiótico *(probiotic)*, que es un a suplemento que contiene bacterias útiles. Busque un suplemento que

GUÍA DE
CUIDADOS PROFESIONALES

Algo de flatulencia es normal, pero cuando ocurre todo el tiempo, puede ser un síntoma de problemas digestivos que no desaparecerán sin tratamiento profesional, dice Pamela Sky Jeanne, N.D., una naturópata de Gresham, Oregon.

Si presenta síntomas como pérdida de peso involuntaria, pérdida del apetito, vómito, un cambio en sus hábitos intestinales o hemorragia rectal, debe consultar a un médico. Si tiene estos síntomas, quizá quiera preguntarle a su doctor si usted debiera considerar hacerse un análisis digestivo completo de las heces. Esta prueba puede detectar problemas que causan gases, como disbiosis (un desequilibrio entre las bacterias buenas y malas), candidiasis (infección por levaduras) y más. Quizá también quiera consultar a un naturópata o doctor en medicina con tendencia a la medicina alternativa para que le haga una prueba para detectar sensibilidades a los alimentos, dice la Dra. Jeanne.

contenga de 2 a 3 mil millones de unidades de *acidophilus, bifidum* u otros organismos, dice la Dra. Jeanne.

Sólo asegúrese de comprar suplementos que hayan estado en refrigeración en la tienda. De esta forma, sabrá que los organismos están vivos y activos, aconseja. Necesita tomar probióticos durante cualquier terapia con antibióticos y durante un mínimo de 2 semanas después de terminar su tratamiento con antibióticos. Siga la dosis recomendada en la etiqueta del producto.

"Los probióticos funcionan —agrega Elizabeth Lipski, una nutrióloga clínica certificada de Kauai, Hawai—. Realmente mantienen a las bacterias malas bajo control".

ENZIMAS DIGESTIVAS: ***Después de cada comida***

El cuerpo produce muchas enzimas digestivas, que son sustancias químicas que ayudan a descomponer los alimentos para que puedan ser absorbidos a través de la pared del intestino. Sin embargo, algunas personas no producen estas enzimas en cantidades suficientes. Esto es particularmente común en las personas que ya tienen más de 50 años de edad, dado que los niveles de enzimas digestivas tienden a disminuir con la edad.

"Un suplemento de enzimas digestivas le ayudará a su cuerpo a digerir los alimentos con mayor rapidez y facilidad", dice Lipski. Ella recomienda tomar enzimas digestivas después de cada comida, siguiendo las instrucciones que aparezcan en la etiqueta. Muchas personas obtienen los mejores resultados cuando combinan enzimas digestivas con suplementos probióticos, agrega.

ALIMENTOS: ***Guarde los gaseosos***

Algunas personas son sensibles a las proteínas y los azúcares que contienen ciertos alimentos, lo cual resulta en una mala digestión y, por tanto, la producción de gases, dice Lipski. Puede ser difícil identificar las sensibilidades a los alimentos porque no siempre es fácil saber qué es lo que está causando el problema.

Ella recomienda experimentar con diferentes alimentos, eliminándolos uno por uno de su alimentación durante 10 días. Si disminuye la flatulencia, entonces ya sabrá que encontró al culpable. A continuación indicamos algunos de los principales sospechosos.

- Productos lácteos, porque muchas personas carecen de una enzima llamada lactasa que el cuerpo necesita para digerir el azúcar (lactosa) de la leche y otros productos lácteos.
- Jugos de fruta, los cuales contienen un azúcar llamada fructosa que provoca gases en muchas personas. Incluso las personas que no son sensibles a la fructosa pueden presentar flatulencia cuando beben más de tres vasos de jugo al día, dice Lipski.
- Edulcorantes artificiales, como el xilitol y el sorbitol, que se encuentran en muchos dulces y productos horneados y que pueden provocar gases.
- Trigo, porque muchas personas son sensibles a una proteína del trigo llamada gluten.
- Frijoles (habichuelas), repollo (col), repollitos (coles) de Bruselas, coliflor y pepino, los cuales contienen un carbohidrato llamado rafinosa que potencialmente puede provocar gases. Sin embargo, a la larga, estos alimentos que de otro modo son saludables, en realidad pueden disminuir los gases porque las bacterias del cuerpo sufrirán alteraciones para poder utilizar la rafinosa, dice Lipski.

JENGIBRE: ***Déle un empujón a la digestión***

El jengibre es una hierba excelente para prevenir o remediar la flatulencia, dice Mark Stengler, N.D., un naturópata de San Diego. Funciona al estimular la digestión y relajar los músculos del tracto digestivo de modo que los alimentos pasen menos tiempo en los intestinos.

Tome dos cápsulas o 250 miligramos con cada comida, dice. Busque un producto estandarizado que contenga un 1 por ciento de gingeroles *(gingerols)*, que son uno de sus principios activos.

¿*Realmente* tiene un problema?

Muchas personas que piensan que tienen demasiados gases en realidad están liberando cantidades normales de gas, dice el Dr. William B. Salt II, profesor clínico adjunto de Medicina de la Facultad de Medicina y Salud Pública de la Universidad Estatal de Ohio en Columbus. "Lo normal es de 6 a 21 veces al día", dice.

La manera más fácil de averiguar si sus expulsiones de gas están dentro del rango normal es llevar consigo un pequeño cuaderno y anotar cada uno de sus episodios. "Muchos de mis pacientes que hacen esto descubren que en realidad no presentan un número anormal de expulsiones —dice el Dr. Salt—. En la mayoría de los casos, no tienen un problema; sólo pensaban que lo tenían".

CLOROFILA: ***Un desodorante interno***

Un suplemento de clorofila *(chlorophyll)* puede disminuir los gases y el olor al desintoxicar la comida parcialmente digerida que se encuentra en el tracto digestivo, dice Lipski. La clorofila es completamente segura, de modo que puede tomarla cada vez que se sienta molesto, siguiendo las instrucciones que aparezcan en la etiqueta del producto.

SEMILLAS DE HINOJO: ***Un auxiliar digestivo***

"Masticar semillas de hinojo *(fennel seeds)* después de comer es una excelente manera de aliviar la flatulencia", dice la Dra. Jeanne. Los aceites de esta hierba ayudan al proceso digestivo, explica, por lo que quizá quiera masticar unas cuantas semillas después de cada comida. Mastique bien de 5 a 10 semillas y luego trágueselas para obtener todos sus beneficios, aconseja.

CARBÓN ACTIVADO: ***Para un alivio confiable y casi inmediato***

Está a punto de ir a un evento social donde la flatulencia definitivamente no será bien vista, ¡pero está sufriendo un ataque de gases! ¿Qué puede hacer? Pruebe un suplemento de carbón activado *(activated charcoal)*, dice Andrew Gaeddert, un miembro profesional del Gremio de Herbolarios de los Estados Unidos y director de la Get Well Clinic en Oakland, California.

El carbón activado funciona al ligarse con toxinas y otras sustancias que se encuentran en el tracto digestivo, para después sacarlas del cuerpo, pero en silencio. Este suplemento debe aliviar la flatulencia en alrededor de 30 minutos.

Gaeddert recomienda tomar de una a dos tabletas de 200 a 500 miligramos antes de eventos sociales ocasionales, pero nunca durante más de 2 semanas a la vez.

Hierbas limpiadoras ayudan con la **flebitis**

La flebitis puede ser de dos tipos: superficial y profunda. La flebitis de las venas profundas (tromboflebitis) es la inflamación y formación de coágulos en (seguro ya lo adivinó) las venas grandes y profundas de sus piernas. La vena se tensa e inflama tanto que lo más probable es que ni siquiera pueda doblar su pie sin sentir un dolor severo. Y puede infectarse, dándole fiebre.

Si desarrolla flebitis en las venas profundas, necesita ir a una sala de urgencias de inmediato. Puede generar un coágulo sanguíneo que puede desprenderse, alojarse en su corazón o sus pulmones y incluso matarlo. Su doctor inmediatamente le administrará medicamentos para disolver los coágulos.

En el caso de la flebitis superficial, una vena cerca de la superficie de la piel es la que se inflama. Esto generalmente ocurre cuando el flujo de sangre a través de las venas varicosas se hace más lento, se estanca o empieza a coagularse. Aunque no es una emergencia médica, es preciso que vea a un médico para que le haga un diagnóstico exacto. Su doctor probablemente le recomendará que eleve su pierna, que le aplique calor húmedo a la vena para aliviar el dolor y la inflamación y que tome analgésicos.

Sin embargo, lo que los doctores convencionales probablemente no le recomendarán es una manera de prevenir otro episodio de flebitis superficial, una manera de fortalecer sus venas débiles y propensas a la flebitis. Pero el Dr. Virender Sodhi, (Ayurveda), N.D., un médico ayurvédico y naturópata y director de la Escuela de Ciencias Ayurvédicas de los Estados

GUÍA DE CUIDADOS PROFESIONALES

La flebitis, que es una inflamación en una vena que puede dejarla roja, sensible y adolorida, siempre requiere de atención médica. Sólo su doctor podrá determinar la gravedad de su caso, dado que un coágulo que está en una vena profunda de la pierna puede ser difícil de detectar o diagnosticar. Su doctor le hará un ultrasonido para ver si tiene flebitis de las venas profundas o flebitis superficial. Si es flebitis superficial, la cual no pone en peligro su vida, puede que le recete diversos tratamientos no farmacéuticos y médicos, incluyendo la aplicación de calor húmedo para aliviar el dolor, elevar la pierna y tomar fármacos antiinflamatorios como la aspirina y antibióticos.

Si estos tratamientos no eliminan sus síntomas al cabo de 7 a 10 días, o si le vuelve a dar un episodio de flebitis, llame a su doctor de inmediato. Incluso la flebitis superficial puede convertirse en una flebitis de las venas profundas no detectada, la cual sí pone en peligro su vida. Los únicos síntomas que puede llegar a presentar en el caso de la flebitis de las venas profundas es una sensación de pesadez en las piernas, temperatura elevada, bolitas notorias y dolor e hinchazón de los tobillos o las piernas. Si usted presenta cualquiera de estos síntomas, pídale a alguien que lo lleve a la sala de urgencias del hospital más cercano de inmediato.

Sin embargo, ninguno de los tratamientos para la flebitis resuelve la causa de este problema, que es la debilidad en las venas. "Sólo un naturópata o un doctor que incorpora la medicina natural en su consulta podrá ayudarle a curar el problema, devolviéndoles su fuerza natural a las venas para que disminuya su probabilidad de volver a presentar flebitis", dice Mark Stengler, N.D., un naturópata de San Diego.

Unidos en Bellevue, Washington, dice que sí existe una manera de ayudar a impedir otro episodio de flebitis superficial. Esta comienza con su hígado.

HIERBAS AYURVÉDICAS: ***Limpie su hígado***

"La debilidad en las venas que causa la flebitis es una señal de que el hígado no ha estado funcionando correctamente durante mucho tiempo", dice el Dr. Sodhi. ¿Cómo es que un hígado débil causa que las venas se debiliten? El trabajo de sus venas es regresar la sangre al corazón y luego a los pulmones, donde se desecha el dióxido de carbono y se recoge oxígeno, dice el Dr. Sodhi. En su camino de regreso, la sangre hace una parada en el hígado, que es el órgano que se encarga de extraer las toxinas de la sangre.

Si el hígado ya se encuentra congestionado de toxinas —por seguir una dieta alta en grasa, por culpa de los contaminantes y por muchas otras causas posibles— la sangre no puede fluir fácilmente hacia el interior de este órgano. El resultado, según cree el Dr. Sodhi, puede ser una pequeña pero nociva acumulación de sangre, que hace que las venas de las piernas se dilaten y se debiliten con el tiempo. Eventualmente, las venas se llegan a dañar tanto que se inflaman e incluso se infectan, haciendo que usted padezca de la afección llamada flebitis.

Por lo tanto, dice el Dr. Sodhi, el primer paso para prevenir un episodio de flebitis es descongestionar el hígado. La mejor manera de lograr esto es con una de las cuatro hierbas que el Dr. Sodhi recomienda para el hígado: *Eclipta alba, Terminalia arjuna, Picrorhiza kurrooa* y *Solanum nigrum*.

"Todas estas hierbas han producido muy buenos resultados en lo que se refiere a limpiar el hígado y ayudar a prevenir episodios de flebitis", dice. Elija cualquiera de estas hierbas y siga la dosis recomendada en la etiqueta del producto.

ZANAHORIAS Y RÁBANOS: ***Verduras que también sirven para limpiar el hígado***

Ambas verduras son buenas para limpiar el hígado porque hacen que aumente el flujo de bilis, dice el Dr. Sodhi. Él recomienda comer un par de rábanos y una o dos zanahorias cada día.

POSTURA: ***Jálese una silla***

Otra manera de descongestionar el hígado es jalándose una silla, pero sin sentarse en ella. En vez, recuéstese boca arriba sobre el piso y ponga sus pies y pantorrillas sobre el asiento de la silla. Esto ayuda a que la sangre fluya hacia afuera de las venas y al interior de su hígado, dice el Dr. Sodhi. Haga esto una vez al día, quedándose en esta posición durante 5 a 10 minutos.

GOTU KOLA: ***Una hierba que restaura la elasticidad***

"Para curar la flebitis, primero necesita descongestionar el hígado y luego trabajar en las venas en sí", dice el Dr. Sodhi. La hierba *gotu kola* puede ayudar a que las venas recobren su elasticidad normal para que no sean blancos fáciles para la inflamación. Busque *gotu kola* en forma de cápsula o tintura y siga la dosis recomendada en la etiqueta del producto.

RUSCO Y MIRTILLO: ***Dos tónicos para sus venas***

El rusco *(butcher's broom)* y el mirtillo *(bilberry)* son venotónicas, lo que significa que ayudan a fortalecer las venas y también a bajar la inflamación, dice Mark Stengler, N.D., un naturópata de San Diego. Él recomienda tomar 100 miligramos de rusco tres veces al día para prevenir una recurrencia de flebitis. Use un producto estandarizado que contenga un 10 por ciento de ruscogenina *(ruscogenin)*, que es el principio activo de esta hierba.

También recomienda tomar dos cápsulas de 80 miligramos de mirtillo tres veces al día para ayudar a prevenir episodios en el futuro. Busque un producto estandarizado que contenga un 25 por ciento de antocianósido *(anthocyanoside)*, que es el principio activo de esta hierba.

VITAMINA E: ***Para prevenir la formación de coágulos***

La vitamina E fortalece las venas en las piernas y hace menos espesa la sangre, ayudando a prevenir la formación de coágulos sanguíneos, dice el Dr. Sodhi. Él recomienda dos dosis de 400 unidades internacionales (UI) de vitamina E al día para cualquiera que padezca flebitis.

MASAJE: ***Mejore su circulación***

Si su doctor ha determinado que su flebitis es del tipo superficial que no involucra un coágulo sanguíneo, debe hacerse un masaje en las piernas una o dos veces al día, dice el Dr. Sodhi. Suave pero firmemente, amase cada una de sus piernas desde su tobillo hasta la mitad de su muslo. "Así irá empujando la sangre encharcada hacia afuera de sus venas para volverla a poner en circulación, ayudando a aliviar algo de presión en sus venas y a evitar que empeore su flebitis", dice.

Fortalézcase para acelerar la curación de **fracturas**

Fractura simple. Fractura expuesta. Fisura. Fractura por sobrecarga. Todos estos son nombres de diferentes tipos de fracturas. Por fortuna, la Madre Naturaleza (generalmente con un poco de ayuda de un yeso para inmovilizar el hueso) cura una fractura simple en 2 a 3 meses.

Pero puede que el calor, la comezón y la sensación de confinamiento que produce un yeso ya lo haya puesto a pensar si existirá alguna manera de acelerar este proceso, es decir, una

GUÍA DE CUIDADOS PROFESIONALES

Si se ha fracturado un hueso, debe ir al médico para que se lo acomoden y le pongan un yeso. Si la extremidad se ve deforme, si tiene dolor o entumecimiento en el área inmediata que rodea al área lesionada o si no puede colocar peso sobre la extremidad, entonces probablemente tiene una fractura. Y el mejor doctor que puede consultar es un especialista en medicina ortopédica, dice Thomas O'Bryan, D.C., a quiropráctico, nutriólogo y director del Omnis Chiropractic Group en Glenview, Illinois.

Sin embargo, una vez que le hayan colocado un yeso, quizá quiera ir a ver a un profesional en el cuidado de la salud que incorpore la nutrición en su consulta para que le aconseje cuáles son los mejores alimentos y suplementos nutricionales para reparar la fractura y formar hueso nuevo.

"Es poco probable que un alópata le dé consejos sobre cómo promover una curación más rápida y mejor del tejido óseo con alimentos, pero un profesional que incorpore la nutrición en su consulta sí lo hará", dice el Dr. O'Bryan.

manera de ayudar al cuerpo a producir hueso nuevo con mayor rapidez. Bueno, muchos doctores convencionales no tendrán muchas ideas (o más bien, ninguna) para ayudarle a lograr esto. Sin embargo, los profesionales en terapias alternativas ofrecen diversos remedios caseros que sí pueden ser de utilidad.

PROBIÓTICOS: ***Aumente su vitamina K***

Se cree que las bacterias *Lactobacillus acidophilus* y *Bifidobacterium bifidum*, que son dos tipos de bacterias intestinales, ayudan a fabricar vitamina K. Este nutriente, a su vez, ayuda a su cuerpo a sintetizar osteocalcina, que es una proteína que interviene en la formación de hueso.

Usted puede encontrar suplementos que contienen estas bacterias en la mayoría de las tiendas de productos naturales, dice Thomas O'Bryan, D.C., un quiropráctico, nutriólogo y director del Omnis Chiropractic Group en Glenview, Illinois. Busque una marca que necesita ser almacenada bajo refrigeración; lo más probable es que sea de mayor calidad. Siga la dosis recomendada en la etiqueta del producto; la dosis usual es de 1 cucharadita del polvo.

VITAMINA D: ***Para la absorción de calcio***

Durante las primeras 4 semanas después de haber sufrido la fractura, tome un suplemento diario de 400 unidades internacionales (UI) de vitamina D, que es un nutriente que ayuda al cuerpo a absorber calcio, dice el Dr. O'Bryan.

"Yo también les recomiendo a mis pacientes que se expongan a la luz directa del Sol durante 15 a 30 minutos al día. Esto permite que su cuerpo sintetice su propia vitamina D —dice el Dr. O'Bryan—. El vidrio bloquea los rayos ultravioleta, entonces sentarse cerca de una ventana por la cual entre el sol no le funcionará". Asegúrese de usar un filtro solar con un factor de protección solar (*SPF* por sus siglas en inglés) de cuando menos 15 y evite las horas pico de sol entre las 10:00 a.m. y las 4:00 p.m. cuando le sea posible.

SUPLEMENTO DE MINERALES MÚLTIPLES: ***Los ladrillos para construir huesos fuertes***

Usted ya sabe que el calcio es vital para tener huesos saludables, pero lo que quizá no sepa es que el tipo de calcio que toma puede marcar una gran diferencia. Y existen otros minerales clave que su cuerpo necesita para formar huesos fuertes, dice el Dr. O'Bryan. Busque un suplemento que contenga los siguientes minerales.

- Calcio: Cuando se construye una carretera, el cemento se cuela sobre varillas entrecruzadas. Cuando se forma hueso nuevo, el hueso se "cuela" sobre una estructura de soporte. La hidroxiapatita microcristalina *(microcrystalline hydroxyapatite)* es la mejor forma de calcio que hay para construir esta estructura de soporte, cree el Dr. O'Bryan. Él recomienda tomar 1,000 miligramos al día.
- Sílice: "Este mineral no ha recibido la publicidad que merece", dice el Dr. O'Bryan. Él cita un estudio científico en el que se les administró sílice a animales de laboratorio; sus fracturas sanaron completamente al cabo de 17 días. En cambio, las fracturas en un grupo de animales a los que no se les administró este mineral no sanaron o habían sanado muy poco al cabo de 17 días. El Dr. O'Bryan recomienda 1 miligramo al día.
- Magnesio, boro y manganeso: El Dr. O'Bryan sugiere de 250 a 500 miligramos de magnesio, el cual trabaja junto con el calcio para formar hueso nuevo, 2 miligramos de boro y 10 miligramos de manganeso.

COLA DE CABALLO: ***Otra buena fuente de sílice***

Si no puede encontrar un suplemento de minerales que contenga sílice, el Dr. O'Bryan dice que puede beber de 2 a 3 tazas al día de una infusión

"Pedalee" en una piscina para recuperarse más rápido

Los huesos crecen cuando se someten a un esfuerzo para realizar alguna actividad. Por ejemplo, los huesos del brazo izquierdo de un lanzador zurdo de las ligas mayores son más gruesos que los huesos de su brazo derecho. Por lo tanto, si quiere que sane más rápido una fractura de pierna, cadera o un reemplazo de cadera, necesita levantarse y ponerse en movimiento lo más pronto posible después de que le hayan quitado el yeso.

Puede hacer esto yendo a "andar en bicicleta" durante 5 a 10 minutos al día en la parte más profunda de una piscina (alberca), dice Thomas O'Bryan, D.C., a quiropráctico, nutriólogo y director del Omnis Chiropractic Group en Glenview, Illinois. Usando un chaleco salvavidas para que no se hunda, mueva sus piernas en el agua como si estuviera andando en bicicleta. Este movimiento, en el que no tiene que soportar su propio peso, empezará a exigirle a su cuerpo que acelere la formación de hueso, incluso antes de que pueda colocar peso cómodamente sobre la pierna lesionada.

Cuando ya empiece a curarse, pásese a la parte menos profunda de la piscina y haga un poco de presión con su pierna. El agua sostendrá la mayor parte de su peso, explica el Dr. O'Bryan, pero esa pequeña cantidad de presión le permitirá acortar el tiempo que tenga que usar muletas. A medida que su pierna empiece a sentirse más fuerte, camine en una piscina todavía menos profunda, para que pueda ejercer un poco más de presión sobre su extremidad.

"Necesita pedirle a su doctor que le deje hacer este ejercicio tan pronto como sea posible después de que le quite el yeso —dice el Dr. O'Bryan—, porque entre más pronto comience a hacerlo, más pronto sanará completamente su pierna ".

hecha con la hierba llamada cola de caballo *(horsetail)*, la cual es rica en este mineral. Para preparar la infusión, use 2 cucharaditas de la hierba seca por cada taza de agua hirviendo. En una cacerola, vierta la cantidad deseada de agua sobre la cantidad medida de hierba, ponga la mezcla a hervir durante 5 minutos, retire la cacerola del fuego y deje la mezcla en infusión durante 10 a 15 minutos más, dice el Dr. O'Bryan. Asegúrese de usar la hierba seca y no el extracto en polvo.

ALIMENTOS: ***Déle vuelta a la hoja***

Las verduras de hojas color verde oscuro como las hojas de berza (bretón, posarno), las hojas de nabo, las hojas de mostaza, el brócoli y el perejil brindan calcio y magnesio. Procure comer al menos una ración de estas verduras al día, sugiere el Dr. O'Bryan.

CAFÉ: ***Mejor córtele***

El café bloquea la absorción de calcio en el cuerpo, entonces trate de evitar tomarlo mientras se esté recuperando de una fractura, dice el Dr. O'Bryan.

REFRESCOS: ***Tírelos al bote***

¿Alguna vez había notado el ingrediente "ácido fosfórico" *(phosphoric acid)* en la etiqueta del refresco que está tomando? Esta sustancia chupa el calcio de los huesos como si fuera una sanguijuela.

"Tomar refresco todos los días inhibirá la formación de hueso nuevo", dice el Dr. O'Bryan. Su consejo: tome leche, agua mineral o jugo de frutas en vez. Además, los estudios de investigación han mostrado que cuando los refrescos reemplazan a la leche y los jugos de fruta en la alimentación, uno obtiene una menor cantidad de los nutrientes que se encuentran en la leche y el jugo, como calcio, fósforo y vitamina C.

Técnicas de hidroterapia que pueden ayudar a curar los **furúnculos**

Muchos doctores convencionales le dirán que un furúnculo es la infección bacteriana de una glándula sudorípara o folículo piloso, típicamente en el rostro, la axila o la ingle, causada porque células muertas de la piel y otras basurillas tapan el poro o folículo. Los glóbulos blancos del sistema inmunitario se mueren en la batalla, dando lugar a grandes cantidades de pus, junto con enrojecimiento, hinchazón y dolor.

Esto es una explicación probable en los casos en que sólo sale un furúnculo, dice Peter Bennett, N.D., un naturópata y homeópata de Victoria, British Columbia. Sin embargo, según el Dr. Bennett, existe la posibilidad de que los furúnculos recurrentes sean causados por bacterias gastrointestinales que entran

GUÍA DE CUIDADOS PROFESIONALES

Si tiene un furúnculo que no mejora al cabo de unos cuantos días, consulte a un médico general o dermatólogo para que le indique un tratamiento, el cual podría incluir antibióticos, drenaje o una inyección de esteroides. Si nota líneas rojas que se irradian desde el furúnculo, si tiene fiebre o hinchazón, o si está extremadamente sensible o debajo de una capa gruesa de piel, vaya al médico de inmediato.

Para los furúnculos recurrentes, debe consultar a un profesional en el cuidado de la salud que incorpore la medicina natural en su consulta y quien pueda diagnosticar y tratar la sobrecarga bacteriana en el tracto digestivo que potencialmente pudiera estar causando este problema, dice Peter Bennett, N.D., un naturópata y homeópata de Victoria, British Columbia.

al torrente sanguíneo y promueven una infección de la piel. También pueden ser provocados por consumir demasiada azúcar, ya sea azúcar refinada o incluso el azúcar de las frutas.

La medicina alternativa ofrece maneras eficaces de curar furúnculos pequeños, de menos de ½ pulgada (1.25 cm) de diámetro. Nunca debe punzar ni exprimir un furúnculo para abrirlo, dice el Dr. Bennett, ya que esto puede hacer que se propague la infección y dejarle cicatrices.

HIDROTERAPIA: ***Compresas calientes para vencer a las bacterias***

"Las bacterias no pueden vivir donde hay un suministro adecuado de sangre", dice el Dr. Bennett. La aplicación de compresas calientes sobre un furúnculo lleva sangre al área y puede reducir el número de bacterias.

Para un furúnculo agudo —uno que sale de repente y no es recurrente— sumerja una toallita para la cara en agua caliente (lo más caliente que pueda tolerar, pero no tan caliente que le queme), exprímala y colóquela sobre el furúnculo durante 20 minutos dos veces al día.

HIDROTERAPIA: ***Compresas calientes y frías para drenar el pus***

Después de uno o dos días de tratar el furúnculo sólo con compresas calientes, alterne entre compresas calientes y frías para sacar el pus, dice el Dr. Bennett.

De nuevo, remoje la toallita para la cara en agua caliente, exprímala y colóquela sobre el furúnculo durante 10 minutos. Luego aplíquese otra toallita para la cara, la cual deberá haber remojado en agua helada, durante 10 minutos. Repita este ciclo tres veces, y hágase el tratamiento entero dos veces al día.

EQUINACIA E HIDRASTE: ***Hierbas antibacterianas***

Una fórmula herbaria con equinacia (echinácea) e hidraste (sello dorado, acónito americano, *goldenseal*) ayudará a matar las bacterias que están en el furúnculo, dice el Dr. Bennett. Él recomienda tomar una cucharada de la tintura de ambas hierbas tres veces al día hasta que el furúnculo haya desaparecido. "Pero acuérdese que ambas hierbas tienen un sabor muy amargo", advierte.

CÚRCUMA: ***Para apagar el incendio***

En la Ayurveda, que es el sistema ancestral de curación natural de la India, los furúnculos se ven como un trastorno tipo "*pitta*", que se caracteriza por un exceso de fuego o calor. La cúrcuma (azafrán de las Indias, *turmeric*) es una hierba refrescante que puede disminuir la inflamación de un furúnculo y ayudar a prevenir recurrencias, dice el Dr. Virender Sodhi, N.D., un médico ayurvédico y naturópata y director de la Escuela de Ciencias Ayurvédicas de los Estados Unidos en Bellevue, Washington.

Busque un extracto estandarizado de cúrcuma y tome 450 miligramos tres veces al día. O use el extracto para hacer una pasta para la piel que rápidamente hará que el furúnculo forme una cabeza, dice el Dr. Sodhi.

En una licuadora (batidora), combine 1 cucharadita de cúrcuma en polvo, 1 cucharadita de sales de Epsom *(Epsom salts)* y una cebolla horneada con suficiente agua como para hacer una pasta espesa. Antes de irse a acostar, unte la pasta en un pedazo de manta de cielo y coloque el trapo sobre el furúnculo. Cubra la manta de cielo con envoltura plástica para que el pigmento amarillo de la cúrcuma no manche sus sábanas, y luego fije la cataplasma (emplasto) en su lugar con una venda. Déjese la cataplasma toda la noche y repita lo mismo durante 2 noches.

Disminuya su dependencia de los medicamentos para el **glaucoma**

La parte interna del ojo tiene su propio sistema de plomería. Constantemente se bombea y se drena un líquido poco espeso llamado humor acuoso. Pero si el drenaje se tapa, este líquido se acumula y empieza a hacer presión y a destruir todo o parte del nervio óptico, dañando la visión periférica.

Este "problema de plomería" se conoce como glaucoma.

En el caso de las personas con el tipo más común de glaucoma, generalmente no hay dolor ni otro tipo de síntomas. Para cuando empiezan a perder la vista y se les diagnostica esta enfermedad, ya se han hecho daños irreversibles. El tratamiento médico de esta afección es indispensable para que la continua presión (lo que los oftalmólogos llaman hipertensión intraocular) no cause una pérdida aún mayor de la visión periférica. El tratamiento consiste en la aplicación de gotas para los ojos, y si estas no funcionan, entonces se recurre a la cirugía.

También existen remedios alternativos que ayudan a controlar y disminuir la presión que causa la forma más común de glaucoma; remedios que le ayudan a no tener que depender tanto de los medicamentos.

ÁCIDO ALFA-LIPOICO: *Para bajar la presión*

Este antioxidante puede ayudar a bajar la presión y mejorar el campo de visión, dice Marc Grossman, O.D., un optometrista, acupunturista con licencia y codirector del Integral Health Center en Rye y New Paltz, Nueva York. Él recomienda 150 miligramos al día.

Para obtener la mejor combinación de ácido alfa-lipoico *(alpha-lipoic acid)* y otros nutrientes para el glaucoma, el Dr. Grossman recomienda un producto que también contiene 500 miligramos de magnesio y 1,500 miligramos de vitamina C.

ÁCIDOS GRASOS: *Destape el drenaje*

Una de las razones por las cuales el sistema de drenaje o malla

GUÍA DE
CUIDADOS PROFESIONALES

Precaución: *Debe usar los remedios alternativos presentados en este capítulo sólo como parte de un plan de tratamiento guiado y supervisado por un doctor en medicina calificado que esté trabajando en asociación con un profesional en terapias alternativas calificado, los cuales deberán tener experiencia en el cuidado de su afección. Hable con su médico convencional antes de cambiar o suspender cualquier tratamiento médico o medicamento convencional y mantenga informados a todos sus médicos y/o profesionales en terapias alternativas de todos los tratamientos que esté recibiendo.*

El 10 por ciento de las personas con glaucoma padecen glaucoma de ángulo cerrado, en el que el drenaje del ojo se bloquea repentina y completamente, provocando síntomas como visión borrosa, un dolor severo en o detrás de los ojos y náusea. Esta es una emergencia médica que requiere de atención inmediata.

El otro 90 por ciento padecen glaucoma de ángulo abierto, en la que el drenaje se va tapando gradualmente. Este tipo de glaucoma no produce síntomas y generalmente se diagnostica cuando ya ha habido pérdida de la visión. Una vez que le diagnostiquen glaucoma, debe permanecer bajo el cuidado de un oftalmólogo y es posible que tenga que tomar medicamentos o someterse a una cirugía.

Sin embargo, otros profesionales en el cuidado de la salud pueden complementar su tratamiento con terapias alternativas, dice Marc Grossman, O.D., un optometrista, acupunturista con licencia y codirector del Integral Health Center en Rye y New Paltz, Nueva York. Quizá quiera considerar las estrategias siguientes.

- Detectar y eliminar cualquier alergia alimentaria puede ayudar a disminuir la presión en el ojo. Consulte a un alergólogo que trate este tipo de alergenos.
- Tal vez un acupunturista pueda ayudar a disminuir la presión en el interior del ojo.
- La manipulación del área de la cabeza y el cuello, llamada terapia craneosacra, a menudo puede ser útil para las personas con glaucoma. Consulte a un osteópata, quiropráctico u otro profesional en el cuidado de la salud que tenga entrenamiento en esta técnica.

trabecular del ojo se tapa puede ser que porque está inflamada, como si fuera una articulación artrítica. Los ácidos grasos, como los ácidos grasos omega-3 que se encuentran en el aceite de pescado, pueden bajar la inflamación, destapando el sistema de drenaje y ayudando a controlar la presión.

El Dr. Grossman recomienda tomar de 1,000 a 1,500 miligramos al día de aceite de pescado *(fish oil)*, el cual es una fuente rica en ácidos grasos.

La meditación: indispensable para el glaucoma

El estrés es un factor que contribuye de manera importante al glaucoma y que generalmente es ignorado por los médicos convencionales, dice el Dr. John D. Huff, un oftalmólogo y codirector del Prather-Huff Wellness Center en Sugarland, Texas.

Y, dice el Dr. Huff, la meditación es una manera excelente de disminuir la presión en el ojo para aquellos que son propensos a esta cuando están bajo estrés. "Una persona a menudo puede dejar de tomar medicamentos para el glaucoma, con la aprobación de su doctor", dice. Estas son sus instrucciones para una técnica sencilla llamada meditación enfocada en la respiración.

Siéntese cómodamente en una silla y cierre los ojos. Centre su atención en sus músculos abdominales y deje que se relajen. Deje que su respiración sea completa y profunda.

Luego, centre su atención en el movimiento del aire conforme entra y sale de su nariz; sólo observe cómo fluye hacia adentro y luego observe cómo fluye hacia afuera. Si le vienen pensamientos que lo distraen, suavemente vuelva a centrar su atención en su respiración.

Haga esto durante 5 a 20 minutos dos veces al día, en la mañana después de ducharse y arreglarse, pero antes de desayunar, y luego de nuevo en la noche, antes de cenar.

O si el aceite de pescado no le sienta bien (algunas personas presentan eructos con olor a pescado después de tomar este suplemento), tome 1,000 miligramos al día de aceite de semilla de lino *(flaxseed oil)* o de aceite de semilla de casis *(black currant seed oil)*.

VITAMINA B_{12}: ***El "salvavistas"***

La vitamina B_{12} puede ayudar a mejorar la vista o evitar que empeore en los pacientes con glaucoma, dice el Dr. Grossman. Él recomienda tomar esta vitamina en forma de aerosol sublingual (que se rocía debajo de la lengua). Siga la dosis recomendada en la etiqueta del producto.

VITAMINA C: ***Tres maneras de bajar la presión***

"En algunas partes de Europa y Asia, la vitamina C se considera como un tratamiento rutinario para el glaucoma", dice el Dr. Grossman. Se piensa que ayuda a que el humor acuoso fluya hacia afuera del ojo, que disminuye la producción excesiva de líquido a lo largo de todo el cuerpo y que aumenta la "osmolaridad de la sangre", lo cual permite esta fluya hacia afuera del ojo. Él recomienda 1,500 miligramos al día.

COENZIMA Q_{10} Y VITAMINA E: ***Una combinación terapéutica***

La combinación de vitamina E y coenzima Q_{10} puede ayudar a bajar la presión en los pacientes con glaucoma, dice el Dr. Grossman. Él recomienda 400 unidades internacionales (UI) de vitamina E y 30 miligramos de coenzima Q_{10} al día.

MAGNESIO: ***Para relajar el músculo liso***

Los llamados músculos lisos que están al interior del ojo regulan el flujo de salida del humor acuoso, Dr. Grossman dice. El mineral magnesio ayuda a relajar esos músculos, permitiendo que salga más líquido del ojo. Él recomienda 500 miligramos al día.

MELATONINA: ***Duerma mejor y compóngase***

Se piensa que la hormona melatonina disminuye la tasa de producción de humor acuoso durante el sueño y que también puede ayudar a que duerman mejor los pacientes con glaucoma (quienes a menudo duermen mal), dice el Dr. Grossman. Él recomienda 1 miligramo de melatonina 30 minutos antes de irse a la cama.

MEDICINA CHINA TRADICIONAL: ***Hierbas que limpian el hígado***

En la medicina china tradicional, se dice que una persona con glaucoma tiene un problema por un "aumento en el *yang* del hígado", dice el Dr. Grossman. Esto significa que la energía que hay en el meridiano del hígado, que es una ruta de energía sutil en el cuerpo, está estancada o es deficiente, estresando a los ojos y contribuyendo al glaucoma.

Para mover o incrementar esa energía, necesita eliminar el esfuerzo al que se está sometiendo a su hígado con hierbas limpiadoras. "Yo soy un gran partidario de usar hierbas para el hígado, junto con remedios nutricionales, para esta enfermedad", dice.

La fórmula herbaria china para este problema es *Hsiao Yao Wan (Relaxed Wanderer Pills)*. Después de consultar a un herbolario, tome esta fórmula diariamente, siguiendo la dosis recomendada en la etiqueta del producto.

Él también recomienda una fórmula que contiene varias hierbas. Combine 1 onza (30 ml) de cada una de las tinturas de mirtillo (*bilberry*).

Remedios naturales que ganan la guerra contra la **gota**

Imagine que algo del líquido que hay en su cuerpo repentinamente se convirtiera en vidrio. . . y que ese vidrio se estrellara.

Eso es parecido a lo que ocurre cuando le da un ataque de gota. Parte del ácido úrico (un producto secundario normal del metabolismo de las proteínas) que es un líquido que hay en su cuerpo, se transforma en cristales diminutos. Estos cristales, con todo y sus bordes filosos, pueden depositarse en sus articulaciones. (La articulación del dedo gordo del pie es su lugar favorito). El dolor, enrojecimiento, calor e hinchazón resultantes pueden ser tan intensos que incluso no podrá ni caminar.

Más de 2 millones de estadounidenses, la mayoría de ellos hombres de más de 30 años de edad, padecen gota, la cual es una forma de artritis. Los científicos no saben por qué algunas personas desarrollan niveles anormalmente altos de ácido úrico, que es lo que provoca que este líquido se transforme en cristales. La genética es una causa posible y la alimentación y el sobrepeso son factores de riesgo. También se ha vinculado el empleo de diuréticos tiazídicos para la presión arterial alta con esta enfermedad.

Cualquiera que sea la causa, una vez que ha tenido un ataque (que puede durar días si no se le da tratamiento), aumentan sus probabilidades de que tenga otro... y otro y otro. Además, con el paso de los años, la acumulación no controlada de cristales de ácido úrico puede destruir la articulación y conducir a la formación de cálculos en los riñones y en la vesícula biliar.

"Si ya ha tenido su primer ataque de gota, lo que debe hacer es evitar tener otro", dice el Dr. Jay M. Holder, D.C., Ph.D., un quiropráctico y especialista en adicciones en Miami y Miami Beach. Existen muchos remedios alternativos caseros que hacen justamente eso.

AGUA: ***Lave su organismo***

Después de que ha tenido su primer ataque de gota—en otras palabras, cuando ya sabe que tiene niveles altos de ácido úrico en su organismo— debe tomar "enormes cantidades de agua todos los días para sacar los cristales de ácido úrico de su organismo y diluir la concentración de ácido úrico", dice el Dr. Holder. Y por "enormes cantidades", él quiere decir alrededor de 1 galón (4 litros) de agua al día.

"El agua es uno de los remedios más importantes para la gota —dice el Dr. Holder—. Si no bebe grandes cantidades de agua, ningún otro remedio natural funcionará".

Un año después de su primer ataque de gota, podrá disminuir la cantidad de agua que bebe, pero siga tomando de 2 a 3 cuartos de galón (2 a 3 litros) al día.

Asimismo, el Dr. Holder dice que debe beber agua destilada o filtrada mediante el proceso de ósmosis inversa, ya que ambas son puras. Puede conseguir un sistema de filtración por ósmosis inversa (el cual se instala debajo del lavabo de la cocina y que en inglés se llama *"reverse osmosis filtration system")* a un costo de $300 a $500 dólares. Otros tipos de agua, incluyendo el agua de manantial, dice, podrían contribuir a las enfermedades circulatorias al depositar minerales en los vasos sanguíneos, conduciendo así al endurecimiento de las arterias.

CEREZAS: ***Para prevenir o incluso abortar un ataque de gota***

Parece mentira, pero para las personas con gota, un remedio tan sencillo como las cerezas puede ser un salvavidas.

Ciertas sustancias que contienen las cerezas, llamadas antocianósidos, son muy eficaces para bajar los niveles de ácido úrico, dice Walter Crinnion, N.D., un naturópata y director de Healing Naturally en Kirkland, Washington.

¿Cuántas cerezas debe comer? Según el saber de la curación tradicional y estudios de investigación preliminares, comer desde ½ taza hasta 1 libra (454 gramos) de cerezas (más o menos 70 cerezas) al día puede ayudar a las personas con gota, dice Laurie Aesoph, N.D., una naturópata de Sioux Falls, South Dakota.

Comer una libra de cerezas al día puede ayudar a prevenir un ataque de gota o abortar un ataque que ya se ha iniciado, dice el Dr. Holder. Pero en lugar de comerse todas esas cerezas, él sugiere que les saque el hueso y que las licúe con agua destilada para hacerse un jugo. Evite el jugo de cereza que se compra en la tienda, dado que la pasteurización

Terapia auricular: Alivio instantáneo natural para los ataques de gota

Si quiere aliviar rápidamente el dolor que provoca la gota, pare la oreja.

"Yo no conozco algún otro remedio no invasivo que funcione tan rápido o tan bien para aliviar el dolor de la gota como la acupuntura en el oído o terapia auricular", dice el Dr. Jay M. Holder, D.C., Ph.D., un quiropráctico y especialista en adicciones en Miami y Miami Beach.

En la medicina china, la energía vital o *chi* de una persona saludable fluye a través de líneas sutiles llamadas meridianos. Pero cuando el *chi* no fluye suavemente, por ejemplo, cuando alguien tiene dolor o presenta síntomas de alguna otra enfermedad, existen puntos que se ubican a lo largo de estos meridianos que pueden ser estimulados para equilibrar el flujo y eliminar los síntomas

Estos puntos generalmente son estimulados usando agujas (acupuntura) o haciendo presión con los dedos (digitopuntura) a lo largo de todo el cuerpo. Pero en la terapia auricular, se estimulan puntos del nervio craneal que se ubican en el oído con el uso de un estimulador electrónico, que es una varita portátil que se emplea para detectar los puntos en el oído donde está bloqueado el *chi*; este tratamiento cuesta entre $150 y $300 dólares.

Debido a que no localizan ni tratan el *chi* bloqueado, la acupuntura y la digitopuntura son ineficaces en comparación con la estimulación electrónica mediante microcorrientes de los

elimina la antocianina. "Nosotros usamos este remedio en nuestra clínica y sí funciona", dice.

Las cerezas silvestres o cerezas negras son las que mejor funcionan para combatir la gota, dice el Dr. Gus Prosch, un médico de Birmingham, Alabama. Debido a que son muy difíciles de conseguir, él recomienda que tome un extracto de cereza silvestre *(wild cherry)* o de cereza negra *(black cherry)* en forma líquida o en pastilla, siguiendo la dosis recomendada en la etiqueta del producto.

"Los médicos de antaño les decían a sus pacientes que comieran cerezas negras para dejar de tener ataques de gota y el remedio generalmente funcionaba", dice.

ALIMENTOS RICOS EN PURINAS: ***Es indispensable evitarlos***

Una manera de controlar los niveles de ácido úrico es evitar comer demasiados alimentos ricos en purinas, que son sustancias relacionadas

puntos que se encuentran en el nervio craneal, dice el Dr. Holder.

Para usar un estimulador electrónico, pase la varita sobre los puntos del nervio craneal que se muestran a continuación. Cuando emita un zumbido, use la varita para presionar ligeramente el punto durante 30 segundos o hasta que sienta alivio. Siga buscando otros puntos del nervio craneal que estén bloqueados hasta que los haya probado todos.

Una advertencia: Esta técnica es tan eficaz que quizá llegue a sentirse tentado a ni siquiera molestarse en tratar de prevenir los ataques de gota. Eso sería un gran error, dice el Dr. Holder, porque la enfermedad aún seguirá avanzando, destruyendo de manera lenta pero segura sus articulaciones. Si tiene un ataque de gota, use esta técnica. Pero, dice, también use los remedios alternativos caseros, junto con una alimentación correctiva para prevenir ataques en el futuro.

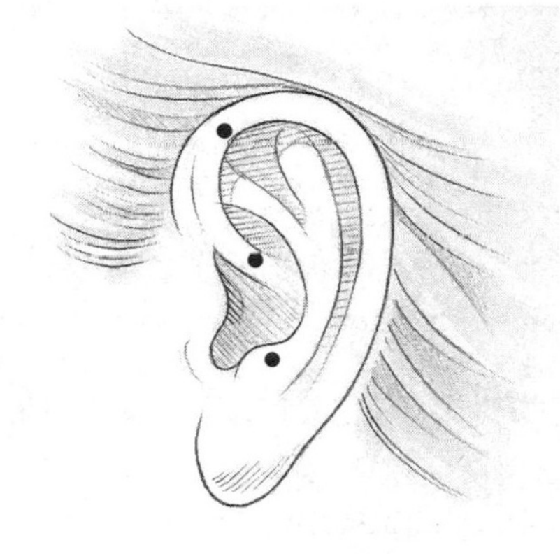

con las proteínas que se convierten en ácido úrico en el cuerpo.

"Si usted evita los alimentos ricos en purinas, los ataques de gota no serán tan comunes —dice la Dra. Aesoph—, y cuando sí ocurran, no serán tan severos".

Los alimentos que tienen el mayor contenido de purinas son las vísceras, como el hígado, los riñones y las mollejas; ciertos pescados, como las sardinas, la caballa (escombro) y las anchoas; algunas verduras, como los espárragos y los hongos y los frijoles (habichuelas) de cualquier tipo.

ALCOHOL: ***Es necesario eliminarlo***

El alcohol de todo tipo, incluyendo la cerveza, el vino y el licor, provoca que el cuerpo produzca ácido úrico. Para controlar la gota, debe evitar el alcohol, dice el Dr. Holder. No le hace cuál sea el tipo de alcohol que beba, dice, dado que todos contienen alcohol etílico, el cual es el culpable de que se acumule ácido úrico.

GUÍA DE CUIDADOS PROFESIONALES

Debido a que la gota no es una afección que pone en peligro la vida, el Dr. Gus Prosch, un médico de Birmingham, Alabama, recomienda probar remedios naturales durante 4 a 5 días, especialmente si le diagnosticaron esta enfermedad hace tiempo. Si nunca le han diagnosticado gota pero sospecha que está teniendo un ataque, consulte a un doctor en medicina que esté dispuesto a hacerle una prueba en sangre para detectar si sus niveles de ácido úrico son elevados, ya que esto es una señal segura de que padece gota.

Si su ataque de gota le provoca un dolor exageradamente intenso, la colchicina, que es un fármaco muy potente (y altamente tóxico), puede detener el dolor en 10 minutos al disolver los cristales de ácido úrico cristales, dice el Dr. Jay M. Holder, D.C., Ph.D., un quiropráctico y especialista en adicciones en Miami y Miami Beach. Pero sólo la puede administrar un doctor en medicina, generalmente a través de una inyección. Su doctor probablemente también le recetará una dosis de 800 miligramos de ibuprofén (que sólo se consigue con receta médica) para el dolor.

VINAGRE DE MANZANA: ***Una cucharada de alivio***

Tomar una cucharada de vinagre de manzana cada mañana es muy eficaz para ayudar a prevenir los ataques de gota, dice el Dr. Holder. En casos severos, o sea, para aquellas personas que presentan ataques frecuentes y muy dolorosos, quizá sea necesario tomar una cucharada en la mañana y otra en la noche.

VITAMINA B_6 Y MAGNESIO: ***Para tejidos mejor hidratados***

La vitamina B_6 ayuda a distribuir el agua en el cuerpo para que todos sus tejidos se mantengan hidratados al máximo, lo cual ayuda a prevenir que el ácido úrico se convierta en cristales. El magnesio ayuda a mejorar la absorción de vitamina B_6.

El Dr. Holder recomienda 50 miligramos de vitamina B_6 una vez al día como dosis preventiva o tres veces al día como medida terapéutica, junto con 400 miligramos de magnesio.

Remedios naturales para ganarle a la **gripe**

El Dr. Peter Holyk dice que nunca ha tenido un episodio de gripe que le haya durado más de una noche. ¡Imagine nunca tener que sufrir a causa de uno de esos ataques de gripe espantosos de 24 horas (o más) que lo hacen sentirse adolorido, afiebrado y totalmente fatigado! Suena imposible.

"Con remedios alternativos caseros, yo creo que se le puede ganar a la gripe en menos de 24 horas", dice el Dr. Holyk, director de la Contemporary Health Clinic en Sebastian, Florida. La razón por la cual puede vencer a la gripe con medicina natural es que estos remedios ayudan a incrementar el poder de su sistema inmunitario, permitiéndole que le gane rápida y fácilmente a la infección que lo está apaleando.

Por supuesto, muchos doctores sugieren que se siga vacunando anualmente contra la gripe si tiene 65 años de edad o más, o si padece diabetes o enfermedades cardíacas, pulmonares o renales (o si vive con alguna persona que cumpla con estos criterios, ya que no querrá contagiarlos). La gripe es mucho más peligrosa para las personas que sufren otras enfermedades, por lo que será mejor que no lo deje a la suerte.

Sin embargo, si ya tiene gripe, aquí le enseñamos algunas maneras de deshacerse rapidito de ella.

EL CÓCTEL ANTIGRIPAL DEL DR. HOLYK: *Un vaso vencedor*

Existen muchas hierbas y alimentos diferentes que pueden ayudarle a vencer la gripe y puede mezclar bastantes para prepararse un cóctel antigripal, el cual según la recomendación del Dr. Holyk, deberá tomar dos veces al día cuando tenga gripe. A continuación explicamos lo que incluye.

- Uno o dos dientes de ajo. El ajo es un alimento antiviral potente, ya que hace que las células asesinas y otros factores inmunitarios naturales entren en acción. Pique finamente los dientes de ajo antes de meterlos a la licuadora (batidora), ya que esto ayuda a liberar sus principios activos.

GUIDE TO PROFESSIONAL CARE

La gripe generalmente desaparece sin complicaciones, pero a veces la infección puede pasar a los pulmones, causando neumonía viral o bacteriana. Por eso es importante detener la gripe lo más rápido que pueda, dice el Dr. Peter Holyk, director de la Contemporary Health Clinic en Sebastian, Florida.

Si sus síntomas duran más de 5 días o si su gripe va acompañada de fiebre muy alta (104°F/40°C o más), dolor en el pecho, sangre en la mucosidad nasal o flemas color café, verde o con sangre, vaya al médico de inmediato. Sin embargo, el Dr. Holyk no recomienda tratar de bajar una fiebre de 99°F (37.2°C) o 100°F (37.7°C), dado que la febrícula hace que aumente la actividad de su sistema inmunitario y le ayuda a combatir la gripe con mayor eficacia.

No hay mucho que los doctores convencionales puedan hacer para detener la gripe, pero los doctores en medicina alternativa sí cuentan con diversas técnicas que son muy eficaces. "Si la gripe es severa, yo empleo la neutralización viral, que consiste en inyectar dosis muy diluidas de la vacuna contra la gripe —dice el Dr. John M. Sullivan, un médico de Mechanicsburg, Pensilvania—. Con este tratamiento, las personas normalmente pueden regresar a trabajar en 24 horas".

Las dosis intravenosas de vitamina C y agua oxigenada (*hydrogen peroxide*), que es una sustancia que mata a los virus, también pueden hacerle un cortocircuito a la gripe, dice el Dr. Guillermo Asis, director de Path to Health en Burlington, Massachusetts.

- Tres goteros de tintura de equinacia. La equinacia (echinácea) es un remedio herbario clásico para las infecciones de las vías respiratorias altas que aumenta la producción de glóbulos blancos, linfocitos y macrófagos, que son factores del sistema inmunitario que combaten la gripe.
- Tres goteros de tintura de hidraste. El hidraste (sello dorado, acónito americano, *goldenseal*) ayuda a disminuir la irritación e inflamación del revestimiento del tracto respiratorio, calmando la tos o el dolor de garganta.
- Tres goteros de tintura de uña de gato. La uña de gato *(cat's claw)*, una hierba que ha sido empleada durante siglos por las personas que viven en los Andes, es bien conocida entre los profesionales en terapias alternativas por su capacidad de fortalecer el sistema inmunitario.
- Una pizca de pimienta de Cayena. La pimienta de Cayena *(cayenne pepper)* ayuda a hacer menos espesa la mucosidad y mejora la circulación.

- El jugo de medio limón. El jugo de limón ayuda a limpiar el hígado para que pueda procesar más eficazmente todas las toxinas generadas por el cuerpo mientras lucha contra la gripe.
- De 6 a 8 onzas (180 a 240 ml) de jugo de tomate (jitomate) o verduras. Esta es la base de la bebida.

Una vez que tenga todo listo, ponga los ingredientes en la licuadora junto con un par de hielos para que la bebida quede un poco más sabrosa. Después de licuar los ingredientes, tómesela a sorbos durante unos cuantos minutos. Beba esta mezcla dos veces al día mientras le dure la gripe, lo cual, gracias a este cóctel, deberá ser muy poco tiempo, dice el Dr. Holyk.

AGUA: ***Necesitará tomar muchísima***

Cuando está luchando contra una gripe, su metabolismo trabaja a toda marcha. Su cuerpo elimina enormes cantidades de agua, dice el Dr. Holyk. Es necesario que reemplace esa agua porque su cuerpo la necesita para sacar las toxinas que produce su sistema inmunitario cuando destruye al virus.

Para asegurarse de que esté tomando suficiente agua, Rashid Ali Buttar, D.O., un osteópata que se dedica a la medicina de urgencias y medicina preventiva en Charlotte, Carolina del Norte, recomienda beber diariamente una cantidad de agua que, en onzas, equivalga a dos terceras partes de su peso corporal. La cantidad mínima de mantenimiento es alrededor de la mitad de su peso corporal. Por ejemplo, si usted pesa 150 libras (68 kg), deberá tomar al menos 100 onzas (3 litros) de agua al día cuando esté enfermo y 75 onzas (2.25 litros) como mantenimiento.

HIDROTERAPIA: ***Buena para la circulación***

El agua no sólo le beneficia cuando la bebe. Aplicarse agua sobre el cuerpo mediante una técnica llamada hidroterapia puede mejorar su circulación, aliviar la congestión e hacer que aumente el número de glóbulos blancos que combaten la gripe, dice Mark Stengler, N.D., un naturópata de San Diego. A continuación le decimos cómo realizar esta técnica.

- Báñese o dúchese en agua caliente (a una temperatura que le sea cómoda) durante 5 minutos.
- Sálgase y séquese rápido.
- Sumerja una toalla en agua fría, exprímala y envuélvase con la toalla,

desde las axilas hasta las ingles. Déjesela puesta durante 20 minutos o hasta que la toalla se caliente. Mientras tanto, cúbrase con una cobija de lana para evitar enfriarse.

Realizar esta técnica de hidroterapia una o dos veces al día puede aliviar muchos de los peores síntomas de la gripe y hacer que se sienta mucho mejor, dice el Dr. Stengler.

ALIMENTOS: ***Evite los lácteos hasta que se mejore***

Los productos lácteos hacen que aumente la producción de mucosidad, lo cual provoca que empeore la congestión nasal causada por la gripe, dice el Dr. Stengler. Además, debido a que muchas personas son sensibles a los productos lácteos, es posible que su cuerpo esté desperdiciando células inmunitarias para combatir estos alimentos en vez de usarlas para luchar contra el virus, explica. Por lo tanto, evite los productos lácteos hasta que haya vencido a la gripe.

JENGIBRE: ***Bueno para su padecimiento***

La infusión de jengibre *(ginger)* combate la gripe desde varios frentes distintos, dice el Dr. Stengler. Ayuda a aliviar la congestión nasal. Puede mejorar el flujo de sangre a través de los músculos y el resto del cuerpo, ayudando a eliminar los escalofríos y los dolores musculares y permitiendo que las células inmunitarias circulen con mayor eficacia. Incluso ayuda a disminuir el dolor de garganta.

Tome una taza de esta infusión cada dos a tres horas hasta que mejore su gripe, dice el Dr. Stengler. "Prepare suficiente para todo el día y caliéntela antes de tomársela", agrega.

Puede comprar bolsas de té de jengibre en las tiendas de productos naturales, o puede preparase una infusión hirviendo un trozo de jengibre fresco de 5 pulgadas (12 cm) en 2 tazas de agua durante 5 a 10 minutos.

ASTRÁGALO: ***Multiplica las células T***

El astrágalo *(astragalus)* es un inmunoestimulante potente de la farmacia de los profesionales en medicina china tradicional que ayuda a vencer la gripe al provocar la producción de células T que luchan contra el virus, dice Nedra Downing, D.O., una osteópata que ejerce la medicina alternativa de Clarkston, Michigan. Ella recomienda tomar tres gotas de tintura de astrágalo en agua tres veces al día durante 10 días.

VITAMINA C: ***Para que su cuerpo siga fuerte***

Cuando tiene gripe, sus glóbulos blancos, que son las células encargadas de luchar contra el virus, necesitan vitamina C para trabajar al máximo de su eficacia, dice la Dra. Downing. Esta vitamina también ayuda a

Por qué debe favorecer a la fiebre

La medicina convencional a menudo ve a la fiebre como un enemigo que debe ser eliminado rápidamente mediante la intervención farmacológica. Los profesionales en terapias alternativas tienen una opinión decididamente diferente.

"Nosotros no consideramos que la mayoría de las fiebres sean un problema —dice Mark Stengler, N.D., un naturópata de San Diego—. La fiebre estimula a su sistema inmunitario para que venza al virus. Si usted elimina la fiebre, puede prolongar la gripe".

Sin embargo, pese a que la fiebre es buena, tampoco debe dejar que le suba demasiado, agrega el Dr. Stengler. Si su temperatura se eleva por encima de 104°F (40°C), debe ir al médico.

Una manera rápida de bajar la fiebre es bebiendo una taza de infusión de milenrama (real de oro, alcaina, *yarrow*) cada dos o tres horas. "Su fiebre deberá haber bajado después de que haya tomado dos o tres tazas", dice el Dr. Stengler.

Tanto la matricaria (margaza, *feverfew*) como las bayas de saúco (*elderberry*) se han usado durante mucho tiempo para ayudar a calmar la fiebre, dice Rashid Ali Buttar, D.O., un osteópata que se dedica a la medicina de urgencias y medicina preventiva en Charlotte, Carolina del Norte. Él recomienda tomar 250 miligramos de matricaria dos o tres veces al día en forma de pastilla o cápsula. Si elige las bayas de saúco, prepare una infusión y bébala de a pocos cada dos o tres horas.

sus glándulas suprarrenales, las cuales ayudan a su cuerpo a resistir el estrés de la infección. Ella recomienda tomar 3,000 miligramos de vitamina C al día en tres dosis divididas. Lo mejor es usar la forma neutralizada *(buffered vitamin C)*, ya que esta no le cae tan pesado al estómago, dice. Puede tomar esta vitamina por varios meses durante la temporada de gripe.

HEXAFOSFATO DE INOSITOL: ***El "matavirus"***

Se cree que el suplemento llamado hexafosfato de inositol *(inositol hexaphosphate* o *IP-6)* estimula a las células asesinas naturales del sistema inmunitario, las cuales hacen honor a su nombre, dice la Dra. Downing, pues estas células matan a los virus de la gripe. Tome dos cápsulas dos veces al día mientras esté enfermo, aconseja.

EXTRACTO DE TIMO: ***Más ayuda para las células T***

Se cree que los suplementos de extracto de la glándula del timo *(thymus gland extract)* ayudan al cuerpo a generar hormonas que provocan la formación de células T, los cuales cumplen con la importante función de matar el virus. Tome 350 miligramos del extracto siguiendo las instrucciones que aparezcan en la etiqueta del producto, durante 1 a 2 semanas, empezando al primer indicio de gripe, dice el Dr. Kenneth A. Bock, codirector del Rhinebeck Health Center en Rhinebeck, Nueva York, y del Center for Progressive Medicine en Albany, Nueva York. No tome este suplemento a menos que esté bajo la supervisión de un doctor en medicina que tenga conocimientos y experiencia en el uso del mismo.

VAPOR: *Obligue al virus a salir*

Es esencial toser cuando tiene gripe. De otro modo, la mucosidad repleta de virus que no se expulsa puede endurecerse y viajar hasta los pulmones, lo que posiblemente puede conducir a una neumonía, dice el Dr. Guillermo Asis, director de Path to Health en Burlington, Massachusetts. Usar un vaporizador o un humidificador para mantener húmeda la mucosidad y facilitar su expulsión, ayudará a evitar esto, explica.

Lo mejor es dejar prendido el vaporizador o humidificador en su dormitrio (recámara) hasta que se le quite la gripe. Agréguele de seis a ocho gotas de aceite esencial de tomillo *(thyme)*, eucalipto *(eucalyptus)* o geranio *(rose geranium)* al agua para ayudar a humedecer las membranas mucosas, dice la Dra. Downing.

Alivie naturalmente las **hemorroides**

El canal anal está repleto de venas pequeñas. Cuando estas venas, a causa de la presión interna o por la simple irritación de permanecer sentado, se inflan como globos y producen comezón, ardor y a veces hasta hemorragia, entonces tiene lo que se conocen como hemorroides (almorranas).

Si quiere conseguir alivio no corra a la farmacia a comprar *Preparation H*; mejor hágase una *preparación herbaria*. "Obtendrá resultados más rápido con las preparaciones para hemorroides que

GUÍA DE
CUIDADOS PROFESIONALES

Las hemorroides (almorranas), que comúnmente se localizan dentro del canal anal, alrededor del ano y el recto inferior, generalmente producen poco más que molestias. (Si usted nota sangre cubriendo las heces, en el inodoro o en el papel higiénico, lo cual puede ser común cuando hay hemorroides internas, asegúrese de llamar al médico, dado que podría ser algo más serio).

A veces, las hemorroides se salen del canal anal y pueden hincharse y causar dolor, o bien, formar una bola dura alrededor del ano, lo cual ocurre cuando se forma un coágulo sanguíneo. Si se irritan, puede dar comezón y sangrar. Este tipo de hemorroide puede ser intensamente dolorosa y necesita ser quirúrgicamente extirpada, dice Steve L. Gardner, N.D., un naturópata de Milwaukie, Oregon.

Los doctores convencionales generalmente quitan las hemorroides mediante la ligadura (atando una liga de goma alrededor de la hemorroide y privándola de circulación hasta que se desprenda), con láser (destruyendo la hemorroide) o con cirugía (cortándola). Todos estos métodos pueden causar mucho dolor y el paciente puede tardar días e incluso semanas en recuperarse.

Otro método inventando en la década de los años 50 por un doctor en medicina pero que se emplea muy poco en la actualidad consiste en aplicar electricidad galvánica negativa directamente a la hemorroide. Este método hace que los tejidos se encojan instantáneamente, casi sin dolor.

"Este método ha sido adoptado por los profesionales en terapias alternativas ya que es una manera menos agresiva de quitar las hemorroides —dice el Dr. Gardner—. Un paciente puede ser tratado y regresar de inmediato al trabajo. Yo he atendido a camioneros, quienes son propensos a las hemorroides, y se vuelven a subir a su camión justo después del tratamiento. Eso sería imposible con cualquiera de los tratamientos convencionales".

se venden sin receta que con los ungüentos herbarios —admite Rita Elkins, una experta en herbolaria de Orem, Utah—. Pero los medicamentos para las hemorroides que se venden sin receta sólo brindan alivio temporal de los síntomas y provocan efectos secundarios como irritación crónica del tejido circundante".

Además, las hemorroides generalmente regresan, lo que significa que tendrá que usar el medicamento una y otra vez. Lo que es peor aún, algunos medicamentos para las hemorroides irritan el tejido circundante, en especial el tejido vaginal en las mujeres.

Por otra parte, "las preparaciones herbarias no contienen nada que cause problemas al ser absorbido por el cuerpo", dice Elkins.

RUSCO: ***Encoje los tejidos hinchados***

"Se cree que la hierba llamada rusco *(butcher's broom)* tiene el mismo efecto que las preparaciones para las hemorroides que se venden sin receta. Es una hierba astringente que trabaja para encoger las hemorroides hinchadas", dice Elkins.

Ella recomienda usar tintura de rusco, o bien, rusco en polvo, para preparar un ungüento. Con una cuchara, mezcle de 10 a 15 gotas de la tintura o el polvo de cinco cápsulas (que generalmente contienen de 100 a 200 miligramos de rusco) en un pequeño recipiente con cera de abeja (alrededor de ¼ de taza). Puede aplicarse cantidades generosas del ungüento directamente en el área que le esté dando molestias. También puede agregar unas cuantas gotas de vitamina E y gel de áloe vera (sábila, acíbar) al ungüento para ayudar a disminuir la inflamación y acelerar la curación, dice Elkins. Puede usar el ungüento con la frecuencia necesaria.

Al mismo tiempo que esté usando el ungüento de rusco, Elkins recomienda que beba una infusión de rusco o tome cápsulas de esta hierba. Prepare la infusión vertiendo una taza de agua hirviendo sobre 1 a 2 gramos o alrededor de ½ cucharadita de la hierba y dejando la mezcla en infusión durante 10 minutos. Ella aconseja que cuele la infusión y beba hasta 4 tazas al día. En el caso de las cápsulas, la dosis es de dos cápsulas de 200 miligramos, tres veces al día. Cuando vaya a comprar las cápsulas, busque un producto estandarizado que contenga de 9 a 11 por ciento de ruscogenina *(ruscogenin)*, que es el principio activo de esta hierba.

FLAVONOIDES: ***Vigorice sus venas***

Los profesionales en terapias alternativas creen que los suplementos que contienen flavonoides, que son compuestos curativos naturales que se encuentran en las frutas y verduras frescas, pueden ayudar a fortalecer las venas anales para disminuir la probabilidad de que le salgan hemorroides.

También pueden bajar la inflamación y ayudar a que sanen las hemorroides, dice Teresa Rispoli, Ph.D., una nutrióloga y acupunturista con licencia de Agoura Hills, California. Los suplementos de flavonoides que contienen hidroxietilrutósidos *(hydroxyethylrutosides)*, rutina *(rutin)* y bioflavonoides cítricos *(citrus bioflavonoids)* son los más eficaces para tratar las hemorroides, dice. Sólo siga las instrucciones que aparezcan en la etiqueta del producto.

GLUCOSAMINOGLICANOS: ***Repare las células dañadas***

Cuando las hemorroides se salen o prolapsan, la Dra. Rispoli recomienda tomar suplementos que contengan glucosaminoglicanos *(glycosaminoglycans)*. Estos son componentes estructurales purificados de los vasos sanguíneos y pueden ayudar a reparar las células dañadas, dice. Siga las instrucciones que aparezcan en la etiqueta, aconseja.

HIDROTERAPIA: ***Baños de asiento para alivio instantáneo***

Permanecer sentado en bañadera (bañera, tina) con agua caliente, o lo que se conoce como darse un baño de asiento, durante 10 minutos varias veces al día, es una de las maneras más rápidas de ayudar a aliviar la molestia que producen las hemorroides, dice Mark Stengler, N.D., un naturópata de San Diego.

PSYLLIUM: Ablande las heces

Una de las causas más comunes de hemorroides es una alimentación baja en fibra que produce heces pequeñas y duras que son difíciles de expulsar. El esfuerzo resultante que uno tiene que hacer para evacuar daña las venas anales, dice Elizabeth Lipski, una nutrióloga clínica certificada de Kauai, Hawai.

Las semillas de *psyllium*, ya sea a granel o como ingrediente de los suplementos de fibra como el *Metamucil*, ayudan a ablandar las heces, facilitando su evacuación. Esto no sólo ayuda a prevenir las hemorroides, sino que también hace que las evacuaciones sean menos dolorosas, dice Lipski.

Ella recomienda tomar semillas de *psyllium* como parte de su alimentación normal. Durante una semana, tome 1 cucharadita de semillas con el desayuno, agregándolas a un vaso de 8 onzas (240 ml) de agua. A partir de la segunda semana, tome las semillas con el desayuno y el almuerzo. Durante la tercera semana, tómelas a la hora del desayuno, del almuerzo y de la cena, y luego manténgase a ese nivel. Una vez que llegue a este punto, puede dejar de tomar cualquier otro suplemento de fibra, siempre y cuando ya no tenga molestias. Agregar gradualmente el *psyllium* a su alimentación le ayudará a controlar los gases que a veces acompañan a un aumento repentino en el consumo de fibra, dice.

La fibra produce heces grandes y blandas al absorber agua, agrega Lipski, de modo que cuando esté tomando *psyllium* o cualquier otro tipo de fibra, necesitará tomar más agua. Ella recomienda tomar ½ onza (15 ml) de agua por cada libra (454 gramos) de peso corporal. Por lo tanto, si pesa 130 libras (59 kg), debe tomar 65 onzas (1,950 ml) de agua; si pesa 160 libras (73 kg), necesita tomar 80 onzas (2,400 ml) de agua.

ALIMENTOS RICOS EN FIBRA: *Sanadores naturales*

No hay nada de malo en usar semillas de *psyllium* u otros suplementos de fibra, pero puede obtener los mismos efectos comiendo cantidades abundantes de alimentos ricos en fibra, dice Lipski. "Aumente su consumo de frutas, cereales integrales y verduras, especialmente aquellos que contengan una buena cantidad de fibra, como los espárragos, los repollitos (coles) de Bruselas, el repollo (col), las zanahorias, la coliflor, el maíz (elote, choclo), los chícharos (guisantes, arvejas), la col rizada *(kale)* y la chirivía *(parsnips)*", dice.

Comer cereales para desayunar ricos en fibra (alguno que contenga 5 gramos o más por ración) también le ayudará a aumentar significativamente su consumo de fibra, agrega.

Evite los tratamientos estándares que pueden hacer que empeore la **hepatitis C**

Aproximadamente 4 millones de personas que viven en los Estados Unidos padecen un trastorno hepático grave llamado hepatitis C. Esta afección, la cual es causada por una infección viral, daña al hígado y aumenta enormemente el riesgo de sufrir insuficiencia hepática, así como cáncer.

El tratamiento estándar para la hepatitis C consiste en la administración de un fármaco antiviral potente llamado interferón, junto con otros medicamentos. El tratamiento dura un año y provoca fiebre, dolores musculares y otros síntomas parecidos a los de la gripe en alrededor del 60 por ciento de las personas que lo toman.

Lo que es peor, este tratamiento no siempre funciona. Aun cuando elimine al virus durante un tiempo, no existen pruebas científicas de que prevenga la insuficiencia hepática.

Los profesionales en terapias alternativas creen que, en mu-

GUÍA DE
CUIDADOS PROFESIONALES

Precaución: *Debe usar los remedios alternativos presentados en este capítulo sólo como parte de un plan de tratamiento guiado y supervisado por un doctor en medicina calificado que esté trabajando en asociación con un profesional en terapias alternativas calificado, los cuales deberán tener experiencia en el cuidado de su afección. Hable con su médico convencional antes de cambiar o suspender cualquier tratamiento médico o medicamento convencional y mantenga informados a todos sus médicos y/o profesionales en terapias alternativas de todos los tratamientos que esté recibiendo.*

Debido a que la hepatitis C es una enfermedad que potencialmente puede ser mortal, es esencial que consulte a un doctor en medicina al primer indicio de síntomas. Estos incluyen ictericia (amarillamiento de la piel o del blanco de los ojos), dolor en la parte inferior derecha del abdomen, pérdida del apetito, orina oscura, náusea, escalofríos o fiebre, dice la Dra. Elizabeth Sander, una internista de Los Ángeles.

Debido a que las personas con hepatitis C también presentan un mayor riesgo de infectarse de hepatitis A y hepatitis B, es una buena idea hablar con su médico sobre la posibilidad de vacunarse. Las vacunas que protegen contra estas enfermedades están ampliamente disponibles y son muy eficaces.

chos casos, existe una mejor forma de tratar esta enfermedad. "El interferón y otros productos farmacéuticos pueden retardar el proceso curativo al intoxicar el cuerpo", dice Christopher Hobbs, un herbolario y experto en medicina china tradicional de Santa Cruz, California.

Quizá la mejor manera de fortalecer el cuerpo para ayudarle a combatir la hepatitis C es con hierbas que protegen al hígado, dice Hobbs. Junto con terapias nutricionales, los tratamientos herbarios pueden ayudar a su cuerpo a recuperarse de este peligroso ataque viral. Si usted cree que padece hepatitis C o se lo han diagnosticado, busque atención médica. Hable con su doctor o con el profesional en terapias alternativas que le esté atendiendo antes de probar estos u otros remedios alternativos.

CARDO DE LECHE: ***Reconstruye las células dañadas***

La hierba llamada cardo de leche (cardo de María, *milk thistle*) contiene un grupo de sustancias químicas llamadas silimarinas, que estimulan la síntesis de proteínas en las células del hígado y en realidad ayudan a que el hígado se regenere. Hobbs recomienda tomar dos tabletas o cápsulas de

Digitopuntura para ataques agudos

La hepatitis C es una enfermedad crónica o de largo plazo. Al igual que otras afecciones crónicas, puede causar episodios agudos, que en este caso corresponden a períodos cuando el hígado está particularmente inflamado. Durante estos episodios, es probable que presente síntomas como fatiga, náusea y diarrea.

Puede aliviar muchos de los síntomas agudos de la hepatitis C con digitopuntura, dice Misha Cohen, O.M.D., una doctora en medicina oriental y acupunturista de San Francisco.

Esto es lo que ella recomienda. (Para encontrar la ubicación exacta de estos puntos, vea "Una guía ilustrada de los puntos de digitopuntura" en la página 656.)

- Para la náusea, haga presión sobre el punto PE6, que se encuentra en la parte interna de la muñeca, a una distancia de tres dedos por encima del pliegue de la muñeca, entre los dos huesos.
- Para la fatiga, dése un masaje en el punto ES36, que se ubica a cuatro de dedos de la parte hueca de la rodilla que está en la parte externa de la pierna y a un dedo de la cresta de la espinilla. Quizá también quiera darse un masaje sobre el punto B4, que está en la parte interna del pie, en el hueco que está detrás del hueso del dedo gordo del pie.
- Para la diarrea y los dolores (cólicos) abdominales, dése un masaje en el punto ES37, el cual encontrará a una distancia de seis dedos debajo de la rótula, en la parte externa de la pierna junto a la espinilla. O pruebe los puntos ES25, que se ubican en el abdomen, tres dedos hacia la derecha y hacia la izquierda del ombligo.

150 miligramos de un extracto estandarizado de cardo de leche que contenga de 70 a 80 por ciento de silimarina, tres o cuatro veces al día.

Otra opción es tomar un suplemento multiherbario. Busque alguno que contenga de 10 a 15 por ciento de extracto estandarizado de silimarina, mezclado con otras hierbas que protegen el hígado, como cúrcuma (azafrán de las Indias, *turmeric*), hojas de alcachofa *(artichoke leaf)*, genciana *(gentian)* y jengibre *(ginger)*. Siga la dosis recomendada en la etiqueta del producto.

HIERBAS: ***Venza al virus e incremente su inmunidad***

Existen muchas hierbas que ayudan a proteger al hígado contra la hepatitis C, dice Hobbs, incluyendo el toronjil (melisa, *lemon balm*), el corazoncillo (hipérico, *St. John's wort*), los hongos *shiitake*, la esquizandra *(schisandra)* y el ajo. Según Hobbs, cada una de estas hierbas se toma de manera diferente.

- Toronjil: Prepárese una infusión agregando 1 cucharadita de la hierba seca o fresca a 1 taza de agua hirviendo. Deje la mezcla en infusión durante 15 minutos, cuélela y beba de 2 a 3 tazas al día.
- Corazoncillo: Tome una cápsula de 300 miligramos dos veces al día. Busque un extracto estandarizado que contenga un 0.3 por ciento de hipericina *(hypericin)*, aconseja Hobbs.
- Hongos *shiitake*: Tome de 1,500 a 2,000 miligramos en forma de cápsula o tableta dos veces al día junto con las comidas.
- Esquizandra: Tome una cápsula estandarizada de 100 miligramos que contenga un 9 por ciento de esquizandrina *(schisandrin)* dos veces al día.
- Ajo: Todas las formas de ajo son eficaces. Puede comer unos cuantos dientes de ajo fresco o cocido al día o tomar una dosis diaria de dos o tres cápsulas que contengan de 3,000 a 4,000 microgramos de alicina cada una.

La dieta antihepatitis C

Ramona Jones es una asesora nutricional certificada de Shawnee, Oklahoma. También padece hepatitis C.

Al usar métodos naturales —remedios herbarios y suplementos nutricionales, junto con una alimentación que fortalece al cuerpo— ella ha logrado mantenerse sin síntomas y saludable.

Jones ha encontrado que seguir una alimentación saludable es esencial para las personas con hepatitis C porque el hígado es el encargado de filtrar y desintoxicar todas las sustancias potencialmente dañinas de su cuerpo. Su meta debe ser evitar sobrecargar al hígado con alimentos como los siguientes, ya que al cuerpo le cuesta trabajo desintoxicarse de ellos.

- Los productos de origen animal, especialmente la carne roja, los cuales están repletos de antibióticos, hormonas del crecimiento y esteroides. La carne complica el proceso digestivo, estresando al hígado, a la vesícula biliar y al páncreas, explica Jones. Es uno de los alimentos más difíciles de digerir, agrega.
- Los productos lácteos, que someten al hígado a un esfuerzo adicional.

- El alcohol, el cual es famoso por los efectos nocivos que produce en el hígado.
- La cafeína, que estimula y estresa al hígado. Tenga cuidado porque no sólo el café, el té y los refrescos de cola contienen cafeína, sino también muchos medicamentos que se venden sin receta.
- El agua de la llave (grifo, pila), la cual a menudo contiene mucho más de lo que uno se imagina, incluyendo cloro, fluoruro, sustancias químicas inorgánicas y compuestos que el hígado no puede procesar. Sólo tome agua destilada, sugiere Jones.
- La comida basura (chatarra), que no sólo es una mala fuente de nutrientes sino también está repleta de aquello que deberíamos evitar para minimizar el estrés al que sometemos al hígado, como azúcares, grasas, aceites hidrogenados, aditivos químicos y conservantes.
- Los jugos de fruta, que tienen una alta concentración de azúcar. El azúcar hace que el hígado entre en choque, estresa al proceso digestivo y al páncreas y puede "alimentar" al virus de la hepatitis C, dice Jones.
- Los edulcorantes artificiales, ya que al hígado le cuesta muchísimo trabajo procesarlos. Su pobre hígado ni siquiera reconoce qué son estas sustancias, dice Jones. En vez, emplee stevia líquida, la cual se obtiene de una hierba.

Respecto de los alimentos que *sí debe* comer, Hobbs recomienda fuentes de proteína fáciles de procesar como pescado, pollo y pavo orgánicos y productos de soya. Y no olvide los frijoles (habichuelas), dice. Las lentejas, los garbanzos y los frijoles *adzuki*, blancos, pintos y *mung* son buenas opciones.

Además, él recomienda comer verduras y *squash* ligeramente cocidos al vapor. El *summer squash* y el calabacín son especialmente buenos. "Son los que menos pesado le caen a la digestión", dice.

La fruta fresca también es buena, aunque Jones aconseja no comer más de tres raciones al día. "El exceso de azúcar, en cualquiera de sus formas, estresa al hígado", dice.

Por último, asegúrese de comer cantidades abundantes de cereales integrales, los cuales están repletos de vitaminas B que fortalecen al hígado.

Acorte las erupciones de **herpes genital**

Janet Zand, O.M.D., una acupunturista con licencia y doctora en medicina oriental, prefiere usar medios naturales, como alimentos saludables, suplementos nutricionales, hierbas, re medios homeopáticos y digitopuntura, para tratar los problemas de salud.

Sin embargo, ella sí hace una excepción en el caso del herpes genital, que es causado por un virus sexualmente transmitido en el que se pueden presentar erupciones repetidas de 7 a 10 días de duración que provocan comezón, ampollas que arden y llagas en el área de los genitales.

Si quiere parar en seco una erupción, la Dra. Zand de Austin, Texas, recomienda que consulte a un doctor en medicina para que le recete un fármaco antiviral llamado aciclovir *(Zovirax)*. "El aciclovir generalmente se considera como un tratamiento médico convencional seguro y bien tolerado para el herpes genital, particularmente para ayudar a detener una primera erupción que sigue y sigue", dice.

Sin embargo, al igual que cualquier otro fármaco, sí puede producir efectos secundarios, por ejemplo, dolores de cabeza y náusea. Además, si lo toma día tras día, puede crear tolerancia a este medicamento. Si le gustaría probar remedios naturales para ayudar a controlar el herpes genital, los profesionales en terapias alternativas creen que el régimen siguiente puede ayudar a acortar una erupción y aminorar su severidad.

LISINA: ***Funciona si la usa correctamente***

Los profesionales en terapias alternativas comúnmente recomiendan el aminoácido lisina como un suplemento nutricional diario que ayuda a mantener el herpes bajo control.

Aunque este suplemento tiene la capacidad única de combatir el virus, también se puede llegar a desarrollar una tolerancia al mismo si lo toma todos los días, advierte la Dra. Zand. "Es mejor tomar lisina cuando sienta que va a salirle una erupción y durante unas cuantas semanas después de una erupción", dice.

GUÍA DE CUIDADOS PROFESIONALES

Precaución: *Debe usar los remedios alternativos presentados en este capítulo sólo como parte de un plan de tratamiento guiado y supervisado por un doctor en medicina calificado que esté trabajando en asociación con un profesional en terapias alternativas calificado, los cuales deberán tener experiencia en el cuidado de su afección. Hable con su médico convencional antes de cambiar o suspender cualquier tratamiento médico o medicamento convencional y mantenga informados a todos sus médicos y/o profesionales en terapias alternativas de todos los tratamientos que esté recibiendo.*

Si usted sospecha que está sufriendo una erupción de herpes genital, con pequeñas ampollas irritantes y llenas de líquido, así como llagas rojas que arden y dan comezón en los genitales, trasero o muslos, consulte a un doctor en medicina, un osteópata o un naturópata de inmediato para que le haga un diagnóstico exacto y le indique un tratamiento.

Si usted sufre de erupciones frecuentes, quizá sea una buena idea que consulte a un profesional en medicina natural para que le diseñe un programa sin fármacos que fortalezca su sistema inmunitario con el fin de controlar las erupciones.

Una infección de herpes en una mujer embarazada puede ser una amenaza para el feto y debe ser tratada por un obstetra o ginecólogo.

Ella recomienda tomar una cápsula de 500 miligramos cuatro veces al día durante las primeras 72 horas de una erupción. Durante los 4 días siguientes, tome 500 miligramos tres veces al día y luego 500 miligramos al día durante 2 semanas. Por último, tome 500 miligramos tres veces a la semana durante 2 semanas.

ALIMENTOS: ***Evite los que contienen arginina***

La lisina tiene a una gemela malvada llamada arginina, la cual acciona al virus del herpes. Justo antes o durante una erupción, evite todos los alimentos ricos en arginina, dice la Dra. Zand, los cuales incluyen productos de trigo integral, arroz integral, avena, chocolate, algarrobo, maíz (elote, choclo), productos lácteos, pasas, frutos secos y semillas.

HOJA DE OLIVO: ***Para deshacerse de las lesiones***

Se cree que el suplemento de extracto de hojas de olivo *(olive leaf extract)* es extremadamente eficaz para ponerle fin a un episodio de herpes, además de que puede ayudar a prevenir erupciones nuevas si se toma a diario, dice el Dr. James Privitera, un especialista en alergias y nutrición de Covina, California. "El extracto hace que desaparezcan las lesiones y ayuda a evitar que regresen", dice.

Busque un producto que contenga un 20 por ciento de oleuropeina *(oleuropein)*, que es el ingrediente de este extracto que fortalece la inmunidad. Durante una erupción, tome cinco tabletas de 500 miligramos al día durante 3 semanas. Después de este período, siga la dosis recomendada en la etiqueta del producto para su uso diario.

VITAMINAS Y MINERALES: ***Para curarse rápido***

"Una erupción de herpes indica que su cuerpo está bajo estrés y siempre que uno está bajo estrés, necesita más nutrientes", dice la Dra. Zand. El siguiente programa puede ayudar a reducir el estrés, dice, acortando así el ataque de herpes y disminuyendo su severidad.

- Vitamina A: 25,000 unidades internacionales (UI) dos veces al día durante 3 días y luego 20,000 UI al día durante 4 días
- Vitaminas del complejo B: 50 miligramos dos veces al día durante 1 mes
- Vitamina C: de 500 a 1,000 miligramos tres veces al día durante 3 días, luego de 500 a 1,000 miligramos dos veces al día durante 4 días y luego 500 miligramos una o dos veces al día durante 1 semana
- Vitamina E: 400 UI dos veces al día mientras dure la erupción, luego un suplemento diario de 400 UI durante 1 a 2 semanas después de la erupción inicial
- Cinc: 10 miligramos dos veces al día durante 1 semana
- Calcio/magnesio: Un suplemento que contenga 500 miligramos de calcio y 250 miligramos de magnesio dos veces al día durante 1 mes
- Selenio: 200 microgramos al día durante 2 semanas

AGUA: ***Duplique su consumo***

Beber mucha agua al primer indicio de una erupción ayuda a eliminar las toxinas que están debilitando a su sistema inmunitario y que permiten que el virus se reactive, dice Amy Rothenberg, N.D., una naturópata de Enfield, Connecticut. Duplique la cantidad de agua que normalmente bebe, o tome un mínimo de 64 onzas (2 litros) de agua al día. "Yo muchas veces he visto cómo esto detiene las erupciones en mis pacientes", dice.

HIDRASTE: ***Una hierba tópica que alivia los síntomas***

El hidraste (sello dorado, acónito americano, *goldenseal*) en polvo puede ayudar a secar las lesiones que causa el herpes, disminuyendo así el ardor y la comezón, dice la Dra. Zand. "El hidraste en polvo funciona muy bien para aliviar las molestias de un ataque agudo". Para usar el polvo, agréguele suficiente agua para formar una pasta, luego aplíquesela abundantemente sobre las lesiones, tres o cuatro veces al día durante 3 días.

MSM: ***Un "supersuplemento"***

El metilsulfonilmetano (*methylsulfonylmethane* o *MSM* por sus siglas en inglés), que es un suplemento que se emplea para aliviar el dolor en las articulaciones, también puede brindar alivio en una erupción de herpes. La Dra. Zand recomienda tomar una cápsula de 500 miligramos de MSM tres veces al día hasta que disminuya la molestia.

Cómo prevenir las erupciones

Los siguientes remedios pueden fortalecer su sistema inmunitario y ayudar a prevenir erupciones en el futuro.

HONGO ***REISHI: Un antiviral natural***

Tomar un suplemento diario hecho de hongos *reishi* es una excelente medida preventiva para detener las erupciones, dice la Dra. Zand. "Se cree que tiene propiedades antivirales naturales que disminuyen tanto la severidad como la frecuencia de las erupciones". Ella sugiere tomar una cápsula de 350 a 5000 miligramos una o dos veces al día, o bien, que siga la dosis recomendada en la etiqueta del producto.

SUPLEMENTO MULTIVITAMÍNICO: ***Protección adicional***

Tomar diariamente un suplemento multivitamínico fácilmente digerible le brinda nutrientes adicionales que ayudarán a disminuir la probabilidad de que le salgan erupciones nuevas.

PROBIÓTICOS: ***Mantenga el "calor húmedo" bajo control***

Según la medicina china tradicional, los suplementos probióticos *(probiotic supplements)* que contienen las bacterias saludables que habitan en el intestino llamadas *Lactobacillus acidophilus* o *Bifidobacterium bifidum* disminuyen el "calor húmedo" en el intestino para que no pueda viajar a los genitales y causar herpes, dice la Dra. Zand. "Yo he visto una y otra vez en mis pacientes con herpes que los que toman un suplemento probiótico de 500 miligramos dos veces al día son menos propensos a las erupciones".

GINSENG **SIBERIANO:** ***Una semana al mes***

El *ginseng* siberiano *(Siberian ginseng)* es una hierba "adaptogénica" que fortalece al sistema inmunitario, dice la Dra. Zand. Úsela en forma de líquido o cápsula durante 1 semana al mes, siguiendo la dosis recomendada en la etiqueta del producto.

Cree un ambiente naturalmente inhóspito para el **herpes labial**

Le han salido diminutas ampollas blancas en las esquinas de su boca y alrededor de los labios. Y si no tiene cuidado, pronto aparecerán en los labios de su esposo, sus hijos y cualquier otra persona a quien le dé besitos o con quien comparta su vaso.

Por desgracia, usted padece herpes oral, un primo cercano del herpes simplex tipo II o herpes genital. Y lo tiene de por vida. El virus del herpes no puede curarse y cuando este inquilino permanente no anda causando estragos en su boca, está durmiendo en los nervios que están cerca de su tallo cerebral.

Pero su sueño no es profundo. Y muchos factores diferentes pueden despertarlo. Estrés. Demasiado sol o calor. Un sistema inmunitario debilitado. Se presentan con mayor facilidad cuando su sistema inmunitario se encuentra distraído tratando de combatir un resfriado (catarro) o una fiebre.

Algunas personas presentan erupciones de herpes labial (boqueras, fuegos) de vez en cuando y otras las tienen casi permanentemente. En cualquier caso, si usted es propenso al herpes labial, le dará gusto saber que existen remedios naturales maravillosos para prevenirlo, acortar la duración de las erupciones y brindar alivio del dolor que causan.

LISINA: ***Un bloqueador viral eficaz***

El virus del herpes se reproduce al unirse al aminoácido arginina en el "sitio de unión" de una célula. Pero si estos sitios de las células ya están ocupados por otro aminoácido —la lisina *(lysine)*— el virus se queda sin hogar. Por esto, los profesionales en terapias alternativas sugieren que se proteja del herpes labial incrementando su consumo de lisina.

Si tiene herpes labial crónico, hable con su médico sobre la posibilidad

GUÍA DE CUIDADOS PROFESIONALES

En un bebé o niño, un caso de herpes puede ser peligroso debido a la deshidratación y la propagación de la infección a las manos y los ojos. Si su hijo padece herpes labial (boquera, fuego), llévelo al médico, dice Flora Parsa Stay, D.D.S., una dentista de Oxnard, California.

Para los adultos, la medicina convencional no ofrece una cura, pero existe un fármaco que se vende con receta llamado aciclovir (*Zovirax*) que puede ayudar a mantener el herpes labial bajo control. Las personas que padecen herpes labial crónico pueden tomar el medicamento a diario para prevenir una erupción, mientras que aquellos que sólo tienen erupciones ocasionales pueden tomarlo al primer indicio de una llaga, ya sea para detener o acortar la duración de la erupción. Los efectos secundarios posibles del aciclovir incluyen dolor de cabeza, náusea y mareo, así como comezón y ardor en la piel.

de prevenir erupciones con lisina, dice Amy Rothenberg, N.D., una naturópata de Enfield, Connecticut. Si sus erupciones son ocasionales, es probable que pueda tomar lisina justo cuando crea que esté a punto de tener una erupción. La señal más común es ese cosquilleo o sensación palpitante en el área de la boca con el que usted ya está familiarizado.

ALIMENTOS CON LISINA: ***Auxiliares curativos***

Durante una erupción, es una buena idea que coma más alimentos que contengan lisina, dice Flora Parsa Stay, D.D.S., una dentista de Oxnard, California. Estos incluyen el pavo, el queso *ricotta*, el aguacate (palta), el huevo y el chocolate.

ALIMENTOS CON ARGININA: ***Es indispensable evitarlos***

Si usted es propenso al herpes oral, debe evitar los alimentos que contienen arginina (y con más razón durante una erupción). Estos alimentos incluyen los frutos secos (como por ejemplo, almendras, nueces de la India, cacahuates/maníes y nueces), las semillas (de girasol y de sésamo/ajonjolí), la carne de puerco, la leche y el queso, dice Michael Lipelt, N.D., D.D.S., un naturópata y dentista de Sebastopol, California.

YOGUR: ***Un guerrero bacteriano***

Las bacterias *acidophilus* que se encuentran en algunas marcas de yogur ayudan a contrarrestar al virus del herpes, dice Michael Olmsted, D.D.S., un dentista biocompatible de Del Mar, California. Él recomienda comer de 2 a 3 tazas al día de yogur que contenga bacterias *acidophilus*, tanto como medida preventiva si padece herpes labial crónico, como para acelerar la curación durante una erupción.

HIELO: ***Congele los fuegos***

Al primer indicio de una llaga, cubra el área donde crea que le esté saliendo la erupción con un cubo de hielo envuelto en una servilleta o una toallita para la cara. Déjeselo ahí durante el tiempo que le sea cómodo, dése un descanso y luego vuelva a ponerse el hielo. Manténgalo sobre su piel durante un total de 15 a 30 minutos.

"A los virus no les va bien en un ambiente frío y el hielo puede evitar que se formen las ampollas", dice William Payne, D.D.S., un dentista de McPherson, Kansas.

ASTRÁGALO: ***Un asesino de virus***

La hierba astrágalo *(astragalus)* fortalece a su sistema inmunitario y mata al virus, lo cual es indispensable para vencer al herpes labial, dice Beverly Yates, N.D., una naturópata y directora del Natural Health Care Group en Seattle. Ella recomienda tomar esta hierba en forma de cápsula o tintura al primer indicio de una llaga y seguirla tomando hasta que haya desaparecido la erupción. Siga la dosis recomendada en la etiqueta del producto.

CALCIO Y MAGNESIO: ***Para evitar problemas***

Los minerales calcio y magnesio ayudan a mantener un pH alcalino en el cuerpo, lo cual es necesario para prevenir el herpes labial, dice el Dr. Olmsted. Él recomienda tomar 1,000 miligramos de calcio y 1,000 miligramos de magnesio como dosis diaria preventiva para aquellos con herpes labial crónico y la misma dosis durante una erupción para que cure más rápido.

CINC: ***Cumple con dos funciones***

El cinc fortalece al sistema inmunitario, ayudándolo así a resistir al herpes labial y también fortalece el tejido epitelial de los labios y la parte interna de su boca, para que las llagas no tenga en donde asentarse. La Dra. Rothenberg recomienda 15 miligramos al día como dosis preventiva para las personas con herpes labial crónico y la misma cantidad durante una erupción para acelerar la curación.

BETACAROTENO: ***Para una curación rápida***

Esta vitamina fortalece las membranas mucosas de la boca y acelera la curación del herpes labial, dice la Dra. Rothenberg. Ella recomienda de 80 a 100 miligramos al día durante una erupción. Si padece herpes labial crónico, pregúntele a su doctor si puede tomar esta cantidad todos los días como medida preventiva.

VITAMINA E: ***Para mayor integridad***

La vitamina E también fortalece al sistema inmunitario e incrementa la integridad del epitelio. La Dra. Rothenberg recomienda 400 unidades internacionales (UI) al día como medida preventiva para aquellos con herpes labial crónico y durante una erupción para acelerar su curación.

VITAMINA C CON BIOFLAVONOIDES: ***Para curar y prevenir***

La vitamina C con bioflavonoides también acelera la curación, dice la Dra. Stay. Busque un producto que contenga vitamina C y bioflavonoides y tome 2,000 miligramos al día hasta que desaparezca la erupción.

La Dra. Rothenberg también sugiere que las personas con herpes labial crónico tomen la misma cantidad como dosis de mantenimiento.

TORONJIL: ***Calma el dolor***

The hierba toronjil (melisa, *lemon balm*) es particularmente calmante para las erupciones de herpes labial, dice el Dr. Lipelt. Busque un ungüento de toronjil en una tienda de productos naturales, dice, y úselo según sea necesario durante un episodio.

Alivio rápido del dolor del **herpes zoster**

De niño, probablemente tuvo un episodio de varicela, que es una infección en la que sale un sarpullido causada por el virus *Varicella zoster*, también conocido como herpes zoster. (Es otra variedad del virus que causa el herpes labial y genital). Por desgracia, el virus no desapareció ni siquiera cuando ya se compuso. En vez, hibernó en los nervios que recorren su columna. En algún momento, como si recibiera la visita de un pariente distante y pesadito a quien no ha visto en años, puede volver a aparecer.

Existen muchas razones por las cuales el virus puede reactivarse años —o incluso décadas— después y causar herpes zoster. Entre estas razones encontramos el envejecimiento o los traumatismos físicos, como lesiones o cirugía, que pueden debilitar el sistema inmunitario y causar herpes zoster, explica el Dr. Kenneth A. Bock, codirector del Rhinebeck Health Center en Rhinebeck, Nueva York, y del Center for Progressive Medicine en Albany, Nueva York.

El herpes zoster aparece como un sarpullido que provoca comezón y a veces también dolor, seguido inmediatamente de ampollas que pueden salir en cualquier parte del cuerpo que esté de la cintura para arriba. Normalmente forman una banda rectangular que se extiende desde la columna hasta el pecho. Las ampollas van apareciendo a lo largo de un período de 3 a 5 días, durante el cual lo más probable es que tenga fiebre, dolores de cabeza y debilidad. Estas ampollas tardan desde 2 semanas hasta un mes en sanar.

Los profesionales en terapias alternativas recomiendan muchos remedios caseros eficaces que no emplean medicamentos para aliviar el dolor severo que se presenta durante un ataque. También hay cosas que puede hacer para acortar las erupciones y ayudar a prevenir que regresen.

BARRO FRANCÉS Y ACEITE DE MELALEUCA: ***Seque las ampollas***

Se piensa que el barro verde francés *(French Green Clay)*, un tratamiento tópico que se puede conseguir en las tiendas de productos naturales, puede ayudar a secar las ampollas húmedas y supurantes del herpes zoster. Agregar aceite de melaleuca *(tea tree oil)* al barro puede conferirle propiedades antivirales, dice el Dr. Guillermo Asis, director de Path to Health en Burlington, Massachusetts.

Para preparar una cataplasma (emplasto), mezcle más o menos 1 cucharadita de agua con suficiente barro verde francés como para formar una pasta. Agréguele de una a dos gotas de aceite de melaleuca. Usando guantes de plástico o de látex (como los que usan los médicos), aplíquese suavemente una capa delgada de la pasta directamente sobre las ampollas. Cubra la pasta con una gasa doblada a la mitad y pegue la gasa con cinta adhesiva.

Déjese la cataplasma durante 2 a 3 horas, aconseja el Dr. Asis, y luego retire la gasa y limpie el área suavemente con un trapo caliente. Si lo desea, se puede volver a aplicar la pasta; el Dr. Asis dice que puede usar este remedio una o dos veces al día.

Sin embargo, tenga presente que si nunca ha sufrido varicela, puede

GUÍA DE
CUIDADOS PROFESIONALES

El herpes zoster es una infección dolorosa pero relativamente inofensiva que generalmente puede ser tratada con medicamentos o remedios caseros. La mayoría de las personas sólo sufren un ataque, pero en el peor de los casos, los episodios son recurrentes, presentándose a veces uno tras otro. Asimismo, en algunas personas (particularmente las que tienen más de 70 años de edad), el dolor del herpes zoster nunca desaparece, una afección llamado neuralgia posherpética.

Si usted tiene ampollas de herpes zoster en su cabeza o en cualquier parte cerca de su cabeza o si usted es una persona inmunocomprometida (es decir, si tiene SIDA, cáncer o cualquier otra enfermedad que debilita al sistema inmunitario), vea a un doctor en medicina de inmediato.

Comuníquese con su doctor si tiene dificultades para comer o beber durante un ataque o si tiene problemas de audición y equilibrio, dice el Dr. Kenneth A. Bock, codirector del Rhinebeck Health Center en Rhinebeck, Nueva York, y del Center for Progressive Medicine en Albany, Nueva York. Estos síntomas pueden significar que usted tiene ampollas internas, las cuales pueden ser graves. También debe consultar a un médico si presenta un segundo ataque o si tiene un dolor que no desaparece después del primer ataque.

Los doctores en medicina alternativa sugieren diversos métodos no farmacológicos para tratar los casos serios de herpes zoster, particularmente para episodios recurrentes. Las inyecciones de vitamina B_{12} "han producido resultados increíbles en mi consulta", dice Mark Stengler, N.D., un naturópata de San Diego. Él también recomienda acupuntura para aliviar el dolor durante una erupción. Él sugiere que podría beneficiarle consultar a un homeópata o a un naturópata, quienes le podrán recomendar un remedio homeopático llamado *Varicella*, que es una versión diluida del virus que causa esta enfermedad.

Otro tratamiento alternativo puede incluir inyecciones de una vacuna de neutralización, la cual se prepara con una mezcla diluida del virus, dice el Dr. John M. Sullivan, un médico de Mechanicsburg, Pensilvania. Algunos doctores alternativos tratan el herpes zoster administrando agua oxigenada (peróxido de hidrógeno, *hydrogen peroxide*) diluida por la vía intravenosa, ya que esta sustancia puede ayudar a matar el virus.

contagiarse al entrar en contacto con el material viral que se encuentra en las ampollas de herpes zoster. Si le va a aplicar la cataplasma a otra persona, evite tocar las ampollas directamente con sus manos o con cualquier otra parte de su piel, dice el Dr. Bock. Deseche o lave de inmediato cualesquier material que haya empleado para el tratamiento y que haya entrado en contacto con las ampollas.

CARBÓN ACTIVADO: ***Elimina al virus***

El carbón activado *(activated charcoal)* es un remedio casero extremadamente útil que jala al virus del herpes para sacarlo por la piel, secando y curando rápidamente las ampollas, dice el Dr. David A. Darbro, un médico de Indianapolis. Si se usa correctamente, también puede ayudar a disminuir el dolor, dice.

Para formar una pasta, agregue suficiente agua a una pequeña cantidad de carbón activado más la misma cantidad de maicena o semilla de lino molida. Déjela reposar durante 20 minutos y luego aplíquese la pasta sobre las ampollas con un pedazo de muselina.

Siga las mismas instrucciones y advertencias que se detallaron para la cataplasma de barro verde francés, pero en este caso, déjese la pasta durante 12 horas. Lávese la pasta y luego siga aplicándosela hasta que las ampollas estén completamente secas y ya estén sanando, dice el Dr. Darbro.

AGUA OXIGENADA: ***Acelera la curación del herpes zoster***

El gel de agua oxigenada (peróxido de hidrógeno, *hydrogen peroxide*) contiene altos niveles de oxígeno, el cual se cree que mata el virus y puede ayudar a acortar un episodio de herpes zoster, dice el Dr. Vijay Vijh, Ph.D., director del Cherry Hill Wellness Center en Nueva Jersey. Él recomienda aplicar el gel sobre las ampollas cada 2 a 3 horas hasta que se hayan secado y curado.

HOMEOPATÍA: ***Alivio rápido del dolor***

Se piensa que el remedio homeopático *Rhus tox* disminuye rápidamente el dolor y acelera la curación, dice Mark Stengler, N.D., un naturópata de San Diego. Él recomienda usar este remedio a la potencia 6X durante la etapa de ampollas, tomando dos pastillas cada 3 a 4 horas hasta que las ampollas sanen.

CAPSAICINA: ***Más alivio del dolor***

La capsaicina es un compuesto que se encuentra en los chiles que impide la acumulación de la sustancia P, la cual es una sustancia química del cuerpo que envía señales de dolor desde los nervios hasta el cerebro.

La crema de capsaicina es un tratamiento excelente para la neuralgia posherpética, un padecimiento que se presenta principalmente en las personas de más de 70 años de edad en el que el dolor del herpes zoster permanece mucho tiempo después del ataque, dice el Dr. Stengler.

Para tratar la neuralgia después de una erupción, siga las instrucciones que aparezcan en la etiqueta para aplicarse la crema en las áreas donde haya dolor, dice el Dr. Stengler. (Recuerde usar guantes de médico o lavarse las manos inmediatamente después de aplicarse la crema). Sin embargo, no espere que funcione de inmediato. Puede que la crema tarde varias semanas en bloquear toda la sustancia P y aliviar completamente su dolor.

SUPLEMENTO MULTIVITAMÍNICO Y DE MINERALES: ***Salud desde adentro***

"El sistema inmunitario tiene que estar débil para que se presente una erupción de herpes zoster", dice el Dr. Asis. Y debido a que casi todas las vitaminas y minerales contribuyen a fortalecer el sistema inmunitario, él recomienda tomar un suplemento multivitamínico y de minerales de alta potencia si alguna vez ha tenido un episodio de herpes zoster y desea evitar que le vuelva a dar otro.

VITAMINA C: ***El potenciador inmunitario***

De todos los nutrientes que puede tomar, la vitamina C es quizá el más importante para el funcionamiento saludable del sistema inmunitario. Agregar un poco de vitamina C adicional a su régimen de suplementos es una buena manera de prevenir un episodio repetido de herpes zoster, dice el Dr. Asis. Él recomienda tomar 2,000 miligramos dos veces al día.

ÁCIDO ALFA-LIPOICO: ***Encarcele a los radicales libres***

Su cuerpo contiene moléculas que están fuera de control llamadas radicales libres, las cuales "oxidan" a las células de su cuerpo, incluyendo a las células de su sistema inmunitario que combaten al virus del herpes zoster. El ácido alfa-lipoico *(alpha-lipoic acid)* tiene propiedades antioxidantes potentes, lo que significa que ayuda a evitar que este proceso tenga lugar, dice el Dr. Asis. Él sugiere tomar 50 miligramos dos veces al día para ayudar a prevenir las erupciones de herpes zoster.

LISINA: ***Para matar al virus de hambre***

Tomar 1,000 miligramos al día del aminoácido llamado lisina *(lysine)* puede ayudar a disminuir la recurrencia de herpes zoster. Esto se debe a que la lisina previene la absorción de otro aminoácido llamado arginina, el cual parece ser vital para que el virus permanezca activo, dice Rashid Ali Buttar, D.O., un osteópata que se dedica a la medicina de urgencias y medicina preventiva en Charlotte, Carolina del Norte. Tome este suplemento sólo bajo la supervisión de un doctor en medicina que sepa cómo usarlo.

Hierbas que brindan un alivio rápido del contacto con la **hiedra y el zumaque venenosos**

Ese sarpullido que da mucha comezón con ampollas que supuran y que es causado por el contacto con la hiedra venenosa o el zumaque venenoso es en realidad una reacción alérgica al urushiol, que es una resina aceitosa que se encuentra en las hojas, los tallos y las raíces de estas desagradables plantas. Pero cuando le da, lo más seguro es que el nombre de la sustancia química que lo provoca sea lo que menos le importe. Lo único que le importa es conseguir alivio. . . y de inmediato. Y en vez de salir corriendo a la farmacia a comprar loción de calamina o crema de cortisol, puede usar remedios alternativos caseros para deshacerse de esa comezón enloquecedora.

HIDROTERAPIA: ***Dúchese con agua fría, pero de inmediato***

Gracias a los años que tiene tratando el contacto con la hiedra venenosa, Norma Pasekoff Weinberg, una educadora en herbolaria de Cape Cod, Massachusetts, ha descubierto remedios antisarpullido que funcionan, por ejemplo, ducharse en agua fría inmediatamente después de haber entrado en contacto con la planta. "Entre más pronto se duche y entre mayor sea el tiempo que pase en la ducha, mayor será la probabilidad de que logre minimizar el sarpullido". (Esto también funciona en los casos de contacto con el zumaque venenoso, dice).

DENTÍFRICO NATURAL: ***El barro y la menta son buenos para curar***

Para calmar su sarpullido, busque un dentífrico natural que contenga barro *(clay)* y menta (hierbabuena, *peppermint*) como ingredientes principales, dice Pamela Fischer, fundadora y directora del Ohlone Center for Herbal Studies en Concord, California. La menta que contiene el dentífrico calma la piel caliente e irritada. El barro saca las toxinas, acelerando la curación.

GUÍA DE CUIDADOS PROFESIONALES

Aunque los sarpullidos causados por el contacto con la hiedra venenosa y el zumaque venenoso son extremadamente incómodos, generalmente pueden tratarse con remedios caseros. Pero no se espere hasta que el malestar se vuelva insoportable. Si su sarpullido es tan molesto que no puede dormir en la noche o no puede trabajar, o si le da mucha comezón, lo mejor es que consulte a un doctor en medicina para que le indique un tratamiento con cortisona y antihistamínicos que se vendan con receta, dice la Dra. Esta Kronberg, una dermatóloga de Houston.

Si le ha salido un sarpullido cerca de sus ojos, si se le ha esparcido hasta cubrir la mayor parte de su cuerpo, si las ampollas están supurando un líquido turbio o si le da fiebre, vea a un médico lo más pronto que pueda.

Puede que se le dificulte conseguir este producto, pero puede prepararlo en casa, dice Fischer. Mezcle de 5 a 10 gotas de aceite esencial de menta con ½ taza de barro verde y luego agregue suficiente agua para hacer una pasta espesa. Unte una capa gruesa y uniforme de la pasta sobre el área inflamada, evitando el área de los ojos. Aplíquesela de una a tres veces al día durante 2 a 3 días.

PRÍMULA NOCTURNA: ***Reparación rápida de la piel***

Los ácidos grasos que contiene el aceite de prímula nocturna (aceite de primavera nocturna, *evening primrose oil*) detienen el proceso inflamatorio y ayudan a que las células de la piel se reparen con mayor rapidez, dice Fischer. Ella recomienda tomar 1,500 miligramos cuatro veces al día hasta que su piel esté completamente curada.

"La prímula nocturna hace que un episodio de hiedra venenosa o zumaque venenoso sea soportable —dice—. A menudo salgo al campo en California para recoger hierbas y soy muy susceptible al zumaque venenoso. Me da cada 2 a 3 semanas. Dentro de un lapso de 2 horas después de haber entrado en contacto con esta planta, mi piel luce como si hubiera sufrido una explosión. Pero si tomo aceite de prímula nocturna de inmediato y lo sigo tomando a dosis elevadas, parecería como si mi piel ni siquiera hubiera sido rozada por el zumaque venenoso y el episodio entero desaparece al cabo de 3 a 4 días".

BALSAMINA DEL MONTE: ***Alivio en las rocas***

"Mis vecinos me llaman 'la Señora de la Hiedra Venenosa' ", dice Weinberg. Esto es porque ella regularmente trata los sarpullidos de los niños y adultos que viven en su vecindad con una hierba que ella llama su aliada herbaria contra la hiedra venenosa: la balsamina del monte *(jewelweed)*.

Y, dice, una de las mejores maneras de usarla es haciendo cubitos de hielo con balsamina del monte.

"El área afectada se lava con un cubito tres o cuatro veces al día hasta que desaparezca el sarpullido —dice—. No sólo es agradable, sino que también funciona. ¡De hecho, yo he visto casos de hiedra venenosa desaparecer frente a mis propios ojos!" Estas son sus instrucciones para preparar este remedio.

- Busque la balsamina del monte que crece en el suelo húmedo que está cerca de las plantas de hiedra venenosa. (Después de todo, es un antídoto natural). La balsamina del monte crece en los suelos pantanosos sombreados desde Canadá hasta Georgia y al oeste hasta Oklahoma y Missouri. Tiene tallos altos, translúcidos y flores colgantes en forma de trompeta de color amarillo o anaranjado. Recoja los tallos y las hojas después de que el rocío ya haya desaparecido, generalmente alrededor de las 10:00 a las 11:00 a.m. También puede comprar semillas de balsamina del monte y cultivarla usted mismo para que siempre la tenga a la mano en caso de que no pueda ir a donde crece naturalmente.
- Ya en casa, corte las plantas en pedazos de 1 a 2 pulgadas (2.5 a 5 cm), colóquelas en una bolsa de plástico y aplástelas con un rodillo.
- Coloque los pedazos triturados en una olla, a la cual deberá agregarle suficiente agua como para que queden cubiertas las plantas. Caliente la mezcla hasta que empiece a hervir y siga calentando hasta que se haya evaporado la mitad del agua y la mezcla haya adquirido un color ámbar.
- Deje que el agua se enfríe y cuele la mezcla para separar las plantas del líquido.
- Vierta el líquido en charolas para hacer cubitos de hielo etiquetadas.
- Cuando los cubitos ya estén congelados, colóquelos en una bolsa gruesa para alimentos congelados y etiquete la bolsa.

También puede guardar la balsamina del monte marchitada y colada en un recipiente cubierto dentro del refrigerador y usarla para aplicársela directamente sobre el sarpullido causado por el contacto con la hiedra venenosa.

"No siempre podrá tener la hierba marchitada a la mano —dice Weinberg—, pero puede guardar los cubitos de hielo durante alrededor de tres meses".

VITAMINA C: ***Prepare una pasta***

Si no tiene balsamina del monte a la mano, Weinberg ha encontrado que una pasta hecha con vitamina C en polvo y agua puede minimizar la formación de ampollas. Haga la pasta agregando 1 cucharadita de agua hervida fría a la vez a ¼ de taza de vitamina C en polvo hasta que la mezcla adquiera la consistencia de una pasta. Aplíquesela directamente sobre el área afectada y déjesela durante una hora. Luego, enjuáguese con agua fría y séquese la piel dándose pequeños golpecitos con una toalla. Haga esto tres veces al día hasta que el sarpullido mejore.

VITAMINAS: ***Disminuya el estrés del sarpullido***

Mientras se esté untando la pasta de vitamina C en la piel, también tome este nutriente por la vía oral.

"Tomar 500 miligramos de vitamina C cuatro veces al día puede ayudar al cuerpo a lidiar con el estrés severo que provoca el sarpullido", dice Earl Mindell, Ph.D., un farmacéutico y nutriólogo de Beverly Hills. Tómela durante 1 a 2 semanas, dependiendo de la rapidez con que desaparezca el sarpullido.

Además, tomar 500 miligramos de ácido pantoténico *(pantothenic acid)*, que a veces también aparece como vitamina B_5, una o dos veces al día mientras dure el sarpullido también servirá de apoyo al cuerpo mientras lidia con el estrés, dice.

Eleve su chi *para vencer la* **hipoglucemia**

Se siente cansado. No se puede concentrar. Se siente ansioso. Está temblando, pálido y mareado. Quizá hasta esté sudando frío.

Estos síntomas son distintivos de la hipoglucemia o un nivel bajo de azúcar en la sangre, dice Maoshing Ni, O.M.D., Ph.D., un doctor en medicina oriental y director del Tao of Wellness Center en Santa Mónica, California.

Y, al igual que un medidor de combustible, estos síntomas le están tratando de decir algo que es muy evidente: su nivel de energía es muy bajo y necesita elevarlo. Los profesionales en medicina china tradicional dicen que esa energía vital del cuerpo se llama *chi*.

En el caso de la hipoglucemia, la medicina china dice que hay una deficiencia de *chi* en el cuerpo, particularmente en el páncreas y el bazo, y que restaurar el *chi* en esos órganos ayudará a remediar el problema. El punto de partida de la curación está en un punto de digitopuntura.

DIGITOPUNTURA: ***Cúrese en 10 días***

Según la medicina china, el *chi* circula por su cuerpo a lo largo de rutas energéticas llamadas meridianos. Hacer presión sobre ciertos puntos de digitopuntura que se ubican sobre esos meridianos puede ayudar a enviar más *chi* a un órgano específico. En todos los casos excepto en el del punto VC, deberá hacer presión sobre los mismos puntos de digitopuntura que se encuentran simétricamente a ambos lados de su cuerpo, primero de un lado y luego del otro. Estos son los cuatro puntos que restauran la energía en el páncreas y el bazo, dice el Dr. Ni. (Para encontrar la ubicación exacta de los puntos, vea "Una guía ilustrada de los puntos de digitopuntura" en la página 656).

- ES36 se encuentra a cuatro dedos debajo del borde inferior de la rótula, en el hueco que está enfrente de su espinilla.
- B4 está donde inicia el arco en la parte interna de su pie, justo por detrás del hueso del dedo gordo del pie.
- VC6 está dos dedos por debajo de su ombligo, sobre una línea vertical imaginaria que corre por el centro de su cuerpo y que pasa directamente a través de su ombligo.

GUÍA DE CUIDADOS PROFESIONALES

La hipoglucemia, que también se conoce como nivel bajo de azúcar en la sangre, puede causar una amplia gama de síntomas, incluyendo antojo por comer dulces, irritabilidad, fatiga, mareo, dolores de cabeza, mala memoria, palpitaciones, temblores, visión borrosa, depresión o cambios repentinos de humor y ansiedad o nerviosismo frecuentes.

Si usted presenta varios de estos síntomas o cualquiera de ellos de forma severa, consulte a un médico que incorpore la nutrición en su consulta para que le haga un diagnóstico y le indique un tratamiento, dice el Dr. Michael Janson, un médico que da consulta en Path to Health en Burlington, Massachusetts.

Vitaminas y minerales: El mejor tipo de "pastillas de azúcar"

En las personas que padecen hipoglucemia, el nivel de azúcar en la sangre baja y sube sin control, "llegando en ocasiones a estar demasiado bajo y en otras a estar demasiado alto", dice el Dr. Michael Janson, un médico que da consulta en Path to Health en Burlington, Massachusetts.

Las siguientes vitaminas y minerales, dice, pueden ayudar a normalizar sus niveles de azúcar en la sangre y proteger su cuerpo de algunos de los daños que pueden resultar de niveles que a veces están demasiado altos y a veces demasiado bajos.

El primer suplemento nutricional que recomienda el Dr. Janson es un suplemento multivitamínico y de minerales de alta potencia. Para asegurarse de que sea de alta potencia, busque un suplemento que contenga cuando menos de 400 a 500 miligramos de magnesio, de 100 a 200 microgramos de selenio, de 20 a 30 miligramos de cinc, de 500 a 1,000 miligramos de vitamina C, de 200 a 400 microgramos de cromo (*chromium*) y 400 unidades internacionales (UI) de vitamina E.

"Estos niveles de nutrientes deben garantizar que los niveles del espectro entero de vitaminas y minerales que contenga el suplemento sean lo suficientemente altos para corregir la hipoglucemia", dice el Dr. Janson.

Además de un suplemento multivitamínico y de minerales diario, él recomienda que tome los siguientes suplementos individuales (pero sólo con la aprobación y bajo la supervisión de su médico).

- Vitamina C: 1,000 miligramos
- Bioflavonoides: 1,000 miligramos
- Magnesio: 200 miligramos
- Vitamina E: 400 UI
- Cromo: de 200 a 400 microgramos
- Coenzima Q_{10}: de 100 a 200 miligramos
- Extracto estandarizado de cardo de leche (cardo de María, *milk thistle*) que contenga silimarina (*silymarin*): de 250 a 500 miligramos

- V20 se encuentra a dos dedos de su columna, al mismo nivel de lo que los doctores llaman la undécima vértebra torácica, la cual se encuentra en el punto medio sobre una línea imaginaria que va desde su cintura hasta la mitad de sus omóplatos.

Use su pulgar o dedo para hacer presión de manera constante sobre cada punto durante 2 minutos, dice el Dr. Ni. Puede hacer presión sobre todos los puntos de manera consecutiva para conseguir un alivio rápido de los síntomas cada vez que empiece a presentar los síntomas de la hipoglucemia, dice. Para un alivio a largo plazo, alterne los puntos cada tercer día; por ejemplo, haga presión sobre los puntos ES36 y B4 el lunes, luego sobre los puntos VC6 y V20 el martes, luego sobre los puntos ES36 y B4 el miércoles y así sucesivamente.

Al cabo de 10 días, se deberá haber estabilizado su estado, dice el Dr. Ni. Sin embargo, al igual que sucede con la alineación de su carro, él señala que el equilibrio interno de su cuerpo puede desalinearse de nuevo después de un período de estrés, mala alimentación u otras situaciones negativas.

PROTEÍNA: ***Sea proactivo con su alimentación***

Una alimentación que incluye más fuentes de proteína y menos fuentes de carbohidratos simples, como azúcar refinada y harina blanca, fortalece su bazo y su páncreas, dice el Dr. Ni. Coma más *tofu* y otros productos de soya, así como más pollo, pavo, pescado y frijoles (habichuelas).

GINSENG: Use el tipo correcto

Si la digitopuntura y los cambios en su alimentación no corrigen el problema, "entonces debe usar hierbas chinas", dice el Dr. Ni. Él dice que el *ginseng* promueve un aumento de energía en el sistema conformado por el bazo y el páncreas, pero necesita tomar el tipo correcto de *ginseng*, es decir, el *ginseng* chino o coreano *(Chinese or Korean ginseng)* y no el americano o siberiano *(American or Siberian ginseng)*. Según el Dr. Ni, el *ginseng* americano y el *ginseng* siberiano no producen efectos tan potentes.

El *ginseng* chino y el coreano ayudan al hígado a convertir el glucógeno en glucosa, que es el azúcar que hay en la sangre. Siga la dosis recomendada en la etiqueta del producto, dice el Dr. Ni. Tendrá que tomar el *ginseng* durante 2 a 4 semanas antes de que empiece a ver resultados. Una vez que hayan pasado unos cuantos días sin síntomas o si no observa resultados al cabo de varias semanas, deje de tomarlo.

CODONOPSIS: El **"ginseng** ***de los pobres*****"**

Si el *ginseng* le parece demasiado caro, pruebe la hierba llamada *codonopsis*, dice el Dr. Ni. Quizá también la encuentre bajo los nombres de *dang shen* o *bellflower*. Funciona al igual que el *ginseng*, sólo que más lento, dice, y cuesta alrededor de diez veces menos que el *ginseng*. Él sugiere tomar cinco cápsulas de 300 miligramos tres veces al día.

ALIMENTOS: ***Deshágase de la tristeza***

La alimentación típica de los estadounidenses contiene demasiada carne roja grasosa y sin fibra y demasiados carbohidratos refinados como el azúcar blanca y el pan blanco, lo que puede resultar en esa tristeza que entumece al cerebro y que es característica de la hipoglucemia.

¿El remedio? El Dr. Michael Janson, un médico que da consulta en Path to Health en Burlington, Massachusetts, es partidario de una alimentación baja en grasa y principalmente vegetariana que incluya pescado y haga énfasis en los alimentos naturales, ricos en fibra (o carbohidratos complejos que se digieren lentamente) como los cereales, las verduras, las frutas frescas, las legumbres, las semillas y los frutos secos. Y dice que comer estos alimentos entre comidas puede ayudar a equilibrar los niveles de azúcar en la sangre.

Auxiliares no farmacológicos para la **impotencia**

Con toda la publicidad que se le ha hecho al citrato de sildenafilo, mejor conocido como *Viagra*, quizá usted crea que este fármaco que se vende con receta que ayuda a los hombres a lograr la erección es la única opción para los hombres que padecen impotencia.

No lo es, dicen los doctores en medicina alternativa.

"Yo creo que existen tratamientos naturales que parecen ser igualmente eficaces para restaurar la capacidad de tener erecciones, que probablemente son mucho más seguros y que definitivamente son menos costosos que el *Viagra* —dice el Dr. Jonathan Wright, un médico con tendencia hacia la nutrición y director de la Tahoma Clinic en Kent, Washington—. Antes de que un hombre tome *Viagra*, yo le sugiero que primero pruebe estos remedios".

En particular, los hombres que están tomando medicamentos para problemas cardíacos deben explorar otras alternativas diferentes al *Viagra*. Se sabe que tomar fármacos con nitratos, como la nitroglicerina, junto con *Viagra*, puede ocasionar un descenso mortal en la presión arterial, dice el Dr. Gerald Melchiode, profesor de Siquiatría y ponente del Centro Médico de la Universidad del Suroeste de Texas en Dallas.

Aquí le mostramos algunos remedios no farmacológicos eficaces para mejorar la erección.

ARGININA: ***Viagra natural***

El *Viagra* funciona al bloquear una enzima llamada PDE5 que destruye el óxido nítrico, que es la sustancia química responsable de permitir que el pene se llene de sangre durante una erección. Pues bien, el aminoácido arginina es la fuente principal de óxido nítrico en su cuerpo, dice el Dr. Wright. Entonces, ¿significa esto que incrementar su consumo de arginina puede ayudarlo a vencer la impotencia?

"Sí —dice el Dr. Wright—, tomar suplementos de arginina puede mejorar la capacidad de un hombre para lograr una erección".

De hecho, usted debe considerar usar arginina antes de probar *Viagra*, dice. Es una sustancia natural y segura, señala, mientras que el *Viagra* es un fármaco con efectos secundarios que pueden incluir problemas comunes como dolores de cabeza, ruborización facial, malestares digestivos y cambios anormales en la visión.

Si decide tomar arginina para mejorar su funcionamiento sexual, el Dr. Wright recomienda tomar 3,000 miligramos al día. Tardará aproximadamente de 3 a 4 semanas en surtir efecto. Si usted siente que necesita un poco más de ayuda, puede tomar una dosis adicional de 3,000

GUÍA DE CUIDADOS PROFESIONALES

Si está teniendo dificultades como incapacidad total para lograr una erección o una capacidad inconsistente para lograr o mantener una erección, consulte a un urólogo para que él pueda descartar un problema físico, por ejemplo, una enfermedad circulatoria. Informe al urólogo de los medicamentos que actualmente está tomando, dado que muchos fármacos comunes que se venden con receta, como medicamentos para la presión arterial alta y antidepresivos, pueden causar disfunción sexual.

El siguiente paso es que usted y su pareja consulten a un profesional en salud mental, por ejemplo, un siquiatra, quien podrá recomendarle un tratamiento médico (como *Viagra*) así como ayudarles a resolver cualesquiera problemas que estén teniendo en su relación de pareja que pudieran estar contribuyendo al problema.

miligramos alrededor de una hora antes de tener relaciones sexuales.

Este suplemento debe tomarse sólo bajo la supervisión de una doctor en medicina que sepa de su uso. No lo tome si padece herpes genital o si también está tomando suplementos de lisina *(lysine)*.

GINKGO: Para los problemas circulatorios

El *ginkgo*, una hierba que se conoce por su capacidad de estimular la memoria al mejorar la circulación de sangre hacia el cerebro, también estimula la circulación de sangre hacia el pene, ayudando así a corregir la disfunción eréctil, dice el Dr. Wright. Él recomienda tomar 60 miligramos al día, pero también recomienda tener paciencia, dado que esta hierba típicamente tarda de 2 a 6 meses en funcionar.

Ayúdese con *Tantra*

Una vertiente del yoga conocida como *Tantra* enseña técnicas para mejorar el desempeño sexual con la meta de generar energía adicional para la práctica espiritual, dice Charles Muir, director de la Source School of Tantra Yoga en Wailuku, Hawai.

Algunas de las técnicas le enseñan a un hombre cómo hacer el amor sin una erección y lograr una erección en el proceso. "La mayoría de los hombres piensan que si no tienen una erección, entonces no pueden hacer nada —dice Muir—. Pero estas técnicas pueden llevar sangre y energía al pene, permitiéndoles que logren una erección".

Sin embargo, no se preocupe si no logra una erección mientras realiza estas técnicas. Sólo diviértase y vea qué es lo que pasa. Estas son dos de las técnicas que Muir enseña.

YOGA: ***Sostenga la varita***

"En esta técnica, cualquiera en la pareja toma el pene con los dedos o la mano y lo manipula como si fuera una varita, frotando suavemente el glande contra la parte externa de la vagina, especialmente por encima y alrededor del clítoris —dice Muir—. La estimulación y el contacto con la vagina de su amante normalmente lo inspirará a lograr una erección con bastante rapidez, pero un pene suave puede darle mucho placer a una mujer. Es necesario emplear un lubricante en esta técnica para eliminar la fricción e incrementar el disfrute".

Él agrega que una mujer puede derivar gran placer sexual al tomar un papel activo en esta técnica, sosteniendo el pene y moviéndolo de maneras que le sean estimulantes a ella.

YOGA: ***Recurra al placer***

"Otra técnica manual es dar pequeños golpecitos con el pene contra los labios de la vagina y el clítoris —dice Muir—. Al igual que en el caso anterior, tanto el hombre como la mujer pueden realizar este movimiento, sosteniendo el pene como si fuera la batuta de un director de orquesta, empezando a un ritmo lento que gradualmente se va acelerando y usándolo para hacer contacto con la mujer con un toque que va de suave a firme y luego vuelve a ser suave". Esta técnica se puede usar independientemente de que el pene esté duro o suave, dice.

Controle la **incontinencia**

Tome un medicamento. Sométase a una cirugía. Use pañales para adultos. Esas son las tres opciones que ofrecen la mayoría de los doctores cuando tratan a alguien con incontinencia urinaria, que es la salida involuntaria de orina. Pero algunos expertos que incorporan la medicina alternativa en su consulta dicen que esas terapias deben usarse sólo como último recurso y no como recomendaciones estándares. Ellos calculan que entre el 80 y el 90 por ciento de las personas con incontinencia urinaria, la mayoría de las cuales son mujeres, pueden encontrar alivio con terapias más seguras y menos molestas.

Los medicamentos pueden tener efectos secundarios. La cirugía tiene sus riesgos. Una toalla absorbente no es una solución.

Antes de recurrir a medidas tan drásticas, la mayoría de las personas deben probar métodos conductuales y alimenticios para resolver el problema, dice la Dra. Genevieve M. Messick, una doctora en medicina de Columbus, Ohio, que se especializa en incontinencia urinaria y disfunción del piso pélvico. Sólo si los tratamientos naturales fallan, entonces podrán recurrir a los otros.

CAFEÍNA: ***Córtele para disminuir la irritación***

"La cafeína es un irritante que hace que la vejiga sea más espástica",

GUÍA DE CUIDADOS PROFESIONALES

Sólo alrededor de la mitad de las personas con incontinencia urinaria consultan a un médico para este problema, dice la Dra. Genevieve M. Messick, una doctora en medicina de Columbus, Ohio, que se especializa en incontinencia urinaria y disfunción del piso pélvico. Muchas de estas personas recurren al uso de toallas absorbentes porque los comerciales de la televisión han logrado convencerlas de que la incontinencia es una parte normal del envejecimiento y que usar toallas es una manera razonable de controlar el problema.

Sin embargo, en muchos casos, la incontinencia se puede controlar o eliminar con el tratamiento adecuado, haciendo innecesario el uso de toallas, dice la Dra. Messick. El mejor lugar para recibir ese tratamiento, dice, es un centro que se dedique a los problemas de continencia.

Primero, un cirujano, ginecólogo o urólogo que trabaje en el centro descartará cualquier tipo de problema que requiera cirugía. Luego, le enseñarán cómo alimentarse. Recibirá instrucciones para realizar técnicas conductuales como las que se describieron en este capítulo. Y también le asesorarán para ayudarle a lidiar con los retos emocionales y relativos al estilo de vida que implica la incontinencia. Lo más importante es que su programa de continencia habrá sido diseñado específicamente para usted; no existe una única solución que le dé resultado a todas las personas que padecen este problema, dice la Dra. Messick.

explica la Dra. Messick. La cafeína también es diurética, lo que significa que hace que su cuerpo produzca más orina. "Estos dos factores pueden hacer que empeore la incontinencia", dice.

La cafeína no sólo se encuentra en los refrescos de cola, el té y el café, agrega Diane Kaschak Newman, una enfermera que trabaja con adultos en Filadelfia. También está presente en el chocolate y en algunos fármacos que se venden sin receta, como *Excedrin*, *Anacin* y *Midol*.

"Si usted sospecha que la cafeína está causando sus problemas de la vejiga, disminuya gradualmente su consumo de esta y vea si mejoran sus síntomas", aconseja Newman.

ALCOHOL: ***La abstinencia puede contrarrestar la incontinencia***

Los músculos del piso pélvico controlan la apertura y el cierre de la uretra, que es el conducto a través del cual sale la orina de la vejiga. Los músculos débiles del piso pélvico es una de las causas principales de incontinencia urinaria en mujeres. El alcohol causa que estos músculos se debiliten aun más, y debido a que el alcohol también tiene un efecto diurético, los músculos débiles se ven forzados a retener más orina. Por lo tanto, lo más sabio es disminuir —o eliminar— su consumo de alcohol y ver si sus síntomas mejoran, aconseja la Dra. Messick. Si en efecto mejoran, entonces ya sabe que tiene que disminuir su consumo de alcohol.

ASPARTAME: ***Amargo para la vejiga***

"Los edulcorantes artificiales que contienen aspartame pueden irritar la vejiga. En mi experiencia, parecen ser una causa común de disfunción de la vejiga, urgencia o frecuencia urinaria e incontinencia", dice Newman.

"Yo he tenido pacientes que ya habían pasado por una cirugía y habían tomado medicamentos, todo sin conseguir alivio —dice—. Pero cuando se abstuvieron de usar aspartame, su incontinencia desapareció".

AGUA: ***Entre más tome, mejor***

Las personas con incontinencia urinaria a veces tratan de controlar su problema tomando menos agua. Después de todo, menos agua significa menos orina, lo que se traduce en una menor probabilidad de tener un accidente, ¿correcto? Pues no, dice Newman. Tomar menos agua produce orina más concentrada, la cual irrita a la vejiga. Esto, a su vez, puede incrementar la frecuencia de la micción y las probabilidades de tener un accidente.

Ella recomienda tomar ocho vasos de 8 onzas (240 ml) de agua al día, pero a pequeños sorbos durante todo el día en vez de beber mucha agua en una sola sentada. Esto ayudará a prevenir esa sensación abrumante de urgencia, dice Newman.

Pero sí debe beber menos agua en la noche, agrega. Ella sugiere que no beba líquido alguno cuando menos durante tres horas antes de irse a acostar. De esta manera, será menos probable que despierte a media noche con la urgencia de orinar.

EJERCICIOS DE KEGEL: ***Hágalos bien***

Los músculos del piso pélvico son como una honda que soporta a la vejiga y a la uretra. Fortalecer estos músculos permite que las mujeres con incontinencia (u hombres que presentan incontinencia después de una cirugía de la próstata) mantengan la orina en la vejiga hasta que decidan dejarla salir.

"Algunos profesionales en el cuidado de la salud le dirán que los ejercicios para fortalecer los músculos del piso pélvico (llamadas ejercicios de Kegel en honor al ginecólogo que los inventó en la década de los años 40) no funcionan", dice Kathryn Burgio, Ph.D., directora del programa de continencia de la Universidad de Alabama en Birmingham.

Pero, dice, eso se debe a que generalmente no se les enseña a las personas a hacerlos bien. Si se hacen correctamente, estos ejercicios funcionan para la mayoría de las personas que los hacen.

De hecho, puede que observe una mejoría significativa al cabo de ocho semanas, dice la Dra. Burgio. Así es cómo se deben hacer.

Primero, necesita saber dónde están los músculos. Puede ubicarlos al detener o alentar el flujo de orina la próxima vez que vaya al baño, dice la Dra. Burgio. Los músculos que usa para hacer eso son los músculos del piso pélvico. Otra manera de identificarlos es apretando los mismos músculos que emplea para no expulsar un gas cuando está en público. Las mujeres también pueden encontrarlos al apretar los músculos vaginales.

Varias veces al día, apriete estos músculos y mantenga la contracción durante 10 segundos, dice la Dra. Burgio. Al principio, es posible que no pueda mantener la contracción durante este tiempo, pero no se preocupe. Empiece por mantenerla hasta contar a tres (un elefante, dos elefantes, tres elefantes), y luego suelte la contracción. Con el tiempo, vaya durando más hasta que pueda mantenerla hasta contar a 10.

Algunas personas tienden a contraer sus músculos abdominales por error. Respirar normal y regularmente mientras hace los ejercicios de Kegel le ayudará a mantener relajado su abdomen, dice la Dra. Burgio. También puede colocar una mano sobre su abdomen para asegurarse que no esté apretando los músculos ahí, agrega.

Cuando esté haciendo los ejercicios de Kegel correctamente, sentirá como si se elevara el área de su vagina o como si le estuvieran jalando el recto, dice Newman.

Para fortalecer estos músculos, necesita hacer 45 ejercicios de Kegel al día. Lo mejor es hacerlos en series de 15 repeticiones, tres veces al día.

"El error más común es que las personas sencillamente olvidan hacerlos", dice la Dra. Burgio. La mejor manera de acordarse de hacer sus ejercicios de Kegel es escoger algunas de las actividades que realiza cada día, como ducharse, cepillarse los dientes o comer, y hacer los ejercicios mientras realiza esas actividades.

¿Le parecen como demasiadas distracciones? Sólo sígalos haciendo. "Al principio, tendrá que hacer un esfuerzo por concentrarse —dice la Dra. Burgio—. Pero después de que se vuelvan un hábito, empezará a hacerlos automáticamente".

ESTRATEGIA PARA LA URGENCIA: ***Controle la situación***

Imagine que tiene una urgencia bárbara por orinar. Es una sensación que no puede ignorar. Al momento que siente la urgencia, sale disparado al baño más cercano porque teme que si no va, tendrá un episodio de incontinencia por urgencia, lo que sencillamente significa que sale orina antes de que llegue al baño.

Las personas con este tipo de incontinencia a menudo encuentran que esta sensación de urgencia les viene cada vez con más frecuencia y poco después, parece que se ha adueñado de su vida. Lo que es peor, esos correteos constantes sólo hacen que se sacuda la vejiga y aumentan la presión abdominal, la cual puede empujar la orina hacia afuera.

Pues bueno, es hora de retomar el control, con una "estrategia para la urgencia". A continuación indicamos lo que la Dra. Burgio recomienda.

1. Cuando le venga la urgencia, deje de hacer lo que esté haciendo y quédese en su lugar. Si le es posible, siéntese o quédese de pie sin moverse.
2. Quédese muy quieto. Cuando está quieto, es más fácil controlar la urgencia.
3. Apriete los músculos del piso pélvico rápidamente varias veces, pero no se relaje completamente entre cada contracción.
4. Relaje el resto de su cuerpo. Respire profundamente unas cuantas veces y deje ir la tensión. Concéntrese en suprimir esa sensación de urgencia.
5. Espere hasta que desaparezca la urgencia.
6. Vaya al baño, caminando a un paso normal. No se apresure. Siga apretando rápidamente los músculos del piso pélvico mientras camina.

Si hace esto cada vez que le dé una sensación de urgencia, "será más probable que logre mantenerse seco en su trayecto al baño", dice la Dra. Burgio.

Maneras naturales y eficaces para eliminar las **infecciones de la vejiga**

La respuesta estándar de un doctor convencional ante una infección de la vejiga (cistitis) es sacar la bomba.

Es decir, una "bomba" farmacológica o antibiótico de

amplio espectro que mata prácticamente a todos los tipos de bacterias que hay en su cuerpo. Y sí, el medicamento generalmente elimina la infección, que típicamente es causada por bacterias llamadas *Escherichia coli* que han migrado por sus vías urinarias hasta llegar a la vejiga. Hace que desaparezca el síntoma principal: micción frecuente con dolor y ardor.

Por desgracia, las bacterias *E. coli* que están en buena forma física pueden sobrevivir y convertirse en una cepa resistente a los antibióticos que causa infecciones de la vejiga recurrentes, las cuales ya no se pueden curar con fármacos. En otras palabras, la "solución" puede llevar a problemas incluso peores.

"Sí se deben recetar antibióticos en algunos casos de infección de la vejiga, particularmente si hay temperatura elevada", dice el Dr. Steven J. Bock, un médico familiar, acupunturista y codirector del Center for Progressive Medicine en Rhinebeck, Nueva York. Sin embargo, dice, en muchos casos se pueden tratar exitosamente las infecciones de la vejiga sin antibióticos, mediante el uso de una gama potente de remedios alternativos caseros.

ARÁNDANO AGRIO O ARÁNDANO: *Un remedio antiadhesivo*

Un componente del jugo de arándano agrio *(cranberry)* y arándano *(blueberry)* impide que las bacterias *E. coli* se adhieran a las paredes de la vejiga, ayudando así a curar la infección rápidamente, dice el Dr. Bock. Otra ventaja es que estos jugos no acidifican la orina, dice, lo cual es bueno porque la orina alcalina (que es lo opuesto de ácida) es más benéfica para vencer las infecciones de la vejiga.

Él recomienda beber 24 onzas (720 ml) de jugo no endulzado al día, en tres raciones de 8 onzas (240 ml) cada una. El azúcar deprime al sistema inmunitario; por lo tanto, no use las marcas endulzadas.

También puede tomar extractos deshidratados de arándano agrio o arándano en forma de cápsula o tableta, dice el Dr. Bock. Siga la dosis recomendada en la etiqueta del producto.

AGUA: *Enjuague su vejiga*

Mientras esté tomando jugo de arándano agrio o arándano, también debe beber mucha agua para enjuagar la vejiga y deshacerse de la infección, dice el Dr. Bock. Él recomienda tomar 64 onzas (1.9 litros) de agua al día.

CITRATO DE MAGNESIO: *Destierre a las bacterias*

Este suplemento nutricional alcaliniza la orina, creando un ambiente

GUÍA DE CUIDADOS PROFESIONALES

Debe consultar a un doctor de inmediato si presenta sangre en la orina, una fiebre que no desaparece o fiebre y dolor cerca de uno o ambos riñones (señal de una posible infección de riñones). Es posible que necesite tratamiento con antibióticos, dice el Dr. Steven J. Bock, un médico familiar, acupunturista y codirector del Center for Progressive Medicine en Rhinebeck, Nueva York.

Asimismo, cualquier persona que tenga infecciones recurrentes de la vejiga debe ir a ver a un médico para que le haga un chequeo completo con el fin de detectar un posible problema estructural —como un estrechamiento de la uretra, que es el conducto a través del cual sale la orina de la vejiga— que pudiera estar causando las infecciones.

Las personas con infecciones recurrentes de la vejiga también deben hacerse pruebas para detectar alergias alimentarias, ya que estas a veces causan infecciones, dice el Dr. Bock. Las mujeres posmenopáusicas que tienen infecciones recurrentes de la vejiga deben ser evaluadas para determinar si tienen algún desequilibrio hormonal, el cual también puede causar este problema.

El Dr. Bock sugiere que si su doctor le recomienda un antibiótico para la infección, que le pida que use macrocristales de nitrofurantoina (*Macrodantin*), que es un fármaco específico para las infecciones de la vejiga, en vez de que use un antibiótico de amplio espectro que tendrá efecto en todo su cuerpo. "La *Macrodantin* es específica a las vías urinarias y mucho menos estresante para el organismo", dice.

donde difícilmente pueden sobrevivir las bacterias *E. coli*, dice el Dr. Bock. Él recomienda tomar de 300 a 400 miligramos al día de citrato de magnesio *(magnesium citrate)* mientras le dure la infección.

VITAMINAS Y BIOFLAVONOIDES: ***Fortalezca las superficies mucosas***

La vitamina C, la vitamina A y los bioflavonoides fortalecen la superficie interna de la vejiga, dificultando así la adherencia de bacterias a la misma, dice el Dr. Bock. Para combatir la infección, él recomienda una dosis diaria de 1,000 a 4,000 miligramos de vitamina C, de 300 a 600 miligramos de bioflavonoides y 50,000 unidades internacionales de vitamina A (tomada bajo supervisión médica).

Sin embargo, tenga presente que aunque las dosis elevadas de vitamina A son muy eficaces para ayudar a combatir las infecciones de la vejiga, también son tóxicas si se toman durante un período prolongado. Tome esta dosis de vitamina A durante no más de una semana, dice el Dr. Bock.

Inclínese para curarse

Una tabla inclinada es una tabla acojinada que se coloca con una inclinación de más o menos 30 grados, sobre la cual se debe recostar con los pies hacia arriba y la cabeza hacia abajo. Darse un masaje en el área de la vejiga mientras está en esta posición puede ayudar a aliviar una infección de la vejiga, dice Nedra Downing, D.O., una osteópata que ejerce la medicina alternativa de Clarkston, Michigan.

"Sólo acuéstese en la tabla inclinada y empiece a frotarse el vientre justo por encima del hueso del pubis", dice. El masaje le quita peso a la vejiga y mejora la circulación de la vejiga. También estimula el flujo de orina, a menudo permitiendo la excreción de orina residual repleta de bacterias. Hágase este masaje durante 10 a 15 minutos una vez al día.

CINC: ***Eche a andar a su sistema inmunitario***

El mineral cinc fortalece al sistema inmunitario, ayudando a combatir la infección, dice el Dr. Bock. Él recomienda 30 miligramos al día durante la infección.

HIERBAS: ***Una combinación potente***

Una combinación de cuatro hierbas puede ayudarle a vencer las infecciones de la vejiga, dice el Dr. Bock. Él recomienda gayuba *(uva-ursi)*, la cual ayuda a matar las bacterias en la orina; grama (bermuda, gramilla colorada, *couch grass*), que limpia y alivia la vejiga; diente de león (amargón, *dandelion*), una hierba diurética que aumenta el flujo de orina y ayuda a eliminar las bacterias y equinacia (echinácea), que fortalece el sistema inmunitario. Combine 1 onza (30 ml) de la tintura de cada hierba en un frasco y luego tome ½ cucharadita de la mezcla tres veces al día, dice.

HOMEOPATÍA: ***Un remedio para la "cistitis lunamielera"***

Si desarrolla "cistitis lunamielera" —o sea, una infección de la vejiga que ocurre después de tener relaciones sexuales con frecuencia—, el remedio homeopático *Staphysagria* puede ayudar a curarla, dice el Dr. Bock. Siga la dosis recomendada en la etiqueta del producto.

PROBIÓTICOS: ***Cuando sea necesario que tome antibióticos***

A veces, los antibióticos son lo único que le pueden ayudar a vencer una infección de la vejiga, dice el Dr. Bock. Por desgracia, estos fármacos también matan a las bacterias "amigables" que habitan en su tracto digestivo y llevan al cabo muchas funciones necesarias.

Para reemplazar las bacterias buenas, tome un suplemento probiótico *(probiotic supplement)* mientras esté tomando antibióticos, dice el Dr. Bock. El suplemento debe contener bacterias *Lactobacillus acidophilus* y *Bifidobacterium bifidum*. Siga la dosis recomendada en la etiqueta del producto.

Cómo aliviar el dolor que causan las **infecciones del oído**

Si está leyendo este capítulo para averiguar cómo remediar su propio dolor o infección de oídos, puede considerarse como parte de un grupo pequeño de personas sin suerte.

"Aunque son muy comunes en los niños, los dolores e infecciones de los oídos son bastante inusuales en adultos", dice el Dr. Elson Haas, director del Preventive Medical Center of Marin en San Rafael, California.

Esto se debe a que los adultos no tienen una trompa de Eustaquio pequeña como los bebés o niños, la cual corre horizontalmente desde la cavidad nasal hasta el oído y permite el acceso fácil de las bacterias. Una trompa madura, cuya función es ecualizar la presión de aire a ambos lados del tímpano, es larga y vertical, lo cual ayuda a mantener alejados a las bacterias.

Pero aunque son poco probables, los dolores e infecciones de oído sí pueden presentarse en adultos, dice el Dr. Haas.

La mayoría de los dolores de oído son el primer síntoma de una infección. Puede darle una infección del oído externo o canal auditivo. La otitis externa, comúnmente conocida como oído de nadador, es una infección de este tipo. También puede darle una infección en el oído medio detrás del tímpano, que es el tipo de problema que comúnmente se presenta en niños. O puede que simplemente tenga un resfriado (catarro), una alergia o un dolor de garganta, todos los cuales pueden causar dolor en los oídos. El dolor de muelas también puede "viajar" a los oídos.

GUÍA DE CUIDADOS PROFESIONALES

Si su audición está tan afectada que tiene problemas para comprender lo que dicen otras personas o si presenta una pérdida repentina e inexplicable de la audición, acompañada por un zumbido en los oídos (especialmente de un lado), necesita ir a ver a un otólogo (especialista en oídos) o a un otorrinolaringólogo (especialista en oídos, nariz y garganta). También deberá consultar a uno de estos especialistas si le sangra o le sale líquido del oído, o si le duele adentro del oído. Estos doctores podrán ayudarle a descartar algún problema médico subyacente que pudiera estarle causando problemas de audición.

Si el doctor determina que tiene pérdida de la audición relacionada con la edad, deberá consultar a un audiólogo clínico para que le haga pruebas y le ajuste un auxiliar auditivo, dice Richard Carmen, un audiólogo clínico de Sedona, Arizona.

Si el dolor no es severo, no es necesario que conozca la causa exacta del problema, porque existen muchos remedios alternativos caseros para aliviar el oído y curar la infección que le está causando dolor.

Pero hay una precaución que debe tomar en cuenta: si tiene un problema de oídos y tiene planeado viajar en avión, considere tomar un descongestionante que se venda sin receta alrededor de una hora antes de su vuelo, dice Janet Zand, O.M.D., una doctora en medicina oriental y acupunturista con licencia de Austin, Texas. Si su vuelo va a durar más de tres horas, quizá necesite tomar otra dosis una hora antes de aterrizar, dependiendo de la potencia del descongestionante. Esto aliviará la congestión en la trompa de Eustaquio, aliviando el dolor de oídos durante el vuelo y durante el descenso.

AJO: ***Pinche una cápsula y aplíquese el líquido***

Una cápsula de aceite antibacteriano de ajo puede ayudarle a deshacerse de un dolor de oídos causado por una infección del canal auditivo, dice Linda Kingsbury, una herbolaria, nutrióloga holística y directora de Earth Wisdom Holistic Services en Keene, New Hampshire.

Pinche la cápsula con un alfiler, coloque unas cuantas gotas del aceite en una bolita de algodón, coloque suavemente la bolita de algodón en su oído y déjela ahí durante una hora en el día y también durante toda la noche. Coloque la bolita de algodón justo adentro de su oído, teniendo cuidado de no empujarla hacia el interior del canal auditivo.

Tomar cápsulas de aceite de ajo por la vía oral también le ayudará a eliminar la infección, dice Kingsbury, quien recomienda tomar cápsulas de 500 miligramos al día durante 7 días.

GORDOLOBO: ***Para complementar el efecto del ajo***

Quizá quiera agregarle un poco de aceite de flores de gordolobo (verbasco, *mullein*) a ese ajo, dice el Dr. Haas. Mientras que el aceite de ajo es un desinfectante natural, el aceite de la flor de gordolobo alivia la piel del canal auditivo y puede ayudar a disminuir la inflamación y el dolor.

Puede agregar el aceite a la bolita de algodón o ponerse dos o tres gotas directamente en el oído cada 3 a 4 horas, aconseja el Dr. Haas.

VITAMINAS Y MINERALES: ***Para curarse por completo***

El siguiente programa de suplementos fortalece el sistema inmunitario y puede ayudar a resolver una infección leve de oídos, dice la Dra. Zand.

- Vitamina A: Para obtener los mejores resultados, use vitamina A emulsificada. Tome 25,000 unidades internacionales (UI) dos veces al día durante 5 días y luego tome de 5,000 a 10,000 UI como dosis de mantenimiento. Debido a que la vitamina puede acumularse en el hígado e implicar riesgos, no tome dosis elevadas de vitamina A sin la supervisión de un médico.
- Vitamina C con bioflavonoides: Tome 500 miligramos tres veces al día. Para prevención, tome la misma cantidad una vez al día.
- Cinc: Tanto para prevenir como para tratar una infección de oídos, tome 15 miligramos una vez al día al inicio de cada comida.
- Vitamina E: Tome de 200 a 400 UI al día como medida preventiva.
- Vitaminas del complejo B: Como prevención, tome una cápsula al día de un suplemento de alta potencia que le brinde al menos 50 miligramos de la mayoría de las vitaminas del complejo B.

QIGONG: Haga la "V" de victoria

Un masaje de *qigong*, que es una técnica de la medicina china tradicional, puede ayudar a vencer el dolor de oídos, dice Kingsbury. Para hacerse este masaje, coloque su dedo medio sobre su rostro, frente a su oído y su dedo índice detrás de su oído cerca de la línea del cabello; sus dedos formarán una "V".

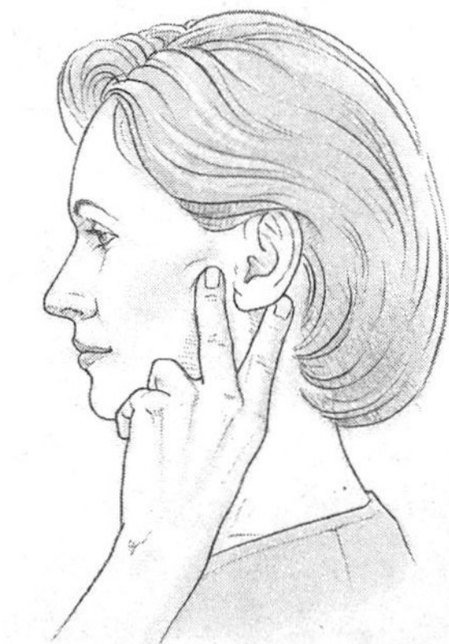

Comenzando en la base de su oído cerca del lóbulo inferior, mueva sus dedos hacia arriba, por los lados de los oídos, mientras hace presión firme y luego quite la presión mientras los mueva hacia abajo. Haga este movimiento ascendente y descendente 36 veces. "Este masaje incrementa la circulación y mejora el drenaje del líquido linfático", dice Kingsbury. (El líquido linfático es un líquido que hay en su cuerpo que ayuda a eliminar los desechos de las células).

HIERBAS: ***Pruebe equinacia e hidraste***

Una fórmula líquida que contenga una combinación de equinacia (echinácea) e hidraste (sello dorado, acónito americano, *goldenseal*) puede ayudar a curar una infección de oídos, dice la Dra. Zand. Se cree que la equinacia es antibacteriana, mientras que el hidraste produce un ligero efecto secante. Siga la dosis recomendada en la etiqueta del producto.

ALIMENTOS: ***Cuidado con los alergenos***

Cualquier persona que sea susceptible a las infecciones de oído probablemente es alérgica a uno o más alimentos, dice la Dra. Zand. Los alergenos alimenticios más comunes son el trigo, los productos lácteos, el maíz (elote, choclo), la naranja (china), la mantequilla de cacahuate (maní), el azúcar refinada y los jugos de fruta.

Si se siente cansado después de comer cualquiera de estos alimentos o si nota que se le congestiona la nariz o que empieza a toser mucho o que le da comezón en la piel, pruebe eliminar estos alimentos de su dieta.

ACEITE ESENCIAL DE LAVANDA: ***Inhálelo y alíviese***

Los aceites esenciales pueden ayudar a curar un dolor o infección en los oídos, dice Kingsbury. "Uno de mis favoritos es el aceite esencial de lavanda (alhucema, espliego, *lavender*)", dice. Las propiedades antisépticas de la lavanda apoyan al sistema inmunitario y promueven la relajación, dos factores que son muy importantes para la curación, dice. Aquí le decimos cómo sacarle el mayor provecho a la lavanda.

Llene un plato para cereal con una taza de agua hirviendo y agréguele de tres a cinco gotas del aceite. Cubra su cabeza con una toalla e inclínese sobre el plato, para formar un tipo de tienda de campaña encima del plato (tenga cuidado de no quemarse la cara con el vapor) e inhale durante 5 a 10 minutos.

Tratamientos alternativos y modernos para la **infertilidad**

Las parejas que están teniendo problemas para concebir deben consultar a un especialista en infertilidad. Pero incluso desde antes y también mientras estén trabajando con el especialista, deben considerar usar los siguientes remedios alternativos para aumentar su probabilidad de tener un bebé.

"Los métodos convencionales y alternativos combinados son la mejor manera de tratar la infertilidad", dice Roger C. Hirsh, O.M.D., un doctor en medicina oriental y especialista en medicina herbaria de Beverly Hills. Y, dice, algunos de los métodos alternativos más potentes provienen del sistema ancestral de curación de la medicina china tradicional.

Cómo usar la medicina china para mejorar la fertilidad

El primer paso, y también el más importante, es restaurar la salud general tanto en el hombre como en la mujer a través de un régimen alimenticio, decocciones herbarias y acupuntura. Sin embargo, incluso si usted y su cónyuge no pueden consultar a un profesional en medicina china para que les ayude a mejorar su fertilidad restaurando su salud, los siguientes remedios caseros pueden ser extremadamente útiles.

DIGITOPUNTURA: ***Estimule el vaso de concepción***

Los puntos de acupuntura pueden ser estimulados haciendo presión sobre ellos con los dedos o la palma de la mano para regular el *chi* o energía vital que circula a lo largo del cuerpo en corrientes que siguen rutas establecidas llamadas meridianos.

En los hombres, la mejor área de digitopuntura para aumentar la fertilidad se conoce como VC4, la cual se ubica a una distancia de cuatro

GUÍA DE CUIDADOS PROFESIONALES

Una mujer de menos de 35 años de edad que no ha quedado embarazada después de un año de tener relaciones sexuales sin protección anticonceptiva o una mujer de más de 35 años de edad que no ha quedado embarazada después de seis meses, debe "ir derechito con su esposo a ver a un especialista en infertilidad", dice Alice Domar, Ph.D., directora del Programa de Medicina Conductual para la Infertilidad en el Centro Médico Beth Israel Deaconess en Boston.

Un endocrinólogo de la reproducción le hará pruebas al hombre para detectar anormalidades en los espermas y a la mujer para verificar si hay disfunción ovulatoria, que son las dos principales causas de infertilidad. A la mujer también le harán otras pruebas para ver si sus trompas de Falopio están abiertas y saludables y si sus niveles de hormonas reproductoras son normales. Además, es muy importante chequear la función tiroidea y también existen otras pruebas que podrían hacerles. Una vez que se ha diagnosticado el problema, se inicia el tratamiento, a menudo con fármacos que mejoran la fertilidad. Más de la mitad de todas las parejas que reciben tratamiento para la infertilidad tendrán éxito.

La Dra. Domar aconseja que durante el tratamiento, el cual podría llevar varios años, las parejas asistan a un grupo de apoyo patrocinado por RESOLVE, una red nacional para parejas infértiles. O bien, pueden llamar al hospital o centro médico académico de su localidad para ver si ofrecen un programa de cuerpo y mente para personas con problemas de fertilidad.

dedos directamente por debajo del ombligo. Este punto equilibra y mejora el meridiano del riñón y la esencia reproductora en la cavidad pélvica. Esta área es de suma importancia para la salud de los órganos reproductores. Para estimular este punto, cúbralo con la palma de su mano derecha, luego coloque su mano izquierda sobre su mano derecha, presione y frótese 100 veces en el sentido de las manecillas del reloj. Use alrededor de 5 a 7 libras (2 a 3 kg) de presión (para determinar qué tanta presión es eso, presione con su mano la báscula que tiene en el baño).

Las mujeres también pueden beneficiarse de la digitopuntura en este punto. Sin embargo, la estimulación del meridiano del hígado, el cual difunde la energía en el pecho, ayuda a incrementar la conciencia emocional que desempeña un papel crucial en la concepción. El Dr. Hirsh recomienda usar la misma técnica de frotación con la palma de la mano sobre el punto VC17, que se encuentra en el centro del pecho, justo en el punto medio que está entre ambos pezones. (Para la ubicación exacta de ambos puntos, vea "Una guía ilustrada de los puntos de digitopuntura" en la página 656).

ALIMENTOS: ***Para que su abdomen esté feliz***

"Una mujer necesita tener un ambiente lindo, cálido y acogedor en el útero para que se implante el huevo", dice el Dr. Hirsh. La manera de crear este ambiente es enfatizando los alimentos que "calientan" en vez de los alimentos que "enfrían" como las ensaladas.

El Dr. Hirsh recomienda una alimentación rica en proteínas que consista en alimentos cocinados en los cuales se usen como condimentos pequeñas raciones de carne, por ejemplo, de cordero (la cual, según la medicina china, calienta el útero) y otras carnes magras, junto con *tofu*, cereales, frijoles (habichuelas), verduras cocidas y otros alimentos integrales nutritivos. Otros alimentos ricos en proteína incluyen el pescado, los mariscos, la leche y el huevo.

Aunque las frutas son refrescantes, son buenas para la producción de esperma, ya que el exceso de calor daña a los espermas. Los ambientes frescos generalmente mejoran el conteo de espermas y su motilidad (movimiento). Por lo tanto, para los hombres, las frutas y los néctares de frutas son útiles para incrementar el conteo de espermas y la cantidad de semen.

Las hierbas también pueden ser útiles. Para conseguir recomendaciones, lo mejor es que consulte a un profesional en herbolaria calificado. Para averiguar de alguno que cuente con licencia, póngase en contacto con el consejo médico de su estado, dice el Dr. Hirsh.

TÉCNICA SEXUAL: Yin ***y*** **yang** ***se unen en la concepción***

La medicina china sugiere que el hombre y la mujer alcancen el orgasmo juntos para crear la oportunidad ideal para la concepción, dice el Dr. Hirsh. Cuando el hombre eyacula, debe usar su conciencia para dirigir el semen eyaculado al centro del cerebro de su pareja para provocar la estimulación hormonal. Durante su orgasmo, la mujer debe "abrazar la Tierra con su ser".

Para el hombre, "apuntar" ayuda a que los espermas se depositen en la parte más alta del útero, donde tendrán la mayor posibilidad de viajar por la trompa de Falopio para la concepción, dice el Dr. Hirsh. Para la mujer, pujar durante el orgasmo y relajarse después ayuda al cérvix a jalar más espermas hacia el interior del útero.

"Mini-relajación": La conexión conceptiva entre cuerpo y mente

Con las visitas interminables a las clínicas y los hospitales, los "consejos" de parientes bien intencionados, un matrimonio tenso por tener que programar sus relaciones sexuales según el calendario y mes tras mes de decepciones, la infertilidad puede ser realmente estresante. Además, las emociones que se asocian con dicho estrés, como depresión, ansiedad y enojo, en realidad pueden disminuir su probabilidad de concebir.

Es por esta razón que las estrategias de cuerpo y mente que calman las emociones y liberan el estrés no sólo mejoran la calidad de vida de las parejas infértiles, sino que también incrementan su probabilidad de concebir, dice Alice Domar, Ph.D., directora del Programa de Medicina Conductual para la Infertilidad en el Centro Médico Beth Israel Deaconess en Boston.

La Dra. Domar aconseja a las mujeres en su programa que pasen 20 minutos al día practicando una de las diversas técnicas de cuerpo y mente que existen, por ejemplo meditación, visualización, yoga o respiración diafragmática, por nombrar sólo unas cuantas. Pero cualquiera puede aprender rápidamente una técnica sencilla para vencer el estrés llamada "*mini-relajación*" que ella enseña dentro de su programa. Así es cómo se hace.

Respire lenta y profundamente, no desde su pecho sino desde su diafragma (una tira plana de músculo que está encima de su abdomen y que controla su respiración). Para identificar el diafragma, coloque una mano en su abdomen justo por encima de su ombligo. Cuando esté respirando desde su diafragma, su mano se levantará y caerá más o menos 1 pulgada (2.5 cm).

Luego, cuente mentalmente de 10 a cero con cada respiración, diciendo "10" con su primera inhalación y exhalación, "9" con la segunda y así sucesivamente.

"Cuando llegue a cero, vea cómo se está sintiendo — dice la Dra. Domar—. Si ya se siente mejor, maravilloso. Si no, pruebe hacerlo de nuevo".

EJERCICIOS DE KEGEL: ***Para una próstata más saludable***

"En los hombres, la buena salud de la próstata es importante para la fertilidad porque los espermas viajan en un vehículo de líquido prostático", dice el Dr. Hirsh. Una manera de tonificar y promover la salud de la próstata es con los ejercicios de Kegel, en los cuales se jala hacia arriba y aprieta repetidamente la raíz del pene de la misma forma en que lo haría para detener el flujo de orina una vez que ha comenzado a salir. Esto fortalecerá el poder de la eyaculación.

El Dr. Hirsh recomienda hacer 30 ejercicios de Kegel tres veces al día. En cada ejercicio de Kegel, inhale y jale hacia arriba hasta contar a tres, mantenga hasta contar a uno y luego exhale y relájese hasta contar a tres.

Consejos nutricionales para mujeres

Los métodos alternativos más importantes para la concepción son de tipo nutricional, dice el Dr. Jacob Teitelbaum, un médico de Annapolis, Maryland. Estos son sus consejos para las mujeres.

BEBIDAS: ***Evite a sus enemigos***

Algunas bebidas comunes podrían considerarse como anticonceptivos líquidos. Si está tratando de quedar embarazada, el Dr. Teitelbaum le recomienda que evite tomar las siguientes bebidas.

- Café. Beber más de cuatro tazas al día —y posiblemente consumir cualquier cantidad— puede disminuir la fertilidad.
- Refrescos cafeinados. Tan sólo un refresco cafeinado al día puede disminuir su probabilidad de quedar embarazada.
- Alcohol. Si su infertilidad es provocada por problemas en la ovulación, una sola bebida alcohólica al día puede incrementar la dificultad de quedar embarazada en un 30 por ciento. Tomar dos copas al día hace que dicha dificultad crezca a más del doble.

HIERRO: ***Una deficiencia que podría ser el problema***

La prueba de sangre típica para detectar el nivel de hierro consiste en medir la ferritina, que es una proteína en el cuerpo que almacena hierro. Si bien una mujer puede tener niveles suficientemente altos de ferritina para prevenir la anemia, es posible que sus niveles sean lo suficientemente bajos como para causar infertilidad, dice el Dr. Teitelbaum. Él cita un estudio en el que la mitad de las mujeres con niveles bajos de ferritina quedaron embarazadas poco tiempo después de comenzar a tomar hierro.

Si por alguna razón no puede hacerse la prueba para medir sus niveles de ferritina, el Dr. Teitelbaum dice que tome suplementos de hierro durante al menos cuatro meses mientras esté tratando de quedar embarazada. Él recomienda tomar una tableta o 50 miligramos al día de un producto llamado *Ferro-Sequels*. Debe tomar hierro con el estómago vacío y no lo tome antes de transcurridas seis horas de haber tomado una hormona tiroidea, dice el Dr. Teitelbaum.

VITAMINA C: ***Si es mujer, mejor bájele***
En un estudio de investigación se encontró que las dosis de más de 1,000 miligramos de vitamina C al día pueden causar infertilidad en mujeres, dice el Dr. Teitelbaum. Él recomienda que tome no más de 500 miligramos al día.

VITAMINA B_6: ***Para las menstruaciones irregulares***
En las mujeres que tienen menstruaciones irregulares o ausentes, la vitamina B_6 puede mejorar la fertilidad, dice el Dr. Teitelbaum. Él recomienda 50 miligramos al día.

SUPLEMENTO MULTIVITAMÍNICO Y DE MINERALES: ***Indispensable para ambos***
Tomar un suplemento multivitamínico y de minerales es esencial para lograr una fertilidad óptima, dice el Dr. Teitelbaum. Él recomienda *My Favorite Multiple*, fabricado por Natrol.

Consejos nutricionales para hombres

Los hombres pueden causar o contribuir a la infertilidad debido a un conteo bajo de espermas o una mala motilidad de los espermas, es decir, espermas lentos y flojos que tienen menos probabilidades de fertilizar un óvulo. Estas son las sugerencias nutricionales del Dr. Teitelbaum para corregir estos problemas.

VITAMINA C: ***Para mejorar el conteo de espermas***
Se cree que los suplementos de vitamina C aumentan el número y la velocidad de los espermas. Tome 500 miligramos dos veces al día, dice el Dr. Teitelbaum.

ARGININA: ***Para espermas más saludables***
El aminoácido arginina puede mejorar el conteo y la motilidad de los espermas, dice el Dr. Teitelbaum. Si el problema es un bajo conteo de espermas, él recomienda tomar 4,000 miligramos al día. Si el problema es una mala motilidad, tome 8,000 miligramos. Tanto la l-arginina como la arginina en su estado libre *(free-form arginine)* son eficaces, dice.

No tome arginina a menos que esté bajo la supervisión de un doctor en medicina que sepa de su uso. Tampoco tome arginina si padece herpes genital o si también está usando suplementos de lisina *(lysine)*.

CINC: ***Otra manera de mejorar el conteo***

También se puede mejorar el conteo bajo de espermas con el mineral cinc, dice el Dr. Teitelbaum. Él recomienda 30 miligramos al día durante cuatro meses.

ASTRÁGALO: ***Más motilidad***

La hierba china llamada astrágalo *(astragalus)* puede mejorar la motilidad de los espermas, dice el Dr. Teitelbaum. Siga la dosis recomendada en la etiqueta del producto.

Use la meditación en vez de la medicación para vencer el **insomnio**

¿Cuál es el mejor tratamiento para el insomnio?

Si usted le hace esa pregunta a la mayoría de los doctores, rápidamente le responderán (y recetarán): pastillas para dormir.

"La mayoría de los médicos consideran que las pastillas para dormir son el tratamiento más eficaz para el insomnio —lo cual es falso— y siguen recetándolas a diestra y siniestra", dice Gregg Jacobs, Ph.D., un especialista en insomnio del Centro para Trastornos del Sueño del Centro Médico Beth Israel Deaconess en Boston.

El Dr. Jacobs considera que las pastillas para dormir se recetan de manera exagerada porque él dice que no solucionan la causa del insomnio, pueden causar adicción y en realidad pueden hacer que el insomnio empeore.

"Las pastillas para dormir pueden ser eficaces para el tratamiento a corto plazo del insomnio —dice el Dr. Jacobs—. Pero pueden volverse cada vez más ineficaces si se usan

GUÍA DE CUIDADOS PROFESIONALES

Se pueden usar remedios no farmacológicos sin problemas como un tratamiento inicial para tratar de resolver el insomnio crónico, dice Gregg Jacobs, Ph.D., un especialista en insomnio del Centro para Trastornos del Sueño del Centro Médico Beth Israel Deaconess en Boston.

Sin embargo, si las técnicas no farmacológicas no producen resultados, deberá ponerse en contacto con el centro de trastornos del sueño más cercano y hacer una cita con un sicólogo o médico que se especialice en técnicas conductuales para resolver el insomnio.

Aunque el Dr. Jacobs dice que la mayoría de las personas con insomnio crónico no presentan un problema médico o mental subyacente, él recomienda que se haga un chequeo médico completo para descartar otras causas posibles como apnea del sueño o depresión.

regularmente, además de que pueden provocar muchos efectos secundarios que por mucho exceden los beneficios moderados que pueden producir".

Otra razón por la cual el Dr. Jacobs considera que las pastillas para dormir se recetan demasiado es que la mayoría de las personas con insomnio pueden reducir o eliminar sus problemas de sueño sin fármacos, usando en vez métodos naturales de autoayuda.

LA RESPUESTA DE RELAJACIÓN: *Arrulle al estrés*

Hay estrés por todas partes, desde presiones de tiempo hasta contaminación por ruido y problemas familiares, desde sobrecarga de información hasta preocupaciones financieras. Y un exceso de estrés puede arruinar el sueño.

"Los eventos estresantes de la vida son los factores que más comúnmente precipitan el insomnio crónico", dice el Dr. Jacobs. Usted puede aprender una técnica para ayudar a su mente y a su cuerpo a desactivar los efectos negativos del estrés; se llama la respuesta de relajación.

Los estudios de investigación han mostrado que la respuesta de relajación es un tratamiento eficaz para el insomnio, dice el Dr. Jacobs. Para ayudar a vencer el insomnio, practique la respuesta de relajación durante 10 a 20 minutos al día, dice. Encuentre la hora del día que mejor le funcione y luego aparte esa hora cada día para desestresar su vida. A continuación explicamos cómo se hace.

1. Escoja un lugar silencioso donde no vaya a ser interrumpido por ruidos, gente o mascotas. Siéntense o recuéstese en una posición cómoda y cierre los ojos. Si se queda dormido durante la respuesta de relajación, no hay problema, pero ponga un despertador para que suene en 20 minutos en caso de que sí se quede dormido y no haga este ejercicio de una a dos horas antes de irse a acostar porque puede que tenga más dificultades para conciliar el sueño cuando se vaya a la cama.
2. Enfoque su atención en cada parte de su cuerpo y sienta cómo se difunde la relajación a través de cada una de estas partes: sus pies, sus pantorrillas, sus muslos, su estómago, su pecho, su espalda, sus manos, sus antebrazos, sus brazos, sus hombros, su cuello, su quijada, sus cachetes, sus ojos y su frente. Quizá note calor, cosquilleo o pesadez o quizá sólo sienta esa parte del cuerpo. "Al final de este ejercicio, tómese unos cuantos momentos en concentrarse en lo relajado que se siente todo su cuerpo", dice el Dr. Jacobs.
3. Para vigilar su respiración, coloque una mano en su estómago y la otra mano en su pecho. "Si su respiración es abdominal, sólo se moverá la mano que tiene sobre el estómago —dice—. Conforme respire con el abdomen, su respiración naturalmente se irá haciendo más lenta y profunda". La respiración abdominal profunda es más relajante que la respiración poco profunda en el pecho, dice el Dr. Jacobs.
4. Sus músculos están relajados. Está respirando profundamente. Luego, dice el Dr. Jacobs, "deje de fijar su atención en los pensamientos cotidianos al usar un artificio neutral y repetitivo en el cual enfocar su mente". Él recomienda usar una palabra como *uno*, *relájate*, *paz* o *pesado*. "Para muchas personas, es útil repetir la palabra en silencio con cada exhalación", dice.

También puede enfocarse en una imagen visual de un lugar placentero y relajante, dice el Dr. Jacobs. Imagine un centro para vacacionar: una playa, un campo o una montaña; un lugar que ha visto en un libro, una revista o una película o imagine que está flotando sobre una nube.

LUZ SOLAR: ***Rayos que acaban con el cansancio***

La luz solar regula la melatonina, que es una sustancia química del cerebro que controla la temperatura del cuerpo. Los ritmos normales en la temperatura corporal generan un patrón normal de sueño, razón por la cual la falta de exposición a la luz solar puede causar insomnio, dice el Dr. Jacobs.

Escápese de la trampa de las pastillas para dormir

Las pastillas para dormir son una verdadera pesadilla.

Considere las benzodiazepinas, que son tranquilizantes que comúnmente se recetan para el insomnio. Según Gregg Jacobs, Ph.D., un especialista en insomnio del Centro para Trastornos del Sueño del Centro Médico Beth Israel Deaconess en Boston, las personas que toman estos fármacos siguen tardando 46 minutos en promedio en conciliar el sueño. Sin embargo, debido a que estos fármacos nublan el pensamiento y la memoria, hacen que las personas que padecen de insomnio olviden que estuvieron despiertos la noche anterior.

Estos medicamentos pueden interferir con el funcionamiento normal del cerebro, provocando que las personas tengan un sueño muy ligero y de mala calidad. También pueden causar una resaca, haciendo que las personas que los toman sean incluso menos eficaces en la realización de sus labores diarias que lo que serían si no hubieran dormido bien. Y para echarle más sal a la herida, el cerebro se acostumbra rápidamente a estos fármacos. Después de usarlos cada noche durante 4 a 6 semanas, dejan de ser eficaces. "Por esto, resulta sorprendente que los médicos sigan recetando rutinariamente las benzodiazepinas durante meses e incluso años", dice el Dr. Jacobs.

Y, dice, las personas que llevan mucho tiempo tomando estos fármacos y dejan de tomarlos pueden presentar insomnio de rebote, que es peor que el problema original y puede motivarlos a empezar a tomar el medicamento nuevamente. En otras palabras, las benzodiazepinas causan adicción.

"A fin de cuentas, esta trampa resulta en el uso crónico de pastillas para dormir que persiste durante años y causa tanto dependencia sicológica como la sensación de que uno ha perdido el control", dice el Dr. Jacobs. Otros tipos de pastillas para dormir, como los antidepresivos y los productos que se venden sin receta tampoco son mejores, dice.

Usted se puede escapar de la trampa de las pastillas para dormir disminuyendo gradualmente la dosis que toma, dice el Dr. Jacobs. Sin embargo, él recomienda que no empiece a disminuir la dosis en un momento de su

Si tiene dificultades para quedarse dormido, necesita exponerse más a la luz solar durante las horas tempranas de la mañana, dice el Dr. Jacobs. Abra las cortinas o las persianas justo al despertar, desayune cerca de una ventana que esté expuesta al sol, evite usar lentes oscuros en la mañana y salga a caminar tempranito en la mañana.

vida en que esté excepcionalmente atareado o estresado. También recomienda que le diga a un pariente o amigo cercano (y también a su doctor) que estará realizando estas técnicas para que cuente con apoyo social. Aquí le decimos cómo lograr dormir sin pastillas.

Primero, empiece a usar los remedios alternativos caseros que ofrece el Dr. Jacobs en este capítulo. Luego, en una de las noches que tome su medicamento, disminuya la dosis a la mitad. El mejor momento para hacer esto es en una noche de fin de semana, cuando no vaya a tener tantas presiones al día siguiente.

Una vez que esté durmiendo bien en las noches que tome la dosis reducida, lo cual puede suceder de inmediato o puede llegar a tardar semanas, disminuya su dosis a la mitad en alguna otra noche que tome su medicamento. Procure espaciar bastante las dos noches en que vaya a disminuir su dosis, dice el Dr. Jacobs, "por si no duerme bien, para que no duerma mal durante dos noches consecutivas".

Siga con este proceso, noche por noche, hasta que haya disminuido la dosis a la mitad todas las noches que toma medicina para dormir. "Evite a toda costa volver a tomar la dosis original", dice el Dr. Jacobs.

Luego, elimine la media dosis de la misma forma gradual, primero una noche a la semana, luego dos noches a la semana y así sucesivamente, hasta que deje de tomar el medicamento por completo. "Si está tomando varios medicamentos para dormir, use esta técnica para eliminar uno primero y luego empiece a disminuir la dosis del segundo medicamento", dice.

Si ha estado tomando medicamentos durante mucho tiempo, quizá necesite la ayuda de un sicólogo conductual o de un centro para trastornos del sueño para lograr disminuir la dosis de los medicamentos que toma, dice el Dr. Jacobs. Pero sí puede lograrlo, independientemente de cuánto sea el tiempo que lleve tomando pastillas para dormir. "Si sigue estas pautas para ir reduciendo sus medicamentos, puede superar su dependencia de las pastillas para dormir como muchos de mis pacientes lo han hecho", dice.

Si se despierta demasiado temprano, necesita exponerse más a la luz solar más tarde en el día, dice. Evite usar lentes oscuros en la tarde, salga a caminar en las últimas horas del día, siéntese junto a una ventaja que esté expuesta al sol antes del atardecer y deje las cortinas abiertas hasta que ya haya oscurecido.

CARBOHIDRATOS: ***La mejor merienda para antes de irse a acostar***

Comerse una merienda (refrigerio, tentempié) rica en carbohidratos, como pan, un *bagel* o unas galletas, justo antes de que sea la hora de irse a dormir puede hacer que se eleven los niveles de serotonina, que es una sustancia química del cerebro que promueve el sueño, dice el Dr. Jacobs.

PENSAMIENTO POSITIVO: ***Cambie su manera de pensar... y de dormir***

Los pensamientos negativos sobre el sueño pueden mantenerle despierto, dice el Dr. Jacobs. "Cuando ocurren a la hora de irse a acostar o cuando está despierto a media noche, los pensamientos negativos respecto del sueño tienen el efecto poderoso de hacerlo sentirse ansioso y frustrado, provocándole así otra noche más de insomnio". Estos pensamientos inquietantes incluyen frases como las siguientes.

- Creo que no podré volver a conciliar el sueño.
- No puedo conciliar el sueño sin una pastilla para dormir.
- Esta va a ser otra noche de insomnio.
- Mi insomnio está empeorando.
- Necesito dormir más.

Si usted reconoce estos pensamientos negativos y los reemplaza por pensamientos positivos, el insomnio le producirá menos ansiedad y frustración, dice el Dr. Jacobs. "Como resultado, podrá relajarse y dormir mejor".

A la mañana siguiente, dice el Dr. Jacobs, "anote cualesquiera pensamientos negativos que haya tenido sobre el sueño a la hora de irse a acostar, mientras estuvo despierto en la noche o cuando se levantó de la cama en la mañana". Luego, anote un pensamiento positivo a final de su lista. Por ejemplo, los pensamientos positivos que puede usar para contrarrestar los pensamientos negativos anteriores podrían incluir:

- Tarde o temprano, siempre vuelvo a conciliar el sueño.
- Necesito dormir menos de lo que pensaba.
- Cada vez estoy durmiendo mejor.
- Lograré dormir mejor a medida que use pensamientos positivos sobre el sueño en vez de pensamientos negativos.

Cada mañana, anote uno o más pensamientos positivos sobre el sueño. "Al practicar esto todos los días, empezará a pensar en el sueño de manera más positiva y segura, adquirirá más control sobre el sueño y pronto comenzará a dormir mejor", dice el Dr. Jacobs.

MEDICINA CHINA TRADICIONAL: ***Un masaje para descansar durmiendo***

Un automasaje de la medicina china tradicional es un remedio casero alternativo eficaz para el insomnio, dice Bob Flaws, un acupunturista con licencia y experto en medicina china de Boulder, Colorado.

Este masaje equilibra el *chi* o energía vital en su cuerpo, permitiéndole que concilie el sueño con mayor facilidad. Flaws recomienda hacerse este masaje justo antes de que se acueste y apague la luz. Obtendrá los mejores resultados con la práctica diaria a lo largo de semanas y meses.

"Mientras se esté dando el masaje, enfóquese tranquilamente en la sensación física debajo de sus manos y no deje que su mente divague y empiece a pensar en las preocupaciones de hoy o mañana", dice. Todo el masaje deberá llevarle de 20 a 30 minutos. (Para encontrar la ubicación exacta de los puntos de digitopuntura, vea "Una guía ilustrada de los puntos de digitopuntura" en la página 656).

1. Comience haciendo presión y dándose un masaje en la parte central superior de su cráneo, lo cual ayuda a calmar el cuerpo entero. Haga esto alrededor de 100 veces. Este masaje también trabaja los puntos de digitopuntura en su cabeza.

2. Use las yemas de los dedos de ambas manos para darse un masaje en los extremos de las cejas que están más cercanos a su nariz, con el fin de estimular el punto de digitopuntura llamado V2. Haga esto alrededor de 30 veces.

3. Con sus dedos índice y pulgar, dése un masaje primero en los bordes superiores de los huesos de la cuenca ocular y luego en los bordes inferiores de la misma. Váyase dando el masaje desde las esquinas internas de los ojos hacia las esquinas externas de 20 a 30 veces.

4. Frote vigorosamente las palmas de sus manos hasta que se sientan calientes. Coloque las palmas de las manos calientes sobre ambos ojos y manténgalas ahí durante 30 a 60 segundos. Frote muy suavemente sus ojos cerrados 10 veces.

5. Encuentre la depresión que está justamente por debajo de la base de su cráneo en la parte trasera de su cuello, en el punto medio que se encuentra entre los huesos que estás detrás de sus oídos y los músculos que corren a ambos lados de su columna. Estos puntos se conocen como VB20. "Estos puntos son en los que la mayoría de las personas instintivamente se dan masaje cuando tienen un dolor de cabeza causado por tensión o dolor en el cuello", dice Flaws. Con ambas manos, haga presión y dése un masaje en ambos puntos de 30 a 50 veces.

6. Usando la palma de su mano, frótese haciendo círculos alrededor del centro de su abdomen superior y luego haga lo mismo en su abdomen inferior. En cada área, frótese primero en el sentido de las manecillas del reloj y luego en sentido inverso, alrededor de 100 veces en cada dirección.
7. Encuentre el punto que está en la parte interna del antebrazo, entre los dos tendones, aproximadamente 1½ pulgadas (3.75 cm) por encima de la muñeca. Este punto de digitopuntura se conoce como PE6. Con su pulgar, haga presión y dése un masaje en el punto en su brazo izquierdo y luego en el de su brazo derecho, de 30 a 50 veces en cada lado.
8. Encuentre el punto de digitopuntura CO7 que está en el pliegue de su muñeca, justamente por debajo de la base de su dedo meñique. Dése un masaje sobre este punto de 30 a 50 veces en cada muñeca.
9. Encuentre el punto ubicado 3 pulgadas (7.5 cm) debajo del borde inferior externo de la rótula cuando su pierna está doblada; se encuentra en una depresión que está entre los músculos de la parte inferior de la pierna. Dése un masaje sobre este punto de 30 a 50 veces en cada pierna. Este punto de digitopuntura se llama ES36.
10. Encuentre el punto que está 3 pulgadas (7.5 cm) por encima de la punta del hueso interno del tobillo en la parte trasera de su pantorrilla. En la digitopuntura, este punto se conoce como B6. Dése un masaje de 30 a 50 veces en cada tobillo.
11. Estimule el punto de digitopuntura llamado R1, que se ubica en la depresión que está justo por detrás de la bola del pie hacia el talón. Use la palma de la mano contraria hasta que su palma se sienta caliente. Repita lo mismo en el otro pie.

Tres remedios homeopáticos para tres tipos de insomnio

Los remedios sencillos de la homeopatía pueden ayudar casi a cualquiera a dormir mejor, dice Steve Nenninger, N.D., un naturópata de la ciudad de Nueva York. Tome cualquiera de estos remedios a la potencia 30C, dejando que tres chochitos se disuelvan debajo de su lengua tres veces al día, mientras perduren los síntomas, dice. Estas son sus recomendaciones.

IGNATIA AMARA: Si no puede conciliar el sueño

Este remedio funciona mejor para las personas a quienes les cuesta trabajo conciliar el sueño y que han pasado por un duelo en el pasado, dice el Dr. Nenninger.

ARSENICUM ALBUM: Si se despierta a media noche

Este es el remedio correcto si usted es de las personas que se despiertan a media noche sintiéndose ansiosas o inquietas y tardan mucho en volver a quedarse dormidas, dice el Dr. Nenninger.

NUX VOMICA: Si se despierta muy temprano en la mañana

Si usted se despierta muy temprano en la mañana porque está preocupado de su negocio o de eventos estresantes y no puede volver a conciliar el sueño, use *Nux vomica*, dice el Dr. Nenninger.

Soluciones fáciles para la **intolerancia a la lactosa**

Siempre nos han enseñado que la leche es un alimento muy nutritivo, bueno para los huesos y los dientes. Es cierto... pero también tiene su aspecto negativo. "La leche no es un alimento perfecto, como a menudo se publicita", dice la Dra. Jacqueline Krohn, una doctora de Nuevo México. La leche, dice, puede causar síntomas alérgicos de todo tipo, como diarrea, asma, infecciones de oído, sarpullidos y ronchas.

"La leche es un alimento mal comprendido y exageradamente sobrestimado", concuerda el Dr. James Braly, un especialista en alergias de Boca Raton, Florida. "Irónicamente, mientras que los productos lácteos son los alimentos más comúnmente consumidos, la leche es uno de los dos o tres alergenos alimentarios más comunes en la alimentación de la población estadounidense", dice.

La mayoría de los síntomas alérgicos causados por los productos lácteos no aparecen de inmediato, razón por la cual las personas no sospechan que la leche podría ser un alergeno, agrega.

Junto con los síntomas antes mencionados, la alergia a la leche puede causar pérdida de sangre provocada por hemorragia gastrointestinal. Al mismo tiempo, puede inhibir la absorción de hierro y la deficiencia de hierro es el problema nutricional más común en los Estados Unidos. Además, la leche entera contiene grasas saturadas que dañan al corazón.

La leche no debe formar parte de la alimentación de una persona común, dice el Dr. Braly. "Yo creo que la gran mayoría de las personas alrededor del mundo son alérgicas a la leche o intolerantes a la lactosa, lo que significa que carecen de la enzima lactasa que es necesaria para digerir el azúcar de la leche, llamada lactosa", explica.

Por lo tanto, si usted presenta los síntomas digestivos de la

GUÍA DE CUIDADOS PROFESIONALES

La intolerancia a la lactosa y la sensibilidad a los productos lácteos generalmente no son problemas médicos serios. Siempre y cuando evite los lácteos en todas sus formas diferentes, los síntomas desaparecerán. Pero muchas personas no saben que son intolerantes a la lactosa o que son sensibles a la leche; lo único que saben es que se sienten mal gran parte del tiempo.

"En mi experiencia, las personas que toman leche con frecuencia están llenas de mucosidad —dice Skye Weintraub, N.D., una naturópata de Eugene, Oregon—. Tienden a presentar más infecciones de los senos nasales, tos, dolores de cabeza, infecciones de oído, goteo posnasal y resfriados (catarros) que las personas que no toman leche".

En algunas personas, los alimentos lácteos pueden causar otros problemas más serios, como ataques de la vesícula biliar, síndrome del intestino irritable e incluso úlceras.

Debido a que muchos de los síntomas de la intolerancia a la lactosa y de la sensibilidad a los productos lácteos pueden parecerse mucho a los de otras enfermedades graves, es importante que consulte a su médico para averiguar qué es lo que realmente está pasando. La intolerancia a la lactosa a menudo puede diagnosticarse en el consultorio mediante una prueba sencilla llamada la prueba del aliento de hidrógeno. Además, puede que su doctor le haga una prueba de sangre para detectar una alergia retardada a la leche para ver si está reaccionando a otro componente de la leche además de la lactosa.

intolerancia a la lactosa (abotagamiento, cólicos abdominales, diarrea y flatulencia) y otros síntomas que aparecen de manera recurrente, quizá quiera probar una alimentación libre de productos lácteos y de lactosa.

ALIMENTACIÓN LIBRE DE PRODUCTOS LÁCTEOS: ***Pruébela durante 10 días***

Para averiguar si es sensible a la leche, deje de consumir productos lácteos durante 10 días y vea cómo se siente, dice Elizabeth Lipski, una nutrióloga clínica certificada de Kauai, Hawai. Si sus síntomas desaparecen al cabo de 10 días y luego reaparecen cuando vuelve a introducir los productos lácteos en su alimentación, lo más probable es que sí tenga una sensibilidad a estos alimentos, dice.

Tendrá que evitar las fuentes obvias de lactosa, como leche, yogur, helado, sopas hechas con crema, yogur congelado, leche en polvo y crema batida. Pero, dice Lipski, también necesitará tener cuidado de los productos lácteos que se utilizan en los productos horneados, las galletitas, los perritos calientes, las carnes frías tipo fiambre, el chocolate hecho con leche, la mayoría de las cremas no lácteas, los panqueques *(hot cakes)*, las bebidas proteínicas en polvo y el aliño (aderezo) tipo *ranch*. Lea siempre las listas de ingredientes en los empaques y evite aquellos que contengan los componentes lácteos llamados caseína, caseinato *(caseinate)*, lactosa, caseinato de sodio *(sodium caseinate)* o suero de leche *(whey)*.

Si no está seguro si un producto contiene algún componente lácteo, evítelo durante un período de 10 días. Durante esta prueba, "probablemente será mejor que coma siempre en casa o que prepare usted mismo toda su comida", dice Lipski.

SUSTITUTOS DE LA LECHE: ***Satisfacción para los sensibles***

Si usted encuentra que es intolerante a la lactosa o sensible a leche pero no quiere eliminarla por completo de su alimentación, pruebe un sustituto de leche, dice Lipski. Compre leche de la marca *Lactaid*, la cual incluye la enzima lactasa que digiere la lactosa. O pruebe la leche de soya, la leche de arroz, la leche de almendras o cualquiera de los muchos sustitutos de leche que hay en el mercado.

LACTASA: ***Tómela a la hora de comer***

Una manera en que las personas con intolerancia a la lactosa pueden disfrutar de los alimentos lácteos es tomando un suplemento de lactasa *(lactase)* en gotas, tabletas o cápsulas. Tome este suplemento junto con cualquier comida que contenga alimentos lácteos, siguiendo las instrucciones que aparezcan en la etiqueta, dice el Dr. William B. Salt II, profesor clínico adjunto de Medicina de la Facultad de Medicina y Salud Pública de la Universidad Estatal de Ohio en Columbus. La enzima que contiene este suplemento le ayudará a digerir la lactosa que se encuentra en los alimentos lácteos, explica.

LÁCTEOS CON MENOS LACTOSA: ***Tal vez los tolere***

Algunas personas con intolerancia a la lactosa o que son sensibles a la leche pueden tolerar pequeñas cantidades de yogur natural, queso procesado, leche de cabra o leche descremada, ya que estos productos tienen una menor cantidad tanto de lactosa como de los componentes alergénicos de la leche entera, dice Skye Weintraub, N.D., una naturópata de Eugene, Oregon.

CALCIO: ***Es indispensable no olvidarlo***

"Existen muchas fuentes de calcio además de la leche de vaca", dice el Dr. Braly. Por ejemplo, los pescados y mariscos que son buenas fuentes de calcio incluyen el salmón enlatado, las sardinas, los camarones, las almejas, los ostiones, el bacalao (abadejo) y el anón (abadejo, eglefino). Otras buenas fuentes de origen vegetal incluyen el *kelp*, las hojas verdes de la berza (bretón, posarno, *collard greens*), las hojas de nabo, el brócoli, el repollo (col), las zanahorias, el perejil, el berro, la lechuga romana, el *summer squash* (un tipo de calabaza) y la cebolla.

También puede obtener buenas cantidades de calcio a partir de cereales y frutos secos como el pistacho, las semillas de sésamo (ajonjolí), la mantequilla de sésamo, las hojuelas (copos) de avena, el alforjón (trigo sarraceno) y el arroz integral. Los frijoles (habichuelas) blancos, los frijoles pintos, los garbanzos, los higos secos y los productos de soya como el *tofu* también le brindan cantidades adecuadas de este mineral.

Debido a que la leche es una de las fuentes más concentradas de calcio, quizá necesite tomar un suplemento de calcio para compensar lo que vaya a eliminar de su alimentación, dice la Dra. Krohn. Los productos que mejor se absorben son los suplementos quelados *(chelated supplements)* que contienen calcio y magnesio en una proporción de 2 a 1, recomienda. (No emplee el lactato de calcio si es sensible a la leche, ya que este suplemento se deriva de la leche). Las personas de menos de 50 años de edad necesitan tomar 1,000 miligramos de calcio al día y aquellas que tienen más de 50 años de edad deben tomar 1,500 miligramos al día.

Terapias alternativas que alivian el dolor de las **lesiones por esfuerzo repetitivo**

Las lesiones por esfuerzo repetitivo (*RSI* por sus siglas en inglés), son una epidemia, dice el Dr. Robert E. Markison, un cirujano de manos de San Francisco. Millones de estadounidenses actualmente presentan inflamación y lesiones en alguna parte de sus extremidades superiores, ya sea en los dedos, las manos, las muñecas, los antebrazos, los codos o los hombros, causadas por acciones repetitivas que realizan en el trabajo, la escuela o durante actividades recreativas.

Estos "microtraumatismos acumulados" pueden provenir de actividades como capturar datos en un teclado, hacer 'clic' con el ratón de la computadora para navegar por la Internet, escanear códigos de barras sobre el rayo láser de una caja registradora o cortar el cabello con tijeras en un salón de belleza.

Lo que es peor es que muchas personas con RSI no reciben un diagnóstico acertado y no se les da el tratamiento profesional ni las terapias naturales de autoayuda adecuadas, dice Scott M. Fried, D.O., director y cirujano en jefe del Montgomery County Hand Center and Upper Extremity Institute en East Norriton, Pensilvania.

Pero aun cuando se diagnostiquen bien, es posible que los tratamientos médicos no sean la solución para las RSI. "Existen muchas alternativas eficaces diferentes de los fármacos y la cirugía para las RSI —dice el Dr. Fried—. Por lo general, el cuerpo sanará naturalmente si se le permite hacerlo". Estas son las mejores maneras de ayudarle al cuerpo en este proceso.

MODIFIQUE O ELIMINE: ***Haga sus labores, pero sin dolor***

"Lo primero y más importante, si es posible, es que suspenda o modifique la actividad que le esté causando estos problemas —dice el Dr.

GUÍA DE CUIDADOS PROFESIONALES

Si siente entumecimiento o cosquilleo en sus brazos o manos o si tiene un dolor constante que interfiere con sus actividades durante más de una semana, es necesario que consulte a un profesional en el cuidado de la salud que se especialice en lesiones por esfuerzo repetitivo (*RSI* por sus siglas en inglés). Él le hará una evaluación completa —desde su cuello hasta las yemas de los dedos— para darle un diagnóstico preciso, dice Scott M. Fried, D.O., director y cirujano en jefe del Montgomery County Hand Center and Upper Extremity Institute en East Norriton, Pensilvania.

También necesita desarrollar una relación con el profesional que elija para que le pueda ayudar a cambiar o eliminar los factores en su vida que puedan estar contribuyendo a su problema y también para que le ayude a crear un plan curativo.

Este plan debe ser diseñando a su medida, dependiendo de si tiene hinchazón, inflamación o ambas. También debe incluir cambios o modificaciones en la actividad que está causando el problema y usar una combinación de tratamientos convencionales y naturales —tanto profesionales como de autoayuda— para disminuir el dolor. Estos cuidados profesionales para aliviar el dolor pueden incluir acupuntura, reflexología, masajes, *tai chi*, yoga, ultrasonido, una férula hecha a la medida o medicamentos analgésicos.

Por último, usted necesita darse cuenta que no va a mejorar de la noche a la mañana. Las lesiones por esfuerzo repetitivo pueden tardar semanas, meses o incluso años en curarse, dice el Dr. Fried, entonces no se apresure a darse por vencido y optar por la cirugía. "La cirugía no es una cura —dice—. A menudo, es sólo una compostura temporal".

Fried—. Por ejemplo, cambie su escritorio o use auriculares (cascos) para contestar el teléfono".

POSTURA: ***Posiciones indoloras***

La postura que usted tiene durante el día y la noche puede ayudar a aliviar el dolor de las RSI. Estas son las posiciones indoloras que recomiendan el Dr. Fried y el Dr. Markison.

- Al dormir, no se recueste boca abajo con la cabeza volteada hacia un lado. Tampoco debe dormir con los brazos por encima de su cabeza ni debe recostarse del lado afectado. En vez, acuéstese sobre el lado no afectado, colocando una almohada debajo de su cabeza y otra almohada frente a usted para que pueda apoyar el brazo lesionado. O usted bien podría recostarse boca arriba con una almohada debajo de su cabeza y una almohada debajo de cada brazo de manera que ambas le lleguen hasta los hombros. Las tres almohadas deberán formar una "U" invertida.

- Al conducir, coloque ambas manos en la parte baja del volante, agarrándolo con firmeza pero al mismo tiempo relajado. Para los viajes largos, coloque una almohada sobre sus piernas para que le sirva de apoyo a sus antebrazos. También puede que necesite ponerse una almohada atrás de su espalda inferior para que le dé soporte.
- Cuando esté frente a la computadora, coloque el teclado y el ratón lo más cerca de usted que sea posible. Entre más tenga que inclinarse hacia adelante o levantar sus brazos, mayor será la probabilidad de que sufra una RSI o que su RSI empeore.

Asimismo, el monitor de la computadora debe estar directamente frente a usted y a nivel de los ojos para que no tenga que mirar hacia abajo. Use un tipo de letra grande en la pantalla para que no tenga que inclinarse hacia adelante para verla. Debe tener un atril para papel, una charola ajustable para el teclado y un descansamuñecas. Teclee usando un toque suave.

- Cuando esté usando el ratón, inclínelo hacia arriba a un ángulo de más o menos 30 grados para evitar tener durante mucho tiempo la palma de la mano hacia abajo, ya que esta posición constriñe los nervios y somete a los músculos a un esfuerzo innecesario. Coloque la almohadilla o cojín para el ratón sobre una carpeta sujetapapeles y coloque algún objeto (por ejemplo, una cuña de hule espuma) debajo de la misma para inclinarla. La parte superior del sujetapapeles sirve de "barandal" para que el ratón no se deslice.

ESTIRAMIENTOS: ***Flexione sus muñecas***

Debe darse un descanso de por lo menos uno o dos minutos cada media hora, particularmente si está trabajando en un teclado. Estire sus muñecas y su cuello durante el descanso, dice el Dr. Fried. A continuación le explicamos cómo hacerlo.

Primero, haga puños suaves con ambas manos, luego doble las muñecas hacia atrás y hacia adelante un par de veces. Luego doble una muñeca hacia adelante y estírela suavemente con la otra mano. Cambie de mano y repita. Después, doble una muñeca hacia atrás y estírela con la otra mano. Cambie de mano y repita.

Luego, estire su cuello. Siéntese y vea hacia adelante e incline su oído derecho hacia su hombro derecho, luego haga una pausa y regrese a la posición original. Repita lo mismo hacia el lado izquierdo. Después, incline lentamente su cabeza hacia adelante para llevar su barbilla hacia su pecho y luego enderece la cabeza. Por último, levante la mirada hacia el techo y luego regrese a la posición original.

ESTIRAMIENTOS: ***Dibuje círculos con los hombros***

Hacer el siguiente ejercicio de hombros dos o tres veces al día puede reducir significativamente el estrés en sus hombros, brazos, muñecas y manos, disminuyendo o previniendo el dolor de las RSI, dice Sharon Butler, una profesional certificada en Hellerwork (una terapia de movimiento y de trabajo corporal estructural) de Paoli, Pensilvania.

Levante sus hombros hacia sus oídos y deje que sus brazos cuelguen a los lados. Muy lentamente, rote sus hombros hacia el frente de su cuerpo. Siga rotándolos hasta que lleguen al punto más bajo, invierta la dirección y rótelos hacia atrás y luego regrese a la posición inicial.

Tómese al menos 30 segundos para hacer este ejercicio, dibujando el círculo más amplio que pueda y luego haga otra revolución completa en el sentido opuesto.

GUANTES: ***No sólo para estar a la moda***

En el trabajo, las manos calientes sienten menos dolor, dice el Dr. Markison. Él recomienda encontrar a una costurera de su localidad para que le haga unos guantes de algodón que le lleguen justo por encima o por debajo de los codos hasta las articulaciones medias de sus dedos, dejando las yemas de los dedos libres para que pueda trabajar.

"El momento en que debe usar este tipo de guante es cada vez que se toque el cachete con la mano y su mano se sienta fría", dice. Esto significa que sus manos están demasiado frías para trabajar y que su RSI irá de mal en peor. Las personas que usan este tipo de guante con regularidad para mantener calientes sus manos mientras están en el trabajo generalmente están encantadas porque sus manos se sienten mucho mejor, dice.

GINKGO: Mejore su circulación periférica

La hierba llamada *ginkgo* puede mejorar la circulación hacia sus brazos y sus manos, reduciendo así los síntomas de las RSI, dice el Dr. Markison. Él recomienda tomar 60 miligramos en la mañana, junto con 16 onzas (480 ml) de agua.

GLUCOSAMINA Y CONDROITINA: ***Para los trabajadores de mayor edad***

Los suplementos de glucosamina *(glucosamine)* y condroitina *(chondroitin)* pueden ayudar a disminuir los achaques y el dolor de las RSI, particularmente en las personas de mayor edad que se dedican a capturar datos, dice el Dr. Markison. Él recomienda tomar un suplemento que contenga 500 miligramos de glucosamina y 400 miligramos de condroitina; tome tres al día si pesa más de 110 libras (50 kg) y dos al día si pesa menos.

AGUA: ***Es esencial beber 64 onzas al día***

Mantenerse bien hidratado hace que mejore la circulación en el cuerpo, llevando oxígeno y nutrientes que alivian el dolor al área donde tiene una RSI, dice el Dr. Markison. Él recomienda un mínimo de 64 onzas (2 litros) al día, pero si puede tomar más, mejor.

CAFEÍNA: ***Le irá mejor si la evita***

"Si tiene una RSI, debe dejar de consumir cafeína", Dr. Markison dice. La cafeína es un diurético que hace que su cuerpo elimine agua y menos agua significa una circulación más débil hacia sus brazos y manos. Si no puede vivir sin su taza de café en la mañana, dice, beba el doble de agua al mismo tiempo.

NICOTINA Y ALCOHOL: ***Es indispensable evitarlos***

"La nicotina está prohibida para los pacientes con una RSI —dice el Dr. Markison—. No hay esperanza para los fumadores con una RSI". Una sola fumada de un cigarro puede reducir el flujo de sangre hacia las manos hasta en un 60 por ciento, dice.

El consumo de bebidas alcohólicas también se desalienta porque el alcohol aumenta la inflamación. "Los tendones y otras áreas que típicamente se inflaman cuando una persona sufre una RSI sólo empeoran si bebe alcohol", dice.

JUGO DE VERDURAS: ***Un antiinflamatorio asombroso***

La enorme dosis de nutrientes antioxidantes y antiinflamatorios que contiene un vaso de 8 onzas (240 ml) de jugo de zanahoria, apio, remolacha (betabel) y perejil hecho en casa es tan buena como cualquier medicamento antiinflamatorio para las RSI, dice el Dr. Markison. Beba un vaso de este jugo cada mañana, ajustando la proporción de los cuatro jugos al gusto.

CONTROL DE PESO: ***El sobrepeso cuadriplica el riesgo***

Un sobrepeso de 20 a 30 por ciento puede cuadriplicar la probabilidad de que una persona presente problemas en los nervios que provoquen una RSI, dice el Dr. Markison. Por ejemplo, el orificio óseo por el que pasa el nervio medial a través de la muñeca puede estar atiborrado de grasa, causando una forma de RSI llamada síndrome de túnel carpiano en la que se sienten punzadas en la muñeca y se entumece la mano.

"Yo he visto muchos casos de síndrome del túnel carpiano que se han controlado simplemente con bajar de peso", dice. Para bajar de peso, él recomienda seguir una dieta principalmente vegetariana (la cual también ayuda a bajar la inflamación causada por la RSI); evitar alimentos grasosos, almidones y comida basura (chatarra) y caminar 2 millas (5 km) o más, tres o cuatro veces a la semana. Para obtener la proteína que su cuerpo necesita, el Dr. Markison sugiere comer *tofu* y pescado.

VISUALIZACIÓN: ***Contrarreste el estrés que está sofocando sus manos***

El estrés hace que disminuya el flujo de sangre hacia las extremidades superiores, lo que provoca que empeore una RSI. La siguiente es una técnica de visualización que contrarresta el estrés y hace que mejore el flujo de sangre hacia sus manos. Hágala en cualquier momento en que se esté sintiendo tenso, dice el Dr. Markison.

Siéntese derecho y coloque las manos sobre sus piernas. Respire profundamente unas cuantas veces. Cierre sus ojos y deje que los músculos de los ojos se relajen. Sienta cómo unas ondas concéntricas de relajación (como las ondas que se forman en un lago tranquilo cuando una hoja cae sobre la superficie del agua) se desplazan hacia abajo, pasando por su rostro y su cuello, difundiéndose por encima y por abajo de su esternón y luego moviéndose hacia abajo por su pecho.

Luego, sienta que está en un lugar cálido y seguro, como por ejemplo, una playa, y con cada respiración, sienta que la sangre rica en oxígeno y nutrientes está fluyendo hacia sus manos y las está calentando. Siga sintiendo que se calientan sus manos con cada respiración durante 2 a 3 minutos.

Un método refrescante para acabar con el **mal aliento**

Es cierto que cepillarse los dientes y limpiárselos con hilo dental pueden eliminar algunas de las bacterias bucales que comúnmente causan el mal aliento. Pero la higiene bucal rutinaria no es suficiente para acabar con el mal olor de boca.

GUÍA DE CUIDADOS PROFESIONALES

El mal aliento crónico puede ser causado por muchos tipos diferentes de enfermedades, como cáncer, insuficiencia renal y diabetes. Si usted tiene un caso de halitosis que no cede, consulte a un doctor en medicina.

Los problemas dentales, desde las coronas y las dentaduras mal ajustadas hasta las tapaduras rotas, también pueden causar mal aliento. Si no padece una enfermedad seria y los remedios caseros no han eliminado su mal aliento, consulte a un dentista para que le dé cuidados profesionales, dice Flora Parsa Stay, D.D.S., una dentista de Oxnard, California.

Tampoco lo son las mentas ni los enjuagues bucales que atestan las repisas de las farmacias y los supermercados. En el mejor de los casos, sólo enmascaran temporalmente el problema. Además, el azúcar que contienen las mentas y el alcohol que contienen muchos de los enjuagues bucales los convierten en opciones poco saludables para lograr la meta de tener un aliento fresco y agradable.

Aquí es donde intervienen los remedios naturales y es probable que no pueda conseguir el mejor remedio alternativo en la farmacia (aunque sí podrá encontrarlo en la mayoría de las tiendas de productos naturales). Es un raspador de lengua.

RASPADO DE LENGUA: ***Ráspela para remover las bacterias***

Muchas de las bacterias que producen el mal aliento (además de residuos malolientes de alimentos en descomposición) se ocultan en los pequeños escondrijos de las papilas, que son tallos microscópicos en forma de hongo que cubren la superficie de su lengua, dice Michael Olmsted, D.D.S., un dentista biocompatible de Del Mar, California.

"El cepillado no eliminará esas bacterias y partículas de su lengua", dice el Dr. Olmsted. Tiene que raspar la lengua para eliminarlas y la mejor herramienta para hacer este trabajo es un raspador de lengua, que es un dispositivo en forma de "U" que generalmente está hecho de metal, el cual se debe sostener por ambos extremos y pasar suavemente por toda la lengua.

"Casi todo el mundo usa el raspador de lengua para mantener el mal aliento bajo control y esto es algo que se ha hecho durante miles de años", dice. Aquí le decimos cómo unirse al grupo de los que tienen la lengua limpia.

La meta es remover esa capa de color crema, blanco, café o anaranjado que recubre su lengua. Para lograr eso, dice el Dr. Olmsted, raspe tanto la parte superior como los lados de su lengua (pero no la parte inferior) de atrás hacia adelante. Pase por la misma área más de una vez si es necesario. Comience a rasparse lo más atrás que pueda sin provocarse el vómito, ya que las papilas que están en la parte trasera de la lengua son las más largas y donde se oculta la mayor cantidad de bacterias y alimentos que causan el mal olor. Ráspese la lengua después de cada cepillado.

En la Ayurveda, que es un sistema ancestral de curación natural de la India, se recomienda un raspador de lengua hecho de plata para eliminar organismos y partículas que producen el mal olor.

"La plata desprende iones que matan a las bacterias que están en la lengua", explica Edward M. Arana, D.D.S., un dentista retirado de Carmel Valley, California, y anterior presidente de la Academia de Odontología Biológica de los Estados Unidos. Según la Ayurveda, la plata también disminuye la *pitta*, que es un factor que calienta el cuerpo que puede hacer que empeore el mal aliento.

Si la plata es demasiado costosa para su bolsillo, pruebe el cobre. Según la Ayurveda, los raspadores de cobre limpian la lengua y tonifican las papilas gustativas, ayudándole a disfrutar aun más de los alimentos naturales y saludables. Y, dice el Dr. Arana, los alimentos naturales ayudan a prevenir los problemas intestinales, que son otra causa común del mal aliento.

¿El raspador de lengua le parece un gasto innecesario? Use una cuchara en vez, dice el Dr. Olmsted y ráspese la lengua con el borde de la misma. Sólo asegúrese que el borde de la cuchara no esté filoso y no use esa cuchara más que para rasparse la lengua.

HOMEOPATÍA: ***Fomente la frescura***

Si su lengua tiene una capa gruesa, además de rasparla, tome el remedio homeopático llamado *Mercurius vivus*, dice Flora Parsa Stay, D.D.S., una dentista de Oxnard, California. Este remedio alivia la salivación excesiva, limitando así la capa que recubre la lengua y causa el mal olor de boca. Tome dos tabletas de la potencia 30X al día hasta que los síntomas mejoren o durante 10 días.

CLOROFILA: ***Una alternativa verde***

"Diversos problemas digestivos en el estómago y el tracto intestinal pueden causar mal aliento", dice el Dr. Olmsted. Muchos de estos problemas impiden que los alimentos se digieran bien y los vapores de los alimentos no digeridos flotan hacia el interior (y también hacia afuera) de su boca.

Puede ser difícil resolver los problemas digestivos, pero eso no significa que mientras tanto también tenga que preocuparse por el mal aliento. Puede desodorizar su tracto digestivo con clorofila *(chlorophyll)*, que es la misma sustancia química que hace que las hojas sean verdes. Cuando se levante en la mañana, tome tres cápsulas o tabletas de clorofila en ayunas, dice el Dr. Olmsted. Luego tome otras tres antes o después de cada comida. (El consumo cotidiano de clorofila puede causar el efecto secundario poco usual pero inofensivo de hacer que sus heces adquieran un tono verde).

CARBÓN ACTIVADO: ***Una manera natural de eliminar el mal aliento***

Otro suplemento que puede ayudar a limpiar su tracto digestivo y refrescar su aliento es el carbón activado *(activated charcoal)*, dice el Dr. Arana. Él dice que debe tomar una cápsula al día hasta que el problema se resuelva. Si no empieza a notar resultados al cabo de 10 días, pídale consejos a su dentista.

ENZIMAS DIGESTIVAS: ***Para descomponer el mal aliento***

Otra causa posible de la mala digestión (y el mal aliento) es una falta de enzimas digestivas, que son moléculas especiales que descomponen los alimentos en sus intestinos. Pero puede compensar esta falta de enzimas tomando un suplemento de enzimas.

El Dr. Olmsted recomienda un suplemento en forma de cápsulas de gelatina que contenga las cuatro enzimas digestivas más importantes: proteasa *(protease)*, la cual descompone las proteínas; amilasa *(amylase)* y celulasa *(cellulase)*, las cuales descomponen los carbohidratos, y lipasa *(lipase)*, la cual descompone las grasas.

Sin embargo, es importante que no se trague las cápsulas. "Es posible que su digestión no sea lo suficientemente fuerte como para disolverlas", dice. En vez, antes de cada comida, abra una cápsula, vierta su contenido en un vaso de 4 onzas (120 ml) de agua, mézclela bien y tómesela. Siga este régimen hasta que mejoren sus síntomas.

HIERBAS: ***Cuatro que contrarrestan el mal aliento***

El jengibre *(ginger)*, el coriandro *(coriander)*, el comino *(cumin)* y el hinojo *(fennel)* son cuatro hierbas comunes que pueden desodorizar su tracto intestinal, dice el Dr. Olmsted. Para máxima eficacia, él recomienda abrir una cápsula de gelatina de cada una de estas hierbas, verter su contenido en una cuchara y tomar una cucharada de las hierbas con un poco de agua después de cada comida.

Suplementos nutricionales que pueden ayudar a retardar el **mal de Parkinson**

En las personas que padecen el mal de Parkinson, se deterioran las conexiones entre el cerebro y los músculos, lo que resulta en temblores, una postura encorvada y rígida, lentitud y dificultad para hablar, una expresión facial poco expresiva y con el tiempo, demencia, a medida que el proceso avanza en el cerebro. La medicina convencional sólo puede responder con fármacos que aminoran los síntomas y quizá retardan (pero nunca detienen) el avance de la enfermedad.

Y haciendo honor a la verdad, la medicina alternativa tampoco cuenta con una mejor solución. Sin embargo, sí ofrece tratamientos potentes que le pueden echar una mano a las medicinas que se venden con receta.

"Hay diversos suplementos nutricionales que pueden ayudar a controlar o retardar algunos de los síntomas relativos al movimiento y síntomas mentales del mal de Parkinson", dice el Dr. Alan Brauer, fundador y director del TotalCare Medical Center en Palo Alto, California.

"Los remedios nutricionales producen un mayor efecto cuando recién ha aparecido o apenas se ha comenzado a desarrollar el mal de Parkinson —dice el Dr. Philip Lee Miller, fundador y director de Los Gatos Longevity Institute en California—. Alguien a quien recién le han diagnosticado el mal de Parkinson debe preguntarse qué es lo que puede hacer para retardar el

GUÍA DE CUIDADOS PROFESIONALES

Precaución: *Debe usar los remedios alternativos presentados en este capítulo sólo como parte de un plan de tratamiento guiado y supervisado por un doctor en medicina calificado que esté trabajando en asociación con un profesional en terapias alternativas calificado, los cuales deberán tener experiencia en el cuidado de su afección. Hable con su médico convencional antes de cambiar o suspender cualquier tratamiento médico o medicamento convencional y mantenga informados a todos sus médicos y/o profesionales en terapias alternativas de todos los tratamientos que esté recibiendo.*

Informe a su doctor si nota un aumento en uno o más de los siguientes síntomas del mal de Parkinson: rigidez muscular; temblor en las extremidades, la cabeza, el cuello, el rostro o la quijada; respuesta lenta de movimiento; falta de equilibrio o problemas para caminar.

El Dr. Philip Lee Miller, fundador y director de Los Gatos Longevity Institute en California, aconseja que busque un doctor en medicina que comprenda que los fármacos no son la única respuesta para esta enfermedad y que esté abierto a usar suplementos nutricionales para ayudar a retardar el avance del mal de Parkinson y disminuir su severidad.

avance de la enfermedad y aminorar los síntomas. En mi opinión, la respuesta a esa pregunta debe incluir suplementos nutricionales".

ANTIOXIDANTES: ***Vitaminas E, C y glutatión al rescate***

Una teoría sobre la causa del mal de Parkinson dice que los radicales libres (monstruos moleculares producidos por una gran diversidad de factores bioquímicos y otros factores relativos al estilo de vida) oxidan o destruyen las células receptoras en la sustancia negra, que es un tipo de estación retransmisora que hay en el cerebro y que sirve para conectar los músculos del cuerpo y el cerebelo, o sea, la parte del cerebro que controla el movimiento.

Los antioxidantes pueden bloquear los daños que causan los radicales libres y quizá retardar el avance del mal de Parkinson. Pero, dice el Dr. Miller, para que sean eficaces, deben trabajar diversos antioxidantes al mismo tiempo.

"El proceso antioxidante es como un equipo corriendo en una carrera de relevos —dice—. La vitamina C corre la primera vuelta, se agota y es relevada por la vitamina E, la cual es posteriormente relevada por el glutatión *(glutathione)*. Los últimos en correr en esta carrera de relevos son los llamados cofactores del glutatión". Aquí le decimos cómo formar su propio equipo de ganadores.

- Vitamina C: de 1,000 a 4,000 miligramos al día en tres dosis divididas, tomadas junto con las comidas
- Vitamina E: de 600 a 1,200 unidades internacionales al día en tres dosis divididas, tomadas junto con las comidas
- Glutatión: el producto *Thiodox* de Allergy Research que recomienda el Dr. Miller brinda una dosis diaria de 200 miligramos de glutatión y los cofactores nutricionales necesarios para que esta sustancia funcione.

TIAMINA: ***Aumente su dopamina***

La dopamina es una sustancia química que hace posible que se transmitan mensajes de una célula del cerebro a otra. En las personas con mal de Parkinson, desciende drásticamente la cantidad de dopamina que le está disponible al cerebelo.

Un alto nivel de la vitamina B llamada tiamina *(thiamin)* puede ayudar al cerebro a producir dopamina, dice el Dr. Brauer. Él recomienda de 3,000 a 8,000 miligramos al día. Tendrá que preguntarle a su doctor cuál es la dosis más adecuada para usted.

TIROSINA: ***Otro suplemento que ayuda a aumentar la dopamina***

El aminoácido llamado tirosina *(tyrosine)* es un precursor esencial para la síntesis de dopamina. El Dr. Miller recomienda tomar de 500 a 1,000 miligramos de este suplemento una vez en la mañana en ayunas.

COENZIMA Q_{10}: ***Un nutriente potente que combate el envejecimiento***

Este nutriente parecido a una vitamina, que se encuentra en todas las células del cuerpo, es crucial para activar la energía celular. El Dr. Miller lo recomienda a la mayoría de los pacientes para retardar el envejecimiento y dice que los pacientes con el mal de Parkinson deben tomar al menos 200 miligramos de coenzima Q_{10} al día.

SUPLEMENTOS DE PROTEÍNA: ***Detenga el deterioro muscular***

El deterioro muscular, o sea, la disminución en la masa muscular, es un síntoma común del mal de Parkinson. Los suplementos de proteína pueden ayudar a mantener la masa muscular, dice el Dr. Miller. De los suplementos que están disponibles sin receta, él prefiere un producto fabricado por Solgar que se llama *Whey to Go* porque es el que contiene la menor cantidad de aditivos dañinos, como edulcorantes artificiales, además de que tiene un sabor agradable. Siga la dosis recomendada en la etiqueta del producto.

DIHIDROEPIANDROSTERONA: ***Una hormona útil***

Los pacientes con mal de Parkinson presentan un nivel bajo de esta hormona, la cual es secretada por las glándulas suprarrenales; por lo tanto, tomar un suplemento de la misma puede ayudar a aminorar los síntomas, dice el Dr. Brauer. Él recomienda 10 miligramos de dihidroepiandrosterona (*DHEA* por sus siglas en inglés) al día para mujeres y 25 miligramos al día para hombres. Tome este suplemento sólo bajo la supervisión de un doctor en medicina que sepa de su uso.

Alimente su cerebro

Los siguientes suplementos nutricionales fortalecen el cerebro y pueden ayudar a retardar la aparición de demencia en los pacientes con mal de Parkinson.

NICOTINAMIDA-ADENÍN-DINUCLEÓTIDO REDUCIDO: ***Normalmente es necesario***

Las personas con mal de Parkinson frecuentemente presentan una deficiencia de la coenzima llamada nicotinamida-adenín-dinucleótido reducido (una forma de la sustancia química que en inglés se llama *nicotinamide adenine dinucleotide* que incluye hidrógeno o *NADH* por sus siglas en inglés), que es una llave molecular que abre las puertas bioquímicas y le brinda energía el cerebro, dice el Dr. Brauer. Él recomienda de 10 a 20 miligramos de NADH al día, tomado en la forma de aerosol oral, ya que esta forma se absorbe mejor.

FOSFATIDILSERINA: ***Para mejorar la memoria***

La fosfatidilserina *(phosphatidylserine)* es una sustancia que ayuda a aumentar el nivel de energía en el cerebro, mejorando la memoria y el funcionamiento mental en general, dice el Dr. Brauer. Él recomienda 300 miligramos al día en tres dosis divididas, tomadas junto con las comidas.

CINC: ***Bueno para el cerebro***

Muchas personas que padecen del mal de Parkinson presentan una deficiencia de este mineral y los niveles bajos del mismo pueden contribuir a la demencia, dice el Dr. Brauer. Él recomienda tomar un suplemento multivitamínico y de minerales que le brinde cuando menos de 30 a 50 miligramos de cinc.

GINKGO: Para que aumente el flujo de sangre

La hierba *ginkgo* aumenta el flujo de sangre hacia el cerebro, ayudando así a retardar la demencia, dice el Dr. Brauer. Él recomienda de 200 a 300 miligramos al día en tres dosis divididas, tomadas junto con las comidas.

VITAMINA B_{12}: *Prevenga un déficit*

La deficiencia de vitamina B_{12} puede tener un efecto negativo en el funcionamiento mental de los pacientes con mal de Parkinson, dice el Dr. Brauer. Él recomienda tomar 100 microgramos al día, ya sea con un suplemento de vitaminas del complejo B o como parte de un suplemento multivitamínico y de minerales de alta potencia.

Un programa de limpieza interna para eliminar el **mal olor corporal**

Adentro de su cuerpo hay un sistema de drenaje. Se llama intestino y es un tubo interno donde se digieren los alimentos y se procesan los desechos.

"Lo único que separa ese sistema del resto del cuerpo es una membrana que es tan delgada como el párpado del ojo", dice Peter Bennett, N.D., un naturópata y homeópata de Victoria, British Columbia.

Si ese sistema está lleno de toxinas provenientes de una alimentación repleta de alimentos procesados, de sustancias químicas ambientales o de medicamentos, estas toxinas pueden cruzar esa membrana, entrar al torrente sanguíneo, salir con el sudor y generar un olor corporal desagradable, dice.

El olor corporal verdaderamente insoportable —el tipo que obviamente ofende a sus amistades o compañeros de trabajo o que hace que su pareja se atreva a pedirle que vaya con un médico para resolver el problema— no es común, dice. Sin

GUÍA DE CUIDADOS PROFESIONALES

El mal olor corporal puede ser indicativo de un problema médico subyacente. Si nunca ha tenido un problema de mal olor corporal y usted o alguien cercano a usted nota un cambio repentino, consulte a un doctor en medicina, un osteópata o un naturópata para que le haga un chequeo médico completo y le dé un diagnóstico, dice el Dr. Elson Haas, director del Preventive Medical Center of Marin en San Rafael, California.

embargo, si usted realmente tiene un problema, él cree que la mejor manera de corregirlo es haciéndose una limpieza interna.

Esto es lo que el Dr. Bennett y otros profesionales en terapias alternativas sugieren para desintoxicar su cuerpo.

CLOROFILA: ***El desodorante de la naturaleza***

El compuesto químico de origen vegetal llamado clorofila *(chlorophyll)* es un purificador natural que cuando se toma en forma de suplemento, puede ayudar a desintoxicar y desodorizar el cuerpo, dice el Dr. Bennett.

"La clorofila se absorbe desde el tracto intestinal hacia el torrente sanguíneo y produce un efecto muy purificador y desodorante", dice. De hecho, la clorofila es tan potente que se usa con frecuencia para aminorar el olor de las heces en pacientes a quienes se les ha extirpado el colon y cuyos desechos se depositan en una bolsa que se coloca afuera del cuerpo.

"Compre un frasco de clorofila y tome una cucharadita dos o tres veces al día", dice el Dr. Elson Haas, director del Preventive Medical Center of Marin en San Rafael, California. Asimismo, coma más verduras frescas de hojas verdes ricas en clorofila como espinacas, acelgas y col rizada.

AGUA: ***Agréguele un poquito de limón***

Beber mucha agua todos los días ayuda al cuerpo a diluir y eliminar las toxinas que producen el mal olor, dice el Dr. Bennett. Él recomienda beber 100 onzas (3 litros) al día.

Quizá sea una buena idea agregarle un poco de jugo de limón a cada vaso, dice el Dr. Haas. El limón es excelente para ayudar a desintoxicar el cuerpo.

HIDRASTE: ***Para matar las bacterias malas***

La hierba llamada hidraste (sello dorado, acónito americano, *goldenseal)* puede matar las bacterias tóxicas que hay en los intestinos y ayudar a que disminuya el olor corporal, dice el Dr. Bennett. Siga la dosis recomendada en la etiqueta del producto.

PROBIÓTICOS: ***Malas noticias para las bacterias malas***

Tomar un probiótico *(probiotic)*, o sea, un suplemento alimenticio que contiene bacterias "amigables" que ayudan a mantener la salud de los intestinos, es indispensable para disminuir la cantidad de bacterias intestinales malas que pueden producir un fuerte olor corporal, dice Tara Skye Goldin, N.D., una naturópata de Boulder, Colorado.

Busque un producto que contenga bacterias *Lactobacillus acidophilus* y *Bifidobacterium bifidum*, así como fructooligosacáridos (*fructo-oligosaccharides* o *FOS* por sus siglas en inglés), los cuales ayudan a mantener un mínimo de bacterias malas. Siga la dosis recomendada en la etiqueta del producto.

MASAJE: ***Pruebe cepillarse la piel seca***

Cepillarse todos los días la piel con un cepillo de cerdas naturales para piel seca estimula la piel, mejora la circulación, remueve las células viejas y muertas (y posiblemente olorosas) de la piel y puede ayudarle a deshacerse de las toxinas que causan el mal olor, dice el Dr. Bennett.

Opte por un desodorante natural

Muchos desodorantes y antitranspirantes comerciales contienen aluminio u otras sustancias químicas sintéticas. Los profesionales en terapias alternativas creen que no es saludable exponerse diariamente a estas sustancias químicas.

"A todos los pacientes que vienen a nuestra clínica se les hace un análisis completo para detectar metales que pueden ser nocivos para la salud y el principal metal tóxico que hemos encontrado es el aluminio —dice Peter Bennett, N.D., un naturópata y homeópata de Victoria, British Columbia—. Yo no dejo que mis pacientes usen antitranspirantes que contengan aluminio".

"El aluminio y otros compuestos químicos son tóxicos para nuestro cuerpo y para otras personas —dice el Dr. Elson Haas, director del Preventive Medical Center of Marin en San Rafael, California—. Yo aliento a mis pacientes a que usen antitranspirantes y desodorantes naturales que estén libres de sustancias químicas tóxicas". Busque productos libres de sustancias químicas y de aluminio en las tiendas de productos naturales.

Cepíllese a diario, haciendo movimientos cortos y rápidos con el cepillo. Comience con las partes trasera y delantera de sus brazos, moviéndose desde las yemas de los dedos hacia las axilas y siempre hacia el corazón. Luego cepille las partes trasera y delantera de sus piernas, comenzando por los pies y cepillándose hacia arriba. No olvide cepillarse las plantas de los pies.

Luego pase a través del área pélvica, el trasero, el abdomen y la espalda inferior y termine con su pecho y espalda superior, siempre cepillándose hacia el corazón. Cepíllese el pecho, el abdomen y la parte interna de los muslos suave y cuidadosamente. Para prevenir el crecimiento de moho, nunca deje que el cepillo se moje. Si le duele cepillarse, cepíllese sólo ligeramente y persevere. Al cabo de un tiempo dejará de dolerle, dice el Dr. Bennett.

ALIMENTOS: ***Una dieta desintoxicante***

Es indispensable que simplifique su alimentación para permitir que el cuerpo se limpie de los desechos viejos que causan mal olor y para disminuir las toxinas y venenos que hay en su interior, dice el Dr. Bennett. Él recomienda seguir una dieta de purificación de 7 días que incluye alimentos específicos y excluye otros.

Los alimentos permitidos son frutas y verduras, aceite de oliva o aceite de semilla de lino *(flaxseed oil)* no calentado, infusiones herbarias, té verde, agua, agua con limón, jugos de fruta diluidos, jugos de verduras, arroz integral y productos de arroz (incluyendo el arroz *basmati*, el arroz tailandeso y el arroz silvestre), frijoles (habichuelas) *mung*, fideos de frijol y *miso* (una pasta de frijol de soya muy sabrosa).

Los alimentos que debe evitar son carne, pescado, carne de ave, huevo, productos lácteos, grasas y aceites (a excepción de los que se mencionaron anteriormente), chocolate, frutos secos, frijoles (a excepción de los que se mencionaron anteriormente), cereales (a excepción de los que se mencionaron anteriormente), azúcar, alcohol, café y té negro.

Un método refrescante que acaba con el **mal olor de pies**

Podríamos apodarlo "la enfermedad de *limburger*", pues resulta que unas bacterias que son muy parecidas a las que hacen que el queso *limburger*, sea uno de los quesos más olorosos que existen, también son las responsables de los pies más olorosos que hay, dice Gregory Spencer, D.P.M., un podiatra de Renton, Washington. Las bacterias se dan un festín con las moléculas de grasa que hay en el sudor y el olor es producido por, bueno, para decirlo de forma amable, digamos que por productos derivados de la digestión de las bacterias.

Obviamente, una de las mejores maneras de eliminar el olor es eliminando a las bacterias. Y, dice el Dr. Spencer, los remedios alternativos caseros brindan maneras fáciles y eficaces de lograr justamente eso.

VINAGRE Y EXTRACTO DE SEMILLA DE TORONJA: ***Un remojo que soluciona el problema***

"Mis pacientes con pies olorosos obtienen muy buenos resultados con los remojos de vinagre", dice el Dr. Spencer.

Vierta de ¼ a 1 taza de vinagre en una palangana llena de agua caliente y agréguele unas cuantas gotas de extracto líquido de semilla de toronja (extracto líquido de semilla de pomelo, *liquid grapefruit seed extract*), el cual es un antibacteriano potente. Remoje sus pies durante 15 a 20 minutos al día. Sin embargo, no use este remojo si la piel de sus pies está agrietada.

Probablemente tendrá que remojar sus pies diariamente durante 1 a 2 semanas, hasta que todas las bacterias hayan muerto. Usted sabrá que están muertas cuando sus pies dejen de oler.

ACEITE ESENCIAL DE TOMILLO: ***Un remojo aceitoso***

"Yo siempre recomiendo a mis clientes que tienen mal olor de pies que remojen los pies diariamente, agregando al agua unas cuantas gotas (no más de tres) de aceite esencial de tomillo *(thyme)*, el cual ayuda

GUÍA DE CUIDADOS PROFESIONALES

Si ya ha probado varios remedios caseros para el mal olor de pies y le siguen oliendo mal los pies, consulte a un podiatra, quien probablemente pueda recomendarle otras maneras de aliviar el problema, por ejemplo, un baño especial que contiene cinc para hacer que se encojan las glándulas sudoríparas de los pies, dice Morton Walker, D.P.M., un antiguo podiatra de Stamford, Connecticut. Puede que el podiatra lo mande con un doctor en medicina para que le haga un chequeo médico con el fin de descartar cualquier problema serio de salud que pueda estar causando el mal olor, por ejemplo, anemia. También debe ir a ver a un podiatra si la piel de sus pies está muy seca y agrietada.

Quizá también quiera considerar consultar a un naturópata para someterse a un programa de desintoxicación, el cual ayudará a que su cuerpo se deshaga de las sustancias tóxicas que pueden contribuir al mal olor de pies, dice Steven Subotnick, D.P.M., N.D., un podiatra y naturópata de Berkeley y San Leandro, California.

a disminuir los olores desagradables", dice Andrea Murray, una reflexóloga y herbolaria certificada de Portland, Maine. Después del remojo, no olvide secarse muy bien los pies y no use este remedio si tiene llagas abiertas.

ALIMENTOS: ***Deje de alimentar a las bacterias***

Las bacterias que producen el mal olor en sus pies adoran comer la grasa de origen animal que se encuentra en la carne de res, puerco, cordero y otros tipos de carne roja, dice Steven Subotnick, D.P.M., N.D., un podiatra y naturópata de Berkeley y San Leandro, California.

Su recomendación para cualquiera con pies olorosos es que se cambien a una dieta vegetariana. "Yo he visto que las personas que obtienen los mejores resultados en su intento por eliminar el mal olor de pies son aquellas que empiezan a seguir este régimen dietético", dice el Dr. Subotnick. Sin embargo, es importante que hable con su médico antes de hacer cambios en su alimentación, ya que algunas personas pueden contraer anemia si no los hacen bajo supervisión y tomando los suplementos adecuados.

UN ANTITRANSPIRANTE NATURAL: ***No sólo es para las axilas***

Busque un antitranspirante natural que contenga salvia *(sage)* o coriandro *(coriander)*, dos hierbas desodorantes, y aplíqueselo en las plantas de los pies una o dos veces al día, dice Stephanie Tourles, una cosmetóloga con licencia, reflexóloga y herbolaria de West Hyannisport, Massachusetts.

"La mayoría de los antitranspirantes comerciales bloquean por completo el flujo de humedad de la piel, lo cual no es saludable", dice. El bicarbonato de sodio *(baking soda)* es otro ingrediente que contienen los antitranspirantes naturales que puede ayudar a prevenir el mal olor, dice.

HOMEOPATÍA: ***Elija la cura correcta***

Los remedios homeopáticos también pueden ayudar a curar el mal olor de pies, dice el Dr. Subotnick. Él recomienda *Silicea* si sus pies están helados, sudorosos, olorosos y amarillos, y *Graphites* si sus pies huelen mal haya o no haya sudor. Use *Rumex* si el sudor tiene un olor agrio y pruebe *Staphysagria* para los pies fríos que huelen a huevo podrido. Considere usar *Pulsatilla* si sus pies están calientes y tienen un olor ofensivo y si tiende a enfermarse después de sumergir los pies en agua fría.

Cada uno de los remedios anteriores debe tomarse a la potencia 6C, siguiendo las instrucciones que aparezcan en la etiqueta. Deje de tomarlo tan pronto como haya desaparecido el mal olor de pies.

Elimine el mal olor con un aerosol

Una rociada de hamamelis *(witch hazel)* con aceites esenciales de menta (hierbabuena, *peppermint*) y geranio *(geranium)* puede ayudar a remediar el mal olor de pies, dice Stephanie Tourles, una cosmetóloga con licencia, reflexóloga y herbolaria de West Hyannisport, Massachusetts.

El hamamelis es astringente, por lo que ayuda a secar la piel que está demasiado húmeda, un problema común en las personas que tienen mal olor de pies. Los aceites esenciales de menta y geranio son antibacterianos que ayudan a matar los gérmenes que causan el mal olor, dice Tourles. Aquí le decimos cómo preparar y usar este aerosol.

Combine una taza de hamamelis comercial, 20 gotas de aceite esencial de menta y 40 gotas de aceite esencial de geranio. Coloque la mezcla en un rociador y agítela bien antes de cada uso. Rocíese los pies justo antes de ponerse las medias (calcetines) y zapatos en la mañana, pero deje que sus pies se sequen completamente antes de ponérselos. Vuélvase a rociar los pies cuando llegue a casa del trabajo y una vez más antes de irse a la cama.

Puede usar este aerosol aun cuando no le huelan mal los pies. "A mí me encanta usarlo en el verano cuando mis pies se sobrecalientan porque este rocío los seca y refresca", dice Tourles.

Remedios naturales que ayudan a desvanecer las **manchas de la edad**

Les debieron haber llamado manchas solares, pero como ese nombre ya se refería a algo distinto, entonces se tuvieron que conformar con "manchas de la edad".

Estas manchas color café que típicamente empiezan a salpicar el dorso de las manos cuando uno anda por los 40 ó 50 años de edad son causadas por años de exponerse directamente a la radiación ultravioleta del Sol, la cual daña las células de la piel que producen pigmento. Estas células, llamadas melanocitos, empiezan a trabajar a toda marcha, produciendo demasiado pigmento.

Sin importar qué haga para aclararlas, las manchas volverán a aparecer si vuelve a exponer el área al sol, dice Joni Loughran, una estilista, cosmetóloga y aromatoterapeuta de Petaluma, California. Si está tratando de desvanecer las manchas de la edad, siempre que salga de casa use un filtro solar con un factor de protección solar (*SPF* por sus siglas en inglés) de 15 en sus manos o en otras áreas expuestas donde tenga manchas. Luego, pruebe los siguientes remedios alternativos para reducir o eliminar las manchas.

AROMATOTERAPIA: ***Ayúdelas a desvanecerse***

Los aceites esenciales de limón *(lemon)* y benzoína *(benzoin)* tienen propiedades blanqueadoras que pueden ayudar a desvanecer las manchas de la edad, dice Barbara Close, una herbolaria y aromatoterapeuta de East Hampton, Nueva York. Combine de dos a tres gotas de uno de estos aceites con algún vehículo de aceite vegetal, por ejemplo, el aceite de almendra, y luego aplíquese la mezcla sobre la mancha dos veces al día.

REGALIZ Y ÁCIDO GLICÓLICO: ***Una bella solución***

Aunque quizá le sea difícil encontrarlo, un producto de belleza que contiene ácido glicólico *(glycolic acid)* y extracto de regaliz (orozuz, *licorice*) puede funcionar de maravilla para aclarar o eliminar las manchas de la edad, dice Close.

El ácido glicólico consiste de ácidos naturales de los azúcares que se

GUÍA DE CUIDADOS PROFESIONALES

En casi todos los casos, las manchas de la edad son un problema cosmético y no una afección médica o que ponga en peligro la vida, dice la Dra. Esta Kronberg, una dermatóloga de Houston. Si los desea, se pueden remover médicamente con blanqueadores o nitrógeno líquido o mediante cirugía con rayo láser.

En casos muy raros, el área de una mancha puede desarrollar un tipo de cáncer llamado melanoma que puede ser mortal. Si una de sus manchas de la edad o el área que rodea una mancha se ha tornado de color negro o tiene una forma irregular (lo que puede ser indicativo de un melanoma), consulte a un doctor en medicina de inmediato.

derivan de las frutas cítricas, la papaya (fruta bomba, lechosa) u otros alimentos. Este compuesto exfolia suavemente la capa superior de la piel, mientras que el regaliz blanquea la mancha. Para aplicárselo, siga las instrucciones que aparezcan en la etiqueta del producto.

MIEL Y YOGUR: ***Un blanqueador natural***

Una mezcla de miel y yogur crea un blanqueador natural que puede ayudar a aclarar las manchas de la edad, dice Pratima Raichur, N.D., una naturópata de la ciudad de Nueva York.

A una cucharadita de yogur natural, agregue una cucharadita de miel y mézclelos bien. Aplíquese la mezcla en las manos, deje que se seque y luego lávese las manos después de 30 minutos. Haga esto una vez al día.

GOTU KOLA: Fomente el crecimiento celular

La hierba llamada *gotu kola* puede ayudar a combatir las manchas de la edad al estimular el crecimiento de células nuevas y saludables, así como la producción de colágeno, que es la proteína que mantiene unidas a las células de la piel, dice Brigitte Mars, una herbolaria y asesora nutricional de Boulder, Colorado. Ella recomienda usar diariamente esta hierba en forma de tintura o cápsula. Agregue un gotero de la tintura a ¼ de taza de agua y tómese la mezcla tres veces al día, o bien, tome una o dos cápsulas de 60 miligramos.

Dos hierbas que pueden aliviar la náusea causada por el **mareo**

Mientras está sentado en la mesa de revisión del consultorio del médico, le viene la sensación de que su cuerpo se está cayendo, que está girando y que se está inclinando, a pesar de que en realidad está muy quieto. Su doctor le ha dado el diagnóstico de vértigo posicional benigno. Esta es una manera elegante de decir que tiene un problema que no pone en peligro su vida, pero que hace que el mundo dé vueltas y vueltas a su alrededor, haciendo que se sienta mareado y con mucha náusea.

La causa es un problema de comunicación entre los centros de equilibrio de su oído interno y su cerebro. El doctor le receta un fármaco para detener las vueltas, el cual también elimina la náusea, pero esta medicina lo seda a tal grado que puede que provoque que su mundo entero se pare en seco.

"Los fármacos que emplea la medicina convencional para tratar el vértigo posicional benigno pueden dejar incapacitadas a las personas que los toman —dice el Dr. Robert Dozor, presidente y director general del California Institute of Integrative Medicine en Calistoga—. En esencia, estos fármacos suprimen la náusea al disminuir la actividad del sistema nervioso de modo que los centros del equilibrio no se pueden comunicar entre sí. Sin embargo, el efecto de sedación que producen es tan fuerte que los pacientes quedan sin ganas de hacer *nada*". La medicina alternativa tiene otra respuesta, otra manera de erradicar la náusea sin apagar el cerebro.

JENGIBRE: *Acalla la náusea*

"Cualquier forma de jengibre, ya sea en cápsula, como infusión o incluso como dulces de jengibre, siempre y cuando estén hechos con la hierba, puede calmar la náusea con rapidez", dice el Dr. Dozor. Si va a tomar tabletas o cápsulas de jengibre, siga las instrucciones que aparezcan en la etiqueta del producto. Si va a tomar infusión o dulces de jengibre, use la cantidad que necesite para detener la náusea, dice. Puede tomar jengibre con seguridad hasta que su náusea desaparezca.

GINKGO: Envíe más sangre a los centros del equilibrio

Se piensa que la hierba *ginkgo* ayuda a aliviar el mareo al mejorar el suministro de sangre al cerebro y a los centros del equilibrio que están en el oído interno, dice el Dr. Dozor. Busque un extracto estandarizado que contenga un 24 por ciento de glicósidos *(glycosides)*, que son los principios activos de esta hierba, y tome de 40 a 80 miligramos del extracto tres veces al día hasta que se le pase la náusea.

DIGITOPUNTURA: *Pulgares que paran la náusea*

Un punto de digitopuntura que se encuentra en su muñeca puede aliviar la náusea que produce el vértigo, dice el Dr. Dozor. Este punto (llamado PE7) se encuentra en el centro de la parte interna de su muñeca, a una distancia de aproximadamente un dedo del pliegue de la muñeca. (Para encontrar la ubicación exacta de este punto, vea "Una guía ilustrada de los puntos de digitopuntura" en la página 656).

"Si está sufriendo de vértigo, esta área se sentirá ligeramente adolorida —dice el Dr. Dozor—. Con su pulgar, haga presión constante sobre este punto durante alrededor de 5 minutos. Es sorprendente lo eficaz que es para aliviar la náusea causada por el vértigo".

Lo trae en la sangre

La presión arterial baja o los niveles desiguales de azúcar en la sangre son causas comunes de mareo que se pueden corregir con facilidad, dice el Dr. Dozor. Aquí le mostramos algunas medidas sencillas que pueden corregir el problema de raíz.

REGALIZ: *Conserve la sal en su cuerpo*

Una manera de resolver el mareo causado por la presión arterial baja es usando la hierba llamada regaliz (orozuz, *licorice*), la cual ayuda a retener sodio, dice el Dr. Dozor. Esta hierba está disponible en forma de cápsula, tintura o infusión. Siga la dosis recomendada en la etiqueta del producto.

Puede tomarla a largo plazo con seguridad, pero asegúrese de que su médico vigile su presión arterial y sus niveles de sodio y potasio mientras la esté tomando para asegurar que su presión arterial no se eleve demasiado.

GUÍA DE CUIDADOS PROFESIONALES

Existen docenas de causas posibles de mareo, muchas de las cuales son problemas médicos serios como enfermedades cardíacas. Si usted regularmente se siente mareado, consulte a un médico para que le haga un chequeo médico completo y le dé un diagnóstico.

Específicamente, quizá lo mejor sea que consulte a un osteópata, dice el Dr. Robert Dozor, presidente y director general del California Institute of Integrative Medicine en Calistoga. Él cree que la manipulación osteopática de la cabeza y el cuello es uno de los tratamientos más eficaces para el mareo crónico.

ALIMENTOS: ***Más fibra, menos azúcar***

Si se siente mareado gran parte del tiempo, quizá el problema no sea su presión arterial sino su nivel de azúcar o glucosa en la sangre, que es el combustible primario del cuerpo. Tal vez tenga disglucemia, una afección en que los niveles de azúcar en la sangre suben y bajan sin control, causando que el cerebro se la pase muy mal, dice el Dr. Dozor.

Una forma sencilla de estabilizar los niveles de azúcar en la sangre, dice, es aumentando su consumo de fibra y disminuyendo su consumo de carbohidratos simples como azúcar blanca y harina blanca.

Viaje sin que le causen estragos los **mareos por movimiento**

Se marea cuando viaja en avión. Se marea cuando va en el carro. Se marea cuando se sube a un barco. Sea donde sea que se maree, una cosa sí es segura: el mareo causado por movimiento es un malestar que lo hace palidecer, sudar frío y sentirse realmente fatal. Pero el peor síntoma de todos es la náusea intensa que provoca, ya que esto significa que a donde sea que esté viajando, es probable que el contenido de su estómago tenga su propio tiempo estimado de llegada: de inmediato.

La razón por la cual se siente tan mal es porque se le ha engañado a su cerebro. Su cuerpo sabe que se está moviendo, pero sus sentidos le están diciendo que está estacionario y su cerebro reacciona ante este mensaje confuso con un cortocircuito temporal en los centros de equilibrio que están en su oído interno, que son los que causan los síntomas.

Existen muchos medicamentos diferentes que pueden ayudar a prevenir o tratar los mareos causados por movimiento. Sin embargo, si usted prefiere un método libre de fármacos, aquí le damos algunas opciones.

AROMATOTERAPIA: ***Rocíe su carro con un aroma antimareador***

Para ayudar a aliviar la náusea de los mareos causados por movimiento durante un viaje en carro, puede preparar un aerosol de aceites esenciales, dicen David Schiller y Carol Schiller, instructores certificados de aromatoterapia de Phoenix. A continuación indicamos cómo se prepara.

Primero, necesitará un frasco de vidrio que tenga un rociador de rocío fino para verter la fórmula antimareo. (El plástico u otros materiales pueden alterar el aroma de los aceites esenciales del rocío y el aroma de los aceites es lo que puede ayudar a aliviar la náusea). Luego, llene el frasco con 4 onzas (120 ml) de agua destilada. (El agua de la llave puede agregar su propio olor, pero sí puede usar agua filtrada por ósmosis inversa, dicen los Schiller). Luego agregue los siguientes aceites esenciales al agua.

- 70 gotas de lavanda (alhucema, espliego, *lavender*)
- 40 gotas de limón *(lemon)*
- 20 gotas de eneldo *(dill)*
- 10 gotas de cedro *(cedarwood)*
- 10 gotas de menta verde *(spearmint)*

El eneldo, el limón y la menta verde pueden ayudar a asentar su estómago, la lavanda puede ayudar a calmar su sistema nervioso (cualquiera que ha tenido mareos causados por movimiento sabe que el sistema nervioso puede ponerse muy "nervioso", provocando que usted se ponga tembloroso, sudoroso y débil) y el cedro ayuda a mantener las fragancias en el aire para que cumplan con su función curativa.

Para usar esta mezcla, agite bien el frasco (asegurándose primero de que esté bien tapado). Luego, dicen los Schiller, cierre sus ojos y rocíe la mezcla alrededor de 10 veces por encima de su cabeza de modo que el rocío caiga enfrente de su cara pero no sobre la misma. Respire profun-

GUÍA DE CUIDADOS PROFESIONALES

Tendrá que consultar a un doctor en medicina si sus síntomas, incluyendo dolor de cabeza, visión doble, mareos y vómito, duran más de 24 horas. Si tiene debilidad o parálisis en cualquier parte de su cuerpo o si tiene problemas en la audición asociados con los mareos causados por movimiento, vaya a ver a su doctor de inmediato.

Incluso si sus síntomas son leves, debe consultar a un médico si le duran más de 24 horas. También deberá buscar atención profesional para cualquier caso de mareo causado por movimiento que vaya acompañado de síntomas tan severos que lleguen a ser insoportables.

damente. Puede usar el aerosol en cualquier momento que se sienta mal durante el viaje y también puede rociar el carro antes de partir, lo cual puede ayudar a prevenir los mareos causados por movimiento.

Unas cuantas sugerencias y precauciones más de los Schiller: la mezcla tiene una vida útil de tres años, pero para que sus ingredientes se mantengan activos, asegúrese de guardarla en un lugar oscuro, fresco y seco, y al igual que todas las sustancias terapéuticas, póngala en un lugar que esté fuera de la vista y del alcance de los niños.

JENGIBRE: ***Un remedio probado y comprobado***

El jengibre *(ginger)* es una hierba que asienta el estómago y es el remedio herbario clásico para la náusea del mareo causado por movimiento, dice Beverly Yates, N.D., una naturópata y directora del Natural Health Care Group en Seattle. Y la infusión de jengibre es una de las mejores maneras de asegurarse de obtener la dosis correcta de la hierba.

Para preparar esta infusión, compre un poco de jengibre fresco en el supermercado. Corte una rebanada de la raíz de aproximadamente el mismo grosor y longitud de su dedo meñique. Rebane este trozo un poco de los lados para exponer más del jengibre, luego coloque la raíz en 3 tazas de agua y hierva el agua durante 10 minutos. Vierta la infusión en un vaso con hielos y agréguele un poco de jugo de limón. "Puede tomar esta infusión antes y durante su viaje para prevenir o remediar la náusea", dice la Dra. Yates.

Otra manera fácil de obtener suficiente jengibre es comiendo dulces de jengibre, dice Pam Fischer, fundadora y directora del Ohlone Center for Herbal Studies en Concord, California. "Sólo chupe un dulce antes y durante su viaje".

HOMEOPATÍA: ***Ayúdese con* Cocculus indicus**

El remedio homeopático llamado *Cocculus* es eficaz para vencer los mareos causados por movimiento y es todavía mejor cuando se usa en combinación con el jengibre, dice la Dra. Yates. Coloque dos chochitos a la potencia 6C o 12C debajo de su lengua y deje que se disuelvan.

"Siempre lleve los chochitos a la mano y tómelos al primer indicio de mareos causados por movimiento, hasta cuatro veces al día", dice. Generalmente es suficiente un día de tratamiento para sentir alivio, agrega la Dra. Yates.

DIGITOPUNTURA: ***Haga presión en su labio superior***

El punto de digitopuntura conocido como VG26 que se encuentra encima de su labio superior, ayuda a aliviar la náusea, dice David Filipello, un acupunturista con licencia y director de la Acupuncture for Health Clinic en San Francisco. (Para encontrar la ubicación exacta de este y los puntos que se mencionan a continuación, vea "Una guía ilustrada de los puntos de digitopuntura" en la página 656). Usando su dedo índice, haga presión con firmeza (de manera constante pero sin causarse dolor) sobre la hendidura durante 30 segundos. Puede realizar esta técnica cada par de minutos mientras esté viajando para prevenir o ayudar a aliviar la náusea.

DIGITOPUNTURA: ***Alivio cercano a la muñeca***

Otro punto de digitopuntura que puede ayudar a aliviar la náusea es el punto PE6, que se ubica en su antebrazo, dice Filipello. Este punto se encuentra en la parte interna de su brazo, a tres dedos por encima del pliegue de la muñeca que se encuentra más cercano a la palma de la mano, hacia su codo. Si empieza a sentir náusea, haga presión con firmeza sobre este punto durante 30 segundos cada par de minutos.

DIGITOPUNTURA: ***Dése un jalón de orejas***

Simplemente agarre los lóbulos de sus oídos y jálelos suave pero firmemente hacia abajo, ya que esto mejora la circulación hacia los oídos internos y ayuda a prevenir y aliviar los mareos causados por movimiento, dice Filipello. Haga esto con la frecuencia necesaria antes y durante su viaje.

Remedios naturales que pueden revertir la **menopausia masculina**

¿Y qué esperaba? Ya tiene 50 años de edad.

Eso es lo que la mayoría de los doctores convencionales responden cuando sus pacientes les describen síntomas vagos pero inquietantes que comúnmente presentan los hombres cuando ya pasaron unos cuantos añitos desde que cumplieron 40. Síntomas como un descenso en el nivel de energía. Más kilitos alrededor de la cintura. Una mente no tan aguda. Menos ímpetu y ambición. Músculos adoloridos. La libido a media asta.

"El cambio de salud más importante en la vida de muchos hombres —la menopausia masculina o el descenso gradual en los niveles de la hormona llamada testosterona— no es reconocido o tratado por la mayoría de los profesionales en medicina", dice el Dr. Eugene Shippen, un médico de Shillington, Pensilvania. Él cree que este cambio puede ser tan dramático en los hombres como lo es en las mujeres que están pasando por la menopausia.

A medida que los hombres envejecen y se van acercando a lo que el Dr. Shippen llama la zona gris, diversos factores como enfermedades, estrés, alimentación, obesidad y salud general tienden a cambiar las señales que la glándula pituitaria envía a los testículos, causando que disminuya la producción de testosterona.

Esta caída gradual en el nivel de testosterona no sólo sabotea su impulso sexual. "Todos los sistemas del cuerpo de un hombre se ven afectados por la caída en el nivel de testosterona, particularmente el sistema circulatorio, los músculos (incluyendo el corazón), los huesos, el sistema nervioso y el cerebro", dice el Dr. Shippen.

Los hombres pueden elegir la terapia de reposición de testosterona, pero también hay remedios caseros que pueden ayudar a detener o revertir el descenso en el nivel de testosterona.

GUÍA DE CUIDADOS PROFESIONALES

Idealmente, los hombres deben medir su nivel de testosterona antes de cumplir 40 años de edad para contar con una lectura basal. Luego, a partir de los 40, deben chequearse sus niveles al menos cada dos años, dice el Dr. Eugene Shippen, un médico de Shillington, Pensilvania. De esta forma, podrán saber el momento en que empiece a declinar su nivel de testosterona y por cuánto ha disminuido.

El parche de testosterona que se vende con receta y que se usa con frecuencia para reemplazar la hormona es "muy caro e incómodo", dice el Dr. Jonathan V. Wright, un médico que incorpora la nutrición en su consulta y director de la Tahoma Clinic en Kent, Washington. En vez, él recomienda que le pida a su médico que le recete testosterona en forma de crema o gel o testosterona sublingual (debajo de la lengua). Este tipo de medicamentos hechos a la medida pueden conseguirse en las farmacias donde preparan medicamentos *(compounding pharmacies)*.

Pero no funcionarán si sólo usa uno o dos, dice el Dr. Shippen.

"Un factor de autocuidado no es, por sí mismo, lo suficientemente poderoso como para lograr que se mantengan estables los niveles de testosterona —dice—, pero la combinación de múltiples factores puede mantener la menopausia masculina bajo control". Esta es la gama de remedios que él recomienda.

EJERCICIO: ***Indispensable para estable un nivel de testosterona***

"Todos los hombres con sobrepeso tienen niveles de testosterona inferiores a los normales", dice el Dr. Shippen. Esto se debe a que, a medida que el cuerpo va acumulando grasa, fabrica menos testosterona y convierte parte de la testosterona que sí hay en estrógeno. Sí, los hombres tienen estrógeno, pero la proporción que existe entre ambas hormonas es diferente de aquella que se presenta en las mujeres.

Luego se cae la siguiente ficha de dominó, pues a medida que descienden los niveles de testosterona y se elevan los niveles de estrógeno, sus músculos se van debilitando y ya no tienen la misma capacidad para quemar tanta grasa. En otras palabras, el sobrepeso conduce a un sobrepeso aun mayor y a niveles todavía menores de testosterona.

El ejercicio es una forma segura de disminuir la grasa corporal y detener la subida en el nivel de estrógeno y la caída en el de testosterona. Y no necesita ser una actividad extenuante. Tan sólo caminar aprisa durante 20 minutos, tres veces a la semana, puede ayudar a los hombres de edad madura o avanzada a mantener la masa corporal magra, dice el Dr. Shippen.

"A medida que se vaya deshaciendo de esos kilitos de más, su nivel de estrógeno disminuirá, permitiendo que se eleve su nivel de testosterona —dice—. También desaparecerán muchos de los síntomas de la menopausia masculina".

Por supuesto, no puede comer en exceso y esperar bajar de peso, incluso aunque haga ejercicio. Pero el Dr. Shippen dice que independientemente de lo saludable que sea su alimentación, no bajará de peso a menos que haga ejercicio con regularidad.

CINC: ***Desactive una enzima diabólica***

El mineral cinc ayuda al cuerpo a desactivar la aromatasa, que es la enzima que convierte la testosterona en estrógeno. "Muchos hombres recuperarán el equilibrio correcto entre la testosterona y el estrógeno simplemente complementando su alimentación con un suplemento de cinc", dice el Dr. Shippen.

Él recomienda 50 miligramos dos veces al día hasta que vea mejoría en sus síntomas, lo cual puede tardar uno o dos meses. Cuando esto ocurra, deberá disminuir su consumo a un nivel de 30 a 50 miligramos al día.

VITAMINA C: ***Los niveles bajos son riesgosos***

Cuando el nivel de vitamina C en el cuerpo es bajo, el nivel de aromatasa es alto, lo que posiblemente puede conducir a una disminución en el nivel de testosterona, dice el Dr. Shippen. Él recomienda tomar de 1,000 a 3,000 miligramos de vitamina C al día durante uno o dos meses. Si no ve resultados al cabo de este período, disminuya su dosis diaria a 1,000 miligramos o menos.

SUPLEMENTO MULTIVITAMÍNICO Y DE MINERALES: ***Para que florezca en su vejez***

Además del cinc y la vitamina C, el Dr. Shippen recomienda tomar un suplemento multivitamínico y de minerales de alta potencia (uno que le brinde cantidades que cumplan con o excedan la Cantidad Diaria Recomendada de las vitaminas que contiene) que contenga antioxidantes como betacaroteno y vitamina E para que desactiven a los radicales libres, los cuales son moléculas que matan a las células y que contribuyen a muchas enfermedades relacionadas con la edad.

Los antioxidantes también ayudarán a proteger a su glándula pituitaria (el "tablero de control" del cuerpo para la producción de hormonas) del daño causado por los radicales libres. Eso es importante, dice el Dr. Shippen, porque los problemas con la glándula pituitaria a menudo provocan una disminución en la producción de testosterona en los hombres de más de 75 años de edad.

VERDURAS CRUCÍFERAS: ***En el plato o en pastilla***

Memorice estos sinónimos de virilidad: brócoli, repollitos (coles) de Bruselas, repollo (col), coliflor. Todas estas son verduras crucíferas y son buenas para usted de formas que su mamá nunca hubiera imaginado.

"Todas las verduras crucíferas contienen compuestos llamados indoles que ayudan a descomponer el estrógeno con mayor eficiencia para que no se acumule en el organismo y deprima o destruya la testosterona", dice el Dr. Shippen. Él recomienda comer tres o cuatro raciones de verduras crucíferas a la semana.

Él hace hincapié en que los suplementos no son un buen sustituto de las verduras en sí, pero si el simple hecho de pensar en que tiene que comer estas verduras con regularidad hace que se le retuerza el estómago, no pierda la esperanza. Sí hay una alternativa: puede tomar un suplemento que contenga indol *(indole)*. Siga la dosis recomendada en la etiqueta del producto.

SOYA: ***Rica en isoflavonas que reemplazan al estrógeno***

Ciertas sustancias químicas alimentarias llamadas isoflavonas, que se encuentran principalmente en los productos de soya, incrementan la capacidad del hígado para procesar y excretar el estrógeno excedente, y el resultado final es que usted termina con más testosterona. El Dr. Shippen recomienda que beba una taza de leche de soya al día o que la use para acompañar su cereal para desayunar.

Si no le gusta la leche de soya, tome un suplemento que contenga de 30 a 50 miligramos de isoflavonas *(isoflavones)*, siguiendo la dosis recomendada en la etiqueta del producto.

ALCOHOL: ***Olvídese de las copitas***

Beber demasiado alcohol es como darle dos golpes fuertes a la salud de los hombres de edad madura, ya que el alcohol reduce los niveles de cinc (recuerde que el cinc es necesario para tener un nivel adecuado de testosterona) y también disminuye la depuración de estrógeno del torrente sanguíneo.

Si usted toma bebidas alcohólicas, asegúrese de no tomar más de dos bebidas al día, dice el Dr. Shippen. Si tiene un nivel alto de estrógeno, cualquier cantidad de alcohol puede ser excesiva.

TORONJA: ***Quizá no para los de edad madura***

La toronja (pomelo) es un alimento saludable, pero puede bloquear la descomposición de estrógeno en el hígado, dice el Dr. Shippen. Si está pasando por la menopausia masculina, quizá sea mejor que borre la toronja de su lista del supermercado.

Alivie naturalmente el dolor y la hinchazón de las **mordeduras y picaduras**

Un día sale a caminar alrededor de la manzana y uno de sus vecinos ha comprado un perro (¡grande, gruñente y sin correa!) que ha decidido que usted se parece mucho a una apetitosa bolsa de comida para perro. Cuando va de vacaciones, decide echarse un chapuzón en el mar y descubre que hay cientos de aguamalas que han escogido el mismo lugar que usted para practicar su nueva rutina de nado sincronizado. Un día caluroso de primavera decide limpiar las ventanas por fuera y sin querer deja caer un panal de avispas, convirtiéndose en el blanco perfecto de estos insectos.

Aunque es fácil hacer bromas sobre las mordeduras y las picaduras, la verdad es que lo que menos causan es risa. Sin embargo, para lesiones menores, los profesionales en terapias alternativas cuentan con una gran variedad de remedios caseros libres de fármacos que sirven para aliviar rápidamente el dolor y la hinchazón.

La primera planta que debe escoger

"Mi remedio herbario favorito para eliminar instantáneamente el dolor y la comezón de una picadura o mordedura es el llantén", dice Pamela Fischer, fundadora y directora del Ohlone

Center for Herbal Studies en Concord, California. El llantén *(plantain)* es una planta muy común repleta de taninos. Estos compuestos químicos, dice, actúan como astringentes, estirando la piel y otros tejidos para disminuir la irritación y la inflamación y sacar la infección de la piel.

El llantén es una hierba común que crece casi por todas partes, especialmente en suelos húmedos, pesados y sombreados.

GUÍA DE CUIDADOS PROFESIONALES

Cualquier mordedura de animal, aunque sea superficial, debe limpiarse bien para prevenir una infección. Si lo muerde un perro u otro animal doméstico, especialmente si fue un ataque no provocado o si el animal está evidentemente enfermo y la mordida le abre la piel, el animal deberá ser examinado para ver si tiene rabia.

Si la mordedura es de una ardilla, un mapache u otro animal salvaje, dé por hecho que el animal tiene rabia y busque atención médica de inmediato. Y aunque las mordeduras de animales grandes como caballos o camellos pueden parecer benignas, también deben ser examinadas por un médico.

También deberá ir al médico si la mordedura le causa una infección; si le causa pérdida de función en una extremidad, como una mordedura en un tendón que le impida levantar una mano o un pie; o si le han mordido la cara, la ingle o encima de una articulación o si la mordedura le deja una herida abierta que pueda requerir sutura. Las señales de infección son fiebre, enrojecimiento que se expande o rayas rojas que se irradian hacia arriba o hacia abajo del sitio de la lesión. Estas generalmente se presentan dentro de un lapso de 24 a 48 horas después de haber sufrido la mordedura.

La mayoría de las mordeduras y picaduras de insecto se pueden tratar en casa, pero hay ciertas situaciones que requieren atención médica. Si lo pica un insecto o un animal marino y empieza a tener dificultades para respirar; si le salen ronchas que le van subiendo por el brazo o la pierna o el cuerpo entero; si siente que se va a desmayar o si tiene la boca o la lengua hinchada, puede que esté teniendo una reacción alérgica a nivel de todo el cuerpo que pueda provocar que se le hinchen y cierren las vías respiratorias. Vaya a la sala de urgencias de un hospital de inmediato.

También deberá consultar a un médico si la lesión presenta señales de infección, si desarrolla una hinchazón importante que no se alivia con remedios caseros o si tiene reacciones alérgicas locales repetidas a las picaduras de insectos. Si un animal marino lo muerde o pica y le perfora la piel, usted corre el riesgo de contraer una infección a causa de las bacterias que viven en el agua de mar, o bien, de infectarse de tétanos, por lo que lo mejor será que vaya con el doctor.

Esta hierba alcanza una altura de 6 a 18 pulgadas (15 a 45 cm), aunque puede estar a nivel del suelo en las áreas que se podan o sobre las que se camina con frecuencia. Sus hojas redondeadas, cerosas, de color verde opaco, miden de 3 a 4 pulgadas (7.5 a 10 cm) de longitud y tienen venas profundas paralelas que van de arriba hacia abajo. El tallo de la hoja es convexo y se asemeja a una pileta. Desde el inicio del verano hasta mediados del otoño, le salen espigas florecientes de color verde que se asemejan a los limpiadores de pipa.

LLANTÉN: ***Mastíquelo para aliviarse rápido***

Si le pica una abeja o un mosquito y detecta un poco de llantén por ahí, Fischer dice que debe agarrar unas cuantas hojas, enjuagarlas, metérselas a la boca, masticarlas y luego ponerse las hojas masticadas sobre la picadura para conseguir alivio instantáneo. "Su mordedura o picadura se sentirá mucho mejor de inmediato", dice. También puede frotar las hojas entre sus manos hasta que liberen un jugo y aplicárselo sobre el área afectada.

LLANTÉN: ***Una cataplasma para las mordeduras de perro***

Primero, frótese el área de la mordedura con agua y jabón para limpiarla lo mejor posible. Para hacer la cataplasma (emplasto), coloque un puñado de hojas de llantén enjuagadas en una licuadora (batidora), agregue unas cuantas gotas de agua caliente y licúelas. Aplíquese la mezcla directamente sobre la herida, dice Fischer, y luego coloque una gasa sobre la hierba y una fuente de calor (por ejemplo, una bolsa de agua caliente o un cojín eléctrico) sobre la gasa. Aplíquese calor durante 20 a 30 minutos. Cámbiese la cataplasma tres o cuatro veces al día, dice.

Si el perro le ha mordido una extremidad, dice, puede remojar la mordida en una infusión de llantén fría durante 10 a 15 minutos tres o cuatro veces al día. Para preparar la infusión, agregue ¼ de taza de hojas secas de llantén a 1 cuarto de galón (960 ml) de agua hervida, cubra la olla y deje la mezcla en infusión durante 20 a 30 minutos.

Más opciones para conseguir alivio rápido

Si prefiere probar otro remedio que no sea a base de llantén, aquí le enseñamos otras maneras de aliviar el dolor y bajar la hinchazón que causan las mordeduras y picaduras de todo tipo.

HIDRASTE: ***Para que no se propague la infección***

Antes de la era de los fármacos que se venden con receta, las personas a menudo usaban hojas de hidraste (sello dorado, acónito americano, *goldenseal*) en heridas menores como cortadas o picaduras para prevenir infecciones y acelerar su curación. Puede hacer lo mismo con hidraste en polvo, dice el Dr. Michael Rosenbaum, un doctor en medicina alternativa de Corte Madera, California. Mezcle una pequeña cantidad del polvo con agua para formar una pasta, aplíquese la pasta directamente sobre la herida y cúbrala con una venda. Vuelva a aplicarse la pasta según sea necesario.

BARRO DE BENTONITA: ***Para eliminar toxinas***

Incluso después de que ha sanado una mordedura de perro, en su piel pueden quedar algunas toxinas que dañan al cuerpo, dice Beverly Yates, N.D., una naturópata y directora del Natural Health Care Group en Seattle. Para ayudar a eliminarlas, prepare una cataplasma (emplasto) de barro de bentonita (*bentonite clay*) cuya etiqueta tenga la leyenda "grado alimenticio" (*food grade*). Este barro es una sustancia natural que ayuda a eliminar las impurezas del cuerpo.

A 2 cucharadas de barro, agregue suficiente agua para hacer una pasta fácilmente moldeable, dice la Dra. Yates. Cubra la mordedura con la pasta, cubra la pasta con gasa y luego ponga cinta adhesiva sobre la gasa para que se quede en su lugar. Déjese la pasta durante 30 minutos. Repita esto dos veces al día durante 4 días.

HOJAS DE OLIVO: ***Para prevenir infecciones***

Se piensa que el extracto de hojas de olivo (*olive leaf extract*) es un antibiótico natural que previene infecciones, dice el Dr. Rosenbaum. También ayuda a bajar la inflamación, disminuyendo así el dolor de la mordedura. Tome tabletas o cápsulas del extracto tan pronto como

El aceite y los insectos no combinan bien

Tanto el aceite esencial de eucalipto (*eucalyptus*) como el aceite esencial de menta (hierbabuena, *peppermint*) son buenos repelentes de insectos, dice Kal Kotecha, un aromatoterapeuta de Waterloo, Ontario. Combine tres gotas de cada aceite con tres gotas de aceite esencial de citronela (*citronella*), mezcle los aceites con ½ onza (15 ml) de crema para la piel sin fragancia y úntese la crema sobre la piel antes de salir de casa.

ocurra el accidente y hasta que la herida haya sanado, siguiendo la dosis recomendada en la etiqueta del producto.

HOMEOPATÍA: ***Acabe con el dolor de una picadura de abeja con* Apis mellifica**

Este remedio, el cual se hace con abejas aplastadas, es bueno para una picadura roja e hinchada que se siente mejor con hielo y peor con calor, dice la Dra. Yates. Para el dolor y la hinchazón, tome dos chochitos a la potencia 12C o 30C cada 3 a 4 horas el día que le haya picado la abeja y luego repita según sea necesario. Para tomar este remedio, disuelva los chochitos debajo de su lengua.

ORINA: ***Para las picaduras de aguamala***

Para una picadura de aguamala, orine encima de usted mismo. Eso no suena muy atractivo, ¿verdad? Sin embargo, la Dra. Yates dice que aplicar su propia orina sobre una picadura de aguamala o una herida causada por pisar las púas de una anémona de mar es una de las mejores cosas que puede hacer para parar el dolor y curarse rápidamente.

"El pH ácido de la orina disuelve inmediatamente las púas y el veneno que estos animales inyectan en su piel, brindándole un alivio casi instantáneo del dolor —dice—. Aplíquese la orina de la manera que guste; por ejemplo, podría orinar en un vaso y luego aplicársela con una esponja".

La Dra. Yates descubrió este remedio casero alternativo cuando vivía en Hawai. "Yo les pregunté a los nativos de Hawai qué era lo que hacían para las picaduras de animales marinos y me dijeron que este era el mejor remedio. ¡Yo lo probé y funciona de maravilla!"

Medidas sencillas para aliviar e incluso prevenir los **moretones**

Un moretón (cardenal) es una señal de que ha sufrido una lesión debajo de su piel. Los vasos sanguíneos que se rompen a causa de una caída, un choque o un golpe dejan salir sangre hacia el tejido circundante, haciendo que adquiera ese tono familiar de color morado y azul (que conforme se desvanece va adquiriendo matices de color café, amarillo y verde).

Para los moretones comunes, aquí le damos diversos remedios alternativos caseros que ayudan a calmar el dolor y acelerar la curación. Y, si usted se amorata con facilidad y le salen circulitos morados a la menor provocación, también encontrará un remedio para prevenir estas lesiones poco atractivas.

ÁRNICA: ***Impídalo antes de que le salga***

Armarse con una crema de árnica puede salvar a sus brazos y otras partes de su cuerpo de los moretones dolorosos, dice Pamela Fischer, fundadora y directora del Ohlone Center for Herbal Studies en Concord, California. "Realmente hace que desaparezca el dolor", dice. Y también puede impedir que se forme un moretón si la usa inmediatamente después de que se ha lastimado.

Varias veces al día, simplemente aplíquese crema de árnica en el área que se haya lesionado. Pero no la use si se le ha abierto la piel. "Externamente, el árnica es fabulosa para el amoratamiento —dice Fischer—, pero internamente es un veneno".

BROMELINA: ***Para minimizar el amoratamiento***

La bromelina *(bromelain)* es una enzima (una sustancia química natural que ayuda a descomponer los alimentos) que digiere proteínas y que se encuentra en la piña (ananá). También es capaz de "digerir" la fibrina, que es una sustancia que se produce después de que sale un moretón y que contribuye a la hinchazón y la inflamación.

"La bromelina es un muy buen remedio para el amoratamiento", dice Holly Zapf, N.D., una naturópata de Portland, Oregon. Cuando se toma

GUÍA DE CUIDADOS PROFESIONALES

Si le sale un moretón (cardenal) sin razón aparente, tiene uno que no se cura o tiene visión borrosa o dos ojos morados después de haber recibido un golpe en la cabeza, vaya a ver a un doctor en medicina.

También deberá consultar a un médico si tiene un moretón grande causado por una colisión o una lesión, por ejemplo una caída, especialmente si el moretón le causa dolor o limita el movimiento en una de sus articulaciones; si se amorata fácilmente y toma aspirina u otros analgésicos que se venden sin receta como ibuprofén *(ibuprofen)* o acetaminofén *(acetaminophen)* para afecciones crónicas como artritis o si después de una cirugía desarrolla un coágulo de sangre grande parecido a un moretón que está hinchado y le causa mucho dolor.

junto con los alimentos, la bromelina le ayuda a digerir las proteínas que ha consumido. Cuando se toma entre comidas, ayuda a digerir las proteínas que provocan la inflamación y el dolor en el cuerpo, explica.

Sin embargo, comer más piña no funcionará, porque no podrá obtener suficiente bromelina de esta manera. En vez, compre un suplemento de bromelina. Tome de 250 a 500 miligramos en forma de tableta o cápsula entre comidas hasta que desaparezca el amoratamiento y la inflamación.

HIDROTERAPIA: ***Para un alivio más rápido***

Lo único que necesita para conseguir alivio de manera rápida y eficaz es un reloj automático *(timer)* de cocina y dos toallitas para la cara, dice Beverly Yates, N.D., una naturópata y directora del Natural Health Care Group en Seattle. Remoje una toallita para la cara en agua tan caliente que apenas pueda tocarla pero no tan caliente que le queme la piel y remoje la otra en agua muy fría. Exprima ambas toallitas y luego coloque la toallita caliente sobre el moretón durante tres minutos. Quítese la toalla caliente y aplíquese la toalla fría durante 30 segundos. Repita este proceso cuatro veces, volviendo a remojar las toallitas para la cara para que se mantengan lo más caliente y lo más fría posibles.

"El agua caliente lleva sangre hacia el área y el agua fría hace que la sangre se aleje", explica la Dra. Yates. Esta acción de bombeo trae nutrientes frescos hacia el moretón y elimina los productos de desecho: la combinación perfecta para una curación más rápida.

AROMATOTERAPIA: ***La combinación correcta***

Mezcle tres gotas de aceite esencial de menta (hierbabuena, *peppermint*) y tres gotas de aceite esencial de lavanda (alhucema, espliego, *lavender*) con 1 onza (30 ml) de aceite de almendra dulce *(sweet almond)*, dice Kal Kotecha, un aromatoterapeuta de Waterloo, Ontario. Úntese la mezcla sobre el moretón tres o cuatro veces al día, cubriéndolo con una gasa después de cada aplicación. Fije la gasa con cinta adhesiva, pero no se la ponga muy apretada para que el moretón pueda "respirar". La menta ayuda a disminuir la inflamación y la lavanda ayuda a aliviar el dolor.

AROMATOTERAPIA: ***Hora de hacer un cambio***

Después de uno o dos días de usar la fórmula de aceites esenciales de menta y lavanda, cámbiese a la siguiente mezcla y úsela durante un máximo de dos semanas. Combine tres gotas de cada uno de los aceites esenciales de romero *(rosemary)*, pimienta negra *(black pepper)* y enebro (nebrina, tascate, *juniper*) con 1 onza (30 ml) de aceite de almendra dulce. "Todos estos son aceites que 'calientan'", dice Kotecha, los cuales aceleran la curación al incrementar la circulación hacia el moretón.

FRUTAS CÍTRICAS: ***Para los que se amoratan con facilidad***

Si usted tiende a amoratarse con facilidad, la Dra. Yates recomienda comer frutas cítricas todos los días, especialmente la parte blanca de la cáscara. "Son ricas en bioflavonoides, los cuales evitan que las plaquetas se aglutinen y fortalecen las paredes de los vasos sanguíneos, previniendo así la propensión al amoratamiento", dice.

Una combinación de cuidados médicos y remedios alternativos que pueden vencer la **neumonía**

La neumonía no sólo es un resfriado (catarro) que se rehusa a comportarse. Es una infección en sus pulmones, una invasión de bacterias (o de virus, hongos u otros organismos) que produce toda una variedad de síntomas. Puede causarle tos seca que produce mucosidad de color óxido o verdoso, dolor en el pecho, músculos adoloridos, falta de aliento, fiebre, sudación, escalofríos, dolor de cabeza y debilidad tan severos que el simple hecho de voltearse en la cama lo deja agotado.

Aunque es indispensable buscar atención médica para la neumonía, los remedios alternativos caseros pueden desempeñar un papel importante en su recuperación.

"Los suplementos que fortalecen el sistema inmunitario pueden ayudar a acortar un episodio de neumonía, disminuir su severidad y reducir los síntomas que pueden persistir hasta semanas después de que la infección se ha curado, por ejemplo, una tos que no cede", dice la Dra. JoAnne Lombardi, una especialista en pulmones de Belmont, California.

La siguiente lista de remedios es similar a un menú: no tiene que tomarlos todos, sino escoger unos cuantos que mejor se adapten a sus preferencias.

VITAMINA A: ***Repare su tracto respiratorio***

La vitamina A ayuda a fortalecer el epitelio, que es el tejido que reviste sus pulmones, para que su cuerpo tenga una mejor capacidad de combatir la neumonía, dice la Dra. Lombardi. Use la forma líquida "micelizada" *(mycelized)* de vitamina A, ya que es la forma que mejor se absorbe. Ella recomienda tomar de 25,000 a 50,000 unidades internacionales (UI) al día durante los primeros 3 a 5 días de la enfermedad y luego disminuir gradualmente la dosis a un nivel de entre 10,000 a 25,000 UI hasta que sus

GUÍA DE CUIDADOS PROFESIONALES

***Precaución:** Debe usar los remedios alternativos presentados en este capítulo sólo como parte de un plan de tratamiento guiado y supervisado por un doctor en medicina calificado que esté trabajando en asociación con un profesional en terapias alternativas calificado, los cuales deberán tener experiencia en el cuidado de su afección. Hable con su médico convencional antes de cambiar o suspender cualquier tratamiento médico o medicamento convencional y mantenga informados a todos sus médicos y/o profesionales en terapias alternativas de todos los tratamientos que esté recibiendo.*

Si un resfriado (catarro), gripe o bronquitis le dura más de 2 semanas o empeora de manera importante, con tos, dolor en el pecho, músculos adoloridos, falta de aliento, fiebre, sudación, dolor de cabeza o debilidad, puede que padezca neumonía.

En su forma más cruel, la neumonía puede mandarlo al hospital y potencialmente puede poner en peligro su vida, particularmente en aquellas personas que presentan un riesgo alto. Este grupo de personas incluye a aquellas con una inmunidad débil, las que padecen diabetes, enfermedades cardíacas o pulmonares, así como las que padecen una afección crónica de cualquier tipo y las que tienen más de 65 años de edad. Vaya al médico de inmediato para que le dé un diagnóstico y le indique un tratamiento, el cual podrá incluir antibióticos, oxígeno, inhaloterapia y líquidos intravenosos.

síntomas hayan desaparecido, pero sólo bajo la supervisión de un profesional en el cuidado de la salud.

VITAMINAS C Y E: ***Una combinación vencedora***

Cuando su cuerpo está luchando contra una infección, produce radicales libres, que son moléculas inestables que pueden dañar sus células y hacerlas más propensas a la invasión bacteriana. La vitamina C ayuda a detener a los radicales libres, dice el Dr. Peter Holyk, director de la Contemporary Health Clinic en Sebastian, Florida.

Como se mencionó anteriormente, la neumonía requiere del cuidado de un médico. Si usted consulta a un doctor en medicina alternativa, es posible que le recomiende dosis elevadas de ciertas vitaminas. El Dr. Holyk recomienda a sus pacientes con neumonía que tomen de 5,000 a 15,000 miligramos de vitamina C al día, en dosis divididas cada 2 a 3 horas a lo largo del día. Él también sugiere tomar de 400 a 800 UI de vitamina E, la cual potencia el efecto de la vitamina C mediante su acción antioxidante.

Además, la Dra. Lombardi recomienda tomar 500 miligramos de bioflavonoides al día; estos nutrientes ayudan a incrementar la eficacia de la vitamina C.

BROMELINA: ***Déle un buen empujón a los antibióticos***

La enzima digestiva llamada bromelina *(bromelain)* ayuda a hacer menos espesa la mucosidad e incrementa el poder antibacteriano de los antibióticos, dice la Dra. Lombardi. Ella recomienda tomar de 250 a 500 miligramos tres veces al día hasta que se esté sintiendo mejor.

EXTRACTO DE TIMO: ***Para producir más células T asesinas***

El extracto de la glándula del timo *(thymus gland extract)* puede ayudar a su propio timo a liberar una sustancia química que activa a las células T asesinas del sistema inmunitario, que son las encargadas de matar virus y bacterias, dice la Dra. Lombardi. Ella prefiere un producto llamado *Bio-prothymic A* y dice que debe tomar de uno a tres de los paquetes de 4 microgramos del producto al día mientras le dure la enfermedad.

HIDRASTE: ***Para la neumonía bacteriana***

La hierba llamada hidraste (sello dorado, acónito americano, *goldenseal)* ayuda al sistema inmunitario a matar muchos de los gérmenes que comúnmente causan la neumonía bacteriana, dice la Dra. Lombardi. Hay diferentes formas de hidraste, por lo que la Dra. Lombardi recomienda tomar las siguientes dosis tres veces al día, dependiendo de la forma que elija: tintura en una dilución 1:5, de 6 a 12 mililitros; extracto líquido en una dilución 1:1, de 2 a 4 mililitros y cápsulas o tabletas, de 500 a 2,000 miligramos. Revise la etiqueta de la tintura o el extracto para encontrar la proporción de dilución.

EQUINACIA: ***El clásico fortalecedor inmunitario***

La hierba equinacia (echinácea) hace que aumente la producción de macrófagos y fagocitos, que son componentes del sistema inmunitario que combaten a las bacterias y los virus, dice la Dra. Lombardi. Aunque hay muchas buenas marcas de equinacia, ella recomienda un producto llamado *Esberitox,* el cual incluye dos especies de equinacia y otras hierbas que también fortalecen al sistema inmunitario. Tome una tableta tres veces al día.

HONGOS *SHIITAKE* Y *MAITAKE*: ***Auxiliares para la recuperación***

Los hongos *shiitake* originarios de Japón contienen potenciadores inmunitarios potentes que pueden ayudar a su cuerpo a recuperarse después de un episodio de neumonía, dice la Dra. Lombardi. Ella recomienda comprar un extracto líquido de este hongo y agregar un gotero del extracto a un plato de sopa una vez al día.

El hongo *maitake*, que es otro tipo de hongo que se cultiva orgánicamente y luego se seca, puede comerse como alimento. También viene en forma de cápsula, extracto e infusión. Tómelo según las instrucciones que aparezcan en la etiqueta del producto hasta que recupere su vitalidad, lo cual generalmente ocurre en un lapso de 2 a 4 semanas, dice la Dra. Lombardi.

PROBIÓTICOS: ***Para evitar los daños que causan los antibióticos***

Los antibióticos que se recetan para la neumonía bacteriana matan no sólo a las bacterias que lo están enfermando, sino también a las bacterias buenas que habitan en su tracto digestivo. Para protegerse de posibles problemas digestivos a largo plazo, puede reemplazar estas bacterias buenas con suplementos probióticos *(probiotic supplements)* que contengan las bacterias *Lactobacillus acidophilus* y *Bifidobacterium bifidum*, dice la Dra. Lombardi.

Tome de 1 a 3 cucharaditas al día de un suplemento probiótico en polvo, mezclado con agua tibia o jugo, con el estómago vacío o tome de una a tres tabletas que contengan 500 millones de bacterias *L. acidophilus* vivas y 250 millones de bacterias *B. bifidum* vivas.

Gotas naturales son lo mejor para los **ojos resecos**

Si usted es como la mayoría de las personas que viven en los Estados Unidos, lo primero que hace cuando los ojos se le secan, se le ponen rojos, le arden o se sienten como si tuvieran arena es sacar sus gotas para los ojos que se venden sin receta, por ejemplo, *Visine* o *Murine*, para conseguir alivio. Por desgracia, lo más probable es que sólo esté agravando el problema.

"Muchísimas personas usan estos productos para la resequedad de ojos y no deberían hacerlo", dice Daniel John Dieterichs,

O.D., un optometrista de Belén, Nuevo México. Estos productos "quitan lo rojo de los ojos" al constreñir los vasos sanguíneos de los ojos, lo cual no sirve en lo absoluto para humedecerlos eficazmente.

Y la resequedad de ojos es un problema que definitivamente se debe resolver. "Los ojos resecos son más que una simple molestia —dice Edward L. Paul Jr., O.D., Ph.D., un optometrista, nutriólogo holístico y director de Atlantic Eye Associates en Hampstead, Carolina del Norte—. La resequedad crónica de los ojos puede dañar el tejido del ojo, lo que posiblemente puede conducir incluso a la aparición de cicatrices en la córnea y a la pérdida irreversible de la visión".

El primer paso para restaurar la humedad en sus ojos es usar gotas para los ojos, pero el tipo correcto de gotas, o sea, las lágrimas artificiales libres de conservantes.

LÁGRIMAS ARTIFICIALES: ***Conserve sus ojos sin conservantes***

"La primera línea de defensa para tratar la resequedad de ojos es reemplazar las lágrimas que no están ahí con lágrimas artificiales", dice el Dr. Paul. De las docenas de tipos de lágrimas artificiales que están disponibles, él recomienda elegir un producto sin conservantes, ya que estos pueden irritar los ojos. De estos productos, él prefiere *Viva-Drops* o *Similasan*, un producto homeopático.

Las gotas *Viva-Drops* están hechas de aceite estéril de vitamina A y otros antioxidantes, los cuales pueden mejorar la salud del tejido de los ojos, lo que a su vez permite que las lágrimas permanezcan en el ojo más tiempo. Se cree que el medicamento homeopático *Similasan* humedece los ojos y estimula la producción de lágrimas.

"En mi experiencia, estos productos sencillamente funcionan mejor que cualquier otra marca de lágrimas artificiales que hay en el mercado", dice el Dr. Paul. Úselas según sea necesario; no puede aplicarse una "sobredosis" de lágrimas artificiales, dice. Sin embargo, si usa lentes de contacto, asegúrese de quitárselos antes de usar estos productos.

ACEITE DE PRÍMULA NOCTURNA: ***Aumente su producción de lágrimas***

Al apoyo nutricional también puede ayudar a aliviar los ojos resecos. El aceite de prímula nocturna (aceite de primavera nocturna, *evening primrose oil)* contiene ácido gamma-linolénico (*GLA* por sus siglas en inglés), que es un tipo de ácido graso que puede aumentar la producción de lágrimas, dice el Dr. Paul. Tome 1,500 miligramos al día. O puede

GUÍA DE CUIDADOS PROFESIONALES

Las lágrimas artificiales son el tratamiento médico estándar para los ojos resecos, dice Edward L. Paul Jr., O.D., Ph.D., un optometrista, nutriólogo holístico y director de Atlantic Eye Associates en Hampstead, Carolina del Norte.

Pero cuando va acompañada de otros síntomas, la resequedad de ojos puede ser una señal de infección que, si no se le da el tratamiento adecuado, puede causar pérdida de la visión. Consulte a su doctor si sus ojos siguen estando rojos aún después de usar las lágrimas artificiales, si le duelen o si hay cambios en su visión, o si hay pus o secreciones.

El Dr. Paul también recomienda un procedimiento llamado oclusión del punctum lagrimal, en el que un oftalmólogo u optometrista inserta pequeños tapones en los conductos de drenaje que están en las esquinas de los párpados, lo que ocasiona que las lagrimas permanezcan en el ojo durante más tiempo.

"Este procedimiento sencillo es muy exitoso, pues logra mejorar dramáticamente la calidad de vida de los pacientes", dice.

sustituirlo por la misma cantidad de aceite de semilla de casis *(black currant seed oil)* o de aceite de borraja *(borage oil)*, los cuales también son ricos en GLA.

VITAMINAS C Y B_6: ***Otro empujón para lagrimear más***

Quizá sea una buena idea que obtenga GLA tomando un producto que también le suministre vitamina C y vitamina B_6, que son otros dos nutrientes que pueden ayudar a incrementar la producción de lágrimas, dice Marc Grossman, O.D., un optometrista, acupunturista con licencia y codirector del Integral Health Center en Rye y New Paltz, Nueva York.

Busque un producto que contenga 1,500 miligramos tanto de GLA como de vitamina C y 500 miligramos de vitamina B_6. Úselo según sea necesario, siguiendo las instrucciones que aparezcan en la etiqueta del producto.

POTASIO: ***Cómase un plátano amarillo cada día***

"El potasio es uno de los minerales más importantes para aliviar los síntomas de la resequedad de ojos", dice el Dr. Grossman, quien ha notado que sus pacientes que padecen este problema generalmente presentan un nivel muy bajo de potasio. Él recomienda comer un plátano amarillo (guineo) cada día, el cual le suministra aproximadamente 400 miligramos de este nutriente.

ALIMENTOS: ***No deje que estos lastimen sus ojos***

Comer mucha azúcar o edulcorantes artificiales puede empeorar la resequedad de ojos, dice el Dr. Grossman. Evite estos alimentos lo más que pueda.

Quizá también sea una buena idea que evite comer productos lácteos, alimentos fritos y los aceites hidrogenados que se encuentran en la margarina y la manteca vegetal. Se cree que las grasas que contienen estos productos interfieren con el metabolismo de ácidos grasos como el GLA y pueden ser una causa indirecta de la resequedad de ojos, dice.

MEDICINA CHINA TRADICIONAL: ***Una hierba para corregir la deficiencia de "yin"***

El Dr. Grossman recomienda una fórmula herbaria china llamada *Lycii-Rehmannia* para los ojos resecos. Ayuda a tratar lo que en la medicina china tradicional se conoce como el síndrome de deficiencia de *yin*, en el que parte del cuerpo está demasiado seco o demasiado caliente. Siga la dosis recomendada en la etiqueta del producto.

HIDROTERAPIA: ***Remoje sus párpados***

Es muy común que las personas con ojos resecos tengan glándulas se-

¿Termina con los ojos resecos después de usar la computadora? Practique parpadear

Para mantenerse lubricados, los ojos necesitan parpadear alrededor de 12 veces por minuto, es decir, una vez cada cinco segundos. Las personas que usan computadoras y fijan la mirada en la pantalla, a menudo parpadean con muy poca frecuencia, incluso llegando a parpadear tan sólo una vez por minuto, dice Daniel John Dieterichs, O.D., un optometrista de Belén, Nuevo México. Además, sólo parpadean a medias, de modo que la lubricación que logran es de mala calidad. El resultado son ojos resecos, rojos y que arden.

¿Cómo puede prevenir la resequedad causada por usar una computadora? Parpadee deliberadamente. Practique parpadear mientras esté sentado frente a la computadora, dice el Dr. Dieterichs. Cada vez que parpadee, asegúrese de cerrar bien los ojos de modo que no pueda ver y manténgalos cerrados tan sólo un segundito. Si consistentemente parpadea más lento, su mente subconsciente pronto se hará cargo de realizar esta tarea y empezará a parpadear como se debe.

báceas tapadas en los párpados, que es una afección que hace que las lágrimas sean menos estables y más propensas a evaporarse rápidamente, dice el Dr. Dieterichs. Para resolver este problema, él recomienda que remoje y lave sus párpados dos veces al día. Así es cómo debe hacerlo.

Cada mañana y cada noche, remoje una toallita para la cara en agua muy caliente y colóquela sobre sus párpados durante 3 a 4 minutos. Luego, con los ojos cerrados, frote suavemente sus pestañas y párpados haciendo un movimiento de izquierda a derecha con la toallita para la cara. "Esta técnica es de gran ayuda para muchas personas con ojos resecos", dice el Dr. Dieterichs.

La manera natural de evitar y posiblemente revertir la **osteoporosis**

Su esqueleto es tejido vivo, al igual que sus músculos o su piel, y constantemente se está desgastando y reconstruyendo. Unas células llamadas osteoclastos disuelven el hueso viejo, dejando atrás diminutos espacios. Luego, unas células llamadas osteoblastos se desplazan hacia los espacios vacíos y forman hueso nuevo.

En la osteoporosis, que es una enfermedad que se desarrolla a lo largo de décadas, se disuelve más hueso del que se construye. En otras palabras, usted pierde hueso. El resultado acumulado, particularmente en el caso de las mujeres estadounidenses, es una tragedia.

Cada año, se registran 1.5 millones de fracturas a causa de la erosión esquelética provocada por la osteoporosis. De hecho, el 50 por ciento de todas las mujeres blancas de los Estados Unidos se fracturarán un hueso debilitado por la osteoporosis en algún momento de su vida, dice el Dr. John Lee, un médico retirado de Sebastopol, California.

Pero la verdadera tragedia es que la osteoporosis es "una

enfermedad que se puede prevenir o revertir —según piensa el Dr. Lee—. Yo creo que la edad no es la causa de la osteoporosis. Una mala nutrición, la falta de ejercicio y la deficiencia de progesterona son los factores principales".

A continuación le mostramos las medidas que recomiendan los profesionales en terapias alternativas para contrarrestar esos factores principales y evitar que su esqueleto le dé un susto.

Cómo comer para combatir la osteoporosis

El mejor lugar para iniciar su batalla contra la osteoporosis es en la mesa. Aquí le decimos cómo puede empezar a desenvainar la espada.

CARNE: ***Seis onzas al día son suficientes***

Su cuerpo requiere de 1½ a 2 onzas (42 a 56 gramos) de proteína al día, que es la cantidad que contiene una ración de 6 onzas (168 gramos) de carne roja, carne de ave o pescado. Según cree el Dr. Lee, si come mucho más que eso, su cuerpo produce "productos ácidos de desecho derivados de la proteína" que sus riñones no pueden eliminar hasta que son "neutralizados" con el mineral calcio.

¿Y de dónde sacan sus riñones el calcio que necesitan para hacer este trabajo? Del más grande reservorio de calcio que hay en su cuerpo: sus huesos. El resultado podría ser lo que los doctores llaman un equilibrio negativo de calcio.

"En la osteoporosis —dice el Dr. Lee—, el calcio en los huesos se pierde con mayor rapidez que con la que se agrega". Él cree que la probabilidad de que esto ocurra es mucho menor si come no más de 6 onzas de carne al día.

ALIMENTOS RICOS EN CALCIO: ***No necesariamente lácteos***

Debe asegurarse de incluir bastantes alimentos ricos en calcio en su alimentación para que su saldo de calcio sea positivo. Tres o cuatro raciones al día de productos lácteos bajos en grasas, como queso o yogur, o de verduras que contienen calcio, como *bok choy*, berza (bretón, posarno, *collards*) o espinacas, será suficiente. ¿Pero es indispensable que tomen leche las personas que comen carne y que quieren vencer la osteoporosis? No, dice el Dr. Lee.

"Es importante recordar que la mayoría de las personas que viven

(continúa en la página 470)

Una medicina libre de riesgos que puede revertir la osteoporosis

Si usted es una mujer posmenopáusica a quien le han diagnosticado osteoporosis, es posible que su doctor le haya dicho que lo que solía proteger sus huesos era la hormona estrógeno producida por sus ovarios cuando todavía ovulaba y que debería considerar tomar estrógeno sintético para retardar el avance de la enfermedad.

"¿Su doctor le estará diciendo la verdad o estará usted escuchando una creencia científicamente dudosa promulgada por las compañías farmacéuticas que venden estrógeno?", pregunta el Dr. John Lee, un médico retirado de Sebastopol, California.

"La osteoporosis en mujeres típicamente comienza alrededor de los 35 años de edad, a menudo 15 años antes de la menopausia, con una tasa de pérdida ósea de alrededor del 1 al 1.5 por ciento al año", dice el Dr. Lee.

En la menopausia, dice el Dr. Lee, esta tasa aumenta a alrededor de 3 a 5 por ciento durante más o menos 5 años y luego se nivela y mantiene en alrededor de 1.5 por ciento por año. Si el estrógeno previene la osteoporosis, pregunta, "¿entonces por qué hay pérdida ósea de 10 a 15 años antes de la menopausia, cuando los niveles de estrógeno siguen siendo normales?"

La respuesta, dice, es que los niveles de la hormona progesterona (la otra hormona fabricada por los ovarios de las mujeres que menstrúan) comienzan a descender cuando una mujer tiene alrededor de 35 años de edad.

"Yo creo que la falta de progesterona es un factor más importante en la osteoporosis, y que es esta falta la que causa una caída en la formación de hueso nuevo —dice el Dr. Lee—. Agregar progesterona puede incrementar activamente la masa y densidad óseas y posiblemente revertir la osteoporosis".

A lo largo de un período de 10 años, el Dr. Lee empleó crema de progesterona natural, junto con una alimentación natural, suplementos de vitaminas y minerales y ejercicio para tratar a cientos de mujeres posmenopáusicas con osteoporosis.

En un análisis estadístico de 100 de sus pacientes, él encontró que las mujeres con los peores casos de osteoporosis tuvieron un aumento notable del 23.4 por ciento en promedio en la densidad mineral ósea después de 3 años de tratamiento. En general, las 100 pacientes presentaron un incremento promedio en la cantidad de hueso de alrededor del 13 por ciento, dice el Dr. Lee.

"Con experiencias como estas en una paciente tras otra a lo largo de un período de 10 años, no me cabe duda de que la progesterona natural, junto con un programa que incluya cambios en la alimentación, unos cuantos suplementos de vitaminas y minerales y ejercicio moderado, pueden revertir la osteoporosis en mujeres de manera eficaz, segura y económica", dice.

La clave, según cree, es la progesterona *natural*. Pregúnteles a la mayoría de los doctores sobre la progesterona, y lo más probable es que le hablen de los tipos de progesterona sintética llamados progestina, progestágeno y gestágeno.

"Estos agentes no le brinda el espectro completo de la actividad biológica de la progesterona natural y es posible que no sean tan seguros", dice el Dr. Lee. Es fácil usar los productos de progesterona natural.

Para prevenir o posiblemente revertir la osteoporosis, el Dr. Lee recomienda que una mujer use una crema al 3 por ciento de progesterona natural, aplicándosela diariamente a la hora de irse a dormir, durante 24 días del mes si ya es una mujer posmenopáusica o 2 semanas antes de su período menstrual si no ha pasado por la menopausia. Lo mejor es aplicársela en las áreas que se sonrojan, como la cara, el cuello, el pecho, los senos, los antebrazos y las palmas de las manos, porque en estas áreas hay mas vasos capilares cerca de la superficie de la piel y la crema se absorbe mejor.

Si se aplica crema con la frecuencia antes mencionada, deberá estar usando alrededor de ⅓ a ½ onza (10 a 15 ml) de crema al mes. Y no tiene que preocuparse de los efectos secundarios. El Dr. Lee dice que nunca se han reportado efectos tóxicos por el uso de progesterona natural a los niveles recomendados.

Dos últimas sugerencias: el Dr. Lee recomienda que se haga una prueba de densidad mineral ósea antes de que empiece a usar la progesterona natural y luego que se repita la prueba un año más tarde.

"Si su masa ósea no se ha estabilizado o aumentado después de un año de usar progesterona, seguir una buena alimentación y hacer ejercicio, entonces usted y su doctor deberán hablar de otros factores en su vida que pueden estar causando pérdida de hueso, como el tabaquismo o el uso de ciertos medicamentos, como la cortisona", dice.

Asimismo, puede que las mujeres posmenopáusicas que tienen muy poca grasa corporal necesiten suplementos de progesterona y estrógeno natural para conservar sus huesos. Es posible que estas mujeres no produzcan suficiente estrona, que es una hormona protectora de los huesos generada por la grasa corporal tanto antes como después de la menopausia, dice el Dr. Lee.

GUÍA DE
CUIDADOS PROFESIONALES

Todas las mujeres de 35 años de edad o más y todos los hombres de más de 60 años de edad deben consultar a un doctor en medicina para que le haga una medición de la densidad mineral ósea (*bone mineral density test* o *BMD* por sus siglas en inglés), la cual le indicará a usted y a su médico la condición actual de sus huesos, dice el Dr. John Lee, un médico retirado de Sebastopol, California.

Si la prueba de BMD muestra pérdida ósea que haga necesario que se le indique un tratamiento para la osteoporosis, deberá volverse a hacer la misma prueba un año después para averiguar si el tratamiento está funcionando.

El Dr. Lee también aconseja a las mujeres que midan su estatura cada año a partir de los 30 años de edad. "La disminución en la estatura causada por el deterioro de los huesos de la columna vertebral es un indicador probable de osteoporosis", dice.

Los tratamientos médicos comúnmente recomendados para la osteoporosis son los preparados de estrógeno y calcio. Sin embargo, el Dr. Alan Gaby, un médico de Seattle que incorpora la nutrición en su consulta, piensa que estos tratamientos por sí solos no producen los mejores resultados y que el tratamiento con remedios naturales como los que se describen en este capítulo tienen una probabilidad mayor de detener o posiblemente revertir la pérdida ósea.

"En mi consulta, casi siempre empiezo a tratar la osteoporosis con modificaciones en la alimentación y suplementos nutricionales", dice.

Sin embargo, él agrega que si la prueba de BMD muestra que el paciente ya padece osteoporosis severa o presenta un alto riesgo de contraer esta enfermedad, puede que sea necesario darle estrógeno y bifosfonato, que es un medicamento que protege a los huesos. Los factores de riesgo incluyen antecedentes familiares de osteoporosis; ser caucásico; ser delgado y de constitución pequeña; no hacer ejercicio; fumar y usar cotidianamente antiácidos, diuréticos, pastillas para dormir o medicamentos con cortisona.

en el planeta Tierra viven en lugares donde no se toma leche de vaca —dice—. Y esas personas tienen mejores huesos que las que vivimos en los países industrializados del hemisferio norte".

Brenda Beeley, una acupunturista con licencia y directora del centro de salud Menopause and PMS Options for Women en Bainbridge Island, Washington, a menudo les dice a sus pacientes con osteoporosis que no dependan de los productos lácteos para obtener calcio porque muchas mujeres adultas no pueden digerir la lactosa.

En vez, ella recomienda que las personas con osteoporosis coman más alimentos que brindan todos los nutrientes que necesitan los huesos, los cuales incluyen no sólo calcio, sino también magnesio, cobre, cinc, manganeso, sílice y boro. Entre estos alimentos encontramos los productos de soya como *tofu* y *tempeh*, las verduras de hojas color verde oscuro, el brócoli, el alga marina, el salmón, las sardinas, los frijoles (habichuelas) y las almendras.

CLORHIDRATO DE BETAÍNA: ***Tómelo con las comidas***

A medida que algunas personas envejecen, su estómago produce menos ácido clorhídrico, el cual descompone a los alimentos para que sus nutrientes puedan ser absorbidos. Esto significa que su cuerpo absorbe menos calcio y otros nutrientes, como vitamina B_{12}.

Los profesionales en terapias alternativas a menudo les hacen pruebas a las personas con osteoporosis para ver si tienen un nivel bajo de ácidos estomacales. A aquellos que en efecto lo tienen bajo, se les recomienda tomar de una a tres cápsulas de 10 granos (porque las tabletas pueden ser muy difíciles de digerir) de clorhidrato de betaína *(betaine hydrochloride)* con los primeros bocados de cada comida, dice el Dr. Alan Gaby, un médico que incopora la nutrición en su consulta de Seattle.

No use este suplemento a menos que su doctor haya confirmado que tiene un nivel bajo de ácidos estomacales y tómelo sólo bajo la supervisión de su médico. Si le da acidez (agruras, acedía), disminuya la dosis. Asimismo, si toma aspirina, ibuprofén u otros fármacos antiinflamatorios no esteroídicos, no tome clorhidrato de betaína, porque esta combinación podría incrementar su riesgo de desarrollar una úlcera.

VINAGRE DE MANZANA: ***Para pasar la prueba del ácido***

Otra manera de mantener los ácidos estomacales a un nivel lo suficientemente alto como para que ayude a que se absorban los nutrientes es bebiendo vinagre de manzana, dice Beeley. Agregue una cucharada a 8 onzas (240 ml) de agua y tómeselo al inicio de cada comida.

CALCIO: ***Pero no demasiado***

Debido a que el calcio es tan importante para tener huesos fuertes, el Dr. Gaby recomienda tomar un suplemento de 600 a 1,500 miligramos de calcio al día.

Sin embargo, no debe tomar más de eso, ya que el consumo elevado de calcio puede interferir con la absorción de magnesio y ciertos minerales, posiblemente provocando que sus huesos se debiliten en vez de fortalecerse.

"Puede que tomar suplementos de calcio por sí solos, particularmente en grandes cantidades, no sea tan benéfico como podría ser a menos que también se tomen otros nutrientes diversos", advierte el Dr. Gaby.

MAGNESIO: ***El mejor amigo del calcio***

Alrededor de la mitad del magnesio que hay en su cuerpo se encuentra en sus huesos, donde funciona junto con el calcio para crear una estructura ósea más fuerte y ayudar así a prevenir fracturas.

El Dr. Gaby cita un estudio en el que mujeres posmenopáusicas que tomaron 500 miligramos de calcio y 600 miligramos de magnesio (junto con otros nutrientes y terapia de reposición hormonal o *HRT* por sus siglas en inglés), presentaron un incremento del 11 por ciento en la densidad ósea al cabo de un año, mientras que las mujeres posmenopaúsicas que tomaron la HRT pero no tomaron suplementos nutricionales presentaron un incremento de tan sólo 0.7 por ciento.

"Si alguien elige tomar un suplemento de calcio para la osteoporosis, yo les exhorto a que aumenten su consumo de magnesio al mismo tiempo", dice el Dr. Gaby.

¿Cuánto magnesio debe tomar? La recomendación típica es tomar el doble de calcio que de magnesio, y la mayoría de los suplementos que contienen calcio y magnesio contienen esta proporción de ambos nutrientes. Sin embargo, el Dr. Gaby que no existen estudios científicos que indiquen la mejor proporción de ambos.

VITAMINA D: ***Siga al sol***

La vitamina D es indispensable para la absorción de calcio, pero la mayoría de las personas no obtienen suficiente a partir de su alimentación. Beeley recomienda tomar 400 unidades internacionales (UI) de vitamina D al día.

Quizá ya haya escuchado que uno puede obtener mucha vitamina D al exponer su cara al sol durante unos cuantos minutos cada día, ya que el astro amable convierte una sustancia química que hay en la piel en vitamina D. Pero el Dr. Lee dice que se necesitaría una hora al día de exponerse casi de cuerpo entero al sol para producir la cantidad necesaria de vitamina D. Debido a que no es aconsejable asolearse tanto, la manera más sencilla de obtener suficiente de este auxiliar del calcio —la vitamina D— es tomando un suplemento.

VITAMINA K: ***Un material de construcción esencial***

"Hay argumentos contundentes que sugieren que la deficiencia de vitamina K es uno de los factores que contribuyen al desarrollo de osteoporosis y que tomar suplementos de vitamina K puede ser útil para prevenir o posiblemente revertir la pérdida ósea", dice el Dr. Gaby. Esto se debe a

Mejórelos con golpecitos

"La percusión hace crecer la masa ósea", dice Rich Rieger, un terapeuta de masaje con licencia de Morgantown, West Virginia.

No está hablando de tocar los tambores, sino de una técnica de masaje llamada *tapotement*, que consiste en dar ligeros golpecitos en el cuerpo y que según los terapeutas de masaje, imita la estimulación que alienta la formación de hueso producida por el ejercicio. (Realice esta técnica como complemento y no como sustituto del ejercicio). A continuación explicamos cómo funciona.

Junte los dedos de su mano derecha para que no queden espacios entre ellos. Su mano debe verse como si estuviera a punto de nadar usando la brazada de crol. Luego, doble sus dedos y arquee la palma de su mano para que su mano adquiera la forma de una concha. Haga lo mismo con la mano izquierda.

Usando las puntas de sus dedos y la base de la palma de sus manos, dése ligeros golpecitos en las caderas, las costillas y (con una mano a la vez) sus antebrazos; estas son tres áreas que a menudo se debilitan a causa de la osteoporosis. O pídale a su pareja que le dé pequeños golpecitos en todo su cuerpo, incluyendo la columna. Hágase el *tapotement* una o dos veces al día durante 5 minutos cada vez, recomienda Reiger.

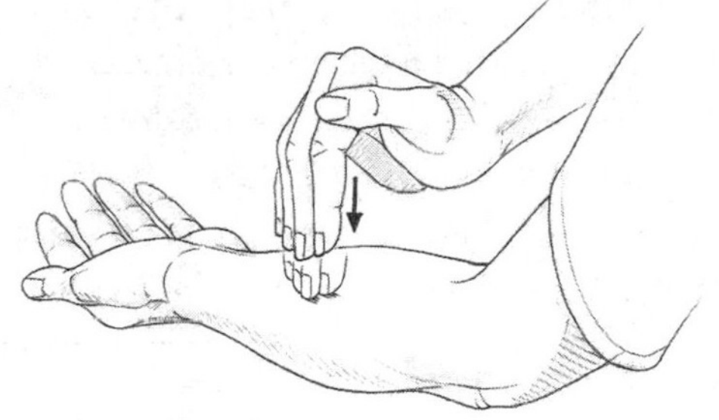

que la vitamina K es necesaria para la producción de osteocalcina, una proteína que sirve de cimiento para que el calcio construya hueso.

La mejor fuente alimenticia de este nutriente son las verduras de hojas color verde oscuro. Pero para mayor seguridad, dice el Dr. Gaby, quizá sea una buena idea complementar su alimentación con un suplemento de 150 a 500 microgramos de vitamina K al día. Algunos suplementos nutricionales que se fabrican específicamente para prevenir o tratar la osteoporosis contienen esta cantidad de vitamina K. Si no, quizá tenga que tomar un suplemento de vitamina K por separado.

MANGANESO: ***Para fortalecer los cimientos***

El manganeso es otro nutriente de cimentación que ayuda a construir hueso y la deficiencia de este mineral "puede ser uno de los factores más importantes en la actual epidemia de osteoporosis", dice el Dr. Gaby.

Haga ejercicio para hacer más hueso

Para entender por qué el ejercicio es tan importante para tener huesos fuertes, mire hacia el cielo. Cuando los astronautas viven durante unas cuantas semanas en un ambiente sin gravedad, donde las fuerzas que someten a sus huesos a un esfuerzo son pocas o nulas, ellos pierden masa ósea, dice el Dr. John Lee, un médico retirado de Sebastopol, California. Pero si ve la masa ósea del brazo izquierdo de un pelotero zurdo, usted verá huesos grandes y gruesos.

El Dr. Lee describe un estudio de investigación en el que las mujeres posmenopáusicas que hicieron ejercicio con regularidad durante 22 meses reportaron un incremento del 6.1 por ciento en la densidad ósea de partes de su columna, mientras que las mujeres que no hicieron ejercicio perdieron hueso.

Casi cualquier tipo de ejercicio vigoroso conservará o hará que se forme hueso. El Dr. Lee recomienda caminar, andar en bicicleta, jugar tenis o levantar pesas.

Para formar la mayor cantidad posible de hueso nuevo, Brenda Beeley, una acupunturista con licencia y directora del centro de salud Menopause and PMS Options for Women en Bainbridge Island, Washington, recomienda ejercicios en los que uno tenga que soportar su propio peso, como caminar o correr tres o cuatro veces a la semana. Y ella cree que todas las mujeres deben ejercitar sus brazos y la parte superior de su cuerpo con pesas ligeras al menos una o dos veces por semana.

Es posible que esta deficiencia nutricional sea muy común entre los estadounidenses porque la técnicas de cultivo y procesamiento de alimentos en los EE.UU. despojan a los alimentos de este mineral y porque muchos aditivos alimentarios pueden bloquear su absorción, dice el Dr. Gaby.

Los alimentos ricos en manganeso incluyen los cereales integrales, los frutos secos, las semillas y verduras de hojas. En su consulta, el Dr. Gaby también usa suplementos que brindan de 5 a 20 miligramos de este mineral.

OTROS SUPLEMENTOS: ***Lo que necesita***

Además del calcio, el magnesio, la vitamina K y el manganeso, el Dr. Gaby emplea las siguientes dosis para las personas que quieren prevenir o ayudar a revertir la osteoporosis con suplementos nutricionales.

- Cinc: de 10 a 30 miligramos
- Cobre *(copper)*: de 1 a 2 miligramos

- Boro *(boron)*: de 1 a 3 miligramos
- Sílice *(silicon)*: de 1 a 2 miligramos
- Estroncio *(strontium)*: de 0.5 a 3 miligramos
- Vitamina B_6: de 5 a 50 miligramos
- Ácido fólico *(folic acid)*: de 400 a 5,000 microgramos
- Vitamina C: de 100 a 1,000 miligramos

HIERBAS: ***Una mezcla para mejores huesos***

Para aquellas personas que estén dispuestas a preparar y tomar tres tazas de infusión al día, Beeley recomienda preparar una infusión con una parte de cola de caballo *(horsetail)*, una parte de salvia *(sage)*, una parte de alfalfa *(alfalfa)*, una parte de avena *(oats)* y una parte de menta (hierbabuena, *peppermint*) para darle sabor en 8 onzas (240 ml) de agua. Estas cuatro hierbas son ricas en minerales que hacen crecer los huesos, dice.

Puede ser posible revertir la **pérdida de la audición**

Existen muchas causas posibles de la pérdida de la audición: efectos secundarios de medicamentos, una infección o incluso demasiado cerumen (cerilla), pero la causa más común es el envejecimiento.

Con el tiempo, se van destruyendo las células nerviosas que están en la cóclea, que es el órgano del oído interno que es responsable de la audición. Y, al igual que las células del cerebro, no se pueden "tratar" o restaurar. Cuando se pierde la audición de esta manera, nunca se recupera, salvo con un auxiliar auditivo.

Al menos, eso es lo que los doctores convencionales le dirán. Pero el Dr. Michael D. Seidman no es un doctor convencional. Como otorrinolaringólogo (especialista en oídos, nariz y garganta) y director médico del centro de acúfeno del Henry Ford Health System en West Bloomfield, Michigan, el Dr. Seidman tiene un opinión única sobre la salud, la curación y la audición.

Además, como investigador que ha llevado a cabo numerosos estudios sobre la nutrición y la audición, muchos de ellos patrocinados por los Institutos Nacionales de Salud del gobierno de

GUÍA DE CUIDADOS PROFESIONALES

Si la pérdida de la audición es tan importante que tiene dificultades para entender lo que dicen las personas o si repentina e inexplicablemente pierde la audición y al mismo tiempo presenta un zumbido en los oídos (especialmente de un lado), necesita consultar a un otólogo (especialista de oídos) u otorrinolaringólogo (especialista de oídos, nariz y garganta). También deberá ir a ver a uno de estos especialistas si le sale sangre u otro tipo de secreción del oído o si tiene dolor de oídos. Estos doctores le pueden ayudar a descartar cualquier problema médico que pudiera estar causando sus dificultades para oír.

Una vez que un doctor haya determinado que tiene pérdida de la audición relacionada con la edad, deberá ir a ver a un audiólogo clínico para que le haga pruebas y le ajuste un auxiliar auditivo, dice Richard Carmen, un audiólogo clínico de Sedona, Arizona.

los Estados Unidos, él ha demostrado que la pérdida de la audición relacionada con la edad puede retardarse e incluso revertirse en ratas.

Dice que los resultados de estas investigaciones podrían ser prometedores para los humanos. "En estudios científicos, hemos tratado a ratas que ya están envejeciendo con diferentes tipos de nutrientes y hemos logrado mejorar su audición por 5 a 10 decibeles", dice el Dr. Seidman. En uno de tales estudios, él llevó un registro de la audición de ratas que tenían de 18 a 20 meses de edad hasta que cumplieron de 24 a 26 meses de edad (el equivalente a un humano de 80 a 90 años de edad). Durante ese período, las ratas presentaron una caída de 7 a 10 decibeles en la audición.

Sin embargo, cuando un grupo de estas ratas se alimentó con nutrientes durante 6 semanas, su audición mejoró por 5 a 10 decibeles, mientras que la audición de las ratas que no se alimentaron con estos compuestos empeoró por otros 5 a 7 decibeles.

El secreto para revertir la pérdida de la audición relacionada con la edad, dice el Dr. Seidman, está en la mitocondrias, que son pequeñas estructuras celulares que producen energía. Cuando las mitocondrias generan el combustible del cuerpo, también producen contaminantes llamados radicales libres, los cuales dañan el ADN. Este proceso podría ser la causa de todo tipo de degeneración relacionada con el envejecimiento.

Los nutrientes que el Dr. Seidman le dio a las ratas "mejoran el funcionamiento" de las mitocondrias, dice. De hecho, es posible que en realidad reparen el ADN mitocondrial que ha sido dañado por los radicales libres.

Estos son los cuatro nutrientes que el Dr. Seidman incluyó en su fórmula. Si bien dice que se tendrían que hacer estudios en humanos antes de poder afirmar científicamente que estos nutrientes pueden revertir la pérdida de la audición, también dice que él mismo toma estos nutrientes para contrarrestar los efectos de la pérdida de la audición relacionada con la edad.

Por lo tanto, pruebe esta combinación durante 6 meses para ver si le ayuda a mejorar su audición, dice el Dr. Seidman. Estos suplementos pueden tomarse a largo plazo con seguridad.

ACETILCARNITINA: ***Una combinación de aminoácidos***

Este nutriente se sintetiza en el cuerpo a partir de dos aminoácidos llamados lisina y metionina. Sin la acetilcarnitina *(acetyl-carnitine)*, las mitocondrias no pueden producir energía a partir de la grasa. Su régimen debe incluir 150 miligramos de este nutriente al día.

ÁCIDO ALFA-LIPOICO: ***Un antioxidante potente***

Los antioxidantes protegen a su cuerpo de los radicales libres y el ácido alfa-lipoico *(alpha-lipoic acid)* bien podría ser uno de los antioxidantes más potentes que existen, dice el Dr. Seidman. Es esencial para el funcionamiento mitocondrial. Tome 150 miligramos al día.

COENZIMA Q_{10}: ***Otro nutriente indispensable para las mitocondrias***

La coenzima Q_{10} *(coenzyme Q_{10})* es un suplemento parecido a una vitamina que transporta ácidos grasos a través de la membrana celular para que las mitocondrias puedan usarlos para producir la energía que necesita el cuerpo. Tome 60 miligramos al día.

GLUTATIÓN: ***Las vitaminas C y E no funcionan sin él***

La enzima llamada glutatión *(glutathione)* es parte de los "dominós" de su cuerpo, ya que sin él, las vitaminas C y E no pueden cumplir con su función. Tome 50 miligramos al día.

No sólo se escucha con los oídos

"La audición no es generada exclusivamente por las células nerviosas que están en la cóclea", dice la Dra. Mona Lisa Schultz, Ph.D., una neurosiquiatra y neurocientífica de Yarmouth, Maine. La audición, dice, también depende de cómo enfocamos la atención y de nuestra actitud con respecto a lo que escuchamos.

"Si yo sufriera de pérdida de la audición relacionada con la edad, yo trataría de incrementar mi audición refinando mis mecanismos de atención y cambiando mi actitud", dice la Dra. Schultz. Aquí le enseñamos dos medidas que puede tomar para lograr justamente eso.

ENFÓQUESE: ***Su auxiliar auditivo interno***

"Puede incrementar la audición que todavía le queda porque tiene un 'auxiliar auditivo interno': la atención", dice la Dra. Schultz. Ella recomienda que cuando esté en situaciones donde sea difícil escuchar, como en un cuarto atestado de gente, que se enfoque consciente e intencionalmente en lo que quiere escuchar y que haga caso omiso del resto.

ACTITUD: ***No podrá oír si no escucha***

"Todos saben que un hombre a menudo pierde la audición en el rango de la voz de su esposa", dice la Dra. Schultz. En otras palabras, si hay cosas que no quiere escuchar, quizá descubra que se le dificulta más oírlas.

Si usted sospecha que su actitud es un factor que interviene en su pérdida de la audición, trate no sólo de oír sino también de escuchar, es decir, de ser emocionalmente sensible a lo que las personas más cercanas a usted le están diciendo. Y procure no enojarse verbalmente cuando otras personas le comuniquen cosas que quizá no le guste escuchar.

De hecho, dice la Dra. Schultz, pregúntele a su esposa, a sus familiares o a sus amistades si ellos piensan que usted tiene dificultades para escucharlos. Si la respuesta es sí, cálmese y preste más atención cuando le estén hablando. Quizá descubra que si escucha mejor, también podrá oír mejor.

El agua es la mejor manera de curar la **piel reseca**

Si tiene la piel seca, es decir, si se siente estirada, se ve opaca y tal vez está descamándose, probablemente ya conoce los pasos fundamentales de autocuidado. No lavarse con agua caliente. No limpiarse con jabón. Usar una crema humectante un par de veces al día y asegurarse de usar alguna que no contenga fragancias artificiales, las cuales pueden lastimar la piel reseca y sensible.

Si bien estas rutinas son buenas, quizá no sean suficientes. Los profesionales en cuidados alternativos de la piel tienen unas cuantas ideas más para lograr dos metas que son indispensables para normalizar la piel reseca: agregar agua y agregar grasa.

"La piel se reseca porque no hay suficiente agua o suficiente grasa", dice Joni Loughran, una estilista, cosmetóloga y aromatoterapeuta de Petaluma, California.

ROCÍO: ***Alivio en aerosol***

"Rociarse la cara con un rocío muy fino de agua podría ser el mejor tratamiento que hay para la piel reseca", dice Loughran.

Para aprovecharla al máximo, siempre deberá aplicarse una crema que contenga humectantes antes de rociarse. Estos ingredientes atraen y retienen el agua, dice Loughran, por lo que si se rocía después de aplicárselos, la piel reseca seguirá humectándose a lo largo del día. Si se rocía la piel sin antes aplicarse una crema humectante, el rocío puede empezar a resecarle aún más la piel. Loughran sugiere usar productos naturales de las compañías llamadas Penny Island, Abra y Dr. Hauschka.

Para rociarse, necesitará un frasco de 8 onzas (240 ml) con una bomba rociadora que emita un rocío muy fino para que no se estropee el maquillaje. Los líquidos y humectantes entre los que puede elegir para rociarse son agua simple, jugo de áloe vera (sábila, acíbar) y un hidrosol

GUÍA DE CUIDADOS PROFESIONALES

Si la resequedad se le ha difundido por toda la piel, se ha vuelto molesta y no desaparece al cabo de dos semanas de autocuidados, consulte a un dermatólogo para que le haga un diagnóstico y le indique un tratamiento profesional, dice la Dra. Esta Kronberg, una dermatóloga de Houston.

aromatoterapéutico (agua de flores), que es el agua que queda después de que una planta ha sido destilada para extraer sus aceites esenciales.

También puede mezclar 10 gotas de algún aceite esencial o mezcla de aceites esenciales con el agua. Pero si hace esto, recuerde agitar vigorosamente la mezcla antes de usarla y tenga cuidado de no rociarse los ojos, ya que los aceites pueden irritarlos. Algunos aceites esenciales maravillosos para la piel reseca son los de lavanda (alhucema, espliego, *lavender*), rosa de Damasco *(damask rose)*, manzanilla *(chamomile)*, *ylang-ylang* y geranio *(rose geranium)*, dice Loughran.

Deberá rociarse al menos tres veces al día —en la mañana, a medio día y en la noche— pero debido a que rociarse es tan bueno para la piel, siéntase en libertad de hacerlo con la mayor frecuencia posible, dice.

AROMATOTERAPIA: ***Una compresa facial hidratante***

El uso diario de una compresa facial caliente con aceites esenciales aromatoterapéuticos puede ser enormemente benéfico para el cutis reseco ya que hidrata la piel y estimula las glándulas de agua y grasa, dice Loughran.

Primero, enjuáguese muy bien la cara con una toallita para la cara limpia para eliminar cualquier residuo de jabón o detergente. Luego, llene una palangana con agua caliente y agréguele de dos a tres gotas de uno de cualquiera de los siguientes aceites esenciales: lavanda (alhucema, espliego, *lavender*), rosa *(rose)* o *neroli*. "Todos estos son aceites muy suaves, armonizantes y equilibrantes para la piel", dice Loughran. Por último, inclínese sobre la palangana, sumerja la toallita para la cara en el agua y sosténgala sobre su rostro y cuello durante unos momentos. Haga esto 10 veces.

AGUA: ***Hidrátese de adentro para afuera***

El agua es un humectante interno que ayuda a curar la piel reseca de adentro hacia afuera, dice Loughran. Ella recomienda beber un mínimo de 64 onzas (2 litros) al día y más si acostumbra a tomar café o bebidas alcohólicas, ya que estos son diuréticos que hacen que su cuerpo elimine agua.

SUPLEMENTOS: ***Un programa para la piel reseca***

Los suplementos nutricionales que apoyan a la piel también pueden ayudar a curar la piel reseca desde adentro, dice Earl L. Mindell, Ph.D., un farmacéutico y nutriólogo de Beverly Hills. Estas son sus recomendaciones.

- Aceite de casis *(black currant oil)*: de 1,000 a 2,000 miligramos al día.

Ayuda para las manos resecas

Usted puede lograr que las manos resecas sean cosa del pasado simplemente siguiendo una rutina de limpieza suave y humectación dos veces al día, todos los días, según explica Norma Pasekoff Weinberg, una educadora en herbolaria de Cape Cod, Massachusetts.

Necesitará un pepino pequeño, 1 cucharada de harina de maíz, ½ cucharada de miel, un poco de agua caliente y algún jabón líquido suave sin fragancia y con aceites, como *Neutrogena* o *Dove*.

Pele el pepino y quítele las semillas, luego licúelo en una licuadora (batidora) o exprimidor de jugos (juguera) durante unos cuantos segundos, hasta que quede de consistencia suave y uniforme. En un pequeño tazón (recipiente), mezcle el pepino con la miel y ponga la mezcla a un lado. Agregue la harina de maíz en un tazón separado y haga una pasta al ir agregando lentamente el agua caliente y el jabón.

Lávese bien las manos con la pasta de harina de maíz, la cual le limpiará suavemente sin irritar. Enjuáguese las manos con agua tibia y séqueselas dándose pequeños golpecitos con una toalla limpia y suave.

Luego, aplíquese la mezcla de pepino. Pídale a alguien que le ayude a envolver sus manos con envoltura plástica o con bolsas de plástico que se sellan solas. Cubra el plástico con una toalla y relájese durante 15 a 20 minutos o el mayor tiempo que le sea posible, pues entre más tiempo se deje la mezcla, mejor.

Después, enjuáguese las manos, séqueselas dándose pequeños golpecitos con una toalla y aplíquese una crema humectante. Para protección adicional, aplíquese crema humectante en las manos antes de irse a acostar y use guantes de algodón que le queden holgados mientras duerme.

Este aceite es una buena fuente de ácidos grasos omega-6, los cuales son cruciales para tener una piel normal.

- Betacaroteno: 15 miligramos al día, tomando la mitad de la dosis diaria con el almuerzo y la otra mitad con la cena. Este nutriente es vital para tener una piel suave, tersa y saludable, dice el Dr. Mindell.
- Cinc: 15 miligramos al día con alguna comida. Este nutriente es importante para reparar el tejido epitelial dañado, dice, y la deficiencia del mismo puede provocar resequedad en la piel.
- Vitaminas del complejo B: 100 miligramos al día después de alguna comida. "Las deficiencias de tiamina, riboflavina, ácido pantoténico o biotina pueden conducir a problemas de resequedad en la piel, especialmente descamación alrededor de la boca y la nariz", dice el Dr. Mindell.
- Vitamina C: 1,000 miligramos dos o tres veces al día. "La vitamina C ayuda a fortalecer el sistema inmunitario y un sistema inmunitario más fuerte conduce a una piel más saludable", dice.
- Vitamina E: 400 unidades internacionales una o dos veces al día después de comer. "Este nutriente ayuda a reemplazar las células que están en la capa externa de la piel", dice.

HIERBAS: ***Una infusión curativa***

Ciertas hierbas que los herbolarios llaman hierbas mucilaginosas poseen cualidades calmantes y antiinflamatorias, o sea, cualidades que pueden ayudar a curar la piel reseca, dice Brigitte Mars, una herbolaria y asesora nutricional de Boulder, Colorado. Esta es su fórmula para preparar una infusión con cuatro de las mejores hierbas mucilaginosas para la piel reseca: raíz de malvavisco (raíz de altea, *marshmallow root*), semilla de hinojo *(fennel seed)*, llantén *(plantain)* y hojas de violeta *(violet leaves)*.

Combine una parte de raíz de malvavisco con una parte de semillas de hinojo, luego agregue 1 cucharadita colmada (copeteada) de la mezcla a 1 cuarto de galón (960 ml) de agua y póngala a hervir durante 20 minutos. Agregue 1 cucharadita colmada de llantén seco y 1 cucharadita colmada de hojas de violeta y hierva a fuego lento durante 20 minutos.

Retírela del fuego, déjela reposar durante 10 minutos, y luego cuélela. Beba un cuarto de galón de esta infusión, fría o caliente, al día, dándole pequeños sorbos a lo largo del día.

Los nutrientes son mejores que los fármacos para la **presión arterial alta**

Hay literalmente docenas de medicamentos potentes para bajar la presión arterial alta. Sin embargo, según los médicos alternativos y expertos en terapias alternativas más destacados del país, la mayoría de las personas pueden bajar su presión arterial a niveles seguros sin tener que recurrir a los fármacos.

"Enormes cantidades de estudios científicos de investigación han demostrado que ciertos cambios en la alimentación pueden eliminar la presión arterial alta (o hipertensión) en la mayoría de los pacientes —dice el Dr. Julian Whitaker, fundador y director del Whitaker Wellness Institute en Newport Beach, California—. A pesar de lo anterior, el método rutinario que siguen la mayoría de los doctores es administrarle fármacos de inmediato a su paciente y esto generalmente lo hacen sin darle recomendación alguna en cuanto a cambios que deben hacer en su alimentación. Los efectos secundarios peligrosos de los medicamentos antihipertensivos a menudo hacen que este método sea, en mi opinión, más dañino que benéfico para los pacientes".

El Dr. Eric Braverman, director de Place for Achieving Total Health en la ciudad de Nueva York, concuerda en que los medicamentos pueden causar problemas sin llegar a la raíz de este padecimiento.

"Los fármacos tratan los síntomas de la presión arterial alta, lo cual puede ser necesario en algunos casos, pero para curar el problema se necesitan suplementos nutricionales, así como cambios en la alimentación y en el estilo de vida", dice.

Por lo tanto, si le han diagnosticado presión arterial alta (lo que generalmente significa que su presión está por encima de 140/90), aquí le damos los remedios que, según dicen los profesionales en terapias alternativas, pueden bajar su presión a un nivel más saludable. Vale la pena tomarlos en cuenta, porque la presión arterial alta puede conducir a toda una gama de problemas diferentes, incluyendo enfermedades cardíacas, dice.

AGUA: ***El remedio que es demasiado bueno para ser cierto***

La principal recomendación del Dr. Whitaker para bajar la presión arterial alta es beber 15 vasos de agua al día. "Casi todos los medicamentos para la presión arterial imitan los efectos que produce un consumo elevado de agua", dice.

El agua, explica, relaja todo su organismo, incluyendo sus arterias, y las arterias estrechas y constreñidas son la causa principal de la presión arterial alta. "Este remedio es tan fácil y sencillo que parecería demasiado bueno para ser cierto", dice. Sí, 15 vasos es mucha agua. Él recomienda tomar un vaso de 8 onzas (240 ml) cada hora mientras esté despierto.

ALIMENTOS RICOS EN POTASIO: ***Bote a la sal del cuerpo***

Es importante bajar el nivel de sodio porque este mineral puede elevar la presión arterial en las personas que son sensibles al mismo. Sin

GUÍA DE CUIDADOS PROFESIONALES

Precaución: *Debe usar los remedios alternativos presentados en este capítulo sólo como parte de un plan de tratamiento guiado y supervisado por un doctor en medicina calificado que esté trabajando en asociación con un profesional en terapias alternativas calificado, los cuales deberán tener experiencia en el cuidado de su afección. Hable con su médico convencional antes de cambiar o suspender cualquier tratamiento médico o medicamento convencional y mantenga informados a todos sus médicos y/o profesionales en terapias alternativas de todos los tratamientos que esté recibiendo.*

Debido a que los cambios dietéticos, los suplementos nutricionales, el ejercicio y el control del estrés pueden ser muy útiles para controlar la presión arterial alta, el mejor profesional para tratar un problema de presión arterial bien podría ser un médico que incorpore la medicina natural en su consulta, dice el Dr. Julian Whitaker, fundador y director del Whitaker Wellness Institute en Newport Beach, California.

Sin embargo, si su presión arterial es de 160/100 o mayor, quizá necesite tanto fármacos antihipertensivos como remedios naturales, advierte. Revísese la presión arterial cada año, en especial si tiene antecedentes familiares de hipertensión. Debido a que la hipertensión a menudo no produce síntomas físicos para advertirle del problema, los chequeos periódicos son la única manera de detectar este padecimiento.

embargo, a diferencia de muchos médicos, el Dr. Whitaker no les dice a sus pacientes que sigan una dieta baja en sodio.

"Yo les digo que aumenten su consumo del mineral potasio", dice. El potasio y sodio actúan como un subibaja en su cuerpo. A mayor consumo de potasio, menor será el nivel de sodio que habrá en su cuerpo.

El Dr. Whitaker cita estudios científicos en los que las personas que estaban tomando medicamentos para la presión arterial pudieron suspenderlos sencillamente al comer más frutas y verduras, las cuales son fuentes excelentes de potasio.

Él recomienda comer al menos dos plátanos amarillos (guineos) al día, los cuales están cargados de potasio, junto con al menos cinco raciones de otras frutas y verduras ricas en potasio. (Las frutas y verduras también suministran una gran cantidad de fibra, la cual es otro factor alimenticio que puede ayudar a bajar la presión arterial).

"Un consumo elevado de potasio puede prevenir la presión arterial alta y bajar la presión arterial alta existente", concuerda Kitty Gurkin Rosati, R.D., una dietista registrada y directora de nutrición del Programa de la Dieta de Rice en la Universidad Duke en Durham, Carolina del Norte.

Además de los plátanos amarillos, otras frutas que contienen mucho potasio son el albaricoque (chabacano, damasco), el cantaloup (melón chino), los dátiles, el melón *honeydew*, el kiwi, el mango, la nectarina, la sandía, el aguacate (palta), el jugo de toronja (pomelo), la naranja (china), la papaya (fruta bomba, lechosa), la granada, el jugo de ciruela seca y las pasas.

En cuanto a las verduras, algunas de las fuentes más ricas de potasio son las acelgas, el apio, las espinacas, el perejil, el berro, la endibia, el colinabo, el brócoli, el jugo de tomate (jitomate), el pepino, la coliflor, los espárragos, la alcachofa, la papa, la batata dulce (camote, *sweet potato*) y el cidrayote *(winter squash)*.

Si padece alguna enfermedad renal, pueden ser dañinos los niveles elevados de potasio. Por lo tanto, deberá hablar con su médico antes de aumentar su consumo de alimentos ricos en potasio.

PESCADO: ***Déles a sus arterias los aceites que necesitan***

Disminuir el consumo de grasas saturadas que dañan a las arterias, es decir, el tipo de grasas que se encuentran en la carne roja y los productos lácteos, debe formar parte de cualquier plan para bajar la presión arterial alta. Pero los ácidos grasos omega-3, que son un tipo de grasa que se encuentra en los pescados de agua fría, en realidad pueden ayudar a

Emociones ocultas: Una causa común de presión arterial alta

¿Desarrolló presión arterial alta de manera repentina, casi de la noche a la mañana?

¿Tiene la presión arterial alta pero sin presentar ningún factor de riesgo obvio, como sobrepeso o antecedentes familiares de hipertensión?

¿Empezó a tener hipertensión a una edad muy temprana?

¿Tiene la presión arterial incontrolablemente alta?

¿Tiene episodios recurrentes de presión arterial alta, aunque para los demás pareciera que no han habido cambios importantes o estresantes en su vida?

Si respondió sí a cualquiera de estas preguntas, la causa de su presión arterial alta podrían ser emociones ocultas. Estas no son las emociones que siente sino las que *no* siente, las que podría estar escondiendo, incluso de usted mismo.

Las emociones ocultas pueden causar incluso hasta la mitad de los casos de presión arterial alta, dice el Dr. Samuel J. Mann, profesor adjunto de Medicina Clínica del centro para la hipertensión del Presbyterian Hospital de Nueva York–Cornell Medical Center en la ciudad de Nueva York. Después de tratar a miles de personas con presión arterial alta, el Dr. Mann ha descubierto que los sentimientos no deseados, no reconocidos o reprimidos (por ejemplo, traumas de la infancia) pueden "carcomer" el cuerpo, causando muchos de loscasos de hipertensión. Cuando uno reconoce estas emociones y las vive, posible-

bajar la presión arterial, dice el Dr. Braverman.

"Coma pescado todos los días o incluso dos veces al día, si puede", dice. Algunos de los pescados que contienen la mayor cantidad de ácidos grasos omega-3 incluyen la caballa (escombro), las sardinas, el pomátomo, el salmón, la lisa (salmonete, barbo de mar), el arenque y la trucha de agua dulce.

Si el pescado no es de sus alimentos favoritos, también puede obtener ácidos grasos omega-3 tomando un suplemento de aceite de pescado *(fish oil)*, dice el Dr. Braverman. Él recomienda tomar siete cápsulas al día de algún suplemento de aceite de pescado de alta potencia que contenga un mínimo de 1,000 miligramos por cápsula. O puede tomar 3 cucharadas al día de aceite de pescado con ácido eicosapentaenoico emulsificado *(EPA-emulsified fish oil)*.

mente se cure la hipertensión.

Las personas que no están conscientes de sus sentimientos negativos a menudos son descritas por otros como "buenas gentes", dice el Dr. Mann. Es probable que sean de temperamento ecuánime, emocionalmente autodependientes, emocionalmente distantes, ciudadanos modelo, sabelotodos inflexibles o adictos al trabajo; en pocas palabras, superhombres o supermujeres. O quizá sean aquellas personas que insisten que no están tan tensos ni tan enojados como parecen.

Si está teniendo dificultades para controlar la hipertensión y se identifica con alguna de las descripciones anteriores, considere tomar alguna de las medidas siguientes, las cuales le ayudarán a empezar a sentir sus emociones.

- Escuche música regularmente para ayudarse a sacar a la luz sus emociones.
- Cuando esté molesto o estresado, converse sobre eso con un amigo. No tiene que resolver el problema; sólo reconocer sus sentimientos.
- Lleve un diario y anote sus pensamientos y sentimientos.
- Dése un tiempo para la introspección y reflexione sobre su pasado. Acepte las emociones que vayan surgiendo. Permítase permanecer sentado en silencio durante 15 a 30 minutos al día.
- Busque a un sicoterapeuta o consejero espiritual que pueda ayudarle.

Sin embargo, si prueba esta estrategia y su presión arterial permanece elevada, quizá necesite tomar medicamentos para bajarla.

GLUCONATO DE MAGNESIO: ***Para una menor tensión arterial***

El magnesio relaja las arterias, ayudando así a bajar la presión arterial, dice el Dr. Whitaker. Él recomienda tomar de 500 a 1,000 miligramos de gluconato de magnesio *(magnesium gluconate)* al día, divididos en tres dosis. Debido a que estas cantidades tan elevadas pueden causar problemas en personas con enfermedades cardíacas, hable con su médico antes de tomar este suplemento.

COENZIMA Q_{10}: ***Ejercicio para las arterias***

"El uso de la coenzima Q_{10} es un componente fundamental de mi protocolo básico para bajar la presión arterial", dice el Dr. Stephen Sinatra, un cardiólogo y director del New England Heart Center en Manchester, Connecticut.

Los estudios de investigación indican que muchas personas con presión arterial alta tienen una deficiencia de este nutriente importante. La coenzima Q_{10} ayuda a generar energía en cada célula de su cuerpo y puede ayudar a mejorar el "tono" de las arterias, disminuyendo así la presión arterial, dice el Dr. Sinatra. Él recomienda tomar de 60 a 90 miligramos de coenzima Q_{10} tres veces al día después de las comidas, de modo que su consumo total diario sea de 180 a 270 miligramos.

EJERCICIO: ***Camine hacia una mejor salud***

Es crucial comer los alimentos correctos para bajar y prevenir la presión arterial alta. Pero también lo es hacer ejercicio con regularidad.

"Yo les recomiendo a mis pacientes con presión arterial alta que hagan 30 minutos de ejercicio aeróbico cuatro veces a la semana —dice Mark Stengler, N.D., un naturópata de San Diego—. Hacer ejercicio con regularidad relaja las paredes de las arterias y disminuye el estrés. También puede ayudar a una persona a bajar de peso y esto es bueno porque el sobrepeso es uno de los principales factores de riesgo para la presión arterial alta".

"Caminar es el mejor ejercicio para las personas con presión arterial alta —agrega el Dr. Donald Carrow, fundador y director del Florida Institute of Health en Tampa—. Es el ejercicio más sencillo. Las personas pueden ir aumentando gradualmente la duración de sus sesiones de ejercicio, comenzando incluso con tan sólo 5 minutos y luego aumentando el tiempo conforme se van fortaleciendo. Y para las personas con presión arterial alta, es el ejercicio menos traumático. Hacer algún tipo de ejercicio de alta intensidad, como correr o jugar frontenis, puede ser demasiado estresante para las personas hipertensas".

ESPINO: ***Bueno para el corazón y las arterias***

Tome 250 miligramos al día de un extracto estandarizado de la hierba espino *(hawthorn)* hasta que su presión arterial alcance niveles normales, momento que podrá disminuir la dosis o suspenderla. Esta hierba puede ayudar a bajar la presión arterial al relajar las arterias y fortalecer el corazón, dice el Dr. Michael Janson, un médico que da consulta en Path to Health en Burlington, Massachusetts.

AJO: ***Para bajarla naturalmente***

Los estudios científicos han mostrado que el ajo, ya sea fresco o en forma de suplemento, puede ayudar a bajar la presión arterial, dice el Dr. Braverman.

"Coma la mayor cantidad de ajo que sea posible; dos o tres dientes al día como mínimo", agrega el Dr. Sinatra. (Puede contrarrestar el aliento a ajo masticando perejil fresco).

Sin embargo, incluso las personas a quienes les gusta el ajo pueden tener dificultades para comer esta cantidad. Por eso, los doctores a menudo recomiendan usar suplementos de ajo, siguiendo las instrucciones que aparezcan en la etiqueta del producto, dice el Dr. Stengler.

Cure naturalmente las células de su cerebro para frenar a los **problemas de la memoria**

Ya tiene más de 40 años de edad y pareciera como si le hubiera aparecido un Triángulo de las Bermudas en el cerebro, un lugar donde los nombres, los hechos e incluso los acontecimientos recientes parecen desaparecer misteriosamente.

Este "triángulo" se conoce como pérdida de la memoria relacionada con la edad. Si le preguntáramos a la mayoría de los doctores convencionales qué se puede hacer al respecto, probablemente responderían que es normal, inevitable y algo con lo que uno tiene que aprender a vivir.

¡Olvídese de eso!

La pérdida de la memoria no es una parte inevitable del envejecimiento, dice el Dr. Steven J. Bock, un médico familiar, acupunturista y codirector del Center for Progressive Medicine en Rhinebeck, Nueva York. Es causada por daños a las células del cerebro que se llaman neuronas.

Estos daños, ya sean oxidativos (un tipo de óxido celular) o inflamatorios (un tipo de quemadura celular), pueden producir

GUÍA DE CUIDADOS PROFESIONALES

La mayoría de los médicos convencionales no ofrecen tratamiento alguno para la pérdida de la memoria relacionada con la edad y no asociada con la enfermedad de Alzheimer, dice el Dr. Alan Brauer, fundador y director del TotalCare Medical Center en Palo Alto, California. Pero los doctores en medicina alternativa pueden usar medicinas que combaten el envejecimiento o terapias de mejoramiento cognitivo para mejorar la capacidad de la memoria a cualquier edad, dice.

Consulte a su médico si olvida citas importantes, repite las mismas historias durante una conversación, olvida los nombres de objetos que le son familiares, se pierde cuando va conduciendo por rutas familiares, se confunde con respecto a la hora del día o el lugar donde está, no puede manejar finanzas sencillas como cuadrar la chequera (especialmente si era algo que hacía fácilmente en el pasado), sufre un cambio de personalidad u observa un cambio repentino en sus habilidades artísticas o musicales.

Según el Dr. Brauer, el cuidado profesional ideal para mejorar la memoria debe incluir lo siguiente.

- Una evaluación para detectar enfermedades y dolor crónico. "En el tratamiento de la memoria, lo primero que debe hacer el doctor es buscar trastornos físicos y tratar de corregirlos", dice.

toda una gama de problemas de la memoria, desde un leve deterioro de la memoria óptima hasta la enfermedad de Alzheimer.

Pero sí se puede retardar, detener e incluso revertir el daño a las neuronas, dice el Dr. Bock.

Un buen primer paso, dice, es tomar los nutrientes y hierbas correctos para darle un empujón a su cerebro. Sin embargo, él advierte que mejorar el ambiente celular de su cerebro con estos suplementos idealmente debe hacerse bajo la supervisión de un doctor en medicina alternativa que sepa de medicina natural.

SUPLEMENTO MULTIVITAMÍNICO Y DE MINERALES: *Nutrientes para las neuronas*

Un suplemento multivitamínico y de minerales de alta potencia le suministrará muchos de los nutrientes antioxidantes y antiinflamatorios que necesita para ayudar a controlar la pérdida de la memoria, dice el Dr. Bock. Busque un suplemento que le brinde diariamente, como

• Pruebas hormonales *(hormone tests)*. La testosterona, el estrógeno, la progesterona, el cortisol, la dihidroepiandrosterona (*DHEA* por sus siglas en inglés), y muchas otras hormonas afectan la memoria, y a menos que estén a niveles saludables, no va a poder lograr una mejoría significativa en su memoria.
• Una evaluación para descartar una depresión clínica, que es la causa médica más común de la pérdida de la memoria.
• Una evaluación de la memoria. Busque un doctor que le pueda hacer una prueba en su consultorio para evaluar su memoria de modo que pueda repetirla durante su tratamiento para ir llevando un registro de su avance.
• Medicamentos que se venden con receta. Algunos medicamentos, cuando se administran en la dosis correcta (generalmente baja), pueden mejorar la memoria. Estos incluyen el mesilato de ergoloide (*Hydergine*), el clorhidrato de selegilina (*Eldepryl*), la vasopresina (*Pitressin* o *Pressyn*) y el piracetam (*Nootropyl*).
• Una evaluación de suplementos nutricionales. El Dr. Bauer revisa los suplementos que toman sus pacientes y los modifica según sea necesario.
• Factores relativos al estilo de vida. Una buena evaluación de la memoria debe incluir preguntas sobre su rutina de ejercicio, su alimentación y sus niveles de estrés, así como consejos para ayudarle a seguir un estilo de vida conducente a mejorar su memoria.

mínimo, las cantidades siguientes de los nutrientes que se mencionan a continuación.

- Vitamina A: 10,000 unidades internacionales (UI)
- Betacaroteno y otros carotenoides: 9 miligramos o más
- Vitaminas B: de 50 a 100 miligramos de la mayoría de las vitaminas B
- Vitamina C: 1,000 miligramos
- Vitamina E: de 200 a 400 UI
- Cinc: 20 miligramos
- Cobre *(copper)*: 2 miligramos
- Manganeso: de 2 a 3 miligramos
- Selenio: 200 microgramos
- Cromo *(chromium)*: 200 microgramos

FOSFOLÍPIDOS: ***Compuestos cruciales que declinan con la edad***

Los fosfolípidos *(phospholipids)* ayudan a formar el recubrimiento externo o membrana de las neuronas y facilitan la comunicación entre las células del cerebro. Pero estos compuestos declinan con la edad, posiblemente causando estragos en la memoria.

Debido a que los fosfolípidos no se encuentran de manera abundante en los alimentos, la mejor manera de reemplazarlos es tomando un suplemento a diario, dice el Dr. James Hughes, director médico del Hilton Head Longevity Center en Bluffton, Carolina del Sur. Busque algún suplemento que contenga fosfatidilserina *(phosphatidylserine)*, colina *(choline)* e inositol *(inositol)*, para un total de 200 a 300 miligramos de fosfolípidos.

ÁCIDOS GRASOS ESENCIALES: ***Grasas que no debe olvidar***

Los ácidos grasos esenciales (*EFA* por sus siglas en inglés) también son componentes importantes de las membranas neuronales y pueden ayudar a proteger la memoria, dice el Dr. Bock. Él recomienda tomar 2 cucharadas al día de aceite de semilla de lino (aceite de linaza, *flaxseed oil*), el cual es rico en EFA.

ACETILCARNITINA: ***Impida que le salgan "manchas de la edad" en el cerebro***

El nutriente llamado acetilcarnitina *(acteyl-carnitine)* puede ayudar a mejorar la memoria, dice el Dr. Alan Brauer, fundador y director del TotalCare Medical Center en Palo Alto, California. Los científicos tienen la teoría de que este nutriente aumenta la producción de energía en el cerebro, mejora el funcionamiento de los receptores de glutamato en el cerebro, los cuales son responsables del aprendizaje, y puede detener la formación de lipofuscina, un tipo de "mancha de la edad" en las neuronas que puede interferir con la memoria. Él recomienda de 250 a 2,000 miligramos al día.

DIMETILAMINOETANOL: ***Un empujón para sus neurotransmisores***

Los neurotransmisores son las sustancias químicas que transmiten los mensajes de una neurona a otra, de modo que cuando los niveles de neurotransmisores son bajos, la memoria se deteriora.

El suplemento llamado dimetilaminoetanol (*dimethylaminoethanol* o *DMAE* por sus siglas en inglés) suministra un compuesto llamado metilo que el cuerpo necesita para fabricar neurotransmisores, dice el Dr. Ross Hauser, director de medicina física y rehabilitación del Caring Medical Rehabilitation Service en Oak Park, Illinois. Según el Dr. Hauser, el DMAE también puede ayudar a levantar el ánimo y aumentar la energía física. Siga la dosis recomendada en la etiqueta del producto.

Hágase una prueba en casa

La manera más confiable de recordar cualquier cosa es visualizándola, dice William Cone, Ph.D., un sicólogo geriátrico de Pacific Palisades, California.

Debido a que la mayor parte de nuestra memoria se almacena en la forma de imágenes, un descenso en la memoria visual es uno de los principales factores que contribuyen al deterioro de la memoria que se asocia con la edad, dice. Puede superar esto, dice, aprendiendo a visualizar mejor. "La técnica básica es convertir cualquier cosa que desee recordar en una imagen". Estos son dos ejemplos para ilustrar este concepto.

Si tuviera que memorizar una oración que incluyera la palabra "altavoz", podría visualizar a una cantante de ópera de gran estatura: *alta-voz*.

Si quisiera recordar el nombre de una persona que le acaban de presentar que se llama Ariana, podría visualizar una bolsa de harina (*arina*) blanca.

Este método es particularmente bueno para recordar nombres, que es una de las primeras capacidades en desaparecer en las personas con pérdida de la memoria relacionada con la edad, pero "usted puede enseñarse a recordar cualquier cosa con esta técnica", dice el Dr. Cone.

VINCAPERVINCA: ***Una hierba para recordar***

La vincapervinca (hierba doncella, *periwinkle*) puede acelerar la actividad cerebral. Uno de los extractos de las semillas de vincapervinca actúa como un poderoso potenciador de la función de la memoria al mejorar el flujo de sangre hacia el cerebro. En un estudio de investigación, las secretarias que tomaron vincapervinca mejoraron su capacidad para recordar secuencias de palabras en un 40 por ciento. Tome de 20 a 40 miligramos al día, dice el Dr. Hauser.

GINKGO: Mejor circulación hacia el cerebro

La hierba *ginkgo* puede ayudar a proteger la memoria de dos maneras, dice el Dr. Brauer. Mejora la circulación al cerebro y también es un antioxidante potente. Él recomienda tomar de 120 a 240 miligramos al día.

CORAZONCILLO: ***Otra ayudadita para los neurotransmisores***

La hierba corazoncillo (hipérico, *St. John's wort*) hace que aumenten diversos neurotransmisores, dice el Dr. Hughes. Busque un producto estandarizado que contenga un 0.3 por ciento de hipericina *(hypericin)*, que es el principio de mayor actividad de esta hierba, y tome 900 miligramos al día en dosis divididas junto con las comidas. No tome esta hierba si está tomando antidepresivos que se venden con receta.

KAVA KAVA: Recupere la memoria mientras duerme

Esta hierba ligeramente sedante del Pacífico Sur le ayuda a dormir mejor y permite que su cerebro produzca una mayor cantidad de hormona del crecimiento, la cual es una sustancia que protege y mejora la memoria, dice el Dr. Hughes.

Antes de irse a acostar, él recomienda tomar 500 miligramos de un extracto estandarizado de *kava kava* que contenga un 30 por ciento de kavalactonas *(kavalactones)*, su principio activo.

ESENCIAS FLORALES: ***Una combinación potente***

La combinación correcta de tres esencias florales puede ayudar a detener la pérdida de la memoria, dice Patricia Kaminski, cofundadora y codirectora de la Flower Essence Society en Nevada City, California.

La esencia de romero *(rosemary)* se considera particularmente buena para la pérdida de la memoria relacionada con la edad, dice. Si se distrae con facilidad, que es una de las causas principales de la mala memoria, use la esencia llamada *madia*. Por último, se cree que la esencia de crisantemo de jardín *(shasta daisy)* le ayuda al cerebro a encontrar el significado de los eventos. "Entre más significado tenga algo para usted, más fácil le será recordarlo", dice Kaminski.

Si bien puede usar cualquiera de estos remedios para mejorar la memoria, lo ideal es usar los tres al mismo tiempo. "Esta es una combinación maravillosa para los problemas de la memoria de todo tipo", dice. Tome cuatro gotas de cada remedio cuatro veces al día.

Recuerde vivir bien

Cualquier programa personal para mejorar la memoria debe incluir una buena alimentación, ejercicio y reducción del estrés, todos los cuales fortalecen al cerebro, dice el Dr. Hughes.

ALIMENTOS: ***Evite los que son malos para la memoria***

Lo que come puede incrementar o disminuir la oxidación e inflamación en su cerebro, dice el Dr. Bock. Los siguientes son cuatro alimentos dañinos que debe evitar.

- El azúcar refinada hace que el cuerpo empiece a bombear insulina, la cual es una hormona que promueve la inflamación, dice el Dr. Bock. Limite su consumo.

- Las transgrasas son compuestos que producen inflamación que se encuentran en los alimentos procesados hechos con aceites vegetales hidrogenados. Evítelas, dice el Dr. Bock.
- Las toxinas alimentarias también pueden inflamar el cerebro. Considere usar un filtro de agua y maximizar su consumo de alimentos orgánicos.
- Las alergias a los alimentos pueden contribuir a los problemas de la memoria. Los alergenos más comunes son el trigo, la leche y el maíz (elote, choclo). Si ha empezado a notar que le falla la memoria, considere disminuir su consumo de estos alimentos, los cuales aumentan la inflamación en todo el cuerpo, incluyendo el cerebro.

EJERCICIO: ***Un tónico para la memoria***

Salga a caminar 1 milla (1.6 km) poco después de despertarse, dice el Dr. Hughes. Pero en lugar de hacer una caminata aeróbica para mejorar su condición física y lograr que su corazón le empiece a latir rápido, su caminata debe ser solitaria y serena, por algún lugar donde esté rodeado de naturaleza, de ser posible. "Camine lentamente y observe su entorno, absorbiendo conscientemente todo lo hermoso que escuche y que vea", dice.

Prestar atención a la belleza de la naturaleza mejora su actitud mental, lo que a su vez mejora el funcionamiento mental de todo tipo, dice el Dr. Hughes. Salir a caminar temprano en la mañana hace que se reajuste su reloj interno durante el resto del día, permitiéndole alcanzar un estado máximo de alerta.

Además, al calentar y aflojar los músculos en la mañana, cuando típicamente están rígidos y tiesos, desarrollará una mejor propiocepción, que es la consciencia que tiene su cerebro de la posición de su cuerpo mientras se mueve.

El Dr. Hughes también recomienda hacer ejercicio aeróbico con regularidad para una mejor salud... y una mejor memoria.

EJERCICIOS MENTALES: ***Gimnasia para la memoria***

Cualquier actividad que estimule y desafíe a la mente, como jugar *Scrabble*, resolver crucigramas o aprender un nuevo idioma, es excepcionalmente bueno para retener la memoria, dice el Dr. Hughes.

"Las personas permiten que su mente se haga floja —dice—. Sentarse frente al televisor durante horas y horas cada día atrofia las células musculares y las células del cerebro. Al igual que con los músculos, uno tiene que usar el cerebro para no perderlo".

REDUCCIÓN DEL ESTRÉS: ***No deje que el cortisol dañe su cerebro***
Cuando está bajo estrés, su cuerpo bombea grandes cantidades de la hormona cortisol, la cual daña el hipocampo, que es la parte del cerebro que convierte la memoria de corto plazo en memoria de largo plazo, dice el Dr. Hughes.

Para combatir el estrés, él recomienda practicar diariamente un ejercicio de relajación, ya sea respiración profunda, meditación o ejercicios contemplativos como *tai chi* o yoga.

Remedios naturales para los **problemas de la tiroides**

Vea si toda o parte de la descripción siguiente le suena familiar.

Tiene sobrepeso y lo ha tenido durante años, pese a sus mejores esfuerzos por deshacerse de esos kilitos de más. Se siente aletargado gran parte del tiempo, particularmente a primera hora la mañana. Sus manos y pies a menudo se sienten fríos. Su piel y su cabello están resecos. Esta estreñido. Tiene dificultades para concentrarse. Se siente deprimido.

Todos estos síntomas (y muchos más) pueden ser causados por una baja actividad de la glándula tiroides, lo que también se conoce como hipotiroidismo. Las hormonas que secreta la glándula tiroides regulan la temperatura de su cuerpo, de modo que cuando el nivel de las hormonas tiroideas es bajo, también desciende su temperatura, generalmente por uno o dos grados Fahrenheit.

Cuando la temperatura es baja, muchas de las enzimas que producen energía en el cuerpo no pueden cumplir con su función. Cuando estas enzimas no funcionan, su cuerpo tampoco funciona muy bien y todos los sistemas del cuerpo, desde el cerebro hasta el intestino, trabajan mucho más lento.

Según los profesionales en terapias alternativas, las pruebas de sangre que emplean los doctores convencionales para detectar si una glándula tiroides no trabaja a los niveles normales de actividad no son confiables para descartar este problema.

"Cada vez estoy atendiendo a más y más pacientes con resultados supuestamente normales en pruebas de sangre pero cuya glándula tiroides sí presenta una baja actividad", dice el Dr. Ralph Lee, un médico familiar que se especializa en medicina preventiva y terapia nutricional de Marietta, Georgia.

Hágase una prueba en casa

Sólo un doctor que tenga experiencia en el tratamiento del hipotiroidismo podrá asegurarle si su glándula tiroidea funciona a un nivel de actividad más bajo del normal. Pero si usted presenta muchos de los síntomas comunes, como sobrepeso, estreñimiento, piel y cabello resecos, fatiga, depresión y mano y pies fríos, puede hacerse una prueba sencilla en casa para ver si es probable que un problema tiroideo sea lo que esté causando estos síntomas, dice el Dr. Ralph Lee, un médico familiar que se especializa en medicina preventiva y terapia nutricional de Marietta, Georgia.

Sólo tómese la temperatura basal todos los días durante unos cuantos días. La glándula tiroides regula la temperatura corporal, por lo que si su temperatura consistentemente está uno o dos grados Fahrenheit por debajo de la temperatura normal, esta es una señal segura de que su tiroides puede no estar funcionado correctamente.

Primero, necesitará un termómetro de mercurio de vidrio. Antes de irse a la cama, agítelo para bajar el mercurio y colóquelo en su buró o mesilla de noche. Luego, cuando despierte en la mañana, no se mueva; sólo estire el brazo para tomar el termómetro y póngaselo debajo de la axila durante 10 minutos. "Esta es la mejor manera de medir su temperatura corporal basal", dice el Dr. Lee.

Haga esto cada mañana durante 6 días. Si su temperatura consistentemente está en el rango bajo de los 97 a los 96 Fahrenheit (36.1°C a 35.5°C) "es probable que su glándula tiroides funcione a un nivel de actividad por debajo del normal, aun cuando pruebas de sangre anteriores hayan indicado que su tiroides es normal", dice el Dr. Lee. Y entonces, dice, es hora de ir a ver a un doctor que tenga conocimientos sobre el tratamiento de esta afección.

GUÍA DE CUIDADOS PROFESIONALES

Si usted presenta fatiga, cabello reseco, abotagamiento, músculos adoloridos y calambres musculares, dolor en las articulaciones, dolor abdominal, cambios repentinos de humor, depresión y menor concentración, es posible que su glándula tiroides no esté trabajando al nivel normal de actividad y deberá consultar a su médico de inmediato para que le haga un diagnóstico. "Lo que se les enseña a los doctores convencionales sobre los problemas de la tiroides es fundamentalmente incorrecto —dice el Dr. Kenneth Blanchard, Ph.D., un endocrinólogo de Newton, Massachusetts—. Existen muchos síntomas y padecimientos causados por el hipotiroidismo, pero los doctores a menudo no detectan el problema porque la mayoría de las personas que tienen una baja actividad tiroidea frecuentemente obtienen resultados 'normales' en las pruebas de sangre". Las pruebas estándares para detectar una deficiencia tiroidea no son lo suficientemente sensibles para identificar la mayoría de los casos de hipotiroidismo, dice el Dr. Ralph Lee, un médico familiar que se especializa en medicina preventiva y terapia nutricional de Marietta, Georgia. Esto significa que a muchas personas que tienen síntomas de hipotiroidismo les dicen que no sufren de esta afección, dice el Dr. Lee. Además, incluso cuando sí se tratan los problemas de la tiroides, generalmente lo hacen con una hormona tiroidea sintética llamada *Synthroid*, la cual suministra sólo una de toda la gama de hormona tiroideas, dice el Dr. Lee. Si usted sospecha que padece hipotiroidismo, debe encontrar a un doctor en medicina que incorpore la medicina alternativa en su consulta, o bien, a un naturópata que esté dispuesto a hacerle todas las pruebas médicas que sirven para detectar el problema con precisión y que también esté dispuesto a tratar su afección con *Armour Thyroid*, un extracto no sintético de tiroides animal que le brinda el rango completo de hormonas tiroideas, aconseja el Dr. Lee.

Curar la glándula tiroides requiere de cuidados profesionales, pero hay remedios alternativos caseros que puede usar para ayudarle a su médico en el proceso de curación.

EJERCICIO DE ENERGÍA: ***Exprésese***

La glándula tiroides, que es uno de los siete órganos del sistema endócrino que genera hormonas, se ubica en la garganta, justo por debajo de la laringe u órgano que sirve para producir la voz. En este mismo lugar está el *chakra* de la garganta, que es uno de los siete centros de energía sutil en el cuerpo que se ubican en el mismo lugar donde están las glándulas endócrinas, dice Julie Claire Holmes, N.D., una naturópata e hipnoterapeuta clínica de Kuli, Hawaii.

"Para volver a lograr el equilibrio en la glándula tiroides, una persona debe estar dispuesta a equilibrar las energías que se asocian con el *chakra* de la garganta, que son las energías de la expresión", dice.

El siguiente es un sencillo ejercicio de energía que recomienda la Dra. Holmes para lograr justamente eso.

Recuéstese sobre una superficie plana y cómoda, por ejemplo, una cama o una cobija doblada sobre un piso alfombrado. Relaje y caliente su diafragma, que es la fuente de la respiración y la voz, haciéndose un masaje suave en el área del abdomen durante más o menos un minuto. Luego, coloque una mano sobre su garganta y mientras exhala, empiece a emitir cualquier sonido, permitiendo que emerja de su garganta.

"Puede que inicie como un gemido o un gruñido, como algo que está constreñido y atrapado que desea ser liberado", dice la Dra. Holmes. Siga haciendo algún sonido (es muy importante que recuerde que puede hacer cualquier sonido) con cada exhalación. Al mismo tiempo, imagine que el sonido proviene directamente de la tiroides y que las células de este órgano están vibrando con el sonido como si fueran las cuerdas de un instrumento. Haga este ejercicio durante 5 a 10 minutos cada día.

"Las personas con hipotiroidismo a menudo suprimen el habla y su expresividad natural por temor a lo que los demás puedan pensar de ellos", dice la Dra. Holmes. Al hacer este ejercicio, se aflojan y liberan las energías suprimidas de la voz y se nutre a la tiroides a un nivel profundo, dice.

LUZ SOLAR: ***Mejor en la mañanita***

Temprano por la mañana, salga de casa y mire hacia el sol. La luz estimula la glándula pineal (la glándula endócrina que está en el centro de su cerebro), lo cual, a su vez, afecta positivamente tanto a la tiroides como a las demás glándulas endócrinas, dice la Dra. Holmes.

Ella recomienda que salga antes de transcurrida una hora después del amanecer y que vea hacia el sol (sin mirarlo directamente) durante 10 minutos.

Esta técnica no funcionará si mira a través de una ventana o de sus anteojos (espejuelos); la luz tiene que entrar directamente a sus ojos, dice la Dra. Holmes.

ALIMENTOS: ***Opte por los orgánicos o de pastoreo libre***

La mayoría de las carnes, productos lácteos y huevos contienen hormonas sintéticas que pueden afectar el equilibrio y funcionamiento de la glándula tiroides, dice la Dra. Holmes. Opte por las carnes, productos lácteos y huevos orgánicos o que provengan de animales a los que se les permita pastar libremente, ya que estos no contienen hormonas sintéticas. En inglés estos se llaman *"free-range foods"* y por lo general se encuentran en tiendas de productos naturales y mercados que venden alimentos orgánicos.

PROGESTERONA: ***Alivie los síntomas***

Si tiene el síndrome premenstrual o ha entrado en la perimenopausia (cuando los períodos menstruales son irregulares pero aún no han desaparecido), el uso de una crema que contenga progesterona natural puede ayudar a disminuir los síntomas del hipotiroidismo, dice la Dra. Holmes. (Las hormonas progesterona y estrógeno controlan el ciclo menstrual). "La deficiencia de progesterona, la cual es muy común, puede afectar la glándula tiroides y viceversa", dice.

Siga las instrucciones para su aplicación y la dosis recomendada en la etiqueta del producto, comenzando alrededor de 14 días antes del primer día de su período menstrual.

TIROSINA: ***Un método equilibrado***

El aminoácido llamado tirosina se combina con el yodo para producir una hormona tiroidea llamada tiroxina, dice la Dra. Holmes. Debe tomar de 500 a 1,000 miligramos de tirosina *(tyrosine)* en la forma de un suplemento puro de este aminoácido, pero debe equilibrarlo con un buen consumo de proteína en su alimentación, dice, dado que la tirosina por sí sola puede provocar efectos secundarios si se toma a dosis elevadas. Ella recomienda usar tirosina durante 3 a 6 meses y luego pedirle a su médico que lo vuelva a examinar.

ÁCIDOS GRASOS: ***Ayuda para las hormonas***

Estos componentes de la grasa intervienen en la producción de las hormonas tiroideas, dice el Dr. Lee. Tome aceite de semilla de lino (aceite de linaza, *flaxseed oil*) o aceite de pescado *(fish oil)*, ya que ambos son ricos en ácidos grados. Siga la dosis recomendada en la etiqueta del producto, pero procure tomar de 3,000 a 6,000 miligramos al día, dice. "En épocas de clima frío, deberá tomar una dosis más elevada. También puede tomar ambos aceites al mismo tiempo para obtener los beneficios sutiles de cada uno, pero asegúrese de no exceder la dosis total".

Remedios alternativos suaves y seguros para los **problemas durante el embarazo**

Hay complicaciones del embarazo, pero también hay problemas durante el embarazo. Las complicaciones del embarazo son afecciones serias que pueden poner en peligro a la madre o al bebé, por ejemplo, una amenaza de aborto, la hinchazón y la presión arterial alta de la toxemia o el nivel excesivamente alto de azúcar en la sangre que se presenta en la diabetes gestacional. Todas estas requieren de cuidados médicos profesionales, pero sus síntomas a menudo pasan desapercibidos. Debe informar a su médico de cualquier malestar que sienta durante su embarazo para que él pueda detectar a tiempo estos problemas antes de que le hagan daño a usted o a su bebé.

Por otro lado, los problemas que se presentan durante el embarazo son esos malestares aparentemente inevitables que forman parte del paquete que tiene que soportar a cambio de tener a una personita creciendo adentro de usted. La acidez (agruras, acedía) conforme el útero creciente empuja su estómago hacia arriba. El dolor de espalda por el esfuerzo que tienen que hacer sus músculos para soportar el peso del bebé. Las venas varicosas. El insomnio. Las náuseas. Los... bueno, si está embarazada, fácilmente podrá completar esta larguísima lista por su propia cuenta.

Estos problemas no necesariamente requieren de cuidados profesionales continuos, toda vez que su doctor ya haya sido informado. De hecho, el autocuidado a menudo es la mejor opción, dice Aviva Jill Romm, una partera y herbolaria de Bloomfield Hills, Michigan. "Existen muchos remedios suaves, seguros y naturales que una mujer puede usar por su propia cuenta para aliviar los problemas más comunes del embarazo", dice, comenzando por la queja más común de todas: las náuseas al principio del embarazo.

Cómo aliviar las náuseas matinales del embarazo

La ciencia médica aún no ha descubierto la causa exacta de las náuseas y (ocasionalmente) el vómito que empiezan alrededor de la sexta semana de embarazo y continúan hasta más o menos la duodécima semana. Y aunque, al parecer, nadie parece haber encontrado la cura mágica, sí hay remedios que pueden ayudar a aliviar el malestar.

JENGIBRE: ***Una infusión que alivia la náusea***

La infusión de jengibre *(ginger)* puede parar la náusea al calentar el tracto digestivo y mejorar una digestión lenta, dice Romm. Para prepararla, deje en infusión 1 cucharadita de jengibre fresco rallado en 1 taza de agua hirviendo durante 10 minutos, déjela enfriar a temperatura ambiente y bébala a pequeños sorbos durante el día. No se prepare una infusión más concentrada ni beba más de 2 tazas al día.

Otra alternativa, dice, es tomar 1,000 miligramos de jengibre en cápsula —dos cápsulas cada tres o cuatro horas, pero no más de ocho cápsulas al día— hasta que la náusea desaparezca.

DIENTE DE LEÓN: ***Por si no soporta el sabor del jengibre***

Algunas mujeres con náusea a menudo tienen un mal sabor en la parte trasera de su garganta, dice Romm. Para ellas, la infusión o la tintura de diente de león (amargón, *dandelion*) es una excelente opción. "El diente de león endulza ese sabor amargo, además de que alivia y fortalece el estómago y hace que mejore el apetito", dice.

Agregue de 4 a 6 cucharadas de raíz seca de diente de león a 1 cuarto de galón (960 ml) de agua hirviendo y deje la mezcla en infusión durante 4 horas. Cuele la infusión, déjela enfriar y bébasela lentamente a lo largo del día, tomando un máximo de 2 tazas al día. O bien, tome 30 gotas de la tintura no diluida tres o cuatro veces al día hasta que la náusea desaparezca.

CARBOHIDRATOS COMPLEJOS: ***Una solución sencilla***

Las meriendas (refrigerios, tentempiés) y comidas ricas en carbohidratos complejos, que incluyen alimentos como pan, pasta y cereales integrales, así como cereales integrales en sí, a menudo ayudan a las mujeres con náuseas matinales del embarazo a sentirse mucho mejor, dice Romm. Algunas de las mejores opciones son el trigo integral, el arroz integral, la avena, la cebada y el alforjón (trigo sarraceno).

GUÍA DE CUIDADOS PROFESIONALES

Los problemas del embarazo que se discutieron en este capítulo generalmente pueden tratarse en casa, dice Aviva Jill Romm, una partera y herbolaria de Bloomfield Hills, Michigan. Sin embargo, existen muchos problemas y complicaciones que pueden surgir durante el embarazo que sí requieren cuidados profesionales. Romm aconseja a todas las mujeres embarazadas que se pongan bajo el cuidado de una partera, partera-enfermera, obstetra u obstreta osteopático y que siempre busquen atención médica de inmediato si tienen cualquier pregunta o inquietud con respecto a cualquier problema o complicación del embarazo.

Cómo calmar la indigestión y la acidez

Durante el embarazo, dice Romm, los mayores niveles de las hormonas estrógeno y progesterona pueden hacer que la digestión sea más lenta y también pueden relajar la válvula que hace que el ácido se quede en el estómago. Al mismo tiempo, el bebé hace mucha presión hacia arriba sobre el estómago a medida que crece. Las siguientes son maneras seguras y naturales de aliviar la acidez (agruras, acedía), los eructos, la flatulencia, el malestar estomacal y la indigestión ácida.

ALMENDRAS: ***Cierre la válvula***

Una sustancia química natural que contienen las almendras crudas ayuda a tonificar el esfínter que se encuentra entre el esófago y el estómago de modo que el ácido se quede en el estómago y no tenga que sufrir de acidez (agruras, acedía), dice Romm. Ella recomienda comer un puñado de almendras (alrededor de 12 a 15) después de cada merienda (refrigerio, tentempié) y comida.

ULMARIA: ***Excelente para la digestión***

La ulmaria *(meadowsweet)* es una de las mejores hierbas digestivas para las mujeres embarazadas, dice Romm. Ella recomienda usar de 15 a 45 gotas de tintura diluidas en un poco de agua, de una a cuatro veces al día. Deberá experimentar para ver cuál es la dosis que le brinda alivio.

También puede preparar una infusión con ulmaria. Agregue 1 cucharada colmada (copeteada) de la hierba a una taza, vierta 1 taza de agua hirviendo sobre la hierba, deje la mezcla en infusión durante 20 minutos, cuele la infusión y bébala. Tome de 3 a 4 tazas al día, bebiendo cada taza a sorbos y lentamente.

Cómo superar el insomnio

No se puede acomodar en la cama. Incluso si se puede quedar dormida rápido, los movimientos del bebé la despiertan durante la noche o tiene que levantarse varias veces para orinar.

"El insomnio es un problema común durante el embarazo", dice Romm. Sin embargo, en el caso de muchas mujeres, la solución es muy simple.

PROTEÍNA: ***Mantenga una merienda a la mano***

Muchas mujeres embarazadas se despiertan a media noche y no pueden volver a conciliar el sueño porque tienen hambre, dice Romm.

"La mayoría de las mujeres embarazadas están cansadas en la noche y no piensan en comer justo antes de irse a la cama —dice—. Pero el bebé está creciendo y su metabolismo está quemando más energía para soportar ese crecimiento, por lo que es común que tengan hambre a media noche y que se despierten por el hambre".

Su consejo: coma una merienda (refrigerio, tentempié) de proteínas y carbohidratos justo antes de irse a la cama y deje una en su buró o mesilla de noche para cuando se despierte. "Una merienda con un poco de carbohidratos y un poco de proteínas ayuda a las mujeres que se despiertan a media noche a volver a conciliar el sueño de inmediato", dice. Dos buenas opciones son los plátanos amarillos (guineos) y un puñado de almendras o yogur de fruta.

CALCIO Y MAGNESIO: ***Un suplemento nocturno***

Tomar un suplemento nutricional que contenga 500 miligramos de calcio y 250 miligramos de magnesio a la hora de irse a acostar puede ayudar a calmar los nervios y ayudar a las mujeres embarazadas a dormir, dice Romm. Ella recomienda citrato de calcio *(calcium citrate)* o lactato de calcio *(calcium lactate)*, porque estas formas de calcio se absorben mejor.

Cómo vencer las venas varicosas

Un feto en crecimiento ejerce mucha presión sobre el sistema circulatorio, por lo que, a veces, la sangre se encharca en las piernas en lugar de regresar al corazón, causando la aparición de venas varicosas. Los remedios naturales pueden ayudar a prevenir o reducir estas venas poco atractivas, dice Romm.

CASTAÑO DE LA INDIA: ***Una hierba que alivia***

Una de las mejores medicinas naturales para ayudar a disminuir las venas varicosas que puede tomar después del primer trimestre de embarazo es la hierba castaño de la India *(horse chestnut)*, dice Romm. Ella recomienda tomar de 5 a 15 gotas de la tintura diluidas en ¼ de taza de agua, dos o tres veces al día.

EJERCICIO: ***Mejore el flujo ascendente***

Inclinar la pelvis vigorosamente durante el segundo y tercer trimestre puede mejorar el flujo de sangre desde sus piernas hacia la parte superior de su cuerpo, dice Romm. Estas son sus instrucciones.

Párese con los pies separados de modo que queden alineados con sus hombros y coloque las manos sobre las caderas. Incline lentamente la pelvis hacia adelante y luego hacia atrás, aumentando la velocidad gradualmente hasta que esté columpiando vigorosamente las caderas hacia adelante y hacia atrás. También puede hacer círculos con las caderas, columpiarlas de lado a lado o hacer la figura ocho como si fuera una bailarina árabe. Haga este ejercicio durante 5 a 10 minutos al día.

Cómo hacer que desaparezca el dolor de espalda

"El dolor de espalda es uno de los cinco principales problemas del embarazo, particularmente durante los tres últimos meses", dice Elaine Stillerman, una terapeuta de masaje con licencia de la ciudad de Nueva York.

Los músculos de la espalda se someten a un gran esfuerzo por el aumento de peso, el cambio en el centro de gravedad del cuerpo y por "desplazamientos" en las estructuras del cuerpo a medida que el bebé va ocupando más espacio. Estos son dos remedios que le han servido mucho a las clientas de Stillerman.

EJERCICIO: ***Inclinación pélvica***

Para alargar la espalda inferior, dice Stillerman, póngase de manos y rodillas y redondee la espalda mientras mete los músculos abdominales. Siga respirando mientras sostiene esta posición hasta contar a 10. Suelte

Remedios homeopáticos para las náuseas matinales del embarazo

Nadie sabe por qué algunas futuras mamás sienten tanta náusea y son tan sensibles a los olores y los ruidos durante los primeros meses de embarazo. Pero Miranda Castro, una homeópata de Seattle, recomienda la homeopatía como una solución alternativa segura y eficaz que produce beneficios adicionales además de detener la náusea. "El remedio homeopático correcto aumentará la vitalidad general de la mujer embarazada, haciéndola más resistente y menos vulnerable al estrés, el esfuerzo y las enfermedades", dice.

Seleccione su remedio viendo cuál de los siguientes cuatro remedios más comunes para las náuseas matinales es el que mejor describe sus síntomas, sugiere Castro. Podrá tomar el remedio que seleccione a la potencia 30C dos veces al día durante un máximo de 3 días.

"Deberá suspender el remedio una vez que disminuyan sus síntomas, aunque puede volver a tomarlo si le sirvió y si le vuelven los mismos síntomas", dice Castro. Si no está presentando los síntomas que aparecen a continuación, tendrá que consultar a un homeópata profesional para que él le pueda indicar cuál es el remedio que le servirá para sus síntomas particulares.

Ipecacuanha

Use este remedio si:

- Tiene náuseas matinales del embarazo constante, violenta y persistentemente, acompañadas de eructos, salivación copiosa, arqueo y dificultad para vomitar.
- Comer o incluso el olor a comida le provoca náusea y si no tiene sed ni apetito.
- El humo de tabaco y el movimiento también le dan náusea.
- Su náusea frecuentemente va a acompañada de dolores de cabeza.
- Su lengua está inusualmente limpia.
- Si luce pálida y demacrada, con ojeras pronunciadas debajo de los ojos.
- Suda mucho y es sensible tanto al calor como al frío.
- Se siente extremadamente ansiosa cuando tiene náusea.

los músculos aplanando la espalda, pero tenga cuidado de no arquearla. Repita este ejercicio 12 veces. Debido a que los dolores de espalda pueden perdurar incluso mucho tiempo después del parto, puede seguir haciendo este ejercicio incluso después del nacimiento de su bebé si cree que le será útil.

Nux vomica

Use este remedio si:

- Sus náuseas matinales del embarazo son constantes, van acompañadas de mucha saliva, espasmos de arqueo y dificultad para vomitar.
- Su náusea es peor en la mañana (especialmente cuando todavía está en la cama) y después de comer y si también es provocada por el humo del tabaco.
- Si odia el frío y se siente peor cuando tiene frío y mejor cuando tiene calor.
- Si está muy irritable, impaciente y poco tolerante.

Pulsatilla

Use este remedio si:

- Su náusea es peor en la noche y va acompañada de vómito.
- No puede tolerar alimentos calientes, muy condimentados o grasosos, especialmente el helado.
- La náusea es peor cuando está en un cuarto caliente y encerrado y mejor cuando sale al aire fresco o cuando toma una bebida fría.
- No tiene sed.
- Se siente fatal y emocionalmente vulnerable y llora o se ríe fácilmente.
- Quiere mucha atención y cariño, los cuales la hacen sentirse mejor.

Sepia

Use este remedio si:

- Tiene náusea intermitente que empeora en la mañana o cuando come alimentos lácteos.
- Vomita fácilmente (incluso vomita bilis) y se siente mejor después.
- Tiene una sensación de vacío en el estómago, como si este se le estuviera hundiendo, que sólo se alivia temporalmente cuando come.
- Siente más náuseas cuando piensa en comida.
- La náusea frecuentemente va acompañada de dolores de cabeza.
- Generalmente siente frío y agotamiento, pero se siente mucho mejor después de hacer ejercicio vigoroso o aeróbico.
- Se siente apática y deprimida y lo único que quiere es estar sola; nada le produce felicidad, ni siquiera sus seres queridos.

REFLEXOLOGÍA: ***Para la ciática***

El bebé que está creciendo puede hacer mucha presión sobre el gran nervio ciático que va desde la espalda inferior hacia las piernas. Esta presión hace que se inflame el nervio, causando un dolor severo en la espalda inferior que se irradia hacia las piernas. La reflexología, una terapia alternativa que dice que todas las áreas del cuerpo tienen "puntos reflejos" correspondientes en los pies, puede ser útil para aliviar este problema, dice Stillerman.

Los puntos reflejos del nervio ciático están en el talón. Si ya está en el segundo o tercer trimestre de embarazo, presione y libere suavemente con los pulgares para estimular todo el talón de un pie y luego repita en el otro talón. Trabaje cada talón durante uno o dos minutos, dos veces al día, hasta que su dolor desaparezca.

Tratamientos naturales que alivian los **problemas menopáusicos**

No cabe duda por qué la llaman "el cambio".

Cada mes desde la pubertad, su cuerpo ha madurado alrededor de medio millón de óvulos que están guardados en sus ovarios. Pero ahora (generalmente alrededor de los 50 años de edad), sólo quedan unos cuantos óvulos. Y todo este ciclo mensual —la hinchazón y el rompimiento del saco del óvulo, la liberación de las hormonas estrógeno y progesterona por el saco, el engrosamiento del útero con sangre provocado por las hormonas para prepararse para acoger y nutrir un huevo recién fertilizado y la eliminación menstrual de células uterinas y sangre si el óvulo no se fertiliza— lentamente está llegando a su fin.

Unos cuantos años antes de su última menstruación (un período llamado perimenopausia), a medida que su abasto de óvulos va decreciendo y que los niveles de hormonas reproductoras van declinando, quizá empiece a sentir que *El cambio* debería ser el título de una película de terror en la que usted figura como protagonista a regañadientes.

Puede presentar sofocos (bochornos, calentones) y sudación nocturna. Fatiga e insomnio. Sequedad vaginal y pérdida del impulso sexual. Depresión, pérdida de la memoria o cambios repentinos de humor. Además, en sus períodos intermitentes puede tener flujos mucho más abundantes y pueden ser mucho más incómodos que antes.

Por supuesto, puede optar por la terapia de reposición hormonal (*HRT* por sus siglas en inglés) y muchas mujeres que están lidiando con los síntomas de la menopausia pueden sacar provecho de este tipo de medicamentos. Pero es probable que su doctor le haya dicho que sus únicas dos opciones son usar la HRT o simplemente sobrellevar los síntomas.

"Pocas mujeres saben de las terapias alternativas que hay para aliviar los síntomas de la menopausia", dice la Dra. Susan Lark, una doctora de Los Altos, California. Como resultado, dice, "muchas mujeres no reciben el tratamiento que mejor se adapta a sus necesidades". Sin embargo, con los remedios alternativos caseros que se ofrecen aquí, los cuales han sido recomendados por doctores y profesionales de la salud que se especializan en el tratamiento de la menopausia, ya no tendrá que ser una de ellas.

Sofoque los sofocos y la sudación nocturna

En Estados Unidos, el 75 por ciento de las mujeres menopáusicas presentan sofocos (bochornos, calentones) y muchas buscan cuidados médicos. La razón no es difícil de adivinar.

El "sofoco" generalmente empieza en el pecho, el cuello o el rostro y se difunde a otras partes del cuerpo. La hace sudar, a veces un poco, a veces a cántaros. (Si tiene sofocos en la noche, que se conocen como sudación nocturna, es posible que sude tanto que incluso tenga que cambiar las sábanas). Después de sudar, empieza a tener escalofríos. Debido a la incomodidad que siente —primero calor y luego frío— es posible que pase el día quitándose y poniéndose ropa.

Los sofocos típicamente duran de 30 segundos a 5 minutos y pueden ocurrir desde unas cuantas veces al año hasta de 30 a

40 veces al día. Aquí le decimos cómo conseguir alivio.

VITAMINA E: ***Tan eficaz como el estrógeno***

La vitamina E puede ayudar a controlar e incluso eliminar los sofocos, dice Brenda Beeley, una acupunturista con licencia y directora de Menopause and PMS Options for Women en Bainbridge Island, Washington. Ella recomienda de 400 a 1,200 unidades internacionales (UI) al día. Comience con 400 UI e incremente gradualmente la dosis a lo largo de 2 semanas hasta que consiga alivio.

La mejor manera de tomar esta vitamina es en dosis divididas cuatro o cinco veces al día. (Por ejemplo, si va a tomar 1,000 UI, tendría que tomar 200 UI cinco veces al día). Si tiene sudación nocturna, tome una dosis antes de irse a acostar y otra durante la noche si se despierta.

"Una vez que se esté sintiendo bien, puede empezar a disminuir gradualmente la dosis hasta llegar nuevamente a 400 UI", dice Beeley.

Puede que la vitamina E también ayude a aliviar otros síntomas de la menopausia, como la sequedad vaginal, dice la Dra. Lark. "Diversos estudios han mostrado que la vitamina E puede ser un sustituto eficaz del estrógeno en la mayoría de las mujeres", dice.

ALIMENTOS: ***Agregue vitamina E a su alimentación***

Los alimentos que son buenas fuentes de vitamina E incluyen el aguacate (palta), la semilla de lino (linaza, *flaxseed*) y el germen de trigo, dice Amanda McQuade Crawford, una herbolaria médica y nutrióloga de Ojai, California. Ella también exhorta a las mujeres a comer regularmente pequeñas cantidades de semillas y frutos secos ricos en vitamina E. "Rocíe semillas de girasol sobre sus ensaladas o pique unas cuantas nueces del Brasil (nuez de Pará) y agréguelas a una cacerola (guiso) o un platillo hecho con cereales", sugiere.

VITAMINAS DEL COMPLEJO B: ***Para disminuir el estrés***

Pueden disminuirse los efectos del estrés en las mujeres menopáusicas asegurándose que los suplementos multivitamínicos que tomen contengan las dosis adecuadas de vitaminas B, dice el Dr. Joseph L. Mayo, cofundador del Centro Médico A Woman's Place en Healdsburg, California. Tome diariamente un suplemento multivitamínico que contenga de 25 a 100 miligramos de tiamina *thiamin*), riboflavina *(riboflavin)*, niacina *(niacin)*, ácido pantoténico *(pantothenic acid)* y vitamina B_6, así como de 50 a 100 microgramos de vitamina B_{12}.

CIMIFUGA NEGRA: ***Para el equilibrio hormonal***

La cimifuga negra (cohosh negro, *black cohosh*) se une a los sitios receptores de estrógeno en el cuerpo, ayudando a corregir los desequilibrios hormonales y reduciendo muchos de los síntomas de la menopausia, incluyendo los sofocos y la sudación nocturna, dice Crawford.

Ella recomienda usar productos de alta calidad, como tinturas o tabletas estandarizadas. Si quiere preparar una infusión, la cual también ayuda, compre un poco de la raíz seca de esta hierba en la tienda de productos naturales. Corte de ½ a 1 cucharada de la raíz, colóquela en un sartén con 2 tazas de agua, cubra el sartén y hierva la mezcla a fuego lento durante 10 minutos. Cuele la infusión, déjela enfriar a temperatura ambiente y beba de ½ a 1 taza tres veces al día.

Si prefiere tabletas, ella sugiere tomar 20 miligramos dos veces al día. Si usa la tintura o la forma líquida de la hierba, tome ½ cucharadita sin diluir o dilúyala en un poco de agua dos veces al día.

"Dependiendo de la severidad de sus síntomas, tendrá que tomar la hierba desde 5 días hasta 5 ó 6 semanas antes de que empiece a sentirse mejor", dice Crawford.

AGRIPALMA: ***Una hierba "refrescante"***

Si no obtiene resultados con la cimifuga negra, recurra a otra "aliada herbaria", dice Crawford. Pruebe la agripalma *(motherwort)*, la cual no sólo puede ayudar a detener los sofocos, sino que también puede aliviar la irritabilidad, que es un problema común durante la menopausia.

Para preparar una infusión de agripalma, vierta 1 pinta (480 ml) de agua hirviendo en una olla que contenga 1 onza (28 gramos) de las hojas, deje la mezcla en infusión durante 10 minutos, cuélela y bébala a temperatura ambiente. Beba de ½ a 1 taza de la infusión tres veces al día según sea necesario.

Si prefiere la tintura, tome dos goteros cada 10 minutos hasta que sus síntomas desaparezcan, lo cual normalmente ocurre después de dos o tres dosis. Si no lo puede tomar con esta frecuencia, tome dos goteros una vez por hora, ya sea sin diluir o diluidos con un poco de agua. "La tintura de esta hierba a estas dosis es bastante segura", dice Crawford.

SALVIA: ***Para la sudación profusa***

"Esta hierba funciona bien para las mujeres que tienen sofocos durante todo el día, que hacen que se tengan que estar quitando y poniendo el suéter, que las despiertan a media noche bañadas en sudor y que hacen que vuelvan loco a todo el mundo, incluso a ellas mismas", dice Crawford. Prepare una infusión de salvia *(sage)* siguiendo las mismas instrucciones que se dieron anteriormente para preparar una infusión de agripalma.

PROGESTERONA: ***Para acabar con los sofocos***

En un estudio de investigación, el 80 por ciento de las mujeres que usaron la hormona progesterona durante un año reportaron mejoría en los sofocos, en comparación con sólo el 20 por ciento que tomaron un placebo (sustancia inactiva). Crawford recomienda la crema *Pro-Gest*, la cual contiene progesterona natural. Aplíquese de ¼ a ½ cucharadita de la crema dos veces al día, justo después de levantarse y justo antes de irse a la cama. Puede aplicársela en cualquier área de la piel.

HIDROTERAPIA: ***Sude más para que sude menos***

El cuerpo elimina toxinas durante la menstruación. Cuando los ciclos menstruales disminuyen o desaparecen, el cuerpo necesita encontrar otra forma para darles salida a las toxinas y esto lo logra mediante la sudación o los sofocos. Al sudar intencionalmente en un sauna o cuarto de vapor, usted les da esta salida a las toxinas y puede eliminar los sofocos.

Esa es la teoría de Sydney Ross Singer y Soma Grismaijer, antropólogos médicos y codirectores del Institute for the Study of Culturogenic Disease en Hilo, Hawaii.

Para probar su teoría, les pidieron a 10 mujeres que tenían sofocos y que no habían conseguido alivio con la HRT ni con otras terapias, que pasaran 20 minutos en un sauna o cuarto de vapor en la YWCA de su localidad, 6 días a la semana durante un mes.

Las cinco mujeres que completaron el régimen reportaron haber conseguido "un alivio significativo o total" de sus sofocos, mientras que las otras cinco mujeres que no sudaron a diario no reportaron cambio alguno en sus síntomas, dicen Singer y Grismaijer. "Si no le es posible ir a un sauna o un cuarto de vapor, dése un baño con agua caliente durante 20 minutos al día", dicen.

Medidas para elevar la energía y dormir mejor

La fatiga y el insomnio son problemas importantes para las mujeres menopáusicas, dice Beeley. Aquí le damos algunas maneras eficaces de resolverlos.

GINSENG SIBERIANO: _Energía herbaria_

El *ginseng* siberiano *(Siberian ginseng)* ayuda a restaurar la energía y calma los sofocos, dice Beeley. Ella recomienda tomar de 200 a 1,000 miligramos en tres dosis divididas a lo largo del día. Determine la dosis de acuerdo a la severidad de sus sofocos.

En algunas mujeres menopáusicas, el *ginseng* siberiano puede causar flujos menstruales más abundantes; por lo tanto, si usted presenta este efecto, deje de tomar esta hierba.

SUPLEMENTOS: _Tres para las suprarrenales_

Las glándulas suprarrenales desgastadas son una causa común de fatiga en las mujeres menopáusicas, dice la Dra. Carolyn Dean, una doctora de la ciudad de Nueva York.

Para regenerar sus glándulas suprarrenales, ella recomienda tres suplementos que fortalecen estas glándulas: 2,000 miligramos al día de vitamina C, 500 miligramos al día de ácido pantoténico *(pantothenic acid)*, que es una vitamina del complejo B y 80 miligramos de dos a cuatro veces al día de extracto adrenal desecado *(desiccated adrenal extract)*. Tome el extracto durante 2 a 3 meses, luego descanse durante 1 a 2 meses antes de comenzar a tomarlo de nuevo.

ACEITE ESENCIAL DE LAVANDA: _Un aroma de ensoñación_

Poner unas cuantas gotas de aceite esencial de lavanda (alhucema, espliego, *lavender*) en su almohada puede ayudarla a dormir, dice el Dr. Mayo.

VALERIANA: _Para que pase buena noche_

Tomar de 300 a 500 miligramos de extracto de valeriana una hora antes de irse a la cama es una opción herbaria, segura y que no causa adicción para dormir mejor, dice el Dr. Mayo.

DIGITOPUNTURA: _Puntos de descanso_

Estimular dos puntos de digitopuntura que están en sus pies una vez al día puede ayudar a aliviar el insomnio y la ansiedad en las mujeres menopáusicas, dice la Dra. Lark. Para hacer este ejercicio, siéntese cómodamente y presione firme pero suavemente cada punto durante 1 a 3 minutos con sus dedos medio e índice. (Para encontrar la ubicación exacta de los puntos, vea "Una guía ilustrada de los puntos de digitopuntura" en la página 656).

- R6: Con su mano izquierda, presione la hendidura que está en la parte interna de su tobillo derecho, directamente debajo del hueso del tobi-

GUÍA DE CUIDADOS PROFESIONALES

Si presenta cualquier tipo de hemorragia vaginal después de la menopausia, vea a un doctor en medicina lo antes posible.

Sin embargo, la pregunta más importante que se debe hacer cualquier mujer que está entrando a la menopausia es si debe o no usar la terapia de reposición hormonal (*HRT* por sus siglas en inglés). Y, debido a que la experiencia de cada mujer es muy diferente, no existe una sola respuesta correcta, dice la Dra. Susan Lark, una doctora de Los Altos, California.

"Algunas mujeres con síntomas menopáusicos severos ciertamente se ven beneficiadas de la HRT —dice—, y en el caso de otras mujeres, puede ayudar a prevenir problemas de salud a largo plazo para los cuales tienen cierta predisposición genética, como osteoporosis o enfermedades cardíacas".

Sin embargo, muchas mujeres, con la ayuda de su médico, eligen no usar la HRT, dice. El motivo de su decisión es que la HRT puede agravar ciertos problemas existentes, como cáncer uterino, flujo abundante debido a fibromas, migrañas severas o coágulos sanguíneos. La HRT también puede incrementar el riesgo de contraer cáncer de mama, además de que puede provocar efectos secundarios como depresión, sensibilidad en los senos y retención de líquidos.

Discuta la opción de la HRT con su médico para ver si le conviene a usted, dice la Dra. Lark. En caso de que decida emplearla, ella le ofrece las siguientes pautas.

- Elija a un médico que esté dispuesto a diseñar su propia HRT de acuerdo con sus necesidades. Pídales referencias a sus amigas, luego elija a varios doctores y entrevístelos para ver si se siente cómoda con su filosofía respecto de la HRT y su disposición a colaborar con usted.
- Elija la forma que más le convenga. Puede usar pastillas, un parche o una crema. Probablemente tendrá que experimentar tanto con la dosis como con la formulación hasta que logre los resultados correctos.
- Elija el régimen que mejor se adapte a sus necesidades. Puede que sea mejor un régimen diario en lugar del itinerario intermitente que usan muchos doctores.
- Si decide suspender la HRT, ya sea porque sus síntomas han desaparecido o por los efectos secundarios que le provoca, hágalo lentamente y sólo bajo la supervisión de su médico. De otro modo, es posible que le vuelvan los síntomas.

llo. Repita lo mismo usando su mano derecha para hacer presión en su tobillo izquierdo.

- V62: Con la mano derecha, presione la hendidura que está en la parte externa de su tobillo derecho, directamente por debajo del hueso del tobillo. Repita lo mismo usando su mano izquierda para hacer presión en su tobillo izquierdo.

Cómo lidiar con los cambios vaginales y una menor libido

A medida que la perimenopausia avanza hacia la menopausia, tienden a desaparecer los primeros síntomas como los sofocos y los cambios repentinos de humor.

Sin embargo, los cambios vaginales empiezan a ir en aumento. Los tejidos se adelgazan, resecan y pierden elasticidad, causando dolor durante el coito y un menor deseo sexual. La sexualidad en sí depende del estrógeno, por lo que después de la menopausia, los orgasmos son menos frecuentes e intensos y también disminuye la sensibilidad del clítoris.

Pero no crea que tendrá que tomar un voto de castidad. Usted puede seguir siendo sexualmente activa y disfrutar del sexo después de la menopausia. Aquí le damos un par de sugerencias que nos ofrecen los profesionales en terapias alternativas que seguro le ayudarán.

EJERCICIOS DE KEGEL: ***Apriete para sentir más placer***

Apretar repetidamente los músculos pélvicos hace que mejore la elasticidad vaginal y también que aumente el placer sexual. Los ejercicios de Kegel se pueden hacer en cualquier lugar, mientras está parada, sentada o acostada. Idealmente, debe practicarlos cinco veces al día durante el resto de su vida. Estas son las instrucciones de la Dra. Lark para realizar estos ejercicios sencillos.

Jale lentamente los músculos vaginales hacia arriba y sosténgalos ahí durante 3 segundos; luego relájelos. Repita esto 10 veces. Luego, apriete firmemente los músculos vaginales y luego contráigalos y relájelos alternadamente lo más rápido que pueda. Repita esto 10 veces.

AGNOCASTO: ***Para ahuyentar los síntomas***

Se cree que esta hierba causa un profundo efecto hormonal, no sólo ayudando a revertir los cambios vaginales y la disminución en la libido, sino también aliviando muchos de los síntomas de la menopausia, dice Jason Elias, un profesional en medicina china tradicional de New Paltz, Nueva York. Tarda alrededor de 3 meses de uso diario para dar resultado.

Él recomienda usar la hierba en forma de tintura, siguiendo la dosis recomendada en la etiqueta del producto. La hierba agnocasto (sauzgatillo) a menudo está disponible en las tiendas de productos naturales bajo el nombre de *vitex*.

Detenga el flujo abundante

A medida que van cambiando los niveles hormonales, los períodos menstruales pueden volverse menos frecuentes y con flujos menstruales menos abundantes. Sin embargo, algunas mujeres presentan períodos de mayor duración y con flujos más abundantes antes de que dejen de menstruar, dice la Dra. Lark. Por fortuna, hay diversos nutrientes que pueden ayudar a solucionar este problema.

VITAMINA A: ***Ayuda a aminorar el flujo***

La Dra. Lark dice que hay un estudio de investigación que indica que las mujeres con flujo excesivo presentan niveles de vitamina A inferiores al normal y que tomar un suplemento de este nutriente detiene el flujo menstrual en casi el 90 por ciento de las mujeres que tienen este problema. Ella recomienda comer cantidades abundantes de batatas dulces (camotes, *sweet potatoes*) o beber jugo de zanahoria, ya que ambos suministran betacaroteno, que es la forma más benéfica de vitamina A.

VITAMINAS DEL COMPLEJO B: ***Mantenga sus niveles de estrógeno***

Tome de 50 a 100 miligramos al día de las vitaminas del complejo B, las cuales pueden ayudar a estabilizar los niveles de estrógeno, dice la Dra. Lark.

VITAMINA C CON BIOFLAVONOIDES: ***Disminuya el flujo***

Docenas de estudios científicos han demostrado que estos nutrientes pueden disminuir el flujo menstrual abundante, dice la Dra. Lark. Ella recomienda de 1,000 a 4,000 miligramos al día de vitamina C combinada con 500 a 2,000 miligramos de bioflavonoides.

Alivio natural para los problemas de la memoria, los cambios repentinos de humor y la depresión

Para muchas mujeres, los efectos emocionales y mentales de la menopausia —como volverse olvidadizas, los cambios bruscos y repentinos de humor y la depresión— son peores que los malestares físicos que les produce, dice el Dr. Mayo.

Sin embargo, hay muchas soluciones sencillas a las que pueden recurrir.

GINKGO: Para mejorar su memoria

El *ginkgo* es una hierba antioxidante que también mejora el flujo de sangre hacia el cerebro, dice el Dr. Mayo. Busque un producto estandarizado que contenga un 24 por ciento de ginkgoflavoglicósidos *(ginkgo flavoglycosides)* y un 6 por ciento de lactonas terpénicas *(terpene lactones)* como principios activos. Tomar una cápsula de 40 a 80 miligramos tres veces al día puede producir una mejoría significativa, especialmente en las mujeres de más de 50 años de edad.

CORAZONCILLO: ***Para la ansiedad y la irritabilidad***

Según el Dr. Mayo, se han hecho estudios de investigación que han demostrado que el corazoncillo (hipérico, *St. John's wort*) es más eficaz que los antidepresivos tradicionales para la depresión leve a moderada. Tome de 100 a 300 miligramos de un suplemento estandarizado que contenga un 0.3 por ciento de hipericina *(hypericin)* tres veces al día.

YOGA: ***Haga la pose de niño***

El ejercicio de yoga conocido como la pose de niño es "excelente para calmar la ansiedad y el estrés que se deben a causas emocionales y también alivia la ansiedad e irritabilidad relacionadas con la menopausia", dice la Dra. Lark.

Póngase de manos y rodillas, separando las rodillas de manera que queden alineadas con sus caderas y con los codos derechos pero sin que se queden atorados. Exhale y siéntese sobre sus talones, descansando su torso sobre sus muslos y llevando su frente hacia el piso, estirando su columna. Descanse sus brazos sobre el piso junto a su torso con las palmas de las manos hacia arriba. Cierre sus ojos, respire fácilmente y mantenga esta pose durante el tiempo que le resulte cómodo. Puede hacerla durante el tiempo que guste, dice la Dra. Lark.

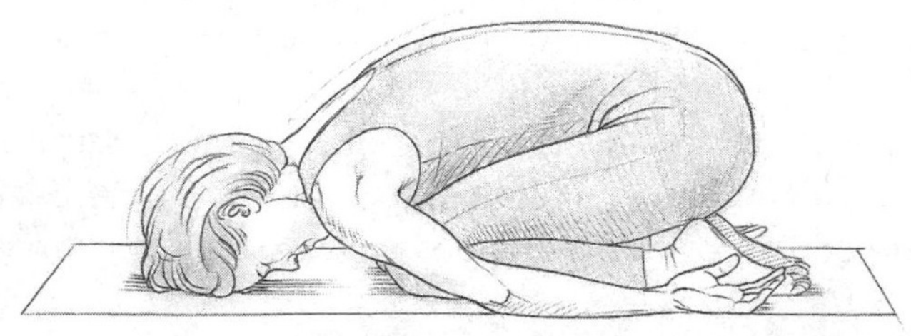

AFIRMACIONES: ***Para pensar positivo***

Las afirmaciones son enunciados positivos que pueden ayudar a cambiar los estados emocionales y mentales negativos y tristes, dice la Dra. Lark. Estas son algunas de las afirmaciones que ella recomienda para la menopausia. Para hacer estas afirmaciones, siéntese en una posición cómoda y repita lenta y claramente cada enunciado tres veces.

- Mi humor es tranquilo y relajado.
- Puedo manejar el estrés con facilidad y sin esfuerzo.
- Me siento de maravilla ahora que estoy pasando por la menopausia.
- La menopausia es una hermosa época de crecimiento y representa un cambio para mí.
- Cada vez disfruto más mi vida.
- Mi vida me trae placer.

Un plan natural para combatir la **próstata agrandada**

Cierto tiempo después de cumplir los 40, muchos hombres notan que orinar ya no es tan sencillo como lo era antes. Tienen dificultades para comenzar el flujo de orina. Cuando logran empezar, es débil. Pasan por la vergüenza de los escurrimientos y empiezan a tener que pararse varias veces durante la noche para ir al baño.

Estos síntomas son causados por la hiperplasia prostática benigna (*BPH* por sus siglas en inglés), un trastorno de la glándula prostática. En Alemania, a la mayoría de los hombres que consultan a un médico por BPH se les receta un extracto de la hierba llamada palmera enana (palmita de juncia, *saw palmetto*), que es un tratamiento seguro y potente que alivia los síntomas. Sin embargo, en los Estados Unidos, a los hombres con

BPH que consultan un médico generalmente les recetan un medicamento llamado finasterida *(Proscar)*. Este medicamento no funciona mejor que la palmera enana, puede causar efectos secundarios como pérdida del impulso sexual, e incluso puede contribuir al desarrollo de cáncer en la próstata en los hombres que presentan un alto riesgo de contraer esta enfermedad, dice el Dr. Jonathan Wright, un médico que incorpora la nutrición en su consulta y director de la Tahoma Clinic en Kent, Washington.

¿Por qué esta disparidad transatlántica? No es difícil de explicar, dice el Dr. Wright. "Las compañías farmacéuticas son las que dirigen las prácticas relativas al cuidado de la salud en los Estados Unidos y las compañías farmacéuticas no pueden ganar cantidades estratosféricas de dinero vendiendo una hierba que no se puede patentar como la palmera enana".

Por fortuna, la palmera enana y otros tratamientos naturales que ayudan a aliviar la BPH pueden conseguirse fácilmente sin una receta médica. Pero, dice el Dr. Wright, debe usar estos tratamientos sólo bajo la supervisión de un profesional en el cuidado de la salud que tenga conocimientos en medicina natural y nutricional.

PALMERA ENANA: ***El mejor tratamiento natural***

La ciencia médica no sabe exactamente por qué la palmera enana funciona para hacer que desaparezcan los síntomas de la BPH, dice el Dr. Wright. Al igual que la finasterida, se cree que ayuda a impedir una cascada de enzimas que son dañinas para la próstata y que probablemente podrían provocar el problema.

También ocupa "sitios de unión" en la próstata que típicamente son ocupados por una enzima que quizá provoque la BPH. Puede reducir la hinchazón e inflamación de la próstata y puede bloquear el estradiol, que es un tipo de estrógeno que puede provocar que las células de la próstata se multipliquen.

Cualquiera que sea la razón por la cual es eficaz, lo cierto es que tomar 160 miligramos de extracto de palmera enana dos veces al día sí puede funcionar, pero necesita hablar con su médico antes de comenzar este tratamiento y tendrá que seguir tomando esta dosis para controlar la BPH. Busque un producto cuya etiqueta indique que contiene de 85 a 95 por ciento de ácidos grasos *(fatty acids)* y esterol *(sterol)*, dice el Dr. Wright. "Los productos que contienen menos que esto pueden no ser lo suficientemente potentes como para producir beneficio alguno".

ORTIGA: ***Para aumentar la eficacia de la palmera enana***

Cuando esté buscando el producto de palmera enana más adecuado, quizá quiera considerar comprar un suplemento que contenga palmera enana y otras hierbas que pueden ayudarle a vencer la BPH, dice el Dr. Michael Janson, un médico que da consulta en Path to Health en Burlington, Massachusetts.

Una de tales hierbas es la ortiga *(nettle)*. "El extracto de ortiga puede mejorar la acción de la palmera enana cuando se usan combinadas", dice. Busque un producto que le suministre 300 miligramos de extracto de ortiga.

PYGEUM: Más ayuda

Esta hierba, derivada de la corteza de un árbol africano, también puede disminuir los síntomas de la BPH y puede funcionar particularmente bien cuando se combina con palmera enana y ortiga, dice Eva Urbaniak, N.D., una naturópata de Seattle. Ella recomienda de 25 a 100 miligramos al día hasta que los síntomas mejoren.

GUÍA DE CUIDADOS PROFESIONALES

Los síntomas de la hiperplasia prostática benigna (BPH por sus siglas en inglés), incluyendo un flujo débil de orina, una vejiga que no se vacía por completo, vacilación o incapacidad para comenzar a orinar, incluso cuando siente urgencia por orinar, escurrimiento de orina y micción frecuente durante la noche, también pueden ser los primeros síntomas del cáncer prostático.

Si está presentando los síntomas de la BPH, debe consultar a su médico para que la haga una auscultación para revisarle la próstata *(rectal prostate exam)* y también para que le mande a hacer una prueba para medir su nivel de antígeno prostático específico *(test for elevated levels of prostate specific antigen)*, ya que los niveles elevados pueden ser indicativos de cáncer. (Aunque los primeros síntomas de la BPH y el cáncer prostático son idénticos, padecer BPH no aumenta su riesgo de contraer cáncer prostático).

Estimule su próstata usando sus pies

No, esto no es tan raro como suena. Estamos hablando de la reflexología en los pies, que es una terapia alternativa que afirma que los pies están cubiertos de "puntos reflejos" que corresponden a varias partes del cuerpo y que al estimular dichos puntos reflejos, uno puede enviar energía curativa a partes específicas del cuerpo.

"Hay puntos reflejos en sus pies que pueden enviar una oleada de energía a la próstata, eliminando la congestión y ayudando a devolverle la salud", dice Eva Urbaniak, N.D., una naturópata de Seattle. Estas son sus instrucciones para darse un masaje en estos puntos.

Los puntos de la próstata se encuentran en la parte interna de cada pie, alrededor de 1 pulgada (2.5 cm) debajo de la saliente del hueso del tobillo y hacia el talón.

Siéntese en una silla, dóblese hacia adelante o levante ambos pies y póngalos en la orilla del asiento y "pellizque" la base de cada talón con el pulgar y el dedo índice de la mano correspondiente, haciendo presión de manera firme y constante (abajo a la izquierda). Luego, usando un movimiento similar al que haría si estuviera ordeñando a una vaca, muévase lentamente desde la base de su talón hacia el hueso de su tobillo (abajo a la derecha).

"Asegúrese de cubrir toda el área del talón que está debajo del tobillo, prestando especial atención a los puntos sensibles", dice la Dra. Urbaniak. Hágase este masaje durante unos cuantos minutos dos o tres veces al día.

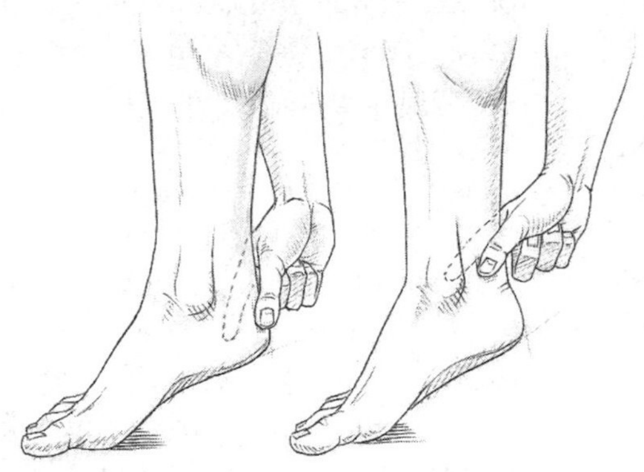

¿La causa oculta de la BPH?

Si bien las tres hierbas que acabamos de mencionar pueden ser maravillosamente eficaces para eliminar los síntomas de la BPH, la "deficiencia" de estas hierbas ciertamente no es la causa de esta enfermedad. El Dr. Wright tiene la teoría de que en algunos hombres, la BPH en realidad podría ser una enfermedad nutricional: el resultado de una deficiencia dietética del mineral cinc y de los ácidos grasos que se encuentran en los aceites saludables, como el de semilla de lino.

CINC: ***Su próstata lo ama***

La glándula prostática contiene una mayor cantidad del mineral cinc que cualquier otro órgano del cuerpo; por lo tanto, no resulta sorprendente que los suplementos de este mineral puedan ayudar a reducir los síntomas de la BPH.

El Dr. Wright recomienda tomar 90 miligramos de cinc al día, en cualquiera de las dos formas que mejor se absorben, es decir, picolinato de cinc *(zinc picolinate)* o citrato de cinc *(zinc citrate)*, en tres dosis de 30 miligramos cada una. Conforme vayan disminuyendo los síntomas, reduzca gradualmente la dosis a 60 miligramos al día, para terminar en una dosis de mantenimiento de 30 miligramos al día. Y debido a que el exceso de cinc puede causar una deficiencia de cobre, tome 2 miligramos de cobre *(copper)* por cada 30 miligramos de cinc, aconseja.

ÁCIDOS GRASOS: ***Lubrique la glándula***

"En mi experiencia clínica, los ácidos grasos y el cinc son los dos componentes más importantes de un programa de suplementos diseñado para revertir la BPH y sus síntomas", dice el Dr. Wright. Él recomienda que los hombres consuman uno o dos puñados al día de semillas de girasol *(sunflower seeds)* y semillas de calabaza (pepitas, *pumpkin seeds*) no tostadas, las cuales son fuentes excelentes de ambos nutrientes.

También recomienda una cucharada de aceite de semilla de lino alto en lignanos *(high-lignan flaxseed oil)*, que esté hecho con semillas de lino orgánicamente cultivadas y cuidadosamente procesadas (la etiqueta indicará "procesada con nitrógeno") dos veces al día, junto con 400 unidades internacionales de vitamina E, ya que se piensa que esta vitamina ayuda a que el aceite de semilla de lino funcione en el cuerpo.

Un método dietético que puede remediar la **psoriasis**

John O. A. Pagano, D.C., un quiropráctico de Englewood Cliffs, Nueva Jersey, sostiene que él ha pasado más de 30 años haciendo lo que la medicina convencional dice que es imposible: curar a pacientes que presentan la descamación, comezón, hemorragia, desfiguración y demás síntomas de la enfermedad llamada psoriasis.

"Los doctores convencionales dicen que esta enfermedad es incurable porque no tienen idea de qué es lo que causa la psoriasis —dice el Dr. Pagano—. Ellos usan tratamientos tópicos externos para mantener las lesiones bajo control, o bien, emplean fármacos sistémicos potentes que a menudo curan la piel pero causan estragos importantes en el resto del cuerpo. El hecho es que aunque la psoriasis se considera como una enfermedad de la piel en la que las células de la piel proliferan y se descaman a una velocidad anormalmente alta, su causa no se origina en la piel. Es una enfermedad que se origina en el tracto intestinal".

Aunque la psoriasis es una enfermedad inflamatoria crónica de la piel, explica el Dr. Pagano, es el resultado de una afección ampliamente reconocida por los profesionales en terapias alternativas, que se conoce como permeabilidad intestinal o síndrome del intestino permeable. En este síndrome, los profesionales en terapias alternativas creen que las paredes del intestino delgado se vuelven delgadas y permeables, permitiendo que los elementos tóxicos (como grasas, levaduras, ácidos y bacterias) que normalmente serían eliminados por el tracto digestivo entren al torrente sanguíneo en grandes cantidades. Esta sobrecarga de toxinas puede volverse de tal magnitud que los venenos se acumulan en el cuerpo con mayor rapidez de la que pueden ser eliminados. Entonces, el

GUÍA DE CUIDADOS PROFESIONALES

La psoriasis es una afección seria, a menudo severa, que requiere cuidados profesionales. Tan sólo en los Estados Unidos, hay más de 7 millones de personas con psoriasis. Por desgracia, los dermatólogos, quienes quizá no entiendan la causa de la enfermedad —ni cómo curarla— probablemente le recomendarán tratamientos que sólo le brindarán alivio sintomático y que aparte pueden provocar toda una variedad de efectos secundarios.

"Los pacientes con psoriasis necesitan encontrar un doctor en medicina, naturópata, osteópata o quiropráctico que entienda de nutrición y que les ayuden a utilizar un método natural para curar esta enfermedad, ya que es la única manera en que realmente se puede curar", dice John O. A. Pagano, D.C., un quiropráctico de Englewood Cliffs, Nueva Jersey.

Aun si opta por la ruta convencional, puede elegir un régimen de tratamiento que minimice el riesgo de efectos secundarios, dice el Dr. Harold Mermelstein, un dermatólogo de Westchester County y Riverdale, Nueva York.

Él recomienda que los pacientes comiencen con un medicamento tópico hecho a base de cortisona o terapia de luz antes de recurrir a los medicamentos tópicos hechos a base de nutrientes como los ungüentos de vitamina D o vitamina A, ya que ambos pueden producir efectos secundarios a largo plazo.

Para casos muy severos de psoriasis, el Dr. Mermelstein aconseja a sus pacientes que prueben el régimen dietético descrito en este capítulo antes de empezar a tomar medicamentos orales que tratan la enfermedad mediante la supresión del sistema inmunitario y que pueden causar daños hepáticos.

cuerpo trata de eliminarlos por la piel a través de las glándulas sudoríparas, lo que resulta en las lesiones de la psoriasis, dice el Dr. Pagano.

"Cuando uno entiende la verdadera causa de la psoriasis, entiende que la enfermedad puede curarse de manera perfectamente natural usando la terapia dietética", dice.

El Dr. Harold Mermelstein, un dermatólogo de Westchester County y Riverdale, Nueva York, dice que el régimen dietético desarrollado por el Dr. Pagano sí funciona.

"No cabe duda en mi mente que la dieta del Dr. Pagano puede funcionar para resolver la psoriasis, particularmente en los pacientes con casos severos —dice—. Yo he visto a pacientes con psoriasis mejorar con esta dieta. En casos severos, yo pienso que lo mejor es que el paciente pruebe primero la dieta antes de usar medicamentos potentes que pueden causar efectos secundarios. Si yo tuviera psoriasis, definitivamente probaría la dieta del Dr. Pagano para controlar el problema".

El Dr. Mermelstein dice que las recomendaciones dietéticas del Dr. Pagano están prácticamente exentas de riesgo, pero aconseja a cualquier paciente con psoriasis que desarrolle un método global para tratar la enfermedad bajo la supervisión de un doctor en medicina u otro profesional de la salud calificado.

El Dr. Pagano recomienda seguir este método durante al menos 3 a 6 meses, bajo la supervisión del profesional en el cuidado de la salud que lo esté atendiendo, hasta que su piel se haya curado por completo. Luego, siga con la dieta durante otros 3 a 6 meses antes de volver a introducir alimentos que ha estado evitando para ver si presenta una reacción.

En caso de que sí haya una reacción, el Dr. Pagano sugiere volver a seguir la dieta. Si, para entonces, la dieta no parece estar dando resultado, hable con su médico sobre el uso de las medidas convencionales que están disponibles para ayudar a controlar esta enfermedad.

AGUA: ***Hágase una limpieza interna***

El primer paso del programa del Dr. Pagano es depurar las toxinas de su cuerpo para que no se sigan saliendo a través de su piel. El agua es el mejor limpiador interno. Él recomienda tomar de seis a ocho vasos de 8 onzas (240 ml) cada día.

FRUTAS COCIDAS A FUEGO LENTO: ***Buenas para el intestino***

Coma una o dos raciones al día de higos, manzanas, pasas, albaricoques (chabacanos, damascos), peras, melocotones (duraznos) o ciruelas secas cocidos a fuego lento, dice el Dr. Pagano. Su efecto laxante ayudará a limpiar su intestino.

EJERCICIO: ***Una parte vital del programa de limpieza***

"El ejercicio es una parte vital del régimen que debe seguirse para resolver la psoriasis —dice el Dr. Pagano—. El ejercicio estimula las estructuras internas del cuerpo, aumenta la circulación, activa las glándulas, oxigena la sangre, abre los poros y filtra la sangre a través del hígado y los riñones". Él recomienda hacer cualquier tipo de actividad aeróbica, como caminar, nadar, andar en bicicleta o jugar tenis durante 30 a 40 minutos al día.

ACEITES: ***Humecte su piel naturalmente***

Aplicarse aceite de ricino (higuerilla, *castor oil*) en las lesiones gruesas o una mezcla en partes iguales de aceite de oliva y aceite de cacahuate (maní) en las lesiones más delgadas puede ayudar a humectar la piel sin irritarla más, dice el Dr. Pagano.

ANTITRANSPIRANTES: ***Es necesario evitarlos***

En vez de usar antitranspirantes, opte por un desodorante normal, aconseja el Dr. Pagano. A diferencia de los desodorantes, los antitranspirantes bloquean la eliminación normal a través de las glándulas sudoríparas.

HIDROTERAPIA: ***Un baño para la "crisis curativa"***

A medida que se va limpiando el cuerpo, comenzará a eliminar años de toxinas acumuladas y es posible que su psoriasis empeore durante unos días antes de que empiece a mejorar. El Dr. Pagano llama este período "la crisis curativa".

Para lidiar con el mayor ardor y comezón, él recomienda darse un baño en agua tibia, a la cual le debe agregar una taza de vinagre de manzana (si su piel no se ha abierto por tanto rascarse) y una taza de avena y maicena (⅔ de taza de avena y ¼ de taza de maicena, molidas en la licuadora hasta que se hagan polvo). A menudo también ayuda agregar 1 libra (454 gramos) de bicarbonato de sodio al agua. "Darse un baño en esta mezcla alcalina durante 15 a 20 minutos al día aliviará las terminaciones nerviosas", dice.

ALIMENTOS: ***Estos son los que debe enfatizar***

"Si no se alimenta correctamente, todos sus esfuerzos por curarse serán en vano", dice el Dr. Pagano. Del 70 al 80 por ciento de su alimentación deberá consistir de frutas y verduras, ya que su alto contenido de fibra ayuda a limpiar las toxinas del colon o intestino grueso, dice. Es esencial que incluya muchas ensaladas verdes.

El 20 a 30 por ciento restante deberá consistir en cereales, carne de ave, pescado, cordero y productos lácteos bajos en grasas y bajos en sodio. Esta proporción mantiene un ambiente alcalino (en vez de ácido) en el organismo, lo cual es indispensable para que se cure la psoriasis.

ALIMENTOS: ***Evite las grasas saturadas***

Las grasas saturadas e hidrogenadas causan inflamación y deben evitarse, dice el Dr. Pagano. Esto significa que no puede comer ningún tipo de carne roja y tampoco ningún producto con grasas hidrogenadas, las cuales son ingredientes comunes de los alimentos procesados. En vez de cocinar con mantequilla o margarina, use aceite de oliva, sugiere.

ALIMENTOS: ***Olvídese de las solanáceas***

Las plantas de la familia de las solanáceas también son tóxicas para las personas con psoriasis. "Todos los pacientes con psoriasis que deseen curarse deben mantenerse alejados de estos alimentos", dice el Dr. Pagano. Las solanáceas incluyen la berenjena, la papa blanca, los pimientos morrones (ajíes) y el pimentón (paprika), pero el peor de todos para las personas con psoriasis es el tomate (jitomate), dice el Dr. Pagano. Esto significa que está prohibido comer *catsup*, jugo de tomate, pizza y otros alimentos hechos a base de tomate. También tendrá que evitar fumar, porque el tabaco es una solanácea.

ALIMENTOS: ***Estos están prohibidos***

Otros alimentos que bloquean la curación de la psoriasis, dice el Dr. Pagano, son los mariscos de concha, la comida basura (chatarra) como los refrescos y las papitas fritas, los alimentos fritos, las bebidas alcohólicas, los alimentos en escabeche y ahumados y los alimentos procesados con aceite de coco o aceite de palma. Él también recomienda evitar los alimentos endulzados, como refrescos, dulces, postres y pays (pasteles, tartas).

OLMO: ***30 minutos antes del desayuno***

La hierba olmo (olmo americano, olmedo, *slippery elm*) recubre el revestimiento interno de la pared intestinal, promoviendo la curación, dice el Dr. Pagano. Para preparar una infusión, coloque ½ cucharadita de olmo en polvo en una taza de agua caliente, déjela reposar durante 15 minutos, agítela y bébala. No coma durante los siguientes 30 minutos. Tome esta infusión todos los días durante los primeros 10 días del programa y luego cada tercer día hasta que la psoriasis se cure.

AZAFRÁN AMARILLO: ***Para eliminar las toxinas***

La infusión de azafrán amarillo americano *(American yellow saffron)* ayuda a curar el revestimiento de las paredes intestinales al eliminar las toxinas del hígado y los riñones, dice el Dr. Pagano. Para preparar esta infusión, coloque ¼ de cucharadita de azafrán en una taza, agregue agua hirviendo y déjela reposar durante 15 minutos. Beba esta infusión

5 días a la semana hasta que la psoriasis desaparezca. Si presenta micción excesiva o irritación de la vejiga, deje de tomar esta infusión.

ACEITE DE PESCADO: ***Más curación para los intestinos***

Los ácidos grasos omega-3 que se encuentran en el aceite de pescado o el aceite de semilla de lino (aceite de linaza, *flaxseed oil*) pueden ayudar a curar las paredes intestinales "dañadas", dice el Dr. Pagano. Siga la dosis recomendada en la etiqueta del producto.

LECITINA: ***Brinda muchos beneficios***

El suplemento nutricional llamado lecitina *(lecithin)*, que también se conoce como fosfatidilcolina *(phosphatidyl choline)* o colina *(choline)* ayuda a alcalinizar el cuerpo y funciona como un laxante natural, dice el Dr. Pagano. Él recomienda tomar 1 cucharada de lecitina granular tres veces al día, 5 días a la semana.

Maneras rápidas y naturales de curar las **quemaduras**

Aunque quizá ocurra en un segundo, una quemadura puede dejarle una cicatriz que le durará toda la vida. Una quemadura de primer grado causada, por ejemplo, por un chorro inesperado de agua hirviendo de la ducha (regadera) en un motel, hace que la piel se ponga roja y le duela, pero la quemadura sana por sí sola en un par de días. Una quemadura de segundo grado causada, por ejemplo, por un momento de descuido mientras cocina, provoca enrojecimiento, ampollas y un dolor intenso. Pero sigue siendo una quemadura menor que sana al cabo de un par de semanas, generalmente sin dejar cicatrices o dejando cicatrices poco notorias. Sin embargo, una quemadura de tercer grado, como las que presentaría si la ropa se le incendiara, destruye todas las capas de la piel.

GUÍA DE CUIDADOS PROFESIONALES

Puede usar los remedios que se recomiendan aquí para tratar las quemaduras de primer grado (que sólo se ven rojas) o las quemaduras leves de segundo grado (en las que salen ampollas menores) en casa.

Sin embargo, deberá ir al médico de inmediato si tiene una quemadura severa de segundo grado o una quemadura de tercer grado (en este caso, la piel generalmente se ve blanca con manchas rojas, luce como si estuviera mojada o cubierta por cera y presenta ampollas severas o está chamuscada). También deberá buscar tratamiento médico si una quemadura cubre más del 10 por ciento de su cuerpo; si se ha quemado la cara, las manos, los pies o los genitales; si la quemadura le produce un dolor intolerable; si se le infecta o si empieza a presentar escalofríos y fiebre.

Las señales de infección, que generalmente aparecen de 2 a 3 días después de quemarse, incluyen mayor enrojecimiento o dolor, hinchazón, pus y estrías rojas que se irradian desde la quemadura hacia las extremidades.

Las quemaduras causadas por electricidad o sustancias químicas siempre deben ser tratadas por un médico porque es posible que sean peores de lo que parecen.

Para ayudar a acelerar la recuperación y fomentar la curación de la herida, es útil seguir una buena alimentación y tomar suplementos de vitamina E, vitamina C, cinc y betacaroteno, dice Beverly Yates, N.D., una naturópata y directora del Natural Health Care Group en Seattle. Estos nutrientes son particularmente buenos para ayudar a reparar la piel y el funcionamiento del sistema nervioso en el área afectada, explica. Debido a que es probable que necesite tomar dosis más elevadas que las que se recomiendan para el uso diario, la Dra. Yates aconseja que tome estos suplementos sólo bajo la supervisión de un médico.

Una quemadura de tercer grado es una emergencia médica (al igual que las quemaduras de primer y segundo grado que cubren más del 10 por ciento del cuerpo). Pero si una quemadura de primer o segundo grado es pequeña y la piel no se le ha abierto, puede tratarla segura y eficazmente con remedios alternativos caseros.

ÁLOE VERA: ***Para las quemaduras menores en la cocina***

"La planta de áloe vera (sábila, acíbar) es por mucho el mejor remedio para las quemaduras menores que uno se hace al cocinar", dice Pamela

Fischer, fundadora y directora del Ohlone Center for Herbal Studies en Concord, California. Siempre tenga una planta en una maceta cerca de la ventana de su cocina. Si se quema, corte una hoja, pele la piel externa de la hoja y colóquese la parte interna de la hoja directamente sobre la quemadura. Luego, quítese la hoja con cuidado; la piel le quedará cubierta de gel de áloe vera, dice Fischer. Puede aplicarse áloe vera con la frecuencia necesaria para aliviar el dolor.

HOMEOPATÍA: ***Para aliviar el dolor de inmediato***

El remedio homeopático *Cantharis* es el mejor para las quemaduras, dice Beverly Yates, N.D., una naturópata y directora del Natural Health Care Group en Seattle.

Primero, dice, asegúrese de limpiar y vendar correctamente la quemadura para evitar que se infecte. Luego use *Cantharis* a la potencia 12C, tomando dos chochitos cada 15 minutos durante la primera hora. Si el dolor disminuye al cabo de la primera hora, tome la misma dosis cada 3 a 4 horas. (No se trague los chochitos; deje que se disuelvan debajo de su lengua). Pero si no consigue aliviar el dolor al cabo de la primera hora, cámbiese a la potencia 30C, tomando dos chochitos cada 15 minutos durante 1 hora y luego dos chochitos cada 3 a 4 horas. Puede tomar este remedio a la potencia 12C durante un máximo de una semana y a la potencia 30C durante un máximo de 4 días, aconseja la Dra. Yates.

VITAMINA E: ***Un aceite que acelera la curación y evita la cicatrización***

"Yo tenía una paciente a la que siempre le quedaban cicatrices cuando se quemaba —dice la Dra. Yates—. Una vez se quemó mientras cocinaba y me llamó 20 segundos después de que se había quemado. Lo primero que le dije fue que tomara dos remedios homeopáticos específicos que le indiqué basándome en lo que me dijo sobre la manera en que la quemadura le estaba afectando. Luego le dije que se aplicara aceite de vitamina E directamente sobre la superficie de la quemadura, cubriendo el aceite con una gasa y pegando los bordes de la gasa con cinta adhesiva, pero dejándola lo suficientemente floja para que pudiera llegarle aire a la quemadura. Luego le dije que se cambiara la gasa una vez al día hasta que se le curara la quemadura. La quemadura le sanó muy bien, rápido y sin dejarle cicatriz".

No se aplique aceite de vitamina E si la piel se le ha abierto, advierte la Dra. Yates, ya que cabe la posibilidad de que se le infecte.

ACEITE ESENCIAL DE LAVANDA: ***Alivio en aerosol***

"Yo he sido testigo de quemaduras que han sanado de manera sorprendente con el aceite esencial de lavanda (alhucema, espliego, *lavender*)", dice Colleen Dodt, una aromatoterapeuta de Rochester Hills, Michigan.

Para preparar la fórmula, combine 2 onzas (60 ml) de agua destilada, 2 onzas (60 ml) de hamamelis *(witch hazel)* y 25 gotas de aceite esencial de lavanda en un frasco rociador de vidrio (lo mejor es que sea de vidrio oscuro ya que ayuda a conservar el aceite). Guarde el

Self-Heal al rescate

Patricia Kaminski, cofundadora y codirectora de la Sociedad de Esencias Florales en Nevada City, California, nunca olvidará la noche que usó por primera vez un producto llamado *Self-Heal Creme*, que es una crema hecha a base de las esencias florales y la tintura de una planta llamada *self-heal*, además de otros componentes herbarios.

"Hay una estufa de leña donde yo vivo y una noche, cuando estaba poniendo más leña en el fuego, se me atoró la mano dentro de la estufa y podía sentir como la carne se me estaba chamuscando —recuerda Kaminski—. Sufrí una quemadura espantosa en mi dedo pulgar. De hecho, el dolor era tan intenso que apenas podía respirar.

"Le puse agua fría, pero esto no alivió mi dolor en lo absoluto. Le puse áloe vera (sábila, acíbar). De nuevo, no pasó nada. Luego, en mi desesperación, abrí un tarro de *Self-Heal Creme* y metí mi dedo en la crema. El dolor desapareció instantáneamente, lo cual me sorprendió. Un par de minutos después, saqué el pulgar del tarro y la sensación de ardor volvió a aparecer de inmediato. Entonces lo único que hice durante 3 ó 4 horas fue quedarme sentada con mi dedo en el tarro de crema. En cuanto lo sacaba, empezaba a sentir un dolor punzante y entonces lo metía de nuevo. Finalmente, lo saqué y ya no tenía dolor y seguí tan campante realizando mis actividades normales durante el resto de la noche hasta que se hizo hora de irme a la cama.

"A la mañana siguiente, me impresioné al ver que el área quemada nunca pasó por las diversas etapas de una quemadura típica. Sólo pasó de verse ligeramente rosada a su coloración normal".

frasco en un lugar seco, fresco y oscuro. Cuando necesite la fórmula, simplemente agítela y rocíesela. Dodt dice que este aerosol es bueno no sólo para las quemaduras, sino también para las picaduras. Puede usarla con la frecuencia y durante el tiempo que guste, pero al igual que en el caso del aceite de vitamina E, no la use si se le ha abierto la piel.

Los remedios naturales son lo mejor para aliviar las **quemaduras solares**

Ya lo ha escuchado antes: las quemaduras solares son muy malas para la salud. Hacen que su piel envejezca y pueden aumentar su riesgo de contraer cáncer de la piel.

"El mejor consejo con respecto a las quemaduras solares es: evite exponerse demasiado al sol", dice Beverly Yates, N.D., una naturópata y directora del Natural Health Care Group en Seattle.

Pero si ya se ha quemado, sus mejores opciones para conseguir alivio son los remedios alternativos, dice Norma Pasekoff Weinberg, una educadora en herbolaria de Cape Cod, Massachusetts.

"Muchos remedios típicos para las quemaduras solares que se venden en las farmacias anestesian el dolor pero no sirven para apoyar los propios sistemas curativos del cuerpo", dice Weinberg. Los remedios alternativos que usan sustancias naturales como hierbas y flores no sólo ayudan a disminuir los síntomas, dice, sino que también pueden devolver el cuerpo a un estado de equilibrio.

ÁLOE VERA: *El mejor remedio natural*

"No hay mejor remedio para las quemaduras menores que el gel de

GUÍA DE CUIDADOS PROFESIONALES

La mayoría de las quemaduras solares son quemaduras de primer grado, lo que significa que se ha tostado la epidermis, que es la capa externa de la piel, por lo que le ha quedado roja, adolorida y caliente. Usted puede tratar este tipo de quemadura solar con los remedios que se describen en este capítulo. Además, tomar dosis diarias elevadas de vitaminas antioxidantes durante 1 semana y cinc durante 2 a 3 semanas después de haberse quemado puede acelerar su recuperación, dice Bradley Bongiovanni, N.D., un naturópata de Cambridge, Massachusetts. Pero esto sólo debe hacerse bajo supervisión médica, agrega.

Sin embargo, si tiene una quemadura de segundo grado, lo cual significa que también se ha quemado la dermis o capa inferior de la piel, y presenta hinchazón, ampollas, dolor intenso y tal vez náusea, escalofríos y fiebre a medida que el cuerpo trata de lidiar con el choque, necesita buscar atención médica de inmediato.

áloe vera (sábila, acíbar)", dice Therese Francis, Ph.D., una herbolaria de Santa Fe, Nuevo México. "Use el gel según sea necesario para aliviar el dolor, el calor y el enrojecimiento y siga untándoselo hasta que su piel deje de absorberlo", dice. "Una quemadura reciente absorbe el gel de áloe vera con mucha rapidez; es sorprendente ver la cantidad que se tendrá que poner antes de que su piel ya no pueda absorber más", agrega la Dra. Francis.

Si tiene una planta de áloe vera a la mano, puede obtener el gel directamente de las hojas. Arranque una hoja, apriétela para sacarle el gel y únteselo sobre la quemadura. Aplíquese la cantidad que absorba su piel de tres a cinco veces al día hasta que la quemadura se haya curado.

Si va a comprar el gel de áloe vera, encuentre un producto cuya etiqueta indique que contiene un porcentaje muy alto de áloe vera, o sea, 99 o incluso 100 por ciento, dice la Dra. Francis.

"Muchos de estos productos contienen sólo un 45 ó 50 por ciento de áloe vera. El resto son rellenos —dice—. Estos productos no son tan eficaces". Además, ella señala que el verdadero gel de áloe vera no es de color verde neón (el cual se debe al colorante artificial que le agregan al gel) sino de color verde pálido, casi transparente.

ACEITE ESENCIAL DE LAVANDA: ***Combínelo con el gel de áloe vera***

"La combinación de gel de áloe vera con unas cuantas gotas de aceite esencial de lavanda (alhucema, espliego, *lavender*) funciona tan bien para calmar el dolor y acelerar la curación de una quemadura solar que estos son los únicos dos remedios que generalmente empleo", dice la Dra. Francis.

La lavanda, explica, fomenta el crecimiento de piel nueva y se cree que es excelente para curar quemaduras de primer grado. También es uno de los pocos aceites esenciales que uno se puede aplicar directamente sobre la piel sin tener que diluirlo en un vehículo de aceite.

Para usar el aceite, agregue una o dos gotas al gel de áloe vera y luego aplíquese la mezcla sobre la piel quemada y varias pulgadas del área circundante, aconseja la Dra. Francis.

YOGUR: ***Alivio refrigerado***

Si no tiene gel de áloe vera o aceite esencial de lavanda en su botiquín, revise su refrigerador para ver si tiene yogur natural.

"El yogur es muy refrescante y también es un humectante natural", dice Weinberg. Aplíquese cantidades abundantes de yogur sobre el área quemada y déjeselo durante alrededor de 10 minutos. "Luego enjuáguese con agua que ha sido hervida y enfriada para esterilizarla y séquese dándose pequeños golpecitos con un trapo limpio", dice. Repita esto tres o cuatro veces durante el primer día y luego con la frecuencia necesaria.

TÉ VERDE: ***Mejor que la benzocaína***

Las compresas hechas de té verde pueden disminuir la hinchazón que produce una quemadura menor y aliviar el ardor, dice Weinberg. "Este remedio funciona mejor que la benzocaína, que es un ingrediente en muchos de los productos que se venden sin receta para aliviar las quemaduras solares", dice.

Para preparar una compresa, prepare una jarra de té calentando de 6 a 8 onzas (180 a 240 ml) de agua casi hasta que rompa en hervor y vertiendo el agua sobre 1 cucharadita de té verde suelto. Cubra el recipiente, deje la mezcla en infusión durante 5 minutos y luego diluya el té con una cantidad igual de agua destilada fría. Remoje un trapo de algodón limpio en el té una vez que se haya enfriado, coloque el trapo sobre la piel quemada y déjese el trapo durante 5 a 10 minutos. Vuelva a aplicarse el té tres o cuatro veces al día o según sea necesario, aconseja Weinberg.

HIDROTERAPIA: ***Un baño calmante de té y vinagre***

Para usar el agua para ayudar a calmar una quemadura solar, agregue ingredientes calmantes y antiinflamatorios al baño y remójese durante 10 a 20 minutos, dice Brigitte Mars, una herbolaria y asesora nutricional de Boulder, Colorado.

Agregue 1 taza de té negro (el cual contiene compuestos antiinflamatorios llamados taninos) y 1 taza de vinagre de manzana (un remedio probado y comprobado que alivia las quemaduras solares) a un baño de agua que esté a una temperatura cómoda, es decir, ni demasiado caliente ni demasiado fría, y remójese dos veces al día hasta que la quemadura solar haya sanado. También puede agregar siete gotas de aceite esencial de lavanda (alhucema, espliego, *lavender*) al agua, agrega Mars. Para hacer el té, hierva 4 tazas de agua y luego retire la olla del fuego. Agregue 6 bolsas de té, cubra la olla y deje en infusión durante 10 minutos.

HOMEOPATÍA: ***Para calmar el dolor en la piel***

Hay un remedio homeopático que sirve para aliviar la piel enrojecida y adolorida, dice Bradley Bongiovanni, N.D., un naturópata de Cambridge, Massachusetts. Él recomienda disolver tres chochitos de *Belladonna* a la potencia 6C o 12C debajo de su lengua tres veces al día hasta que se alivien sus síntomas.

Si su piel tiene ampollas y se está pelando, deberá consultar a un médico. Pero después de que haya ido con el médico, también puede ayudar a curar el problema con el remedio homeopático *Cantharis*. Use la misma potencia, dosis y frecuencia que para la *Belladonna* hasta que el dolor haya desaparecido y empiece a sanar su piel.

ANTIOXIDANTES: ***Para acelerar la curación***

Las vitaminas antioxidantes ayudan a la piel a sanar más rápido después de haber sufrido una quemadura solar, dice el Dr. Bongiovanni. "El sol causa daños oxidativos en las células de la piel y los antioxidantes aceleran la recuperación", dice. El Dr. Bongiovanni recomienda las dosis diarias siguientes durante 1 semana.

- Vitamina A: 10,000 unidades internacionales (UI)
- Vitamina C: 1,000 miligramos
- Vitamina E: 400 UI

Limite los efectos secundarios de la **quimioterapia y la radiación**

Náusea. Vómito. Pérdida del apetito. Diarrea. Anemia. Caída del cabello. Fatiga. Úlceras en la boca. Candidiasis. Depresión. Ansiedad. Insomnio. Dolor.

No, estos no son los síntomas del cáncer. Son algunos de los efectos secundarios comunes de dos tratamientos médicos para el cáncer: la radiación (rayos X que matan al tumor) y la quimioterapia (medicamentos que matan al tumor).

"Lo que ocurre en la mayoría de los casos es que los pacientes con cáncer se ponen muy enfermos como resultado de los tratamientos que reciben —dice el Dr. Doug Brodie, un doctor en medicina alternativa de Reno que ha tratado a cientos de pacientes con cáncer—. Al usar remedios alternativos además de los tratamientos convencionales, algunos pacientes pueden pasar por la radiación y la quimioterapia sin presentar casi ningún efecto secundario".

Algunos remedios alternativos hasta pueden mejorar la eficacia de la quimioterapia y la radiación, dice el Dr. Charles Simone, director del Simone Protective Cancer Center en Lawrenceville, Nueva Jersey.

HONGOS *MAITAKE: Elimine la náusea y aumente su nivel de energía*

Este hongo proveniente de Japón contiene una sustancia química alimentaria llamada betaglucano (*beta-glucan*), la cual puede ayudar a quitar la náusea, incrementar el apetito y aumentar el nivel de energía, al mismo tiempo que fortalece a los glóbulos blancos del sistema inmunitario, que son los responsables de matar a las células cancerosas.

"El extracto de betaglucano derivado de los hongos *maitake* es uno de los mejores remedios caseros para ayudar a prevenir los efectos secundarios de los tratamientos convencionales para el cáncer y también para

GUÍA DE

CUIDADOS PROFESIONALES

Precaución: *El cáncer es una enfermedad compleja y potencialmente mortal que requiere atención médica profesional. Algunos remedios alternativos pueden hacer que el cáncer empeore si no se usan correctamente. Por lo tanto, use los remedios alternativos descritos en este capítulo sólo como parte de un plan de tratamiento contra el cáncer guiado y supervisado por un médico calificado que tenga experiencia en el tratamiento del cáncer y en medicina alternativa. Si le está atendiendo un doctor convencional, hable con él antes de cambiar o suspender cualesquiera tratamientos médicos o medicamentos convencionales y mantenga informados a todos sus médicos y/o profesionales en terapias alternativas de todos los tratamientos que esté recibiendo.*

vencer el cáncer", cree el Dr. Robert Rountree, cofundador del Helios Health Center en Boulder, Colorado.

Los pacientes del Dr. Rountree toman de dos a tres goteros al día (alrededor de 30 gotas) de este extracto en un producto que se llama fracción D del *maitake (maitake D-fraction)*. También se venden otros extractos de betaglucano que se derivan de los hongos *shiitake* y *reishi*, así como de los hongos *maitake*. Los tres son ricos en betaglucano. Siga la dosis recomendada en la etiqueta del producto.

MCT Y LA PROTEÍNA DEL SUERO DE LA LECHE: ***Para obtener las calorías que necesita***

Los tratamientos convencionales para el cáncer "apagan" el centro del apetito en el cerebro y dañan las células del intestino. Como resultado, es probable que a los pacientes con cáncer no les den ganas de comer y que absorban menos calorías de los alimentos que sí llegan a comer. Esto puede conducir a una pérdida de peso muy pronunciada.

Para asegurarse de que sus pacientes con cáncer obtengan suficientes calorías para mantener su peso, el Dr. Rountree les receta un aceite que se absorbe muy bien, que tiene un alto contenido calórico y que contiene un tipo de grasa que se conoce como triglicéridos de cadena mediana (*MCT* por sus siglas en inglés).

Su fuente preferida de MCT es un producto llamado *Thin Oil*, el cual se vende en sabores de mantequilla, aceite de oliva y ajo. Él aconseja a sus pacientes que tomen de 1 a 3 cucharadas al día de *Thin Oil*, dependiendo de su apetito, su ingesta calórica diaria y la tasa a la cual están perdiendo peso. El producto *Thin Oil* sólo puede conseguirse a través del profesional de la salud que lo esté atendiendo.

También recomienda la proteína del suero de la leche *(whey protein)*, que es un producto que funciona particularmente bien en las personas que tienen problemas de absorción. "La proteína del suero de la leche tiene muchas calorías, se absorbe fácilmente y además fortalece al sistema inmunitario, ayudándole a vencer el cáncer", dice el Dr. Rountree. Siga la dosis recomendada en la etiqueta del producto.

GLUTAMINA: ***Para proteger su tracto intestinal***

La quimioterapia y la radioterapia atacan a todas las células que se están multiplicando rápidamente en su cuerpo y no sólo a las células cancerosas. Para proteger a las células que revisten su tracto intestinal, el Dr. Rountree recomienda tomar de 5,000 a 15,000 miligramos al día de glutamina *(glutamine)*, que es un aminoácido que sirve de combustible a las células intestinales. "La glutamina es el mejor remedio para proteger al intestino de los daños de la quimioterapia y la radiación", dice.

ASTRÁGALO: ***Para proteger su sistema inmunitario***

Esta hierba china fortalece al sistema inmunitario, el cual se ve debilitado por la quimioterapia. El Dr. Rountree receta 1,500 miligramos de astrágalo *(astragalus)* al día a sus pacientes con cáncer.

El debate de los antioxidantes

A los especialistas en cáncer se les enseña en la escuela de medicina que las vitaminas y minerales antioxidantes anulan el poder de la quimioterapia y la radiación para matar el cáncer, dice el Dr. Charles Simone, director del Simone Protective Cancer Center en Lawrenceville, Nueva Jersey.

Debido a que estos tratamientos funcionan al generar radicales libres que destruyen a las células, y considerando que los antioxidantes neutralizan a los radicales libres, parecería lógico evitar los antioxidantes.

Pues no lo es, dice el Dr. Simone. De hecho, él cree que el apoyo nutricional no sólo disminuye los efectos secundarios de la quimioterapia y la radiación, sino que también aumenta la "capacidad para matar" de estos tratamientos.

Lo cierto es que, según el Dr. Simone, las personas que toman suplementos de vitaminas y minerales suplementos y al mismo tiempo reciben tratamientos convencionales se recuperan con mayor rapidez del cáncer y viven más tiempo que las personas que no los toman.

GINSENG SIBERIANO: _Para aumentar la energía y el vigor_

El *ginseng* siberiano (*Siberian ginseng*) puede ayudar a prevenir la fatiga provocada por la radiación o la quimioterapia, dice el Dr. Rountree. También funciona bien junto con el astrágalo para proteger el sistema inmunitario. Él recomienda a sus pacientes con cáncer que tomen 200 miligramos de tres a seis veces al día.

Por desgracia, muchos de los productos que se venden como *ginseng* siberiano no contienen ninguno de los ingredientes vigorizantes de esta hierba. Por lo tanto, el Dr. Rountree dice que debe buscar un producto estandarizado según su contenido de eleuterósidos (*eleutherosides*), que es el principio activo primordial de esta hierba.

INFUSIÓN DE _UMEBOSHI_: _Para prevenir la náusea y el vómito_

El *umeboshi*, término en japonés que significa pasta de ciruelas saladas, es uno de los ingredientes de esta infusión, junto con la raíz de *kudzu* y el jengibre (*ginger*).

"Es el mejor remedio para la náusea y el vómito causados por los tratamientos convencionales contra el cáncer", dice el Dr. Rountree. A continuación le decimos cómo preparar esta infusión.

Compre pasta de *umeboshi*, *kudzu* en polvo (suelto o en cápsulas) y jengibre fresco rallado o en polvo. Coloque ½ cucharadita de *kudzu* en polvo en un tazón (recipiente) y combínelo con suficiente agua fría como para formar una pasta. Machaque la pasta y luego vierta 1 taza de agua caliente sobre la misma para disolverla. Agregue ½ cucharadita de *umeboshi* y ½ cucharadita de jengibre, vierta el agua en una pequeña jarra y hierva la mezcla a fuego lento durante 30 minutos. Cuele la infusión antes de beberla. Tome esta infusión dos veces al día, incluyendo una taza antes del desayuno.

"Esta infusión es muy buena para asentar el estómago de los pacientes con cáncer cuando se toma a primera hora de la mañana", dice el Dr. Rountree.

TÉ VERDE: _Otra opción que anula la náusea_

"El té verde (*green tea*) hace que las personas que están en quimioterapia se sientan mucho mejor y además posee propiedades anticancerígenas", dice el Dr. Rountree. Él aconseja a sus pacientes que tomen varias tazas de té verde al día o que tomen diariamente 500 miligramos de la hierba en forma de cápsula. Siga la dosis recomendada en la etiqueta del producto.

Remedios extraordinariamente fuertes para los **resfriados**

Se lavó las manos cada vez después de saludar a alguien. Se alejó cada vez que alguien estornudó. Sin embargo, pese a todas sus precauciones, le dio un resfriado (catarro) y los virus que están de fiesta en sus vías respiratorias altas están haciendo que usted se sienta muy mal, con fiebre, dolor de cabeza, cansancio, tos y un escurrimiento nasal de tal magnitud que las acciones de la empresa que fabrica los *Kleenex* han subido 20 puntos desde que usted se enfermó.

Los doctores convencionales le dirán que tome un medicamento para el resfriado y que espere a que le pase. Sin embargo, los profesionales en terapias alternativas dicen que hay una variedad de nutrientes, hierbas y otros remedios que pueden fortalecer su sistema inmunitario, el cual se encarga de combatir a los virus, así como acortar la duración de su resfriado (para que le dure tan sólo de 2 a 3 días) y silenciar los síntomas. Muchos de estos tratamientos también pueden ayudar a prevenir los resfriados.

Aquí le damos el programa completo para acabar con los resfriados del Dr. Kenneth A. Bock, codirector del Rhinebeck Health Center en Rhinebeck, Nueva York, y del Center for Progressive Medicine en Albany, Nueva York.

"Yo no les pido a mis pacientes que tomen todos estos remedios porque les saldría demasiado caro y tendrían que tomar demasiadas pastillas", dice. Tendrá que experimentar un poco para elegir los remedios que sean más eficaces para usted. Si típicamente le da más de un resfriado por temporada, tendrá muchas oportunidades para averiguar cuáles son los que mejor le funcionan.

VITAMINA C: *Maximice su inmunidad*

"Las enfermedades virales de todo tipo hacen que aumente su requerimiento de vitamina C", dice el Dr. Bock. El truco es saturar inmediata-

GUÍA DE CUIDADOS PROFESIONALES

La gran mayoría de los resfriados (catarros) no son muy serios y desaparecen por sí solos. Sin embargo, en algunos casos, los resfriados pueden convertirse en infecciones más serias, como bronquitis o sinusitis.

Un resfriado que no mejora en un lapso de 2 semanas y que va acompañado de jadeo; dolor en los oídos, los senos nasales o el pecho o tos productiva con flemas verdosas o con sangre, necesita ser tratado por un médico, dice el Dr. Kenneth A. Bock, codirector del Rhinebeck Health Center en Rhinebeck, Nueva York, y del Center for Progressive Medicine en Albany, Nueva York.

mente su cuerpo con vitamina C en cuanto se dé cuenta que le está dando un resfriado. El objetivo es tomar la cantidad suficiente de este nutriente para que eleve al máximo la actividad inmunitaria de forma que se neutralice la infección, dice el Dr. Bock.

Él recomienda tomar de 6,000 a 12,000 miligramos de vitamina C al día durante una semana. Lo ideal es que tome algo de vitamina C cada hora del día para mantener los niveles de saturación en el cuerpo. Si esto le parece poco conveniente, divida la dosis diaria total en tres partes iguales, aconseja.

Si empieza a tener diarrea y flatulencia, las cuales son efectos secundarios posibles pero inofensivos de las dosis elevadas de vitamina C, disminuya su dosis total por 1,000 miligramos al día hasta que las molestias intestinales desaparezcan. Una vez que se sienta mejor, siga tomando vitamina C; 3,000 miligramos al día ayudarán a prevenir otro resfriado, dice el Dr. Bock.

VITAMINA E: ***Duplique la protección***

"Cuando su sistema inmunitario está luchando contra una infección, genera productos derivados tóxicos que hacen que le sea más difícil sanar rápidamente", dice el Dr. Bock. La mayoría de estos productos derivados vienen en la forma de radicales libres, que son moléculas que oxidan y dañan a sus células.

La vitamina E trabaja en equipo con la vitamina C, ayudando a proteger a sus células contra los daños oxidativos y permitiendo que se recupere más rápido. El Dr. Bock recomienda tomar de 400 a 800 unidades internacionales (UI) de vitamina E al día mientras le dure el resfriado. Siga tomando la misma dosis cuando ya esté mejor, porque se ha demostrado que la vitamina E ayuda a prevenir enfermedades cardíacas y muchos otros problemas serios de salud.

VITAMINA A: ***Fortalece la mucosa***

El tracto respiratorio está revestido de células que forman una capa llamada epitelio. Este es un revestimiento mucoso que ayuda a atrapar a los virus del resfriado antes de que tengan oportunidad de enfermarlo. La superficie también se encuentra revestida de proteínas inmunitarias que neutralizan a los virus.

Al primer indicio de un resfriado, tome de 50,000 a 100,000 UI de vitamina A al día, pero tome esta dosis sólo durante 5 días, advierte el Dr. Bock. Esta vitamina se acumula en el hígado y podría ser peligroso tomarla durante períodos más largos.

CINC: ***Estimule su inmunidad con pastillas***

Es probable que las pastillas de cinc funcionen porque muchas de las personas que viven en los Estados Unidos presentan una deficiencia de este nutriente. También es posible que el cinc mate directamente al rinovirus que causa el resfriado. (Pero a decir verdad, puede que las pastillas de cinc no funcionen en lo absoluto: algunos estudios científicos demuestran que sí funcionan, pero otros indican lo contrario).

El Dr. Bock recomienda tomar de cuatro a seis pastillas de cinc al día, de modo que la dosis total diaria sea de no más de 120 a 140 miligramos. De nuevo, mantenga esta dosis durante un máximo de 5 días, ya que tomar esta cantidad de cinc durante períodos prolongados puede causar un desequilibrio en el nivel de cobre, explica.

EQUINACIA: ***Un remedio probado y comprobado***

La hierba equinacia (echinácea) ha sido usada durante siglos para aliviar los resfriados y otros problemas de las vías respiratorias altas. Es posible que funcione al incrementar la producción de células inmunitarias que combaten las enfermedades, como los fagocitos, los leucocitos y las células asesinas naturales, explica el Dr. Bock. Él recomienda usar equinacia en forma de cápsula o tintura.

La recomendación común es tomar equinacia de manera intermitente, es decir, usarla durante una o dos semanas y luego suspenderla durante más o menos una semana antes de volver a empezar a tomarla, porque se cree que el uso continuo de esta hierba puede deprimir el funcionamiento del sistema inmunitario. Tome una dosis de 175 a 225 miligramos dos o tres veces al día.

Hongos mágicos

Aunque su abuela probablemente dirá que es el caldo de pollo, los científicos están descubriendo que el verdadero remedio contra el resfriado (catarro) podría ser un hongo japonés llamado hongo *maitake*. Estos hongos (que algunas personas agregan a las sopas) contienen altos niveles de unas sustancias químicas llamadas polisacáridos, los cuales se cree que estimulan el sistema inmunitario para que le dé rienda suelta a su arsenal de componentes que combaten infecciones, como macrófagos, células asesinas naturales y células T.

Al primer indicio de un resfriado, tome 20 miligramos de un extracto líquido estandarizado del hongo *maitake*, aconseja el Dr. Kenneth A. Bock, codirector del Rhinebeck Health Center en Rhinebeck, Nueva York, y del Center for Progressive Medicine en Albany, Nueva York. Otra alternativa es tomar un suplemento que le brinde el principio más activo que contienen estos hongos, llamado polisacárido beta-1,6-glucano (*beta 1,6 glucan polysaccharide*), que también se conoce como fracción D del *maitake* (*maitake D-fraction*).

HIDRASTE: ***Para calmar el dolor de garganta***

Aunque las pruebas que existen respecto de la eficacia del hidraste (sello dorado, acónito americano, *goldenseal*) no son tan contundentes como las que existen con respecto a la equinacia, esta hierba sí parece fortalecer el sistema inmunitario. Además, aparentemente combate las infecciones virales localizadas, razón por la cual es particularmente buena para el dolor de garganta, dice el Dr. Bock.

No es una buena idea tomar hidraste todos los días, agrega. Tome de 175 a 350 miligramos tres o cuatro veces al día durante 10 días a 2 semanas, comenzando a la primera señal de un resfriado. "Yo recomiendo tomar equinacia e hidraste al mismo tiempo mientras le dure cualquier enfermedad de las vías respiratorias altas", dice.

AJO: ***Para acabar rapidito con los gérmenes***

Las pruebas de la potencia medicinal del ajo son irrefutables: sólo coma un diente de ajo y luego pídales a sus amigos que le digan si el ajo es potente o no. Ese aroma inolvidable está repleto de moléculas que matan a los virus.

Usted puede aprovechar las bondades del ajo sin terminar oliendo a ajo si toma ajo desodorizado. Este es un tipo de ajo al que se le ha eliminado el olor, pero no su medicina natural. Tome de 15 a 30 tabletas o cápsulas de 300 a 500 miligramos durante 5 a 7 días, dice el Dr. Bock.

Después de eso, puede seguir tomando de cuatro a seis tabletas o cápsulas al día para ayudar a evitar que le vuelva a dar un resfriado; siga las instrucciones que aparezcan en la etiqueta del producto.

HOMEOPATÍA: ***Vale la pena probarla***

"Estos remedios funcionan extremadamente bien en alrededor de un tercio de mis pacientes, funcionan moderadamente bien en otro tercio de ellos y producen muy poco efecto o son ineficaces en el tercio restante", dice el Dr. Bock. Pero ya que los remedios homeopáticos se consideran no tóxicos, son económicos y potencialmente pueden ser muy eficaces, agrega, vale la pena probarlos.

El Dr. Bock recomienda tomar un remedio llamado *Husteel*, que contiene diversas sustancias homeopáticas que son particularmente buenas para los resfriados y la tos. Siga las instrucciones que aparezcan en la etiqueta y tómelo sólo mientras le duren los síntomas, agrega.

EXTRACTO DE TIMO: ***Ponga a sus hormonas a trabajar***

Se piensa que los suplementos que contienen extractos de la glándula del timo *(thymus gland extracts)* estimulan al cuerpo para que genere las hormonas que provocan la formación de células T, las cuales cumplen con la función importante de matar virus. Tome 350 miligramos del extracto según las instrucciones que aparezcan en la etiqueta del producto durante 1 a 2 semanas, comenzando al primer indicio de un resfriado, dice el Dr. Bock. Tómelo sólo bajo la supervisión de un doctor en medicina que sepa del uso de este suplemento y tenga experiencia con el mismo.

Estrategias seguras para aliviar la **retención de líquidos**

Quizá sus piernas se ven más gruesas de lo que deberían verse, su vientre repentinamente está más abultado o sus senos se sienten hinchados o sensibles. Todos estos son síntomas de la retención de líquidos, también llamada edema, que ocurre cuando los líquidos que normalmente fluyen a través del cuerpo se encharcan en los pequeños espacios que hay entre las células. Es más común en las mujeres que en los hombres porque las mujeres tienen espacios más grandes entre las células, que es algo que la naturaleza les dio para permitir la expansión durante el embarazo.

Casi todas las mujeres están familiarizadas con el líquido adicional que se acumula y luego desaparece durante el transcurso de su ciclo menstrual. Pero algunas mujeres retienen líquidos todo el tiempo y esto puede causarles problemas serios de salud. Por eso es importante que cualquiera que retenga líquidos durante más de una semana consulte a un doctor para que le haga un diagnóstico y le indique un tratamiento.

Los doctores convencionales generalmente tratan de controlar este padecimiento con diuréticos, es decir, con medicamentos que hacen que el cuerpo elimine agua. El problema es que los diuréticos también hacen que el cuerpo elimine potasio y magnesio, los cuales son minerales que sirven para la contracción muscular y que mantienen al corazón latiendo y a los nervios comunicándose entre sí. Además, estos medicamentos pueden provocar muchos otros efectos secundarios nocivos, como la elevación del nivel de azúcar en la sangre y la disminución del impulso sexual.

Por lo tanto, no es sorprendente que los doctores en medicina alternativa recomienden otros métodos completamente naturales para aliviar la retención de líquidos, comenzando con la sustancia más natural de todas.

GUÍA DE CUIDADOS PROFESIONALES

Las mujeres premenopáusicas y posmenopáusicas pueden retener líquidos ya sea porque no están consumiendo suficiente proteína, porque siguen una alimentación alta en sal o porque no están ingiriendo suficiente vitamina B_6. Las sensibilidades a los alimentos o a sustancias químicas también pueden ser factores que contribuyen a la retención de líquidos. Aunque la retención de líquidos de corto plazo no necesariamente es algo serio, un problema que ya lleva mucho tiempo podría ser indicativo de un desequilibrio hormonal o incluso de una insuficiencia cardíaca o renal aguda.

Si no es una parte natural de su ciclo menstrual o si va acompañada de falta de aliento, palpitaciones, dolor en los músculos de las pantorrillas o una disminución en la micción, será necesario que consulte a un médico de inmediato.

Quizá lo mejor es que vaya a ver a un doctor que emplee la medicina natural, dice la Dra. Betty Sy Go, una doctora que incorpora la medicina natural en su consulta de Bellevue, Washington. Un doctor que incorpore la medicina natural en su consulta se enfocará en descubrir y eliminar la causa del problema, en lugar de sólo tratar los síntomas con medicamentos, dice. Incluso si es necesario que tome un diurético, existe una buena probabilidad de que pueda usar un producto natural, el cual no le producirá los efectos secundarios de los medicamentos, dice.

AGUA: ***Para enjuagar los riñones***

Es difícil creer que beber más agua sea útil para aliviar la retención de líquidos. ¿No es el problema que ya tiene demasiado líquido en su cuerpo? Bueno, cuando está deshidratado por beber una cantidad insuficiente de agua como para satisfacer las necesidades de su cuerpo, puede que sus riñones tomen la decisión de conservar agua. Esta es una de las causas del abotagamiento y la retención de líquidos, dice la Dra. Betty Sy Go, una doctora que incorpora la medicina natural en su consulta de Bellevue, Washington. Para impedir que sus riñones empiecen a tratar a su cuerpo como si fuera un reservorio de agua, ella recomienda beber 2 cuartos de galón (1.92 litros) de agua u ocho vasos de 8 onzas (240 ml) de agua al día.

ALIMENTOS: ***Pruebe los diuréticos naturales***

Diversos alimentos actúan como diuréticos naturales al eliminar el líquido excedente del cuerpo, dice Mark Stengler, N.D., un naturópata de San Diego. El perejil, el apio y la sandía son los mejores, dice.

Otras buenas opciones incluyen los espárragos, las zanahorias, la alcachofa y los brotes (germinados) de alfalfa, dice la Dra. Go. Intente comer al menos una ración de uno de estos alimentos cada día, aconseja.

DIENTE DE LEÓN: ***La mejor medicina de la naturaleza***

Las hojas de diente de león (amargón, *dandelion*) se consideran como el mejor diurético natural que nos ha dado la naturaleza, dice el Dr. Stengler. Y a diferencia de los diuréticos farmacéuticos, no despoja al cuerpo del potasio que necesita. Él aconseja a las personas con retención de líquidos que tomen 250 miligramos de un extracto de hojas de diente de león tres veces al día. También puede tomar de 30 a 60 gotas de tintura en ½ taza de jugo o agua tres veces al día, dice.

Puede tomar diente de león indefinidamente si lo está usando para aliviar la retención de líquidos causada por la presión arterial alta, dice el Dr. Stengler. Para la retención de líquidos que se presenta durante el embarazo o para las piernas hinchadas que se deben a la retención de líquidos, tome la dosis recomendada hasta que los síntomas estén bajo control y luego disminuya la dosis a la mitad, aconseja.

Otras hierbas que actúan como diuréticos incluyen el astrágalo *(astragalus)*, el buchu *(buchu)*, la bardana (cadillo, *burdock*), el marrubio *(horehound)* y la ulmaria *(meadowsweet)*. Puede tomar cualquiera de estas hierbas en forma de infusión, extracto o tintura. Beba de dos a tres tazas de la infusión o tome de 30 a 60 gotas de la tintura al día. En el caso de los extractos, los cuales vienen en forma de cápsula, lo mejor es seguir las instrucciones que aparezcan en la etiqueta del producto, dice. Cuando la retención de líquidos ya esté bajo control, reduzca la dosis a la mitad. Estas hierbas pueden tomarse indefinidamente, dice el Dr. Stengler.

VITAMINA B_6: ***Ayuda para el hígado***

El hígado fabrica proteínas que se combinan con el agua y la transportan hacia afuera del cuerpo, pero si el hígado no funciona bien, puede empezar a retener líquidos, dice el Dr. Stengler. Tomar 100 miligramos de vitamina B_6 puede ayudar a fortalecer el hígado y disminuir el edema, dice.

La mejor manera de obtener vitamina B_6 es tomando un suplemento de vitaminas del complejo B, agrega el Dr. Stengler, el cual le brindará un consumo equilibrado de todas las vitaminas B.

EJERCICIO: ***Brinque para poner los líquidos en movimiento***

Se cree que rebotar en un minitrampolín estimula al sistema linfático, el cual está compuesto de una serie de vasos que mueven y drenan líquidos. El movimiento ascendente y descendente puede ayudar a su cuerpo a eliminar el líquido excedente, dice el Dr. Virender Sodhi, (Ayurveda), N.D., un médico ayurvédico y naturópata y director de la Escuela de Ciencias Ayurvédicas de los Estados Unidos en Bellevue, Washington. Él recomienda brincar durante 10 a 15 minutos cada día mientras siga reteniendo líquidos. Recuerde doblar sus rodillas cuando esté brincando, advierte.

Auxiliares naturales sin efectos secundarios para las **ronchas**

Las ronchas son pequeñas hinchazones rojas en la piel que dan una comezón tan enloquecedora que uno haría prácticamente cualquier cosa por evitar que le salgan más.

Los medicamentos que se venden con receta como los antihistamínicos y la cortisona son muy eficaces para controlar las ronchas, pero también pueden causar efectos secundarios. Los antihistamínicos pueden darle sueño y la cortisona puede causar una amplia gama de reacciones que dañan al cuerpo. La cortisona es particularmente dañina para las personas que tienen ronchas crónicas (episodios que duran más de 6 semanas) y necesitan tomar este fármaco con regularidad.

"Yo pienso que es necesario aliviar los síntomas de las ronchas de manera natural y sin efectos secundarios —dice la Dra. Jacqueline Krohn, una doctora de Nuevo México—. Pero lo que es todavía más importante es descubrir la causa de las ronchas para que se pueda eliminar el problema".

Descubrir la causa de las ronchas puede ser difícil; por lo tanto, lo mejor es trabajar con un alergólogo que pueda ayudarle a detectar qué es lo que posiblemente esté provocando sus ronchas. No obstante, hay muchas cosas que puede hacer por su propia cuenta para aliviar los síntomas. Esto es lo que sugieren los expertos en terapias alternativas.

HIDROTERAPIA: ***Pare un ataque de ronchas***

Cuando son provocadas por un alergeno, los mastocitos de su sistema inmunitario liberan una sustancia química llamada histamina, la cual hace que le salgan ronchas. Ducharse en agua muy caliente (lo más caliente que pueda tolerar sin que le cause dolor) también provoca la liberación de histamina. Una vez que se libere toda la histamina, dejará de tener comezón y como el cuerpo tarda varias horas en hacer más histamina, ya no tendrá ronchas.

"Ducharse con agua muy caliente durante 10 a 15 minutos 'vacía' a los mastocitos, dejándolos sin histamina y aliviando su comezón —dice Bradley Bongiovanni, N.D., un naturópata de Cambridge, Massachusetts—. Este remedio no corrige el problema, pero sirve para hacerlo más tolerable".

QUERCETINA: ***Un antihistamínico natural***

La quercetina es un pigmento vegetal que se encuentra en la cebolla, la manzana, las verduras de hojas color verde y otros alimentos. Es un antihistamínico natural y un suplemento de quercetina puede ayudar a disminuir o eliminar las ronchas, dice la Dra. Krohn.

Una secretaria que trabajaba en un consultorio médico y que tenía ronchas crónicas que hacían que se le hinchara la cara pudo resolver el problema tomando 500 miligramos de quercetina dos veces al día, dice. "Este es un suplemento excelente para cualquiera que tenga este problema".

HOMEOPATÍA: ***Alivio personalizado***

Los remedios homeopáticos pueden ser eficaces para aliviar las ronchas agudas o controlar las ronchas crónicas, dice la Dra. Krohn. Ella recomienda usar la potencia 200C para las ronchas agudas. (Lo más probable es que no encuentre una potencia mayor a 30C en la mayoría de las tiendas de productos naturales, pero no se preocupe, a esta potencia también será eficaz el remedio).

Siga la dosis recomendada en la etiqueta del producto, donde generalmente se indica que tome de tres a cuatro chochitos al día. Otra alternativa, dice la Dra. Krohn, es disolver un chochito en 4 onzas (120 ml) de agua y tomar una cucharadita de la solución de cuatro a seis veces al día.

GUÍA DE CUIDADOS PROFESIONALES

Si ha tenido ronchas durante más de 6 semanas, entonces tiene ronchas crónicas, a diferencia de ronchas agudas, las cuales sólo salen de vez en cuando. Es probable que las ronchas crónicas sean causadas por múltiples factores y necesitará la ayuda de un alergólogo o dermatólogo para descubrir las causas de sus ronchas, las cuales podrían ser alimentos, sustancias químicas, medicamentos, moho, caspa de animales, el sol, el frío o muchos otros factores posibles.

En algunos casos, las ronchas pueden ser la primera señal de una emergencia alérgica potencialmente mortal que se conoce como choque anafiláctico, particularmente si le salen en el interior de la boca, en las palmas de las manos y las plantas de los pies, en la parte superior del cuero cabelludo o cerca de los genitales. La única manera de contrarrestar esta emergencia es con una inyección inmediata de adrenalina (epinefrina), dice la Dra. Jacqueline Krohn, una doctora de Nuevo México. Si siente que se le está cerrando la garganta y tiene dificultades para respirar, llame inmediatamente al servicio de urgencias marcando el 911 o pídale a alguien que lo lleve a la sala de urgencias de un hospital.

Para las personas que son alérgicas a las picaduras de abeja o a alimentos comunes como frutos secos o mariscos de concha, es aconsejable que siempre lleven consigo un dispositivo para inyectarse. Para las personas que son alérgicas a los alimentos, la exposición accidental en restaurantes puede provocar ronchas agudas y también puede causar problemas respiratorios. Hable con su doctor para ver la posibilidad de que le dé una receta para comprar un dispositivo para inyectarse y téngalo siempre a la mano.

"Cuando el remedio se toma de esta forma, la eficacia es más gradual pero más profunda", dice. A continuación están los remedios homeopáticos que según ella funcionan mejor.

- *Apis* si las ronchas están calientes, rojas y dan mucha comezón o ardor y si empeoran cuando usted tiene mucho calor y mejoran cuando tiene frío o cuando se les aplica algo frío.
- *Natrum muriaticum* es para las ronchas crónicas, especialmente cuando son blancas, cuando aparecen en las articulaciones, los tobillos o las manos y si empeoran cuando tiene calor o cuando está bajo estrés emocional.
- *Rhus toxicodendron* es para las ronchas rojas, muy grandes, que producen una comezón que pica, que aparecen en los antebrazos y las manos, que empeoran cuando se mojan o cuando se exponen al aire frío y que van acompañadas de una fiebre recurrente.

- *Urtica urens* es para las ronchas que aparecen en el cuero cabelludo, las manos o los dedos que pican, arden y dan comezón de manera violenta (provocando que usted se quiera estar frotando constantemente) y que empeoran en el calor y mejoran cuando usted está recostado y frotándolas.
- *Arsenicum album* es un buen remedio si las ronchas arden y usted tiene escalofríos, y si las ronchas empeoran en la noche y cuando se exponen al aire frío y mejoran cuando está caliente o haciendo algún tipo de esfuerzo.

ACEITE ESENCIAL DE SÁNDALO: ***Para calmar la comezón***

En la Ayurveda, que es un sistema ancestral de curación natural de la India, se dice que las ronchas son un padecimiento tipo "*pitta*" o ardiente. Un remedio clásico para la piel ardiente con comezón es el aceite esencial de sándalo (*sandalwood essential oil*), dice Pratima Raichur, N.D., una naturópata de la ciudad de Nueva York.

"El aceite de sándalo es refrescante y calmante, casi como un sedante para la piel", dice. Para usarlo, agregue 20 gotas de aceite esencial de sándalo a 1 onza (30 ml) de algún vehículo de aceite, por ejemplo, aceite de coco o de almendra. Aplíqueselo en las ronchas cada tres a cuatro horas.

MENTA: ***Cubitos que refrescan las ronchas***

La aplicación directa de hielo sobre las ronchas puede calmar la comezón, dice Norma Pasekoff Weinberg, una educadora en herbolaria de Cape Cod, Massachusetts. Y los cubitos de hielo son aun más eficaces cuando se les agrega menta fresca.

Para hacer cubitos de menta, necesitará 2 cucharaditas de hojas de menta (hierbabuena, *peppermint*) frescas y trituradas, o 1 cucharadita de hojas secas. Vierta agua hirviendo sobre las hojas, cubra el recipiente y deje la mezcla en infusión durante 5 minutos. Cuele la infusión, viértala en charolas para hacer cubos de hielo y meta las charolas al congelador. Cuando ya estén congelados los cubitos, póngalos en una bolsa de plástico para alimentos congelados y etiquete la bolsa. Luego, cuando le salgan ronchas, frote un cubito de hielo sobre el área para refrescar la piel irritada y calmar la comezón, dice Weinberg.

ESENCIAS FLORALES: ***Al rescate***

Las esencias florales son destilados de flores especialmente preparados que pueden afectar el cuerpo, la mente y las emociones de manera positiva. El remedio floral llamado "remedio de rescate" (*Rescue Remedy*) puede ayudar a detener una reacción alérgica y también a disminuir el estrés emocional que causan las ronchas, dice la Dra. Krohn. Siga la dosis recomendada en la etiqueta del producto o agregue de tres a cinco gotas a un vaso de agua y tómese la mezcla una vez al día hasta que los síntomas desaparezcan.

Alivie la comezón y acelere la curación del **sarpullido por calor**

El sarpullido causado por calor es una molestia, mas no una enfermedad. Ocurre cuando el sudor se queda pegado en los poros y se difunde hacia el tejido circundante, irritándolo.

Como resultado, usted no sólo está sobrecalentado y sudoroso, sino que también tiene diminutos granitos rojos o rosados (que parecen ampollas y que dan mucha comezón) en el pecho, la espalda e incluso en las axilas o los pliegues de los codos y las ingles.

Este "sarpullido por calor" deberá desaparecer al cabo de 3 ó 4 días sin hacer nada más que mantenerse fresco y seco, usar ropa ligera de algodón y exponer el área afectada al aire. Sin embargo, si quiere que desaparezca más rápido o si desea aliviar la comezón, los profesionales en terapias alternativas sugieren los siguientes remedios.

HIDROTERAPIA: ***Agréguele menta para aliviar la comezón***

Darse un baño en agua fría a la cual se le ha agregado menta (hierbabuena, *peppermint*) es maravilloso para aliviar la comezón que provoca un sarpullido causado por el calor, dice Bradley Bongiovanni, N.D., un naturópata de Cambridge, Massachusetts.

Envuelva una o dos tazas de hojas frescas de menta en un pedazo de manta de cielo, llene la bañadera (bañera, tina) con agua fría, sumerja la menta en el agua durante 3 a 5 minutos y luego remójese durante 5 a 10 minutos. Haga esto con la frecuencia necesaria para aliviar la comezón.

COMINO Y CORIANDRO: ***Alivio ayurvédico***

En la Ayurveda, un sistema ancestral de curación de la India, se piensa que el sarpullido causado por el calor es un desequilibrio en la "*pitta*", o elemento de fuego, en el cuerpo.

Usted puede ayudar a enfriar la *pitta* con semillas de coriandro (*coriander*) y semillas de comino (*cumin*), dice Pratima Raichur, N.D., una naturópata de la ciudad de Nueva York. Remoje 1 cucharadita de semillas de comino y 1 cucharadita de semillas de coriandro en 12 onzas (360 ml) de agua durante toda la noche. "A la mañana siguiente, cuele el líquido y bébalo", dice la Dra. Raichur. Haga esto diariamente hasta que el sarpullido desaparezca.

CALÉNDULA: ***Calmante y curativa***

El uso de un gel de caléndula hecho a base de agua puede acelerar la curación del sarpullido, dice el Dr. Bongiovanni. Pero evite la crema o el ungüento de caléndula, ya que estos cortan el flujo de aire hacia el sarpullido, lo cual podría empeorarlo. Use este remedio según sea necesario.

ACEITE ESENCIAL DE LAVANDA: ***Solito o con caléndula***

El aceite esencial de lavanda (alhucema, espliego, *lavender*) ayuda a normalizar y regenerar las células de la piel y es muy curativo para cualquier tipo de problema en la piel, dice Therese Francis, Ph.D., una herbolaria de Santa Fe, Nuevo México. Puede aplicarse una o dos gotas de aceite esencial de lavanda directamente sobre el sarpullido, tres o cuatro veces al día.

También puede agregar una o dos gotas de aceite de lavanda al gel de caléndula para aumentar su poder curativo, dice la Dra. Francis.

Formas suaves de disminuir la **sensibilidad dental**

Quizá pueda pedirle a su cónyuge que no sea tan sensible, pero este tipo de solicitud no tendrá efecto alguno en sus dientes sensibles y adoloridos. Ellos no pueden dejar de ser sensibles, porque parte de su esmalte protector se ha desgastado (por cepillarse demasiado fuerte, por un desajuste en su mordida, por masticar habitualmente objetos duros como lápices o por muchas otras causas posibles), dejando una "herida" abierta que sólo un dentista profesional puede reparar.

Mientras tanto, usted podría usar esos enjuagues bucales comerciales que sirven para mitigar el dolor, pero la mayoría están repletos de conservantes y alcohol, que son dos ingredientes que no le hacen beneficio alguno al resto de su cuerpo, dice Harold Ravins, D.D.S., director del Center for Holistic Dentistry en Los Ángeles. Esta es la "solución" alternativa que él ofrece.

HIERBAS: ***Un enjuague bucal calmante y curativo***

Mezcle partes iguales de los extractos líquidos de corteza de roble blanco de América *(white oak bark), cola de caballo* (horsetail) e hinojo *(fennel*). Luego, puede aplicar ocho gotas de la mezcla directamente sobre el diente sensible o diluir ocho gotas en una taza de agua y usar la solución como enjuague bucal. Haga buches con la solución durante

GUÍA DE CUIDADOS PROFESIONALES

Si áreas de sus dientes están dañadas y sensibles, necesita cuidados dentales profesionales. Su dentista le recomendará amalgamas o coronas y también trabajará con usted para determinar la causa del problema, que puede ser desde una higiene bucal inapropiada (cepillarse demasiado fuerte) hasta dentaduras mal ajustadas, de modo que otras áreas de sus dientes no se vuelvan sensibles.

más o menos un minuto cada mañana y cada noche, dice el Dr. Ravins.

"La raíz de hinojo ha sido usada desde tiempos ancestrales para calmar el sistema nervioso", dice. Contiene potasio, azufre y sodio, que son tres minerales esenciales para calmar los nervios de los dientes.

Este enjuague bucal herbario en realidad cumple con dos funciones, ya que también ayuda a curar las encías inflamadas. La cola de caballo es rica en selenio, el cual ayuda a disminuir la hemorragia, dice el Dr. Ravins, y la corteza de roble blanco de América contiene taninos, los cuales son astringentes herbarios que estiran y limpian el tejido de las encías.

Déle al clavo con clavo de olor

El clavo de olor (*clove*) es un remedio clásico de emergencia para los dolores de muela y también ayuda a calmar los dientes sensibles hasta que pueda ir al dentista, dice Flora Parsa Stay, D.D.S., una dentista de Oxnard, California.

Si quiere preparar un ungüento herbario para calmar sus dientes sensibles, mezcle ¼ de cucharadita de clavo de olor en polvo con unas cuantas gotas de agua. Después de cada comida, aplíquese sólo lo suficiente para cubrir el área sensible, pero no se lo aplique en un diente roto o que tenga un hoyo.

TIAMINA: ***Para disminuir la sensibilidad***

Esta vitamina B puede ayudar a disminuir su sensibilidad al dolor, dice Flora Parsa Stay, D.D.S., una dentista de Oxnard, California. Ella recomienda tomar 100 miligramos de tiamina al día.

HIDROXIAPATITA DE CALCIO: ***Protección adicional***

Esta forma de calcio, llamada hidroxiapatita de calcio (*calcium hydroxyapatite*) ayuda a regenerar el esmalte, haciendo que sus dientes sean menos sensibles, dice Edward M. Arana, D.D.S., un dentista retirado de Carmel Valley, California, y anterior presidente de la Academia de Odontología Biológica de los Estados Unidos. Siga la dosis recomendada en la etiqueta del producto.

HOMEOPATÍA: ***Para el calor y el frío***

Quizá sus dientes sensibles sólo le duelan cuando come alimentos muy calientes o muy fríos. Para disminuir la sensibilidad a los alimentos calientes, la Dra. Stay recomienda disolver dos tabletas de *Chamomilla* a la potencia 30X debajo de su lengua, según sea necesario hasta que la sensibilidad desaparezca. Para la sensibilidad a los alimentos fríos, ella dice que debe usar una tableta de *Plantago major* a la potencia 6X tres veces al día hasta que la sensibilidad desaparezca.

En cualquiera de las dos situaciones, si el dolor no disminuye o si empeora, consulte a su dentista. Puede seguir usando estos remedios para promover la curación mientras esté en tratamiento con su dentista.

Recupérese rápidamente del **síndrome de estrés de la tibia medial**

Se sobrepasó. Corrió demasiadas millas en caminos duros para entrenarse para la carrera de cinco kilómetros. Tomó demasiadas clases de ejercicios aeróbicos cuando estaba tratando de quitarle unos cuantos centímetros a su cintura. Todos esos impactos rompieron secciones diminutas de un tendón o músculo de su espinilla, que es el área del esqueleto que queda entre su rodilla y su tobillo.

El síndrome de estrés de la tibia medial produce dolor ya sea al frente o al lado de la pierna, generalmente a unas cuantas pulgadas por encima del hueso del tobillo. Si quiere que se le cure, tendrá que disminuir o suspender la actividad que lo causó durante al menos 2 a 4 meses, dice Steven Subotnick, D.P.M., N.D., un podiatra y naturópata de Berkeley y San Leandro, California. Pero si quiere que se le cure lo más rápido posible, hay remedios que, según los profesionales en terapias alternativas, le pueden ayudar.

HOMEOPATÍA: ***Su primera línea de defensa***

Las primeras señales del síndrome de estrés de la tibia medial son dolor e hinchazón. Su primera respuesta debe ser tomar el remedio homeopático llamado *Arnica montana*, dice el Dr. Subotnick. Tómelo en cuanto empiece a sentir el dolor y siga tomándolo hasta que el dolor desaparezca. Él aconseja tomar el remedio a la potencia 30X cuatro veces por hora.

GUÍA DE
CUIDADOS PROFESIONALES

Si usted padece el síndrome de estrés de la tibia medial, consulte a un especialista en medicina deportiva para que le tome radiografías y le haga pruebas de laboratorio de modo que pueda descartar la posibilidad de que su problema tenga una causa médica, dice Steven Subotnick, D.P.M., N.D., un podiatra y naturópata de Berkeley y San Leandro, California. Un dolor en la parte frontal de la espinilla que se desarrolla gradualmente puede ser causado por una fractura por sobrecarga, una enfermedad circulatoria, problemas de la espalda o, en casos raros, un tumor en el hueso. También debe consultar a un podiatra para que le recete un dispositivo ortótico, que es un dispositivo que se inserta en el zapato, el cual corrige problemas en su modo de andar que podrían estar causando el síndrome de estrés de la tibia medial, dice.

MSM: ***Para aliviar el dolor***

El suplemento nutricional llamado metilsulfonilmetano (*methylsulfonylmethane* o *MSM* por sus siglas en inglés) es una forma de azufre que puede ayudar a aliviar los músculos adoloridos y a bajar la inflamación, dice el Dr. Stanley W. Jacob, profesor de Cirugía de la Universidad de Ciencias de la Salud de Oregon en Portland.

Él cita el caso de una atleta universitaria que desarrolló el síndrome de estrés de la tibia medial en ambas piernas, el cual le causaba un dolor punzante después de realizar sus sesiones de ejercicio. Ella comenzó a tomar un gramo de metilsulfonilmetano al día y su dolor desapareció al cabo de 2 semanas. Cuando se le terminó el frasquito y dejó de tomar este suplemento durante un tiempo, le regresó el dolor, pero volvió a desaparecer cuando comenzó a tomarlo de nuevo. Un gramo al día es una buena dosis terapéutica para aliviar el dolor, dice el Dr. Jacob.

HOMEOPATÍA: Ruta graveolens ***para promover la curación***

El remedio llamado *Ruta graveolens* es el remedio homeopático más eficaz para aliviar el dolor que causa el síndrome de estrés de la tibia medial y acelerar su curación, dice el Dr. Subotnick. Él recomienda usar el remedio a la potencia 30X cuatro veces al día hasta que el dolor desaparezca.

MASAJE: ***Estimule el*** **chi**

En la medicina china tradicional, se cree que el dolor del síndrome de estrés de la tibia medial es parcialmente provocado porque la energía vital del cuerpo, conocida como *chi*, fluye hacia arriba en lugar de fluir hacia abajo por la pierna, dice David Filipello, un acupunturista con licencia y director de la Acupuncture for Health Clinic en San Francisco.

Para corregir ese flujo, haga presión suave pero firme con ambos pulgares de modo que vaya recorriendo ambos lados de su pantorrilla o espinilla, comenzando desde la rodilla y terminando en el tobillo. Use su pulgar izquierdo para hacer presión sobre su lado izquierdo y use su pulgar derecho para hacer presión sobre su lado derecho. Repita esto cuatro o cinco veces, y luego haga lo mismo en la otra pierna. Dése este masaje dos o tres veces al día.

VISUALIZACIÓN: ***Prepárese para volver a la actividad***

Cuando tiene el síndrome de estrés de la tibia medial, tiene que reposar. Pero incluso mientras esté reposando, puede llevar *chi* curativo hacia sus piernas y acelerar su recuperación, realizando una técnica de visualización, dice Alexander Majewski, un terapeuta de masaje con licencia y director del Acupressure Institute of Alaska en Juneau. Visualícese haciendo la actividad que vaya a reanudar, ya sea correr, jugar baloncesto o practicar ballet. Luego, visualice la energía de su *hara* (la fuente de energía del cuerpo que se ubica justo por debajo del ombligo) fluyendo hacia sus piernas mientras está realizando la actividad.

"Yo he tenido mucho éxito recomendando esta técnica a los bailarines que ensayan demasiado y desarrollan el síndrome de estrés de la tibia medial —dice—. Mientras están lesionados, ellos ensayan en su mente, imaginando que el *chi* fluye hacia sus piernas y generalmente se curan y consiguen aliviar el dolor mucho más rápido que otras personas con casos similares que no emplean esta técnica".

Use su energía interna para vencer el **síndrome de fatiga crónica**

Muchos doctores convencionales consideran que el síndrome de fatiga crónica (*CFS* por sus siglas en inglés) es poco más que un invento absurdo.

Esto se debe a que muchos doctores convencionales no creen que el CFS exista como una enfermedad, o bien, no lo entienden lo suficientemente bien como para indicarle a un paciente todas las distintas pruebas médicas capaces de detectarlo. Esto es un hecho desafortunado, porque el CFS puede hacer que las personas sientan una fatiga tal que ni siquiera son capaces de reunir la suficiente energía para levantarse de la cama.

Incluso cuando las personas reciben un diagnóstico correcto de CFS, los tratamientos médicos que probablemente recibirán no curarán el problema, dice el Dr. Jacob Teitelbaum, un médico de Annapolis, Maryland.

"Típicamente, un doctor convencional le dirá a un paciente que tome un antidepresivo para dormir y que haga ejercicio para subir su nivel de energía y nada más", dice el Dr. Teitelbaum. Este tratamiento no sólo es ineficaz, dice, sino que en realidad puede hacer más daño que beneficio, ya que el ejercicio puede empeorar la fatiga crónica si un paciente lo hace al punto de quedar exhausto.

El Dr. Teitelbaum y otros profesionales en terapias alternativas que han estudiado el CFS durante décadas creen saber la causa de este problema y las maneras eficaces de tratarlo. "Sospechamos que el 'defecto básico' que subyace a esta enfermedad es un defecto en las calderas energéticas que se encuentran en todas las células: las mitocondrias", dice el Dr. Teitelbaum.

Las mitocondrias son estructuras microscópicas que parecen cápsulas que se encuentran en el interior de las células. Estas estructuras producen energía en la forma de un compuesto químico llamado adenosín trifosfato o *ATP* por sus siglas en inglés. El ATP sirve de combustible para llevar al cabo todas las funciones del cuerpo. Si las mitocondrias están funcionando de manera ineficiente, pueden generar tan sólo una novena parte de la cantidad óptima de ATP, dice el Dr. Teitelbaum.

Así que uno de los secretos para sobreponerse al CFS es ayudar a las mitocondrias a producir más de esta sustancia energética. Aquí le mostramos algunas maneras seguras, naturales y eficaces de recuperar su energía.

MAGNESIO Y ÁCIDO MÁLICO: ***Sustancias químicas necesarias***

Las mitocondrias que se encuentran en las células no producen energía por sí solas. Requieren la presencia de muchos nutrientes, incluyendo magnesio y una sustancia química llamada ácido málico, los cuales les

GUÍA DE CUIDADOS PROFESIONALES

Es probable que padezca el síndrome de fatiga crónica si ha presentado fatiga y cuando menos tres de los siguientes síntomas durante al menos 6 meses: pérdida de la memoria de corto plazo ("mente nublada"), dolores de garganta, dolor de músculos, dolor de articulaciones, dolores de cabeza, mayor sed, sueño que no permite que se levante sintiéndose descansado, disfunción intestinal, infecciones recurrentes o persistentes y/o cansancio que dura más de 24 horas después de hacer algún esfuerzo físico. Los pacientes con fatiga crónica generalmente presentan varios problemas de salud diferentes. Estos son los más comunes:

- Trastornos en el sueño (fibromialgia), en los que los músculos se acortan y causan dolor
- Deficiencias hormonales
- Inmunidad débil que conduce a infecciones crónicas, incluyendo el sobrecrecimiento de levaduras (candidiasis), sinusitis e infecciones intestinales, entre otras
- Deficiencias nutricionales

Un médico holístico podrá hacerle un diagnóstico e indicarle un tratamiento eficaz. El tratamiento debe ser diseñado a su medida, pero generalmente incluye cuatro pasos: auxiliares para dormir, tratamientos hormonales, medicamentos antifúngicos y antiparasitarios para tratar las infecciones y tratamiento nutricional.

ayudan a convertir las moléculas de glucosa (azúcar) en ATP energético. "Estos nutrientes pueden marcar un mundo de diferencia para las personas con CFS", dice el Dr. Teitelbaum.

Él recomienda un suplemento de magnesio y ácido málico llamado *FibroCare*, que incluye los nutrientes glicinato de magnesio *(magnesium glycinate)*, vitamina B_6, tiamina, vitamina C y manganeso, todos los cuales son necesarios para la producción de energía. El magnesio es particularmente importante porque las personas con CFS generalmente presentan una deficiencia de este mineral, dice el Dr. Teitelbaum.

La dosis que recomienda el Dr. Teitelbaum es de seis tabletas de *FibroCare* al día, para obtener un total de 450 miligramos de magnesio y 1,800 miligramos de ácido málico. Debido a que contiene magnesio, este suplemento puede causar diarrea en algunas personas cuando lo toman a esta dosis, advierte el Dr. Teitelbaum. Si esto le ocurre, disminuya la cantidad a una o dos tabletas al día. Luego aumente la dosis por una o dos tabletas cada 7 días hasta que llegue a la dosis completa de seis tabletas. Esto le dará tiempo a su intestino para ajustarse al suplemento.

Al cabo de 8 meses de tomar la dosis completa, la mayoría de las personas se sentirán mejor. Para entonces, pueden disminuir la dosis a dos tabletas al día y seguir tomando esta dosis todos los días, dice.

SUPLEMENTO MULTIVITAMÍNICO Y DE MINERALES: ***Combustible energético***

"Si sólo pudiera tomar los dos suplementos nutricionales más importantes para el CFS, tomaría un suplemento de magnesio y ácido málico y un suplemento multivitamínico y de minerales", dice el Dr. Teitelbaum. Cuando se toma a diario, un suplemento multivitamínico y de minerales le brinda muchos de los nutrientes que las mitocondrias necesitan para funcionar con eficacia y producir las cantidades óptimas de energía.

El Dr. Teitelbaum recomienda *My Favorite Multiple* o *My Favorite Multiple—Take One* fabricados por Natrol, porque dice que son los más completos. Tome los suplementos siguiendo las instrucciones que aparezcan en la etiqueta del producto. Puede tomarlos a largo plazo, incluso cuando ya se esté sintiendo mejor, dice el Dr. Teitelbaum.

POTASIO-MAGNESIO-ASPARTATO: ***Triple protección***

Las mitocondrias requieren del nutriente llamado aspartato para producir energía, dice el Dr. Teitelbaum. Sin embargo, para que este nutriente funcione, debe combinarse químicamente con el magnesio y el potasio. En tres estudios de investigación, del 75 al 91 por ciento de un total de 3,000 pacientes con CFS consiguieron algo de alivio después de tomar un suplemento de potasio-magnesio-aspartato. Sin embargo, este suplemento debe tomarse sólo bajo la supervisión de un doctor en medicina que tenga conocimiento de su uso.

NADH: ***El próximo paso para producir energía***

Para ayudar a su cuerpo a producir y usar el mayor nivel posible de ATP energético, es útil tomar un suplemento que contenga una forma de la sustancia química llamada nicotinamida-adenín-dinucleótido que contiene hidrógeno (*NADH* por sus siglas en inglés), dice el Dr. Teitelbaum. Este compuesto le ayuda al cuerpo a utilizar el ATP que produce, explica. En los estudios de investigación que se han hecho con este suplemento, se ha encontrado que el 80 por ciento de los pacientes con CFS que lo tomaron durante 2 meses presentaron una disminución significativa en la fatiga.

El Dr. Teitelbaum recomienda tomar 10 miligramos al día de NADH durante al menos 2 meses. Pero debido a que los ácidos estomacales destruyen el NADH, se debe tomar de una cierta manera. Guarde el suplemento en el buró o mesilla de noche de su dormitorio (recámara) y tenga ahí un vaso de agua. Tómelo a primera hora de la mañana, cuando los niveles de ácidos estomacales naturalmente son bajos. Luego espere 30 minutos antes de tomar otros suplementos o medicamentos (salvo hormonas tiroideas) o desayunar, aconseja el Dr. Teitelbaum.

ACETILCARNITINA: ***Revierta el aumento de peso que provoca el CFS***

Las personas con CFS generalmente presentan niveles bajos de un nutriente llamado carnitina. Esta deficiencia contribuye al aumento de 30 a 60 libras (14 a 27 kg) de peso que a menudo se observa durante los 6 primeros meses de esta enfermedad, dice el Dr. Teitelbaum. Tomar suplementos de carnitina ayuda al cuerpo a quemar grasa y producir energía de manera más eficiente, lo cual puede ayudar a estabilizar o revertir este aumento de peso.

El Dr. Teitelbaum recomienda usar una forma especial de este suplemento llamada acetilcarnitina *(acetyl-carnitine)*. Tome una dosis de 1,000 miligramos dos veces al día durante 3 meses. Al cabo de este período, disminuya la dosis a 500 miligramos al día y siga tomando esta dosis durante un máximo de 3 meses o según sea necesario.

La acetilcarnitina es cara, ya que generalmente cuesta alrededor de $1.50 dólares por cada 1,000 miligramos. Para que le dure más tiempo, puede tomar una cantidad menor, por ejemplo, 500 miligramos al día.

También obtendrá beneficios tomando este suplemento a esa dosis más baja y definitivamente es mejor que no tomar nada, dice.

Otra opción es tomar el aminoácido lisina además de la acetilcarnitina, ya que el cuerpo usa lisina para producir carnitina, explica el Dr. Teitelbaum. Él recomienda combinar estos dos suplementos, tomando 500 miligramos al día de carnitina junto con 2,000 a 3,000 miligramos de lisina durante 3 meses, y luego bajar la dosis de lisina a 1,000 miligramos. Tome la dosis menor durante 3 meses o según sea necesario. La lisina es particularmente buena para las personas con CFS que también tienen herpes labial o genital, ya que este suplemento puede ayudar a mantener al virus bajo control, pero no tome lisina a menos que esté bajo la supervisión de un doctor en medicina que sepa de su uso.

COENZIMA Q_{10}: ***Energía adicional***

Otro suplemento que puede ayudar a las mitocondrias a producir más energía es la coenzima Q_{10}, dice el Dr. Teitelbaum. Él recomienda 100 miligramos al día. Tomar coenzima Q_{10} junto con una pequeña cantidad de grasa, por ejemplo, 1 cucharadita de aceite de semilla de lino (aceite de linaza, *flaxseed oil*), facilita su absorción, agrega.

Soluciones que alivian el **síndrome del intestino irritable**

Es un híbrido de trastornos digestivos que incluye una combinación de malestares intestinales que pueden ser muy difíciles de calmar.

Si usted padece el síndrome del intestino irritable, puede tener dolor abdominal en la forma de retortijones (cólicos), dolor persistente o punzadas agudas que producen ardor. Puede presentar problemas con la evacuación, ya sea estreñimiento o diarrea o ambos de forma alternada. Puede tener indigestión acompañada de flatulencia, abotagamiento, eructos o náusea. Puede presentar todos estos síntomas o sólo algunos de ellos.

GUÍA DE
CUIDADOS PROFESIONALES

Si está teniendo uno o más síntomas del síndrome del intestino irritable, como diarrea o abotagamiento, que no desaparecen al cabo de 2 a 4 semanas, quizá deba considerar ir a ver a un gastroenterólogo, es decir, un especialista en padecimientos digestivos. Es importante que se asegure que no padezca un problema digestivo serio, como cáncer en el intestino o la enfermedad inflamatoria del intestino, la cual produce síntomas similares, dice Dr. William B. Salt II, profesor clínico adjunto de Medicina de la Facultad de Medicina y Salud Pública de la Universidad Estatal de Ohio en Columbus.

Sin embargo, es importante que encuentre a un gastroenterólogo que esté dispuesto a comenzar el tratamiento con un programa de autoayuda y luego examinarlo al cabo de 6 a 8 semanas para ver cómo le está yendo. Si no ha habido avance alguno en la disminución de los síntomas, el médico deberá hacerle pruebas para ver si tiene algún otro problema más serio, dice el Dr. Salt. Si tiene otros síntomas como fiebre, pérdida involuntaria de peso, sangre en las heces o si le detectan una masa al hacerle una exploración física del abdomen, entonces necesitará un tratamiento médico inmediato en vez de un programa de autoayuda.

Cualquiera que presente los síntomas del síndrome del intestino irritable debe hacerse pruebas para detectar alergias a los alimentos, agrega Tammy Born, D.O., una osteópata y directora de la Born Preventive Health Care Clinic en Grand Rapids, Michigan.

"Las alergias a los productos lácteos tienen una probabilidad alta de causar síntomas intestinales", dice la Dra. Born. También debe hacerse un análisis digestivo completo de las heces, el cual detectará otras anormalidades intestinales, como bacterias nocivas o infecciones por levaduras. Sólo los médicos que tienen experiencia en medicina alternativa son los que probablemente le indicarán que se haga estas pruebas adicionales, dice.

Puede tenerlos constante o intermitentemente. Y su grado de malestar puede ir de leve a intolerable.

Por si esto fuera poco, su doctor no podrá decirle cuál es la causa del síndrome del intestino irritable (*IBS* por sus siglas en inglés). La ciencia médica aún no ha podido descubrir qué es lo que lo provoca, razón por la cual los médicos lo llaman un trastorno funcional, lo que significa que es un problema que no tiene una causa obvia.

Casi lo único que pueden hacer es tratar los síntomas. Puede que su doctor le recete un medicamento para los retortijones, otro para la diarrea y quizá también un tranquilizante para los nervios, dado que el estrés puede hacer que empeoren los síntomas.

Lo que la mayoría de los doctores no saben es que es posible eliminar los síntomas del IBS —y en efecto, curar el problema—, sin el uso de fármacos, dice Tammy Born, D.O., una osteópata y directora de la Born Preventive Health Care Clinic en Grand Rapids, Michigan.

"A los doctores no se les enseña en la escuela de medicina que existen tratamientos eficaces para el síndrome del intestino irritable —dice la Dra. Born—. Pero es un problema que sí tiene solución". Aquí le enseñamos algunas maneras naturales de disminuir los síntomas y restaurar la salud de su tracto intestinal.

MENTA: ***La mejor medicina***

"Esto es lo primero que recomiendo para disminuir los síntomas del síndrome del intestino irritable", dice Andrew Gaeddert, un miembro profesional del Gremio de Herbolarios de los Estados Unidos y director de la Get Well Clinic en Oakland, California.

Se piensa que la menta (hierbabuena, *peppermint*) sirve para calmar todo el tracto digestivo, explica. Él recomienda tres o más tazas de infusión de menta al día. Siga las instrucciones que aparezcan en el empaque.

GLICINATO DE MAGNESIO: ***Previene los espasmos intestinales***

Se cree que el glicinato de magnesio (*magnesium glycinate*) tonifica y relaja los músculos del tracto intestinal, ayudando así a prevenir los espasmos dolorosos, dice Teresa Rispoli, Ph.D., una nutrióloga y acupunturista con licencia de Agoura Hills, California. Siga las instrucciones que aparezcan en la etiqueta.

PROTEÍNA HIDROLIZADA DE PESCADO: ***Repara las paredes intestinales***

"La proteína hidrolizada de pescado (*hydrolized fish protein*) ha sido excepcional para curar a mis pacientes con el síndrome del intestino irritable", dice la Dra. Born. Reparar el tracto intestinal, el cual pudo haber sido dañado por medicamentos, sustancias químicas en los alimentos, alergias a los alimentos, estrés y otras sustancias nocivas de la vida moderna, es una de las claves para curar este padecimiento, explica.

Póngalo por escrito

El tracto digestivo es tan individual como las huellas digitales, lo que significa que un alimento que no le causa problemas a una persona con el síndrome del intestino irritable podría ser devastador para usted. ¿Cómo puede descubrir y eliminar de su dieta los alimentos que le causan problemas? Llevando un diario de lo que come, dice el Dr. Gerard Guillory, un internista de Aurora, Colorado. "Todo lo que necesita es comprometerse, una pluma o un lápiz y un cuaderno", dice. Aquí le decimos cómo hacerlo.

- Anote todo lo que coma y la hora a la que se lo coma. Los detalles son muy importantes, dice el Dr. Guillory. Además, incluya las marcas y las cantidades exactas de los alimentos que coma y no olvide anotar todos los complementos, como por ejemplo, los aliños (aderezos) para ensaladas y las bebidas.
- Cada vez que anote un alimento, anote el tipo de día que está teniendo, como "estoy apresurado", "ya voy tarde para el trabajo" o "estoy pasando un día relajado en la playa". También anote su nivel de estrés a la hora de comer, calificándolo en una escala del uno al cinco, donde uno es el nivel más bajo y cinco el más alto.
- Anote sus síntomas. Siempre que presente cualquier síntoma, como dolor abdominal, diarrea, gas, eructos o cualquier otro tipo de malestar digestivo, usted debe anotar exactamente qué fue lo que ocurrió y en qué momento ocurrió.

Lleve este diario durante al menos 2 semanas, dice el Dr. Guillory (si puede llevarlo durante un mes, mejor). Luego revise el diario, buscando patrones para ver si existe algún tipo de conexión entre los alimentos, los grupos de alimentos y los síntomas.

"Muchas personas pueden determinar los grupos específicos de alimentos o las circunstancias que hacen que sus síntomas empeoren", explica el Dr. Guillory. Por ejemplo, quizá usted descubra que cuando no desayuna, come muy poco durante el almuerzo y cena mucho ya muy tarde en la noche, sus síntomas son particularmente fuertes al día siguiente. O quizá descubra que la comida china siempre hace que se sienta peor. Tal vez también se dé cuenta que sus síntomas están más relacionados con los factores que aumentan su nivel de estrés que con alimentos específicos.

"Su diario puede ayudarle a identificar y eliminar cualesquiera alimentos o factores en su estilo de vida que estén contribuyendo a sus síntomas", dice el Dr. Guillory.

Ella recomienda un producto llamado *Seacure*. "Tomar dos cápsulas antes de cada comida puede ser una parte importante del tratamiento del IBS", dice.

RESPIRACIÓN PROFUNDA: ***Ayuda a neutralizar el estrés***

Respirar lenta y profundamente ayuda a aliviar el estrés en un dos por tres y el estrés puede desempeñar un papel decisivo en el IBS, dice el Dr. Gerard L. Guillory, un internista de Aurora, Colorado.

Si empieza a sentirse tenso, coloque sus manos sobre su abdomen y sienta cómo se expande su estómago conforme inhala. Inhale lenta y profundamente por la nariz, aguante la respiración uno o dos segundos y luego exhale lentamente por la boca. Haga esto varias veces hasta que se sienta relajado, aconseja.

Las claves dietéticas para la curación

Ciertos cambios en su alimentación pueden brindarle un alivio permanente del dolor y el malestar que produce el IBS, dicen los profesionales en terapias alternativas. Estos son sus mejores consejos nutricionales.

FIBRA INSOLUBLE: ***La mejor solución***

Agregar más fibra insoluble (el tipo de fibra que se encuentra en los cereales integrales) a su alimentación le ayuda a crear heces grandes de consistencia firme. Normaliza la digestión y puede ayudar a aliviar muchos de los síntomas del IBS, como estreñimiento, diarrea, dolor abdominal y abotagamiento, dice Dawn Burstall, R.D., una dietista registrada de Halifax, Nova Scotia.

"Todas las personas que tienen un intestino irritable necesitan ingerir entre 20 y 35 gramos de fibra al día", dice. Cada día, dice Burstall, coma de tres a cinco raciones de productos hechos a base de trigo integral, como pan de trigo integral, pan de salvado de trigo, galletas de trigo integral, *muffins* de salvado de trigo y cereales de trigo integral.

También debe comer una ración diaria de alguna fuente concentrada de fibra, como algún cereal alto en fibra, por ejemplo, *All Bran*, *Fiber One* o *Bran Buds with Psyllium*. O tome algún incrementador del bolo intestinal alto en fibra, como *Metamucil*, *Prodiem Plain*, *Normacol* o *Citrucel*. Estos productos le suministran 10 o más gramos de fibra al día, dice Burstall.

Una advertencia: Es importante que introduzca gradualmente los alimentos ricos en fibra a su alimentación, dice Burstall. Por ejemplo, durante los primeros 7 a 10 días, sólo coma ¼ de taza de algún cereal rico en fibra y luego aumente la cantidad a ½ taza al cabo de 10 días. Esto disminuirá algo de la flatulencia que puede ocurrir a medida que su intestino se adapta a la mayor cantidad de fibra.

No obstante, aun si siente un poco de malestar, siga con su dieta alta en fibra, dice Burstall. Al cabo de 2 ó 3 semanas, su intestino se ajustará al cambio y deberán empezar a desaparecer sus síntomas.

AGUA: ***La clave para que funcione la fibra***

Consumir mucha fibra dietética no le servirá de nada a menos que tome ocho vasos de 8 onzas (240 ml) de agua al día.

"Si no hace esto, la dieta alta en fibra no funcionará", dice Burstall. Esto se debe a que la fibra es hidrófila, lo que significa que forma heces grandes y firmes al atraer el agua. Si no hay agua, no se forman heces grandes y usted no obtiene beneficio digestivo alguno.

ALIMENTOS BAJOS EN GRASA: ***Buenos para el intestino***

Las grasas saturadas (que se encuentran en los alimentos de origen animal y los productos lácteos) son una causa común de los síntomas del IBS, dice Dr. William B. Salt II, profesor clínico adjunto de Medicina de la Facultad de Medicina y Salud Pública de la Universidad Estatal de Ohio en Columbus. "Estimulan las contracciones del tracto gastrointestinal, causando retortijones y diarrea", explica. Él recomienda seguir una dieta baja en grasa.

MANTEQUILLA: ***Pruebe una cucharadita al día***

Aunque la mayoría de las grasas saturadas pueden hacer que empeore el IBS, la mantequilla en pequeñas cantidades podría ser la excepción, según dicen algunos profesionales en terapias alternativas. La mantequilla es rica en ácido butírico y se cree que este ácido nutre a las células de las paredes intestinales, dice la Dra. Rispoli.

ALIMENTOS QUE PRODUCEN GAS: ***Tome sus precauciones***

Seguir una alimentación rica en fibra y evitar los alimentos que producen gas a menudo es la mejor combinación para aliviar el IBS, dice Burstall. Entre los alimentos que más gas producen encontramos los frijoles (habichuelas), el repollo (col), los repollitos (coles) de Bruselas, el brócoli y los espárragos.

Si estos son de sus alimentos favoritos, pruebe *Beano*, aconseja el Dr. Guillory. Este producto contiene una enzima que descompone los carbohidratos no digeribles de estos alimentos, que son los que producen el gas. Puede agregar unas cuantas gotas de *Beano* a su comida antes de comérsela o puede tomar tabletas de *Beano* antes de la comida. La enzima que previene la producción de gas se puede destruir si cocina con *Beano* o si lo agrega a alimentos muy calientes, dice el Dr. Guillory.

CAFEÍNA: ***Hay que evitarla***

Es indispensable que se olvide de la cafeína, dice el Dr. Salt. "La cafeína es un estimulante directo del tracto gastrointestinal y puede provocar o agravar el síndrome del intestino irritable", explica. Entonces independientemente de que la cafeína esté en su café, té, refresco de cola o chocolate, lo mejor que puede hacer es evitarla por completo.

ALCOHOL: ***La cerveza es la peor***

Cualquier bebida alcohólica puede agravar los síntomas del IBS, pero la cerveza parece ser la peor de todas, dice el Dr. Guillory. Además de los efectos irritantes del alcohol, la carbonatación puede causar abotagamiento y otros malestares.

Cambios dietéticos y suplementos que alivian el **síndrome premenstrual**

La mayoría de los doctores lo llaman síndrome premenstrual (*PMS* por sus siglas en inglés).

La Dra. Jesse Lynn Hanley, lo llama un regalo.

"El período antes de la menstruación es un período de mayor sensibilidad, intuición y creatividad, durante el cual una mujer siente intensamente —física, emocional y síquicamente— lo que significa ser mujer", dice la Dra. Hanley, una especialista en salud de mujeres de Malibu, California.

No obstante, diversos factores nutricionales, hormonales y sicológicos pueden crear un desequilibrio durante este lapso, haciendo que la mujer sienta los extremos del período premenstrual.

Irritabilidad, ansiedad, cambios repentinos de humor, depresión, dolores de cabeza, abotagamiento, aumento de peso, estreñimiento, antojo por consumir azúcar, dolores (cólicos) menstruales, acné, sensibilidad en los senos y dolores de espalda son sólo algunos de los 150 síntomas posibles que comúnmente presentan millones de mujeres con PMS.

El primer paso para curar estos síntomas, dice la Dra. Hanley, es dejar de pensar que "está loca" o que "es una mala persona" por ser mujer.

El segundo paso, dice, es comprender que los síntomas son mensajeros sabios que envía su cuerpo y su mente para guiarla hacia una mejor salud y un mayor respeto a sí misma.

El tercer paso es empezar a aliviar esos síntomas usando una variedad de remedios, pero comenzando, dice, con un cambio en su alimentación.

Cómo romper el hábito del azúcar

Durante el período premenstrual, el cuerpo demanda más azúcar como combustible, dice la Dra. Susan Lark, una doctora de Los Altos, California. El resultado, como muchas mujeres ya saben, es un intenso antojo por consumir azúcar.

GUÍA DE CUIDADOS PROFESIONALES

Si consulta a un médico para el síndrome premenstrual (*PMS* por sus siglas en inglés), "asegúrese de que sea un médico que quiera colaborar con usted para diseñarle un tratamiento personalizado en vez de uno que quiera apresurarla para terminar rapidito con la consulta", dice la Dra. Jesse Lynn Hanley, una doctora de Malibu, California.

Vaya con el médico si sus síntomas empeoran, si interfieren con su trabajo o impiden que consiga un trabajo, si trastornan su vida en casa (no puede manejar a sus hijos o pelea con su esposo) o si se salta una menstruación o presenta un flujo excesivo.

Si no puede encontrar a un doctor que le recomiende opciones naturales de autoayuda y que investigue las posibles causas subyacentes del PMS, por ejemplo, alguna infección, consulte a un naturópata, acupunturista, quiropráctico o herbolario, dice la Dra. Hanley.

Satisfacer esos antojos con grandes cantidades de jugos de fruta, chocolates, dulces, pasteles (bizcochos, tortas, *cakes*) o galletitas puede hacer que el nivel de azúcar en la sangre se eleve drásticamente y luego caiga en picada. Esto es lo que provoca gran parte de la fatiga física, la mente nublada y los desequilibrios emocionales que son tan característicos del PMS.

"En mi experiencia, el secreto para curar muchos casos de PMS es lograr que las mujeres eviten el azúcar", dice la Dra. Hanley. Aquí le enseñamos algunas maneras de evitar esos subibajas de azúcar. Úselas durante el período premenstrual y siempre que le dé antojo por comer azúcar.

SOPA DE *MISO*: *Para dejar de comer azúcar en exceso*

Los alimentos ligeramente salados pueden hacer que logre dejar de consumir azúcar en exceso de inmediato, dice la Dra. Lark. Pruebe un tazón de sopa de *miso*, que se prepara mezclando esta deliciosa pasta de soya en un tazón de agua caliente previamente hervida con apio, zanahorias, cebolla y a veces jengibre.

SAL DE MAR: *Acabe con los antojos por comer azúcar*

Agregue ¼ de cucharadita de sal de mar a una taza de agua caliente y tómesela. "Esto deberá parar su antojo por comer azúcar de inmediato", dice la Dra. Lark. Sin embargo, no consuma sal adicional si usted es una mujer sensible a la sal o si está siguiendo una dieta restringida en sal.

ALIMENTOS EN SALMUERA: *Contrarreste los antojos por comer chocolates*

Ciertos alimentos en salmuera o amargos también pueden detener los antojos por consumir azúcar y chocolates, dice la Dra. Lark. Para que no se acabe toda la caja de chocolates de una sola sentada, coma ciruelas *umeboshi*, que son ciruelas japonesas secas en salmuera con sal de mar. Para un sabor amargo, pruebe una taza de infusión de bardana (cadillo, *burdock*) o de raíz de diente de león (amargón, *dandelion*).

JENGIBRE: *Estimúlese sin azúcar*

La infusión estimulante de jengibre (*ginger*) es excelente para sustituir los efectos "levantaánimos" del chocolate, dice la Dra. Lark. También ayuda a curar la fatiga del PMS. Es una opción mucho mejor que las bebidas cafeinadas, como el café, los refrescos de cola o el té, los cuales

Elimine el estrógeno excedente

Algunos profesionales en terapias alternativas creen que usar plástico en el horno de microondas puede permitir que ciertas sustancias químicas que actúan como estrógeno en su cuerpo se introduzcan a sus alimentos y el exceso de estrógeno es una de las causas de los síntomas del síndrome premenstrual.

"Para evitar este problema, utilice papel encerado en el horno de microondas en aquellas ocasiones en que normalmente usaría envoltura plástica", dice Jason Elias, un profesional en medicina china tradicional de New Paltz, Nueva York.

pueden empeorar la ansiedad, irritabilidad e insomnio que comúnmente se presentan en el PMS.

ALIMENTOS: ***Estabilice su azúcar en la sangre***

Comer pequeñas cantidades con mayor frecuencia ayuda a mantener estable el nivel de azúcar en la sangre y disminuye los antojos por consumir azúcar, dice Linaya Hahn, una asesora nutricional con licencia y directora de los Hahn Holistic Health Centers en Buffalo Grove, Illinois.

Debe hacer tres comidas y tres meriendas (refrigerios, tentempiés), asegurándose de que cada una de estas incluya un alimento del grupo de los carbohidratos, por ejemplo, verduras, frutas o frijoles (habichuelas), y un alimento proteínico, por ejemplo, carne, pescado, *tofu*, frutos secos o cereales. Una merienda perfecta de carbohidratos complejos y proteínas es un pan integral untado de mantequilla de sésamo (ajonjolí).

ASPARTAME: ***Es indispensable evitarlo***

El aspartame, es decir, el edulcorante artificial que se encuentra en el *NutraSweet*, el *Equal* y otros productos, contiene fenilalanina y no es la solución al problema del azúcar, dice Hahn.

"Algunas personas que consumen productos que contienen aspartame o ácido aspártico *(aspartic acid)* reportan síntomas como depresión, irritabilidad, antojo por consumir azúcar, patrones deficientes de sueño o dolores de cabeza, todos los cuales son síntomas comunes del PMS —dice Hahn—. Yo recomiendo que todas las mujeres que presentan los síntomas clásicos del PMS eviten consumir estos productos".

LUZ: ***Un empujón hormonal natural***

Estudios de investigación preliminares han indicado que el PMS podría ser un trastorno del sueño relacionado con una caída en los niveles de las hormonas melatonina y serotonina que ocurre naturalmente durante la ovulación, dice Hahn. "Cuando el nivel de melatonina es bajo, no dormimos bien —dice—. Cuando el nivel de serotonina es bajo, nos sentimos tensas, deprimidas y de mal humor". Estos sentimientos pueden interpretarse químicamente como un antojo por azúcar, pan y pasta o alcohol.

Exponerse a la luz del Sol incrementa naturalmente los niveles de estas hormonas en su cuerpo. "Los síntomas clásicos del PMS se pueden disminuir al incrementar su exposición a la luz de espectro completo saliendo de casa, abriendo las cortinas y comprando cajas o focos de luz de espectro completo", dice Hahn.

Vitaminas y minerales para el PMS

Todas las mujeres con PMS deben tomar un suplemento multivitamínico y de minerales a diario, dice la Dra. Hanley. "Todas las vitaminas y minerales trabajan en conjunto para ayudar a resolver los síntomas del PMS", dice.

Elija un suplemento de alta potencia que contenga un mínimo de 600 miligramos de calcio, 600 miligramos de magnesio y 50 miligramos de la mayoría de las vitaminas B. Quizá también quiera considerar tomar cantidades adicionales de los nutrientes siguientes durante su período premenstrual.

VITAMINA B_6: ***Para controlar el exceso de estrógeno***

La vitamina B_6 ayuda al hígado a eliminar el estrógeno excedente, que es una de las principales causas de los síntomas del PMS, dice la Dra. Hanley. También funciona como un diurético natural, ayudando así a aliviar el abotagamiento que se presenta en el PMS.

"Las dosis diarias de entre 50 y 300 miligramos pueden ayudar a regular muchos síntomas premenstruales, incluyendo cambios repentinos de humor, irritabilidad, retención de líquidos, sensibilidad en los senos, abotagamiento, antojos por comer azúcar y fatiga", dice la Dra. Lark.

CALCIO: ***Para que mejore su humor***

En un estudio de investigación en el que se compararon mujeres que tomaron 1,200 miligramos de calcio con mujeres que no tomaron este nutriente, "el doble de mujeres que tomaron calcio dijeron que presentaron menos cambios repentinos de humor y que se sintieron menos deprimidas que las mujeres que no tomaron calcio", dice la Dra. Susan Thys-Jacobs, una endocrinóloga del Hospital St. Luke's–Roosevelt en la ciudad de Nueva York.

La Dra. Thys-Jacobs, autora principal de este estudio, tiene la teoría de que el calcio ayuda a disminuir las fluctuaciones en los niveles de hormonas que disminuyen el calcio, las cuales son estimuladas por el estrógeno y la progesterona durante la última mitad del ciclo menstrual.

VITAMINA E: ***Para que bajen los antojos***

La vitamina E puede reducir algunos síntomas del PMS, como antojos por comer ciertos alimentos, ansiedad, irritabilidad, depresión y sensibilidad en los senos, dice la Dra. Lark. Ella recomienda de 400 a 600 unidades internacionales (UI) al día.

Alivio natural de los síntomas del PMS

Diversos suplementos alimenticios, hierbas y la progesterona natural pueden ayudar a aliviar los síntomas del PMS, dicen los profesionales en terapias alternativas.

PICNOGENOL: ***Para el abotagamiento***

El suplemento alimenticio llamado picnogenol, que se deriva de la corteza de pino o de las semillas de uva, puede disminuir el abotagamiento, la retención de líquidos y la sensibilidad en los senos, dice la Dra. Lark. Ella recomienda 50 miligramos una o dos veces al día.

BIOFLAVONOIDES: ***Para los dolores de cabeza***

La genisteína y la daidzeína, que son dos bioflavonoides que se encuentran en los productos de soya, pueden ayudar a controlar el exceso de estrógeno, disminuyendo así los síntomas del PMS como dolores de cabeza, cambios repentinos de humor y retención de líquidos. La Dra. Lark recomienda tomar un suplemento de bioflavonoides de 1,000 a 2,000 miligramos al día.

ACEITE DE PRÍMULA NOCTURNA: ***Para la sensibilidad en los senos***

El aceite de prímula nocturna (aceite de primavera nocturna, *evening primrose oil*) es rico en ácidos grasos omega-3, los cuales pueden disminuir la sensibilidad en los senos, así como la retención de líquidos y los cambios repentinos de humor, dice la Dra. Hanley. Tome de 2,000 a 3,000 miligramos al día durante el tiempo que sea necesario.

HIERBAS: ***Cuatro que alivian síntomas***

Jason Elias, un profesional en medicina china tradicional de New Paltz, Nueva York, recomienda las siguientes hierbas para aliviar los síntomas del PMS: salvia *(sage)* para los dolores de cabeza; corazoncillo (hipérico, *St. John's wort*) para la depresión o la irritabilidad; presera (cuajaleche, *cleavers*) para la sensibilidad en los senos y hojas de diente de león (amargón, *dandelion*) para el abotagamiento. Siga la dosis recomendada en las etiquetas de los productos.

PROGESTERONA: ***Para cuando ya esté desesperada***

Si una mujer ya está verdaderamente desesperada y agobiada por sus síntomas de PMS, debe considerar agregar la hormona progesterona a su lista de remedios, dice la Dra. Hanley. Uno de los mejores productos, dice, es la crema de progesterona llamada *Pro-Gest*, la cual contiene una cantidad estandarizada de la hormona en su forma natural en vez de su forma sintética.

"Yo generalmente recomiendo usar de ¼ a ½ cucharadita de la crema una o dos veces al día a partir de la mitad del ciclo hasta que inicia la menstruación", dice. Frótese la crema en cualquier parte de su cuerpo, ya sea en el rostro, el vientre, los senos o las piernas. La progesterona se absorbe tan pronto como la crema entra en contacto con su piel.

A medida que la progesterona adicional va equilibrando sus niveles de estrógeno y progesterona, es posible que tenga una mayor sensibilidad en los senos y que manche durante los primeros ciclos, pero estos síntomas desaparecerán. La hormona natural, dice la Dra. Hanley, es "increíblemente segura" y produce pocos efectos secundarios, si es que los produce. De hecho, su principal efecto secundario es que le brindará una sensación de calma a tal grado que puede que se hasta sienta cansada.

Cómo conseguir un alivio total sin efectos secundarios de la **sinusitis**

Únase al grupo. Al grupo inmenso. Cada año, casi 35 millones de estadounidenses consultan a doctores con la esperanza de conseguir alivio de uno o más de los síntomas de la sinusitis: dolor facial, dolor de muelas, dolor de cabeza, tos y una nariz más tapada que las autopistas de Los Ángeles en horas pico.

Esta congestión es causada por una infección bacteriana en los senos nasales. La sinusitis puede ser aguda, la cual generalmente es el resultado de una infección bacteriana secundaria que aparece por la congestión nasal de un resfriado (catarro), haciendo que se sienta muy mal durante una o dos semanas. O puede ser crónica, durando unas cuantas semanas o reapareciendo una y otra vez.

Las armas más poderosas del arsenal antisinusitis de los doctores convencionales son los antibióticos. Aunque los antibióticos generalmente matan a las bacterias que lo están enfermando, también pueden ser contraproducentes.

"A mí me desagradan los efectos secundarios que frecuentemente acompañan al uso de antibióticos", dice el Dr. Kenneth A. Bock, codirector del Rhinebeck Health Center en Rhinebeck, Nueva York, y del Center for Progressive Medicine en Albany, Nueva York.

Los antibióticos destruyen a las bacterias amigables que viven en el intestino y que mantienen una digestión normal, lo que resulta en diarrea, inflamación y una mayor permeabilidad intestinal. Esto, a su vez, puede provocar muchos otros problemas diversos de salud, incluyendo enfermedades autoinmunes serias como la artritis reumatoide, dice el Dr. Bock.

Además, entre más antibióticos toma, más fuertes se hacen

GUÍA DE CUIDADOS PROFESIONALES

Los profesionales en terapias alternativas creen que la mayoría de los casos de sinusitis crónica son causados por una alergia o sensibilidad a alimentos o a algún alergeno ambiental, como polen, caspa o ácaros de polvo, dice Mark Stengler, N.D., un naturópata de San Diego. Por esto, él y muchos otros profesionales en terapias alternativas sugieren que las personas con sinusitis crónica recurrente se hagan pruebas y se les indique un tratamiento para las alergias a los alimentos y las alergias a sustancias inhaladas.

Una infección por levaduras en el intestino, llamada candidiasis, también puede causar sinusitis crónica, dice el Dr. Guillermo Asis, director de Path to Health en Burlington, Massachusetts. Esta infección hace que aumente la producción de mucosidad, provocando una sinusitis crónica. Si usted padece este tipo de infección, él recomienda que encuentre a un profesional que incorpore la medicina natural en su consulta y que tenga experiencia en la detección y el tratamiento de la candidiasis.

En algunos casos, la sinusitis es causada por obstrucciones nasales como pólipos nasales o un tabique desviado (la pequeña pared de cartílago que está en el interior de su nariz y que divide las fosas nasales). Si su médico ha descartado todas las demás causas de sinusitis crónica, entonces debe investigar si estas pudieran estar provocando su problema, dice el Dr. Asis.

las bacterias conforme evolucionan para volverse resistentes al fármaco, lo que significa que su siguiente episodio de sinusitis podría ser peor.

"Las dosis recurrentes de antibióticos para la sinusitis generalmente empeoran las cosas", dice el Dr. Guillermo Asis, director de Path to Health en Burlington, Massachusetts. Los doctores en medicina alternativa tienen sus propios remedios antisinusitis que matan a las bacterias (y alivian los síntomas) sin causar los efectos secundarios de los antibióticos.

AJO: *Cómaselo crudo*

El remedio más potente para la sinusitis aguda es el ajo crudo, dice el Dr. Asis. Pele y trague un diente de ajo al día hasta que su sinusitis desaparezca, recomienda. Pique los dientes grandes de ajo en pedazos más pequeños que sean fáciles de tragar. Para facilitar la digestión de los dientes de ajo pequeños, rebane los extremos del ajo después de pelarlo para perforar la película delgada que recubre el ajo.

Un mar de alivio para la sinusitis crónica

El agua salada mata a las bacterias, dice Carla Wilson, directora ejecutiva del Quan Yin Healing Arts Center en San Francisco. Por esto, ella recomienda rociarse la nariz con agua salada.

Esta técnica puede ayudar a curar la sinusitis en todos los casos, salvo los casos agudos y severos, dice. Incluso si decide tomar antibióticos, rociarse la nariz cada día mientras está tomando los fármacos puede ayudar a evitar que la infección vuelva a aparecer, dice.

Primero, compre un dispositivo para hacerse lavados nasales (que se conoce en inglés como *nasal douche* o también como *neti pot*), que es una pequeña pipa de vidrio con un hoyo en uno de los extremos. Prepare una solución agregando ½ cucharadita de sal de mar por cada taza de agua destilada, luego pruébela para ver si es lo suficientemente salada (debe ser "la mitad de salada que el agua de mar", dice Wilson).

Llene el dispositivo con agua salada, ponga un dedo sobre el hoyo del dispositivo, luego inhale con fuerza y mueva su dedo. El agua salada entrará hasta sus senos nasales. Haga esto dos veces al día. El ambiente que hay en el interior de sus senos nasales comenzará a mejorar muy rápido, dice Wilson. En lugar de ser un caldo de cultivo para la reproducción de bacterias, sus senos nasales estarán limpios y despejados.

Si padece sinusitis crónica, le saldrá una secreción desagradable por la nariz a medida que elimina toda la mucosidad vieja. Al cabo de unos cuantos días, usted sentirá un alivio notable o incluso total, dice.

"El ajo se desintegrará en el intestino delgado y liberará su medicina antibacteriana", dice el Dr. Asis. Tome el ajo después de comer y beba 8 onzas (240 ml) de agua junto con cada diente de ajo para evitar malestares estomacales.

VITAMINA C: ***Cada dos horas***

Tome 500 miligramos de vitamina C cada dos horas hasta que se cure la infección, dice el Dr. Asis. Esto ayudará a incrementar el poder de su sistema inmunitario para combatir a las bacterias.

Si presenta flatulencia o diarrea (los cuales son efectos secundarios inofensivos de las dosis elevadas de vitamina C), disminuya la dosis por 1,000 miligramos al día hasta que los malestares intestinales desaparezcan, aconseja.

N-ACETILCISTEÍNA: ***Para ayudar a limpiar los senos nasales***

La N-acetilcisteína es una forma del aminoácido cisteína que ayuda a hacer que la mucosidad sea menos espesa para que se pueda drenar. Esto es una noticia realmente buena, dado que la mucosidad que se acumula en los senos nasales puede solidificarse como si fuera concreto.

Tome 500 miligramos dos veces al día mientras le dure la infección, dice Mark Stengler, N.D., un naturópata de San Diego.

HIDRASTE: ***Para combatir la infección***

La hierba hidraste (sello dorado, acónito americano, *goldenseal*) ha sido diseñada por la Madre Naturaleza para combatir infecciones de los senos nasales, dice el Dr. Stengler. Mata bacterias, ayuda a secar la mucosidad espesa y húmeda y estimula el drenaje de los senos nasales. Está disponible en cápsulas o en tintura. Siga la dosis recomendada en la etiqueta del producto.

PLATA COLOIDAL: ***Un aerosol curativo***

Esta forma líquida de la plata es un antibiótico natural muy potente que puede ayudar a vencer una infección aguda de los senos nasales, dice el Dr. John M. Sullivan, un médico de Mechanicsburg, Pensilvania. Compre un frasco de plata coloidal *(colloidal silver)*, viértala sin diluir en un rociador y rocíese una o dos veces la nariz, dos veces al día, hasta que la infección ya no esté presente durante tres días.

GRAVEDAD: ***Obtenga alivio dejando caer la cabeza***

"Hay diversas maneras de drenar los senos nasales sin usar antibióticos", dice el Dr. Asis. Una de las más simples es usar la gravedad,

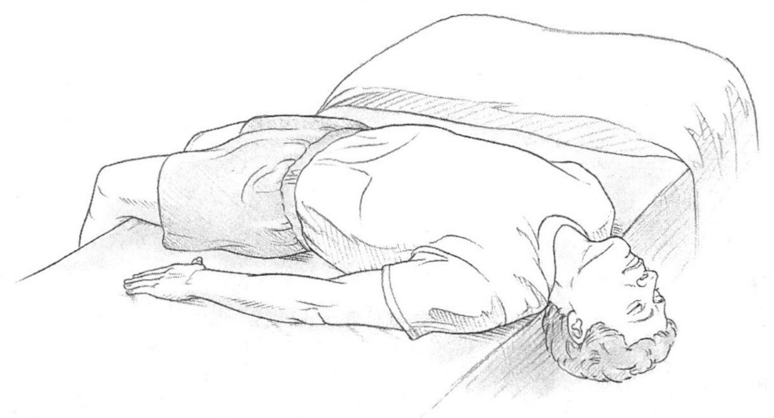

colocando su cabeza de modo que los senos nasales se drenen naturalmente.

Recuéstese boca arriba sobre la cama y deje que su cabeza cuelgue hacia el piso por el borde de la cama. Quédese en esa posición durante 5 a 10 minutos para que la mucosidad de sus senos nasales se drene hacia su faringe y eventualmente hacia su sistema digestivo.

HIDROTERAPIA: ***Para aliviar el dolor facial***

Colóquese una toallita para la cara caliente y húmeda sobre el área que le duela durante 60 segundos, luego póngase una toallita para la cara húmeda y fría durante 30 segundos, dice el Dr. Stengler. Repita estas aplicaciones tres veces.

"Colocarse toallitas para la cara calientes y frías de manera alternada sobre el área de los senos nasales hace que circule más sangre hacia el área y que se elimine la congestión", dice el Dr. Stengler. Puede usar este remedio con la frecuencia que guste durante el día para aliviar el dolor.

ACEITE ESENCIAL DE EUCALIPTO: ***Respire profundamente***

Inhalar vapor con aceite esencial de eucalipto *(eucalyptus)* realmente ayuda a abrir los senos nasales, dice el Dr. Stengler. Primero, hierva un poco de agua en una olla grande y agréguele unas cuantas gotas de aceite esencial de eucalipto. Coloque la olla sobre una mesa o sobre el mostrador de la cocina, cúbrase la cabeza con una toalla, inclínese sobre el agua (a una distancia de alrededor de 12 pulgadas o 30 cm para evitar quemarse) y respire profundamente. Repita esto unas cuantas veces durante el día.

Un método holístico es la clave para superar el **sobrepeso**

Si usted tiene un problema de salud y sólo trata los síntomas en vez de tratar la causa subyacente, lo único que conseguirá es un alivio temporal. Y lo más probable es que los síntomas regresen una y otra vez.

¿Le suena a algo que pasa con sus kilitos de más? ¿Los kilos que ha perdido y vuelto a recuperar una y otra vez?

"El sobrepeso es un síntoma de desequilibrios fundamentales en su cuerpo, emociones y mente", dice Shoshanna Katzman, una acupunturista certificada, directora del Red Bank Acupuncture and Wellness Center en Nueva Jersey y cofundadora del programa Feeling Light para el manejo del peso. Estos desequilibrios incluyen:

- Desequilibrios emocionales, en los que los alimentos se usan como sustituto del amor o como una manera de "reprimir" los sentimientos que lo incomodan
- Desequilibrios nutricionales, en los que el cuerpo pide a gritos los nutrientes que necesita para su funcionamiento óptimo, nutrientes que no le están suministrando los alimentos que ha estado eligiendo
- Desequilibrios médicos, como toxinas almacenadas en el tracto digestivo que drenan su energía y hacen que coma alimentos "estimulantes", como azúcar, que sólo lo intoxican más con el tiempo
- Desequilibrios mentales, en los que sus pensamientos de ansiedad, enojo o tristeza se quedan atorados en el pasado o el futuro y no le permiten tener conciencia de lo que está haciendo en el presente, incluso de lo que está comiendo

"Cuando uno está equilibrado, elige natural y fácilmente los alimentos que apoyan su estado de salud general", dice Katz-

GUÍA DE
CUIDADOS PROFESIONALES

El mejor profesional en terapias alternativas para ayudarle a bajar de peso es una persona que entienda y pueda ayudarle a resolver los diversos problemas nutricionales, metabólicos, hormonales, inmunitarios y de estilo de vida que en realidad son los que causan el sobrepeso, dice Julia Ross, directora ejecutiva de Recovery Systems en Mill Valley, California. Según Ross, el profesional que lo atienda deberá ser capaz de investigar médicamente y corregir cada uno de los ocho factores siguientes que pueden ser posibles causas subyacentes de los problemas de peso.

- Deficiencia de las sustancias químicas del cerebro
- Una dieta baja en calorías, la cual es una causa común del hábito de comer en exceso
- Problemas de azúcar en la sangre, incluyendo problemas médicos como hipoglucemia, diabetes y agotamiento de las glándulas suprarrenales
- Bajo funcionamiento tiroideo
- Alergias a los alimentos y adicciones
- Desequilibrios hormonales
- Sobrecrecimiento de la levadura llamada *Candida albicans*, el cual puede provocar antojos por comer carbohidratos
- Una deficiencia de ácidos grasos esenciales

man. Estos son algunos de sus mejores métodos, probados en sus clientes, para corregir los desequilibrios que, según cree ella, son la causa subyacente del sobrepeso.

ALIMENTOS: ***Un licuado que acaba con los antojos***

Para muchos de mis clientes que quieren bajar de peso, tomar este licuado (batido) del programa Feeling Light en el desayuno es uno de los pasos más importantes para restaurar el equilibrio, dice.

"Esta bebida es una infusión completa de vitaminas, minerales, ácidos grasos, proteínas y fibra esenciales —dice—. Y es una manera excelente de disminuir los antojos, porque con la nutrición que le brinda este licuado, en realidad le estará dando a su cuerpo todos los nutrientes que necesita".

Sólo ponga los siguientes ingredientes en una licuadora (batidora), mézclelos y tómese el licuado: 1 taza de leche de arroz; 1 taza de leche de soya; 1 taza de jugo de manzana, jugo de naranja (china) o jugo de alguna otra fruta; 1 plátano amarillo (guineo); 4 fresas frescas; 1 cucharadita de melaza (*blackstrap molasses*); 1 cucharada de jugo de áloe vera (sábila, acíbar); 1 cucharada de jugo concentrado de cereza negra; 1 cucharada de fórmula "verde" en polvo; de 1 a 2 cucharadas de levadura de cerveza (*brewer's yeast*) o levadura nutricional en polvo; 1 cucharadita de polen de abeja crudo y orgánico (suelto, no en tabletas o cápsulas) y 1 cucharada de aceite de semilla de lino (aceite de linaza, *flaxseed oil*).

Sea creativo, dice Katzman. Experimente con las proporciones al gusto o congele el plátano o las fresas para prepararse una bebida más espesa y más fría.

AFIRMACIONES: ***Elija los alimentos correctos***

Las afirmaciones, que son pronunciamientos de creencias positivas, le pueden ayudar a elegir los alimentos correctos, dice Katzman. "Cuando tiene comida enfrente, por ejemplo, mientras mira qué hay en la despensa, mientras está parado frente al refrigerador, cuando va de compras al supermercado o cuando sale a comer a un restaurante, la clave para escoger los alimentos correctos, saludables y equilibrados, es lo que su mente está pensando en ese momento", dice.

Es más, dice, si usted regularmente pasa de 5 a 10 minutos una o dos veces al día afirmando mentalmente su intención de equilibrarse y sanarse, será mucho más probable que elija los alimentos correctos. Ella recomienda elegir una o dos afirmaciones de la lista siguiente y memorizarlas y luego decírselas con regularidad.

- Estoy revelando un yo más claro, sano y feliz.
- Tengo el control.
- Yo me hago responsable de mi ser físico, mi bienestar y mi salud.
- Yo como para nutrir mi mente, mi cuerpo y mi espíritu.

REBOTAR: ***El mejor ejercicio para bajar de peso***

Brincar en un botador o trampolín pequeño es un ejercicio particularmente bueno para las personas que están tratando de perder peso, dice Katzman. Los profesionales en terapias alternativas creen que ayuda a fortalecer el sistema linfático, que es el sistema del cuerpo que drena las toxinas y apoya una inmunidad más fuerte. Ella recomienda una sesión de 20 a 30 minutos de rebotar, de tres a cinco veces a la semana.

Una estrategia de suplementos que acaba con los antojos

Julia Ross, directora ejecutiva de Recovery Systems en Mill Valley, California, dice que a menudo existe un vínculo entre el

Imagínese más delgado

No piense en un elefante morado.

Inmediatamente pensó en un elefante morado, ¿no es cierto?

Eso se debe a que su mente subconsciente —la mente de los deseos, los sueños, los impulsos y las urgencias— responde a las palabras formando imágenes.

Si usted sustituye las palabras *pastel de chocolate* o *pizza* por *elefante morado*, tendrá una idea muy clara de lo que ocurre cuando se dice una y otra vez que no debe comer algo. Su subconsciente se agobia con el deseo de comerlo y tarde o temprano, se lo come.

Por eso, el uso de la imaginación guiada o visualización positiva puede tener éxito en los casos en que la fuerza de voluntad flaquea, dice Debbie Johnson, autora de *Think Yourself Thin: The Visualization Technique That Will Make You Lose Weight without Diet or Exercise* (Imagínese delgado: La técnica de visualización que le hará perder peso sin dietas ni ejercicio).

Si usted consistentemente se imagina como una persona delgada, su subconsciente comenzará a apoyar acciones cotidianas que le ayudarán a convertirse en una persona delgada. Johnson lo llama Imaginación Enfocada (en inglés, *Focused Imagination*), la cual va más allá de la terapia de visualización para incluir todos sus sentidos. La misma Johnson perdió 40 libras (18 kg) y no los ha vuelto a recuperar usando la Imaginación Enfocada. Estos son sus consejos para hacer que le funcione a usted.

• Desarrolle una "imagen clave". Enfóquese en una imagen de usted mismo como una persona delgada. "Esto ancla su mente en la realización de su meta en cuanto a la pérdida de peso", dice Johnson. Use todos sus sentidos —oído, tacto, vista y olfato— para desarrollar cada aspecto de la imagen. ¿Exactamente cómo se ve su cuerpo? ¿Qué trae puesto? ¿Dónde está? ¿En la playa, en una cancha de tenis o en una discoteca bailando sin parar? Imagine la

hábito de comer en exceso y los niveles de sustancias químicas clave en el cerebro.

"Usted está usando la comida para automedicarse porque tiene niveles bajos de ciertas sustancias químicas del cerebro", dice, y su cerebro tiene que tener estas sustancias para funcionar, explica. Los antojos, así como la depresión, irritabilidad, ansiedad y muchos otros problemas emocionales y mentales son señales de que su cerebro no tiene cantidades suficientes de estas sustancias.

felicidad que siente con su nuevo cuerpo más delgado.

"Imagine la escena como si fuera una película o un video sobre su nueva vida como una persona delgada, es decir, la vida que muy pronto estará llevando", dice Johnson.

• Experimente el "minuto dorado". Este es un momento —dos veces al día, durante 30 segundos cuando despierte y 30 segundos antes de quedarse dormido— en que usa intensamente su imagen clave y otros ejercicios mentales de refuerzo.

Primero, dígale a su cuerpo que lo ama y aprecia tal como es; de esta forma, no alimentará a su subconsciente con imágenes negativas de usted mismo. Luego, dice Johnson, "dígale a su cuerpo que va a hacer algunos cambios útiles".

Luego, imagine que está en una esquina del techo de su cuarto, mirando su cuerpo desde ahí. Vea su imagen clave. Sienta la maravillosa y excitante sensación de ser delgado. En la mañana, sálgase de la cama con la sensación que le da su nuevo cuerpo y lleve esa sensación consigo durante todo el día. En la noche, quédese dormido con esta imagen para que su subconsciente, que nunca duerme, pueda reforzar su imagen clave durante la noche.

• Use una frase clave. Siempre que piense en su imagen clave, también debe decirse una frase clave, dice Johnson. Su propia frase favorita es "Hoy me siento un poco más delgada". El uso de una frase clave, explica, le ayuda a traer la imagen clave al "aquí y ahora" y también ayuda a reforzar la imagen.

• No se dé por vencido, dice Johnson. Si persiste, la Imaginación Enfocada funcionará. Y no se preocupe por los pensamientos negativos. "Sólo son parte de la naturaleza humana —dice—. Cada vez que tenga un pensamiento negativo sobre usted mismo, utilícelo como una señal para visualizar y sentir su imagen clave".

Cuando el cerebro se ve privado de estas sustancias químicas, envía señales que apabullan a su fuerza de voluntad, provocando que coma alimentos parecidos a las drogas (generalmente carbohidratos) que sirven para sustituir las sustancias químicas que le faltan y que lo hacen sentir mejor, pero sólo durante un rato, dice Ross.

Son diversas las razones por las cuales puede haber una deficiencia de estas sustancias químicas del cerebro, que incluyen las siguientes: la dopamina, un vigorizante natural; el ácido gamma-aminobutírico (*GABA* por sus siglas en inglés), un sedante natural; la endorfina, un analgésico natural y la serotonina, una sustancia que promueve el sueño y estabiliza el humor y la atención, dice Ross. Estas razones pueden ser desde la genética y el estrés, hasta el hábito de ingerir azúcar y harina refinadas en exceso y consumir muy poca proteína.

Sin embargo, estas deficiencias se pueden corregir fácilmente con suplementos nutricionales que hacen que aumenten los niveles de estas sustancias químicas del cerebro. Eso, a su vez, frenará sus antojos, calmará sus problemas emocionales y mentales y lo encaminará hacia su meta de bajar de peso de manera permanente. Específicamente, estos suplementos son aminoácidos, las unidades que se emplean para construir proteínas.

"Diversos estudios científicos han confirmado la eficacia de usar tan sólo unos cuantos aminoácidos seleccionados que actúan como 'precursores' en la síntesis de estas sustancias químicas del cerebro, eliminando así su antojo por comer y también su depresión, ansiedad, irritabilidad, obsesividad y aletargamiento mental", dice Ross.

Por supuesto, existen muchos factores que pueden causar sobrepeso, dice Ross. Ella cree que estos factores incluyen las dietas bajas en calorías, los trastornos en los niveles de azúcar en la sangre, un funcionamiento tiroideo disminuido, las alergias a los alimentos, los desequilibrios hormonales, la candidiasis y la deficiencia de ácidos grasos.

Corregir la química de su cerebro con aminoácidos es el primer paso, y también el más importante, para eliminar los antojos, cree Ross, de modo que después pueda resolver todos los problemas de salud que están contribuyendo al sobrepeso. Usted puede tomar todos los suplementos siguientes con seguridad hasta que llegue a su peso ideal o durante un año, lo que ocurra primero, dice Ross.

GLUTAMINA: ***Nivele el azúcar en la sangre y acabe con los antojos***

Los antojos, y particularmente los antojos por comer azúcares y almidones, a menudo son causados por un nivel bajo de azúcar en la sangre o hipoglucemia. Pero usted puede estabilizar la entrega de azúcar a su cerebro —y parar los antojos— tomando dos cápsulas de 500 miligramos de glutamina tres veces al día entre comidas, dice Ross.

Si necesita parar un antojo por comer carbohidratos de manera urgente, Ross recomienda abrir una cápsula de 500 miligramos de glutamina, poner su contenido debajo de su lengua y dejar que se disuelva.

TIROSINA: ***Para los niveles bajos de energía y la mala concentración***
Usted se siente fatigado y con la mente nublada casi todo el tiempo y usa café y dulces (y quizá también cigarros) para vigorizarse. Si esta es su situación, Ross recomienda que tome de 500 a 2,000 miligramos de tirosina tres veces al día, antes de desayunar, a media mañana y a media tarde.

Comience con 500 miligramos. Si esa dosis no parece funcionar, auméntela por 500 miligramos a 1,000. Siga incrementándola por 500 miligramos hasta que se sienta vigorizado y alerta, pero no exceda la cantidad de 2,000 miligramos por dosis.

Quizá encuentre que la tirosina es demasiado estimulante para usted, que lo pone nervioso o lo mantiene despierto en la noche o que no resuelve su fatiga. En este caso, deje de tomarla y empiece a tomar un aminoácido similar llamado d-fenilalanina *(d-phenylalanine)* a dosis de 250 a 500 miligramos, siguiendo el mismo horario de tres veces al día.

D-FENILALANINA: ***Si come en exceso para superar un dolor emocional***
"Si usted come en exceso para poder lidiar con un dolor emocional —si es sensible, llora con facilidad, tiene mucha necesidad de que lo consuelen y adora ciertos alimentos— quizá necesite el aminoácido d-fenilalanina", dice Ross.

Esto se debe a que este suplemento hace que aumente el reservorio de endorfinas en su cerebro, y las endorfinas son los opiáceos naturales que ayudan a crear sensaciones de placer y a disminuir el dolor físico. Ella recomienda tomar 500 miligramos de un suplemento que combina las formas d- y l- de la fenilalanina (*DLPA* por sus siglas en inglés), junto con 500 miligramos de glutamina, tres veces al día, al despertar, a media mañana y a media tarde.

Si usted toma DLPA con regularidad, no necesita tomar fenilalanina para aumentar su nivel de energía, como se sugirió anteriormente. Ross también recomienda que consuma muchos alimentos proteínicos, los cuales le suministran aminoácidos, ya que el cuerpo requiere de todos los aminoácidos para sintetizar las endorfinas.

ÁCIDO GAMMA-AMINOBUTÍRICO: ***Para el estrés y la tensión***
Sus músculos están crónicamente tensos. Se siente estresado y

agotado. Su doctor le dice que se tiene que relajar, pero le sería más fácil cumplir con sus indicaciones si le dijera que levitara, porque usted simplemente no sabe cómo calmarse.

Es más, usted crónicamente consume azúcares y almidones en exceso (y quizá fuma, bebe o toma tranquilizantes para que le ayuden a lidiar con el estrés). Si esto lo describe, quizá necesite ácido gamma-aminobutírico (*gamma aminobutyric acid* o *GABA* por sus siglas en inglés), dice Ross. Ella recomienda tomar de 100 a 500 miligramos siempre que sienta que necesita relajarse. (Experimente para encontrar la dosis que le funciona, comenzando con 100 miligramos y aumentándola por incrementos de 100 miligramos pero sin exceder un total de 1,000 miligramos al día).

No tome este suplemento a primera hora de la mañana, porque puede relajarlo demasiado como para poder conducir. Quizá sea una buena idea que busque un producto que combine GABA con otros dos aminoácidos que inducen la relajación, la taurina y la glicina, dice Ross.

"Esta combinación puede ser incluso más calmante para algunas personas que el GABA por sí solo", dice.

5-HIDROXITRIPTOFANO: ***Para la depresión, la ansiedad o la baja autoestima***

Si usted tiene un nivel bajo de una sustancia química del cerebro llamada serotonina, puede tener toda una serie de problemas emocionales y mentales que lo obligan a comer azúcares, almidones y chocolate en exceso. Estos problemas incluyen depresión, ansiedad, baja autoestima, pensamientos obsesivos, tristeza de invierno, irritabilidad e insomnio.

Si usted está presentando cualquiera de estos, Ross recomienda que tome de 50 a 100 miligramos de un suplemento que aumenta los niveles de serotonina, llamado 5-hidroxitriptofano (*5-hydroxytryptophan* o *5-HTP* por sus siglas en inglés) tres veces al día.

Grasas que le ayudan a bajar de peso

¿Suplementos de grasa? Para una persona que está tratando de bajar de peso, la idea de tomar pastillas de grasa le parecerá una broma cruel. Pero hay algo que quizá usted no sepa: una deficiencia de ciertos tipos de grasas "buenas" que su cuerpo requiere, llamadas ácidos grasos esenciales (*EFA* por sus siglas en inglés), puede hacer que le den antojos y que coma los tipos malos de grasa en exceso y aumente de peso.

Esa es la opinión de Ann Louise Gittleman, una especialista certificada en nutrición de Bozeman, Montana. "La fobia a las grasas es la causa de que haya tantas personas con sobrepeso en los Estados Unidos —dice—. Sí, es cierto que las grasas saturadas que se encuentran en los productos de origen animal y las transgrasas que hay en los alimentos procesados son malas para su salud. Pero no consumir cantidades suficientes de las grasas buenas, es decir, los ácidos grasos esenciales que se encuentran en los alimentos como los pescados grasosos, ciertos aceites, las verduras de hojas verdes, el aguacate (palta), los frutos secos y las semillas, también es malo para su salud".

Los diferentes tipos de EFA, cree, en realidad estimulan el metabolismo de las grasas de modo que su cuerpo queme más grasa, se active la producción de hormonas que lo hacen sentirse satisfecho y se equilibren los niveles de insulina (la hormona que quema azúcares) en el cuerpo, para que no le den antojos por comer azúcares altos en calorías y otros carbohidratos que engordan.

La mayoría de los estadounidenses tienen una deficiencia de varios ácidos grasos esenciales, como el ácido gamma-linolénico, el ácido alfa-linolénico, el ácido eicosapentaenoico y el ácido docosahexaenoico, cree Gittleman. La mejor manera de asegurarse de obtener todos esos tipos de EFA, cada uno de los cuales es vital para ayudarle a bajar de peso, es con suplementos de EFA, dice Gittleman. Esto es lo que ella recomienda.

ACEITE DE SEMILLA DE LINO: ***Reajuste su termostato***

El ácido alfa-linolénico y otros ácidos grasos omega-3 que se encuentran en el aceite de semilla de lino (aceite de linaza, *flaxseed oil*) ayudan a reajustar el termostato de su cuerpo a su nivel normal para que usted queme las calorías excedentes, dice Gittleman. También ayudan a normalizar el metabolismo de la insulina, disminuyendo así los antojos por comer azúcar. Ella recomienda 1 cucharada al día con alguna comida. La semilla de lino es un suplemento maravilloso, dice Gittleman, y se puede tomar regularmente con seguridad.

ÁCIDO GAMMA-LINOLÉNICO: ***Activa la grasa café***

El ácido gamma-linolénico (*GLA* por sus siglas en inglés) le ayuda a bajar de peso al activar la grasa café latente, que es el tipo de grasa que ayuda a quemar las calorías excedentes.

"La grasa café hace posible que la grasa ingerida se use para producir energía en lugar de almacenarse como grasa blanca excedente —dice Gittleman—. Muchos de mis clientes que tenían que bajar 10 o más libras de peso han reportado resultados dramáticos después de comenzar a tomar diariamente de cuatro a ocho cápsulas de 500 miligramos de aceite de prímula nocturna (aceite de primavera nocturna, *evening primrose oil*), el cual es rico en GLA".

ÁCIDO LINOLEICO CONJUGADO:
Inhibe a las enzimas que almacenan la grasa

El ácido graso esencial que se conoce como ácido linoleico conjugado (*CLA* por sus siglas en inglés) puede serle de ayuda en sus esfuerzos por bajar de peso, dice Gittleman. En un estudio científico, las personas que tomaron 3,000 miligramos de CLA al día perdieron el 20 por ciento de su grasa corporal en 3 meses sin hacer dieta, dice.

La teoría es que el CLA interfiere con la producción de lipasa, que es una enzima que afecta la manera en que el cuerpo metaboliza la grasa. Ella recomienda tomar 1,000 miligramos tres veces al día antes de las comidas. Como ventaja adicional, puede que el CLA posea propiedades que ayudan a combatir el cáncer de mama, así como propiedades que fortalecen la inmunidad en general, agrega Gittleman.

ACEITE DE PESCADO: ***Equilibre su consumo global de grasas***

Aunque los ácidos grasos que se encuentran en el aceite de pescado (*fish oil*) no le ayudan directamente a perder peso, son cruciales para equilibrar su consumo total de grasas y mantener una buena salud, dice Gittleman. Ella recomienda tomar 1,000 miligramos del producto llamado *SuperMaxEPA* dos o tres veces al día.

Alivio rápido y duradero para las **torceduras y los esguinces**

Se tropezó cuando bajaba la acera (banqueta) y se torció el tobillo, sobreestirando las bandas de tejido (ligamentos) que mantienen a la articulación del tobillo en su lugar. Ahora su tobillo está hinchado, amoratado, caliente, rojo y adolorido.

O quizá pasó todo el domingo barriendo hojas y se torció la espalda, lo que esencialmente significa que les pidió a sus músculos que hicieran más trabajo del que podían hacer. Una torcedura implica una lesión a los ligamentos, los cuales conectan un hueso con otro.

Los esguinces implican una lesión a los tendones, los cuales conectan músculos con huesos. En ambos casos, el tratamiento clásico que recomiendan los doctores convencionales es uno que se conoce como *RICE* por sus siglas en inglés, las cuales significan: reposo, hielo, compresión y elevación.

Los doctores alternativos recomiendan muchos remedios adicionales, los cuales dicen que pueden brindar alivio inmediato y mejorar el efecto del tratamiento RICE. Igualmente importante, estos remedios también pueden ayudar a prevenir problemas de largo plazo en las articulaciones y los músculos, por ejemplo, inestabilidad en una articulación, rigidez crónica en un músculo o una lesión vieja que se sigue lesionando.

Las recomendaciones siguientes son para primeros auxilios inmediatos. Si le brindan alivio, lo más probable es que ya esté en camino hacia la recuperación. Si no, entonces deberá conseguir atención médica.

SU POSICIÓN CÓMODA: ***Para que no le duela una torcedura***

Una torcedura es una lesión repentina que generalmente va acompañada de una punzada de dolor. Su primera reacción probablemente será

GUÍA DE CUIDADOS PROFESIONALES

Si una torcedura de rodilla, tobillo o cualquier otra articulación es tan fuerte que le provoca un dolor insoportable y no puede dar ni siquiera tres pasos apoyándose sobre la articulación lesionada, o si la articulación lesionada se ve desfigurada, vaya a la sala de urgencias de un hospital o de un centro de atención médica de urgencia. Es posible que tenga una fractura.

de pánico. En vez, respire profundamente y mantenga la calma, dice James Clay, un terapeuta clínico de masaje de Winston-Salem, Carolina del Norte.

Lo que necesita hacer para conseguir alivio de inmediato es encontrar la posición en que sienta la mayor comodidad posible, dice Clay. Mueva suavemente el área lesionada hasta que encuentre la posición que menos le duela. Quédese en esa posición durante 2 minutos, siga respirando lenta y regularmente, y luego regrese muy lentamente a su posición normal.

"En muchos casos de torceduras menores, esto resolverá inmediatamente el problema", dice Clay. Esta técnica funciona, cree, porque justo después de la lesión, el tejido le está gritando "¡Torcedura!" al sistema nervioso central. Si usted puede colocarse en una posición indolora en la que el tejido deje de gritar, usted "restablece el estado no torcido como la línea basal para el sistema nervioso, el tejido se relaja y el dolor desaparece", dice.

Él cree que esta técnica funciona mejor y más rápido que el tratamiento de RICE para aliviar las torceduras dolorosas y la ha usado para permitir a bailarines, jugadores de baloncesto y otras personas propensas a las torceduras a reincorporarse de inmediato a sus actividades.

DIGITOPUNTURA: ***Para acabar con la tensión***

Después de encontrar la posición de máxima comodidad, haga presión suavemente con el pulgar o un dedo para buscar puntos sensibles alrededor del área de la lesión. Estos son puntos que duelen un poco (o mucho) más que el área circundante. Cuando encuentre un punto sensible, presiónelo, pero no tan duro que le cause agonía, sino sólo lo suficientemente duro como para llevarlo al borde del dolor soportable.

"Mantenga el punto sensible presionado y espere a que se calme el dolor", dice Clay. (Esto deberá tardar alrededor de un minuto. Si el dolor no se calma dentro de ese lapso, es posible que la lesión sea demasiado severa para este tipo de tratamiento y tendrá que ir con un médico).

Esta técnica funciona, cree Clay, porque siempre que se lesiona un ligamento o un músculo, se tensa para defenderse de lesiones posteriores. El punto sensible es el punto de máxima contracción y presionarlo puede persuadir al ligamento o músculo a que se relaje, dice.

DMSO: ***Alivio profundo***

Puede acelerar la curación aplicándose *DMSO*, que es un gel que penetra la piel y baja la inflamación, Barry Beaty, D.O., un osteópata y director médico del DFW Pain Treatment Center and Wellness Clinic en Fort Worth, Texas.

"Puede disminuir el tiempo que tarda una torcedura o esguince en sanar", dice. Él recomienda untarse el gel *DMSO* en el área de la torcedura tres o cuatro veces al día durante 2 a 3 días después de haberse lesionado.

Dos advertencias: Asegúrese de que sus manos y el área lesionada estén limpias antes de usar el gel. De otro modo, la suciedad que hay en su piel podría absorberse hacia el interior de su cuerpo junto con el gel *DMSO*. Asimismo, es posible que huela un poco a ajo durante el tratamiento, debido a que una vez que se absorbe, el *DMSO* tiene un olor muy fuerte.

HOMEOPATÍA: ***Para bajar la hinchazón***

Justo después de una lesión, aplíquese un ungüento de árnica, sugiere el Dr. Ted L. Edwards Jr., un médico de Austin, Texas, y antiguo miembro del equipo de médicos para el Equipo de Ciclistas de los Estados Unidos. Aplíquese el ungüento tres o cuatro veces al día. Puede ayudar a disminuir la hinchazón y la inflamación causadas por las torceduras y los esguinces.

Junto con el ungüento, debe usar tabletas homeopáticas de *Arnica*. Tome dos tabletas a la potencia 6X cada 15 minutos durante la primera hora después de la lesión, sugiere el Dr. Edwards. Después de eso, tome dos tabletas cada 4 horas. Siga usando tanto las tabletas como el ungüento durante 2 a 3 días, sugiere.

AROMATOTERAPIA: ***Ayuda a acelerar la curación***

De 24 a 72 horas después de haber sufrido una torcedura o un esguince, comience a aplicarse aceites esenciales, aconseja el Dr. Edwards. "Los aceites pueden acelerar el proceso de curación de cualquier lesión muscular", dice. Él recomienda elegir entre el aceite de limoncillo (hierba luisa, *lemongrass*), el aceite de abedul *(birch)* o el aceite de mejorana *(marjoram)*. Coloque unas cuantas gotas de aceite en el área lesionada y fróte-

El plan *RICE*

Cuando se sufre una torcedura o esguince, se desgarran las microfibras del tejido y donde hay desgarres, hay hemorragia. La sangre y las células lesionadas y muertas pueden aglomerarse para crear una mezcla aguada llamada hematoma alrededor de la lesión. Esto impide el paso del oxígeno curativo hacia el área y también evita la eliminación de los productos tóxicos de desecho. La verdadera curación puede empezar cuando la hinchazón disminuye.

Deshacerse del hematoma lo más rápido posible es la mejor manera de aliviar el dolor y curar una torcedura o esguince, dice Ralph R. Stephens, un terapeuta de masaje con licencia e instructor de terapia neuromuscular y masaje para deportistas en los Ralph Stephens Seminars en Cedar Rapids, Iowa. Una buena manera de lograr esto es siguiendo el plan que se conoce como *RICE* por sus siglas en inglés, las cuales significan: reposo, hielo, compresión y elevación.

•Reposo: "Usar el área lesionada sólo causará más daños", dice Stephens, por lo que deje de usarla.

•Hielo: "El hielo ayuda a controlar la hemorragia interna", dice Stephens. Tan pronto como sea posible después de haberse lesionado, aplíquese una compresa de hielo envuelta en una toalla. Déjesela durante 20 minutos, luego quítesela durante 40 minutos y continúe con estos ciclos mientras esté despierto. Hágase este tratamiento durante 2 ó 3 días, o mientras siga hinchada el área. No use calor, ya que el calor sólo inunda el área con más líquido.

Incluso si ha sufrido una torcedura o esguince muy fuerte y va en camino a la sala de urgencias, pare para comprar una bolsa de hielo en su trayecto al hospital. "Puede que lo dejen sentando en la sala de urgencias durante 2 ó 3 horas sin darle tratamiento alguno y este es el momento preciso para empezar a aplicarse hielo sobre la lesión", dice.

•Compresión: Ponerse una venda elástica de compresión, por ejemplo, una venda *Ace*, alrededor del área también ayuda a parar la hemorragia interna. Póngase la venda de manera que le comprima pero sin que le quede demasiado apretada. Deberá estar lo suficientemente floja como para permitir la circulación normal de sangre.

•Elevación: Elevar el área lesionada drena el líquido para que haya menos hinchazón. Si no puede mantener el área lesionada elevada durante el día, trate de elevarla durante gran parte de la noche y mientras esté dormido durante 2 a 3 días después de lesionarse, dice el Dr. Dennis Courtney, director de la Courtney Clinic for Pain Relief y del Center for Complementary Health, ambos en McMurray, Pensilvania.

se el área hasta que se absorba el aceite. Haga esto tres o cuatro veces al día mientras le dure el dolor.

HIELO: ***Bueno para el dolor en la espalda inferior***

Quizá estuvo barriendo o excavando o aspirando y se torció la articulación sacroilíaca, un área de la espalda inferior que tiene muchos ligamentos. Ahora parece como si su dolor de espalda inferior nunca fuera a desaparecer.

Una manera de tratar esta inflamación crónica es con un tratamiento agresivo de aplicaciones de hielo, dice Adela T. Basayne, anterior presidenta de la Asociación de Terapia de Masajes de los Estados Unidos y terapeuta de masaje con licencia de Portland, Oregon.

Aplíquese hielo sobre el área cinco o seis veces al día en los ciclos siguientes: sostenga el hielo sobre el área durante 20 minutos, retírelo durante 40 minutos y luego aplíqueselo de nuevo, aconseja. Mientras se esté aplicando el hielo, toque el área lesionada. Si está entumecida, quítese el hielo.

Obviamente, sería poco conveniente tener que parar de hacer lo que esté haciendo seis veces al día para recostarse y colocarse una compresa de hielo. Basayne recomienda envolver una bolsa de chícharos (guisantes, arvejas) congelados en una toalla de cocina y colocarla en la pretina del pantalón o falda, justo encima del área adolorida.

"Aplíquese el hielo durante 4 días consecutivos, incluso aunque le deje de doler la espalda —dice—. Es muy difícil curar este tipo de torcedura si no se aplica hielo regularmente".

MASAJE: ***Alivio para las torceduras de rodilla***

Lo mejor es esperar 24 horas antes de darse un masaje directamente sobre una lesión, dice Basayne.

Sin embargo, después de ese lapso, puede usar una técnica de masaje llamada *effleurage* que puede reducir el dolor y acelerar la curación de una torcedura de rodilla, dice Ralph R. Stephens, un terapeuta de masaje con licencia y instructor de masaje para deportistas y terapia neuromuscular en los Ralph Stephen Seminars en Cedar Rapids, Iowa. *Effleurage* significa "toque suave y deslizante". Así es cómo se hace.

Primero, aplique aceite o loción para masaje encima, a los lados y en la parte trasera de su rodilla. Use suficiente aceite para que sus manos se deslicen fácilmente sobre la piel sin jalarle los vellos, pero no tanto que gotee.

Luego, usando la técnica del *effleurage*, dése un masaje alrededor de la patela, que es la saliente huesuda que está encima de la rodilla. Dése el masaje por encima, por debajo y por los lados de la patela, siempre deslizando las manos en dirección al corazón. La cantidad apropiada de presión que debe hacer es de leve a moderada. El *effleurage* es una de las mejores técnicas de masaje para las áreas donde hay una hinchazón importante.

En áreas que no están o que apenas están hinchadas, funciona bien una técnica de masaje que usa fricción circular profunda, dice Stephens. Esta técnica emplea presión para mover la piel sobre las capas más profundas de tejido. Usando las puntas de sus dedos, sus pulgares o la palma de su mano, haga presión sobre la piel y muévala en círculos. Haga de 5 a 10 círculos, quite la presión y luego repita lo mismo sobre otra área que esté a más o menos 1 pulgada (2.5 cm) de distancia. Repita esto hasta que se haya dado el masaje por alrededor de toda la patela y por el frente y los lados de la articulación. Utilice presión firme pero no tanta que le duela y nunca haga presión detrás de la rodilla entre los dos tendones que parecen cordones, ya que por ahí pasan nervios y vasos sanguíneos grandes que pueden lesionarse fácilmente.

Repita la fricción circular profunda una segunda vez sobre las áreas más sensibles y luego, para terminar, deslice sus manos tres o cuatro veces usando la técnica del *effleurage*. Hágase este masaje de rodilla una vez al día, dice Stephens.

ESCRITURA CON EL PIE: ***Para las lesiones del tobillo***

Acuérdese por un momento de cuando iba en la primaria y aprendió a escribir con letra cursiva manuscrita. Bueno, es hora de empezar a aprender a escribir con el pie.

Puede hacer este ejercicio sentado o parado. Si prefiere pararse, deténgase de una mesa para apoyarse. Luego, mientras esté moviendo el pie desde el tobillo (no desde la rodilla), haga de cuenta que está trazando una letra mayúscula cursiva y muy curvada del alfabeto manuscrito, como si su dedo gordo fuera la punta de una pluma.

"Este ejercicio trabaja todos los ligamentos del tobillo —dice el Dr. Edwards—, posiblemente previniendo la formación de adherencias" o áreas rígidas compuestas por tejido de cicatrización que se vuelven a lesionar con facilidad. Haga este ejercicio dibujando las letras de la A a la Z una vez al día, sugiere él.

LEVANTAMIENTO CON LOS PIES: ***Para adquirir mayor flexibilidad***

Aquí hay otro ejercicio que puede ayudarle a mantener un tobillo flexible, fuerte y libre de adherencias después de una torcedura.

Quítese los zapatos y las medias (calcetines), párese cerca de una mesa y coloque una toalla de cocina a lo largo sobre el piso frente a usted, de modo que pueda alcanzarla con el pie. Luego, ponga una mano sobre la mesa para apoyarse, estire el pie y use sus dedos para agarrar una sección de la toalla. Suéltela y luego agarre la sección siguiente con la toalla y suéltela. Siga agarrando y soltando la toalla hasta que lentamente vaya jalando toda la toalla por el piso. Haga este ejercicio dos veces al día, una vez en la mañana y otra vez en la noche, dice Basayne.

HAGA CÍRCULOS Y TOQUE: ***Para aliviar una torcedura del dedo pulgar***

Si se ha torcido el pulgar, este ejercicio le ayudará a restaurar la flexibilidad. Más o menos una semana después de haberse lesionado, dibuje círculos amplios en ambas direcciones con el pulgar. Muévalo tres veces en el sentido de las manecillas del reloj y luego tres veces en el sentido inverso y siga alternando de esta forma durante uno o dos minutos.

Luego, moviendo sus otros dedos lo menos posible, estire su pulgar hasta que toque la punta de cada uno de sus dedos: el meñique, el anular, el medio y el índice. Repita este ejercicio unas cuantas veces al día, dice el Dr. Edwards.

ARRUGUE PERIÓDICO: ***Para aumentar la fuerza de su pulgar***

Para ayudar a recuperar la fuerza en su pulgar después de haber sufrido una torcedura, consiga hojas de papel periódico y con la mano lesionada, trate de hacer una bola con el papel hasta que le quepa en la mano, sugiere Basayne.

CÍRCULOS CON LOS BRAZOS: ***Ayuda para el hombro***

Para ayudar a que no se le formen adherencias en el hombro, dóblese ligeramente desde la cintura para que su espalda no se someta a un esfuerzo innecesario y para que el brazo lesionado pueda columpiarse libremente. Coloque su otra mano sobre una mesa o el respaldo de una silla para apoyarse. Con el brazo lesionado, haga círculos suaves, tanto en el sentido de las manecillas del reloj como en el sentido inverso, dice Basayne. Luego, columpie suavemente su brazo como si fuera un péndulo y luego dibuje la figura "8" con el mismo.

Al cabo de una o dos semanas, haga el mismo ejercicio pero sosteniendo una lata de sopa en la mano del brazo lesionado. Haga este ejercicio dos veces al día durante 1 minuto, dice, y luego aumente gradualmente el tiempo, pero nunca lo haga durante más de 3 minutos.

Cómo curar el dolor del **trastorno de estrés postraumático**

Un conductor se estrella contra un árbol. Un transeúnte es testigo de un asesinato durante un asalto. Un niño es sexualmente molestado. Si usted ha vivido un trauma de este tipo —es decir, una situación anormal en la que usted u otras personas se ven amenazadas o salen dañadas— necesita buscar ayuda profesional. Un doctor o terapeuta le pueden ayudar a lidiar con los efectos posteriores al trauma. Generalmente uno no lo supera de inmediato, dice Reneau Z. Peurifoy, un terapeuta conyugal y familiar y especialista en ansiedad del área de Sacramento. "Si ha tenido un trauma importante, lo dejará marcado durante un tiempo", dice.

Las marcas del trastorno por estrés postraumático (*PTSD* por sus siglas en inglés) pueden incluir:

- Hipervigilancia, que es un estado en el que está ansiosamente alerta todo el tiempo, particularmente cuando está alrededor de cualquier cosa que le recuerda el evento original
- Depresión, que lo hace sentirse como si estuviera paralizado y hace que pierda el interés por la vida
- Recuerdos, que generalmente no son como los *flashbacks* en tercera dimensión que tienen los personajes de una película, sino pensamientos, sentimientos o recuerdos frecuentes del evento traumático
- Problemas médicos, como malestares digestivos, que podrían estar relacionados con el estrés

Todos estos síntomas pueden interferir con la vida cotidiana, dañando la capacidad de trabajar o de relacionarse normalmente. Con la ayuda de un profesional, alguien con PTSD necesita comprender lo que es este trastorno y no culparse o castigarse por "no poder manejar" el trauma. Necesita reconocer que es una persona normal que ha estado en una situación

GUÍA DE CUIDADOS PROFESIONALES

Si ha vivido algún trauma, necesita estar alerta para detectar las señales que le indiquen que quizá tiene estrés postraumático. Si presenta cualquiera de los siguientes síntomas y si *no* los presentaba antes del trauma, necesita buscar ayuda profesional, dice la Dra. Leah J. Dickstein, directora de la división de medicina conductual y de actitudes de la Facultad de Medicina de la Universidad de Louisville en Kentucky: dificultad para conciliar el sueño o para mantenerse dormido, irritabilidad o estallidos de enojo, dificultad para concentrarse, hipervigilancia (un estado constante de "alerta") o nerviosismo extremo y sobresaltarse con facilidad.

Los cuidados que deben recibir las personas que sufren del trastorno por estrés postraumático (*PTSD* por sus siglas en inglés) incluyen diversos elementos importantes que requieren de la ayuda de un profesional, dice Reneau Z. Peurifoy, un terapeuta conyugal y familiar y especialista en ansiedad del área de Sacramento.

Primero, necesita comprender lo que es este trastorno y que es normal tenerlo después de vivir una experiencia traumática. Un consejero con experiencia en PSTD podrá ayudarlo.

Si su trauma es muy severo, quizá necesite sentarse con alguien a quien le tenga confianza, como un amigo, un pariente o un consejero, y pedirle a esa persona que le ayude a organizar su vida durante un tiempo. Puede que eso incluya hasta programarle las comidas para que usted coma con regularidad.

"También necesita hacerse una evaluación médica que incluya las pruebas de laboratorio adecuadas, porque el PTSD es un diagnóstico siquiátrico y el médico podría indicarle los medicamentos apropiados", dice la Dra. Dickstein.

Después de que le hayan hecho una evaluación médica, un terapeuta entrenado en terapia cognitiva-conductual podrá ayudarle a desarrollar habilidades esenciales para sostener diálogos internos, como los que se discutieron en la sección de afirmaciones de este capítulo.

Una técnica llamada desensibilización y reprocesamiento del movimiento ocular (*EMDR* por sus siglas en inglés) es una herramienta excelente para curarse de un trauma, dice Peurifoy. Esta técnica emplea movimientos oculares específicos para ayudarle a liberar las emociones asociadas con el evento. Él dice que debe buscar un entrenador en EMDR en el "nivel dos" que haya tratado a personas con el mismo tipo de trauma por el que usted ha pasado.

Por último, usted debe considerar probar la terapia de grupo *(group therapy)*. Es muy útil hablar en grupo sobre su experiencia, particularmente con un grupo de personas que han pasado por situaciones traumáticas similares, dice Peurifoy.

anormal. Entonces podrá aprender a sanarse, dice Peurifoy. Y una de las maneras más eficaces de comenzar a curarse, dice, es sosteniendo diálogos internos un poco diferentes.

AFIRMACIONES: ***Reconozca lo que es real***

Puede ayudarse a quedarse en el presente en lugar de estar reviviendo constantemente el pasado si habla consigo mismo de una forma distinta, dice Peurifoy. "Este tipo de diálogo interno y afirmación realista es muy importante dentro del proceso de curación", dice. Siempre que tenga un recuerdo, pregúntese: "¿Qué está ocurriendo? ¿Qué es real?". Luego, puede decirse a sí mismo: "El trauma no está ocurriendo en este momento. Lo que es real es que el trauma sucedió en el pasado. Ahora estoy seguro. Estoy aquí simplemente sentado en mi casa".

HIERBAS: ***Calmantes para los traumas recientes***

Diversas hierbas ansiolíticas pueden ayudar a una persona a lidiar con un trauma, particularmente durante las primeras semanas después del evento, dice la Dra. Anu de Monterice, una profesional en medicina holística y siquiatría de Cotati, California. Sin embargo, una hierba calmante puede perder su eficacia después de varias semanas, dado que los receptores de los nervios se adaptan a su presencia. Si elige una hierba y luego nota que ya no le está funcionando, cámbiese a otra hierba de la lista. La Dra. de Monterice siempre recomienda extractos herbarios en vez de hierbas molidas, excepto cuando las vaya a tomar en forma de infusión.

- *Kava kava*: Tome una cápsula de 500 miligramos de un extracto de *kava kava* estandarizado que contenga un 30 por ciento de kavalactonas *(kavalactones)*, tres veces al día.
- *The Lotus Embryo*: Puede que tenga dificultades para conseguir este extracto herbario chino, salvo en los distritos chinos de muchas ciudades. Se conoce como *Lian Zi Xin*, dice la Dra. de Monterice. KPC Products también fabrica una versión en polvo de esta hierba, o puede tratar de conseguirla a través de un profesional en el cuidado de la salud. La dosis varía según el individuo, dice la Dra. de Monterice, de modo que lo mejor es que siga los consejos del profesional que lo esté atendiendo.
- Manzanilla *(chamomile)*: Tome dos cápsulas de 350 miligramos de extracto de manzanilla en polvo tres veces al día o prepárese una infusión concentrada dejando en infusión una cucharada colmada (copeteada) de flores de manzanilla en una taza de agua durante 10 minutos. Beba una taza de la infusión tres veces al día.

- Valeriana: Tome una cápsula de 150 miligramos de extracto de raíz de valeriana en polvo una o dos veces al día. Cuando sea hora de irse a acostar, aumente la dosis a 400 miligramos.

"Existe muy poca diferencia entre la dosis que lo relaja y la dosis que causa somnolencia —dice la Dra. de Monterice—. En el caso de algunas personas, no existe tal diferencia". Si la valeriana hace que se quede dormido durante el día, sólo úsela antes de irse a acostar o pruebe otra hierba.

ESENCIAS FLORALES: ***Medicina natural para las emociones***

Las esencias florales son diluciones líquidas especialmente preparadas a partir de varias flores que afectan las emociones al trabajar sobre el "campo de energía" del individuo, dice Nancy Buono, una profesional registrada en flores de Bach de Tempe, Arizona.

"De manera muy similar a la que uno experimenta diferentes tipos de sentimientos cuando escucha diferentes estilos de música —a veces se calma, a veces se agita—, estos remedios afectan sus sentimientos, creando un equilibrio y armonía emocionales", dice.

Hay dos maneras de tomar las esencias. Puede comprar un frasco de una o más esencias comercialmente disponibles (en inglés, *stock bottle*) y tomar dos gotas de cada esencia cuatro veces al día. O si va a tomar esencias durante un período largo, puede preparar una solución de tratamiento (en inglés, *treatment bottle*) llenando tres cuartas partes de un frasco de vidrio color ámbar de 1 onza (30 ml) con agua de manantial y luego agregándole dos gotas de una o más esencias. Tome cuatro gotas de la solución de tratamiento cuatro veces al día mientras perduren sus síntomas.

Puede tomar estos remedios indefinidamente, dice Buono. Al igual que con los demás remedios para el PTSD, consulte a un profesional para que le haga una evaluación completa antes de comenzar.

ESTRELLA DE BELÉN: ***Libere el trauma***

La esencial floral de estrella de Belén *(Star of Bethlehem)* ayuda a liberar el trauma de su mente, sus sentimientos y su cuerpo, calmando y consolándolo, dice Buono.

MADRESELVA: ***Para los recuerdos***

"La madreselva *(honeysuckle)* ayuda a mirar la experiencia desde otra perspectiva y trae a la persona al presente", dice Buono, por lo que es útil para controlar los recuerdos.

CLEMÁTIDE: ***Para que la mente no divague***

Si el PTSD hace que su mente se vaya a otra parte porque simplemente no puede manejar la realidad del presente, pruebe la esencia floral de clemátide *(clematis)*, dice Buono.

CASTAÑO BLANCO: ***Para los pensamientos tormentosos no deseados***

Si a cada rato le vienen pensamientos recurrentes sobre el evento traumático, la esencia de castaño blanco *(white chestnut)* puede ayudar a calmar su mente, dice Buono.

AGRIMONIA: ***Para recuperar el equilibrio emocional***

Las personas con PTSD a veces reprimen u ocultan sus emociones y tratan de actuar como si todo estuviera bien, dice Buono. La agrimonia *(agrimony)* puede ayudar a las personas a integrar sus verdaderos sentimientos con el mundo exterior, logrando así un mayor equilibrio emocional.

CEREZO: ***Cuando tiene miedo de perder el control***

Algunas personas con PTSD sienten que están a punto de perder el control, dice Buono. "Sienten que simplemente ya no pueden más o que se van a volver locos o que van hacer algo que no quieren hacer", dice. La esencia floral de cerezo *(cherry plum)* es para estas personas.

Un plan que incluye antibióticos para curar las **úlceras**

Muchos profesionales en terapias alternativas concuerdan en que el mejor tratamiento para las úlceras pépticas son. . . los antibióticos.

Un momento. ¿No es que la mayoría de los profesionales evitan el uso de antibióticos? ¿Acaso no es cierto que estos fármacos destruyen a las bacterias útiles que viven en el colon, causando todo tipo de dificultades digestivas? Y en muchos otros capítulos de este libro, ¿no se recomienda no tomar antibióticos?

Las respuestas son sí, sí y sí.

No obstante, tanto los médicos convencionales como los alternativos concuerdan en que los antibióticos son lo mejor para matar al *Helicobacter pylori*. Esta bacteria común causa hasta el 70 por ciento de todas las úlceras pépticas, las cuales son llagas dolorosas en el revestimiento del estómago o del duodeno (la sección del intestino delgado que está junto al estómago).

Las úlceras deben ser tratadas. Además de dolor, puede causar pérdida de peso, abotagamiento, eructos y náusea. Algunas úlceras sangran. Otras causan una perforación u hoyo que atraviesa el estómago o el intestino.

Una vez que los doctores han determinado que una úlcera ha sido causada por una infección de la bacteria *H. pylori*, un diagnóstico que se realiza mediante una prueba de sangre para detectar la presencia del antígeno de esta bacteria y con una muestra tomada del estómago, pueden curar el problema rápida y eficazmente recetando una terapia con antibióticos de una o dos semanas. Además de los antibióticos, generalmente los médicos recetarán subsalicilato de bismuto u otros fármacos que controlan el ácido para proteger el revestimiento del estómago. Esta terapia cura la úlcera y previene su recurrencia en el 90 por ciento de las personas. Esa es una tasa de éxito muy alta, desde el punto de vista tanto convencional como alternativo.

GUÍA DE CUIDADOS PROFESIONALES

Si usted sospecha que padece una úlcera (el síntoma principal es un retortijón sordo en el estómago que se presenta de 2 a 3 horas después de comer o a media noche, que va y viene durante varios días o semanas y que se alivia al comer), necesita consultar a un doctor en medicina.

Si le han diagnosticado una úlcera y empieza a tener un dolor agudo y persistente en el estómago, heces negras o con sangre o vómito con sangre o que parece café molido, probablemente padece una úlcera que sangra o una perforación en el estómago o el duodeno. Esto es una emergencia, por lo que tendrá que ir al médico de inmediato.

Sin embargo, esto no significa que los remedios alternativos caseros no sean importantes en el tratamiento de las úlceras. Puede usarlos después de su tratamiento con antibióticos para ayudar al estómago y al duodeno a sanar y para evitar que las úlceras vuelvan a aparecer. También puede emplearlos para minimizar los efectos secundarios durante el tratamiento.

Asimismo, si su úlcera no es causada por la bacteria *H. pylori*, estos remedios pueden ser más eficaces para controlar los síntomas y curar el problema que los fármacos que bloquean los ácidos que se venden con o sin receta, dice Mark Stengler, N.D., un naturópata de San Diego.

ACEITE DE PESCADO Y ACEITE DE MAÍZ: ***Ayude a evitar que reaparezcan***

En un estudio científico se encontró que el aceite de maíz (elote, choclo, *corn*) y el aceite de pescado (*fish oil*) pueden inhibir el crecimiento de las bacterias *H. pylori*, dice el Dr. Duane Smoot, investigador principal de este estudio y profesor adjunto de Medicina del departamento de gastroenterología de la Facultad de Medicina de la Universidad Howard en Washington, D.C. "Las dietas ricas en estos aceites pueden ayudar a disminuir la recurrencia de las úlceras", dice.

Puede obtener cantidades suficientes de estos aceites tan sólo cocinando con aceite de maíz, usándolo en aliños (aderezos) para ensalada y comiendo dos o tres raciones de pescado a la semana, dice el Dr. Smoot.

Si no le agrada el pescado, puede tomar suplementos de aceite de pescado, siguiendo las instrucciones que aparezcan en la etiqueta del producto, dice Elizabeth Lipski, una nutrióloga clínica certificada de Kauai, Hawaii.

ALIMENTOS RICOS EN FIBRA: ***Coma lo más que pueda***

Aumentar su consumo de fibra dietética puede ayudar a prevenir la recurrencia de úlceras, dice el Dr. Stengler. Los alimentos como la manzana, el salvado de avena (*oat bran*), el brócoli, los repollitos (coles) de Bruselas, el repollo (col), las zanahorias, el pan y los cereales integrales y las verduras de hojas verdes suministran mucha fibra. También puede tomar un suplemento de fibra que contenga semillas de *psyllium*, aconseja. Una vez al día, tome dos o tres cápsulas con un vaso de 8 onzas (240 ml) de agua.

GAMMA-ORIZANOL: ***Bueno para la curación***

Un compuesto llamado gamma-orizanol (*gamma oryzanol*) puede

Gérmenes al rescate

Aunque los antibióticos son muy eficaces para tratar y curar casi todos los tipos de úlceras, los antibióticos en sí a menudo causan efectos secundarios porque matan a las bacterias buenas al mismo tiempo que matan a las malas. Esto puede ser problemático porque las bacterias buenas que habitan en el intestino ayudan a regular la digestión y mantienen un ambiente saludable dentro del mismo.

Cuando las bacterias amigables mueren, usted puede contraer una afección llamada disbiosis, que se caracteriza por un crecimiento exagerado de bacterias y hongos malos. Esto puede causar abotagamiento, indigestión, estreñimiento, diarrea, flatulencia, fatiga e infecciones por levaduras (candidiasis).

Cuando esté tomando antibióticos, puede ayudar a prevenir la disbiosis con una dosis diaria de una a tres cápsulas o de ¼ a ½ cucharadita de probióticos (*probiotics*). Los suplementos probióticos contienen bacterias saludables como las bacterias *acidophilus*, *bifidum* y *faecium*, dice Elizabeth Lipski, una nutrióloga clínica certificada de Kauai, Hawaii. Estas bacterias ayudan a reemplazar a aquellas que mueren a causa de los antibióticos, explica.

Cuando esté comprando un producto, revise la etiqueta para asegurarse de que diga "*freeze-dried*" (liofilizado), lo cual asegura que las diversas bacterias que contiene el suplemento no competirán por alimento y no se matarán entre sí por hambre mientras estén en el empaque, y también asegúrese que la etiqueta diga, que es un azúcar que alimenta a las bacterias durante su trayecto por el tracto digestivo. Con esta azúcar, las bacterias se reproducen con mayor eficacia.

También es una buena idea comprar probióticos que se almacenen en refrigeración en la tienda, porque la temperatura fría ayuda a que las bacterias se mantengan vivas y asegura su potencia. Asimismo verifique la fecha de caducidad indicada en el frasco.

ayudar a que sanen la mayoría de las úlceras, dice Lipski. Independientemente de que esté o no tomando antibióticos, tomar 300 miligramos de gamma-orizanol al día acelerará la curación y también ayudará a prevenir la recurrencia de las úlceras, dice.

REGALIZ DESGLICIRRICINADO: ***Más potente que los medicamentos***

El regaliz desglicirricinado (*deglycyrrhizinated licorice* o *DGL* por sus siglas en inglés), es una forma de regaliz (orozuz) al que se le ha eliminado un compuesto llamado ácido glicirrízico, el cual puede causar presión arterial alta. Diversos estudios científicos han mostrado que es más eficaz que algunos medicamentos antiúlceras que se venden sin receta para controlar los síntomas de una úlcera péptica, dice el Dr. Stengler. Él recomienda tomar de 1,000 a 1,500 miligramos de DGL al día en forma de cápsula o 30 gotas de tintura de DGL tres veces al día con el estómago vacío, durante un máximo de 2 meses.

GLUTAMINA: ***El secreto curativo del jugo de repollo***

El jugo de repollo se considera como un remedio tradicional que puede ayudar a curar las úlceras pépticas, pero su sabor es terrible, dice Lipski. Por fortuna, el compuesto de este jugo que cura las úlceras también está disponible en forma de suplemento.

Uno de sus principios activos es la glutamina, un aminoácido que nutre y repara el revestimiento del tracto digestivo. Lipski recomienda tomar 8,000 miligramos de glutamina al día durante 4 semanas.

Restaure el equilibrio químico para curar la **vaginitis**

La vagina es una especie de ecosistema, pues en su interior y exterior, viven muchos tipos de flora, es decir, variedades de bacterias buenas que la protegen de otras bacterias y organismos no tan buenos. Estas bacterias "malas" pueden invadir el área, causando uno o más de los síntomas de la vaginitis infecciosa: dolor, irritación, inflamación, flujo vaginal, ardor, hinchazón, enrojecimiento, dolor al orinar y dolor durante el coito.

Los doctores convencionales tratan de resolver el problema matando a los organismos malos con fármacos, lo cual es indispensable si la infección es severa o crónica. Sin embargo, los doctores alternativos prefieren los remedios que mejoran el ecosistema vaginal de modo que los organismos malos ya no puedan vivir ahí. Estos remedios ayudan a que la flora buena

GUÍA DE

CUIDADOS PROFESIONALES

El primer paso, y también el más importante, para tratar la vaginitis infecciosa aguda o crónica, es un diagnóstico preciso, dice Tori Hudson, N.D., una naturópata y directora médica de la clínica A Woman's Time en Portland, Oregon.

"Consulte a un profesional en el cuidado de la salud con licencia que conozca los diferentes síntomas de las diversas formas de este problema, que le pueda hacer un examen físico, que sepa cuáles pruebas hacer para diagnosticar el problema y que pueda tomar las muestras necesarias durante el examen", dice.

Consulte a su médico si presenta cualquiera de los síntomas siguientes: dolor o comezón en la vagina y vulva (el área externa de la vagina); enrojecimiento de la vulva; dolor especialmente notorio al orinar o durante el coito o que empeora al orinar o durante el coito; secreción amarillo verdosa, espumosa, de olor desagradable (que sugiere trichomoniasis, una infección causada por un organismo que se transmite sexualmente); secreción líquida, blanquecina o con sangre, de olor desagradable (que puede ser indicativa de vaginitis atrófica); flujo vaginal abundante, espeso, blanco e inodoro (que puede ser señal de candidiasis) o flujo vaginal blanco o gris con olor a pescado (que sugiere vaginosis bacteriana).

Una vez que sepa qué tipo de infección tiene, puede elegir un autotratamiento. Sin embargo, si presenta infecciones más de tres veces al año, si tiene una infección crónica que nunca se cura por completo o si está embarazada, deberá buscar cuidados profesionales. La vaginitis no tratada puede conducir a la enfermedad pélvica inflamatoria, la cual puede resultar en infertilidad.

regrese a la vagina, restauran el pH o equilibrio químico normal de los tejidos y disminuyen la inflamación y la irritación además de que matan a los organismos que la están infectando.

Para poder elegir el tratamiento correcto, es necesario saber cuál es el organismo que está causando el problema, que generalmente es una bacteria, la levadura *Candida albicans* o el protozoario llamado *Trichomona vaginalis*. Por lo tanto, los siguientes remedios sólo deben usarse después de hacerse una prueba diagnóstica para identificar al organismo que está causando la infección, dice Tori Hudson, N.D., una naturópata y directora médica de la clínica A Woman's Time en Portland, Oregon.

AZÚCAR: ***Es indispensable evitarla***

"Cuando se desea alimentar a las bacterias en un experimento científico, la caja de Petri se recubre con glucosa o azúcar," dice Amy Rothenberg, N.D., una naturópata de Enfield, Connecticut. Por esto, ella les dice a sus pacientes con vaginosis bacteriana (*BV* por sus siglas en inglés) que eviten tanto el azúcar como los carbohidratos refinados y el alcohol, ya que ambos se convierten en glucosa en el cuerpo. También debe evitar estos alimentos si tiene vaginitis causada por *Candida* o por *Trichomonas*.

YOGUR: ***El alimento más importante para curarse***

"Nada es más importante para la salud del ecosistema vaginal que las bacterias *Lactobacillus*," dice la Dra. Hudson, y el alimento con el mayor contenido de *Lactobacillus* es el yogur.

Ella recomienda que durante 2 semanas, las mujeres con BV, candidiasis o trichomoniasis coman 8 onzas (240 ml) al día de yogur no endulzado que contenga bacterias *Lactobacillus acidophilus* y que tomen tres cápsulas de un suplemento de estas bacterias entre comidas. Puede usar el mismo régimen para ayudar a prevenir una recurrencia.

La Dra. Hudson también aconseja a las mujeres con BV que usen las cápsulas de *L. acidophilus* como supositorios vaginales, insertando una cápsula cada mañana durante 2 semanas. Busque cápsulas que contengan de 1 a 5 mil millones de organismos vivos cada una, dice.

AJO: ***Para combatir la infección***

El ajo es antibacteriano y antifúngico, de modo que puede combatir tanto la BV como la candidiasis, dice la Dra. Hudson. Busque un suplemento de ajo que tenga un alto contenido de alicina *(allicin)*, es decir, uno que contenga alrededor de 5,000 microgramos de allium, que es la principal sustancia química del ajo para combatir infecciones. Ella recomienda tomar una cápsula una o dos veces al día durante el tiempo necesario.

HIDRASTE: ***Rico en berberina que fortalece la inmunidad***

La sustancia química berberina que contiene el hidraste (sello dorado, acónito americano, *goldenseal*) lucha contra las bacterias y la *Candida* en las membranas mucosas de la vagina, dice la Dra. Hudson. También fortalece al sistema inmunitario. Ella recomienda tomar dos cápsulas de 500 miligramos una o dos veces al día.

ÁCIDO BÓRICO: ***Un supositorio para la candidiasis***

"Nada me impresiona más que la eficacia de los supositorios de ácido bórico *(boric acid)* para el tratamiento de la candidiasis", dice la Dra. Hudson. Ella cita un estudio en el que 100 mujeres con candidiasis que no habían tenido buenos resultados con medicamentos antifúngicos se les administró el supositorio dos veces al día durante 2 a 4 semanas; el 98 por ciento de ellas se curaron. El uso cotidiano de los supositorios también ayuda a prevenir recurrencias. "Realmente no podría ser mejor en términos de eficacia clínica", dice.

Si le han diagnosticado candidiasis aguda, inserte una cápsula de 600 miligramos de ácido bórico en polvo en su vagina dos veces al día, en la mañana y en la noche, durante 3 a 7 días, dice la Dra. Hudson. Para la candidiasis crónica, utilice este mismo régimen durante 2 a 4 semanas. Para prevenir una recurrencia, inserte una cápsula al día antes de irse a acostar durante 4 días al mes, durante su período menstrual, por un período de 4 meses.

Los supositorios de ácido bórico que se venden sin receta, como *Yeast Arrest*, están disponibles en las farmacias. O puede pedirle a su farmacéutico que le llene cápsulas de gelatina tamaño "0" con 600 miligramos de ácido bórico en polvo en cada una.

El supositorio puede causar ardor en el tejido que ya está irritado a causa de la infección, advierte la Dra. Hudson, pero puede prevenir esto revistiendo los tejidos irritados con aceite de vitamina E antes de insertar el supositorio. Si quiere probar este tratamiento, asegúrese de informar a su médico antes y no lo emplee si está embarazada, dice la Dra. Hudson.

VITAMINA E: *Calme sus síntomas*

Usar una cápsula de gelatina de vitamina E como supositorio es muy calmante para el tejido vaginal, ya que disminuye la irritación, el enrojecimiento, la hinchazón y la congestión, dice la Dra. Hudson. Inserte una cápsula una o dos veces al día durante 7 días.

TRIPHALA: Elimine las toxinas

La hierba ayurvédica llamada *triphala* ayuda a eliminar las toxinas del cuerpo y restaura el flujo normal de líquidos corporales, y ambos factores son importantes para tratar la candidiasis, dice Robert E. Svoboda, un docente del Instituto Ayurvédico en Albuquerque, Nuevo México y profesor visitante de la Universidad Bastyr en Kenmore, Washington.

Remoje ½ cucharadita de la hierba seca en 1 taza de agua caliente durante 5 minutos y luego beba la infusión antes de irse a la cama. Si no le agrada el sabor, puede tomar dos tabletas o cápsulas de 500 miligramos antes de irse a la cama.

Hacerse un lavado vaginal con *triphala* una vez al mes ayudará a prevenir la recurrencia de candidiasis, dice Svoboda. Coloque 1 cucharada de *triphala* en 1 pinta (480 ml) de agua y póngala a hervir. Retírela del fuego, deje que se enfríe hasta que esté tibia y luego cuele la infusión. Use una bolsa normal para lavados vaginales para hacerse el lavado con la infusión. "Entre más tiempo esté la infusión de *triphala* en contacto con la mucosa vaginal, mejor", dice Svoboda.

Si quiere probar este remedio, consúltelo antes con el profesional en el cuidado de la salud que la esté atendiendo. Los lavados vaginales pueden secar la vagina y alterar su equilibrio natural.

Remedios alternativos para vencer a las **venas varicosas**

Cada vena que hay en sus piernas tiene válvulas delicadas que se abren para dejar que la sangre fluya hacia el corazón y luego se cierran para no permitir que la gravedad haga que la sangre regrese a las piernas. Si estas válvulas se rompen, la sangre se encharca en las venas y le sale lo que los doctores llaman una várice o vena varicosa.

Las venas varicosas vienen en todas formas y tamaños, desde pequeñas arañas vasculares hasta venas grandes que pueden estar hinchadas y causar dolor, por no hablar de su aspecto poco atractivo. Pueden hacer que sus piernas se sientan pesadas o cansadas. Los doctores en medicina tratan la mayoría de las venas varicosas con medias elásticas que se venden con receta, que no son más que medias costosas, incómodas y difíciles de poner que alivian el dolor al disminuir el líquido que hay en las venas.

Los doctores en medicina natural dicen que ellos tienen remedios mejores que pueden conducir a una mejoría importante en las venas varicosas.

"Los remedios naturales alternativos mejoran la integridad de las paredes de la vena, incluyendo la válvula, ayudando a revertir el proceso de las venas varicosas", dice Amy Rothenberg, N.D., una naturópata de Enfield, Connecticut. E incluso si no desaparecen todas sus venas varicosas, las medicinas naturales ayudarán a aliviar el dolor, disminuirán el tamaño de las venas varicosas existentes y prevendrán la formación de venas varicosas nuevas.

QUERCETINA: ***Un bioflavonoide que fortalece las venas***

Los bioflavonoides actúan como pigmentos vegetales, brindando toda la gama de colores de las frutas y verduras. Pero estos nutrientes útiles no sólo pintan, sino que también construyen, fortaleciendo las paredes de las venas para prevenir y curar las várices.

El bioflavonoide más útil de todos bien podría ser la quercetina, dice Walter Crinnion, N.D., un naturópata y director de Healing Naturally en Kirkland, Washington.

"La quercetina es fantástica para tratar y prevenir las venas varicosas —dice—. Las piernas que están completamente azules y adoloridas por las venas varicosas hinchadas sanan completamente tan sólo con este nutriente". Dependiendo de la severidad del problema, sus pacientes toman una o dos cápsulas de 500 a 600 miligramos de quercetina tres veces al día junto con las comidas.

GUÍA DE CUIDADOS PROFESIONALES

Si tiene venas varicosas, debe consultar a un doctor en medicina siempre que note síntomas nuevos o si empeora el dolor o la fatiga en sus piernas. Usted presenta un mayor riesgo de contraer flebitis (inflamación de las venas) y también debe prestar particular atención a cualquier señal que indique que se están formando coágulos. Informe a su doctor de inmediato si nota bolas duras en sus venas que no desaparecen, sensaciones de ardor en la pierna o si un área localizada le duele, se pone roja y se hincha.

Sin embargo, si no tiene venas varicosas severas, consulte a un naturópata para que le indique un tratamiento, dice Amy Rothenberg, N.D., una naturópata de Enfield, Connecticut. "En todos los casos salvo los más severos, las medicinas naturales disminuirán el dolor y ayudarán a curar las venas varicosas existentes", dice.

SEMILLA DE UVA O CORTEZA DE PINO: ***Para tener venas aun más fuertes***

Los extractos de semilla de uva (*grape seed extract*) y de corteza de pino (*pine bark extract*) son ricos en antocianidinas y proantocianidinas, los cuales son bioflavonoides "excelentes" para fortalecer las paredes de las venas, dice Mark Stengler, N.D., un naturópata de San Diego. Él recomienda una dosis diaria de 150 a 300 miligramos de cualquiera de ambos extractos durante un período indefinido para evitar que las várices empeoren y para ayudar a mejorar su apariencia con el tiempo.

Debido a que las cerezas, los arándanos (*blueberries*) y las zarzamoras (*blackberries*) también están repletos de estos dos bioflavonoides, coma la mayor cantidad posible de estos alimentos.

VITAMINA C: ***Otra fuente de fortaleza***

La vitamina C fortalece las paredes de las venas, dice el Dr. Stengler. Él recomienda tomar de 2,000 a 3,000 miligramos al día durante un período indefinido.

CASTAÑO DE LA INDIA: ***Tonifique sus venas***

Una vena que no está tonificada es un blanco fácil para las várices. Un tónico para las venas fortalece las fibras elásticas en las paredes de las venas y mejora su tono, es decir, su capacidad para tensarse o contraerse. La hierba castaño de la India (*horse chestnut*) es un tónico excelente para las venas, dice el Dr. Stengler.

Él recomienda tomar una cápsula de 300 miligramos o 30 gotas de tintura dos veces al día de manera continua. Busque un producto estandarizado que contenga 60 miligramos de escina (*escin*), que es el compuesto tonificante de esta hierba.

RUSCO: ***Para prevenir la inflamación***

Muchas venas varicosas pueden inflamarse, convirtiéndose en un caso de flebitis, y esta inflamación es la causa por la cual duelen. Puede ayudar a prevenir la inflamación con la hierba rusco (*butcher's broom*), dice el Dr. Stengler. Él recomienda tomar 100 miligramos tres veces al día de manera continua. Busque un extracto de rusco estandarizado que contenga un 10 por ciento de ruscogenina (*ruscogenin*), que es el principio activo de esta hierba.

MIRTILLO Y GOTU KOLA: ***Protección para las venas***

Estas dos hierbas tienen el poder para proteger y curar las venas. El Dr. Stengler recomienda tomar 80 miligramos de mirtillo (*bilberry*) tres veces al día cuando primero empiece a notar que le salen venas varicosas.

Busque un producto estandarizado que contenga un 25 por ciento de antocianósido *(anthocyanoside)*, su principio activo. Si nota un mejoría significativa, quizá pueda disminuir la dosis a la mitad.

El Dr. Seth Baum, un cardiólogo integrador y fundador del Baum Center for Integrative Heart Care en Boca Raton, Florida, administra la hierba *gotu kola* a sus pacientes con venas varicosas. Él recomienda tomar cápsulas que suministren de 60 a 120 miligramos al día de un extracto estandarizado de *gotu kola* que brinde 50 miligramos de ácidos triterpénicos *(triterpenic acids)*, el principio activo de esta hierba. Pruebe esto durante alrededor de un mes para ver si mejora.

BROMELINA: ***Para prevenir venas duras y boludas***

La bromelina *(bromelain)*, que es una enzima digestiva que contiene la planta de la piña (ananá), también "digiere" la fibrina, la cual es una proteína del cuerpo que se aglomera alrededor de las venas varicosas, poniéndolas duras y boludas. La Dra. Rothenberg recomienda un suplemento de 500 miligramos tres veces al día para prevenir el endurecimiento de las venas. Tome los suplementos entre comidas para que la enzima disuelva la fibrina y no su cena.

EJERCICIO: ***Camine en una piscina***

Cualquier tipo de ejercicio que ejercite sus piernas es útil, pero la Dra. Rothenberg cree que el mejor ejercicio para las personas con venas varicosas es caminar en el agua. "El ejercicio y la presión que ejerce el agua sobre la parte externa de las piernas son particularmente eficaces para empujar la sangre hacia afuera de las piernas y regresarla a la circulación", dice. Ella recomienda caminar o correr suavemente en una piscina (alberca) durante 30 minutos al día, 5 ó 6 días a la semana.

POSICIÓN PARA DORMIR: ***Para aliviar el dolor durante la noche***

Elevar el pie de la cama, sugiere la Dra. Rothenberg, aliviará el dolor al mejorar la circulación en sus piernas durante la noche. Un método sencillo es colocar un ladrillo debajo del pie de la cama.

HIDROTERAPIA: ***Dése un baño caliente y frío de pies***

Un baño de pies caliente y frío antes de irse a la cama mejora la circulación hacia las piernas, previniendo las várices y ayudando a sanarlas, dice la Dra. Rothenberg. Llene dos palanganas grandes, una con agua helada y otra con agua muy caliente. Meta sus pies en el agua fría durante 30 segundos, y luego sumérjalos en el agua muy caliente durante 2 minutos. Repita esto tres veces, terminando con 30 segundos en el agua fría.

Encuentre el remedio natural correcto para deshacerse de las **verrugas**

Las verrugas son colonias de virus poco atractivas y dolorosas que pueden asentarse en cualquier parte de la superficie del cuerpo. Otros síntomas desagradables que también las caracterizan son comezón, ardor y supuración.

Si está buscando una manera de deshacerse de una verruga, un profesional en terapias alternativas con experiencia, es decir, una persona que sólo emplea tratamientos naturales, no médicos, le dará este consejo: consulte a un doctor en medicina.

"La forma más fácil de deshacerse de una verruga es pidiéndole a un doctor en medicina que la congele para removerla", dice David E. Molony, Ph.D., un acupunturista con licencia y director de Lehigh Valley Acupuncture Center en Catasauqua, Pensilvania.

Pero si prefiere tratar su verruga con métodos naturales, no se preocupe. Existen muchos. "Cuando se trata de verrugas, diferentes remedios les funcionan a personas diferentes —dice Norma Pasekoff Weinberg, una educadora en herbolaria de Cape Cod, Massachusetts—. "Yo probaría todos los remedios para verrugas hasta encontrar uno que funciona".

HOMEOPATÍA: *Alterne estos dos remedios*

Para los que prefieran usar remedios naturales, el Dr. Molony recomienda dos remedios homeopáticos para deshacerse de cualquier tipo de verruga: *Thuja occidentalis* y *Antimonium crudum*, ambos a la potencia 30X.

Durante 3 días, alterne las dosis de ambos remedios, tomando una dosis de *Thuja occidentalis* en la mañana y en la tarde y una dosis de *Antimonium* a medio día y en la noche. Espere 2 semanas y luego repita el tratamiento.

GUÍA DE
CUIDADOS PROFESIONALES

"Las verrugas deben ser correctamente diagnosticadas y tratadas", dice la Dra. Esta Kronberg, una dermatóloga de Houston. Esto es particularmente importante en el caso de las verrugas que aparecen en el área de los genitales, las cuales pueden ser sexualmente transmitidas y pueden ser un factor de riesgo de cáncer cervical en las mujeres.

Una vez que se hayan diagnosticado las verrugas, deben ser eliminadas. "Es importante tratarlas lo antes posible en lugar de esperar a que se difundan y agranden y sea difícil y costoso removerlas", dice la Dra. Kronberg.

Las verrugas se eliminan fácilmente mediante la criocirugía o congelamiento y la electrocauterización, que es un procedimiento que quema la verruga con una herramienta quirúrgica electrificada.

"El tratamiento que yo prefiero es congelarlas con nitrógeno líquido", dice la Dra. Kronberg. Es el tratamiento más eficaz, rápido, fácil y menos costoso de todos, dice.

Use la dosis especificada en el producto. Tome el remedio siguiendo siempre el mismo horario —3 días cada 2 semanas— hasta que la verruga desaparezca. Puede usar los remedios a la potencia 6C si no puede conseguirlos a la potencia 30X, dice el Dr. Molony.

HOMEOPATÍA: ***Un método alternativo***

Bradley Bongiovanni, N.D., un naturópata de Cambridge, Massachusetts, prefiere usar la *Thuja occidentalis* a la potencia 6C "si la verruga está suave, carnosa y supura o sangra con facilidad". Use la dosis recomendada en la etiqueta del producto dos o tres veces al día hasta que la verruga desaparezca.

Para una verruga más pequeña que da comezón o arde y que quizá también supura o sangra, use *Calcarea carbonica*. Para las verrugas duras que arden o punzan, use *Sulfur*. En ambos casos, tome tres chochitos del remedio a la potencia 6C dos o tres veces al día hasta que la verruga desaparezca.

VIOLETA DE GENCIANA: ***El antiviral morado***

La violeta de genciana (*gentian violet*) es un antiséptico que se vende sin receta que contiene la hierba genciana. "Yo he visto que funciona muy bien para matar los virus de las verrugas", dice el Dr. Molony.

Observe cómo se derrite su verruga

Las técnicas de cuerpo y mente como la autohipnosis pueden ser muy eficaces para curar las verrugas, dice Ted Grossbart, Ph.D., un sicólogo clínico de Boston y miembro del personal docente de la Facultad de Medicina de Harvard. "El tratamiento de las verrugas es donde las técnicas de cuerpo y mente han adquirido la mayor importancia en la dermatología convencional", dice.

Por ejemplo, puede sentarse cómodamente en una silla, relajar su cuerpo haciendo unas cuantas respiraciones profundas y formar una imagen mental de un parche de nieve sobre su verruga, el cual crea una sensación de cosquilleo placentera y refrescante en esa área y luego hace que se derrita la verruga. Cuando esté haciendo esta visualización, dígase, "Mi verruga se está derritiendo hasta desaparecer". Realice esta técnica de visualización cada día 5 minutos o más.

AJO: ***Un antiviral potente***

El aceite de ajo es un remedio tradicional para las verrugas, dice Weinberg. Puede comprar aceite de ajo o prepararlo usted mismo cubriendo una cabeza de ajo picada con aceite de oliva, refrigerándola durante toda una noche y colándola para quitarle el ajo al día siguiente. Aplíquese el aceite en la verruga o en una venda que se vaya a aplicar sobre la verruga todos los días, dice.

SUPLEMENTO MULTIVITAMÍNICO Y DE MINERALES: ***Verifique la dosis***

El Dr. Bongiovanni aconseja a sus pacientes con verrugas que tomen un suplemento multivitamínico y de minerales diario que incluya al menos 200 microgramos de selenio, ya que se piensa que este nutriente es un antiviral potente, y al menos 10,000 unidades internacionales (UI) de vitamina A, 500 miligramos de vitamina C, 15 miligramos de cinc y 400 UI de vitamina E, todos los cuales ayudan a fortalecer el sistema inmunitario para que pueda vencer el virus con mayor facilidad.

HOJA DE OLIVO: ***Combate todo tipo de infecciones***

El extracto herbario del olivo mediterráneo contiene compuestos potentes que combaten las infecciones y puede que ayude a eliminar las verrugas, dice el Dr. Bongiovanni. Busque un extracto de hoja de olivo *(olive leaf extract)* que contenga de 17 a 23 por ciento de oleuropeina, que es su principio activo, y siga la dosis recomendada en la etiqueta del producto.

Fortalezca sus defensas para combatir el **VIH y el SIDA**

El VIH es el virus que causa el SIDA, una enfermedad que destruye al sistema inmunitario y hace estragos en el cuerpo. No existe una cura para el SIDA, ni una manera de erradicar al VIH (el virus de inmunodeficiencia humana) del cuerpo.

No obstante, según el Dr. Jon Kaiser, director del Jon Kaiser Wellness Center en San Francisco, "el avance de la enfermedad causada por el VIH en mi consulta es un evento extremadamente raro".

Hasta ahora, los doctores convencionales han sido incapaces de encontrar soluciones duraderas para controlar a este virus mortal. Pero el Dr. Kaiser ha diseñado un programa de tratamiento alternativo para fortalecer el sistema inmunitario que dice que ha detenido el avance de la infección por VIH en más de 1,000 de sus pacientes. Este programa consiste de alimentos integrales nutritivos, suplementos nutricionales, hierbas, ejercicio, reducción del estrés y técnicas para el crecimiento emocional y espiritual.

No es que el Dr. Kaiser no use la nueva variedad de fármacos antivirales (como los inhibidores de proteasas) que ayudan a retardar el avance de la infección por VIH, sino que los usa sólo cuando son absolutamente necesarios. Estos fármacos producen una variedad apabullante de efectos secundarios que afectan severamente al cuerpo, explica, desde dolores de cabeza hasta enfermedades cardíacas. Y debido a que las personas con VIH pueden volverse resistentes a los fármacos antivirales con mucha rapidez, él prefiere emplearlos sólo como último recurso.

"Yo puedo evitar que un alto porcentaje de mis pacientes VIH-positivos tengan que tomar fármacos antivirales durante un período significativo de tiempo —dice—. Y si se vuelve ne-

GUÍA DE CUIDADOS PROFESIONALES

***Precaución:** Debe usar los remedios alternativos presentados en este capítulo sólo como parte de un plan de tratamiento guiado y supervisado por un doctor en medicina calificado que esté trabajando en asociación con un profesional en terapias alternativas calificado, los cuales deberán tener experiencia en el cuidado de su afección. Hable con su médico convencional antes de cambiar o suspender cualquier tratamiento médico o medicamento convencional y mantenga informados a todos sus médicos y/o profesionales en terapias alternativas de todos los tratamientos que esté recibiendo.*

La infección por VIH es extremadamente complicada de tratar. Las personas que tienen el VIH necesitan ver a alguien que se especialice en este padecimiento y que trate a muchos pacientes VIH-positivos, dice el Dr. Jon Kaiser, director del Jon Kaiser Wellness Center en San Francisco.

"Un doctor que se especialice en VIH lo atenderá mejor", dice. Muchos especialistas en VIH también creen en la medicina alternativa, agrega. Esto significa que estarán dispuestos a trabajar con usted como si fueran socios, lo cual es esencial en cualquier plan de tratamiento a largo plazo.

cesario que tomen medicamentos antivirales, yo creo que combinarlos con terapias naturales ayuda a que estos fármacos funcionen mejor, durante más tiempo y con menos efectos secundarios".

AFIRMACIONES: ***Salud interna***

Una de las piedras angulares del programa del Dr. Kaiser es ayudar a sus pacientes a crecer emocional y espiritualmente, usando técnicas como la meditación, la oración o el yoga. Relajar el cuerpo, disminuir el estrés y ayudar a las personas a conectarse con su lado espiritual pueden ser fuerzas curativas poderosas, dice. "La curación no viene en frasquitos —explica—. Viene desde dentro".

Creencias negativas o miedos que ya tiene desde hace mucho tiempo, por ejemplo, "No soy lo suficientemente bueno como para tener éxito en la vida", o "No me puedo curar", causan cambios en el cuerpo que pueden debilitar el sistema inmunitario, dice el Dr. Kaiser. Puede cambiar sus creencias negativas por creencias positivas usando afirmaciones, es decir, enunciados positivos que debe escribir o decir en voz alta muchas veces durante el día.

Primero, anote algunos de sus miedos, como "Tengo miedo de enfermarme". Luego anote una nueva creencia, por ejemplo, "Soy un ser humano saludable y mis emociones y pensamientos sanos se manifestarán en la forma de un cuerpo saludable". Aquí hay algunos otros ejemplos.

- Yo inhalo amor y luz y exhalo miedo y oscuridad.
- Yo tengo seguridad en mi mismo y soy una persona poderosa.
- Estoy en paz conmigo mismo.
- Me dejaré guiar por mi cuerpo durante mi trayecto hacia la curación.

"Yo creo que usar afirmaciones literalmente puede cambiar la manera en que funciona el cuerpo y esto, a su vez, puede ayudar a que el cuerpo sane", explica el Dr. Kaiser.

ÁCIDOS GRASOS ESENCIALES: ***Buenos para la piel***

Las infecciones y otros problemas de la piel son comunes en las personas VIH-positivas, dice el Dr. Allen Green, director del Center for Optimum Health en Fountain Valley, California. Los ácidos grasos esenciales (*EFA* por sus siglas en inglés), que son abundantes en los pescados de agua fría, el aceite de semilla de lino y el aceite de borraja, ayudan a mantener una piel saludable.

El Dr. Green sugiere tomar un suplemento diario de EFA, siguiendo las instrucciones que aparezcan en la etiqueta del producto. Para los vegetarianos, él recomienda suplementos que contengan de 4,000 a 6,000 miligramos de aceite de semilla de lino (aceite de linaza, *flaxseed oil*). Para los no vegetarianos, pueden ser útiles los suplementos tanto de aceite de pescado *(fish oil)* a dosis de 2,000 a 4,000 miligramos, como de aceite de borraja *(borage oil)* a dosis de 240 a 480 miligramos. Tome estas dosis diariamente.

¿Por qué es necesaria la proteína?

La proteína alimenta al sistema inmunitario. Dado que el VIH ataca al sistema inmunitario, las personas que han sido infectadas por este virus necesitan consumir la mayor cantidad de proteína posible.

"Yo creo que un consumo adecuado de proteína puede marcar la diferencia entre un sistema inmunitario saludable y uno que está en un estado de deterioro progresivo", dice el Dr. Kaiser. Él recomienda que las personas con VIH consuman 0.6 gramos de proteína por cada libra de peso corporal (0.75 gramos de proteína por cada kilogramo de peso corporal). Por ejemplo, para alguien que pesa 150 libras (68 kg), esto signifi-

El programa de nutrientes del Dr. Kaiser para combatir el VIH

Las personas con VIH deben tomar varios tipos de suplementos nutricionales, dice el Dr. Jon Kaiser, director del Jon Kaiser Wellness Center en San Francisco. Él recomienda un suplemento multivitamínico y de minerales, un suplemento multimineral por separado y vitaminas individuales, así como otros suplementos que pueden ayudar a detener el VIH y evitar que avance hasta convertirse en SIDA. (Sin embargo, el Dr. Kaiser advierte que estas dosis son mucho más altas de lo normal, por lo que las personas con VIH sólo deben tomarlas bajo la supervisión de un profesional en el cuidado de la salud). A continuación ofrecemos el programa de vitaminas, minerales y otros suplementos que recomienda el Dr. Kaiser.

Suplemento multivitamínico y de minerales

- Vitamina A/betacaroteno: de 10,000 a 20,000 unidades internacionales (UI)
- Las siguientes vitaminas del complejo B: tiamina, riboflavina, ácido pantoténico y vitamina B_6: de 50 a 100 miligramos
- Vitamina B_{12}: de 500 a 1,000 microgramos
- Vitamina C: de 250 a 1,000 miligramos
- Vitamina E: de 150 a 400 unidades internacionales (UI)
- Hierro: de 9 a 18 miligramos
- Cinc: de 10 a 25 miligramos
- Calcio: de 50 a 250 miligramos
- Magnesio: de 25 a 125 miligramos
- Selenio: de 100 a 200 microgramos

caría un consumo de cuando menos 90 gramos de proteína al día. Aquí le enseñamos algunas maneras que le servirán para asegurarse de consumir suficiente proteína.

LA REGLA DE LOS 20 GRAMOS: ***Una guía para cada comida***

Una manera fácil de llevar la cuenta de la cantidad de proteína que consume es procurando consumir al menos 20 gramos de proteína en cada comida. Los alimentos de origen animal altos en proteína que recomienda el Dr. Kaiser incluyen la carne de res (tan sólo 4 onzas o 112 gramos le suministran alrededor de 28 gramos de proteína), jamón, pavo, pollo, camarón, halibut (hipogloso), salmón y atún.

Los alimentos de origen vegetal y los productos lácteos que tienen un alto contenido de proteína incluyen el *tofu* (½ taza suministra 10 gramos de proteína), la cebada, la mantequilla de cacahuate (maní), los frijoles

Suplemento multimineral

- Hierro: de 9 a 18 miligramos
- Cinc: de 25 a 50 miligramos
- Cobre: de 1 a 2 miligramos
- Calcio: 1,000 miligramos
- Magnesio: 500 miligramos
- Selenio: de 100 a 200 microgramos

Vitaminas individuales

- Vitamina C: 1,000 miligramos dos veces al día
- Vitamina E: 400 unidades internacionales (UI) dos veces al día
- Vitamina B_6: 100 miligramos dos veces al día

Otros suplementos

- N-acetilcisteína (*N-acetylcysteine* o *NAC* por sus siglas en inglés): 500 miligramos dos veces al día. La NAC puede ayudar a aumentar los niveles del antioxidante llamado glutatión. Los estudios han mostrado que las personas con VIH que tienen un nivel bajo de glutatión avanzan más rápido hacia el SIDA.
- Coenzima Q_{10}: 30 miligramos dos veces al día. Se piensa que este suplemento brinda energía adicional a las células, aumenta la inmunidad y ayuda a aliviar la fatiga.
- *Acidophilus*: Diariamente, siguiendo las instrucciones que aparezcan en la etiqueta. Los suplementos de *acidophilus* pueden ayudar a las personas con VIH a evitar problemas digestivos que resultan por tomar antibióticos y otros fármacos, los cuales pueden destruir a las bacterias benéficas que habitan en el tracto digestivo.

(habichuelas), los frutos secos, la pasta y el huevo (un huevo tiene 7 gramos de proteína).

MERIENDAS PROTEÍNICAS: ***Para comer entre comidas***

Busque barras de proteína *(protein bars)* que le brinden de 5 a 10 gramos de proteína y coma no más de dos o tres barras al día, dice el Dr. Kaiser. Asegúrese de elegir un producto que tenga un mínimo de edulcorantes, ya que estos pueden deprimir el funcionamiento del sistema inmunitario, agrega.

PROTEÍNA EN POLVO: ***Malteadas verdaderamente maravillosas***

Una manera fácil de obtener mucha proteína es prepararse diariamente una malteada con proteína en polvo *(protein powder)* que le brinde al menos 25 gramos de proteína por ración. Evite cualquier polvo cuya etiqueta indique azúcar, sucrosa, dextrosa, jarabe de maíz *(corn syrup)* o fructosa como uno de sus primeros dos ingredientes, dice el Dr. Kaiser. También evite los polvos con saborizantes o colorantes artificiales.

Si tiene diarrea crónica (un síntoma común del VIH), pruebe un polvo que contenga proteína hidrolizada *(hydrolyzed protein)*, la cual se absorbe fácilmente. "Mezcle suplementos de proteína hidrolizada con leche de arroz o de soya para prepararse una fuente de proteína de buen sabor y fácil de digerir", dice el Dr. Kaiser.

Alimentos curativos

Se piensa que diversos alimentos ayudan a las personas con VIH al controlar varios síntomas y al fortalecer la inmunidad. Estos son los alimentos que muchos profesionales en terapias alternativas recomiendan.

AJO: ***Un buen protector***

El ajo contiene alicina, un compuesto potente que ayuda a matar bacterias, hongos y virus. Esto es importante para las personas infectadas por el VIH porque el virus daña al sistema inmunitario, dándoles oportunidad de crecer a muchos tipos de organismos diferentes.

Tai Lahans, un acupunturista y profesional en medicina china tradicional de Seattle que se especializa en tratar a las personas infectadas por el VIH, les aconseja a sus pacientes VIH-positivos que tomen al menos 9 gramos de ajo crudo al día en forma de jugo o alrededor de tres dientes de ajo medianos. El ajo puede tomarse en tres dosis de 3 gramos cada una, en la mañana, a medio día y en la noche. La forma de ajo en jugo es muy activa y puede agregarse a otros jugos frescos.

También puede tomar suplementos de ajo. El Dr. Kaiser recomienda tomar de dos a ocho cápsulas al día.

Puede que el ajo no sólo lo proteja de infecciones aleatorias. Es posible que también retarde el avance de la enfermedad en sí. "El VIH se esparce a través de montones de glóbulos blancos llamados linfocitos aglomerados —dice Lahans—. El ajo ayuda a disolver estos aglomerados, retardando la infección".

CONGEE: ***Calma la diarrea***

La mayoría de las personas infectadas por el VIH sufren de diarrea crónica severa, dice Misha Cohen, O.M.D., una doctora en medicina oriental y acupunturista con licencia de San Francisco. Puede ayudar a controlarla comiendo *congee* o pudín (budín) de arroz hervido, dice.

"La diarrea crónica produce un malestar extremo, le dificulta tener una vida social normal, destruye el apetito, despoja a la persona de apoyo nutricional y causa una pérdida de peso y desgaste severos", explica la Dra. Cohen. Según los profesionales en medicina china tradicional, comer *congee* diariamente brinda calor *(yang)* al área abdominal. Esto es importante porque el VIH y los fármacos que se emplean para tratarlo tienden a hacer que esta área esté muy fría *(yin)*, dice la Dra. Cohen.

Para preparar *congee,* combine 1 taza de arroz blanco con 7 a 9 tazas de agua filtrada en una olla, cúbrala y cueza el arroz a fuego lento durante 6 a 8 horas. Puede que tenga que agregar más agua durante la cocción para evitar que se seque. También puede prepararlo en una olla de lento cocimiento, dice la Dra. Cohen.

Puede que las personas con diarrea severa necesiten comer sólo *congee* en las tres comidas diarias si es lo único que pueden tolerar. En este caso, puede agregarle caldo concentrado a la base. De otro modo, coma de una a tres tazas al día.

HIERBAS CHINAS: ***Para preparar* congee *más potente***

Muchos profesionales en terapias alternativas recomiendan agregar alimentos o hierbas al *congee* mientras se está cocinando, dice la Dra. Cohen. Por ejemplo, para tratar la diarrea, ella recomienda agregar 6 gramos de semillas de loto *(lotus seeds, lian zi)*, 3 gramos de nueces de zorro *(euryale, qian shi)*, 3 gramos de jengibre seco *(dry ginger, gan jiang)*, 6 gramos de dioscorea *(dioscorea, shan yao)*, 9 gramos de poria *(poria, fu ling)*, 3 gramos de codonopsis *(codonopsis, dang shen)* y 2 piezas de dátil rojo *(red date, hong zao)*, además de dátiles frescos y canela al gusto. Estas hierbas se pueden conseguir de una farmacia herbaria china o con un profesional en medicina china tradicional.

Segunda Parte

Resumen de terapias alternativas

Afirmaciones

¿QUÉ SON?

Una afirmación es simplemente una frase o enunciado positivo y corto que habla de un deseo que usted quiere convertir en realidad. Las afirmaciones comunes incluyen enunciados como "Yo voy a tener un día maravilloso hoy" o "Yo soy próspero" o "Yo estoy sano".

¿CÓMO FUNCIONAN?

La meta de crear y repetir afirmaciones es "reprogramar" su mente. Repetir afirmaciones varias veces al día le permitirá cambiar maneras de pensar comunes pero autodestructivas por ideas positivas y constructivas.

La clave para que las afirmaciones sean exitosas es practicarlas consistentemente durante al menos dos a tres semanas. Ese es más o menos el tiempo que tardamos en formar nuevos hábitos mentales.

Existen muchas maneras de usar las afirmaciones. Puede anotarlas en tarjetas u hojas de papel, por ejemplo, y llevarlas consigo todo el tiempo. Luego, periódicamente puede sacar sus notas positivas y leerlas, ya sea en silencio o en voz alta. A muchas personas les gusta pegar papelitos con sus afirmaciones en un lugar donde los vayan a estar viendo todo el tiempo, por ejemplo, en el refrigerador o el espejo del baño. Algunas personas incluso graban sus afirmaciones y las escuchan siempre que necesitan levantarse el ánimo.

¿QUÉ PUEDEN HACER POR USTED?

Las afirmaciones se pueden usar para cualquier problema de salud. Las personas enfermas a menudo pasan mucho tiempo pensando en su enfermedad y en lo incómodas que se sienten. Después de un rato, empiezan a resignarse a estar enfermas. Con las afirmaciones, usted puede reemplazar esos pensamientos negativos por pensamientos positivos. Por ejemplo, podría repetirse la frase, "Soy feliz y estoy sano", "Estoy bien", "Me siento saludable", "Me siento fuerte", "Mi cuerpo está vibrantemente saludable", "Todas las células de mi cuerpo están sanas" o "Me he curado". Reemplazar los pensamientos negativos por positivos puede ayudar al cuerpo a combatir la enfermedad.

Por supuesto, las afirmaciones no sólo se usan para problemas físicos. Puede usarlos para lograr cualquier meta. Quizá quiera ser más próspero o tener éxito en el trabajo o poder tener mejores relaciones. Las afirmaciones pueden ayudarle a lograr esas metas.

¿SON SEGURAS?

Debido a que las afirmaciones no son más que pensamientos positivos, sus efectos sólo pueden ser benéficos. La única excepción podría ser para aquellas personas que padecen algún tipo de enfermedad mental, como esquizofrenia o el trastorno maníaco depresivo. Para estas personas, las afirmaciones podrían crear problemas adicionales.

Aromatoterapia

¿QUÉ ES?

La aromatoterapia es el uso de aromas para curar problemas físicos, mentales y emocionales. Las fuentes primarias de los aromas curativos son los aceites esenciales que se obtienen al destilar hierbas y flores.

¿CÓMO FUNCIONA?

Los aceites esenciales son volátiles, lo que significa que sus moléculas se evaporan rápidamente al medio ambiente. Cuando usted inhala una molécula de aceite esencial, su conformación única de componentes activos reacciona con las membranas olfativas en su nariz, las cuales están directamente vinculadas con el sistema límbico y el hipotálamo en el cerebro. Estas dos áreas desempeñan un papel decisivo en la regulación de sus emociones, su mente y su cuerpo.

También puede aplicarse ciertos aceites esenciales directamente sobre la piel. Esto es doblemente eficaz, dado que el aceite no sólo se inhala sino también se absorbe al torrente sanguíneo.

Al igual que en el caso de las piedras preciosas o los vinos, el costo de los aceites esenciales varía enormemente, dependiendo de su disponibilidad y los métodos que se emplean para producirlos. Una onza (30 ml) de aceite esencial de lavanda (alhucema, espliego, *lavender*) puede costar $5 dólares, mientras que media onza (15 ml) de aceite esencial de rosa puede llegar a costar hasta $250 dólares. Un botiquín básico de los aceites terapéuticos más útiles, es decir, los tipos de aceites que se incluyen en los remedios de este libro, cuesta aproximadamente $80 dólares y puede durar años.

Un difusor, que es un dispositivo que se emplea para dispersar el aceite en el aire, puede ser muy barato. Los atomizadores sencillos funcionan perfectamente. Un anillo de cerámica para la aromatoterapia que se coloca sobre un foco cuesta alrededor de $5 dólares.

¿QUÉ PUEDE HACER POR USTED?

La aromatoterapia es particularmente útil para los malestares digestivos; los problemas de la piel (incluyendo quemaduras); las infecciones; el estrés y las emociones fuertes; los desequilibrios hormonales, particularmente en las mujeres menopáusicas, y los problemas respiratorios (exceptuando el asma).

También puede usar aceites esenciales en su hogar como aromatizantes ambientales y como ingredientes de productos para la limpieza.

¿ES SEGURA?

Los aceites esenciales son extremadamente potentes —mucho más potentes que las hierbas secas— y la mayoría no pueden aplicarse sobre la piel sin diluir. Lea las instrucciones que aparezcan en el empaque. Si en la etiqueta dice que puede aplicarse el aceite sobre la piel, siga las instrucciones para diluirlo y luego haga una prueba con mucho cuidado para ver si usted es sensible a ese aceite. Ponga una gota del aceite en una bolita de algodón, aplíquese el aceite en el pliegue interno del codo y mantenga doblado su brazo durante cinco minutos. Si al cabo de este tiempo nota una sensación de ardor o se enrojece el área donde se aplicó el aceite, no lo use.

Las mujeres no deben usar aceites esenciales durante los primeros tres meses de embarazo, dado que muchos aceites contienen tuyona (*thujone*), que es una sustancia química con acción abortiva comprobada.

Curación con energía

¿QUÉ ES?

Hay una energía fundamental que permea y anima nuestro cuerpo y nuestra mente. Esta energía tiene diferentes nombres en diferentes tradiciones: *chi* en China, *ki* en Japón, *prana* en la India, *mana* en Hawai, *wakan* entre los indios Lakota y *bioenergía* entre los curadores occidentales, quienes (a diferencia de la mayoría de los científicos occidentales) reconocen este fenómeno sutil pero universal. La curación con energía consiste en dirigir e intensificar esta energía vital para fortalecer el cuerpo.

¿CÓMO FUNCIONA?

Diferentes culturas tienen diversas explicaciones para tratar de describir cómo funciona la curación con energía. En la medicina china tradicional, se cree que la curación con energía elimina bloqueos en los meridianos, que son las rutas de energía que corren a lo largo del cuerpo. Algunos curadores creen que la técnica funciona al equilibrar y estabilizar los *chakras*, que son una serie de centros de energía en el cuerpo que corresponden más o menos a la ubicación de las glándulas endócrinas. Otros curadores creen que la curación con energía no es más que la fuerza de Dios.

Algunos científicos creen que la curación con energía funciona a través de *resonancia* y *sincronización*. Según esta teoría, las cosas (o las personas) que están cercanas entre sí en realidad resuenan juntas. Esto explicaría, por ejemplo, por qué los corazones que se extraen de los animales y que se mantienen vivos en un laboratorio, se "sincronizan" y empiezan a latir al unísono cuando se colocan juntos. A un nivel que nos es más familiar, las personas a menudo se sienten tristes o contentas cuando una persona cercana está triste o contenta.

En la curación con energía, un profesional usa sus manos para crear un campo energético de alta vibración. La persona que recibe la terapia entonces comienza a resonar y a sincronizarse en respuesta a esa energía. Sin embargo, el profesional no es quien está curando. Más bien, cuando el cuerpo recibe energía vital adicional, se cura naturalmente a sí mismo según su propia sabiduría milagrosa y espontánea.

¿QUÉ PUEDE HACER POR USTED?

La curación con energía es singularmente eficaz para aliviar el dolor, especialmente el dolor de espalda y de cuello. Parece funcionar bien para tratar problemas internos, como problemas en las glándulas, los órganos y diversos sistemas del cuerpo. También es particularmente apta para tratar problemas sicológicos y espirituales, por ejemplo, para convertir las emociones angustiosas en agradecimiento y felicidad.

¿ES SEGURA?

Las personas que curan con energía necesitan tener cuidado de no absorber el bajo nivel de energía de otra persona. Fuera de esto, la curación con energía es totalmente segura, aunque algunos curadores no trabajarán con personas a quienes les han transplantado órganos o que estén tomando medicamentos para suprimir la inmunidad. El motivo de esto es que, como se piensa que la curación con energía aumenta la inmunidad, se cree que podría ser contraproducente para las personas que están bajo este tipo de tratamiento médico.

La primera vez que vaya con una persona que cure con energía, vale la pena que le pregunte cómo se siente al final del día. Si dice que se siente contento y vigorizado, entonces probablemente es eficaz. Si, por otra parte, contesta que se siente drenado y que sufre por el bien de sus clientes, entonces probablemente no es eficaz.

Digitopuntura

¿QUÉ ES?

La digitopuntura es una rama de la medicina china tradicional, la cual también incluye la acupuntura, la terapia herbaria y otras modalidades. La meta de la digitopuntura es equilibrar el *chi*, o sea, el flujo de energía vital que recorre todo el cuerpo.

¿CÓMO FUNCIONA?

El *chi* normalmente fluye a lo largo de rutas específicas en el cuerpo que se conocen como meridianos, los cuales son como caminos. El *chi* viaja a lo largo de estos caminos hacia los principales sistemas de órganos, como los pulmones, el corazón y el hígado. Cuando el *chi* fluye libremente a lo largo de los meridianos, hay salud. Cuando se bloquea o estanca, hay enfermedad.

Se puede alterar el flujo de *chi* haciendo presión sobre puntos que están en la piel llamados acupuntos, los cuales se ubican a lo largo de los meridianos del cuerpo. La digitopuntura involucra presionar y frotar esos puntos con los dedos. Esto ayuda a restaurar el flujo libre de *chi*, no sólo en esas áreas específicas sino también en los órganos que son "controlados" por esos meridianos. (En la acupuntura, un profesional estimula dichos acupuntos con agujas).

¿QUÉ PUEDE HACER POR USTED?

La digitopuntura se considera particularmente eficaz para tratar problemas en los tejidos blandos, como los músculos, los tendones y los ligamentos. También es buena para el dolor de espalda, los problemas en las articulaciones, como la artritis, y los problemas ginecológicos.

Usted puede comprar dispositivos mecánicos diseñados para estimular los acupuntos en el cuerpo. Sin embargo, la mayoría de los acupunturistas profesionales creen que estos dispositivos son innecesarios y que se obtienen mejores resultados cuando la digitopuntura se realiza con las manos. Cuando esté buscando un profesional, lo mejor es encontrar a alguien que esté certificado por alguna organización nacional.

¿ES SEGURA?

Dado que la digitopuntura no es una técnica invasiva, es extremadamente segura para la mayoría de los padecimientos. Sin embargo, sí hay casos en que no debe usarse.

Las mujeres embarazadas no deben hacerse digitopuntura a menos que se los haga un profesional con licencia, ya que hacer presión en ciertos acupuntos puede estimular las contracciones uterinas.

Aunque se piensa que la digitopuntura es muy benéfica para las personas con cáncer, no debe hacerse sobre ni cerca de un tumor porque la estimulación de los acupuntos que se encuentran en esa área puede provocar que las células cancerosas se pasen al torrente sanguíneo.

No se debe usar en áreas que se hayan lesionado recientemente, que tengan llagas, úlceras en la piel o donde haya una vena prolapsada o vena varicosa.

Tampoco debe ser usada por alguien o en alguien que haya tenido un derrame cerebral en los últimos 30 días, dado que hacer presión sobre ciertos acupuntos puede provocar actividad cerebral que podría ser dañina en personas que han sufrido un derrame cerebral recientemente.

Por último, la digitopuntura nunca debe ser empleada como único tratamiento para alguna afección médica seria. En vez, siempre debe usarse como terapia de apoyo.

Educación en movimiento

¿QUÉ ES?

La educación en movimiento es un término general que hace referencia a diversas técnicas, como la Técnica Alexander, Aston-Patterning, el Método Feldenkrais y Hellerwork.

Lo que estas técnicas tienen en común es el uso de movimientos físicos (y a veces masaje profundo y otros métodos) para ayudar a liberar el estrés del cuerpo y expandir su rango de movimiento normal. Tener un cuerpo más libre y más equilibrado le permite aprovechar más de su potencial natural para la salud, la energía y la creatividad.

¿CÓMO FUNCIONA?

Un profesional en educación en movimiento empieza por observar sus patrones de movimiento, incluyendo cómo se sienta, se para y camina. Después de eso, le enseñará habilidades y ejercicios específicos que le ayudarán a estar más consciente de sus patrones físicos habituales de tensión y constricción. Al mismo tiempo, estas habilidades le darán mayor flexibilidad y equilibrio. Notará que se empezará a mover de maneras nuevas y más cómodas.

Un tratamiento completo de educación en movimiento generalmente requiere de una serie de sesiones a lo largo de un período de varias semanas o meses. Después de todo, los patrones habituales del cuerpo no se pueden cambiar de un día para otro.

¿QUÉ PUEDE HACER POR USTED?

Cada tipo de técnica de educación en movimiento sigue una filosofía diferente. Los profesionales del Método Feldenkrais y la Técnica Alexander dicen que sus técnicas no son terapias sino procesos de aprendizaje que ayudarán a aumentar su bienestar. Por otra parte, los profesionales en Aston-Patterning ofrecen su técnica para problemas físicos específicos, como dolor crónico, o para ayudar a sanar lesiones.

Independientemente de la técnica, debería encontrar a un terapeuta en movimiento que esté dispuesto a adaptar el método a sus propias necesidades específicas, en vez de alguien que dogmáticamente insista en usar un sistema particular de ejercicios en su cuerpo.

En general, la educación en movimiento se emplea con fines terapéuticos para todo tipo de problemas musculares, por ejemplo, dolores de espalda, cuello y hombros, bursitis y tendonitis y lesiones por esfuerzo repetitivo.

¿ES SEGURA?

La educación en movimiento casi siempre es segura porque se diseña de acuerdo con las propias necesidades de cada individuo, pero usted necesita confiar en su intuición (y su sentido común) cuando la esté usando. Si usted siente que un movimiento es incorrecto o le causa dolor, no lo haga. Si recientemente ha sufrido una lesión o enfermedad severa, quizá quiera darse un tiempo para curarse completamente antes de comenzar con sesiones de entrenamiento en movimiento. Asimismo, si está embarazada o padece un problema de salud específico, como presión arterial alta, asegúrese de conseguir la autorización de su médico antes de comenzar con la educación en movimiento.

Esencias florales

¿QUÉ SON?

Las esencias florales son extractos líquidos que se preparan con flores silvestres o de jardín. Las flores se han usado para curar desde tiempos ancestrales, pero no fue sino hasta la década de los años 1930, que un médico inglés, el Dr. Edward Bach, desarrolló un sistema completo de curación con flores.

¿CÓMO FUNCIONAN?

Al momento de preparar las esencias florales, el patrón de energía específico de cada flor se transfiere al extracto. Este patrón único de energía tiene la capacidad de afectar la energía de la persona que toma la esencia. Las esencias florales calman y equilibran la mente y las emociones. Las esencias le permiten tener conciencia de los "patrones de su alma", revelándole nuevas posibilidades de creatividad y crecimiento emocional, mental y físico.

Este fenómeno es similar a lo que ocurre cuando uno escucha una pieza musical particularmente emotiva. Al igual que las ondas de sonido despiertan una experiencia similar a las emociones que sintió el compositor, los patrones de energía de una flor despiertan un tipo de energía curativa y emocionalmente satisfactoria.

¿QUÉ PUEDEN HACER POR USTED?

Las esencias florales a menudo se usan para calmar, estabilizar y vigorizar, por ejemplo, cuando una persona está bajo estrés o en una situación de intenso sufrimiento. Las esencias ayudan a abrir la conciencia. Pueden usarse para resolver problemas mentales y emocionales que estén causando enfermedades físicas. También pueden "desbloquear" problemas que estén interfiriendo con la expresión total del potencial humano.

Imagine, por ejemplo, a una madre que siempre les grita a sus hijos. Las esencias florales pueden ayudarla a comprender por qué responde de esa manera y también le dan la capacidad de elegir respuestas más constructivas (y eficaces).

Las esencias florales a menudo se emplean para ayudar a las personas a descubrir partes totalmente nuevas de su personalidad. Por ejemplo, las esencias florales apropiadas pueden ayudar a alguien a descubrir un potencial artístico que antes le era desconocido.

Con frecuencia, las esencias se usan como un tipo de medicina preventiva porque ayudan a crear estados emocionales positivos. Por ejemplo, alguien que a menudo actúa con cinismo durante las festividades, podría empezar a actuar con más amor después de usar una esencia floral.

¿SON SEGURAS?

Es imposible tomar una sobredosis de esencias florales y no causan efectos secundarios. Sin embargo, al principio sí intensifican la mente y las emociones. Las personas necesitan tener presente que sus emociones podrían intensificarse durante varios días después de comenzar a usar una esencia nueva.

Hidroterapia

¿QUÉ ES?

El prefijo de esta palabra significa "agua" y la hidroterapia es una técnica en la que se aplica agua al cuerpo para estimular y redirigir el flujo de sangre y líquido linfático. (El líquido linfático es la porción filtrada de sangre que transporta productos de desecho lejos de las células. Hay tres veces más líquido linfático que sangre en el cuerpo). Al promover el flujo de sangre y líquido linfático frescos a un área, la hidroterapia ayuda a nutrir las células y fomenta la regeneración de los tejidos, lo que permite que el cuerpo se cure de enfermedades o daños físicos.

¿CÓMO FUNCIONA?

El agua es el vehículo más eficiente para transportar calor y frío. La aplicación de agua tibia o caliente hace que se expandan las arterias y las venas, llevando más sangre y líquido linfático a un área. Por el contrario, el frío hace que las arterias y las venas se constriñan, haciendo que la sangre y el líquido linfático se alejen del área. Este vaivén de sangre y líquido linfático trae oxígeno y nutrientes frescos y elimina toxinas y productos de desecho.

Hay muchas técnicas para usar la hidroterapia. Estas pueden emplear duchas, baños, toallas empapadas, sábanas empapadas u otros métodos.

Algunas personas usan la hidroterapia como una medida preventiva. Por ejemplo, ducharse diariamente dejando que le caiga agua fría y caliente de manera alternada sobre la columna ayuda a estimular el sistema nervioso. Esto, a su vez, hace que mejore la circulación hacia el abdomen, los pulmones y el corazón.

¿QUÉ PUEDE HACER POR USTED?

La hidroterapia es útil para casi todas las enfermedades porque muchas enfermedades implican inflamación, infección o ambas. La aplicación de agua caliente y fría mejora la circulación, lo cual es esencial para aliviar la infección y la inflamación. Los naturópatas, quienes están entrenados en hidroterapia, piensan que la mayoría de los profesionales en el cuidado de la salud subestiman la importancia de mejorar la circulación como una manera de curar enfermedades.

¿ES SEGURA?

Dado que la hidroterapia consiste sólo en aplicaciones de agua, es segura para la mayoría de las personas. Sin embargo, las personas que han perdido sensación en las extremidades (un síntoma común de la diabetes), no deben usar esta terapia. Como es posible que las personas que tienen este problema no puedan distinguir si una aplicación está demasiado caliente, aumenta la posibilidad de que sufran quemaduras.

Al usar la hidroterapia, es importante no terminar el tratamiento cuando sienta frío; esto puede hacer que empeore la enfermedad. Siempre debe terminar una sesión cuando esté sintiendo calor.

Homeopatía

¿QUÉ ES?

La homeopatía es un sistema de medicina alternativa que fue desarrollado en el siglo XIX por el doctor alemán Samuel Hahnemann. Este sistema de medicina se basa en un principio antiguo llamado la Ley de Similares. La esencia de esta "ley" es que cualquier sustancia que puede producir síntomas de enfermedad en una persona sana puede ayudar a alguien que está enfermo y que presenta los mismos síntomas.

Las medicinas (o remedios) homeopáticos han sido aprobados por la Dirección de Alimentación y Fármacos (*FDA* por sus siglas en inglés) y se derivan de muchas fuentes naturales, incluyendo plantas, metales y minerales. Estas sustancias se usan en forma diluida. De hecho, se diluyen tanto que en algunos casos, no queda ni una sola molécula de la sustancia original. Paradójicamente, la potencia de las medicinas depende de su dilución: entre más diluido esté un remedio, más potente es.

¿CÓMO FUNCIONA?

La homeopatía se usa alrededor del mundo porque es evidente que funciona. Sin embargo, la manera en que funciona sigue siendo un misterio. Una teoría es que el método único que se sigue para diluir los remedios deja impreso el "patrón de energía" del ingrediente activo en el agua que se usa para diluirlo. Se piensa que este patrón de energía puede estimular la energía autocurativa del cuerpo.

¿QUÉ PUEDE HACER POR USTED?

La homeopatía se puede usar para tratar casi cualquier afección, incluyendo problemas agudos que van desde un dolor de espalda repentino hasta infecciones como resfriados (catarros) y gripe. La homeopatía también es eficaz para los problemas digestivos y para tratar lesiones menores que requieren de primeros auxilios, como picaduras de insectos, quemaduras menores, torceduras o moretones (cardenales).

Cuando se usa bajo la supervisión de un profesional, la homeopatía es igualmente eficaz para tratar afecciones crónicas como enfermedades cardíacas, artritis, diabetes, alergias o problemas emocionales duraderos como la depresión. Sin embargo, para que sea eficaz en el tratamiento de enfermedades serias, un profesional entrenado debe ser quien seleccione los remedios homeopáticos según las características de cada individuo. Realmente no puede tratar estos problemas por su propia cuenta.

¿ES SEGURA?

Las medicinas homeopáticas son completamente no tóxicas. Se pueden administrar a niños, mujeres embarazadas y ancianos con seguridad. Sin embargo, si está usando la homeopatía para el cuidado de la salud en casa, hay ciertas reglas que necesita seguir.

Siempre hable primero con el profesional en el cuidado de la salud que generalmente lo atienda para asegurarse que su afección no sea una que requiera de atención médica inmediata. Tome un solo remedio a la vez, ya que combinar remedios hace que disminuya su eficacia. Asegúrese de seguir cuidadosamente las instrucciones relativas a la dosis y deje de tomar el remedio tan pronto como note mejoría, ya que, en casos raros, pueden empeorar los síntomas si toma demasiado remedio. Si los síntomas persisten después del autotratamiento, consulte a un homeópata profesional o al profesional en el cuidado de la salud que lo esté atendiendo. Por último, nunca trate padecimientos crónicos y serios sin la supervisión de un profesional.

Medicina ayurvédica

¿QUÉ ES?

La Ayurveda es un sistema ancestral de curación con medicina natural que se originó en la India. *Ayur* significa "vida" y *veda* significa "ciencia". La Ayurveda, por lo tanto, es la ciencia de la vida o un sistema completo para la salud, la curación y la longevidad. Incluye una amplia gama de modalidades, como el uso de dietas, hierbas, masajes, regímenes de purificación, ejercicio, musicoterapia, aromatoterapia, terapia de colores, meditación, yoga y astrología, entre otras.

¿CÓMO FUNCIONA?

Según la Ayurveda, todo lo que existe en la naturaleza, por ejemplo, el cuerpo, los alimentos, las estaciones, la hora del día e incluso los colores y la música, está compuesto de cinco elementos. Estos son espacio, aire, fuego, agua y tierra.

Los profesionales en medicina ayurvédica agrupan estos cinco elementos en tres categorías llamadas *doshas*. Las *doshas* son *vata* o espacio y aire; *pitta* o fuego y agua y *kapha* o tierra y agua. Los profesionales creen que las enfermedades son causadas por un exceso de uno o más de estos elementos. Por ejemplo, podría encontrarse que alguien con un resfriado (catarro) tiene un exceso de *kapha*. Por otra parte, la acidez (agruras, acedía) representa un exceso de *pitta*.

En la medicina ayurvédica, los tratamientos van dirigidos a restaurar el equilibrio al disminuir los elementos excedentes e incrementar los demás. A alguien con un resfriado podría dársele una hierba ardiente como el ajo y podría decírsele que dejara de consumir productos lácteos, ya que estos producen *kapha*.

La Ayurveda enfatiza las causas sicológicas, sociales y espirituales de la enfermedad. Los profesionales creen que casi todas las enfermedades se basan en la infelicidad, que generalmente se manifiesta en la forma de estrés y confusión sobre el propósito de la vida. Muchas técnicas de la Ayurveda, como la meditación, van dirigidas a aliviar el estrés y restaurar la claridad de dicho propósito.

Al elegir a un profesional, busque a alguien que haya recibido entrenamiento extenso en una escuela ayurvédica en los Estados Unidos o en la India y que sepa hacer el "diagnóstico por pulso". El profesional debe darle muchas recomendaciones relativas a su estilo de vida además de indicarle tratamientos herbarios.

¿QUÉ PUEDE HACER POR USTED?

La Ayurveda puede usarse para cualquier problema de salud, pero parece ser particularmente eficaz para tratar problemas con los que la medicina occidental tiene dificultades. Los padecimientos que pueden tratarse eficazmente con este sistema curativo incluyen la diabetes, la artritis, la anemia, las alergias y otros problemas que involucran al sistema inmunitario.

¿ES SEGURA?

Debido a que es un sistema natural, la Ayurveda generalmente es segura. Sin embargo, algunas técnicas ayurvédicas podrían ser nocivas si no se emplean con la supervisión adecuada. Lo mejor es usar hierbas y técnicas ayurvédicas sólo bajo el cuidado de un profesional calificado.

Medicina china tradicional

¿QUÉ ES?

A diferencia de la medicina occidental convencional, en la cual se considera que la enfermedad sólo afecta a ciertas partes del cuerpo, la medicina china tradicional (*TCM* por sus siglas en inglés) considera la enfermedad como una señal de un desequilibrio en toda la persona, es decir, en su cuerpo, su mente y su espíritu. La meta de la TCM es restaurar el equilibrio y la armonía, no sólo al interior del individuo sino también entre el individuo y el ambiente.

¿CÓMO FUNCIONA?

La TCM es un sistema complejo de curación que emplea muchas modalidades diferentes para ayudar a restaurar el equilibrio. Estas técnicas incluyen la terapia dietética, la acupuntura (inserción de agujas estériles en puntos específicos del cuerpo para controlar el flujo de *chi* o energía vital), la moxibustión (quemar una hierba, llamada moxa, sobre puntos de acupuntura y otros puntos), la medicina herbaria y el *qigong* (una combinación de ejercicio y meditación).

Cada técnica que se emplea en la TCM se realiza con la intención de equilibrar diversos sistemas del cuerpo, la mente y el espíritu. Estos sistemas incluyen el *chi*, el *shen* (espíritu), los 12 sistemas de órganos en el cuerpo y los meridianos o canales de energía que conectan a los sistemas de órganos entre sí.

¿QUÉ PUEDE HACER POR USTED?

Como un sistema completo de medicina, la TCM se puede usar para tratar cualquier problema físico o emocional. Se piensa que es particularmente eficaz para las afecciones crónicas que la medicina occidental no puede revertir, por ejemplo, las enfermedades cardíacas y la artritis. Se considera eficaz para tratar problemas ginecológicos, como las dificultades menopáusicas y menstruales, así como para aliviar problemas del sistema inmunitario, como la sinusitis y las alergias. También se usa para tratar el síndrome de fatiga crónica y la fibromialgia.

¿ES SEGURA?

Debido a que la TCM generalmente es ejercida por profesionales con licencia que han pasado por años de entrenamiento, es un sistema curativo extremadamente seguro. Sin embargo, no es un sistema que deba usarse sin la supervisión de un profesional.

Casi todos los profesionales en TCM con licencia concuerdan unánimemente en que las personas no deben usar hierbas chinas por su propia cuenta. La medicina herbaria china emplea miles de hierbas. El uso de las recetas herbarias correctas, que generalmente consisten de fórmulas diseñadas a la medida en las que se combinan muchas hierbas, requiere de un diagnóstico preciso. Y debido a que estas hierbas, al igual que los fármacos de la medicina occidental, tienen muchas limitaciones y efectos secundarios posibles, los profesionales en TCM aconsejan su uso sólo bajo la supervisión y con la aprobación de un profesional entrenado.

Medicina naturopática

¿QUÉ ES?

También llamada naturopatía, la medicina naturopática es un sistema muy amplio de curación que tiene bases científicas. Hace énfasis en la prevención de enfermedades y el bienestar e incorpora una amplia gama de técnicas alternativas o tradicionales.

Los médicos naturopáticos (*N.D.* por sus siglas en inglés) deben cursar programas de estudios de cuatro años de duración en las escuelas de medicina naturopática antes de poder obtener su licencia. Las técnicas que emplean en su consulta incluyen (pero no se limitan a) la terapia nutricional, la medicina herbaria, la homeopatía, la medicina china tradicional y muchos tipos de terapias físicas.

¿CÓMO FUNCIONA?

Los naturópatas creen que el cuerpo es un mecanismo que se autorregula y que tiene la capacidad natural de mantener un estado de homeostasis o equilibrio. Cuando las personas están enfermas, los naturópatas tratan de restaurar o mejorar la homeostasis. Hacen esto dándole al cuerpo lo que necesita para su funcionamiento óptimo, como suplementos dietéticos, remedios herbarios y otras medicinas naturales. Una vez que el cuerpo vuelve a estar en equilibrio, tiene una mejor capacidad para resistir las enfermedades y mantener un estado de salud y bienestar.

Este método es muy diferente al que emplean los médicos alopáticos o convencionales. La meta de la medicina convencional generalmente es suprimir o eliminar las enfermedades usando fármacos o cirugía. Los naturópatas creen que el método convencional en realidad podría interferir con la capacidad natural que tiene el cuerpo para curarse. Aunque las técnicas alopáticas pueden suprimir los síntomas en el corto plazo, con el tiempo, pueden terminar por debilitar al cuerpo.

¿QUÉ PUEDE HACER POR USTED?

Debido a que la naturopatía es un sistema completo de curación, es apto para tratar casi cualquier tipo de enfermedad. Muchos naturópatas creen que es mejor usar la naturopatía en combinación con la medicina alopática. Las técnicas convencionales son particularmente eficaces para tratar padecimientos agudos y situaciones de emergencia, como los ataques al corazón. Por otra parte, la naturopatía es apta para brindar protección a largo plazo. Por lo tanto, ambos métodos se complementan naturalmente.

Suponga, por ejemplo, que está a punto de someterse a una cirugía. Las técnicas que se emplean en la naturopatía pueden ayudar a aliviar el dolor y las molestias de la cirugía, disminuir su estancia en el hospital, acortar el tiempo que tarda en recuperarse después de la operación y mejorar el resultado de la cirugía en general.

¿ES SEGURA?

Los médicos naturopáticos con licencia cursan un programa de estudios extenso y reciben entrenamiento en escuelas de medicina naturopática acreditadas; también se entrenan para aprender a diagnosticar y pueden brindar atención médica primaria. Ellos conocen las ventajas y limitaciones de su método y no vacilan en recomendar la intervención convencional cuando es apropiada.

Sin embargo, es importante que tenga presente que algunos profesionales que se ponen el título de médico naturopático (N.D.) pueden haber recibido su "título" de alguna organización de estudios por correo. Estas personas no son médicos científicamente entrenados ni tienen licencia.

Musicoterapia y curación con sonidos

¿QUÉ SON?

El sonido y la música han sido empleados en las culturas tradicionales durante miles de años para promover la curación a muchos niveles del cuerpo, la mente y el espíritu. La musicoterapia y la curación con sonidos son dos escuelas modernas que aplican científicamente estas prácticas ancestrales.

La musicoterapia, que es realizada por musicoterapeutas certificados por un consejo, emplea principalmente música clásica europea occidental y música en vivo para producir cambios positivos a nivel sicológico, físico, cognitivo o social. Por otra parte, la curación con sonidos depende de tamborileos, cantos y grabaciones rítmicas que se componen específicamente para lograr un nivel más alto de equilibrio y autocuración.

¿CÓMO FUNCIONAN?

El principio que yace detrás del uso terapéutico de la música y el sonido es bastante simple. Estas técnicas emplean ciertos sonidos para inducir un estado de relajación profunda llamado la respuesta de relajación. En este estado, su respiración se vuelve más lenta y profunda, su corazón late más lento, las ondas de su cerebro cambian de frecuencia, los músculos se relajan y la circulación trabaja de manera más eficiente. Estas respuestas son exactamente opuestas a las causadas por el estrés. Por tanto, la musicoterapia y la curación con sonido pueden ser alternativas eficaces para ayudar al cuerpo a resistir padecimientos relacionados con el estrés.

Ciertos sonidos y tipos de música estimulan la respuesta de relajación mediante un fenómeno científico que se conoce como sincronización rítmica. Lo que ocurre es que su corazón espontáneamente cambia su ritmo para que corresponda con el ritmo de la música o de los sonidos que está escuchando. Es por esto que la música con un ritmo muy rápido generalmente no es terapéutica.

En algunos casos, la terapia emplea sonidos que no tienen una melodía o patrón rítmico esperados. (Esto es particularmente cierto en el caso de varios tipos de música *New Age*). Debido a que no se puede anticipar un patrón, su mente analítica se "apaga", creando una sensación de relajación profunda porque usted puede disfrutar de los sonidos o de la música sin tener que tratar de analizarlos.

¿QUÉ PUEDEN HACER POR USTED?

Debido a que promueven una relajación profunda, estas terapias pueden ser útiles para las afecciones vinculados con el estrés, incluyendo los dolores musculares, los dolores de cabeza causados por tensión, la presión arterial alta, el insomnio, la depresión, la ansiedad y la fatiga. Si bien hay muchas pruebas que apoyan el uso de música y sonidos para promover la relajación, es demasiado temprano para indicarlas con el fin de curar enfermedades específicas y los profesionales legítimos en estos campos nunca afirman que con estas terapias se pueda lograr algo semejante.

¿SON SEGURAS?

Según el principio de la sincronización, escuchar *rap*, heavy metal u otros géneros de música con un pulso pesado y rápido puede causar que el corazón se acelere, sometiendo a la mente y al cuerpo a mayor estrés. No hay nada de malo en que uno disfrute de escuchar estos géneros musicales, pero definitivamente no son terapéuticos. De hecho, quizá sería mejor que los evitara en épocas en que el estrés sea un factor de peso en su vida.

Qigong

¿QUÉ ES?

El *qigong* es uno de los componentes de la medicina china tradicional. El nombre proviene de la palabra china que significa vitalidad o energía vital y la palabra que significa practicar, cultivar o refinar. El *qigong*, por lo tanto, es la práctica de cultivar su fuerza o energía vital. Típicamente consiste en ejercicios suaves que combinan movimientos físicos, respiración profunda y enfoque mental dirigido a ciertas partes del cuerpo.

¿CÓMO FUNCIONA?

Al practicar *qigong*, usted respira profundamente y dirige su atención hacia varias partes del cuerpo. Este proceso aumenta la fuerza y la energía de los órganos vitales y la sangre. Oxigena los tejidos y abre los meridianos del cuerpo, que son las rutas que transportan energía a lo largo del cuerpo. También equilibra el *yin* y el *yang*, que son las energías de contracción y expansión que hay dentro del cuerpo.

En el ejercicio más sencillo de *qigong*, debe sentarse en una posición relajada pero con la espalda recta. Luego cierre sus ojos, haga que su mente se concentre en su abdomen y conscientemente sienta cómo su respiración fluye hacia adentro y hacia afuera de las fosas nasales. Este ejercicio estimula el punto "*Tan Tian*" inferior, que es un centro potente de energía curativa que hay en el cuerpo.

En algunos ejercicios es necesario que haga movimientos con los brazos, mientras que otros se realizan en una posición estacionaria. Los ejercicios que se hacen con los brazos estimulan y abren los meridianos, casi siempre a los que afectan y fluyen a través de las áreas de los pulmones, el intestino grueso, el intestino delgado y el corazón. Esto ayuda a incrementar y equilibrar la energía dentro de estos meridianos, promoviendo la vitalidad en estos órganos.

La mejor manera de aprender *qigong* es con un video o trabajando con un instructor, ya que esto le permite ver cómo van fluyendo y avanzando las rutinas. Un instructor (ya sea en persona o en un video) debe ser alguien que haya aprendido *qigong* con un "maestro" y que esté practicando dentro de un "linaje", es decir, una escuela tradicional de *qigong*. Una de las mejores pistas es su apariencia: el instructor debe parecer una persona equilibrada, calmada y llena de energía y claridad.

¿QUÉ PUEDE HACER POR USTED?

Muchos ejercicios del *qigong* son específicamente terapéuticos, o sea, son ejercicios que han sido diseñados para afectar ciertas partes del cuerpo, como el corazón o los sistemas digestivo, respiratorio o reproductor. Otros no son tan específicos para ciertos órganos o padecimientos, sino que han sido diseñados para producir un efecto generalizado en todo el cuerpo, restaurando la energía y previniendo las enfermedades.

¿ES SEGURO?

En general, el *qigong* es muy seguro. Sin embargo, si está embarazada o si tiene cualquier tipo de problema crónico de salud, asegúrese de consultar a un doctor en medicina, un osteópata o un naturópata antes de comenzar a hacer las rutinas por su propia cuenta. Asimismo, siempre debe hacer *qigong* a su propio ritmo. Nunca haga un ejercicio para el que sienta que debe esforzarse demasiado.

Reflexología

¿QUÉ ES?

Este tipo de terapia usa técnicas específicas de toque para estimular "puntos y áreas reflejos" que hay en los pies, las manos y los oídos. Los reflexólogos creen que cada uno de estos puntos corresponde a una parte específica del cuerpo. (Por ejemplo, los dedos de los pies, los dedos de las manos y los lóbulos de los oídos corresponden a la cabeza). Al usar técnicas específicas para tocar estas áreas, usted mismo puede aplicar la reflexología en usted mismo o puede recibirla durante una sesión con un reflexólogo entrenado. En ambos casos, la reflexología puede ayudarle a mantener o mejorar la salud de las áreas correspondientes en el cuerpo.

¿CÓMO FUNCIONA?

Existen muchas teorías sobre cómo funciona la reflexología, pero ninguna ha sido científicamente comprobada. La explicación más probable es que el uso de la reflexología en los pies, las manos o los oídos estimula rutas específicas de los nervios sensores. Luego, los nervios envían mensajes al cerebro, el cual, a su vez, envía mensajes al área correspondiente del cuerpo para producir relajación. La reflexología mejora el flujo de sangre e incrementa el suministro de oxígeno y nutrientes a ciertas áreas del cuerpo, lo que resulta en una mejor salud.

¿QUÉ PUEDE HACER POR USTED?

La reflexología sirve principalmente para disminuir la acumulación de estrés en el cuerpo. Esto es un beneficio importante porque se ha encontrado que el estrés causa o complica un gran porcentaje de todos los problemas de salud.

La reflexología hace más que reducir el estrés en aquellas áreas donde comúnmente se acumula, como el cuello, los hombros y la espalda inferior. También disminuye el estrés en el interior del cuerpo, por ejemplo, en los pulmones, el corazón, los riñones o el todo tracto intestinal.

La reflexología parece ser particularmente eficaz para aliviar el dolor musculoesquelético en la quijada, los hombros, el cuello, la espalda y las caderas. También se usa para ayudar a aliviar padecimientos asociados con el estrés que involucran al corazón, los pulmones, el tracto digestivo y otros órganos.

¿ES SEGURA?

La reflexología, por ser una técnica suave, es muy segura. Sin embargo, existen casos en los que no debe usarse. Nunca debe hacerse reflexología en una área en la que tenga la piel abierta, haya una infección o en la que se esté curando una fractura. Si le han hecho algún tipo de cirugía reconstructiva en los pies, las manos o los oídos, tampoco debe hacerse reflexología en esa área durante al menos un año después de la cirugía. Las mujeres que están en el primer trimestre del embarazo tampoco deben hacerse reflexología que estimule los puntos uterinos que hay en las manos, los pies o los oídos. En general, es mejor que las mujeres embarazadas reciban un tipo de reflexología que sólo utilice presión suave y ligera.

Terapia con imanes

¿QUÉ ES?

Cada célula del cuerpo tiene una carga eléctrica que produce un campo magnético. La terapia con imanes es la aplicación de un campo magnético en el cuerpo para lograr un efecto curativo, ya sea mediante la colocación de lo que se conoce como un imán permanente (similar al imán para el refrigerador) sobre la piel o mediante un dispositivo médico que emite un campo electromagnético.

¿CÓMO FUNCIONA?

Nadie lo sabe con certeza. Puede ser que el campo magnético afecte el movimiento de iones, que son las partículas que tienen cargas positivas o negativas que entran y salen constantemente de las células. Podría ser que la colocación de un imán permanente en ciertas áreas del cuerpo provoque un aumento en la producción de sustancias químicas analgésicas llamadas endorfinas. Sin embargo, lo que sí saben los científicos es que las consabidas explicaciones populares sobre la potencia de la terapia con imanes son incorrectas. Por ejemplo, los imanes no funcionan al afectar el hierro que contiene la hemoglobina, que es la molécula que transporta oxígeno a lo largo del cuerpo, ni tampoco al mejorar la circulación en el área sobre la cual se colocan.

¿QUÉ PUEDE HACER POR USTED?

La aplicación de un imán permanente puede aliviar el dolor, bajar la inflamación y acelerar la curación de huesos y tejidos blandos lesionados (músculos, ligamentos y tendones). Los imanes permanentes se aplican directamente usando dispositivos similares a vendas adhesivas que cubren áreas pequeñas o grandes del cuerpo, o también se usan en colchones, plantillas para zapatos y de muchas otras maneras. Se emplean para el dolor de espalda, cuello y hombros, el síndrome de túnel carpiano, la artritis, los dolores de cabeza, el dolor postoperatorio, la fibromialgia, las torceduras, fracturas y otras lesiones en los músculos y los huesos y para la neuropatía diabética, entre otros tipos de problemas que causan dolor. Los dispositivos médicos que emiten campos electromagnéticos se usan para los mismos padecimientos anteriores, y también para el insomnio, la farmacodependencia, la depresión, la ansiedad, la presión arterial alta, la osteoporosis, el glaucoma y algunos trastornos neurológicos, como el mal de Parkinson, la enfermedad de Alzheimer y la epilepsia.

¿ES SEGURA?

Los doctores que están familiarizados con la terapia con imanes dicen que es segura y que probar un imán permanente por su propia cuenta es algo que no conlleva prácticamente riesgo alguno. Teóricamente, es posible que los imanes pudieran dañar a una mujer embarazada o a alguien a quien le hayan implantado un marcapasos u otro dispositivo eléctrico. Por lo tanto, estas personas deberán hablar con un médico antes de usar esta terapia.

Terapia de masajes

¿QUÉ ES?

La terapia de masajes es una técnica en la que los músculos y otros tejidos blandos se presionan, frotan o se manipulan de algún otro modo. Existen diversas formas de masaje. Por ejemplo, el masaje sueco es un tipo de manipulación muscular suave que se usa principalmente para relajar y aliviar el estrés. La terapia clínica de masaje (que incluye docenas de métodos) trata problemas de salud específicos.

¿CÓMO FUNCIONA?

El dolor hace que el sistema nervioso estimule a las músculos para que se contraigan. Las contracciones causan más dolor, lo que resulta en más contracciones. A menos que se interrumpa este ciclo de dolor y contracción, es difícil conseguir alivio.

El masaje es una manera de romper este ciclo. "Convence" a los músculos para que se relajen y alarguen. Lleva oxígeno analgésico y sangre a los músculos y puede ayudar a eliminar los materiales de desecho irritantes. Además, el simple hecho de ser tocado produce un efecto profundamente relajante y terapéutico en el cuerpo, aunque los mecanismos de este efecto aún no son del todo claros.

¿QUÉ PUEDE HACER POR USTED?

La terapia de masajes es eficaz para cualquier tipo de dolor en los tejidos blandos del cuerpo. Esto incluye el dolor de espalda, cuello y hombros; los dolores de cabeza, que a menudo son causados por músculos tensos en la cara y el cuero cabelludo o por tensión y puntos activadores en los músculos del cuello; la bursitis y la tendonitis; las lesiones por esfuerzo repetitivo y las lesiones deportivas, como el síndrome de estrés de la tibia medial.

Lo mejor es que su terapeuta tenga experiencia en el tratamiento de todos los tipos de problemas de salud que usted esté presentando. Tenga cuidado con los terapeutas que le garanticen resultados; esto es poco realista y podría ser una señal de que no son enteramente confiables.

Cuando esté mirando los anuncios publicitarios de los terapeutas de masaje, busque frases como masaje de tejidos profundos *(deep-tissue massage)*, terapia neuromuscular, terapia de puntos activadores *(trigger-point therapy)* y mioterapia. Todos estos son tipos de masaje clínico terapéutico de eficacia comprobada para aliviar el dolor.

¿ES SEGURA?

Dado que la terapia de masajes involucra la manipulación de partes del cuerpo, siempre existe la posibilidad de que sólo haga que empeoren las cosas. Si tiene cualquier tipo de dolor, es importante que consulte a un doctor en medicina antes de recurrir al masaje. Asimismo, el masaje nunca debe hacerse sobre áreas donde exista un amoratamiento de consideración u otros tipos de daños a los tejidos. Si está embarazada, tiene problemas circulatorios o cualquier padecimiento poco usual, consiga la autorización de su médico antes de comenzar cualquier terapia de masajes. Siempre informe a su terapeuta de masaje sobre su padecimiento; la mayoría han sido entrenados para trabajar de manera conservadora en tales situaciones.

Terapia de relajación

¿QUÉ ES?

La meta de la terapia de relajación es inducir una respuesta de relajación, es decir, un estado calmado y descansado del cuerpo y la mente que alivia la tensión y el estrés. Dado que los científicos han calculado que el estrés desempeña un papel importante en un gran porcentaje de los problemas de salud, la terapia de relajación puede ser una parte integral del tratamiento y la prevención de enfermedades.

El estrés cobra un precio tanto emocional como físico y la terapia de relajación a menudo se emplea para ayudar a las personas a lidiar de manera más eficaz con las inevitables dificultades y frustraciones de la vida.

¿CÓMO FUNCIONA?

Existen muchos métodos para lograr una respuesta de relajación. Por ejemplo, la respiración profunda calma y equilibra al sistema nervioso. Muchos terapeutas emplean *mantras* (frases sin significado) o palabras rítmicas y calmantes (como "paz"). Repetir estas palabras una y otra vez armoniza la actividad eléctrica en el cerebro, impartiendo una sensación de calma y bienestar.

Otra forma de terapia de relajación es la relajación progresiva, en la cual los grupos de músculos que hay en todo el cuerpo se tensan y relajan de manera sistemática. También existe una técnica llamada "de atención" (en inglés, *mindfulness*), en la que se da atención pacífica y se acepta lo que esté ocurriendo en el momento. Estas técnicas generalmente se realizan sentado o acostado, en un lugar cómodo y silencioso donde no vaya a ser molestado.

Además de las formas "calladas" de terapia de relajación, también existen otras formas más activas. Estas incluyen los estiramientos del yoga y los movimientos lentos y suaves del ejercicio chino llamado *tai chi*.

¿QUÉ PUEDE HACER POR USTED?

El uso principal de la terapia de relajación es para males comunes asociadas con el estrés, como presión arterial alta, insomnio, dolores de cabeza, fatiga, arritmias (latidos irregulares del corazón), problemas digestivos, alergias, trastornos de la piel, ansiedad, depresión y enojo u hostilidad crónicos.

¿ES SEGURA?

Cuando empiece a practicar la terapia de relajación, es posible que al principio se sienta aun más ansioso. Esto se debe a que, sin las distracciones externas como la televisión, puede que adquiera una mayor conciencia de sus pensamientos y sentimientos que le causan ansiedad.

Si apenas va a empezar con la terapia de relajación, quizá lo mejor sea que elija una técnica que no sea meditativa, sino más bien una que se base en el cuerpo, como la respiración profunda o el yoga. Las personas que tienen antecedentes de enfermedades mentales o trastornos del humor no deben practicar la terapia de relajación sin la aprobación y supervisión de un profesional que esté entrenado en las diversas técnicas.

Terapia herbaria

¿QUÉ ES?

La terapia herbaria es el uso de plantas medicinales para la salud y la curación. Es una de las formas más antiguas de lo que ahora llamamos medicina alternativa.

¿CÓMO FUNCIONA?

Las plantas contienen una gran variedad de sustancias químicas que son buenas para la salud. De hecho, un gran número de fármacos modernos contienen compuestos que se encontraron originalmente en las plantas. Considere las saponinas. Estos compuestos, que se encuentran en muchas plantas, deshacen la mucosidad excedente y mejoran la evacuación del intestino. Otros compuestos comunes llamados taninos pueden retardar la hemorragia de las heridas y ahora se sabe que algunos incluso poseen propiedades antimicrobianas.

Las hierbas medicinales se pueden tomar de muchas formas. Una de las más comunes es en la forma de infusión herbaria. Otra preparación que se llama tintura es un extracto líquido concentrado de la hierba. Las hierbas también se pueden conseguir en forma de tabletas y cápsulas, como hierbas frescas que se usan como alimento y en otras formas para uso externo, como cataplasmas (emplastos), compresas, cremas y ungüentos. Las preparaciones externas a menudo emplean aceites esenciales.

¿QUÉ PUEDE HACER POR USTED?

Las hierbas medicinales se pueden tomar para cualquier afección, pero en nuestra cultura, a menudo se usan como tratamiento de apoyo, tomándolas en combinación con otros tipos de cuidados convencionales o alternativos. Por ejemplo, las hierbas pueden disminuir los efectos secundarios de ciertos medicamentos. Pero aunque algunos tratamientos herbarios y nutricionales presentan una interacción benéfica con los fármacos que se venden con receta, hay otros que interactúan con estos de manera negativa.

La terapia herbaria a menudo se recomienda para tratar afecciones crónicas, como enfermedades cardiovasculares, diabetes, problemas de la memoria y artritis. También es útil para las enfermedades agudas, como los resfriados (catarros), y para curar los problemas de la piel, los músculos y de otro tipo.

¿ES SEGURA?

Sólo porque las hierbas sean naturales no significa que siempre sean seguras. Aunque muchas personas suponen que si un poco de la hierba les hace bien, mucha les hará mejor, el hecho es que las dosis elevadas de hierbas pueden causar problemas. Por ejemplo, se ha demostrado que el *ginkgo* mejora la memoria al afectar la circulación, pero a dosis elevadas, esta hierba puede causar problemas en las personas de edad avanzada o sensibles que estén tomando medicamentos anticoagulantes al mismo tiempo. Para mayor seguridad, las hierbas siempre deben usarse bajo la guía de un profesional en herbolaria calificado.

Terapia respiratoria

¿QUÉ ES?

También llamada trabajo respiratorio, la terapia respiratoria incorpora diversas técnicas que nos ayudan a respirar de manera más libre, natural y saludable. La terapia respiratoria no sólo apoya la salud y bienestar en general, sino que también puede emplearse para ayudar a aliviar ciertos problemas físicos y emocionales específicos. Se basa en el principio de que la mayoría de los adultos tienden a respirar de manera no natural y constreñida, y que dicha manera de respirar tiene una influencia negativa en casi todos los aspectos de su vida. Aprender a respirar correctamente y de manera no restringida es una forma natural de lograr una mejor salud.

¿CÓMO FUNCIONA?

Respirar correctamente apoya a nuestra salud de muchas maneras, al oxigenar los tejidos de manera eficiente y vigorizar el cuerpo, al calmar y equilibrar el sistema nervioso, al darle masaje y ayudar a limpiar los órganos internos, al mejorar la circulación linfática y ayudar a eliminar los desechos que producen las células del cuerpo y al ayudarnos a liberar nuestras emociones y experiencias negativas.

La terapia respiratoria funciona al ayudar a nuestra respiración a encontrar su armonía y coordinación naturales con relación a las demandas cambiantes de nuestra vida. Aunque hay muchos métodos para realizar la terapia respiratoria, uno de los más fundamentales es la toma de conciencia de la respiración. Mediante técnicas dirigidas a tomar conciencia de la respiración, usted aprende a observar las restricciones y los desequilibrios que hay en su respiración. Sin esta conciencia, muchas técnicas de terapia respiratoria no logran desarrollarse a su máximo potencial e incluso pueden hacer que empeoren los problemas.

Otro método importante es la respiración enfocada, en la que conscientemente se "dirige" cada respiración hacia una parte particular del cuerpo para sanarla. Aún otra es la respiración controlada (que en yoga se conoce como *pranayama*). En este caso, se emplean las distintas técnicas de respiración, que incluyen técnicas de respiración rápida y para aguantar la respiración, no sólo para apoyar la salud física, mental y emocional, sino también para ayudar al desarrollo espiritual.

Además, existe una variedad de métodos de terapia respiratoria que se emplean en combinación con otras modalidades curativas. En la respiración apoyada por movimientos, uno se mueve de maneras que pueden estimular nuevos patrones más saludables, mientras que en la respiración apoyada por el toque, se utiliza el tacto o la presión para ayudar a enfocar la respiración y disminuir cualquier restricción o tensión que esté inhibiendo la respiración. En la respiración apoyada por la postura, se emplean ciertas posturas para expandir la respiración y apoyar una respiración más completa. En la respiración apoyada por sonidos, se emiten sonidos que pueden ayudar a alargar las exhalaciones, fortalecer el diafragma y liberar tensiones innecesarias.

La mejor manera de aprender es encontrando a un terapeuta, maestro o entrenador en respiración competente. También hay muchos profesionales en terapias alternativas buenos que usan la terapia respiratoria como parte de sus programas de tratamiento.

¿QUÉ PUEDE HACER POR USTED?

La terapia respiratoria es maravillosa para reducir el estrés, aliviar el dolor y lograr la relajación. Nos puede ayudar a conservar la salud y vivir una vida más larga, saludable y vital. Es útil para las personas con trastornos respiratorios como asma, bronquitis crónica y enfisema. También se cree que la terapia respiratoria ayuda a curar (y prevenir) una diversidad de padecimientos vinculados con el estrés, como dolores de cabeza, insomnio, problemas digestivos, dolor de espalda, presión arterial alta, trastornos del sistema inmunitario, enfermedades cardíacas, ansiedad, depresión y fatiga.

¿ES SEGURA?

Aunque los tipos más sencillos de terapia respiratoria pueden hacerse en casa con seguridad y sin la supervisión de un profesional, lo mejor es que consiga la ayuda de un profesional calificado para realizar trabajo respiratorio más avanzado. Por ejemplo, los ejercicios de control de la respiración que involucran aguantar la respiración y respirar aprisa pueden debilitar y desarmonizar su respiración a menos que se hagan correctamente bajo la supervisión de un profesional.

Es importante recordar que si cualquier ejercicio de respiración lo hace sentirse tenso o incómodo en vez de más relajado, debe dejar de hacerlo. Probablemente no le produzca ningún beneficio y podría causarle daño. Asimismo, si recientemente se ha sometido a una cirugía, asegúrese de esperar hasta que se haya curado antes de comenzar a hacer trabajo respiratorio que pudiera afectar el área donde le hicieron la cirugía.

Visualización

¿QUÉ ES?

Imagine que está en una playa, sintiendo cómo el sol tibio resplandece sobre su piel, oyendo el sonido que hacen las olas y oliendo la brisa salada. Usted acaba de visualizar, es decir, se ha imaginado una realidad mental usando todos sus sentidos, incluyendo la vista, el sonido, el tacto y el olfato.

La visualización es una técnica para usar la capacidad natural que tiene la mente para crear imágenes con el fin de lograr metas de vida deseadas, como una mejor salud, relaciones más sólidas o un crecimiento personal más satisfactorio.

¿CÓMO FUNCIONA?

Cuando una persona crea una imagen mental fuerte, las neuronas del cerebro secretan sustancias químicas. Estas sustancias químicas literalmente cambian el sistema nervioso, el cual, a su vez, envía mensajes a todas las partes del cuerpo, ayudándole a mejorar su salud física y mental.

Suponga que sufre de acidez (agruras, acedía). Podría crear una imagen mental de un dragón que echa fuego por la nariz. Esta imagen se convierte en un vínculo entre su mente y el problema, el cual le permite liberar con mayor facilidad las tensiones emocionales que pudieran estar causando o complicando el problema.

Visualizar el problema es sólo un método. Algunas personas crean una imagen curativa en respuesta al problema. Por ejemplo, en el caso de la acidez, podría visualizar a un animal aún más poderoso persiguiendo al "dragón" para que se vaya. O simplemente podría formar una imagen mental de usted mismo gozando de una estupenda salud en lugar de enfocarse en lo molesto que se siente.

Para que la visualización funcione, tiene que hacerlo muchas veces, porque está entrenando al sistema nervioso para que se comporte de una manera nueva. Por lo tanto, no puede esperar resultados instantáneos; es probable que necesite practicar durante semanas o meses.

¿QUÉ PUEDE HACER POR USTED?

Puede usar la visualización para lograr prácticamente cualquier meta. Para los problemas físicos, parece ser más eficaz cuando se emplea para combatir los dolores musculares o los problemas circulatorios o inmunitarios. Otro buen ejemplo de padecimientos que responden bien a la visualización son las alergias.

¿ES SEGURA?

Debido a que la visualización requiere de una relajación profunda, no es aconsejable que realice esta técnica mientras esté conduciendo o haciendo cualquier otra tarea en la que sea necesario que esté alerta. Además, debido a que el uso de la visualización puede disminuir la necesidad de tomar medicamentos para la diabetes, la presión arterial alta o la depresión, es importante que informe a su médico de que está usando esta técnica. Por último, cualquier persona con una enfermedad mental seria debe hablar con un médico antes de practicar la visualización por su propia cuenta.

Vitaminas y minerales

¿QUÉ SON?

Quizá usted consuma las tres a cinco raciones de frutas y verduras al día recomendadas por el gobierno, además de muchos otros alimentos saludables. Pero los profesionales en terapias alternativas concuerdan en que, sin importar lo bien que coma, lo más probable es que tenga una deficiencia de algunas vitaminas y minerales clave.

El problema se debe en parte al medio ambiente, dado que diversos nutrientes cruciales ya se han agotado en la tierra a causa de las prácticas de agricultura modernas. Como resultado, las frutas y las verduras ya no pueden obtener estos nutrientes como lo hacían hace años y no nos pueden brindar la misma cantidad de vitaminas y minerales. El estrés también es otro factor que contribuye a esto. Todo tipo de estrés, ya sea físico, emocional o mental, drena nutrientes de su cuerpo.

Tomar suplementos de vitaminas y minerales es como sacar una póliza de seguros que le ayudará a prevenir las enfermedades. Y cuando se enferma, tomar nutrientes adicionales puede ayudar a aliviar los síntomas y acelerar la curación.

¿CÓMO FUNCIONA?

Las vitaminas y los minerales actúan como cofactores en miles de reacciones celulares que ocurren en el cuerpo. Cada nutriente es como una llave que abre puertas bioquímicas. A dosis bajas, los suplementos nutricionales ayudan a mantener esas reacciones esenciales. A dosis más elevadas, las vitaminas y los minerales actúan como medicamentos naturales, optimizando la capacidad del cuerpo de curarse a sí mismo.

¿QUÉ PUEDE HACER POR USTED?

Existen muy pocos problemas de salud que no puedan ser ayudados con la terapia de vitaminas y minerales apropiada. Tomar ciertos nutrientes ayudará a acelerar la curación y a prevenir recurrencias. Considere la vitamina E, una vitamina para la cual se ha demostrado que alivia los síntomas de la angina de pecho, la diabetes, la claudicación intermitente, las molestias menopáusicas, el síndrome premenstrual (*PMS* por sus siglas en inglés), los problemas prostáticos, el herpes zoster, las venas varicosas y muchos otros problemas de salud.

¿SON SEGUROS?

En comparación con los medicamentos, los cuales casi siempre causan algunos efectos secundarios, las vitaminas y los minerales son extremadamente seguros. No obstante, hay muchas decisiones que debe tomar antes de usar estos nutrientes con fines terapéuticos. Entre las consideraciones más importantes encontramos la mejor forma (cápsulas, tabletas, líquido o polvo) de tomarlos, la dosis correcta para lograr los mejores efectos terapéuticos y los mejores suplementos nutricionales diarios para conservar la salud y prevenir las enfermedades.

La terapia con vitaminas y minerales le brindará los mejores resultados (y los más seguros también) cuando la emplee bajo la supervisión de un profesional en salud. Los expertos en terapia nutricional incluyen los naturópatas y los dietistas registrados que incorporan la nutrición y las terapias alternativas en sus consultas, así como los doctores en medicina, osteópatas y curadores holísticos que tengan amplia experiencia en el uso de vitaminas y minerales para tratar enfermedades.

Yoga

¿QUÉ ES?

El yoga es una forma ancestral y completa de autodescubrimiento espiritual. En su sentido más amplio, los profesionales en yoga usan técnicas físicas y mentales para purificar y vitalizar el cuerpo y la mente, con el fin de abrirlos a un tipo de realidad universal. Según los principios del yoga, la terapia de yoga es el arte y la ciencia de la curación. Emplea técnicas específicas que han sido diseñadas como una forma de intervención terapéutica específicamente dirigida a los sistemas interrelacionados de un individuo para lograr el equilibrio y la armonía.

¿CÓMO FUNCIONA?

La terapia de yoga comienza por observar los obstáculos físicos, mentales y socioconductuales que se están anteponiendo a su salud. Para poder restaurar el equilibrio, puede que el terapeuta recomiende cambios en su alimentación y patrones de conducta, estilo de vida y relaciones sociales. El terapeuta también podría sugerirle posturas físicas (*asanas*) para desarrollar fuerza y flexibilidad equilibradas, *pranayama* para optimizar el flujo de su respiración y meditación o reflexión para ayudar a enfocar su entendimiento de la fuente de las tensiones que contribuyen a sus síntomas.

Independientemente de las técnicas que se usen, el propósito de la terapia de yoga es calmar el sistema nervioso, lo cual, idealmente, ayuda a equilibrar el cuerpo, la mente y las emociones. Esto, a su vez, ayuda a reducir o eliminar el dolor físico y mental y el sufrimiento emocional.

¿QUÉ PUEDE HACER POR USTED?

La terapia de yoga puede ser muy eficaz para tratar todo tipo de problemas musculoesqueléticos, como dolor de cuello y hombros y diversos trastornos de la espalda inferior. La terapia de yoga también ha sido exitosa en el tratamiento de la fibromialgia, la artritis, la presión arterial alta, el insomnio, la diabetes, el asma, los problemas digestivos y muchos de los problemas comunes relacionados con el envejecimiento.

La terapia de yoga tiene el potencial de aliviar los malestares causados por casi cualquier problema de salud. La razón de esto es que casi todos los problemas de salud son complicados por el estrés y la tensión, dos factores que se pueden tratar fácilmente con yoga.

¿ES SEGURA?

Siempre y cuando se tome en cuenta cualquier problema de salud que usted pueda tener, la terapia de yoga siempre debe ser segura. Para mayor seguridad, siempre trabaje con un terapeuta de yoga para aprender las técnicas apropiadas para tratar sus problemas específicos.

La relación que se establezca entre alumno y maestro es muy importante. Debe buscar la guía de alguien que no sólo tenga la experiencia necesaria sino también, cuando sea apropiado, que cuente con los conocimientos específicos para satisfacer sus necesidades particulares. El terapeuta debe estar entrenado en una de las tradiciones establecidas de yoga y debe ejemplificar un estilo de vida equilibrado y armónico que siga los aspectos morales y éticos de la filosofía del yoga.

Las sesiones de yoga deben impartirse con atención y respeto y bajo una orientación cuidadosa para que usted se sienta seguro. En resumen, debe conseguir a un terapeuta en quien pueda confiar. Es la única manera en que podrá relajarse y sentirse seguro con la terapia.

Tercera Parte

Recursos

Una guía ilustrada de los **puntos de digitopuntura**

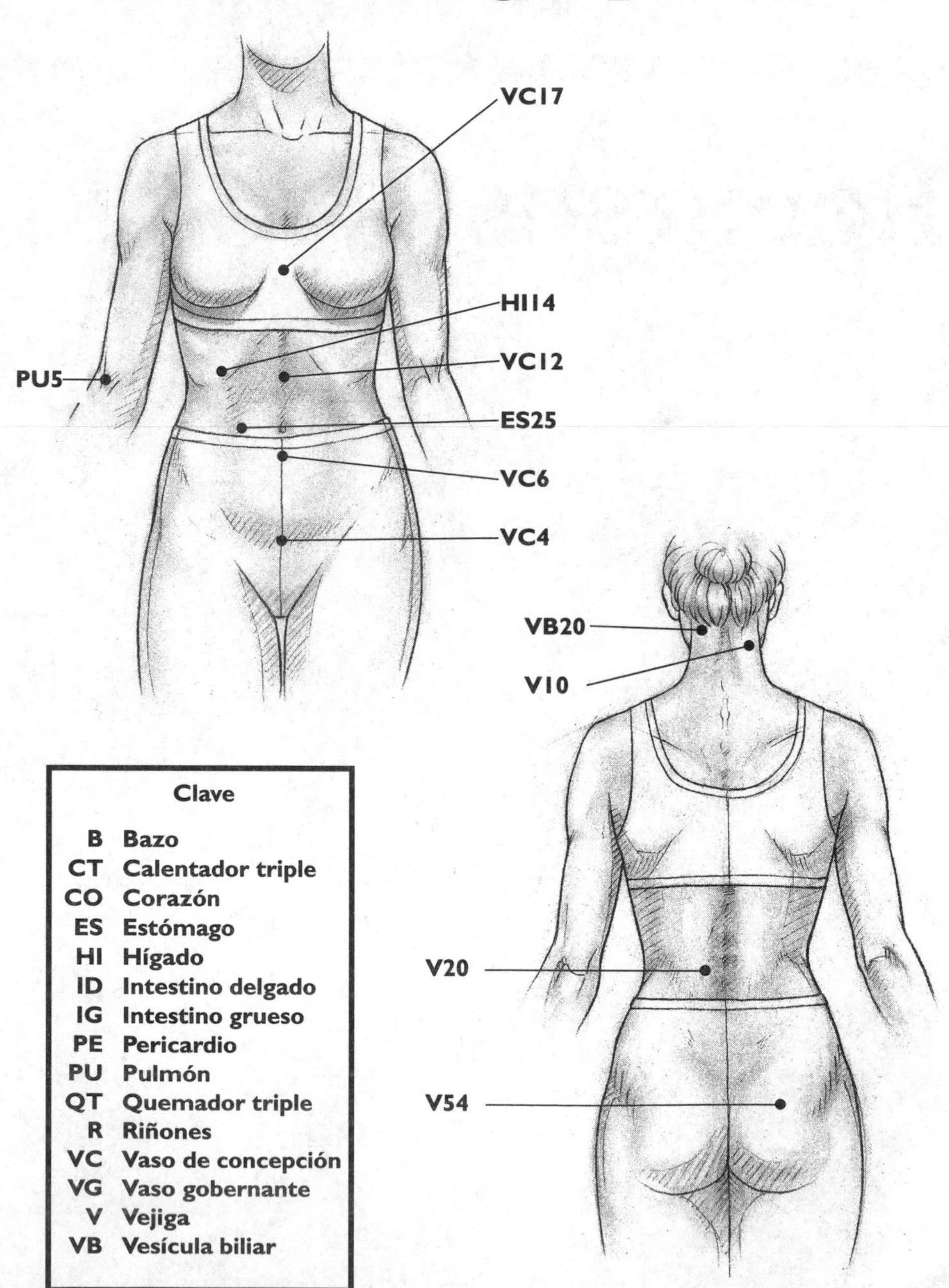

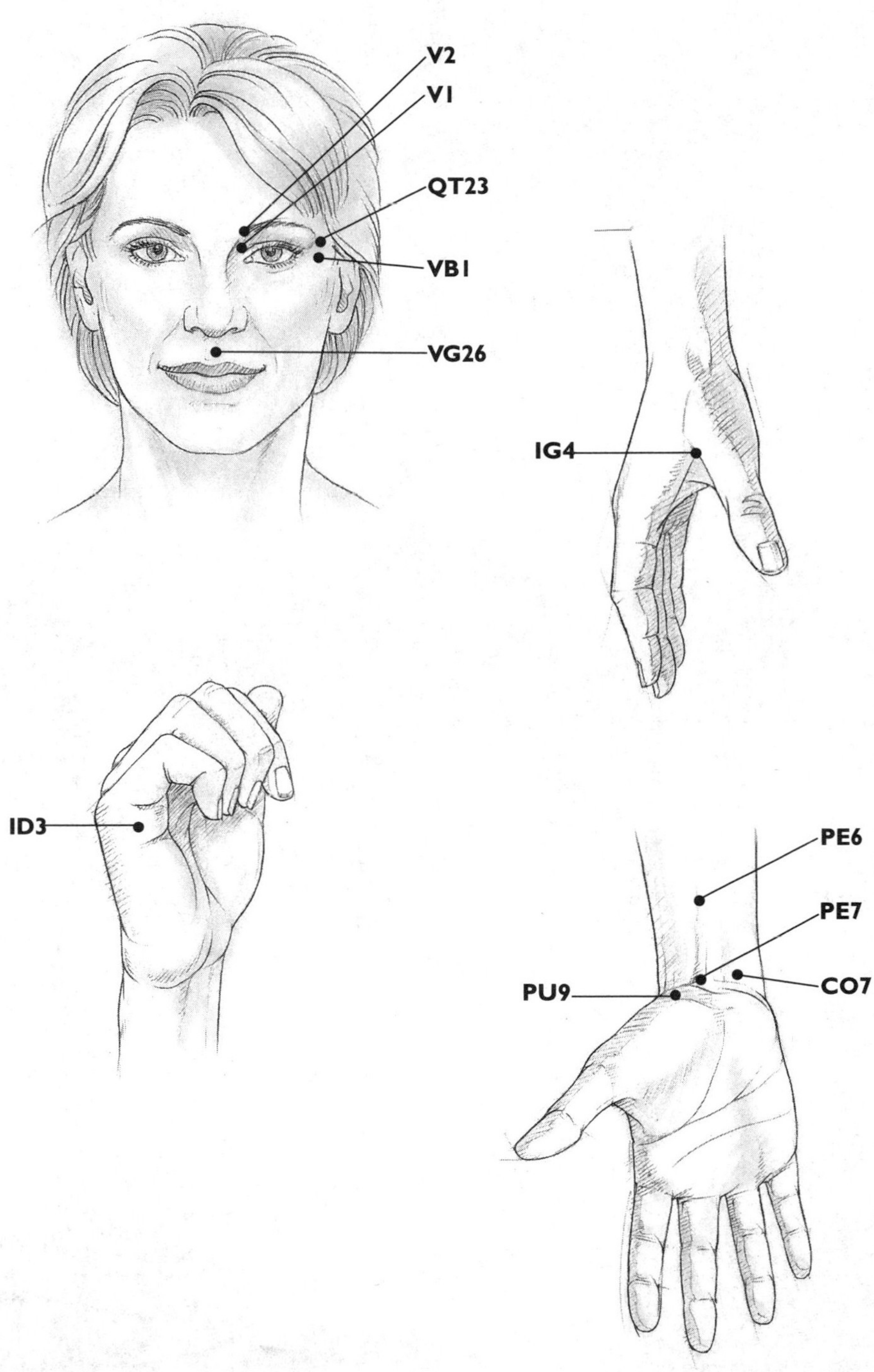
V2
V1
QT23
VB1
VG26
IG4
ID3
PE6
PE7
PU9
CO7

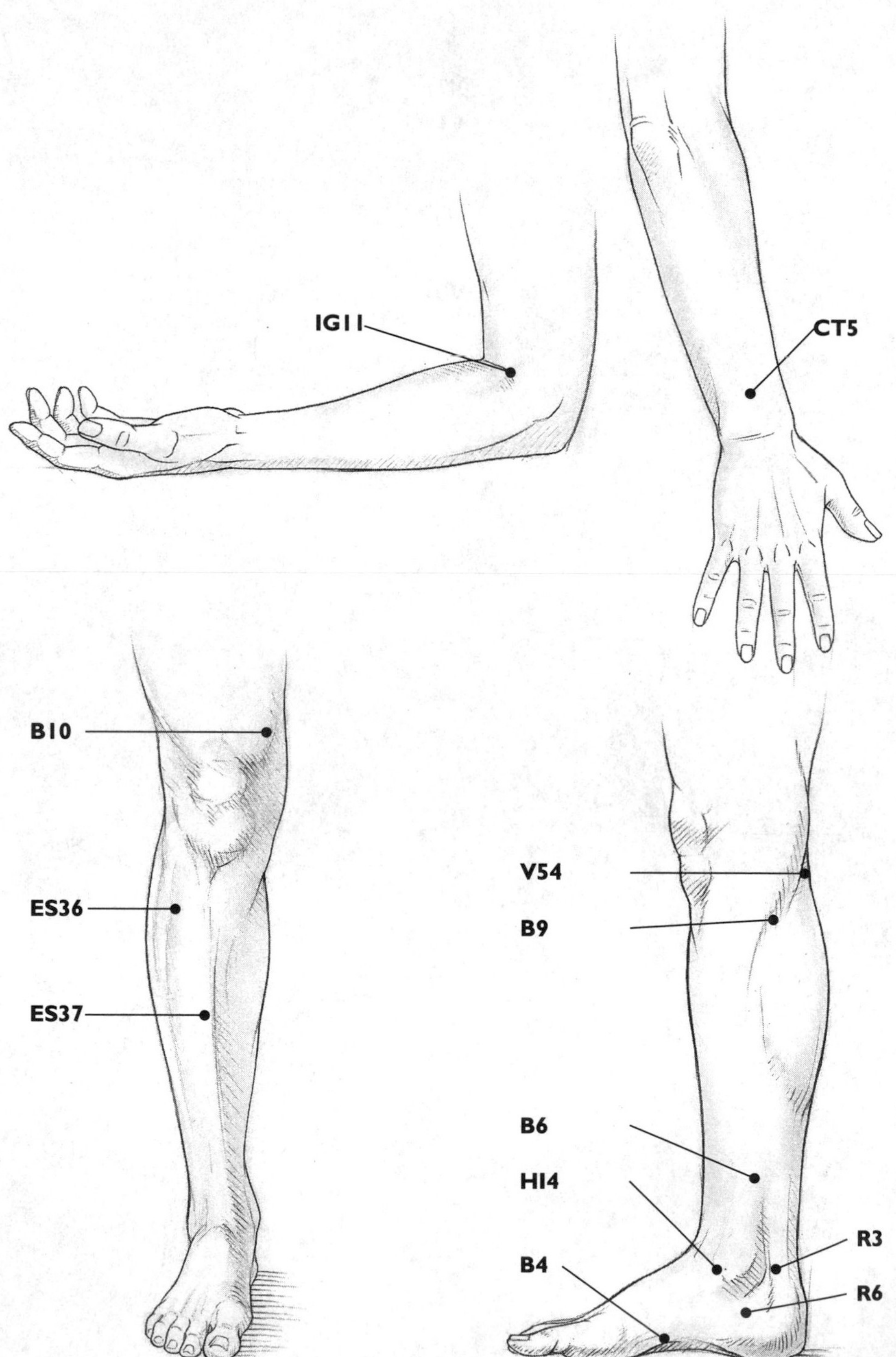
IG11
CT5
B10
ES36
ES37
V54
B9
B6
HI4
B4
R3
R6

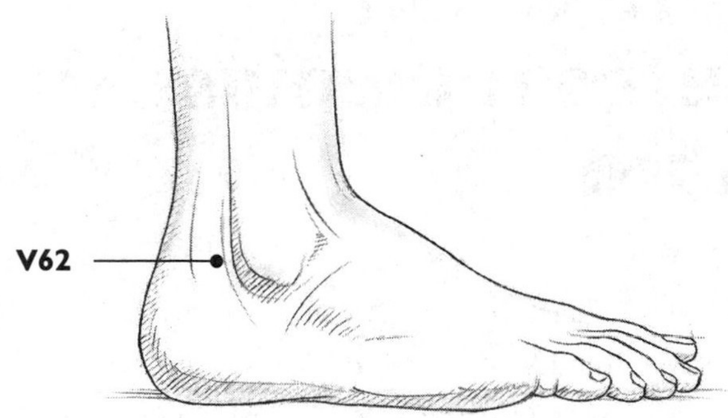
V62

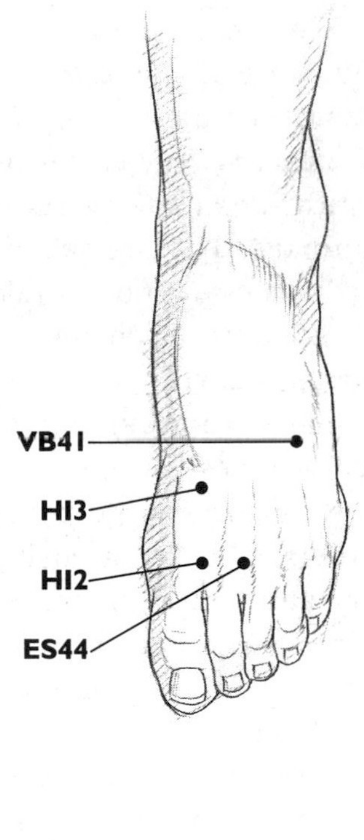
VB41
HI3
HI2
ES44

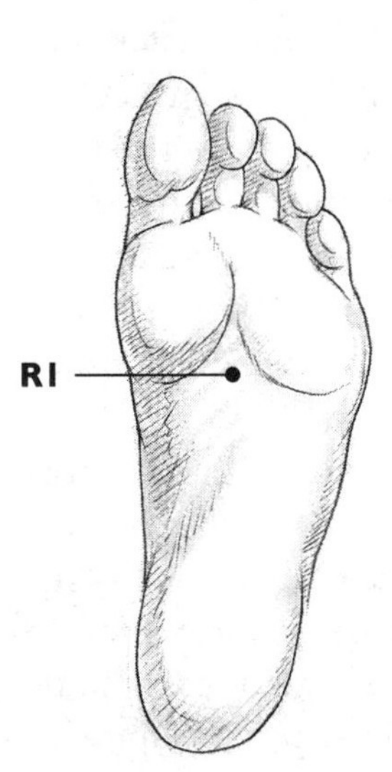
R1

Pautas para el uso seguro de los remedios en este libro

SUPLEMENTOS NUEVOS

Es raro que se reporten efectos adversos de los suplementos nuevos, especialmente si se comparan con los fármacos que se venden con receta, además de que los fabricantes de suplementos, por ley, deben imprimir información en la etiqueta de sus productos con respecto a las dosis razonablemente seguras que se recomiendan para personas saludables. Por esta razón y debido a que la potencia y la estrategia de dosificación pueden variar significativamente de un producto a otro, usted notará que muchos de los expertos que hemos citado en este libro recomiendan que se sigan las instrucciones de administración que aparecen en la etiqueta para suplementos específicos.

Sin embargo, es importante que sepa que se han hecho muy pocas investigaciones científicas para evaluar la seguridad o los efectos a largo plazo de muchos suplementos nuevos. Además, existe la posibilidad de que algunos suplementos puedan complicar afecciones existentes o provocar reacciones alérgicas en algunas personas. Por estos motivos, es importante que siempre hable con su médico antes de tomar cualquier suplemento.

Le recomendamos que tome los suplementos junto con alimentos para evitar que se le irrite el estómago. Nunca los use como sustituto de una alimentación saludable, ya que los suplementos no le brindan todos los beneficios nutricionales de los alimentos. Y si está embarazada, amamantando o tratando de concebir, no use suplementos sin la supervisión de su doctor.

Suplemento	**Pautas para su uso seguro y posibles efectos secundarios**
Aceite de hígado de bacalao	Tómelo sólo bajo la supervisión de un doctor en medicina que sepa de su uso. En grandes cantidades puede ser tóxico. En inglés: *cod-liver oil.*
Aceite de pescado	No lo tome si padece algún trastorno hemorrágico, presión arterial alta no controlada o una alergia a cualquier tipo de pescado, o si está tomando anticoagulantes o aspirina con regularidad. Si padece diabetes, hable con su doctor antes de tomar aceite de pescado debido a su alto contenido de grasa. El aceite de pescado incrementa el tiempo de hemorragia, lo que posiblemente puede resultar en hemorragias nasales y propensión al amoratamiento; además, puede causar malestares estomacales. (No tome aceite de hígado de pescado, que en inglés se conoce como *fish-liver oil*; este aceite es rico en vitaminas A y D, las cuales pueden ser tóxicas en grandes cantidades). En inglés: *fish oil.*
Ácido alfa-lipoico	Experimental. No tome más de 800 miligramos al día durante un máximo de 4 meses. Se han empleado dosis de hasta 600 miligramos al día para tratar la neuropatía diabética sin efectos secundarios serios. En inglés: *alpha-lipoic acid.*
Ácido linoleico conjugado	Experimental. No se han reportado efectos secundarios en estudios en animales. En inglés: *conjugated linoleic acid.*
Ácidos grasos	No los tome si padece algún trastorno hemorrágico, presión arterial alta no controlada o una alergia a cualquier tipo de pescado, o si está tomando anticoagulantes o aspirina con regularidad. Estos suplementos aumentan el tiempo de hemorragia, lo que posiblemente puede resultar en hemorragias nasales y propensión al amoratamiento; además, pueden causar malestares estomacales. En inglés: *fatty acids.*
Arginina	Tómela solo bajo la supervisión de un doctor en medicina que sepa de su uso. Las dosis elevadas de arginina pueden causar náusea y diarrea. No tome este suplemento si padece herpes genital, dado que puede incrementar la frecuencia de las erupciones de herpes. No tome arginina y lisina al mismo tiempo, ya que pueden competir entre sí. Se desconocen sus efectos a largo plazo. En inglés: *arginine.*
Betaglucanos	Experimental. Se desconocen sus riesgos posibles, por lo que se requieren más estudios de investigación. En inglés: *beta glucans.*

Suplemento	**Pautas para su uso seguro y posibles efectos secundarios**
Bifodobacterium bifidum	Vea *Lactobacillus acidophilus*.
Bromelina	Puede causar náusea, vómito, diarrea, sarpullido en la piel y flujo menstrual abundante. También puede incrementar el riesgo de hemorragia en personas que toman aspirina o anticoagulantes. No tome este suplemento si es alérgico a la piña (ananá). En inglés: *bromelain*.
Carbón activado	Si se toma con regularidad durante un período largo, puede interferir con la absorción de nutrientes o presentar un riesgo de obstrucción gastrointestinal. Si se toma antes de que hayan transcurrido dos horas de haber tomado medicamentos u otros suplementos por la vía oral, también puede interferir con su absorción. A dosis elevadas, puede causar malestar estomacal, diarrea, estreñimiento o vómito. En inglés: *activated charcoal*.
Carnitina	Solamente tome la forma "l"; la forma "d" puede desplazar a la forma activa de la carnitina en los tejidos, lo que puede conducir a debilidad muscular. Las dosis de más de dos gramos pueden causar diarrea leve. En inglés: *carnitine*.
Cisteína	Si padece diabetes, hable con su médico antes de usar este suplemento; la cisteína puede desactivar la insulina. Si va a tomar este suplemento durante más de unas cuantas semanas, tómelo junto con un suplemento multivitamínico y de minerales que le suministre la Cantidad Diaria Recomendada de cinc y cobre; la cisteína puede hacer que se agoten estos minerales. A dosis elevadas, puede causar cálculos renales en personas con cistinuria. En inglés: *cysteine*.
Clorhidrato de betaína	Use este suplemento sólo si a usted le han diagnosticado un nivel bajo de ácidos estomacales, y aun después del diagnóstico, tómelo sólo bajo supervisión médica. Si usted presenta acidez (agruras, acedía) después de tomar clorhidrato de betaína, disminuya la dosis que esté tomando. No tome este suplemento en combinación con calmantes como aspirina, ibuprofén o bien otro fármaco antiinflamatorio no esteroídico (NSAIDs por sus siglas en inglés). La combinación de clorhidrato de betaína con estos fármacos puede incrementar el riesgo de contraer una úlcera. En inglés: *betaine hydrochloride*.

Suplemento	Pautas para su uso seguro y posibles efectos secundarios
Coenzima Q_{10}	Si va a tomar este suplemento durante más de 20 días a una dosis diaria de 120 miligramos o más, deberá hacerlo sólo bajo supervisión médica. Rara vez causa efectos secundarios, que pueden incluir acidez (agruras, acedía), náusea y dolor de estómago, los cuales se pueden prevenir tomando el suplemento junto con alimentos. En casos raros, se ha reportado una ligera disminución en la eficacia del medicamento anticoagulante llamado warfarina (*Coumadin*). En inglés: *coenzyme* Q_{10}.
Colina	Las dosis diarias de más de 3.5 gramos deben tomarse sólo bajo supervisión médica. El exceso de colina puede causar presión arterial baja y un olor corporal a pescado en algunas personas. En inglés: *choline*.
Crema de progesterona	Sólo para uso externo y sólo para mujeres de 16 años de edad o mayores. Consulte a un doctor en medicina si presenta irritación, cualquier cambio en los síntomas que presenta en los senos o irregularidad menstrual con el uso continuo de esta crema. En inglés: *progesterone cream*.
Curcumina	Puede causar acidez (agruras, acedía) en algunas personas. En inglés: *curcumin*.
Deshidroepiandrosterona	Tómela sólo bajo la supervisión de un médico, por ejemplo, un endocrinólogo que esté familiarizado con la manera en que las hormonas trabajan en el cuerpo. Puede causar daños hepáticos, acné, irritabilidad, ritmos irregulares en el corazón, crecimiento acelerado de tumores existentes, alteraciones en los perfiles hormonales, mayor riesgo de cáncer (prostático en hombres y de mama en mujeres), pérdida del cabello en hombres y mujeres y crecimiento de vello facial y engrosamiento de la voz en mujeres. Tanto hombres como mujeres de menos de 35 años de edad no deben tomar este suplemento, ya que suprime la producción natural de DHEA en el cuerpo. En inglés: *dehydroepiandrosterone* o *DHEA*.
D-fenilalanina	Experimental. Úsela sólo bajo la supervisión de un doctor en medicina calificado; se desconocen sus efectos a largo plazo. Se sabe que este suplemento puede elevar la presión arterial a niveles peligrosos, especialmente en personas que toman inhibidores de la monoaminooxidasa (*MAO inhibitors*) como antidepresivos. No tome este suplemento si padece fenilcetonuria. En grandes cantidades, este suplemento causa una disminución en los niveles de antioxidantes, fomentando así la aparición de enfermedades. En inglés: *d-phenylalanine*.

Suplemento	Pautas para su uso seguro y posibles efectos secundarios
Dimetilaminoetanol	No exceda la dosis recomendada en la etiqueta. En inglés: *dimethylaminoethanol* o *DMAE*.
Extracto de las glándulas suprarrenales	Si presenta irritabilidad, inquietud e insomnio a la sudosis recomendada, disminuya la dosis. En inglés: *adrenal extract*.
Extracto de timo	Empléelo sólo bajo la supervisión de un doctor en medicina que sepa de su uso. En inglés: *thymus extract*.
Glutamina	No tome glutamina si padece insuficiencia hepática o renal en sus etapas terminales. En inglés: *glutamine*.
5-Hidroxitriptofano	Experimental. Puede contener un contaminante llamado *peak X*, el cual puede causar síntomas graves vinculados con el síndrome de mialgia eosinofílica (*EMS* por sus siglas en inglés). Los fabricantes de las siguientes marcas afirman que realizan pruebas para confirmar la ausencia de *peak X*: *Natrol*, *Nature's Way*, *TriMedica*, *Country Life* y *Solaray*. También se ha reportado que este suplemento causa molestias gastrointestinales, dolores musculares, letargo y dolores de cabeza. En inglés: *5-hydroxytryptophan* o *5-HTP*.
Huperzina A	Empléela sólo bajo la supervisión de un doctor en medicina que sepa de su uso. En inglés: *huperzine A*.
Isoflavonas	Se desconoce la seguridad de las dosis de más de 100 miligramos al día. En inglés: *isoflavones*.
Lactasa	Si padece alergias, no tome suplementos derivados de moho u hongos. Se consideran seguros los suplementos hechos a partir de bacterias. En inglés: *lactase*.
Lactobacillus acidophilus	Si padece cualquier problema gastrointestinal serio que requiera de atención médica, hable con su médico antes de tomar este suplemento. Las cantidades por encima de 10 mil millones de organismos viables al día pueden causar molestias gastrointestinales leves. Si está tomando antibióticos, tómelos al menos 2 horas antes de tomar un suplemento de *Lactobacillus*.
Lecitina	Las dosis de más de 23 gramos al día deben tomarse sólo bajo supervisión médica. Las dosis de alrededor de 5 gramos pueden causar malestar estomacal, náusea y diarrea. Las dosis elevadas pueden causar sudación, salivación y pérdida del apetito. Algunas personas han reportado un olor corporal a pescado después de tomar dosis diarias elevadas. En inglés: *lecithin*.

Suplemento	Pautas para su uso seguro y posibles efectos secundarios
Lisina	Experimental. Empléela sólo bajo la supervisión de un doctor en medicina que sepa de su uso; se desconocen sus efectos a largo plazo. No tome arginina y lisina al mismo tiempo, ya que pueden competir entre sí. En inglés: *lysine*.
Luteína	No exceda la dosis recomendada en la etiqueta. Tómela junto con alguna comida para disminuir la probabilidad de que le cause malestar estomacal y para mejorar su digestión y absorción. En inglés: *lutein*.
Melatonina	Empléela sólo bajo la supervisión de un doctor en medicina que sepa de su uso; se desconocen sus efectos a largo plazo. Causa somnolencia; tómela sólo antes de irse a acostar y nunca antes de conducir. Puede causar dolores de cabeza, náusea, mareos matutinos, depresión, vértigo, dificultad para concentrarse y malestar estomacal. Puede interactuar con fármacos que se venden con receta, incluyendo la terapia de reposición hormonal. Puede causar efectos adversos si usted padece enfermedades cardiovasculares, presión arterial alta, alguna enfermedad autoinmune como artritis reumatoide o lupus, diabetes, epilepsia, migrañas o si tiene antecedentes personales o familiares de algún tipo de cáncer dependiente de hormonas, como cáncer de mama, cáncer testicular, cáncer prostático o cáncer del endometrio. Puede causar infertilidad, una disminución en el impulso sexual en hombres, hipotermia y daños a la retina. En inglés: *melatonin*.
Metilsulfonilmetano	No lo emplee si es alérgico o sensible a los fármacos que contienen azufre. Si está tomando anticoagulantes, no lo tome sin supervisión médica. En inglés: *methylsulfonylmethane* o *MSM*.
Nicotinamida-adenín-dinucleótido reducido	Se ha reportado nerviosismo y pérdida del apetito durante los primeros días de uso de este suplemento; puede causar malestar estomacal. En inglés: *reduced nicotinamide adenine dinucleotide* o *NADH*.
Proteína del suero de leche	Vea proteína en polvo. En inglés: *whey protein*.
Proteína en polvo	Las dosis de más de 0.5 gramos por cada libra de peso corporal podrían conducir a desequilibrios en otros aspectos de la alimentación (por ejemplo, una persona que pesa 150 libras o 68 kg no debe de tomar más de 75 gramos al día). Si padece alguna enfermedad hepática o renal, empléela sólo bajo la supervisión de un doctor en medicina que sepa de su uso. En inglés: *protein powder*.

Suplemento	Pautas para su uso seguro y posibles efectos secundarios
S-adenosilmetionina	Puede elevar los niveles de homocisteína en sangre, lo cual constituye un factor de riesgo importante para las enfermedades cardiovasculares. En inglés: *s-adenosylmethionine* o *SAM-e*.
Taurina	Puede afectar a las personas que son propensas a tener niveles elevados de ácidos estomacales. Si padece diabetes, empléela sólo bajo la supervisión de un doctor en medicina que sepa de su uso. En inglés: *taurine*.
Tirosina	No tome este suplemento si está tomando inhibidores de la monoaminooxidasa (*MAO inhibitors*). Puede causar sudación y elevación en la presión arterial. En inglés: *tyrosine*.

ACEITES ESENCIALES

Los aceites esenciales se inhalan o se aplican tópicamente sobre la piel, pero salvo algunas excepciones, nunca se toman internamente.

De los aceites esenciales más comunes, los de lavanda (alhucema, espliego, *lavender*), melaleuca (*tea tree*), limón (*lemon*), sándalo (*sandalwood*) y rosa (*rose*) pueden usarse sin diluir. Todos los demás deben diluirse en un vehículo, el cual puede ser un aceite (por ejemplo de almendras), una crema o un gel, antes de aplicarlos en la piel.

Muchos aceites esenciales pueden causar irritación o reacciones alérgicas en personas que tienen la piel sensible. Antes de aplicarse cualquier aceite nuevo en la piel, siempre hágase primero una prueba en un área pequeña de piel. Coloque unas cuantas gotas del aceite esencial, mezclado con el vehículo, en la parte trasera de su muñeca y espere una hora o más. Si el área se irrita o enrojece, lávesela con agua fría. En el futuro, use sólo la mitad de la cantidad de aceite esencial que haya empleado o evítelo por completo.

No use aceites esenciales en casa para problemas médicos serios. Durante el embarazo, no use aceites esenciales a menos que cuente con la aprobación de su doctor. Los aceites esenciales no son apropiados para niños de ninguna edad.

Guarde los aceites esenciales en frascos oscuros, lejos de la luz y el calor y fuera del alcance de niños y mascotas.

Las esencias florales no son aceites esenciales, pero no se recomienda su uso en los ojos, en las membranas mucosas ni en la piel abierta o agrietada. La mayoría de las esencias florales contienen alcohol como conservante, de modo que si usted es sensible al alcohol, hable con su médico antes de usarlas.

Aceite esencial	Pautas para su uso seguro y posibles efectos secundarios
Ajo	No use más de tres gotas en el agua del baño. No se ponga aceite esencial puro en los oídos; use sólo la infusión de aceite. En inglés: *garlic*. En latín: *Allium sativum*.
Albahaca	No lo emplee mientras esté amamantando. No use este aceite esencial durante períodos prolongados. No use más de tres gotas en el agua del baño. En inglés: *basil*. En latín: *Ocimum basilicum*.
Amaro	No lo use mientras esté consumiendo alcohol; puede causar letargo y aumentar la embriaguez. Sinónimo: salvia romana. En inglés: *clary sage*. En latín: *Salvia sclarea*.
Bergamota	Evite la luz directa del Sol mientras esté usando este aceite esencial; puede causar sensibilidad en la piel (salvo por los tipos que están libres de bergapteno, una sustancia que en inglés se conoce como *bergapten*). En inglés: *bergamot*. En latín: *Citrus bergamota*.
Cedro	No lo use durante más de 2 semanas salvo bajo la supervisión de un profesional calificado; puede causar irritación de la piel, especialmente en concentraciones elevadas, así como reacciones alérgicas. Si presenta irritación, use una mayor cantidad de vehículo para diluirlo más. No use más de tres gotas en el agua del baño. En inglés: *cedarwood*. En latín: *Cedrus atlantica*.
Ciprés	No lo use si tiene la presión arterial alta, cáncer o fibromas en los senos o en el útero. En inglés: *cypress*. En latín: *Cupressus sempervirens*.
Coriandro	No lo use durante más de 2 semanas salvo bajo la supervisión de un profesional calificado; en grandes cantidades puede causar letargo y pérdida del conocimiento. En inglés: *coriander*. En latín: *Coriandrum sativum*.

Aceite esencial	Pautas para su uso seguro y posibles efectos secundarios
Cúrcuma	No lo use durante más de 2 semanas salvo bajo la supervisión de un profesional calificado; este aceite puede ser tóxico. A concentraciones elevadas, puede irritar la piel; si presenta irritación, use una mayor cantidad de vehículo para diluirlo más. No use más de tres gotas en el agua del baño. Sinónimo: azafrán de las Indias. En inglés: *turmeric*. En latín: *Curcuma domestica*.
Enebro	No lo use durante más de dos semanas salvo bajo la supervisión de un profesional calificado; puede ser tóxico. No lo use si padece enfermedad renal. Sinónimos: nebrina, tascate. En inglés: *juniper*. En latín: *Juniper* spp.
Eucalipto	No lo use durante más de 2 semanas salvo bajo la supervisión de un profesional calificado. No use más de tres gotas en el agua del baño. No lo use al mismo tiempo que esté tomando remedios homeopáticos. En inglés: *eucalyptus*. En latín: *Eucalyptus globulus*.
Jengibre	No use más de tres gotas en el agua del baño. Evite la luz directa del Sol mientras esté usando este aceite esencial; puede causar sensibilidad en la piel. En inglés: *ginger*. En latín: *Zingiber officinale*.
Lavanda	Si va a emplear el aceite no diluido, evite el contacto con los ojos. Sinónimos: alhucema, espliego. En inglés: *lavender*. En latín: *Lavandula officinalis*.
Limón	No use más de tres gotas en el agua del baño. Evite la luz directa del Sol mientras esté usando este aceite; puede causar sensibilidad en la piel. En inglés: *lemon*. En latín: *Citrus limon*.
Menta	No use más de tres gotas en el agua del baño. No lo use al mismo tiempo que esté tomando remedios homeopáticos. Evite el contacto con los ojos. La ingestión de aceite esencial de menta puede conducir a malestares estomacales en personas sensibles. Si padece alguna enfermedad de la vesícula biliar o del hígado, no emplee este aceite salvo bajo la supervisión de un doctor en medicina que sepa de su uso. Sinónimo: hierbabuena. En inglés: *peppermint*. En latín: *Mentha piperita*.
Menta verde	No use más de tres gotas en el agua del baño. En inglés: *spearmint*. En latín: *Mentha spicata*.
Mirra	No lo use durante más de dos semanas salvo bajo la supervisión de un profesional calificado debido a sus niveles de toxicidad. En inglés: *myrrh*. En latín: *Commiphora myrrha*.

Aceite esencial	Pautas para su uso seguro y posibles efectos secundarios
Pimienta negra	No use más de tres gotas en el agua del baño. No use este aceite esencial al mismo tiempo que esté tomando remedios homeopáticos. En inglés: *black pepper*. En latín: *Piper negrum*.
Romero	No emplee este aceite si tiene la presión arterial alta o epilepsia; produce un efecto potente en el sistema nervioso. En inglés: *rosemary*. En latín: *Rosmarinus officinalis*.
Sándalo	Puede usarse sin diluir como perfume, pero evite el contacto con los ojos. En inglés: *sandalwood*. En latín: *Santalum album*.
Tomillo	A concentraciones elevadas puede irritar la piel; si presenta irritación, use una mayor cantidad de vehículo para diluirlo más. No use más de tres gotas en el agua del baño. No lo emplee si tiene la presión arterial alta. El tomillo rojo (*red thyme*) es tóxico y nunca se debe usar. En inglés: *thyme*. En latín: *Thymus vulgaris*.
Ylang-ylang	Puede usarse sin diluir como perfume, pero evite el contacto con los ojos. Úselo con moderación; su fuerte aroma puede causar náusea o dolores de cabeza. En latín: *Cananga odorata*.

HIERBAS

Aunque los remedios herbarios caseros generalmente son seguros y causan pocos o ningún efecto secundario, los herbolarios siempre advierten que las medicinas botánicas deben usarse con precaución y conocimiento.

Lo que es más importante, si está bajo el cuidado de un doctor por cualquier enfermedad o si está tomando cualquier medicamento, no tome hierba alguna ni altere su régimen de medicamentos sin antes informar a su médico. No les administre hierbas a los niños sin consultar a un médico. Asimismo, si está embarazada, amamantando o tratando de concebir, no se autotrate con remedio natural alguno sin el consentimiento de su obstetra o partera. Algunas hierbas pueden causar reacciones adversas en personas propensas a las alergias o en las que sufren de alguna afección seria, que toman medicamentos que se venden con receta, que toman una hierba durante un período demasiado prolongado, que toman una cantidad muy elevada de la hierba o que usan una hierba de manera incorrecta. Los remedios homeopáticos generalmente se consideran seguros.

Las pautas que se dan en esta tabla son sólo para adultos y generalmente se refieren al uso interno. Tenga presente que algunas hierbas pueden causar una reacción en la piel cuando se usan tópicamente. Si se va a aplicar una hierba por vez primera, lo mejor es que se haga una prueba en una pequeña área de la piel. Aplíquese una cantidad pequeña en la piel y observe el área expuesta durante 24 horas para asegurarse que no sea sensible a la hierba. Si presenta enrojecimiento o un sarpullido en el área, suspenda su uso.

Debido a reportes que indican que algunos productos hechos en China contienen contaminantes potencialmente nocivos, se recomienda que obtenga los remedios herbarios chinos de un profesional calificado en medicina china tradicional. Aunque las hierbas ayurvédicas no presentan el mismo peligro, lo mejor es consultar a un profesional en medicina ayurvédica para conseguir hierbas de la más alta calidad y recibir recomendaciones personalizadas en cuanto a su uso seguro.

Hierba	Pautas para su uso seguro y posibles efectos secundarios
Abrojo	No emplee esta hierba salvo bajo la supervisión de un profesional calificado en medicina ayurvédica. Sinónimo: espigón. En inglés: *puncture vine*. En latín: *Tribulus terrestris*.
Aceite de ricino	No lo use internamente si tiene obstrucción intestinal o dolor abdominal. No lo use durante más de 8 a 10 días. Sinónimo: higuerilla. En inglés: *castor oil*. En latín: *Ricinus communis*.
Agnocasto	Puede contrarrestar la eficacia de las pastillas anticonceptivas. Sinónimo: sauzgatillo. En inglés: *chasteberry*. En latín: *Vitex agnuscastus*.
Ajo	No tome suplementos de esta hierba si está tomando medicamentos anticoagulantes ni antes de someterse a una cirugía; el ajo hace menos espesa la sangre y puede aumentar la hemorragia. No use más de dos dientes de ajo fresco al día antes de una cirugía o si está tomando medicamentos anticoagulantes. No lo use si está tomando medicamentos para bajar el nivel de azúcar en sangre. En inglés: *garlic*. En latín: *Allium sativum*.

Hierba	Pautas para su uso seguro y posibles efectos secundarios
Áloe vera	Puede retardar la curación de heridas; no use el gel externamente sobre una incisión quirúrgica. No ingiera el gel seco de las hojas; es un laxante que crea hábito. Sinónimos: sábila, acíbar. En inglés: *aloe*. En latín: *Aloe barbadensis*.
Angélica china	Si padece alguna enfermedad que le provoque flujos menstruales abundantes como endometriosis, no use esta hierba salvo bajo la supervisión de un profesional calificado. En chino: *dang gui*. En latín: *Angelica sinensis*.
Arjuna	No emplee esta hierba salvo bajo la supervisión de un profesional calificado en medicina ayurvédica. En latín: *Terminalia arjuna*.
Árnica	No lo use en piel abierta. En latín: *Arnica montana*.
Ashwaganda	No la use con barbituratos; puede intensificar sus efectos. En latín: *Withania somnifera*.
Avena	No la use si padece la enfermedad celiaca (intolerancia al gluten); contiene gluten, una proteína de los cereales. En inglés: *oats*. En latín: *Avena sativa*.
Baya de saúco	Las frutas no maduras pueden causar vómito o diarrea severa. En inglés: *elderberry*. En latín: *Sambucus canadensis*.
Bolsa de pastor	No la use si tiene antecedentes de cálculos renales. En inglés: *shepherd's purse*. En latín: *Capsella bursapastoris*.
Buchu	No use esta hierba si padece alguna enfermedad renal. En latín: *Barosma crenulata*.
Cáscara sagrada	No la use si padece alguna afección inflamatoria del intestino, obstrucción intestinal o dolor abdominal; puede causar dependencia de laxantes y diarrea. No la use durante más de 14 días. En latín: *Rhamnus purshianus*.
Castaño de la India	Puede interferir con algunos medicamentos anticoagulantes como la warfarina (*Coumadin*); puede irritar el tracto gastrointestinal. En inglés: *horse chestnut*. En latín: *Aesculus hippocastanum*.
Cayena	Cuando se ingiere, puede irritar el tracto gastrointestinal si se toma con el estómago vacío. Externamente, no la use cerca de los ojos ni en piel lesionada. Sinónimo: En inglés: *cayenne*. En latín: *Capsicum annuum*.

Hierba	Pautas para su uso seguro y posibles efectos secundarios
Cimifuga negra	No la use durante más de 6 meses. En inglés: *black cohosh*. En latín: *Actea racemosa*.
Cola de caballo	No use la tintura de esta hierba si padece problemas del corazón o de los riñones. Puede causar una deficiencia de tiamina (*thiamin*). No exceda la dosis de 2 gramos al día del extracto en polvo ni use esta hierba durante períodos prolongados. En inglés: *horsetail*. En latín: *Equisetum* spp.
Coleo	No emplee esta hierba salvo bajo la supervisión de un doctor en medicina que sepa de su uso. Puede aumentar negativamente los efectos de los medicamentos para el asma o la presión arterial alta. En inglés: *coleus*. En latín: *Coleus forskohlii*.
Consuelda	Sólo para uso externo. No la use tópicamente en heridas profundas o infectadas; puede promover la curación rápida superficial y no permitir que sane el tejido subyacente. En inglés: *comfrey*. En latín: *Symphytum officinale*.
Corazoncillo	No lo emplee junto con antidepresivos salvo bajo la supervisión de un doctor en medicina que sepa de su uso. Evite la luz directa del Sol mientras esté usando esta hierba; puede causar sensibilidad en la piel. Sinónimo: hipérico. En inglés: *St. John's wort*. En latín: *Hypericum perforatum*.
Cúrcuma	No la use con fines medicinales si tiene un alto nivel de ácidos estomacales o úlceras, cálculos biliares u obstrucción de los conductos biliares. Sinónimo: azafrán de las Indias. En inglés: *turmeric*. En latín: *Curcuma domestica*.
Diente de león	Si padece alguna enfermedad de la vesícula biliar, no use las preparaciones hechas con la raíz de esta planta salvo bajo la supervisión de un doctor en medicina que sepa de su uso. Sinónimo: amargón. En inglés: *dandelion*. En latín: *Taraxacum officinale*.
Equinacia	No use esta hierba si usted es alérgico a plantas similares a esta, como la ambrosía (*ragweed*), los ásteres (reina margarita, *aster*) y los crisantemos (*chrysanthemums*). No la emplee si usted padece tuberculosis o un padecimiento autoinmune como lupus o esclerosis múltiple. Tenga presente que esta hierba estimula el sistema inmunitario. Sinónimo: echinácea. En latín: *Echinacea angustifolia, E. purpurea, E. pallida*.

Hierba	Pautas para su uso seguro y posibles efectos secundarios
Espino	Si padece alguna enfermedad cardiovascular, no tome esta hierba con regularidad durante más de unas cuantas semanas salvo bajo la supervisión de un doctor en medicina que sepa de su uso. Es posible que necesite tomar una menor dosis de otros medicamentos como fármacos para la presión arterial. Si tiene la presión arterial baja causada por algún problema en las válvulas del corazón, no use espino sin supervisión médica. En inglés: *hawthorn*. En latín: *Crataegus oxycantha, C. laevigata, C. monogyna.*
Eucalipto	No lo emplee si padece alguna enfermedad inflamatoria de los conductos biliares o del tracto gastrointestinal, o bien, si padece de alguna enfermedad hepática severa. Puede causar náusea, vómito y diarrea en dosis de más de 4 gramos al día. En inglés: *eucalyptus*. En latín: *Eucalyptus globulus.*
Gayuba	No la use durante más de 2 semanas salvo bajo la supervisión de un herbolario calificado. No la use si padece enfermedades renales; contiene taninos, los cuales pueden causar más daños a los riñones e irritar el estómago. En inglés: *uva-ursi*. En latín: *Arctostaphylos uva ursi.*
Ginkgo	No lo tome junto con fármacos antidepresivos inhibidores de la monoaminooxidasa (*MAO inhibitors*) como el sulfato de fenelzina (*Nardil*) o la tranilcipromina (*Parnate*). No lo tome junto con aspirina u otros medicamentos antiinflamatorios no esteroídicos o medicamentos anticoagulantes como la warfarina (*Coumadin*). Puede causar dermatitis, diarrea y vómito en dosis de más de 240 miligramos del extracto concentrado. En latín: *Ginkgo biloba.*
Ginseng asiático	Puede causar irritabilidad si se usa con cafeína u otros estimulantes. No lo use si tiene la presión arterial alta. En inglés: *Asian ginseng*. En latín: *Panax ginseng*. El *ginseng* siberiano (*Siberian ginseng*) se considera seguro.
Gobernadora	No la use internamente salvo bajo la supervisión de un profesional calificado. Es segura cuando se usa tópicamente. Sinónimo: chaparral. En latín: *Larrea tridentata.*
Guggulu	En casos raros, puede causar diarrea, inquietud, aprehensión o hipo. En latín: *Commiphora mukul.*
Hidraste	No use esta hierba si tiene la presión arterial alta. Sinónimos: sello dorado, acónito americano. En inglés: *goldenseal*. En latín: *Hydrastis canadensis.*

Hierba	Pautas para su uso seguro y posibles efectos secundarios
Hierbas ayurvédicas	Consulte a un profesional en medicina ayurvédica para conseguir hierbas de calidad y recibir recomendaciones personalizadas en cuanto a su uso seguro.
Hierbas chinas	Para asegurar su calidad, compre estos productos, que también se conocen como fórmulas de hierbas chinas o medicinas de patente, con un profesional de medicina china tradicional calificado.
Hinojo	No lo emplee para fines medicinales durante más de 6 semanas salvo bajo la supervisión de un herbolario calificado. En inglés: *fennel*. En latín: *Foeniculum vulgare*.
Jengibre	Si padece cálculos biliares, no emplee cantidades terapéuticas de la raíz seca o del polvo salvo bajo la supervisión de un doctor en medicina que sepa de su uso; puede incrementar la secreción de bilis. En inglés: *ginger*. En latín: *Zingiber officinale*.
Kava kava	No la tome junto con bebidas alcohólicas o barbituratos. No exceda la dosis recomendada en la etiqueta. Tenga cuidado al conducir u operar maquinaria; la *kava kava* es un relajante muscular. En latín: *Piper methysticum*.
Kelp	Si tiene la presión arterial alta o problemas del corazón, use esta hierba sólo una vez al día o con menor frecuencia. No la use si padece hipertiroidismo. Tómela con una cantidad adecuada de líquido. No se recomienda su uso a largo plazo. En latín: *Nereocystis luetkeana*.
Lengua de vaca	Si tiene antecedentes de cálculos renales, no la emplee salvo bajo la supervisión de un doctor en medicina que sepa de su uso; esta hierba contiene oxalatos y taninos que pueden afectar negativamente esta afección. En inglés: *yellow dock*. En latín: *Rumex crispus*.
Lúpulo	No lo tome si es propenso a la depresión. En casos raros, puede causar sarpullidos en la piel; maneje el lúpulo fresco o seco con cuidado. En inglés: *hops*. En latín: *Humulus lupulus*.
Malvavisco	Puede retardar la absorción de medicamentos que se estén tomando al mismo tiempo. Sinónimo: altea. En inglés: *marshmallow*. En latín: *Althea officinalis*.
Manzanilla	En casos muy raros, esta hierba puede causar reacciones alérgicas tras su ingestión. Beba la infusión con precaución si es alérgico a plantas similares como la ambrosía (*ragweed*), los ásteres (reina margarita, *aster*) y los crisantemos (*chrysanthemums*). En inglés: *chamomile*. En latín: *Matricaria recutita*.

Hierba	**Pautas para su uso seguro y posibles efectos secundarios**
Matricaria	Masticar las hojas frescas puede causar úlceras (aftas, boqueras, fuegos) en la boca en algunas personas. Sinónimo: margaza. En inglés: *feverfew*. En latín: *Tanacetum parthenium*.
Milenrama	En casos raros, el manejo de las flores puede causar la aparición de un sarpullido en la piel. Sinónimo: real de oro, alcaina. En inglés: *yarrow*. En latín: *Achillea millefolium*.
Mirra	Si se ingiere puede causar diarrea e irritación en los riñones. No la use si tiene hemorragia uterina por cualquier razón. En inglés: *myrrh*. En latín: *Commiphora myrrha*.
Ortiga	Puede empeorar los síntomas de una alergia; tome sólo una dosis al día durante los primeros días. En inglés: *nettle*. En latín: *Urtica dioica*.
Palmera enana	Consulte a su médico antes de usar esta hierba para tratar una próstata agrandada. Sinónimo: palmita de juncia. En inglés: *saw palmetto*. En latín: *Serenoa repens*.
Pygeum	Consulte a su médico si va a emplear esta hierba para tratar una próstata agrandada. En latín: *Prunus africanum*.
Rehmannia	No la use si tiene diarrea, falta de apetito o indigestión. En latín: *Rehmannia glutinosa*.
Roble blanco de América	No lo emplee externamente si ha sufrido daños extensos en la piel. No lo use internamente durante más de varios días a la vez. En inglés: *white oak*. En latín: *Quercus alba*.
Salvia	En cantidades terapéuticas, puede incrementar el efecto secundario de sedación de los fármacos. No use esta hierba si tiene un nivel bajo de azúcar en la sangre (hipoglucemia) o si está en terapia con anticonvulsivos. En inglés: *sage*. En latín: *Salvia officinalis*.
Sanguinaria	Puede causar náusea y vómito en dosis de más de 5 a 10 gotas de tintura de potencia normal tomada más de dos veces al día. Es segura cuando se emplea en productos dentales comerciales o bajo la supervisión de un doctor en medicina o herbolario calificado que sepa de su uso. En inglés: *bloodroot*. En latín: *Sanguinaria canadensis*.
Semilla de lino	No la use si tiene obstrucción intestinal. Tómela con al menos 8 onzas (240 ml) de agua. En inglés: *flaxseed*. En latín: *Linum usitamissimum*.

Hierba	Pautas para su uso seguro y posibles efectos secundarios
Semillas de *psyllium*	No las use si tiene obstrucción intestinal. No las tome antes de transcurrida una hora de haber tomado algún otro medicamento. Tómelas con al menos 8 onzas (240 ml) de agua. En inglés: *psyllium seeds*. En latín: *Plantago ovata*.
Semillas de loto	No las use cuando esté estreñido ni cuando tenga distendido el estómago. En inglés: *lotus seeds*. En latín: *Nelumbo* spp.
Té negro	No se recomienda para uso excesivo o a largo plazo; puede estimular el sistema nervioso. En inglés: *black tea*. En latín: *Camellia sinensis*.
Ulmaria	No la use si necesita evitar la aspirina; su compuesto activo, la salicina, es similar al principio activo de la aspirina. En inglés: *meadowsweet*. En latín: *Filipendula* spp.
Uña de gato	No la use si padece hemofilia. Sus efectos secundarios pueden incluir dolor de cabeza, dolor de estómago o dificultad para respirar. En inglés: *cat's claw*. En latín: *Uncaria tomentosa*.
Valeriana	Puede intensificar el efecto de medicamentos para mejorar el sueño o para regular el estado de ánimo. Puede causar palpitaciones cardíacas y nerviosismo en personas sensibles; si ocurre dicha acción estimulante, suspenda su uso. En inglés: *valerian*. En latín: *Valeriana officinalis*.
Viburno	Empléelo sólo bajo la supervisión de un doctor en medicina que sepa de su uso si tiene antecedentes de cálculos renales; contiene oxalatos, los cuales pueden causar la formación de cálculos renales. En inglés: *black haw*. En latín: *Viburnum prunifolium*.

VITAMINAS Y MINERALES

Aunque sólo en casos raros se dan reportes de toxicidad a causa del uso de vitaminas y minerales, sí llegan a ocurrir. Esta guía ha sido diseñada para ayudarle a usar vitaminas y minerales con seguridad. Las dosis que se mencionan a continuación no son recomendaciones; son más bien los niveles a los cuales pueden ocurrir efectos secundarios nocivos. Sin embargo, algunas personas pueden presentar problemas a niveles significativamente inferiores.

Para mejorar su absorción y minimizar la irritación estomacal, la mayoría de los suplementos deben tomarse junto con una comida a menos que se indique lo contrario. Es importante que tenga presente que los suplementos nunca se deben tomar como sustitutos de una alimentación saludable, dado que no brindan todos los beneficios nutricionales de los alimentos. Si usted padece alguna enfermedad crónica seria que requiera de supervisión médica continua, siempre hable con su doctor antes de autotratarse. E incluso si está perfectamente saludable, siempre debe informar a su doctor de los suplementos que esté tomando. De esa forma, si necesita algún medicamento por cualquier motivo, su doctor podrá tomar sus suplementos en consideración y evitar combinaciones peligrosas de fármacos. Si está embarazada, amamantando o tratando de concebir, no tome suplementos sin la supervisión de un médico.

Nutriente	**Pautas para su uso seguro y posibles efectos secundarios**
Betacaroteno	Las dosis de más de 25 miligramos parecen no producir beneficio alguno y sólo se deben tomar bajo la supervisión de un doctor en medicina que sepa de su uso. En un estudio, fumadores que recibieron dosis de 30 miligramos presentaron un mayor riesgo de contraer cáncer del pulmón.
Calcio en todas sus formas	No exceda la cantidad de 2,500 miligramos al día salvo bajo la supervisión de un doctor en medicina que sepa de su uso. Algunas fuentes naturales de calcio, como la harina de hueso y la dolomita, pueden estar contaminadas con plomo.
Cinc	No exceda la cantidad de 30 miligramos al día salvo bajo la supervisión de un doctor en medicina que sepa de su uso.
Cobre	No exceda la cantidad de 9 miligramos al día salvo bajo la supervisión de un doctor en medicina que sepa de su uso.
Cromo en todas sus formas	No exceda la cantidad de 200 microgramos al día salvo bajo la supervisión de un doctor en medicina que sepa de su uso.
Hierro	Para la mayoría de las personas, las dosis de más de 25 miligramos al día deben tomarse sólo bajo supervisión médica. La dosis diaria máxima para hombres y mujeres posmenopáusicas es de 10 miligramos.
Magnesio (en todas sus formas)	Si padece problemas cardíacos o renales, hable con su médico antes de tomar suplementos de magnesio. Las dosis de más de 350 miligramos al día pueden causar diarrea en algunas personas.

Nutriente	Pautas para su uso seguro y posibles efectos secundarios
Manganeso (en todas sus formas)	No exceda la cantidad de 10 miligramos al día salvo bajo la supervisión de un doctor en medicina que sepa de su uso.
Niacina (en todas sus formas)	No exceda la cantidad de 35 miligramos al día salvo bajo la supervisión de un doctor en medicina que sepa de su uso.
Potasio	Tómelo sólo bajo la supervisión de un doctor en medicina que sepa de su uso.
Potasio-magnesio-aspartato	Tómelo sólo bajo la supervisión de un doctor en medicina que sepa de su uso; no hay necesidad de tomar suplementos de potasio salvo por indicación médica.
Selenio	No exceda la dosis de 200 microgramos al día salvo bajo la supervisión de un doctor en medicina que sepa de su uso.
Vitamina A	Tomar más de 10,000 unidades internacionales (UI) al día puede causar vómito, fatiga, mareo y visión borrosa. No exceda la dosis diaria de 10,000 UI salvo bajo la supervisión de un doctor en medicina que sepa de su uso.
Vitamina B_6	Las dosis diarias de más de 100 miligramos pueden causar daños a los nervios, los cuales pueden resultar en una sensación de cosquilleo en los dedos de las manos y de los pies. Otros efectos secundarios posibles incluyen dolor, entumecimiento y debilidad en las extremidades, depresión y fatiga. No exceda la dosis de 100 miligramos al día salvo bajo la supervisión de un doctor en medicina que sepa de su uso.
Vitamina C	Las dosis diarias de más de 1,000 miligramos pueden causar diarrea.
Vitamina D	No exceda la cantidad de 2,000 unidades internacionales (UI) o 50 microgramos al día salvo bajo la supervisión de un doctor en medicina que sepa de su uso.
Vitamina E	No exceda la cantidad de 400 unidades internacionales (UI) al día salvo bajo la supervisión de un doctor en medicina que sepa de su uso. Puede aumentar el riesgo de sufrir un derrame cerebral hemorrágico. Debido a que esta vitamina actúa como un anticoagulante, consulte a su médico antes de tomar cualquier cantidad de la misma en la forma de suplemento si ya está tomando aspirina o medicamentos anticoagulantes como la warfarina (*Coumadin*), o bien, si presenta un alto riesgo de sufrir un derrame cerebral.

Nutriente	Pautas para su uso seguro y posibles efectos secundarios
Vitamina K	Tómela sólo bajo la supervisión de un doctor en medicina que sepa de su uso.
Vitaminas del complejo B	No exceda la dosis recomendada en la etiqueta.

Referencias e información

Diversas organizaciones proporcionan listados de médicos y profesionales que emplean alguna o todas las terapias que se mencionan en este libro. Para mayores informes, póngase en contacto con alguna de las fuentes que se relacionan a continuación.

Aromatoterapia

National Association for Holistic Aromatherapy (Asociación Nacional de Aromatoterapia Holística)
4509 Interlake Avenue North, #233
Seattle, WA 98103
www.naha.org

En los Estados Unidos, no existe una certificación o registro estandarizados para los aromatoterapeutas. Sin embargo, puede verificar si un profesional está registrado con esta asociación.

Curación con energía

American Polarity Therapy Association (Asociación de Terapia de Polaridad de los Estados Unidos)
PO Box 19858
Boulder, CO 80308
www.polaritytherapy.org

Esta organización acepta solicitudes enviadas por correo o a través de su sitio web. La información se envía por correo.

Barbara Brennan School of Healing (Escuela de Curación de Barbara Brennan)
500 Spanish River Boulevard, Suite 103
Boca Raton, FL 33481-4559
www.barbarabrennan.com

Esta escuela proporciona referencias de curadores con energía que han sido entrenados en la misma.

International Association for Reiki Professionals (Asociación Internacional de Profesionales en Reiki)
PO Box 104
Harrisville, NH 03450
www.iarp.org

Visite este sitio web o mande una carta a la dirección anterior para que lo refieran de manera gratuita con un profesional en reiki *en su área.*

QuantumTouch
PO Box 852
Santa Cruz, CA 95061
www.quantumtouch.com

Esta organización ofrece referencias de profesionales en QuantumTouch *en todo el país.*

Digitopuntura

Acupressure Institute (Instituto de Digitopuntura)
1533 Shattuck Avenue
Berkeley, CA 94709

www.acupressure.com

Este instituto sólo proporciona referencias de profesionales en el área del norte de California. Es posible que en el futuro proporcionen referencias de profesionales a nivel nacional.

Jin Shin Do Foundation for Bodymind Acupressure (Fundación Jin Shin Do de Digitopuntura de Cuerpo y Mente)
PO Box 416
Idyllwild, CA 92549
www.jinshindo.org

Esta organización proporciona referencias de instructores autorizados.

Directorios de profesionales

Alternative Medicine Directory (Directorio de medicina alternativa)
www.altmedicine.net

Este sitio web mantiene una base de datos internacional de profesionales en diversas áreas.

American College for Advancement in Medicine (Colegio Americano para el Avance en la Medicina)
23121 Verdugo Drive, Suite 204
Laguna Hills, CA 92653
www.acam.org

Para que le envíen un directorio por estado de los médicos que pueden referirlo con alguien que recete testosterona natural, mande un sobre con su dirección y $1 dólar de porte pagado al domicilio anterior. También puede consultar esta información en el sitio web sin costo.

American Holistic Medical Association (Asociación Médica Holística de los Estados Unidos)
6728 McLean Village Drive
McLean, VA 22101
www.holisticmedicine.org

Esta organización representa a doctores en medicina y osteópatas que combinan la medicina tradicional con las terapias complementarias. La asociación publica el National Referral Directory of Holistic Practitioners (Directorio nacional de referencia de profesionales holísticos), el cual está disponible por correo. En su sitio web también recomiendan a profesionales en estos campos.

EarthMed.com
2009 Renaissance Boulevard, Suite 100
King of Prussia, PA 19406
www.earthmed.com

Este sitio web mantiene un directorio de más de 100,000 profesionales en medicina alternativa en todo el país. También envían referencias de profesionales por correo.

Health World Online
Red de referencias de profesionales
www.healthreferral.com

Esta es una compilación de bases de datos de referencias en las que se pueden hacer búsquedas. Estas bases de datos están integradas por las listas de los miembros de las asociaciones participantes. El sitio web contiene información sobre profesionales en acupuntura y medicina oriental, remedios florales, imaginación guiada, homeopatía, naturopatía y entrenamiento visual.

Healthy Alternatives
www.healthalt.com

Este sitio remite personas a profesionales en aromatoterapia, medicina herbaria, homeopatía, terapia de masaje, naturopatía, reflexología y yoga.

Educación en movimiento

Alexander Technique International (Técnica Alexander Internacional)
1692 Massachusetts Avenue, 3rd floor
Cambridge, MA 02138

www.atinet.com

Esta organización proporciona referencias por correo o en su sitio web.

The Aston Training Center (Centro de Capacitación Aston)
PO Box 3568
Incline Village, NV 89450
www.astonpatterning.com

Esta organización proporciona referencias por correo o en su sitio web.

Feldenkrais Guild of North America (Gremio de feldenkrais de América del Norte)
3611 Southwest Hood Avenue, Suite 100
Portland, OR 97201
www.feldenkrais.com

Esta organización proporciona referencias por correo o en su sitio web.

Hellerwork International (Hellerwork Internacional)
3435 M Street
Eureka, CA 95503
www.hellerwork.com

Esta organización proporciona referencias por correo o en su sitio web.

Esencias florales

Dr. Edward Bach Centre (Centro Dr. Edward Bach)
Mount Vernon, Bakers Lane
Sotwell, Oxon, OX10 0PZ
Reino Unido
www.bachcentre.com

Esta organización puede proporcionarle una lista de terapeutas en remedios florales a nivel internacional.

Flower Essence Society (Sociedad de Esencias Florales)
PO Box 459
Nevada City, CA 95959
www.flowersociety.org

Esta organización no lucrativa mantiene un registro de los profesionales que emplean esencias florales y le dará nombres de expertos en su área.

Hidroterapia

Vea la sección de Medicina naturopática. Los naturópatas son los únicos profesionales en el cuidado de la salud con licencia que han sido entrenados para emplear la hidroterapia. También puede encontrar hidroterapeutas calificados y con experiencia en algunos spas y otras instalaciones para el cuidado de la salud.

Homeopatía

The American Board of Homeotherapeutics (Consejo de Homeoterapéutica de los Estados Unidos)
801 North Fairfax Street, Suite 306
Alexandria, VA 22314

Si quiere un ejemplar encuadernado del Directory of the American Board of Homeotherapeutics (Directorio del Consejo de Homeoterapéutica de los Estados Unidos), envíe $10 dólares a la dirección anterior.

The Homeopathic Academy of Naturopathic Physicians (Academia Homeopática de Médicos Naturópatas)
12132 Southeast Foster Place
Portland, OR 97266
www.healthy.net/HANP

Esta organización certifica a los homeópatas naturopáticos y proporciona referencias por correo o a través de su sitio web.

The National Center for Homeopathy (Centro Nacional de Homeopatía)
801 North Fairfax Street, Suite 306
Alexandria, VA 22314
www.homeopathic.org

Esta organización proporciona referencias por correo o en su sitio web.

The North American Society of Homeopaths (Sociedad de Homeópatas de América del Norte)
1122 East Pike Street, Suite 1122
Seattle, WA 98122
www.homeopathy.org

Esta organización proporciona referencias por correo o en su sitio web.

Medicina ayurvédica

Ayurveda Holistic Center (Centro Ayurvédico Holístico)
82A Bayville Avenue
Bayville, NY 11709
www.ayurvedahc.com

Este centro mantiene una lista pequeña de profesionales en medicina ayurvédica de los Estados Unidos. También en este centro atienden a pacientes en el área de Bayville de Long Island en Nueva York y ofrecen consultas en línea en su sitio web.

Bastyr University (Universidad Bastyr)
14500 Juanita Drive NE
Kenmore, WA 980284966
www.bastyr.edu

Esta es la principal escuela de medicina naturopática en los Estados Unidos y también proporciona referencias de profesionales en este campo.

The College of Maharishi Vedic Medicine (Colegio de Medicina Védica de Maharishi)
Maharishi University of Management
Fairfield, IA 52557
www.maharishimedical.com

Esta organización brinda referencias de profesionales ayurvédicos. Su sitio web incluye una lista de Centros Médicos Maharishi ubicados a lo largo del país.

Maharishi College of Vedic Medicine (Colegio Maharishi de Medicina Védica)
2721 Arizona Street NE
Albuquerque, NM 87110

Esta organización proporciona referencias de profesionales ayurvédicos.

The Raj Maharishi Ayurveda Health Center (Centro de Salud Ayurvédica Raj Maharishi)
1734 Jasmine Avenue
Fairfield, IA 52556

Esta organización mantiene una lista de profesionales en todo el país, la cual está disponible por correo.

Medicina china tradicional

The American Association of Oriental Medicine (Asociación de Medicina Oriental de los Estados Unidos)
433 Front Street
Catasauqua, PA 18032
www.aaom.org

Esta organización proporciona referencias por correo o en su sitio web.

The National Acupuncture and Oriental Medicine Alliance (Alianza Nacional de Acupuntura y Medicina Oriental)
14637 Starr Road, SE
Olalla, WA 98359
www.acuall.org

Esta organización proporciona referencias por correo o en su sitio web.

The National Certification Commission for Acupuncture and Oriental Medicine (Comisión Nacional de Certificación en Acupuntura y Medicina Oriental)
11 Canal Center Plaza, Suite 300
Alexandria, VA 22314
www.nccaom.org

Esta organización proporciona referencias por correo o en su sitio web. Cobran una pequeña cuota por enviar una lista de referencias por correo.

Medicina herbaria

American Herbalists Guild (Gremio de Herbolarios de los Estados Unidos)
1931 Gaddis Road
Canton, GA 30115
www.americanherbalistsguild.com

Esta organización le proporciona referencias de herbolarios certificados. También puede obtener información de referencias en su sitio web.

Medicina naturopática

The American Association of Naturopathic Physicians (Asociación de Médicos Naturópatas de los Estados Unidos)
8201 Greensboro Drive, Suite 300
McLean, VA 22102
www.naturopathic.org

Esta organización cuenta con una base de datos en su sitio web para encontrar a naturópatas en su área. Esta lista también está disponible por correo a un costo.

The Canadian Naturopathic Association (Asociación Naturopática Canadiense)
1255 Sheppard Avenue East (at Leslie)
North York, Ontario, M2K 1E2, Canada
www.naturopathicassoc.ca

Esta organización proporciona referencias de médicos naturópatas en Canadá por correo o en su sitio web.

The Council on Naturopathic Medical Education (Consejo en Educación Médica Naturopática)
PO Box 11426
Eugene, OR 97440-3626
www.cnme.org

Esta es la única agencia acreditante que ha sido reconocida por el Departamento de Educación del gobierno.

The Homeopathic Academy of Naturopathic Physicians (Academia Homeopática de Médicos Naturópatas)
12132 Southeast Foster Place
Portland, OR 97266
www.healthy.net/pan/pa/homeopathic/hanp

Esta organización certifica a los homeópatas naturopáticos y proporciona referencias por correo o a través de su sitio web.

Musicoterapia y curación con sonidos

American Music Therapy Association (Asociación de Musicoterapia de los Estados Unidos)
8455 Colesville Road, Suite 1000
Silver Spring, MD 20910
www.musictherapy.org

Esta organización puede recomendar a profesionales de la salud en su área que emplean esta técnica.

Qigong

National Qigong (Chi Kung) Association USA (Asociación Nacional de Qigong (Chi Kung) de los Estados Unidos de América)
PO Box 540
Ely, MN 55731
www.nqa.org

Esta organización proporciona, sin costo, un listado de instructores por correo o en su sitio web.

Reflexología

American Academy of Reflexology (Academia de Reflexología de los Estados Unidos)
606 East Magnolia Boulevard, Suite B
Burbank, CA 91501-2618

Esta organización ofrece referencias de los profesionales que han recibido entrenamiento en esta academia.

American Reflexology Certification Board (Consejo de Certificación en Reflexología de los Estados Unidos)
PO Box 740879
Arvada, CO 80006-0879

Escriba a esta organización para que le envíen una lista de reflexólogos certificados.

International Institute of Reflexology Inc. (Instituto Internacional de Reflexología)
5650 First Avenue North
PO Box 12642
St. Petersburg, FL 33733-2642

Esta organización proporciona referencias de manera gratuita por correo.

Reflexology Association of America (Asociación de Reflexología de los Estados Unidos)
4012 Rainbow, Suite KPMB #585
Las Vegas, NV 89103-2059
www.reflexologyusa.org

Terapia con imanes

No existe certificación profesional alguna para las personas que ejercen la terapia con imanes. Esta terapia generalmente se autoadministra.

Terapia de masaje

American Massage Therapy Association (Asociación de Terapia de Masaje de los Estados Unidos)
820 Davis Street, Suite 100
Evanston, IL 60201-4444
www.amtamassage.org

El servicio de localización de esta asociación proporciona referencias de terapeutas de masaje certificados a lo largo del país. Para mayores informes, escriba a la dirección anterior o visite su sitio web.

Associated Bodywork and Massage Professionals (Profesionales en Trabajo Corporal y Masaje Asociados)
1271 Sugarbush Drive
Evergreen, CO 80439-9766
www.abmp.com

Esta organización proporciona una lista completa de sus miembros por correo o en su sitio web.

The International Massage Association (Asociación Internacional de Masaje)
25 South Fourth Street,
PO Box 421
Warrenton, VA 20188

Esta organización proporciona referencias de terapeutas de masaje a nivel nacional. Puede conseguir esta información escribiéndoles a la dirección anterior o visitando su sitio web.

National Certification Board for Therapeutic Massage and Bodywork (Consejo Nacional de Certificación en Terapia de Masaje y Trabajo Corporal)
8201 Greensboro Drive, Suite 300
McLean, VA 22102
www.ncbtmb.com

Esta organización proporciona referencias de terapeutas de masaje a lo largo del país. Usted puede obtener información escribiendo a la dirección anterior o visitando su sitio web.

Terapia de relajación

Para encontrar a un profesional en el cuidado de la salud que se especialice en la terapia de relajación, póngase en contacto con un sicólogo o consejero que esté entrenado en biorretroalimentación u otras técnicas de relajación.

Terapia respiratoria

The International Breath Institute (Instituto Internacional de la Respiración)
5921 East Miramar Drive
Tucson, AZ 85715
www.transformbreathing.com

Esta organización proporciona referencias sin costo —ya sea por correo o en su sitio web— de facilitadores de la respiración que se han graduado de este instituto.

Visualización

The Academy for Guided Imagery (Academia de Imaginación Guiada)
PO Box 2070
Mill Valley, CA 94942
www.interactiveimagery.com

Fundada por el pionero en visualización, el Dr. Martin Rossman, esta organización proporciona referencias por correo o en su sitio web. Para que le envíen información por correo, mande un sobre con su dirección y porte pagado al domicilio anterior.

The American Society of Clinical Hypnosis (Sociedad de Hipnosis Clínica de los Estados Unidos)
130 East Elm Court, Suite 201
Roselle, IL 60172-2000

Esta organización proporciona referencias por correo. Envíe un sobre con su dirección y porte pagado al domicilio anterior.

The Society for Clinical and Experimental Hypnosis (Sociedad de Hipnosis Clínica y Experimental)
PO Box 642114
Pullman, WA 99164-2114

Esta es una organización profesional que puede referirlo a hipnoterapeutas en todo el país que son miembros de la misma. Envíe un sobre con su dirección y porte pagado al domicilio anterior.

Yoga

International Association of Yoga Therapists (Asociación Internacional de Terapeutas de Yoga)
2400A County Center Drive
Santa Rosa, CA 95403
www.yrec.org

Esta asociación proporciona referencias sin costo en su sitio web. Para recibir esta lista por correo, envíe un sobre con su dirección y porte pagado al domicilio anterior.

Misceláneos

International Academy of Oral Medicine and Toxicology (Academia Internacional de Medicina y Toxicología Bucal)
PO Box 608531
Orlando, FL 32860-8531
www.iaomt.org

Esta organización proporciona, por correo y sin costo, referencias a dentistas que emplean métodos alternativos.

Productos

Muchas de las hierbas, suplementos y otros productos para el cuidado de la salud que se recomiendan en este libro están disponibles en las farmacias o tiendas de productos naturales de su localidad, o también pueden comprarse por Internet. Sin embargo, si tiene dificultades para conseguir un producto específico, quizá pueda obtenerlo en alguno de estos lugares.

Afirmaciones

Brainstickers.com
PO Box 4815
Boise, ID 8371-4815
www.affirmation.com

Póngase en contacto con esta empresa si necesita información sobre calcomanías de reforzamiento positivo para su entorno. Estas se pueden pegar en el espejo de su baño, en su oficina o en su computadora.

Castlegate Publishers
25597 Drake Road
Barrington, IL 60010
www.midpointtrade.com/castlegate_publishers.htm

Esta compañía publica Spontaneous Optimism: Proven Strategies for Health, Prosperity, and Happiness *(Optimismo espontáneo: Estrategias comprobadas para la salud, la prosperidad y la felicidad) por Maryann Troiani, Ph.D.*

Aromatoterapia

Aroma Land
www.buyaromatherapy.com

Este sitio web vende aceites, mezclas y productos de aromatoterapia con garantía de devolución de su dinero si no queda satisfecho con los productos.

AromaVera
5310 Beethoven Street
Los Angeles, CA 90066

Esta empresa ofrece más de 100 aceites esenciales, además de una gran variedad de jabones, velas, aceites para baño y masaje y productos para el cuidado del cabello y la piel aromáticos. Puede pedir un catálogo gratuito escribiendo al domicilio anterior.

Dhyana Education and Rejuvenation Centre (Centro de Educación y Rejuvenecimiento Dhyana)
6871 Covey Road
Forestville, CA 95436
www.aromaveda.com

Esta clínica ayurvédica, centro educativo y empresa de ventas por correo ofrece aceites aromatoterapéuticos.

Leydet Aromatics
PO Box 2354
Fair Oaks, CA 95628

Esta empresa vende alrededor de 150 aceites esenciales, que es una de las selecciones más extensas que están disponibles en los Estados Unidos. Si desea mayores informes, escriba al domicilio anterior.

Santa Fe Botanical Fragrances
PO Box 282
Santa Fe, NM 87504

Esta empresa vende aproximadamente 75 aceites esenciales. Solicite un catálogo gratuito escribiendo al domicilio anterior.

Curación con energía

American Polarity Therapy Association (Asociación de Terapia de Polaridad de los Estados Unidos)
PO Box 19858
Boulder, CO 80308
www.polaritytherapy.org

Esta organización ofrece cintas de audio y discos compactos, videos, gráficas y más. Envíe una solicitud para que le manden información.

Barbara Brennan School of Healing (Escuela de Curación de Barbara Brennan)
500 Spanish River Boulevard, Suite 103 Boca Raton, FL 33481-4559
www.barbarabrennan.com

Este sitio web ofrece libros y cintas de audio por Barbara Brennan sobre la curación con energía.

QuantumTouch
PO Box 852
Santa Cruz, CA 95061
www.quantumtouch.com

Esta organización vende libros y cintas por Richard Gordon, el creador de esta técnica.

Digitopuntura

Acupressure Institute (Instituto de Digitopuntura)
1533 Shattuck Avenue
Berkeley, CA 94709
www.acupressure.com

Póngase en contacto con esta organización si necesita productos de audio y video o herramientas corporales que se emplean para la digitopuntura.

Jin Shin Do Foundation for Bodymind Acupressure (Fundación Jin Shin Do de Digitopuntura de Cuerpo y Mente)
PO Box 416
Idyllwild, CA 92549
www.jinshindo.org

Esta organización ofrece libros, videos, cintas de audio, gráficas de digitopuntura, artículos y otros materiales sobre la digitopuntura de cuerpo y mente Jin Shin Do.

Educación en movimiento

The Aston Training Center (Centro de Capacitación Aston)
PO Box 3568
Incline Village, NV 89450
www.astonpatterning.com

Visite su sitio web o escriba para pedir información sobre lo que se ofrece en este centro, por ejemplo, artículos, videos y productos ergonómicos.

Feldenkrais Guild of North America (Gremio de Feldenkrais de América del Norte)
3611 Southwest Hood Avenue, Suite 100
Portland, OR 97201
www.feldenkrais.com

Visite su sitio web o escriba para pedir información sobre cintas de video y audio. También hay material educativo para niños.

Esencias florales

Flower Essence Services
PO Box 1769
Nevada City, CA 95959
www.floweressence.com

Esta organización vende productos hechos con esencias florales, así como libros y cintas de audio y video sobre el tema.

Nelson Bach USA Ltd
100 Research Drive
Wilmington, MA 01887
www.nelsonbach.com

Esta empresa vende esencias florales a través de la Internet o por correo.

Hidroterapia

Bodywork Emporium
414 Broadway
Santa Monica, CA 90401
www.bodyworkemporium.com

A través de su sitio web, esta compañía ofrece libros sobre las modalidades alternativas, incluyendo la hidroterapia. También puede solicitar que le envíen un catálogo por correo.

Homeopatía

Homeopathic Educational Services
2124 Kittredge Street
Berkeley, CA 94704

Escriba una carta a esta organización para ordenar productos relacionados con la homeopatía, como software, cintas de audio y video y remedios.

Medicina ayurvédica

Ayurveda Holistic Center (Centro Holístico Ayurvédico)
82A Bayville Avenue
Bayville, NY 11709
www.ayurvedahc.com

Este centro vende productos relativos a la medicina ayurvédica en su sitio web y por correo.

The Ayurvedic Center (Centro Ayurvédico)
4100 Westheimer, Suite 235
Houston, TX 77027
www.holheal.com

Esta empresa vende diversas hierbas y fórmulas herbarias ayurvédicas.

The Ayurvedic Institute (Instituto Ayurvédico)
11311 Menaul NE
Albuquerque, NM 87112
www.ayurveda.com

Esta organización vende diversos artículos, incluyendo hierbas ayurvédicas, software y cintas.

Ayush Herbs
2115 112th Avenue NE
Bellevue, WA 98004
www.ayush.com

Esta compañía ofrece hierbas ayurvédicas formuladas en la India y probadas clínicamente en los Estados Unidos en la Clínica Médica Ayurvédica y Naturopática.

Dhyana Education and Rejuvenation Centre (Centro de Educación y Rejuvenecimiento Dhyana)
6871 Covey Road
Forestville, CA 95436
www.aromaveda.com

Esta clínica ayurvédica, centro educativo y empresa de ventas por correo ofrece tratamientos ayurvédicos, hierbas ayurvédicas y aceites aromatoterapéuticos, así como clases de Ayurveda y aromatoterapia.

Sushakti
1840 Iron Street, Suite C
Bellingham, WA 98225
www.ayurvedasushakti.com

Esta compañía ofrece una diversidad de artículos ayurvédicos, incluyendo hierbas a granel, cintas de audio y productos para el cuidado de la piel.

Medicina china tradicional

Blue Poppy Press
5441 Western Avenue, #2
Boulder, CO 80301
www.bluepoppy.com

Esta compañía publica diversos artículos sobre la medicina china tradicional. Mande una carta al domicilio anterior para solicitar que le envíen una lista de productos o visite su sitio web, que incluye artículos gratuitos para descargar de la Internet y un catálogo de libros en línea.

Redwing Book Company
44 Linden Street
Brookline, MA 02445
www.redwingbooks.com

Esta compañía publica libros sobre medicina alternativa, incluyendo medicina china tradicional.

Medicina herbaria

Mothernature.com
www.mothernature.com
Este sitio web vende productos herbarios.

Nature's Herbs
47444 Kato Road
Fremont, CA 94538

Si no hay alguna tienda cercana usted que venda medicina herbarias, puede ordenar estos productos con esta empresa. Mande una carta al domicilio anterior solicitando que le envíen un catálogo gratuito.

Vitanica
PO Box 1285
Sherwood, OR 97140
www.vitanica.com

Esta compañía ofrece la gama completa de "suplementos naturopáticos" de vitaminas o nutrientes para mujeres, formulados por Tori Hudson, N.D., la autora de la Women's Encyclopedia of Natural Medicine *(Enciclopedia de medicina natural para mujeres).*

Zand Herbal Formulas
1441 West Smith Road
Ferndale, WA 98248
www.zand.com

Esta compañía ofrece una diversidad de productos clínicamente desarrollados, incluyendo fórmulas herbarias, extractos de una sola hierba, extractos estandarizados y pastillas herbarias sin azúcar.

Medicina naturopática

The American Association of Naturopathic Physicians (Asociación de Médicos Naturópatas de los Estados Unidos)
8201 Greensboro Drive, Suite 300
McLean, VA 22102
www.naturopathic.org

Esta organización mantiene un índice de títulos de libros y software recomendados.

Musicoterapia y curación con sonidos

Inner Peace Music
PO Box 2644
San Anselmo, CA 94979-2644
www.innerpeacemusic.com

Esta compañía vende cintas de audio por Steven Halpern para la relajación y el disfrute, además de una gran variedad de cintas subliminales para mejorar el desempeño, lograr un sueño más profundo, conducir con más seguridad, aumentar la creatividad y otras áreas de autoayuda.

Sound Healers Association
PO Box 2240
Boulder, CO 80306
www.healingsounds.com

Visite su sitio web o escriba para solicitar información sobre cintas de audio, discos compactos y diapasones.

Qigong

National Qigong (Chi Kung) Association USA (Asociación Nacional de Qigong (Chi Kung) de los Estados Unidos de América)
PO Box 540
Ely, MN 55731

www.nqa.org

Esta organización proporciona una lista gratuita de recursos que incluye libros y videos de qigong *que recomiendan.*

Qi Journal Catalog
Insight Publishing
PO Box 18476
Anaheim Hills, CA 92817
www.qijournal.com

Este catálogo contiene una diversidad de productos para qigong *y medicina alternativa.*

Wayfarer Publications
PO Box 39938
Los Angeles, CA 90039

Esta empresa vende videos sobre qigong *y artes marciales.*

Reflexología

American Academy of Reflexology (Academia de Reflexología de los Estados Unidos)
606 East Magnolia Boulevard, Suite B
Burbank, CA 91501-2618

Esta organización ofrece materiales educativos y cursos sobre reflexología de pies, manos y oídos.

Bodywork Emporium
414 Broadway
Santa Barbara, CA 90401
www.bodyworkemporium.com

Esta compañía vende libros de reflexología a través de su sitio web. También está disponible su catálogo por correo.

International Academy of Advanced Reflexology and Advanced Reflexology Complementary Health Center (Academia Internacional de Reflexología Avanzada y Centro de Salud Complementaria y Reflexología Avanzada)
2542 Easton Avenue, PO Box 1489
Bethlehem, PA 18016
www.reflexology.net

Esta organización vende videos y gráficas a través de su sitio web o por correo.

Terapia con imanes

Magnetic Ideas
125 Industrial Park Drive
Sevierville, TN 37862
www.magneticideas.com

Esta compañía vende una diversidad de imanes terapéuticos a través de su sitio web. También puede pedir información mandando una carta al domicilio anterior.

Theramagnets
48 Skyline Drive
Coram, NY 11727
www.theramagnets.com

Esta compañía ofrece diversos tipos de imanes terapéuticos a través de su sitio web. También puede pedir información mandando una carta al domicilio de la empresa.

Terapia de masaje

The International Massage Association (Asociación Internacional de Masaje)
25 South Fourth Street,
PO Box 421
Warrenton, VA 20188

Esta organización vende diversos accesorios y libros relacionados con el masaje.

Self-Care Catalog
2000 Powell Street, Suite 1350
Emeryville, CA 94608

Esta empresa ofrece artículos para dar o darse un masaje. Para solicitar un catálogo, envíe una carta al domicilio de la empresa.

V.I.E.W. Video
34 East 23rd Street
New York, NY 10010

Para una introducción a las técnicas de masaje sueco y shiatsu, *puede ordenar un video en formato VHS de 92 minutos a color titulado* Massage Your Mate *(Déle un masaje a su pareja). Rebecca Klinger, una terapeuta de masaje con licencia de Nueva York, será su guía a través de esta introducción al masaje.*

Terapia de vitaminas y minerales

Body Language Vitamin Company
www.bodylangvitamin.com

Este sitio web ofrece toda una gama de fórmulas nutricionales de alta potencia creadas por un experto en antienvejecimiento, el Dr. Michael Seidman, incluyendo fórmulas antienvejecimiento, fórmulas para niños, tratamientos para el resfriado (catarro) y la gripe y suplementos multivitamínicos, entre otros.

Mothernature.com
www.mothernature.com

Este sitio web vende suplementos de vitaminas y minerales.

Safe and Sound
5343 Tallman Avenue NW
Tallman Medical Center, Suite 208
Seattle, WA 98107
www.nwnaturalhealth.com

Esta compañía cuenta con una línea de suplementos nutricionales para pacientes con cáncer y VIH.

Simone Protective Health Care
123 Franklin Corner Road
Lawrenceville, NJ 08648
www.drsimone.com

Este sitio vende una amplia gama de productios nutricionales formulados por doctores, incluyendo un suplemento multivitamínico, un suplemento de minerales, un suplemento para niños, un suplemento de fibra, un suplemento para mascotas, un suplemento energético y otros.

Total Health Nutrients
PATH Medical
185 Madison Avenue, 6th floor
New York, NY 10016
www.pathmed.com

Esta compañía ofrece vitaminas y suplementos formulados por doctores para mejorar la salud y el funcionamiento del cerebro, mejorar el desempeño sexual, mejorar la salud de la próstata, aumentar el nivel de energía y combatir el envejecimiento.

Vitamins.com
2924 Telestar Court
Falls Church, VA 22042
www.vitamins.com

Esta empresa vende una amplia gama de suplementos nutricionales, herbarios y de otro tipo.

Vitamin Shoppe
www.vitaminshoppe.com

Esta compañía vende más de 17,000 productos. Envíeles una carta para solicitarles un catálogo o visite su sitio web.

Terapia respiratoria

Authentic Breathing Resources
PO Box 31376
San Francisco, CA 94131
www.authenticbreathing.com

Esta organización ofrece libros, artículos y cintas sobre la respiración terapéutica, incluyendo The Tao of Natural Breathing *(El Tao de la respiración natural).*

The International Breath Institute (Instituto Internacional de la Respiración)
5921 East Miramar Drive
Tucson, AZ 85715

Mande una carta a esta organización para que le envíen información sobre cintas, libros y productos para mejorar la respiración.

Optimal Breathing
Box 1551
Waynesville, NC 28786
www.breathing.com

Esta organización brinda educación, servicios y productos para aprender técnicas de respiración que mejoran la salud, el desempeño y la longevidad.

Visualización

The Imagery Store at the Academy for Guided Imagery (Tienda de imaginación guiada de la Academia de Imaginación Guiada)
PO Box 2070
Mill Valley, CA 94942

Esta empresa ofrece cintas sobre visualizaciones para problemas de salud y conductuales específicos, incluyendo Mind-Controlled Anesthesia for Systemic Pain *(Anestesia controlada por la mente para el dolor sistémico),* Restful Sleep *(Sueño que lo deja sintiéndose descansado),* Chest Pain, Anxiety, and Heartbreak *(Dolor en el pecho, ansiedad y corazones rotos) y* Forgiveness in Healing *(Perdonar para curarse).*

Source Cassette Learning System
131 East Placer Street, PO Box 6028
Auburn, CA 95603

El siquiatra Emmett Miller, un pionero de las cintas para la visualización, ofrece cintas para problemas de salud y conductuales específicos, incluyendo Smoke No More *(Deje de fumar), The Sleep Tape (La cinta para dormir),* Imagine Yourself Slim *(Imagínese delgado),* Letting Go of Stress *(Suelte el estrés),* Freeing Yourself from Fear *(Cómo liberarse del miedo),* Successful Surgery and Recovery *(Cirugía y recuperación exitosas),* Power Vision *(Visión poderosa) y* The Source Meditation *(La meditación fuente).*

Yoga

International Association of Yoga Therapists (Asociación Internacional de Terapeutas de Yoga)
2400A County Center Drive
Santa Rosa, CA 95403
www.yrec.org

Envíe un sobre con su domicilio y porte pagado a esta organización para que le envíen un panfleto sobre los lugares donde puede conseguir productos.

Yoga Accessories
PO Box 13976
New Bern, NC 28561
www.yogaaccessories.com

Esta compañía vende colchonetas y tirantes para hacer yoga. Escríbales para que le envíen su catálogo o visite su sitio web.

Yoga Zone
3342 Melrose Avenue
Roanoke, VA 24017
www.yogazone.com

Esta empresa ofrece una amplia gama de productos para yoga. Escríbales para que le envíen un catálogo o visite su sitio web.

Misceláneos

Apollo Light Systems
369 South Mountain Way Drive
Orem, UT 84058

BioBrite
4340 East West Highway,
Suite 401S
Bethesda, MD 20814

EnviroMed
1600 SE 141st Avenue
Vancouver, WA 98683

The SunBox Company
19217 Orbit Drive
Gaithersburg, MD 20879

Estas cuatro empresas venden cajas de luz para tratar el trastorno afectivo estacional (SAD por sus siglas en inglés).

Earthpulse Press
PO Box 201393
Anchorage, AK 99520
www.earthpulse.com

Para aprender más sobre el estimulador Pointer Plus para la terapia auricular, visite el sitio web de Earthpulse. Puede ordenar el producto o pedir más información enviando una carta al domicilio anterior.

Tiendas de productos naturales

Como recurso adicional, hemos creado la siguiente lista de tiendas de productos naturales en las que se habla español para ayudarle a conseguir las hierbas y productos mencionados en este libro. El hecho de que hayamos incluido un establecimiento específico no significa que lo estemos recomendando. Por supuesto que no hacemos mención de todas las tiendas que existen con empleados que hablan español; nuestra intención es que tenga un punto de partida para conseguir las hierbas y productos que se recomiendan en Curas alternativas. Si no encuentra en esta lista una tienda que le quede cerca, puede escribir a algunos de estos lugares (señalados con un asterisco) para que le envíen los productos que desea por correo. También puede buscar una tienda en su zona consultando la guía telefónica local y buscar bajo el nombre de "productos naturales" o "health food stores".

Arizona

Yerbería San Francisco
6403 N. 59th Avenue
Glendale, AZ 85301

Yerbería San Franciso
5233 S. Central Avenue
Phoenix, AZ 85040

Yerbería San Francisco
961 W. Ray Road
Chandler, AZ 85224

California

Capitol Drugs, Inc.*
8578 Santa Monica Boulevard
West Hollywood, CA 90069

Buena Salud Centro Naturista
12824 Victory Boulevard
North Hollywood, CA 91606

El Centro Naturista
114 S. D Street
Madera, CA 93638

Cuevas Health Foods
429 S. Atlantic Boulevard
Los Angeles, CA 90022

Centro Naturista Vita Herbs
2119 W. 6th Street
Los Angeles, CA 90022

La Fuente de la Salud
757 S. Fetterly Avenue #204
Los Angeles, CA 90022

La Yerba Buena*
4223 E. Tulare Avenue
Fresno, CA 93702

Consejería de Salud Productos Naturales
2558 Mission Street
San Francisco, CA 94110

Centro Naturista Vida Sana
1403 E. 4th Street
Long Beach, CA 90802

Centro Naturista
7860 Paramount Boulevard
Pico Rivera, CA 90660

Hierbas Naturales
420 E. 4th Street
Perris, CA 92570

Botánica y Yerbería
2027 Mission Avenue
Oceanside, CA 92054

Vida con Salud*
4348 Florence Avenue
Bell, CA 90201

Fuente de Salud
4441 Lennox Boulevard
Lennox, CA 90304

Franco's Naturista*
14925 S. Vermont Avenue
Gardenia, CA

Centro de Nutrición Naturista*
6111 Pacific Boulevard
Suite 201
Huntington Park, CA 90255

Casa Naturista
384 E. Orange Grove Boulevard
Pasadena, CA 91104

Centro de Salud Natural
111 W. Olive Drive #B
San Diego, CA 92173

Colorado

Tienda Naturista
3158 W. Alameda Avenue
Denver, CO 80219

Connecticut

Centro de Nutrición y Terapias Naturales*
1764 Park Street
Hartford, CT 06105

Florida

Budget Pharmacy*
3001 NW. 7th Street
Miami, FL 33125

Illinois

Vida Sana
4045 W. 26th Street
Chicago, IL 60623

Centro Naturista Nature's Herbs
2426 S. Laramie Avenue
Cicero, IL 60804

Maryland

Washington Homeopathic Products
494 del Rey Avenue
Bethesda, MD 20814

Massachusetts

Centro de Nutrición y Terapias*
107 Essex Street
Lawrence, MA 01841

Centro de Nutrición y Terapias*
1789 Washington Street
Boston, MA 02118

Nueva Jersey

Centro Naturista Sisana
28 B Broadway
Passaic, NJ 07055

Revé Health Food Store
839 Elizabeth Avenue
Elizabeth, NJ 07201

Be-Vi Natural Food Center
4005 Bergenline Avenue
Union City, NJ 07087

Centro de Salud Natural
92 Broadway
Newark, NJ 07104

Nueva York

Vida Natural*
79 Clinton Street
New York, NY 10002

Pennsilvania

Botánica Pititi
242 W. King Street
Lancaster, PA 17603

Botánica San Martín
3244 N. Front Street
Philadelphia, PA 19140

Puerto Rico

El Lucero de Puerto Rico*
1160 Américo Miranda
San Juan, PR 00921

Natucentro
Av. Dos Palmas 2766
Levittown, PR 00949

Centro Naturista Las Américas
634 Andalucía
Puerto Nuevo, PR 00920

La Natura Health Food*
Carretera 194
Fajardo Gardens
Fajardo, PR 00738

Natucentro
92 Calle Giralda
Marginal Residencial Sultana
Mayagüez, PR 00680

Nutricentro Health Food*
965 de Infantería
Lajas, PR 00667

Natural Center
Yauco Plaza #30
Yauco, PR 00698

Centro Natural Cayey*
54 Muñoz Rivera
Cayey, PR 00737

Texas

Hector's Health Company
4500 N. 10th Street
Suite 10
McAllen, TX 78504

Naturaleza y Nutrición*
123 N. Marlborough Avenue
Dallas, TX 75208

Botánica del Barrio
3018 Guadalupe Street
San Antonio, TX 78207

Hierba Salud Internacional
9119 S. Gessner Drive
Houston, TX 77074

La Fe Curio and Herb Shop
1229 S. Staples Street
Hábeas Christi, TX 78404

El Paso Health Food Center
2700 Montana Avenue
El Paso, TX 79903

Equipo de expertos

Pamela Adams, D.C., es una quiropráctica e instructora de yoga de Larkspur, California.

Lauri Aesoph, N.D., es una naturópata de Sioux Falls, Dakota del Sur y autora de *How to Eat Away Arthritis* (Cómo conquistar la artritis comiendo).

Rosemary Agostini, M.D., es una doctora en medicina que trabaja en el Virginia Mason Sports Center y es una profesora clínica adjunta de la Universidad de Washington, ambos en Seattle.

Edward M. Arana, D.D.S., es un dentista retirado de Carmel Valley, California, y antiguo presidente de la Academia de Odontología Biológica de los Estados Unidos.

Joan Arnold es una maestra certificada de la Técnica Alexander de la ciudad de Nueva York.

Guillermo Asis, M.D., es un doctor en medicina y director de Path to Health en Burlington, Massachusetts, certificado por un consejo para realizar la terapia de quelación intravenosa y fundador de tres centros de medicina integradora en Nueva Inglaterra, incluyendo el Marino Center en Cambridge, Massachusetts.

James F. Balch, M.D., es un doctor en medicina y director de Health Counseling en Trophy Club, Texas y autor de *Heartburn and What to Do about It* (La acidez y qué hacer al respecto) y *Prescription for Dietary Wellness* (Receta para el bienestar dietético).

Adela T. Basayne es una terapeuta de masaje con licencia y terapeuta Gestalt de Portland, Oregon, y antigua presidenta de la Asociación de Terapia de Masaje de los Estados Unidos.

DeAnna Batdorff es una aromatoterapeuta clínica, profesional en medicina ayurvédica, asesora nutricional en el dhyana Meditation in a Bottle y fundadora y directora del dhyana Education and Rejuvenation Centre en Forestville, California.

Seth J. Baum, M.D., es un cardiólogo integrador y fundador del Baum Center for Integrative Heart Care en Boca Raton, Florida.

Paul Beals, M.D., es un doctor en medicina que incorpora la medicina natural en su consulta de Laurel, Maryland.

Barry L. Beaty, D.O., es un osteópata, director médico del DFW Pain Treatment Center and Wellness Clinic en Fort Worth, Texas, y presidente del Colegio de Manejo Osteopático del Dolor y Escleroterapia de los Estados Unidos.

Brenda Beeley es una acupunturista con licencia y directora del centro de salud Menopause and PMS Options for Women en Bainbridge Island, Washington.

Peter Bennett, N.D., es un naturópata, homeópata, acupunturista y fundador y director médico de la Helios Clinic en Victoria, British Columbia, y autor de *The 7 Day Detox Miracle* (El milagro de desintoxicación en 7 días).

Johnathan Berent es un trabajador social siquiátrico y director del Berent Associates Center for Social Therapy en Great Neck, Nueva York.

Kenneth Blanchard, M.D., Ph.D., es un endocrinólogo de Newton, Massachusetts.

Mary Ann Block, D.O., es una osteópata de Dallas Fort Worth que se especializa en la medicina preventiva, el trastorno de déficit de atención e hiperactividad (*ADHD* por sus siglas en inglés), problemas de aprendizaje y alergias; también es fundadora y directora del Block Center en Hurst, Texas, y autora de *No More Ritalin:*

Treating ADHD without Drugs (Adiós Ritalin: Tratar ADHD sin drogas).

Kenneth A. Bock, M.D., es un doctor en medicina y codirector del Rhinebeck Health Center en Rhinebeck, Nueva York, y del Center for Progressive Medicine en Albany, Nueva York, y autor of *The Road to Immunity: How to Survive and Thrive in a Toxic World* (El camino hacía la inmunidad: Cómo sobrevivir y progresar en un mundo tóxico).

Steven J. Bock, M.D., es un médico familiar, acupunturista y codirector del Center for Progressive Medicine en Rhinebeck, Nueva York y autor de *Stay Young the Melatonin Way* (Manténgase joven a la manera de la melatonina).

Bradley Bongiovanni, N.D., es un naturópata del centro de cuidados complementarios de la salud Wellspace en Cambridge, Massachusetts.

Tammy Born, D.O., es una osteópata y directora de la Born Preventive Health Care Clinic en Grand Rapids, Michigan.

Joan Borysenko, Ph.D., es una sicóloga clínica con licencia y presidenta de Mind/Body Health Sciences en Boulder, Colorado y autora de *Guilt Is the Teacher, Love Is the Lesson* (Culpa es la maestra, amor es la lección).

James Braly, M.D., es un alergólogo de Boca Raton, Florida, y director médico del sitio *web* www.drbralyallergyrelief.com. También es autor de *Food Allergy Relief Now!* (¡Alivio de las alergias alimentarias ahora!; y editor de los boletines informativos cibernéticos "Allergy in the News" (Alergia en las Noticias) y "Food Allergy and Nutrition Update" (Informe sobre Alergias Alimentarias y Nutrición).

Alan Brauer, M.D., es un siquiatra, terapeuta sexual y fundador y director del TotalCare Medical Center en Palo Alto, California. También es coautor de *ESO (Extended Sexual Orgasm)* (ESO: Orgasmo sexual extendido).

Eric R. Braverman, M.D., es un especialista en medicina alternativa y director de Place for Achieving Total Health en la ciudad de Nueva York y autor de *Hypertension and Nutrition* (Hipertensión y nutrición).

Peter R. Breggin, M.D., es un doctor en medicina y director del Centro Internacional para el Estudio de la Siquiatría y la Sicología en Bethesda, Maryland y autor de *Your Drug May Be Your Problem: How and Why to Stop Taking Psychiatric Medications* (Su droga podría ser su problema: Cómo y por qué debe dejar de tomar medicamentos siquiátricos) y *Talking Back to Ritalin: What Doctors Aren't Telling You about Stimulants for Children* (Contestar a Ritalin: Lo que los médicos no le están diciendo acerca de estimulantes para niños).

Doug Brodie, M.D., es un médico alternativo de Reno.

Pierre Brunschwig, M.D., es un doctor en medicina y miembro de la Asociación Médica Holística de los Estados Unidos que da consulta en el Helios Health Center en Boulder, Colorado.

Jane Buckle, R.N., es una enfermera y aromatoterapeuta de Albany, Nueva York.

Nancy Buono es una profesional registrada en flores de Bach de Tempe, Arizona.

Kathryn Burgio, Ph.D., es la directora del programa de continencia de la Universidad de Alabama en Birmingham y autora de *Staying Dry: A Practical Guide to Bladder Control* (Mantenerse seco: Una guía práctica del control de la vejiga).

Dawn Burstall, R.D., es una dietista del programa de gastroenterología del Queen Elizabeth II Health Sciences Center en Halifax, Nova Scotia y coautora de *I.B.S. Relief* (Alivio para la IBS).

Sharon Butler es una profesional certificada en Hellerwork de Paoli, Pensilvania y autora de *Conquering Carpal Tunnel Syndrome and Other Repetitive Strain Injuries* (Conquistar el síndrome del túnel carpiano y otras lesiones por esfuerzo repetitivo).

Rashid Ali Buttar, D.O., es un osteópata que se dedica a la medicina de urgencias y medicina preventiva de Charlotte, Carolina del Norte.

Richard Carmen es un audiólogo clínico y director del Northern Arizona Speech and Hearing Center en Sedona y autor de *Consumer Handbook on Hearing Loss and Hearing Aids* (Manual para el consumidor sobre la pérdida de la audición y los auxiliares auditivos).

Donald Carrow, M.D., es un doctor en medicina y fundador y director del Florida Institute of Health en Tampa.

Hyla Cass, M.D., es una doctora en medicina y profesora auxiliar de Siquiatría en Facultad de Medicina de la Universidad de California en Los Ángeles.

Miranda Castro es una homeópata certificada de Seattle, presidenta de la Sociedad de Homeópatas de América del Norte y miembro de la Sociedad de Homeópatas del Reino Unido y autora de *The Complete Homeopathy Handbook* (El manual completo de la homeopatía), *Homeopathy for Pregnancy, Birth, and Your Baby's First Year* (La homeopatía para el embarazo, parto y el primer año de vida de su bebé), y *Homeopathic Guide to Stress* (La guía homeopático para el estrés).

James Clay es un terapeuta de masaje clínico certificado de Winston-Salem, Carolina del Norte y autor de *Clinical Massage Therapy: Integrating Anatomy and Treatment* (Terapia de masaje clínica: Integrar anatomía y tratamiento).

Barbara Close es una aromatoterapeuta, herbolaria y presidenta y fundadora del Naturopathica Holistic Health Spa en East Hampton, Nueva York y autora de *Well-Being: Rejuvenating Recipes for the Body and Soul* (Bienestar: Recetas revitalizantes para el cuerpo y el alma).

Misha Cohen, O.M.D., es una doctora en medicina oriental y acupunturista con licencia en Paths to Wellness, directora clínica de Chicken Soup Chinese Medicine e investigadora y catedrática del Quan Yin Healing Arts Center, todos en San Francisco; además, es investigadora adjunta de la Facultad de Medicina de la Universidad de California en San Francisco y autora de *The Chinese Way to Healing* (El camino chino a la curación), *The HIV Wellness Sourcebook* (Manual de bienestar para los que sufren VIH), y *The Hepatitis C Help Book* (El libro de ayuda para la hepatitis C).

William Cone, Ph.D., es un sicólogo geriátrico de Pacific Palisades, California y autor de *Stop Memory Loss: How to Fight Forgetfulness over Forty* (Frene la pérdida de memoria: Cómo luchar contra ser olvidadizo cuando se pasa los 40 años de edad).

Elizabeth Cornell es una terapeuta de masaje con licencia y terapeuta craneosacra de la ciudad de Nueva York.

Dennis Courtney, M.D., es un doctor en medicina y director de la Courtney Clinic for Pain Relief y del Center for Complementary Health, ambos en McMurray, Pensilvania.

Amanda McQuade Crawford es una herbolaria médica y nutrióloga de Ojai, California, y fundadora de la Universidad Nacional de Fitoterapia en Albuquerque, Nuevo México y autora de *The Herbal Menopause Book* (El libro herbario para la menopausia) y *Herbal Remedies for Women* (Remedios herbarios para las mujeres).

Walter Crinnion, N.D., es un naturópata, director de la clínica Healing Naturally en Kirkland, Washington, y miembro del profesorado de la Universidad Bastyr en Kenmore, Washington, la Universidad Nacional de Medicina Naturopática en Portland, Oregon y la Universidad del Suroeste de Medicina Naturopática y Ciencias de la Salud en Tempe, Arizona.

David A. Darbro, M.D., es un médico de Indianapolis.

Carolyn Dean, M.D., es una doctora en medicina de la ciudad de Nueva York y consultora en el campo de la medicina integral.

Sandra Denton, M.D., es una doctora en medicina que incorpora la medicina natural en su consulta de Anchorage, que se especializa en dieta, terapia nutricional, ejercicio y la eliminación de metales pesados tóxicos.

Kathleen DesMaisons, Ph.D., es presidenta y directora general de Radiant Recovery en Albuquerque, Nuevo México, un programa de tratamiento para el alcoholismo, la drogadicción y otros tipos de comportamientos compulsivos y autora de *Potatoes, Not Prozac* (Papas, no Prozac).

Leah J. Dickstein, M.D., es una doctora en medicina, profesora y catedrática adjunta de asuntos académicos del departamento de siquiatría y ciencias conductuales, directora de la división de medicina conductual y de actitudes y rectora adjunta de apoyo al profesorado y el alumnado de la Facultad de Medicina de la Universidad de Louisville en Kentucky, y antigua presidenta de la Asociación Médica de Mujeres de los Estados Unidos.

Ben Dierauf es un acupunturista con licencia y profesional en medicina china tradicional de San Francisco y vicepresidente de la Asociación de Acupuntura y Medicina Oriental de California.

Daniel John Dieterichs, O.D., es un optometrista de Belen, Nuevo México.

Colleen Dodt es una aromatoterapeuta de Rochester Hills, Michigan y autora de *The Essential Oils Book: Creating Personal Blends for Mind and Body* (El libro de aceites esenciales: Crear mezclas personales para la mente y el cuerpo).

Alice Domar, Ph.D., es directora del Mind/Body Center for Women's Health y directora del programa de medicina conductual para la infertilidad, ambos en el Centro Médico Beth Israel Deaconess en Boston, y profesora asistente de Medicina en la Facultad de Medicina de Harvard y autora de *Healing Mind, Healthy Woman: Using the Mind-Body Connection to Manage Stress and Take Control of Your Life* (Mente que se está sanando, mujer sana: Usar la conexión mente-cuerpo para manejar el estrés y tomar control de su vida) y *Self-Nurture: Learning to Care for Yourself as Effectively as You Care for Everyone Else* (Autocuidarse: Aprender a cuidarse tan efectivamente como cuida a los demás).

Patrick Donovan, N.D., es un naturópata de Seattle.

John Douillard, D.C., es un quiropráctico, experto en Ayurveda y director de LifeSpa en Boulder, Colorado y autor de *Body, Mind, and Sport* (Cuerpo, mente y deporte).

Nedra Downing, D.O., es una osteópata que ejerce la medicina alternativa en Clarkston, Michigan.

Robert Dozor, M.D., es un doctor en medicina y presidente y director general del California Institute of Integrative Medicine en Calistoga.

Edward Drummond, M.D., es un doctor en medicina y director médico adjunto del Seacoast Mental Health Center en Portsmouth, New Hampshire y autor de *Benzo Blues: Overcoming Anxiety without Tranquilizers* (La depre de benzo: Vencer la ansiedad sin tranquilizantes) y *The Complete Guide to Psychiatric Drugs* (La guía completa de las drogas siquiátricas).

Eric P. Durak es el director de Medical Health and Fitness en Santa Bárbara, California, y un experto en ejercicio y diabetes.

David Edwards, M.D., es un doctor en medicina que incorpora la nutrición en su consulta de Fresno, California.

Ted L. Edwards Jr., M.D., es un doctor en medicina de Austin, Texas, profesor adjunto del departamento de farmacología de la Universidad de Texas en Austin y antiguo presidente de la Texas Governor's Commission on Physical Fitness.

Jason Elias es un acupunturista con licencia, profesional en medicina china tradicional y director de Integral Health Associates en New Paltz, Nueva York. También es coautor de *Chinese Medicine for Maximum Immunity* (La medicina china para la inmunidad máxima), *Feminine Healing* (Curación femenina), y *The A to Z Guide to Healing Herbal Remedies* (La guía alfabética de las hierbas curativas).

Rita Elkins es una herbolaria maestra de Orem, Utah y autora de *The Complete Home Health Advisor* (El manual casero completo de salud).

William Faber, D.O., es el director de la Milwaukee Pain Clinic en Wisconsin.

David Filipello es un acupunturista con licencia de San Francisco.

Richard Firshein, D.O., es un osteópata y fundador y director del Firshein Center for Comprehensive Medicine en la ciudad de Nueva York y autor de *Reversing Asthma* (Revertir el asma) y *The Nutraceutical Revolution* (La revolución nutracéutica).

Pamela Fischer es una antigua guía de territorios conservados, una herbolaria y fundadora y directora del Ohlone Center for Herbal Studies en Concord, California.

Bob Flaws es un acupunturista con licencia y experto en medicina china de Boulder, Colorado y autor de *Curing Insomnia Naturally with Chinese Medicine* (Curar la insomnia naturalmente con la medicina china).

Bill Flocco es el fundador y director de la Academia de Reflexología de los Estados Unidos en Burbank, California, y antiguo presidente del Consejo Internacional de Reflexólogos.

Albert Forgione, Ph.D., es el consultor clínico en jefe y fundador del centro del dolor en la articulación temporomandibular y trastornos temporomandibulares del Gelb Orofacial Pain Center de la Facultad de Medicina Odontológica de la Universidad Tufts en Boston.

James Forsitia, M.D., es un doctor en medicina y director médico del Cancer Care Center en Reno.

Therese Francis, Ph.D., es una herbolaria de Santa Fe, Nuevo México y autora de *20 Herbs to Take Outdoors: An Herbal First Aid Primer for the Outdoor Enthusiast* (20 hierbas para tomar al aire libre: Una guía herbaria de primeros auxilios para los entusiastas de actividades al aire libre).

Scott M. Fried, D.O., es un osteópata y cirujano ortopedista de East Norriton, Pensilvania, y un becario de la Academia Osteopática de Ortopedia de los Estados Unidos; y autor de *Light at the End of the Carpal Tunnel* (Luz al final del túnel carpiano).

Alan Gaby, M.D., es un doctor en medicina que incorpora la nutrición en su consulta de Seattle y autor de *Preventing and Reversing Osteoporosis* (Prevenir y revertir la osetoporosis), y coautor de *The Patient's Book of Natural Healing* (El libro de curación natural para el paciente).

Andrew Gaeddert es un miembro profesional del Gremio de Herbolarios de los Estados Unidos y director de la Get Well Clinic en Oakland, California; además, es autor de *Healing Digestive Disorders* (Curar trastornos digestivos).

Steve L. Gardner, N.D., es un naturópata de Milwaukie, Oregon.

Hope Gillerman es una instructora certificada de la Técnica Alexander de la ciudad de Nueva York, vocera de la Sociedad de la Técnica Alexander de los Estados Unidos y antigua miembro del profesorado del programa de actuación a nivel de maestría y doctorado de la Universidad de Harvard.

Ann Louise Gittleman, N.D., es una naturópata y especialista certificada en nutrición de Bozeman, Montana y autora de *Eat Fat, Lose Weight* (Consumir grasa, perder peso).

Betty Sy Go, M.D., es una doctora en medicina que incorpora la medicina natural en su consulta de Bellevue, Washington.

Herbert A. Goldfarb, M.D., es un doctor en medicina y director del Montclair Reproductive Center en Nueva Jersey y Minimally Invasive Gynecology en la ciudad de Nueva York; además, es autor de *The No-Hysterectomy Option: Your Body—Your Choice* (La opción sin histerectomía: Su cuerpo, su opción).

Tara Skye Goldin, N.D., es una naturópata de Boulder, Colorado.

Lawrence Green, M.D., es un doctor en medicina y profesor asistente de Dermatología de la Universidad George Washington en Washington, D.C. y autora de *The Dermatologist's Guide to Looking Younger* (La guía del dermatólogo para lucir más joven).

Ted Grossbart, Ph.D., es un sicólogo clínico de Boston y miembro del profesorado de la Facultad de Medicina de Harvard y autor de *Skin Deep: A Mind/Body Program for Healthy Skin* (A nivel de la piel: Un programa mente-cuerpo para piel saludable).

Marc Grossman, O.D., es un optometrista, acupunturista con licencia y codirector del Integral Health Center en Rye y New Paltz, Nueva York. Además, es autor de *Natural Eye Care* (Cuidado natural del ojo).

Gerard Guillory, M.D., es un doctor en medicina de Denver y autor de *IBS: A Doctor's Plan for Chronic Digestive Troubles* (IBS: Un plan de un médico para problemas digestivos crónicos).

Elson Haas, M.D., es un doctor en medicina y director del Preventive Medical Center of Marin en San Rafael, California y autor de siete libros, entre ellos *The False Fat Diet* (La dieta de la grasa falsa) y *The Staying Healthy Shopper's Guide* (La guía de compras para mantenerse saludable).

Linaya Hahn es una asesora nutricional con licencia y directora del Hahn Holistic Health Centers en Buffalo Grove, Illinois y autora de *PMS: Solving the Puzzle* (PMS: Solucionar el rompecabezas).

Steven Halpern, Ph.D., es un compositor, artista que ya ha hecho grabaciones, autor, educador y fundador de la compañía disquera Steven Halpern's Inner Peace Music en San Anselmo, California.

Jesse Lynn Hanley, M.D., es una doctora en medicina de Malibu, California.

James Hardy, D.M.D., es un dentista holístico de Winter Park, Florida y autor de *MercuryFree: The Wisdom behind the Global Consumer Movement to Ban "Silver" Dental Fillings* (Sin mercurio: La sabiduría detrás del movimiento global del consumidor para prohibir amalgamas dentales de "plata").

Thom Hartmann es un sicoterapeuta de Montpelier, Vermont y autor de *Healing ADD: Simple Exercises That Will Change Your Life* (Curar ADD: Ejercicios sencillos que cambiarán su vida).

Ross A. Hauser, M.D., es un doctor en medicina y director de medicina física y rehabilitación del Caring Medical Rehabilitation Service en Oak Park, Illinois y coautor de *Prolo Your Pain Away!* (Use Prolo para eliminar su dolor).

J. P. Heggers, Ph.D., es un profesor de Cirugía (estética) y de Microbiología e Inmunología en la División Médica de la Universidad de Texas en Galveston y director de microbiología clínica en el Hospital Shriners de Galveston.

Roger C. Hirsh, O.M.D., es un doctor en medicina oriental, acupunturista con licencia y especialista en medicina herbaria de Beverly Hills.

Christopher Hobbs es un herbolario de cuarta generación, acupunturista con licencia y experto en medicina china de Santa Cruz, California. Además, es autor de *Natural Liver Therapy: Herbs and Other Natural Remedies for a Healthy Liver* (Terapia natural para el hígado: Hierbas y otros remedios naturales para un hígado sano).

Stephen Hochschuler, M.D., es un cirujano ortopedista, miembro fundador del Consejo de Cirugía de la Columna de los Estados Unidos y cofundador del Texas Back Institute en Plano, Texas. También es autor de *Treat Your Back without Surgery* (Trate su espalda sin cirugía) y *Back in Shape* (De nuevo en forma).

Kevin Hogan, Ph.D., es un sicólogo y doctor en hipnoterapia clínica de Burnsville, Minnesota y autor de *Tinnitus: Turning the Volume Down* (Acúfeno: bajar el volumen).

Jay M. Holder, M.D., D.C., Ph.D., es un quiropráctico y especialista en adicciones en Miami y Miami Beach.

Julie Claire Holmes, N.D., es una naturópata e hipnoterapeuta clínica de Kula, Hawaii.

Peter Holyk, M.D., es un oftalmólogo certificado por el consejo que se especializa en degeneración macular y director de Contemporary Health Innovations en Sebastian, Florida.

Judy Howard es una enfermera y directora de entrenamiento del Bach Centre en Sotwell, Inglaterra y autora de *Bach Flower Remedies for Women* (Remedios florales Bach para mujeres).

Tori Hudson, N.D., es una naturópata, directora médica de la clínica A Woman's Time y profesora de Ginecología de la Universidad Nacional de Medicina Naturopática, ambas en Portland, Oregon. También es autora de *Women's Encyclopedia of Natural Medicine* (La enciclopedia de medicina natural para las mujeres).

John D. Huff, M.D., es un oftalmólogo y codirector del Prather-Huff Health Center en Sugarland, Texas.

John Hughes, M.D., es un doctor en medicina y director médico del Hilton Head Longevity Center en Bluffton, Carolina del Sur.

Stanley W. Jacob, M.D., es un doctor en medicina, profesor de Cirugía en la Universidad de Ciencias de la Salud de Oregon en Portland y director de la clínica DMSO de la universidad. También es coautor de *The Miracle of MSM: The Natural Solution for Pain* (El milagro de MSM: La solución natural para el dolor).

Gregg Jacobs, Ph.D., es un profesor asistente de Siquiatría de la Facultad de Medicina de Harvard y un especialista en insomnio del centro de trastornos del sueño del Centro Médico Beth Israel Deaconess en Boston y autor de *Say Goodnight to Insomnia* (Déles las buenas noches al insomnia).

Michael Janson, M.D., es un doctor en medicina, antiguo presidente tanto del Colegio para el Avance de la Medicina de los Estados Unidos como de la Asociación Médica Preventiva de los Estados Unidos y médico tratante en Path to Health en Burlington, Massachusetts. También es autor de *The Vitamin Revolution in Health Care* (La revolución de vitaminas en el cuidado de la salud), *All about Saw Palmetto* (Todo sobre palmera enana) y *Prostate Health, Chelation Therapy and Your Health* (Salud prostática, terapia de quelación y su salud), y *Dr. Janson's New Vitamin Revolution* (La nueva revolución de vitaminas del Dr. Janson).

Mary Beth Janssen es una aromatoterapeuta, cosmetóloga y propictaria de Janssen Source, una empresa de consultoría en belleza en Chicago y autora de *Naturally Healthy Hair* (Cabello naturalmente sano).

Pamela Sky Jeanne, N.D., es una naturópata, profesora clínica adjunta de la Universidad Nacional de Medicina Naturopática en Portland, Oregon, y dueña de Mount Hood Holistic Health en Gresham, Oregon.

Keith W. Johnsgard, Ph.D., es un profesor emérito de Sicología en la Universidad Estatal de San José en California.

Debbie Johnson es autora de *Think Yourself Thin* (Visualícese delgado) y *Think Yourself Loved* (Visualícese amado).

Ramona Jones es una asesora nutricional certificada de Shawnee, Oklahoma, y también ofrece servicios de asesoría nutricional en la Internet.

Jon Kaiser, M.D., es un doctor en medicina y director del Jon Kaiser Wellness Center en San Francisco.

Patricia Kaminski es la cofundadora y codirectora de la Flower Essence Society en Nevada City, California.

Emily A. Kane, N.D., es una naturópata y acupunturista con licencia de Juneau, Alaska.

Catherine Karas es una fisioterapeuta y curadora con energía de Tiburon, California, y antigua profesora de la Barbara Brennan School de Healing en East Hampton, Nueva York.

Shoshanna Katzman es una acupunturista certificada, directora del Red Bank Acupuncture and Wellness Center en Nueva Jersey y cofundadora del programa para el manejo del peso llamado Feeling Light y coautora de *Feeling Light: The Holistic Solution to Permanent Weight Loss and Wellness* (Sintiéndose ligero: La solución holística para la pérdida de peso permanente y el bienestar).

David Kennedy, D.D.S., es un dentista de San Diego y autor de *How to Save Your Teeth with Toxic-Free Preventive Dentistry* (Cómo salvar sus dientes con dentistría preventiva y libre de toxinas).

James Kennedy, D.D.S., es un dentista de Littleton, Colorado, que se especializa en afecciones como el trastorno temporomandibular.

Dharma Singh Khalsa, M.D., es un doctor en medicina y presidente y director de la Fundación para la Prevención de la Enfermedad de Alzheimer en Tucson y autora de *Brain Longevity* (Longevidad del cerebro).

Linda Kingsbury es una herbolaria, nutrióloga holística y directora de Earth Wisdom Holistic Services en Keene, New Hampshire.

Douglas Klappich es un reflexólogo, maestro de yoga, experto en medicina ayurvédica y director del Wellth Health Alternative Center en Columbus, Ohio.

Spencer David Kobren vive en la ciudad de Nueva York y aboga para personas que sufren de pérdida del cabello. Es autor of *The Bald Truth* (La verdad sobre la calvicie) y *The Truth about Women's Hair Loss* (La verdad acerca de la calvicie en mujeres) y es locutor de un programa nacional de radio sobre la pérdida del cabello.

Kal Kotecha es un aromatoterapeuta, y fundador y presidente de la Academy of Aromatherapy en Waterloo, Ontario.

Jacqueline Krohn, M.D., es una doctora en medicina ambiental de Nuevo México y autora de *Allergy Relief and Prevention: A Doctor's Complete Guide to Treatment and Self-Care* (Alivio y prevención de alergias: Una guía médica completa para el tratamiento y el autocuidado).

Esta Kronberg, M.D., es una dermatóloga de Houston que se especializa en cirugía cosmética y dermatológica.

Dana Laake es una nutrióloga de Rockville, Maryland.

Dan Labriola, N.D., es un naturópata de Seattle y director de la Northwest Natural Health Specialty Care Clinic.

Tai Lahans es un acupunturista y profesional en medicina china tradicional de Seattle.

Ahnna Lake, M.D., es una doctora en medicina que trabaja en Stowe y Burlington, Vermont, que se especializa en afecciones asociadas con el agotamiento y el estrés.

Susan Lark, M.D., es una doctora en medicina de Los Altos, California.

John Lee es el director del Facing the Fire Institute en Asheville, Carolina del Norte y autor de *Facing the Fire: Experiencing and Expressing Anger Appropriately* (Enfrentar al fuego: Sentir y expresar enojo de manera apropiada).

John Lee, M.D., es un médico retirado de Sebastopol, California y autor de *What Your Doctor May Not Tell You about Menopause* (Lo que su médico quizás no le diga acerca de la menopausia).

Ralph Lee, M.D., es un médico familiar que se especializa en medicina preventiva y terapia nutricional de Marietta, Georgia.

Richard Leigh, M.D., es un antiguo ginecólogo de Fort Collins, Colorado.

David Lerner, D.D.S., es un dentista holístico y fundador del Center for Dental Wellness en Cold Spring, Nueva York, que tiene su propio sitio *web* en la dirección www.holisticdentist.com.

Dennis Lewis es un profesional certificado en *Chi Nei Tsang*, que enseña respiración natural, *qigong*, *tai chi* y meditación en San Francisco y autor de *The Tao of Natural Breathing* (El tao de la respiración natural) y el programa de audio *True Breathing as a Metaphor for Living* (Respiración como metáfora para vivir).

Michael Lipelt, N.D., D.D.S., es un naturópata, dentista, acupunturista con licencia y experto en medicina china tradicional de Sebastopol, California.

Elizabeth Lipski es una nutrióloga clínica certificada de Kauai, Hawai y autora de *Digestive Wellness* (Bienestar digestivo) y *The Complete Guide to Natural Digestive Health* (La guía completa para la salud digestiva natural).

JoAnne Lombardi, M.D., es una internista y neumóloga certificada por un consejo de Belmont, California.

Joni Loughran es una estilista, cosmetóloga y aromatoterapeuta de Petaluma, California y consultora para muchos fabricantes de cosméticos naturales y autora de *Natural Skin Care: Alternative and Traditional Techniques* (Cuidado natural de la piel: Técnicas alternativas y tradicionales).

Elizabeth Ann Lowenthal, D.O., es una osteópata y especialista en cáncer de Alabaster, Alabama.

Ruth Luban es una consejera de Santa Mónica, California y autora de *Keeping the Fire: From Burnout to Balance* (Mantener el fuego: de estar quemado a estar equilibrado).

Jerome F. McAndrews, D.C., es un quiropráctico de Claremore, Oklahoma, y vocero nacional de la Asociación de Quiroprácticos de los Estados Unidos.

Carole Maggio es una cosmetóloga de Scottsdale, Arizona y autora de *Facercise: The Dynamic Muscle-Toning Program for Renewed Vitality and a More Youthful Appearance* (Ejercicio facial: El programa tonificante de músculos para vitalidad renovada y una apariencia natural).

Alexander Majewski es un terapeuta corporal oriental certificado y fundador y director del Acupressure Institute of Alaska en Juneau.

Samuel J. Mann, M.D., es un doctor en medicina y profesor adjunto de Medicina Clínica en el centro para la hipertensión del Hospital Presbiteriano de Nueva York y el Centro Médico Cornell en la ciudad de Nueva York y autor de *Healing Hypertension* (Curar la hipertensión).

Robert E. Markison, M.D., es un cirujano de manos, profesor clínico adjunto de Cirugía en la Universidad de California en San Francisco y cofundador del Programa de Salud para Artistas Escénicos de esa universidad.

Brigitte Mars es un miembro profesional del Gremio de Herbolarios de los Estados Unidos y una asesora nutricional de Boulder, Colorado y autora de *Natural First Aid: Herbal Treatments for Ailments and Injuries* (Primeros auxilios naturales: Tratamientos herbarios para enfermedades y lesiones), *Emergency Preparedness* (Estar preparado para emergencias), *Wilderness Safety* (Seguridad en el bosque), y *Herbs for Healthy Skin, Hair, and Nails* (Hierbas para piel, pelo y uñas sanos).

Alexander Mauskop, M.D., es un doctor en medicina, director del New York Headache Center en la ciudad de Nueva York y acupunturista con licencia y autor de *The Headache Alternative* (La alternativa para los dolores de cabeza).

Joseph L. Mayo, M.D., es un doctor en medicina y cofundador del A Woman's Place Medical Center en Healdsburg, California y coautor de *The Menopause Manager: A Safe Path for a Natural Change* (La gerente de la menopausia: Un camino seguro para un cambio natural).

James Medlock, D.D.S., es un dentista que no emplea mercurio de West Palm Beach, Florida.

Gerald Melchoide, M.D., es un doctor en medicina, profesor de Siquiatría y ponente del Centro Médico de la Universidad del Suroeste de Texas en Dallas y autor de *Beyond Viagra* (Más allá de la Viagra).

Harold Mermelstein, M.D., es un dermatólogo en Westchester County y Riverdale, Nueva York, y profesor clínico asistente de Dermatología en el Centro Médico de la Universidad de Nueva York en la ciudad de Nueva York.

Genevieve M. Messick, M.D., es una doctora en medicina de Columbus, Ohio, que se especializa en la incontinencia urinaria y la disfunción del piso pélvico.

Deborah Metzger, M.D., Ph.D., es la directora médica de Helena Women's Health en San Francisco y Palo Alto, California.

Burton Miller, D.D.S., es el director de la Health Center Dentistry Clinic en Anchorage.

Emmett Miller, M.D., es un doctor en medicina y director médico del Cancer Support and Education Center en Auburn, California.

Light Miller, N.D., es una naturópata y profesional en medicina ayurvédica de Sarasota, Florida.

Philip Lee Miller, M.D., es un doctor en medicina que se especializa en medicina antienvejecimiento y fundador y director del Los Gatos Longevity Institute en California.

Dixie Mills, M.D., es una doctora en medicina que se especializa en senos de Women to Women en Yarmouth, Maine, y presidenta de la Asociación de Mujeres Cirujanas.

Earl L. Mindell, Ph.D., es un farmacéutico y nutriólogo de Beverly Hills y profesor de Nutrición en la Universidad de Pacífico Oeste en Los Ángeles y autor de *Earl Mindell's Supplement Bible* (La biblia de suplementos de Earl Mindell) y *Earl Mindell's Vitamin Bible for the 21st Century* (La biblia de vitaminas de Earl Mindell para el siglo XXI).

Phillip Minton, M.D., es un homeópata de Reno.

David Molony, Ph.D., es el director del Lehigh Valley Acupuncture Center en Catasauqua, Pensilvania y director ejecutivo de la Asociación de Medicina Oriental de los Estados Unidos y autor de *The American Association of Oriental Medicine's Complete Guide to Chinese Herbal Medicine* (La guía completa de la Asociación de Medicina Oriental de los Estados Unidos para la medicina china herbaria).

Anu de Monterice, M.D., es una profesional en medicina holística y siquiatría de Cotati, California.

Kate Montgomery es una terapeuta de masaje con licencia de San Diego y autora de *End Your Carpel Tunnel Pain without Surgery* (Ponga fin a su dolor del túnel carpiano sin cirugía).

Terri Moon es una técnica certificada en masaje y directora del centro de salud holística *Touched by the Moon* en Santa Rosa, California.

Martin Moore-Ede, M.D., Ph.D., es un antiguo profesor de Fisiología de la Universidad de Harvard y presidente de Circadian Technologies en Cambridge, Massachusetts.

Ralph Moss, Ph.D., de la ciudad de Nueva York, es el director de *"The Moss Reports"* (Los Informes Moss), una serie de guías completas para el tratamiento del cáncer.

Charles Muir es el director de la Source School of Tantra Yoga en Wailuku, Hawai y coautor de *Tantra: The Art of Conscious Loving* (Tantra: El arte de amar concientemente).

Andrea Murray es una reflexóloga y herbolaria certificada de Portland, Maine.

Steve Nenninger, N.D., es un naturópata de la ciudad de Nueva York.

Diane Kaschak Newman es una enfermera de Filadelfia que se especializa en incontinencia y en enfermería para pacientes urológicos.

Maoshing Ni, O.M.D., Ph.D., es un doctor en medicina oriental, director del Tao of Wellness Center y cofundador de la Universidad Yo San de Medicina China Tradicional, ambos en Santa Mónica, California.

Thomas O'Bryan, D.C., es un quiropráctico, nutriólogo clínico certificado, director de los Omnis Chiropractic Groups en Glenview, Illinois, antiguo presidente de la Sociedad Quiropráctica de Chicago y director de la Sociedad Quiropráctica de Illinois.

Michael Olmsted, D.D.S., es un dentista de Del Mar, California, y miembro de la Academia Internacional de Medicina y Toxicología Oral.

John O. A. Pagano, D.C., es un quiropráctico de Englewood Cliffs, Nueva Jersey y autor de *Healing Psoriasis: The Natural Alternative* (Curar la psoriasis: La alternativa natural).

Edward L. Paul Jr., O.D., Ph.D., es un optometrista, nutriólogo holístico y director de Atlantic Eye Associates en Hampstead, Carolina del Norte.

William Payne, D.D.S., es un dentista de McPherson, Kansas.

Michael D. Pedigo, D.C., es un quiropráctico de San Leandro, California, y antiguo presidente de la Asociación de Quiroprácticos de los Estados Unidos.

Reneau Z. Peurifoy es un terapeuta conyugal y familiar y especialista en ansiedad de Sacramento, California y autor de *Anxiety, Phobias, and Panic and Anger: Taming the Beast* (Ansiedad, fobias y pánico y enojo: domar la fiera).

Robbie Porter es un hidroterapeuta y terapeuta de masaje certificado de Albany, Oregon.

Deirdra Price, Ph.D., es una sicóloga de San Diego y presidenta de Diet Free Solution y autora de *Healing the Hungry Self: The DietFree Solution to Lifelong Weight Management* (Curar el hambre de uno: La solución sin dietas para controlar el peso por toda una vida).

James Privitera, M.D., es un alergólogo y especialista en nutrición de Covina, California.

Gus Prosch, M.D., es un doctor en medicina de Birmingham, Alabama y coautor de *Arthritis* (Artritis).

Seth Prosterman, Ph.D., es un terapeuta sexual y terapeuta conyugal y familiar con licencia de San Francisco.

Patrick Quillin, R.D., Ph.D., es el director del Rational Healing Institute en Tulsa, Oklahoma, y antiguo consultor de los Institutos Nacionales de Salud en Bethesda, Maryland, la Scripps Clinic en San Diego y La Costa Resort and Spa en Carlsbad, California.

Pratima Raichur, N.D., es una naturópata y cosmetóloga de la ciudad de Nueva York y directora de Tej Ayurvedic Skin Care y autora de *Absolute Beauty: Radiant Skin and Inner Harmony through the Ancient Secrets of Ayurveda* (Belleza absoluta: Piel radiante y armonía interna a través de los secretos antiguos de la Ayurveda).

Simone Ravicz, Ph.D., es una sicóloga clínica con licencia y consultora de Pacific Palisades, California y autora de *High on Stress: A Woman's Guide to Optimizing the Stress in Her Life* (Estresada pero eufórica: Una guía para la mujer para sacarle el máximo provecho al estrés de su vida) y *Thriving with Your Autoimmune Disorder: A Woman's Mind-Body Guide* (Florecer con su trastorno autoinmune: Una guía mente-cuerpo para la mujer).

Harold Ravins, D.D.S., es el director del Center for Holistic Dentistry en Los Ángeles.

Barbara Bailey Reinhold, Ed.D., es la directora de la oficina de desarrollo profesional de la Universidad Smith en Northampton, Massachusetts , y autora de *Toxic Work: How To Overcome Stress, Overload, and Burnout and Revitalize Your Career* (Un trabajo tóxico: Cómo vencer estrés, sobrecarga y quemarse y revitalizar su carrera).

Rich Rieger es un terapeuta de masaje con licencia de Morgantown, West Virginia.

Andrew Ries, M.D., es un doctor en medicina, profesor de Medicina y director de rehabilitación pulmonar en la Universidad de California en San Diego y coautor de *Shortness of Breath: A Guide to Better Living and Breathing* (Falta de aliento: Una guía para vivir y respirar mejor).

Teresa Rispoli, Ph.D., es una nutrióloga, acupunturista con licencia y fundadora del Institute for Health en Agoura Hills, California.

Lawrence Robbins, M.D., es un doctor en medicina y director de la Robbins Headache Clinic en Northbrook, Illinois y coautor de *Headache Help* (Ayuda para los dolores de cabeza).

Joel Robertson es el presidente del Robertson Institute en Saginaw, Michigan.

Aviva Jill Romm es una partera y herbolaria de Bloomfield Hills, Michigan, y miembro profesional y secretaria del Gremio de Herbolarios de los Estados Unidos y autora de *The Natural Pregnancy Book* (El libro de embarazo natural), *Natural Healing for Babies and Children* (Curación natural para bebés y niños), y *Pocket Guide to Midwifery Care* (Guía de bolsillo del cuidado partero).

Kitty Gurkin Rosati, R.D., es una dietista con licencia y directora de nutrición del Programa de la Dieta de Rice en la Universidad Duke en Durham, Carolina del Norte y autora de *Heal Your Heart: The New Rice Diet Program for Reversing Heart Disease through Nutrition, Exercise, and Spiritual Renewal* (Cure su corazón: El nuevo programa de la dieta del arroz para revertir las enfermedades cardíacas a través de nutrición, ejercicio y renovación espiritual).

Paul Rosch, M.D., es un doctor en medicina, presidente del Instituto del Estrés de los Estados Unidos y profesor clínico de Medicina y Siquiatría de la Universidad de Medicina de Nueva York en Yonkers y coautor de *Magnet Therapy* (Terapia con imanes).

Edward Rosen es un fisioterapeuta de Cotati, California.

Michael Rosenbaum, M.D., es un médico alternativo de Corte Madera, California y autor de *Super Supplements: Your Guide to Today's Newest Vitamins, Minerals, Enzymes, Amino Acids, and Glandulars* (Supersuplementos: Su guía de los más nuevos vitaminas, minerales, enzimas, aminoácidos y glandulares de hoy).

Norman E. Rosenthal, M.D., es un doctor en medicina y profesor clínico de Siquiatría de la Facultad de Medicina de la Universidad de Georgetown en Washington, D.C., y autor de *The Winter Blues: Seasonal Affective Disorder—What It Is and How to Overcome It* (Depre invernal: Trastorno afectivo de estación, qué es y cómo vencerlo).

Julia Ross es la directora ejecutiva de Recovery Systems, una clínica para personas que crónicamente están a dieta y para aquellas con adicciones serias a los alimentos o con trastornos alimenticios, en Mill Valley, California y autora de *The Diet Cure* (La cura de dieta).

Geneen Roth es una experta en la relación que existe entre las emociones y el hábito de comer en exceso de Santa Cruz, California y autora de *When You Eat at the Refrigerator, Pull Up a Chair* (Cuando come frente al refrigerador, siéntese) y *When Food Is Love: Exploring the Relationship between Eating and Intimacy* (Cuando la comida es amor: Explorar la relación entre comer y la intimidad).

Amy Rothenberg, N.D., es una naturópata de Enfield, Connecticut, y editora del *New England Journal of Homeopathy* (Revista de homeopatía de Nueva Inglaterra) de la escuela de verano del Centro Universitario Nacional de Homeopatía en Amherst, Massachusetts.

Glenn S. Rothfeld, M.D., es un doctor en medicina y director médico regional de American WholeHealth en Arlington, Massachusetts y autor de *Natural Medicine for Heart Disease: The Best Alternative Methods for Prevention and Treatment* (Medicina natural para las enfermedades cardíacas: Los mejores métodos alternativos para la prevención y el tratamiento).

Robert Rountree, M.D., es un doctor en medicina y cofundador del Helios Health Center en Boulder, Colorado.

Andrew Rubman, N.D., es un naturópata y fundador de la Southbury Clinic for Traditional Medicine y profesor de Medicina Clínica de Facultad de Medicina Naturopática de la Universidad de Bridgeport, ambos en Connecticut.

Melanie Sachs es una asesora en estilo de vida ayurvédica de San Luis Obispo, California, y cofundadora de Diamond Way Ayurveda y autora de *Ayurvedic Beauty Care: Ageless Techniques to Invoke Natural Beauty* (Cuidado de belleza ayurvédico: Secretos de la juventud para fomentar la belleza natural).

William B. Salt II, M.D., es un doctor en medicina y profesor clínico adjunto de Medicina de la Facultad de Medicina y Salud Pública de la Universidad Estatal de Ohio en Columbus y autor de *Irritable Bowel Syndrome and the Mind-Body/Brain-Gut Connection* (Síndrome del intestino irritable y la conexión cuerpomente/cerebrointestino).

Arthur Samuels, M.D., es un doctor en medicina y director médico del Stress Treatment Center of New Orleans, profesor adjunto de Siquiatría de la Facultad de Medicina de la Universidad Estatal de Louisiana y miembro de la Asociación Siquiátrica de los Estados Unidos y autor de *Creative Grieving* (Luto creativo).

Elizabeth Sander, M.D., es una internista de Los Ángeles.

Michael Schachter, M.D., es un doctor en medicina y director del Schachter Center for Complementary Medicine en Suffern, Nueva York.

David y Carol Schiller son instructores de aromatoterapia certificados de Phoenix and coautores of *500 Formulas for Aromatherapy* (500 fórmulas para la aromatoterapia).

Rosa Schnyer es una acupunturista de Tucson.

Mona Lisa Schultz, M.D., Ph.D., es una neurosiquiatria y neurocientífica de Yarmouth, Maine.

Erika Schwartz, M.D., es una doctora en medicina y antigua especialista en traumatología y jefa de medicina de urgencia del Centro Médico del Condado de Westchester en Nueva York y una internista de Irvington, Nueva York y autora de *Natural Energy* (Energía natural).

Othniel Seiden, M.D., es un doctor en medicina de Denver y autor de *5HTP: The Serotonin Connection* (5HTP: La conexión de la serotonina).

Michael D. Seidman, M.D., es un especialista en oídos, nariz y garganta, director médico del centro para el acúfeno (*tinnitus*) del Henry Ford Health System en West Bloomfield, Michigan, coordinador regional de otorrinolaringología y cirugía de cabeza y cuello y copresidente de la iniciativa de medicina complementaria y alternativa del Henry Ford Health System.

Jamie Shaw es una maestra certificada yoga *Kripalu* en Westlake Village, California, y directora adjunta de la Asociación Internacional de Terapeutas de Yoga.

Fred D. Sheftell, M.D., es un doctor en medicina, director y cofundador del New England Center for Headache en Stamford, Connecticut, y presidente del Consejo para la Educación en Dolores de Cabeza de los Estados Unidos y coautor de *Conquering Headache* (Vencer los dolores de cabeza) y *Headache Relief for Women* (Alivio para los dolores de cabeza para las mujeres).

Sylla Sheppard-Hanger es una aromatoterapeuta e instructora principal del Atlantic Institute of Aromatherapy en Tampa, Florida.

Eugene Shippen, M.D., es un doctor en medicina de Shillington, Pensilvania y autor de *The Testosterone Syndrome* (El síndrome de la testosterona).

Jade Shutes es la directora del Institute of Dynamic Aromatherapy en Seattle.

Alan B. Siegel, Ph.D., es un sicoterapeuta en San Francisco y Berkeley, California, y presidente de la Asociación para el Estudio de los Sueños y coautor de *Dream-*

catching: Every Parent's Guide to Exploring and Understanding Children's Dreams and Nightmares (Capturar los sueños: La guía para cada padre para explorar y entender los sueños y las pesadillas de los niños).

Paul y Marilena Silbey de American Tantra en Fairfax, California, son los creadores del video "Intimate Secrets of Sex and Spirit" (Secretos Íntimos de Sexo y Espíritu).

David Simon, M.D., es un neurólogo y director médico del Centro Chopra del Bienestar en La Jolla, California y autor de *The Wisdom of Healing* (La sabiduría de la curación).

Charles B. Simone, M.D., es un oncólogo médico y de radiación y un inmunólogo de tumores; fue investigador en Instituto Nacional contra el Cáncer y es director del Simone Protective Cancer Center en Lawrenceville, Nueva Jersey.

Stephen T. Sinatra, M.D., es cardiólogo y director del New England Heart Center en Manchester, Connecticut; también es profesor clínico asistente en la Escuela de Medicina de la Universidad de Connecticut en Farmington, director de educación médica en la Red de Salud del Este de Connecticut en Manchester y autor de *The Coenzyme Q_{10} Phenomenon* (El fenómeno coenzima Q_{10}) y editor del boletín informativo *Heartsense* (Sentido Cardíaco).

Sydney Ross Singer y Soma Grismaijer, son cónyuges, médicos antropológicos, coautores of *Dressed to Kill: The Link between Breast Cancer and Bras* (Vestido para matar: El vínculo entre cáncer de mama y sostenes) y codirectores del Institute for the Study of Culturogenic Disease en Hilo, Hawai.

Deborah Valentine Smith es una terapeuta de masaje con licencia y profesora sénior de digitopuntura cuerpo-mente *Jin Shin Do* en West Stockbridge, Massachusetts.

Pamela Smith, R.D., es una nutrióloga de Orlando, Florida y autora de *The Energy Edge* (La ventaja de la energía).

Duane Smoot, M.D., es un doctor en medicina y profesor adjunto de Medicina del departamento de gastroenterología de la Facultad de Medicina de la Universidad Howard en Washington, D.C.

Virender Sodhi, M.D. (Ayurveda), N.D., es un médico ayurvédico, naturópata y director de la Escuela de Ciencias Ayurvédicas de los Estados Unidos en Bellevue, Washington.

Gregory W. Spencer, D.P.M., es un podiatra y director de la Renton Foot Clinic en Renton, Washington.

Jill Stansbury, N.D., es catedrática del departamento de medicina botánica de la Universidad Nacional de Medicina Naturopática en Portland, Oregon y autora de *A Time to Grieve* (Un tiempo para estar de luto), *Men and Grief* (Los hombres y el luto), y *Beyond Grief* (Más allá del luto).

Carol Staudacher es una consejera para personas que están pasando por un duelo de Santa Cruz, California.

Flora Parsa Stay, D.D.S., es una dentista de Oxnard, California y autora de *The Complete Book of Dental Remedies* (El libro completo de remedios dentales).

David Steenblock, D.O., es un osteópata de Mission Viejo, California.

Wynne A. Steinsnyder, D.O., es un osteópata y urólogo de North Miami Beach y profesor de Urología de la Universidad Nova del Sureste en Fort Lauderdale.

Mark Stengler, N.D., es un naturópata de San Diego and autor of *The Natural Physician* (El médico natural), *Virus Killers* (Asesinos de virus), *Drink Your Greens* (Beba sus verduras), *Echinacea* (Equinacia) y *Your Child's Health* (La salud de su hijo).

Ralph R. Stephens es un terapeuta de masaje con licencia e instructor de masaje para deportistas y terapia neuromuscular en los Ralph Stephens Seminars en Cedar Rapids, Iowa.

Elaine Stillerman es una terapeuta de masaje con licencia de la ciudad de Nueva

York y autora de *Mother Massage: A Handbook for Relieving the Discomforts of Pregnancy* (Masaje para la madre: Un manual para aliviar los malestares del embarazo).

Steve Subotnick, D.P.M., N.D., D.C., Ph.D., es un podiatra, naturópata y quiropráctico en Berkeley y San Leandro, California y autor de *Sports and Exercise Injuries: Conventional, Homeopathic and Alternative Treatments* (Lesiones deportivos y por hacer ejercicio: Tratamientos convencionales, homeopáticos y alternativos) y *Sports Medicine of the Lower Extremity: An Integrative Approach* (Medicina deportiva de la extremidad baja: Un enfoque integrado).

John M. Sullivan, M.D., es un doctor en medicina de Mechanicsburg, Pensilvania.

Gerard Sunnen, M.D., es un doctor en medicina, profesor clínico adjunto de Siquiatría de la Universidad de Nueva York-Centro Médico de Bellevue en la ciudad de Nueva York, autor de *Primer of Clinical Hypnosis* (Guía básica de la hipnosis clínica) y un experto en hipnosis médica.

Robert E. Svoboda es un miembro del personal docente del Instituto Ayurvédico en Albuquerque, Nuevo México y un profesor invitado de la Universidad Bastyr en Kenmore, Washington.

Shawn M. Talbott, Ph.D., es un profesor asistente adjunto del departamento de alimentos y nutrición de la Universidad de Utah en Salt Lake City y editor ejecutivo de *Supplement Watch* (Boletín sobre Suplementos) en Provo, Utah.

Jacob Teitelbaum, M.D., es un doctor en medicina de Annapolis, Maryland, y director del Centro de Investigación de Annapolis para la Terapia Eficaz contra la Fibromialgia y el Síndrome de Fatiga Crónica y autor de *From Fatigued to Fantastic!* (¡De fatigado a fantástico!)

Susan Thys-Jacobs, M.D., es una endocrinóloga del Hospital St. Luke's-Roosevelt Hospital en la ciudad de Nueva York.

Swami Sada Shiva Tirtha es director del Ayurveda Holistic Center en Bayville, Nueva York y autor de *The Ayurveda Encyclopedia* (La enciclopedia de la Ayurveda).

Stephanie Tourles es una cosmetóloga con licencia, reflexóloga y herbolaria de West Hyannisport, Massachusetts y autora de *Natural Foot Care: Herbal Treatments, Massage, and Exercises for Healthy Feet* (Cuidado natural del pie: Tratamientos herbarios, masaje y ejercicios para pies saludables) y *Naturally Healthy Skin* (Piel naturalmente saludable).

Maryann Troiani, Ph.D., es una sicóloga clínica de Barrington, Illinois y autora de *Spontaneous Optimism: Proven Strategies for Health, Prosperity, and Happiness* (Optimismo espontáneo: Estrategias comprobadas para la salud, la prosperidad y la felicidad).

Eva Urbaniak, N.D., es una naturópata y directora de Alternative Medical Arts Associates en Seattle y autora de *Healing Your Prostate: Natural Cures That Work* (Curar su próstata: Curas naturales que funcionan).

David S. Utley, M.D., es un doctor en medicina e instructor clínico del Centro Médico de la Universidad de Stanford.

Gary Verigin, D.D.S., es un dentista de Escalon, California.

Vijay Vijh, M.D., Ph.D., es un doctor en medicina y director del Cherry Hill Wellness Center en Nueva Jersey.

Morton Walker, D.P.M., es un antiguo podiatra de Stamford, Connecticut y coautor de *The Complete Foot Book: First Aid for Your Feet* (El libro completo de los pies: Primeros auxilios para sus pies).

Susun Weed es una herbolaria y fundadora del Wise Woman Center en Woodstock, Nueva York y autora de *Healing Wise* (Curar sabiamente), *Wise Woman Herbal for the Childbearing Year* (Manual herbario de la mujer sabia para los años fértiles), *Breast Cancer? Breast Health!* (¿Cáncer de mama? ¡Salud de mama!), *The Wise Woman Way* (A la manera de la mujer sabia), y *Menopausal Years: The Wise Woman Way* (Los años menopáusicos: a la manera de la mujer sabia).

Norma Pasekoff Weinberg es una herbolaria de Cape Cod, Massachusetts y autora de *Natural Hand Care: Herbal Treatments and Simple Techniques for Healthy Hands and Nails* (Cuidado natural de las manos: tratamientos herbarios y tratamientos sencillos para manos y uñas saludables).

Skye Weintraub, N.D., es una naturópata de Eugene, Oregon y autora de *Allergies and Holistic Healing* (Alergias y curación holística).

Julian Whitaker, M.D., es un doctor en medicina y fundador y director del Whitaker Wellness Institute en Newport Beach, California y autor de *Reversing Heart Disease* (Revertir las enfermedades cardíacas) y *Is Heart Surgery Necessary?* (¿Es realmente necesaria la cirugía del corazón?); y coautor de *Reversing Health Risks* (Revertir los riesgos para la salud) y *The Pain Relief Breakthrough: The Power of Magnets* (El avance que alivia el dolor: el poder de los imanes).

Glen P. Wilcoxson, M.D., es un doctor en medicina y director del New Beginnings Medical Group en Gulf Shores, Alabama y coautor de *Cook in the Fourth Dimension* (Cocine en la cuarta dimensión).

Carla Wilson es la directora ejecutiva del Quan Yin Healing Arts Center en San Francisco.

Roberta Wilson es una aromatoterapeuta de Albuquerque, Nuevo México y autora de *Aromatherapy for Vibrant Health and Beauty* (Aromatoterapia para salud y belleza vibrante).

Reid Winick, D.D.S., es un dentista alternativo de la ciudad de Nueva York.

Jonathan Wright, M.D., es un doctor en medicina que incorpora la nutrición en su consulta y director de la Tahoma Clinic en Kent, Washington y autor de *Natural Hormones for Women over 45* (Hormonas naturales para mujeres mayores de 45 años), *Maximize Your Vitality* (Lleve al máximo su vitalidad), y *Potency for Men Over 40* (Potencia para hombres mayores de 40 años).

Kenneth Yasny, Ph.D., es un nutriólogo de Beverly Hills y fundador del Colon Health Society y autor de *Put Hemorrhoids and Constipation behind You* (Elimine las hemorroides y el estreñimiento).

Beverly Yates, N.D., es una naturópata y directora del Natural Health Care Group en Seattle y autora de *Heart Health for Black Women* (Salud cardíaca para afroamericanas).

Melanie von Zabuesnig es una aromatoterapeuta de Murietta, California.

Janet Zand, O.M.D., es una doctora en medicina oriental y acupunturista con licencia de Austin, Texas y coautora de *Smart Medicine for Healthier Living: A Practical A-to-Z Reference to Natural and Conventional Treatments for Adults* (Medicina inteligente para vivir más saludablemente: Una guía práctica en orden alfabético de los tratamientos naturales y convencionales para adultos).

Holly Zapf, N.D., es una naturópata de Portland, Oregon, que se especializa en homeopatía clásica, medicina botánica y nutrición.

Elke Zuercher-White, Ph.D., es una sicóloga de Kaiser-Permanente en el área de San Francisco y autora de *An End to Panic* (Poner fin al pánico) y *Treating Panic Disorder and Agoraphobia* (Tratar trastorno de pánico y agorafobia).

Jonathan Zuess, M.D., es un siquiatra del Centro Médico Regional del Buen Samaritano en Phoenix.

Glosario

Algunas de las hierbas y términos usados en este libro no son muy comunes o se conocen bajo distintos nombres en distintas partes de América Latina. Por lo tanto, hemos preparado este glosario para ayudarlo. Esperamos que le sea útil.

Agnocasto. Sinónimo: Sauzgatillo. En inglés: *Chasteberry, vitex, chaste tree.*

Agracejo. Sinónimo: Berberis. En inglés: *barberry.*

Agrimonia. En inglés: *agrimony.*

Agripalma. Sinónimos: Cardíaca, cola de león. En inglés: *motherwort.*

Aguacate. Sinónimo: Palta. En inglés: *avocado.*

Ajenjo. Sinónimo: Estafiate. En inglés: *wormwood.*

Áloe vera. Sinónimos: Sábila, acíbar. En inglés: *aloe Vera*

Angélica china. Sinónimo: *Dang gui.* En inglés: *Chinese angelica.*

Arándano agrio. En inglés: *cranberry.*

Árnica. Sinónimo: Hierba santa, estornudadera. En inglés: *arnica.*

Avena. En inglés: *oats.*

Balsamina del monte. En inglés: *Jewelweed.*

Barba de maíz. En inglés: *corn silk.*

Barbasco. En inglés: *wild yam.*

Bardana. Sinónimo: Cadillo. En inglés: *burdock.*

Baya de saúco. Sinónimo: Flor de saúco. En inglés: *elderberry.*

Berza. Un tipo de repollo cuyas hojas no forman una cabeza. Son muy nutritivas y pueden aguantar tanto temperaturas muy altas como las muy bajas. Además de ser muy popular entre los latinos, las berzas son una parte integral de la cocina del sur de los EE.UU. Sinónimos: bretón, col, posarno, repollo, tallo. En inglés: *collard greens.*

Bolsa de pastor. En inglés: *Shepherd's purse.*

Borraja. Sinónimos: Corrajo, lengua de buey, rabo de alacrán. En inglés: *borage.*

Caléndula. Sinónimo: Maravilla. En inglés: *marigold.*

Cantidad Diaria Recomendada. Esta es la cantidad general recomendada de un nutriente dado, sea un mineral, una vitamina u otro elemento dietético. Las Cantidades Diarias, conocidas en inglés como *Daily Values* o por las siglas inglesas *DV*, fueron establecidas por el Departamento de Agricultura de los Estados Unidos y La Dirección de Alimentación y Fármacos de los Estados Unidos. Se encuentran en las etiquetas de la mayoría de los productos alimenticios preempaquetados en los Estados Unidos. Se aplican para los adultos de 18 años y mayores. si desea averiguar sobre las necesidades especificas de niños, consulte a su médico o a un nutriólogo.

Capulín. En inglés: *wild cherry.*

Cardo de leche. Sinónimo: Cardo de María. En inglés: *milk thistle.*

Casis. Sinónimos: Pasa de Corinto, grosella negra. En inglés: *black currant.*

Castaño de la India. En inglés: *horse chestnut.*

Cayena. Sinónimos: Chile. En inglés: *cayenne.*

Celidonia. Sinónimos: Hirundinaria, golondrinera. En inglés: *celandine.*

Cimifuga negra. Sinónimo: Cohosh negro. En inglés: *black cohosh.*

Cola de caballo. Sinónimos: Carricillo, equiseto. En inglés: *horsetail.*

Consuelda. En inglés: *comfrey.*

Corazoncillo. Sinónimos: Hipérico, yerbaniz, hierba de San Juan. En inglés: *St. John's-Wort.*

Cúrcuma. Sinónimo: Azafrán de las Indias. En inglés: *turmeric, curcuma.*

Diente de león. Sinónimo: Amargón. En inglés: *dandelion.*

Efedra. Sinónimos: Belcho, efedra china, efedra americana, *ma huang*. En inglés: *ephedra.*

Equinacia. Sinónimos: Equinácea, equiseto. En inglés: *echinacea.*

Escutelaria. Sinónimo: Scullcap. En inglés: *skullcap.*

Espino. Sinónimos: Tejocote, espino albar, majuelo, marzoleto. En inglés: *hawthorn.*

Eufrasia. En inglés: *eyebright.*

Eupatorio. En inglés: *boneset.*

Fárfara. Sinónimo: Tusílago. En inglés: *coltsfoot.*

Fenogreco. Sinónimos: Alholva, heno griego. En inglés: *fenugreek.*

Frambueso. Sinónimos: Frambuesa, frambuesa roja. En inglés: *red raspberry.*

Fruto seco. Alimento común que generalmente consiste en una semilla comestible encerrada en una cáscara. Entre los ejemplos más comunes de este alimento están las almendras, las avellanas, los cacahuates (maníes), los pistachos y las nueces. Aunque muchas personas utilizan el término "nueces" para referirse a los frutos secos en general, en realidad "nuez" significa un tipo común de fruto seco en particular.

Galletas y galletitas. Tanto "galletas" como "galletitas" se usan en Latinoamérica para referirse a dos tipos de comidas. El primer tipo es un barquillo delgado no dulce (en muchos casos es salado) hecho de trigo que se come como merienda o que acompaña una sopa. El segundo tipo es un tipo de pastel (vea la definición de ésta en este glosario) plano y dulce que normalmente se come como postre o merienda. En este libro, usamos "galleta" para describir los barquillos salados y "galletita" para los pastelitos pequeños y dulces. En inglés, una galleta se llama "*cracker*" y una galletita se llama "*cookie*".

Garcinia. Sinónimo: Gutagamba. En inglés: *garcinia.*

Gayuba. Sinónimos: Uvadaz, aguavilla. En inglés: *bearberry.*

Genciana. Sinónimo: Unciana. En inglés: *gentian.*

Ginkgo. Sinónimo: Biznaga. En inglés: *ginkgo.*

Ginseng. Esta hierba originaria de Asia se utiliza desde hace miles de años para combatir la fatiga y el estrés. En este libro se mencionan tres variedades distintas. La primera es el *ginseng* americano que los indios norteamericanos usaban para tratar dolores de cabeza y problemas menstruales. En inglés: *American ginseng*. La segunda variedad de esta planta es el *ginseng* asiático, coreano o chino. En inglés: *Korean ginseng, Chinese ginseng*. La tercera variedad —el *ginseng* siberiano o eleuterococo— en realidad no es pariente de las dos primeras sino la raíz de una planta con propiedades medicinales parecidas. En inglés: *Siberian ginseng*.

Gordolobo. Sinónimo: Verbasco. En inglés: *mullein*.

Gotu kola. Sinónimo: Centella asiática. En inglés: *gotu kola*.

Gramilla colorada. En inglés: *couchgrass*.

Guggulu. Sinónimo: *Gugulón*. En inglés: *guggul*.

Haba. Frijol plano de color oscuro de origen mediterráneo que se consigue en las tiendas de productos naturales. En inglés: *fava bean*.

Habichuelas verdes. Frijoles verdes, largos y delgados. Sinónimos: habichuelas tiernas, ejotes. En inglés: *green beans* o *string beans*.

Hidraste. Sinónimos: Sello dorado, acónito americano, botón de oro. En inglés: *goldenseal*.

Hierbabuena. Sinónimo: Menta verde. En inglés: *spearmint*.

Hierba carmín. Sinónimo: Grana. En inglés: *pokeroot*.

Hierba dulce de Paraguay. En inglés: *Stevia*.

Hierba gatera. Sinónimos: Nébeda, calamento. En inglés: *catnip*.

Hinojo. En inglés: *fennel*.

Hongo. Variedad del *fungi* de la clase *Basidiomycetes*. Hay muchas variedades, entre ellas *shiitake*, que es japonesa, y el *Italian brown* de Italia. La variedad pequeña blanca se conoce como champiñón o seta. En inglés los hongos en general se llaman *mushrooms* y los champiñones se llaman *button mushrooms*.

Integral. Este término se refiere a la preparación de cereales como el arroz, el maíz, la avena o el trigo. En su estado natural, los cereales cuentan con una capa exterior muy nutritiva que aporta fibra dietética, carbohidratos complejos, vitaminas del complejo B, vitamina E, hierro, cinc y otros minerales. No obstante, para mejorar su presentación muchos fabricantes les quitan las capas exteriores a los cereales. La mayoría de los nutriólogos y médicos recomiendan que se coman cereales integrales (excepto en el caso del alforjón o trigo sarraceno) para aprovechar los nutrientes que aportan. Estos productos se consiguen en algunos supermercados y en las tiendas de productos naturales. Entre los productos integrales más comunes están el arroz integral (*brown rice*), el pan integral (*whole-wheat bread* o *whole-grain bread*), la cebada integral (*whole-grain barley*) y la avena integral (*whole oats*).

Jengibre. En inglés: *ginger*.

Lapacho. En inglés: *pau d'arco*.

Laurel. En inglés: *bay leaf*.

Lavanda. Sinónimos: Espliego, alhucema. En inglés: *lavender*.

Lengua de vaca. En inglés: *yellow dock*.

Lúpulo. En inglés: *hops*.

Llantén. En inglés: *plantain*.

Mahonia. En inglés: *Oregon grape*.

Malvavisco. Sinónimo: Malvavisco. En inglés: *marshmallow*.

Manzanilla. Sinónimos: Camomila, manzanilla alemana. En inglés: *Chamomile, German chamomile*.

Marrubio. Sinónimo: Marrubio blanco. En inglés: *horehound*.

Matricaria. Sinónimo: Margaza. En inglés: *feverfew*.

Melaleuca. En inglés: *tea tree.*

Melocotón. Fruta originaria de la China que tiene un color amarillo rojizo y cuya piel es velluda. Sinónimo: durazno. En inglés: *peach.*

Melón amargo. Sinónimos: Cundeamor, karela. En inglés: *bitter melon.*

Menta. En inglés: *peppermint.*

Merienda. En este libro, es una comida entre las comidas principales del día, sin importar ni lo que se come ni a la hora en que se come. Sinónimos: bocadillo, bocadito, refrigerio, tentempié. En inglés: *snack.*

Milenrama. Sinónimos: Real de oro, alcaina. En inglés: *yarrow.*

Mirtillo. En inglés: *bilberry.*

Musgo de Islandia. En inglés: *Icelandic moss.*

Naturópata. Un doctor o doctora que ejerce la naturopatía, un sistema de tratamiento médico que se basa en la medicina natural. La naturopatía incorpora diversos tipos de tratamiento natural, entre ellos hierbas, alimentos, Ayurveda, homeopatía, hidroterapia, meditación y medicina china.

Olmo. Sinónimos: Olmo americano, olmedo. En inglés: *slippery elm.*

Ortiga. En inglés: *stinging nettle.*

Palmera enana. Sinónimo: Palmito de juncia. En inglés: *saw palmetto.*

Palomitas de maíz. Granos de maíz cocinados en aceite o a presión hasta que formen bolas blancas. Sinónimos: rositas de maíz, rosetas de maíz, copos de maíz, cotufa, canguil.

Papaya. Sinónimos: Fruta bomba, lechosa. En inglés: *papaya.*

Pasionaria. Sinónimos: Pasiflora, hierba de la paloma. En inglés: *passion flower.*

Pastel. El significado de esta palabra varía según el país. En Puerto Rico, un pastel es un tipo de empanada servido durante las fiestas navideñas. En otros países, un pastel es una masa de hojaldre horneada que está rellena de frutas en conserva. No obstante, en este libro, un pastel es un postre horneado generalmente preparado con harina, mantequilla, edulcorante y huevos. Sinónimos: bizcocho, quey, cake, panqué, queque, tarta. En inglés: *cake.*

Piña. Sinónimo: Ananá. En inglés: *pineapple.*

Prímula nocturna. Sinónimo: Primavera nocturna. En inglés: *evening primrose.*

Psyllium. Sinónimo: Zaragatona. En inglés: *psyllium, blond psyllium, ispaghula.*

Regaliz. Sinónimo: Orozuz. En inglés: *licorice.*

Repollo. Sinónimo: Col. En inglés: *cabbage.*

Romero. En inglés: *rosemary.*

Ruda cabruna. Sinónimo: Galega. En inglés: *goat's rue.*

Rusco. Sinónimo: Jusbarba. En inglés: *butcher's broom.*

Sanguinaria. En inglés: *bloodroot.*

Sauce. En inglés: *white Willow.*

Semilla de anís. En inglés: *aniseed.*

Semilla de calabaza. Sinónimo: Pepita. En inglés: *pumpkin seed.*

Semilla de lino. Sinónimo: Linaza. En inglés: *flaxseed.*

Semilla de uva. En inglés: *grapeseed.*

Sena. Sinónimo: Sen. En inglés: *senna.*

Tilo. Sinónimo: Tila. En inglés: *linden.*

Tomillo. En inglés: *thyme.*

Toronjil. Sinónimo: Melisa. En inglés: *lemon balm.*

Trébol rojo. En inglés: *red clover.*

Ulmaria. En inglés: *meadowsweet.*

Uña de gato. En inglés: *cat's claw.*

Uña del diablo. En inglés: *devil's claw.*

Valeriana. En inglés: *valerian.*

Verbena. En inglés: *vervain.*

Viburno. En inglés: *cramp bark.*

Yohimbé. Sinónimos: Yoimboa, yumbehoa. En inglés: *yohimbe.*

Zacate de trigo. Sinónimos: Trigo harinero, triguillo de Occidente. En inglés: *wheat grass.*

Zarzamora. En inglés: *blackberry.*

Índice de términos

Las referencias <u>subrayadas</u> indican que la materia del texto se encuentra dentro de los recuadros. Las referencias en **negritas** indican que hay ilustraciones en la página.

A

D

E

F

G

H

I

J

K

L

M

O

P

Q

R

S

T

U

V